"十二五"
国家重点图书

国家科学技术学术著作出版基金资助出版

新药研发案例研究

——明星药物如何从实验室走向市场

Case Studies on Drug Discovery and Development
——The way from bench to market of star drugs

白东鲁　沈竞康　主编

化学工业出版社

·北京·

作为"十二五"国家重点图书《高等药物化学》的姊妹篇,本书首次从学术高度结合市场规律,以案例研究形式深度剖析了 26 种具有代表性的药物能成为当时或至今仍是明星药物的内在原因。书中对所选的这些明星药物除了有关背景和研发历程的学术性介绍外,更突出了在整个研发过程中的亮点、关键节点,包括最后成为上市新药的各种学术、技术、管理和医药法规的诸多因素和推动力。并对每种药物研发全过程进行总结,归纳出经验和教训,作为今后的借鉴。

　　本书可供我国药学界、化学界和生物医学界的师生、科研人员,各级药政和企业管理人员及资深科学家学习参考。

图书在版编目（CIP）数据

新药研发案例研究——明星药物如何从实验室走向市场/白东鲁,沈竞康主编. —北京:化学工业出版社,2014.3（2020.3 重印）
ISBN 978-7-122-19620-0

Ⅰ. ①新… Ⅱ. ①白… ②沈… Ⅲ. ①新药-开发-研究 Ⅳ. ①R97

中国版本图书馆 CIP 数据核字（2014）第 016909 号

责任编辑:成荣霞　　　　　　　　　　　　文字编辑:丁建华
责任校对:宋　玮　　　　　　　　　　　　装帧设计:王晓宇

出版发行:化学工业出版社（北京市东城区青年湖南街 13 号　邮政编码 100011）
印　　装:北京虎彩文化传播有限公司
710mm×1000mm　1/16　印张 37¼　字数 735 千字　2020 年 3 月北京第 1 版第 4 次印刷

购书咨询:010-64518888　　　　　　　　售后服务:010-64518899
网　　址:http://www.cip.com.cn
凡购买本书,如有缺损质量问题,本社销售中心负责调换。

定　　价:**188.00 元**　　　　　　　　　　　版权所有　违者必究

《新药研发案例研究》撰稿人员名单

（按姓氏汉语拼音排序）

白东鲁	中国科学院上海药物研究所
陈旭星	中国科学院上海药物研究所
成　名	中国科学院上海药物研究所
崔景荣	美国辉瑞公司肿瘤药物化学部
冯　松	罗氏中国研发中心
付利强	中国科学院上海药物研究所
郭俊峰	中国科学院上海药物研究所
侯晓丽	第二军医大学热带医学与公共卫生学系
胡永洲	浙江大学药学院
胡有洪	中国科学院上海药物研究所
凌晨雨	中国科学院上海药物研究所
刘　滔	浙江大学药学院
刘学军	上海医药集团股份有限公司中央研究院
刘　杨	中国科学院上海药物研究所
柳　红	中国科学院上海药物研究所
龙亚秋	中国科学院上海药物研究所
孟　韬	中国科学院上海药物研究所
沈竞康	中国科学院上海药物研究所，上海医药集团股份有限公司中央研究院
宋子兰	中国科学院上海药物研究所
万惠新	上海医药集团股份有限公司中央研究院
王　江	中国科学院上海药物研究所
王　洁	复旦大学药学院
王　洋	复旦大学药学院
王　勇	中国科学院上海药物研究所
王玉兰	中国科学院上海药物研究所
夏广新	上海医药集团股份有限公司中央研究院
肖　凯	第二军医大学热带医学与公共卫生学系
许忠良	中国科学院上海药物研究所
杨春皓	中国科学院上海药物研究所
杨玉社	中国科学院上海药物研究所
杨　卓	中国科学院上海药物研究所
叶　娜	中国科学院上海药物研究所
余建鑫	上海医药集团股份有限公司中央研究院
张　翱	中国科学院上海药物研究所
张　倩	复旦大学药学院
钟大放	中国科学院上海药物研究所
周　宇	中国科学院上海药物研究所
朱维良	中国科学院上海药物研究所
朱云婷	中国科学院上海药物研究所

序　　　| PREFACE |

我国的创新药物研究发展迅速，医药工业正处于从仿制药为主向自主创新转变的关键时期。创新药物研究是多学科交叉的研究领域，涉及化学、药理学、生物学、信息和计算机科学等多学科的知识和技术，具有研究周期长、投入大、风险高的显著特点。至今国内还没有一部专著或教材全面地阐述创新药物研发所涉及的学术、技术、管理和研发人员之直觉与灵感等诸多因素对创新药物研究的作用和贡献。

为了提高我国创新药物研究的效率、降低研发风险，非常有必要借鉴一些有标志性的重要药物的研发经验和教训，让研发人员全面了解新药研发的规律，帮助他们更好更快地开展新药研发。因此，挑选在新药发展史上具有重要影响的明星或代表性药物，将它们作为案例，总结这些药物从活性化合物发现到成功上市的经验和教训，无疑将会对培养一流的创新药物研发和组织管理人才、推动我国创新药物研究产生深远的影响。

白东鲁和沈竞康教授主编的《新药研发案例研究——明星药物如何从实验室走向市场》一书，选取了药物发展史上具有代表性的 26 个明星或重磅炸弹式药物作为典型案例，系统地总结了这些药物成功上市的经验和教训，重点描述了这些药物研发过程中的亮点、关键节点和促成最后上市的各种学术、技术、管理和医药法规的诸多因素和推动力，介绍了研发人员的直觉与灵感在药物研究中的作用。该书的编写具有鲜明的特色，除了详细介绍了活性化合物的发现、结构优化研究过程及后期开发情况外，每章都列出了该药研发的大事记，并在最后一节对所论述药物的研发全过程作了总结和讨论，指出了经验和教训。毫无疑问，这些知识是无法从教科书或课堂上学习获得的，该书将成为新药研发人员全方位了解新药研发的难度和关键因素，掌握新药研发规律的重要参考读物。

该书选材具有显著的代表性，章节编排独具匠心，图文并茂，文字可读性强，填补了国内新药研究领域该类参考书的空白，是一本不可多得的好书。我觉得它和《高等药物化学》（化学工业出版社，2011）构成了新药研究专著中的"姊妹篇"，一个偏重理论和基础，一个偏重实际和应用，相信两者结合可以给读者更多的收获和启迪。我衷心希望该书能够促进我国创新药物研究人才的培养，推进我国创新药物研发事业快速发展，使我国早日成为创新药物研究强国。

陈凯先
2014 年 5 月于上海

国外书市上虽有多种介绍一些重要和著名药物的研发历史和其中趣事的科普读物，并已有数种图书被译成中文出版。但是这些著作旨在普及和提高大众的医药常识，并对药物的发展历史、市场规律和政府监控作出评述。直至 2010 年，从学术角度对药物研发的案例剖析只散见于大型的专著中。2011 年英国化学会出版的《药物发现》丛书中包括《药物化学中的案例研究》一书，2012 年 Wiley 公司也推出了《现代药物发现和开发的案例研究》一书。这两本书共介绍了本世纪才上市的和正在研究的 28 种新药，但书中有些新药能否最终上市前途未卜。此两书的不足之处在于，未涉及药物发展史上可作为典型的案例研究的一些明星药物和重磅炸弹式药物。

鉴于新药研发的艰巨性和至今还难以预测的风险性，每个新药研发都是一项典型的团队合作并耗时 10 年以上的系统管理工程。以往从教科书和课堂上读者只能学到药物设计、研究、开发的一般原理、方法和技术，并不熟悉一个新药上市是药物研发中学术、技术、方法、管理、市场、思维模式和研发人员直觉与灵感诸方面因素综合作用的结果。因此挑选在新药发展史上有重要意义的一些明星药物或有代表性的药物，将它们作为案例，总结这些药物成功上市的经验和教训，这将成为新药研发人员从全新角度了解新药研发的难度，掌握新药研发艺术或诀窍的好教材。

本书与国外已出版的上述两本专著相比，有如下几个特点：

① 在内容和体裁上对每种药物除了有关背景和研发历程的学术性介绍外，更突出了该药在整个研发过程中的亮点、关键节点和最后促成上市成为新药的各种学术、技术、管理和医药法规的诸多因素和推动力。

② 在每章最后一节对该药的研发全过程的亮点和难点做一总结和讨论，归纳几条经验和教训，可作为今后研发新药的借鉴。

③ 本书从学术高度结合市场规律，以案例研究形式介绍一些有代表性药物的研发历程，引出它们能成为当时或至今仍是明星药物的内在原因，是国内第一本此类专著。

④ 各章撰写者都是从事该领域研究的药物化学家，熟悉相关药物研发的最新动态。每章末均有最新、最重要的参考文献，以便读者可根据这些文献对相关药物作更深入的调研。

本书将会受到我国药学界、制药工业界、化学界和医学界的师生、科研人员、各级管理人员和资深科学家的欢迎。它也可作为最近出版的《高等药物化学》一书的补充读物。读者可从一个个案例中，学到新药研发的战略和策略、方法和技术、经验和教训以及风险与成功，体会到新药研究并非教科书和专著中叙述的纯学术研究和技术改进的产物。

2008 年开始，国家对新药研发投入巨资，新药研发正面临新的契机。希望本书的出版对推动我国新药研发，对从事药物化学和新药研发等各类专业人员的工作有所裨益。本书在众多明星药物中精心挑选了 26 种予以介绍，在选择标准和取舍上难免有疏漏和不尽合理之处，还望读者不吝批评指正。

主编和全体作者对化学工业出版社在本书出版过程中付出的努力，对上海医药集团和国家科学技术学术著作出版基金的资助出版，深表感谢。

白东鲁　沈竞康

2014 年 3 月

目录

| CONTENTS |

第1章

新药研发的实用策略

白东鲁　沈竞康

目　录

1.1 新药研发现状和困境

20 世纪 70～90 年代是新药研发的黄金时期，一系列全新原创药物（first-in-class）和重磅炸弹式模仿创新药先后上市。合成药中首个 β-肾上腺素能阻滞剂普萘洛尔独占市场长达 10 年之久。组胺 H2 受体阻滞剂西咪替丁和雷尼替丁是市场上重磅炸弹式新药的首例。喹诺酮类合成抗菌药、不同作用机理的降压药相继问世。他汀类 β-羟基-β-甲戊二酰辅酶 A（HMG-CoA）还原酶抑制剂开辟了降脂药的新时代，为市场提供了新的重磅炸弹式的产品。90 年代后为加速苗子-先导化合物的合成和生物活性筛选的速度，出现了组合化学和高通量筛选两大关键技术并得到了快速发展。尽管这两大技术和方法已广泛应用于新药研发，但至今由于众多复杂原因对新药的产出仍不尽人意。

近 20 年来新药研究的理论、方法和各种技术平台有很大的发展和提高，例如配体-靶标的对接和其复合物的核磁共振研究及 X 射线晶体分析、虚拟筛选、基于靶标结构和基于片段的分子设计等，可是全球的新药研发却出现衰退趋势。以美国为例，近年来每个新药平均研发周期长达 12～15 年，资金投入升至 10 亿～15 亿美元，而每年的上市新药数并未增加。有人对图 1-1 中美国食品和药物管理局（FDA）历年批准的从 1993—2012 年每年上市的新分子实体（NME）数做过分析，认为历年差异并不大。1996 年出现 53 个的高峰，是由于 FDA 把历年积压的申请书在该年加速审理之故。2012 年批准了 33 个，是近 13 年的高峰。其原因之一是该年模仿创新类的申请减少，全新药物申请增加[1,2]。从 2012 年 FDA 收到的申请书总数和分类来分析，预计 2013 年的批准数应与 2012 年接近。希望今后每年上市的新药数能出现上升态势，但令人忧虑的是 FDA 每年批准新药总数虽有增减，而作用机理全新的小分子药物每年却只有 5～7 个。

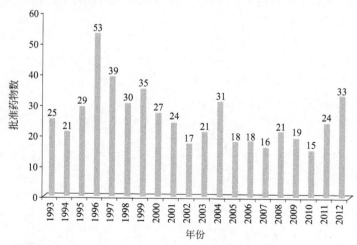

图 1-1　1993 年以来 FDA 历年所批准的新分子实体（NME）药物数

为了支撑新药研发巨额的资金投入和同行激烈的竞争，全球药企合并、收购成风。20 世纪初至今的合并、兼并和收购浪潮已在全球的制药行业中裁减掉近 30 万个岗位[3]。对全球顶级大型药企的合并是否达到强强联合、优势互补，节省了资金、促进了新药研发，不少评论文章仁智各见。一个新药的上市不啻与病人而且更与政府政策和医药保险公司营销策略密切相关。一个新药项目须先综合政治、经济、文化、心理等各种因素，然后再在技术层面上决定立项的可行性。因此，对认为是朝阳产业的制药行业出现的困境，近年人们也从管理和技术两个层面探讨其深层原因[4]。业内对大公司和研究型小公司的出新药效率即投入/产出比做过不同模型的诸多分析，对两者的不同管理模式在这方面的利弊说法不一、莫衷一是。然而研究型小公司做前期创新，转让给大公司后由后者做后期开发和上市的模式已屡见不鲜。目前上市或已在临床试验的个体化抗肿瘤新药多数出自小型生物技术公司。由于原创性新药研发的高风险和巨额的资金投入，一些大公司的工作重点已转移到快速跟进的新药研发，或开发已上市药品新的剂型和新的适应证。此类新药由于市场已被分割，难以形成上世纪末叶涌现的重磅炸弹式产品。

21 世纪初制药业的外包服务公司（CRO）几乎能完成新药研发各阶段的工作，这使得制药公司能专注于创新研究。不管是原创性还是模仿性，用重磅炸弹产品为主的管理模式的局限性，已从近年新药研发的困境中看出端倪，此种管理模式已不可能重演昔日的辉煌。究竟是大公司好还是小公司更有效率，外包服务是否促进了新药研发速度、节省了开支，FDA 不断更新的各种管理规则是否是创新的障碍，制药企业的强强联合利弊如何，对这些问题，从政府、医药保险公司、医药企业的管理人员到实验室的科技人员会从不同立场有不同看法，还待时间和实践的检验[2]。

W. Walters 等从技术角度对苗子化合物和先导物的成药性，以 1959 年 J. Med. Chem. 创刊至 2009 年 50 年间发表的 40 万个化合物为研究对象，发现 15 年前 Lipinski 提出的化合物成药性的 5 规则已难以完全界定成药性的范围，须做及时的修正和扩充。J. Med. Chem. 上历年发表的化合物已在物化性质上有明显变化。分子变大分子量增加，分子结构变复杂，化合物亲脂性、结构平面性和芳香性增加。分子柔性和极性表面积增大，包含更多的氢键供体和受体。这些变化均可在历年上市药物分子中观察到。表 1-1 中列出 J. Med. Chem. 在创刊头 5 年和近 5 年发表的化合物的平均物化性质的对比。除了分子中饱和碳原子比例下降 28.5%，其余物化性质的均值在 50 年内逐年增加了 16%～37%[5]，明显超出了规则 5 的范围。

表 1-1　发表在 J. Med. Chem. 上最初 5 年（1959—1964 年）和近 5 年（2005—2009 年）化合物的平均性质

项　　目	1959—1964 年	2005—2009 年	差异/%
分子量	302.68	403.29	24.9
Clg$p$	2.60	3.10	16.0

续表

项　　目	1959—1964 年	2005—2009 年	差异/%
极性表面积	57.50	87.05	33.9
可旋转键	4.86	6.33	23.2
氢键供体	1.25	1.77	29.3
氢键受体	2.67	4.24	37.0
复杂性	38.51	47.59	19.1
饱和碳分数	0.43	0.34	−28.5

注：上述差异均有统计学意义（$p < 0.05$）。

当前新药研发面临的严峻问题是一些大公司拳头产品的专利保护在 2012 年前后陆续到期，但又缺乏后续的原创性的具有市场独占权的新产品。因此大公司目前的新产品往往是通过被独家授权、兼并小公司或经技术转让后获得的。这种直接的市场利益驱动的管理模式，对在研新药的利弊判断缺乏客观性和公正性。在临床试验阶段公司监控力又不断加强，为了新产品尽快上市，常使一些不利的结果未能及时公开，形成上市后的安全性隐患。

由于公众和 FDA 对上市新药疗效和安全性的严格要求，药物安全性问题也使制药公司忧心忡忡。美国国会通过的"2007 年度食品与药品管理法修正法案"授予 FDA 更多权利来进行药物安全审查。特别对销售量大的药品进行临床Ⅳ期的风险评估，包括要求生产商在药品上市后进行额外的临床研究。这导致新药临床试验的淘汰率升高。目前每 10 个开始临床试验的新药，平均只有一个能最后获准上市。这是大公司对原创性新药的研发非常谨慎的一个原因。

纵观新药研发近 20 年的历史，大公司越来越多利用 CRO（医药研发外包）的技术外包服务，集中精力于本公司全新创新。新药产品链有远近结合的分阶段配置，不再单纯追求重磅炸弹药的轰动效应，在全新药物、罕见药物和个体化药物等方面开展深入研究。近年一部分制药公司逐步意识到通过开放式创新，整合和利用社会创新资源，加强新药研发团队内部和外部中不同专业人员间的面对面充分讨论，有利于碰撞出创新的火花，提出推进项目的好主意，及时发现和克服项目进展中新出现的问题和困难。

1.2　新药研发的实用策略

新药研发的技术和方法在近 30 年有了长足进步，已建立了功能强大的技术平台，有的已达到全自动化和智能化水平。如何运用这些技术手段和方法，加速新药研制的步伐和提高新药的命中率，这就要综合运用这些新的和传统的技术和方法，再根据过去新药研发中的成功经验和失败教训提出正确的策略，以指导新的项目并在进行过程中及时作出调整。这些策略的运用并不见于系统的教科书和大型学术专著中，而往往散见于新药的案例剖析中。本书选出的 26 个明星药物研发的过程，集中反映了在实际工作中如何运用这些策略将研发的新药最终推上市场。实用策略除了专业技术和方法，还包括知识产权保护、CRO 外包委托、有关信息的获取、国际合作和团队的管理等。在综合考虑上述诸多因素后才能制定出完成项目的相应策略。下面对这些实用策略根据本书收集的 26 个案例资料，择其重要者作一介绍。有关的参考文献请参见相应的各章节。

1.2.1 老药作用机理的深入研究是发现新用途的根本

阿司匹林作为化学治疗药物的常青树之一，得益于拜耳大力资助与阿司匹林有关的基础研究，使新机制和新应用逐步被挖掘出来。20 世纪 50 年代，阿司匹林曾是销量最好的止痛药，然而，随着对乙酰氨基酚（扑热息痛）、布洛芬等镇痛药相继上市，直接导致了 20 世纪 70 年代阿司匹林的销量大幅减退。

循证医学和转化医学研究使人们认可了阿司匹林具有抗凝血和舒张血管等作用，可以降低心血管疾病患者的死亡率，降低心肌梗死患者第二次的发病率。于是，阿司匹林在短暂的沉寂之后再次成为临床一线的明星药物。

阿司匹林的很多新用途是先被人们广泛使用，然后经"回溯性"分析证实的。循证医学的研究结果也显示阿司匹林在肿瘤、老年性疾病、代谢性疾病等多个领域具有预防和治疗作用。迄今为止，有关阿司匹林研究的科学和医学论文发表了近 3 万篇，除了镇痛、退烧和消炎外，还涉及对肿瘤、心血管、代谢和免疫系统疾病的用途。

由于"老药新用"研发过程可以免除已有的毒理学和药代动力学评价，因此可以大大缩短开发的时间和研究成本（约为 40%）。但是，面临的问题是如何进行系统的寻找新适应证和新用途的研究。

沙利度胺（反应停）曾经是一个悲剧事件，正因为这一事件导致全球科学家对其致畸机理的数十年不间断的研究，从器官形态学、细胞水平直至分子水平的研究取得了丰硕成果。利用其抗新生血管形成的作用，应用于对恶性肿瘤和皮肤性血管红斑狼疮等的治疗；此后，又发现其可通过对 TNF-α 和 IκB 激酶的抑制机理，发挥免疫调节作用。

一些公司如 Sosei 制药、Gene Logic（现在的 Ore 制药）和 CombinatoRx（现在的 Zalicus 制药）很早就专注于老药新靶研究。早期研究方法涉及对基因表达数据库的使用以及药物注释技术的引入，后来具有专利保护的算法以及其他研究方法也不断进入了老药新用的研发模式中。譬如以细胞疾病模型建立的生物信息学高通量筛选技术、以共享分子特性数据库建立的基因活性定位技术、化学信息学配对技术以及体内动物疾病模型和其他方法。

美国国立卫生研究院（NIH）积极推动，制药巨头积极参与，建立了各种形式的药物的再利用研究开发机构或部门，包括诺华的新适应证研发部、拜耳的普通机理研发部以及辉瑞的适应证研发部等。全球进行老药新用的研发公司很多，还包括一些大型药物数据库销售商（如 Genego/汤姆森路透社）及小型生物技术公司（如 Odyssev Thera）等等。

1.2.2 剂型不断创新延长老药上市周期

100 多年来围绕降低副作用、提升药效、用于新的适应证，拜耳公司不断对阿司匹林剂型进行改进。如 20 世纪早期，将阿司匹林由粉剂改成了片剂。50 年代，又推出了适合儿童服用的阿司匹林咀嚼片。70 年代，加入了维生素 C 的 VC 泡腾片诞生了。90 年代，拜耳为阿司匹林增加了一层薄膜衣，制成了在肠道内而非胃部溶出的阿司匹林肠溶片，以减少药物对胃部的刺激。最新推出的产品中，有能够防止中风和心脏病复发的低剂量阿司匹林 Cardio，以及正在开发的各种不同阿司匹林缓释和控释制剂，如骨架缓控释、微球缓控释、环糊精包合物缓控释、胃内滞留漂浮型缓释等剂型。

治疗阿尔茨海默症的药物多奈哌齐在化合物专利保护期过后，全球销售额已呈下降趋势。有关公司及时推出液体制剂、冻胶剂、缓释剂和透皮贴膜等适合不同病程患者使用的各种新剂型。卫材公司在临床试验中也将适应证由轻中度的扩大到重度阿尔茨海默症、血管性痴呆症和其他认知功能障碍有关的病患。

奥氮平是首个开发上市的非经典精神分裂症治疗药物，礼来公司相继开发了多个制剂产品，除了常规的片剂外，还有注射剂、缓释剂、口崩片等以满足不同病人的临床需求，同时也延长了产品的生命周期。推出新剂型和扩大适应证是新药研发中采用的策略，以延长药物的寿命和保持市场销售额。

1.2.3 模仿创新的后发优势

降脂药阿伐他汀是模仿创新的最好实例。这种策略有以下优势：① 由于原创新药（洛伐他汀）已经在临床实验中证实了有效性和安全性，项目风险小；② 生物评价方法已成熟，不必像开发原创新药那样要先建立方法和模型；③ 同一靶点先上市的药物已经得到市场认可，后开发药物只要有特点和优势就容易被市场接受。用于同一适应证的药物市场是有限的，业界一般认为相同靶点前三名上市的药物赢利率高。尤其是近年来美国 FDA 对批准模仿创新药物在有效性、安全性优势方面要求十分苛刻，因此排在第五名的阿伐他汀的成功的确是一个奇迹。沃纳-兰伯特公司和辉瑞公司知难而上，开发单一对映体是一个关键决策。尽管为了解决诸多手性合成和工艺难点，消耗了两年多时间，但如果退而求其次，以消旋体较快上市，结果就会像氟伐他汀那样表现平平了。他们又深度发掘产品的优势和特点，例如临床研究的剂量设置，冒风险提出并实施 80mg 的方案，并在严格保密的状态下进行。当结果公开时，令所有对手望尘莫及。再如上市后，继续进行大规模临床试验以扩大应用范围。由于阿伐他汀的强效特点，促进了"强化降脂治疗"的理念在临床确立，并应用于急性冠脉综合征和老年冠心病等高危患者。阿伐他汀由此变成年销售额过 100 亿美元的超级重磅炸弹药物。埃索美拉唑是另一个后发优势的模仿创新药物的范例。

1.2.4 手性药物研发策略

质子泵抑制剂奥美拉唑的两个光学异构体与其消旋体的作用位点一样，而且都需要进入体内转化为无手性的次磺酰胺才能起到抑制 H^+/K^+-ATP 酶的作用。因此 Lindberg 研究小组最初未对奥美拉唑的单一异构体进行研究。在后续针对单一光学异构体的研究中发现，在大鼠体内实验时，R-型异构体的生物利用度比 S-型高；在人体试验时，S-型生物利用度比 R-型和消旋体均高；然而在狗体内试验时，两个光学异构体的活性无差别。这说明在对药物进行药理评价时，不能仅选一两种动物，如果最初仅选用狗或大鼠进行实验，可能对于奥美拉唑光学纯异构体的研究也就不会深入，埃索美拉唑可能就不会问世。

继埃索美拉唑之后，兰索拉唑、泮托拉唑和雷贝拉唑的各立体异构体在代谢方面确有巨大的差异，尤其是右兰索拉唑生物利用度高，而左兰索拉唑在抑制 CYP2C19 酶的同时还具有抑制 CY2C9 酶和 CYP2D6 酶的活性。2009 年，右兰索拉唑作为第二个光学活性质子泵抑制剂在美国上市。为确保专利的独享性，制药公司在发现消旋体的同时提供单一对映体明确的分离技术，并将手性药物专利的生命周期最大化作为常用的一种策略。由奥美拉唑而来的埃索美拉唑即是一例。

在 20 世纪 80～90 年代研发的多奈哌齐是个手性药物，按 FDA 对手性药物的管理规范，理应分别完成两种对映异构体和外消旋体共三套药学、药理、毒理等资料后，再选定其中一个对映体或外消旋体本身进入临床试验。这会使研发成本和工作量增加，周期延长。卫材公司在早期的化学研究中发现多奈哌齐两个对映体在人体内可相互转化，因此选用纯的单一对映体已无意义。使用外消旋体可使该药的临床前研发进程加快，药物成本下降。这是手性药物研发的重要策略之一，即先做两个对映体的化学转化的体外和体内的实验，一旦发现两者在体内有转化发生，即可用外消旋体作为研究的化学实体。

手性工程曾在 20 世纪 90 年代的制药行业风靡一时，不少化学家认为能制备纯的对映体就能避免另一对映体的毒性和副作用。殊不知在人体内，对映体间常可互相转换并达到平衡，沙利度胺（反应停）也是一例。90 年代后对手性药物的临床药代学的研究在方法和技术上日臻成熟，只有证明对映体在人体内无构型转化发生，然后才能考虑用手性合成技术制备单一对映体。武田公司在吡格列酮开发早期，发现 5 位手性在体内可相互转化，因此决定推出外消旋体，加快了研发速度，节省了成本。

1.2.5 知识产权和专利保护是新药研发的助推剂

新药研发的知识产权问题十分重要，必须在合适时间及时申请专利。例如紫杉醇开始没有申请专利，导致在合伙人的选择时，对 Taxol® 商标的申请时产生了一系列的争议，并引发了国会听证及诉讼。而多西他赛由于研发者 Potier 等一开始就非常注意知识产权的保护，专利保护到位使后期没有相关争议，开发和上市都很顺利。在紫杉醇上市仅仅 3 年后，多西他赛即成功上市，并于 1996 年进入美国，且销售额后来远超紫杉醇。

日本第一制药先通过上市氧氟沙星消旋体，然后再上市高活性手性异构体，以较小的代价及时推出第二代产品，获得了更长时间的专利保护，为商业上的成功提供了保障。

对阿伐他汀（立普妥）这样的产品，市场独占期每延长 1 个月就意味着 10 亿美元的销售额，因此辉瑞密集采用知识产权和法律手段为该产品保驾护航。他们首先在美国设法延迟仿制药上市。1986 年 5 月 30 日，沃纳-兰伯特申请化合物专利（US4681893），保护消旋体阿伐他汀；1991 年 2 月 26 日，它又申请 R，R-光学纯阿伐他汀专利（US5273995），后者是保护立普妥的主专利，比 US4681893 延时 5 年，因美国又给原创公司约 6 个月的市场独占权奖励，使其在美国的专利期限延至 2011 年 6 月 28 日。沃纳-兰伯特和辉瑞还曾申请制剂、晶型、复方等后续专利，希望进一步延长保护期。

印度仿制药公司 Ranbaxy 在 2004 年就以 US5273995 专利的数据公开不充分为由提出诉讼，但没有成功。此后又挑战辉瑞的制剂专利，通过在司法上的艰难对峙和斡旋，辉瑞于 2011 年 6 月与 Ranbaxy 公司达成和解，承认其制剂不侵权，但使仿制药延期了 5 个月后才上市。为制衡 Ranbaxy，辉瑞同时推出"授权版"立普妥，由 Watson 公司销售，前者将从后者销售收入中获得分成。

立普妥的主专利 US5273995 由于历史原因没有进入中国，但 1999～2006 年间立普妥获得了中国的行政保护。北京红惠和河南天方两家抢在 1999 年前报批新药成功，可以上市销售。但辉瑞的阿伐他汀晶型专利（US5969156）在中国申请专利（CN1190955），所以国内企业不得不以无定形粉末而不是最优的 I 型晶型上市。国内企业随后发起对晶型专利的挑战，知识产权局已于 2009 年 6 月认定该专利无效，辉瑞遂采用惯用的拖延战术继续上诉，至今没有结果。由于按法律规定在最高法院没有终审判决前，国内企业不能采用 I 型晶型，拖延期间的实际获益者还是辉瑞。

1.2.6 主动防范药物安全性风险

一些长期使用于慢性病药物的安全性是头等大事。鉴于药物上市前研究的局限性，对上市后出现的不良反应监测应更加严格和及时。噻唑烷二酮类胰岛素增敏剂的药效学好，成功控制了病人的血糖，在临床上取得了巨大成功。但随着这类药物广泛、长期使用，逐渐出现了一些严重的不良反应。2000 年曲格列酮因严重的肝脏毒性撤市，2010 年罗格列酮因增加心脏病致死风险而退出欧盟市场，并在美国限制使用。吡格列酮作为市场生命较长的一个噻唑烷二酮类药物，亦面临安全性考验。2007 年，FDA 要求添加吡格列酮导致充血性心力衰竭的黑框警告。2012 年 FDA 又指出，长期大剂量使用吡格列酮会增加罹患膀胱癌的风险，吡格列酮已在法国停止使用。近年来深入研究发现，噻唑烷二酮类药物引起的水肿、体重增加、充血性心脏衰竭和骨折等副作用与其 PPARγ 的激动作用相关。在对

PPAR 亚型和配体-受体相互作用的研究基础上，提出 PPAR 选择性调节剂的新概念，期望通过适度活化 PPARγ，选择性调节下游基因表达，将靶点相关的副作用和药效作用分开，提高药物的安全性。这些研究使得开发基于 PPAR 的更为安全有效的糖尿病治疗药物成为可能。

另一个例子是"万络"事件。1999 年 5 月 21 日，FDA 批准默克公司的罗非昔布（Vioxx，万络）上市，2003 年万络的销售额高达 25 亿美元。但长期使用罗非昔布会使心脏病和中风的患病风险增加一倍，默克公司遂于 2004 年 9 月 30 日宣布在全世界范围内召回万络。在 2004 年 11 月的国会听证会上，作为 FDA 药品安全性的评论专家，D. Graham 估计可能有高达 5.5 万美国人民死于服用万络这种 COX-2 抑制剂。

对万络的召回可能也是制药工业的一个转折点。以前，制药公司是面对大批的消费者粗放式地研制药物，以后将会研制开发针对特定患者群体的药物。美国一位研究 COX-2 抑制剂的专家 Fitzgerald 说，如果将万络的使用者限定于有肠胃疾病史，但属于心血管疾病低危人群的人，万络则可以继续在市场上保留。他说："有些药物在特定人群中非常有效，但如果粗放地使用，它的效用就会被潜在的危险所掩盖"。

1.2.7 适用人群和个体化药物策略

近年来，各国药监机构对药物安全性要求日益严格，因此药物筛选模型和病人的个性化研究成了药物研发的一个热点。一个药物可能只能适用于一种疾病的一部分特异人群，而一个病人可能只能使用同一类药物中的某一药物，而其他同类药物则无效甚至有严重副作用。关注并识别这些个性化特征，越来越制约着新药研发的成败。如氟西汀的最初动物评价，使用已有的大家共用的抗抑郁症模型，认为氟西汀是无效的。科研人员随后建立了选择性 5-HT 再摄取抑制模型。在临床实验中，最初选用其他抗抑郁药治疗无效的病人作为对象，结果得出氟西汀无效的结论。后来由精神和心理医生重新对病人进行正确选择后，从而说服 FDA 最终认可氟西汀的临床研究结果。

伊马替尼（格列卫）是肿瘤个体化治疗的里程碑式的新药，它的成功表明抗肿瘤药物研发的个体化治疗和肿瘤标志物至关重要。临床研究证实了肿瘤的个体化特征，不仅发生在不同个体、不同部位、不同病理类型和不同病期的恶性肿瘤中，即使是同一部位、同一病理类型和病期的肿瘤，其生物学行为也存在很大的差异。在今后的肿瘤病人治疗中，发现其标志物，对症下药，将是药物学家和临床医学相结合的发展趋势。

FDA 在 2011 年快速通道批准了克唑替尼在 ALK 阳性晚期肺癌患者中的使用。同时也显示了多种与其靶点紧密相关的抗肿瘤活性，包括 ALK 阳性的间变性大细胞淋巴瘤、炎性肌纤维母细胞性肿瘤、神经母细胞瘤，ROS 阳性的非小细胞肺癌，以及存在 MET 基因扩增的非小细胞肺癌、食管腺癌和胶质母细胞瘤。

这表明了解肿瘤的生物学特性从而选择适当的患者人群进行靶向治疗是肿瘤治疗的一个重要方向。在早期使用生物靶标选出患者人群既可提高靶向药物临床评估的成功率，又可减少评估人数和缩短临床时间，从而使药物在分子靶向筛选患者人群中加速获得批准。

1.2.8　多靶标药物策略

基于分子靶标的药物设计策略，为新药的研制开辟了道路，它针对某一靶标以发现高活性和高选择性的化合物。然而塞来昔布和罗非昔布（万络）的研发过程给予科研人员的警示是：过分强调某一靶标在病理过程中的作用，而忽视整个有机体其他靶标对疾病和药物的关系，就会导致所获得的活性候选化合物或出现毒性，或易产生耐药性。众所周知，由单一靶标表达或功能异常而导致的疾病只占很少数，多数疾病与多个靶标有关。在许多病理情况下，某一生物大分子可能起了十分重要的作用，然而过度抑制单一靶标，有可能使原来不平衡的体系更不平衡，进而使作用于该靶标的药物有潜在的意外不良反应。

近年的实践已表明，新药研发应该将体内外表型筛选（phenotypic screening）技术和基于单个靶点的筛选技术有机地结合，取长补短。与基于单个靶标的筛选相比，表型筛选虽然存在筛选效率低、化合物用量大、实验动物的使用涉及经费及伦理方面等问题，但后者实验结果更可靠而有利于具有不同机制的新候选药物的发现。如氯吡格雷为前药，其活性代谢物非常不稳定，无法合成得到，也无法存储。因此氯吡格雷只能通过体内模型筛选才能发现。如果仅依赖合理药物设计、高通量筛选、基于靶点的筛选技术，就无法发现氯吡格雷。

Swinney 等分析了从 1999—2008 年间美国 FDA 批准上市的 259 个药物。其中有 75 个是首次发现的有新作用机制的新药（first-in-class drugs）。这 75 个药物中 50 个是小分子药物。其中 28 个是通过表型筛选技术得到的，仅 17 个药物是通过基于靶标的筛选得到的。因此，过于重视基于靶标的筛选技术而忽略分子的作用机制研究，是导致新药研发成功率低的重要原因之一。应将现代的药物研发技术与过去传统的、却更为可靠的筛选方法有机结合，以提高创新药物的发现效率和候选药物的命中率。

1.2.9　药物代谢物策略

从代谢产物中寻找先导化合物一直是新药研发中的常用方法。原型药物与其代谢物因具有相似的分子结构或共同的基团特征，易产生类似的药理活性和疗效，但其结构上的差异可能对其体内毒副作用的产生具有很大影响。地氯雷他定是氯雷他定的体内活性代谢产物，早期对代谢物的活性研究不够，对氯雷他定本身的安全性评价也缺乏深入研究。以原型药物氯雷他定为主成分推出了药品 Claritin，上市后暴露的心脏安全性问题，促使制药公司对代谢物地氯雷他定进行深入研究和开发。地氯雷他定的成功开发体现出药物代谢研究在新药研发产业链中的重要作用。在药物发现过程中，通过考察化合物的代谢性质、体外试验评估吸收、药动学行为，能帮助研发人员剔除成药性质不佳的候选化合物，高效而准确地筛选出适宜继续开发的候选化合物，这对于提高新药研发的成功率、缩短研发周期都具有重要意义。

1.2.10 意外发现、 药物副作用与新药开发

意外发现仍是获得先导物和新药不可忽略的有效途径之一。普瑞巴林最初是作为 GABA-AT 的抑制剂被设计出来的，却被意外地发现具有激活 GAD 的活性，虽然这两种机制均能提高抑制性神经递质 GABA 的浓度而发挥抗惊厥作用。进一步的研究表明，普瑞巴林激活 GAD 的活性与它的抗惊厥活性并无相关性，而是通过结合到蛋白-电压门控的钙离子通道 α2-δ 亚基而发挥作用的。

临床前或临床观察到的副作用是发现药物的重要线索。以西地那非的发现为例，通过对抗过敏药物扎普司特的合理改造，增强了其抑制磷酸二酯酶 5 的作用。西地那非最初用于治疗心血管疾病，却因意外发现而发展成为第一个口服有效的勃起功能障碍治疗药物，随后又被批准用于肺动脉高压的治疗。

1.2.11 基于靶标结构的合理药物设计

奥司他韦是基于靶标结构的合理药物设计的成功案例，在其前期研发过程中大量应用了计算机辅助药物设计的手段。根据神经氨酸酶的三维结构针对性地设计了高效低毒、专一性强的神经氨酸酶抑制剂。该案例表明，将计算机辅助药物设计与结构生物学及药物化学紧密结合可显著地提高新药研发效率，这样的研究策略已经并将继续广泛应用于创新药物研究。

1.2.12 新的和传统的技术和方法的综合运用

1999 年默克公司通过高通量筛选得到第一个真正意义上的特异性 HIV-1 整合酶抑制剂，到 2007 年 FDA 批准第一个整合酶抑制剂雷特格韦上市，公司 HIV 团队仅仅用了 8 年的研发时间。其间充满了从高通量筛选组合化合物库到合理药物设计，以及基于机理和优势结构碎片的结构优化、多参数的成药性优化等药物发现手段的综合运用。这是新药研发的一个很好案例，新的和传统的药物发现策略各具优势、相得益彰、协同创新。在靶标蛋白的准确结构信息欠缺的情况下，高通量筛选组合化合物库获得苗子化合物是新药研发的一个好的开端。随后经典药物化学构效关系研究获得的药效团模式，以及结构生物学对抑制剂与整合酶复合物晶体结构的及时解析，揭示了整合酶抑制剂的结合模式，为基于结构的合理药物设计提供了结构基础。而病毒分子生物学对于整合酶结构和功能的解析，为从 HCV 多聚酶抑制剂发现 HIV-1 整合酶抑制剂提供了理论和机理保障。生物电子等排体策略以及多参数的成药性优化又为先导化合物快速转化为临床试验药物提供了效率保证。

1.2.13 科学决策、 个人魅力、 团队攻关和国际合作

多西他赛是在合成紫杉醇的过程中出现的中间体，Potier 等对这些中间体也

都测定了活性，从而意外发现了多西他赛的抑制微管蛋白的活性比紫杉醇还强两倍，然后及时申请专利。多西他赛在 Potier 实验室的发现不是偶然的。他的管理风格、对于知识产权的重视、建立团队的能力、为获得机会而改变方向的灵活性以及贯穿全程的专注度，都对多西他赛的研发起到重要作用。他既具有有机化学背景，又有药理学背景。这对于后期相应药理模型的确定与建立以及数据阐释都有不可估量的潜在影响。特别是作为团队中主要的科学家，应该具有不同背景的专业知识，以利于思维的发散与有价值的研究方向的凝聚。

同样，在阿伐他汀一波三折的研发过程中，突显了科学决策的重要性。除了开发单一光学纯产品和临床剂量设置方案的决策，另一个给同行留下深刻印象的就是进入临床研究的决策。如果没有 Roth 和 Newton 的坚持，一个超级产品就半路夭折了。Newton 后来在采访中将当时的想法归于科学家的直觉。科学家谙熟本领域研究，对当时的实验结果有自己的判断，这是聪明的公司决策者必须尊重的事实。

今天在制药界，越来越多的经济、商业、法律、管理等学科背景的人成为大公司的领导者和决策者，财务报表、投资风险分析、市场预测几乎替代了科学技术本身的管理。阿伐他汀的研发团队积聚了那个时代的许多优秀科学家：药物化学家和发明人 Roth 采用 3＋2 环加成反应合成了仅 20 多个化合物，就从中发现了高活性的阿伐他汀；工艺研究专家 Millar 发现在新戊酸催化下可以完成五取代吡咯的直接合成；心血管药理学家 Newton 在药理实验室中发现阿伐他汀的肝组织选择性高的特点，推断其临床药效很可能较好；临床研究专家 Black 设计了合理的临床试验剂量方案等。

多奈哌齐在研发过程中各期工作安排得当。其中一个重要原因是卫材公司在研发过程中期即建立与辉瑞公司的战略合作，由后者推动该药在美国的临床试验和注册。卫材本身是一个大制药公司，但若不与辉瑞合作，此药不可能在短期内在美国首先上市。跨国大公司正面临近 15 年来新药研发的困境，为节省资金和加速研发步伐，他们向中小制药公司、大学和研究所通过各种技术转让途径推动这些先导物和试验药物转化成上市的新药。我国自主研发的药物要走出国门，除了应选择适当的时间节点先申请专利，接着就要寻找一家国外制药公司，作为合作伙伴安排国外的临床试验和注册上市事宜。这是一条适合我国国情的新药走向国际化的捷径。

1.3　结束语

当今临床使用的小分子药物只限于 248 个不同靶标，其中一半属于 G 蛋白偶联受体（GPCRs）、离子通道和核受体三个蛋白质家属[6]。为发掘新的靶标，近年将蛋白-蛋白相互作用作为药物的新靶标，寻找影响其相互作用的小分子抑制剂或调节剂已形成研究热点。蛋白-蛋白相互作用涉及绝大多数的生物学过程，包括胚胎发育、细胞间通讯、受体-配体作用、信号传递、基因转录、代谢、增殖和机体平衡。有些蛋白-蛋白相互作用参与疾病相关的信号通路,是一类全新的药物可干预的靶标[7]。在后基因组时代,功能基因组学和蛋白质组学的研究进展使人们已有可能将不同蛋白与不同疾病联系起来。这些蛋白未表现出目前已知的酶和受体的活性,在探索这类蛋白-蛋白相互作用(PPI)与疾病关系时,高通量化学、高通量结构生物学和计算化学方法大大促进了基于片段的药物设计(FBDD)平台的建设。此平台将在今后新药研发中发挥重要作用。随着平台技术的建立和不断改进,基于片段的药物设计已成为继 HTS 后发现先导物的重要技术和方法。过去 10 余年中,已应用此方法推出一个临床用药,即治疗黑色素瘤的 BRAF 激酶抑制剂 Vemurafenib[8]。另有数个正在进行临床试验。今后对 PPIs 抑制剂的设计优化将主要应用 FBDD 技术[9],它将在今后作为高通量筛选先导化合物的技术平台在新药研发中发挥独特的作用。

参考文献

[1] Mullard A. 2012 FDA drug approvals. Nat Rev Drug Discov,2013,12:87-90.

[2] Munos B. Lessons from 60 years of pharmaceutical innovation. Nat Rev Drug Discov,2009,8:959-968.

[3] Herper M. [2011-4-13]. http://blogs. forbes. com/matthewherper/2011/04/13a-decade-in-drug-industry-layoffs/♯comment-2923.

[4] Paul S M,Mytekka D S,Dunwiddie C T,Persinger C C,Muros B H,Lindborg S R,Schacht A L. How to improve R&D productivity:the pharmaceutical industry's grand challenge. Nat Rev Drug Discov,2010,9:203-214.

[5] Walters W P,Green J,Weiss,J R,Murcko,M A. What do medicinal chemists actually make? A 50-year retrospective. J Med Chem,2011,54:6405-6416.

[6] Bunnage M E. Getting pharmaceutical R&D back on target. Nat Chem Biol,2011,7:335-339.

[7] Khan S H,Ahmad F,Ahmad N,Flynn D C,Kumar R. Protein-protein interactions:Principles,techniques,and their potential role in new drug development. J Biomol Struct Dyn,2011,28:929-938

[8] Kumar A,Voet A,Zhang K Y J. Fragment based drug design:from experimental to computational approaches. Curr Med Chem,2012,19:5128-5147.

[9] Ren J,Li J,Shi F,Wang X,He J H,Xu Y C,Zhang N X,Xiong B,Shen J K. Progress in the fragment-based drug discovery. Acta Pharm Sinica,2013,48:14-24.

第2章

阿司匹林（Aspirin）

刘学军　白东鲁

目　录

阿司匹林研发大事记

1869 年	Schröder，Prinzhorn，Kraut 等人确定了乙酰水杨酸的化学结构
1897 年	德国拜耳公司 Eichengrun 研究小组的化学家 Hoffmann 首先合成了乙酰水杨酸
1899 年	拜耳公司成功注册 Aspirin 商标，阿司匹林问世，公布了用于消炎、解热、镇痛的临床研究结果
1900 年	德国拜耳公司在美国获得 Aspirin 的化合物专利，专利号 US 644077
1917 年	阿司匹林美国专利到期
1919 年	阿司匹林成为非专利药（generic drug）
1945 年	Singer 等发现了阿司匹林可降低凝血酶原水平，具有抑制凝血作用
1949 年	Craven 等报道了阿司匹林具有抗血栓作用，可防治男性中老年患者心肌梗死
1967 年	O. Brien 等发现了阿司匹林抗血小板活性机理
1971 年	Vane 等阐明了阿司匹林抑制前列腺素生物合成的抗炎机制，促进了环氧化酶抑制剂药物开发
1975 年	Majerus 等发现了阿司匹林对血小板环氧合酶的乙酰化作用，解释了其抑制血栓形成的原理
1979 年	Isherwood 等报道了阿司匹林有效减少先兆子痫的风险
1982 年	Vane 因发现了前列腺素和阿司匹林的作用机制获得诺贝尔生理学和医学奖
1983 年	Lewis 等报道了阿司匹林能有效降低急性冠脉综合征患者的心肌梗死和死亡的发生率
1988 年	Kune 等发表了阿司匹林可降低结肠癌发生率
1991 年	发现低剂量阿司匹林可有效降低中风、短暂性脑缺血发作以及心肌梗死
1995 年	Loll 等人成功解析了 COX-1 与阿司匹林类似物结合的晶体结构，获 2000 年阿司匹林奖
1997 年	阿司匹林高级奖颁给 Smith，以表彰他在阿司匹林分子作用机制研究方面的卓越贡献
1999 年	阿司匹林高级奖颁给 Hennekens，以表彰他在阿司匹林预防动脉粥样硬化方面的重大贡献
2000 年	阿司匹林高级奖授予 Oxford 小组，以表彰其在阿司匹林抗血小板荟萃分析方面的突出贡献
2005 年	低剂量阿司匹林具有预防动脉粥样硬化效果；发现第二种晶型

2.1 阿司匹林的早期发现史

2.1.1 阿司匹林的发现

今天，阿司匹林（Aspirin）是家喻户晓的经典药物之一，它历经 100 多年岁月洗礼，从一种解热消炎药，发展成抗血小板凝聚、抗肿瘤等多种疾病治疗的药物，其发现过程和不断焕发的生机一直与人类文明进步史紧密相伴[1]。

发烧、疼痛以及关节炎、风湿病等慢性病对人类的侵害自古就存在，如对埃及木乃伊的软骨改变的分析证实了风湿病早在古埃及就有，而用植物或提取物来治疗这些疾病的历史与人类的历史一样古老。

人类开始掌握柳树类植物及其提取物的药用价值可追溯到公元前 3500 年，两河流域的古苏美尔人所用的陶片上就有使用柳树叶治疗关节炎的记载。约公元前 1550 年，古埃及最早的医药文献《埃伯斯医药典》记载了桃金娘和柳叶制成的药物有止痛作用。约公元前 400 年，古希腊名医希波克拉底（Hippocrates）在他的著作中也提到过用柳叶汁来镇痛和退热。在公元前 100 年，蒲林尼（Pliny）

和狄奥斯库里得斯（Dioscurides）曾建议通过煎煮柳树叶或使用柳树皮燃烧后的灰烬治疗坐骨神经痛及痛风等疾病。南部非洲的那马部落也有用柳树的皮治疗风湿性疾病的历史[2]。中国人同样很早就发现了柳树的药用价值，据《神农本草经》记载，柳之根、皮、枝、叶均可入药，有祛痰明目、清热解毒、利尿防风之效，外敷可治牙痛[3]。

1758 年英国爱德华·斯通（Edward Stone）牧师受到古老医药学"以毒攻毒"理论启发，认为潮湿会使发烧症状加重，而柳树在潮湿地方长得非常茂盛。于是，1763 年他开始使用柳皮粉为 50 例急性发热患者进行治疗，几乎从未失败过，剂量为每 4h 1.3g[4]。1763 年他写了一封题为"用柳树皮成功治疗急性发热患者"的信给英国皇家学会会长麦克尔斯菲尔德（Macclesfield）伯爵。信中概述了他的治疗和发现："柳树喜潮湿或潮湿的土壤，而这种地方往往是疟疾高发的地带。一般来说，一种自然疾病的不远处往往存在着能治愈这种疾病的药材。这或许就是天意"。在声明获得了好的疗效后，他总结道："我只有公开这种无价的特效药，才能使得它能在各种多变的环境和条件下得到公平和全面的实验，从而使得世界受益于它"。

1828 年，法国药学家亨瑞·勒鲁（Henri Leroux）和意大利化学家拉斐尔·皮费阿（Rafaele Pifia）[5]首次从柳树皮中分得其活性成分水杨糖苷（glucoside salicin）结晶，它非常容易地转化成水杨酸，后来被用作制备水杨酸的起始原料。水杨酸英文名称来自于柳树的拉丁名 *Salix alba*，因为它有酸味，人们通常称之为 salicylic acid（水杨酸）。后来德国化学家卡尔·雅各布·洛维格（Karl J. Lowig）发现了这种酸的第二个来源绣线菊[6]。人工合成水杨酸是由德国化学家赫尔曼·科尔贝（Herman Kolbe）首先实现的[7]。

伴随着 19 世纪工业革命，经过英国无数科学家的努力，水杨酸及其钠盐能缓解发烧症状和疼痛的药理作用终于被证实，逐渐被医学界接受并用于临床治疗。但它作为药物被广泛应用受到了挑战，主要是其味道难吃，以及对口腔、胃部强烈的刺激作用，许多患者甚至认为用它来治疗比病症本身更难以忍受。

19 世纪末期，由弗里德里希·拜耳（Friedrich Bayer）创办的拜耳公司只是一家很小的染料公司。由于当时的染料行业很不景气，Bayer 决定转行，刚刚上任的总经理卡尔·杜伊斯伯格（Carl Duisberg）决定成立一个专门的制药部。杜伊斯伯格本人就是个多产的化学家，非那西丁、双乙磺丁烷就是在他手中走进市场。而且他还网罗了一大批专家围绕在拜耳的周围，最有名的要数亚瑟·艾兴格林（Arthur Eichengrün）、费里克斯·霍夫曼（Felix Hoffmann）、海因里希·德莱塞（Heinrich Dreser）三位。

为了降低水杨酸的胃肠道副反应，拜耳公司开发出纯净的乙酰水杨酸，并对它进行了缜密的研究，肯定了药理功效。1898 年 8 月 1 日申请了美国专利[8]，但在德国等许多国家未能获得专利权，于是，拜耳公司在 1899 年 2 月以"Aspirin"（阿司匹林）的名字进行了商标注册。Aspirin 中的 A 是 acetyl（乙酰基）的首字母，spir 来自水杨酸的另一种来源灌木 Spireae（绣线菊）的部分，in 则是尾缀。从那之后，开始了大规模商业生产，长达 100 多年的时间里，阿司匹林可谓创造了人类药学史的奇迹[9]。

谁发明了阿司匹林？1897 年，费里克斯·霍夫曼[10]（Felix Hoffmann）声称为了给父亲的关节炎找到一种更好的药物而尝试对水杨酸进行修饰，在水杨酸分子上引入了乙酰基，得到了一种药效更好，副作用小的抗炎药物——阿司匹林。他还用乙酰基为镇痛药吗啡进行了修饰，得到了另一种镇痛药——海洛因。拜耳公司一直认可霍夫曼的说法，是他发明了阿司匹林。然而到了 1949 年，拜耳公司另一位员工亚瑟·艾兴格林[11]却宣称是他让霍夫曼尝试水杨酸的乙酰化工作，并提出当时霍夫曼甚至根本不知这项工作的目的。由于亚瑟·艾兴格林是犹太人，在第二次世界大战期间德国对犹太人施行打压，使得拜耳公司始终不愿承认他所做的贡献，世人也从未知晓这位人物与阿司匹林的发明有关。直到 20 世纪90 年代，英国史学家沃尔特·斯奈德（Walter Sneader）获得拜耳公司的特许，查阅了众多的档案，才将这一事件公诸于世。不过，时至今日，沃尔特·斯奈德的解释仍未得到拜耳公司承认[12]。

实际上，这两位拜耳员工可以被认为是阿司匹林的发明者，但都不是阿司匹林化学实体（chemical entity）最早的合成和发现者。根据史料记载，在乙酰水杨酸被拜耳公司正式推出之前，有三位科学家先后合成过它。在 1853 年，法国化学家查尔斯·格哈特[13]（Charles Gerhardt）可能是最先尝试将水杨酸乙酰化的人，但未能得到纯品。到了 1859 年，范·基尔姆[14]（von Gilm）采用另一种方法合成了乙酰水杨酸，且获得了较纯净的产物。再后来，德国化学家卡尔·克劳特（Karl Kraut）[15]制得了更纯的产品。虽然他们合成乙酰水杨酸这一物质，但都没有发现它的医药价值，后来它竟成为风靡世界的药物，机会也就这样从身边悄悄滑过。

2.1.2 阿司匹林的药物化学

阿司匹林是化学合成药物，其前体化合物水杨酸及其衍生物水杨苷存在于柳树皮、白珠树叶及甜桦树等植物中，也可通过化学合成制备。

（1）水杨酸成药性改造 水杨酸（邻羟基苯甲酸）是一个相当强的酸，它的 pK_a 为 2.9，水中溶解度较低，仅为 0.2%，将它转化成了钠盐后，其溶解性得到改善，提高到 50%。水杨酸钠在治疗疼痛、发烧和炎症性疾病中的效果毋庸置疑，但令人不适的甜味、对胃的刺激、常伴有恶心及呕吐等副反应，以及在频繁使用高剂量（每日 4～6g）情况下的听力障碍（耳鸣）等副作用仍然无法克服[16]。不过，因为水杨酸盐具有防腐和软化角质层等性质，仍被用作外用药物如制成软膏。

由于慢性（风湿性）疼痛患者的大量临床需求，促进人们对水杨酸做进一步化学修饰，以降低其副作用。最简单有效的是费里克斯·霍夫曼等人采用的方法，对其酚羟基进行乙酰化，获得了乙酰水杨酸，即阿司匹林。事实上，也正是一个简单的乙酰化，成功地把水杨酸这样一个"不讨好"的药剂转变成阿司匹林，成为从实验室走出的第一个"明星药物"。作为人类发明的第一个类似"前药"的药物，在体内可以通过酸水解回到水杨酸，当然乙酰水杨酸分子中的乙酰基，不仅是前药作用，其潜在的乙酰化作用，对其它疾病的治疗起到决定性作用。

在获得了乙酰水杨酸之后，人们先后在水杨酸的酚羟基和羧基上进行了一系列修饰，多个水杨酸的修饰物被合成出来，这些可作为全身用药的水杨酸类物质包括其羧基酯化物和酚羟基的酯化物，但这些药物最终都无法与"阿司匹林"媲美[5]。

（2）阿司匹林的化学合成　作为临床用量最大的药物之一，阿司匹林生产必须通过更快捷、高效、低成本的方法实现。今天，阿司匹林的世界年产量约5万吨左右，大多采用 Kolbe-Schmidt 路线进行合成（图 2-1），以价廉且易得的苯酚等为起始原料，利用 Kolbe-Schmidt 反应（约 120℃/10MPa），在碱性条件下在酚羟基邻位直接羧基化得到水杨酸，然后用乙酸酐将水杨酸乙酰化，即得阿司匹林（**4**）。

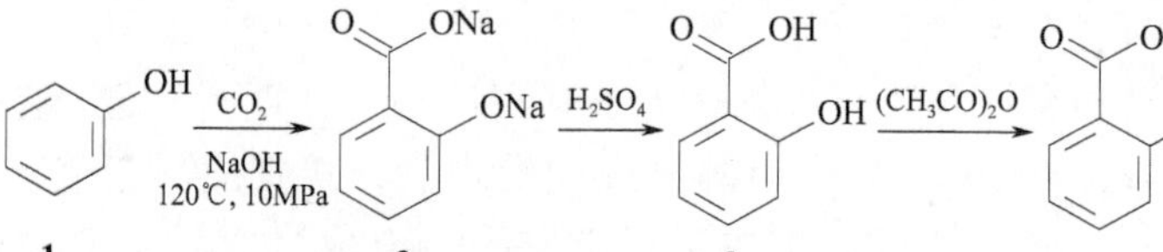

图 2-1　Kolbe-Schmidt 反应合成阿司匹林

（3）阿司匹林的理化性质　阿司匹林，又称乙酰水杨酸（acetylsalicylic acid），化学命名为 2-乙酰氧基苯甲酸（2-acetoxybenzoic acid）。阿司匹林的 $pK_a = 3.5$，其溶液中稳定性与溶液 pH 值有关，在高酸性 pH 条件下稳定但溶解性很差；在碱性条件下，溶解性增加但迅速水解[17]。

人们一直认为阿司匹林没有多晶型现象，直到 2005 年，运用计算机模拟发现阿司匹林应该有一个与现有晶型 I 很接近的，且更稳定的晶型 II 存在。最近的实验研究证实了晶型 II 存在，并且发现这两个不同的晶型可以形成共晶，这一意外发现，使阿司匹林成为第一个被发现具有这种特性的化合物[18]。

（4）阿司匹林衍生物　阿司匹林的化学结构中含有一个处于游离状态的羧基官能团，对其化学修饰主要集中在羧基上，如利用羧基酯化反应制备一系列乙酰水杨酸酯衍生物。包括如图 2-2 所示的具有良好的生物活性的糖基化乙酰水杨酸系列化合物（**6**）。

研究发现在阿司匹林羧基上进行修饰形成其酯衍生物后，会造成阿司匹林的乙酰基水解加速，难以制成阿司匹林的前药。吉尔默（Gilmer）等人[19]设计了一类新型前药，对该化合物的水解释放阿司匹林的行为进行了较详细研究，发现化合物（**10**）具有较好的水解释放行为（图 2-3）。

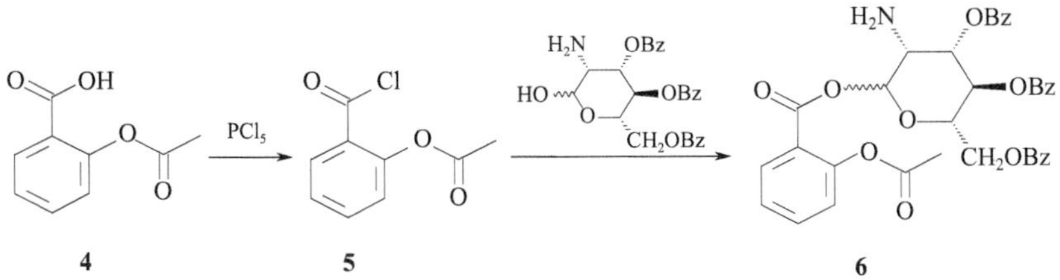

图 2-2　糖基化乙酰水杨酸的合成

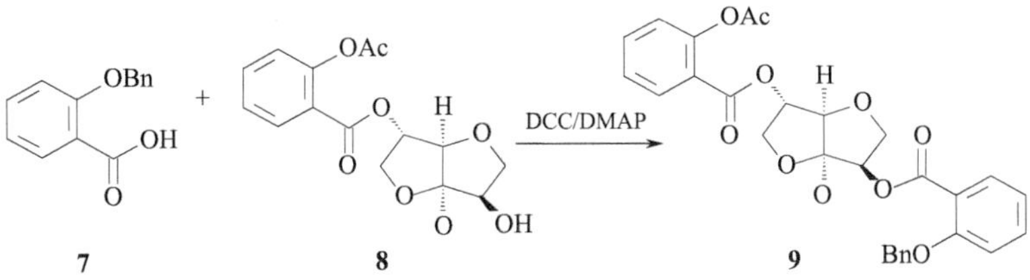

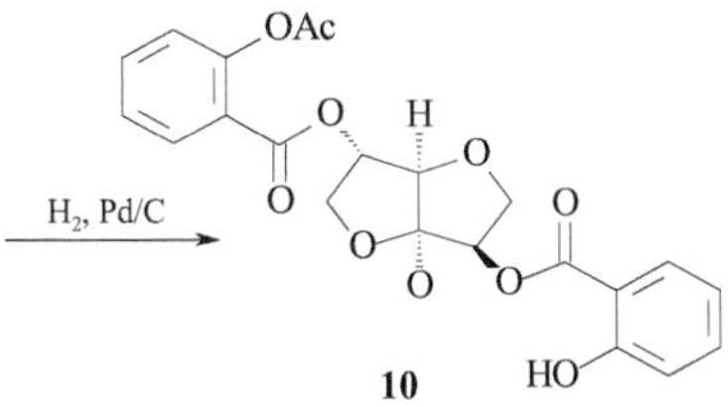

图 2-3　新型阿司匹林前药的研究与制备

21 世纪以来，随着一氧化氮在生物体内的重要作用的发现和深入研究，通过将阿司匹林与一氧化氮供体基团偶联，设计多个新系列化合物进行研究[20~27]，有望成为新一代新型抗炎、抗血小板聚集以及抗肿瘤药物（图 2-4）。

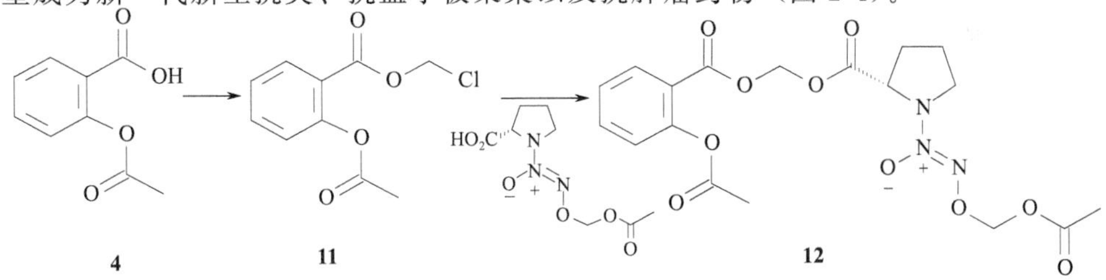

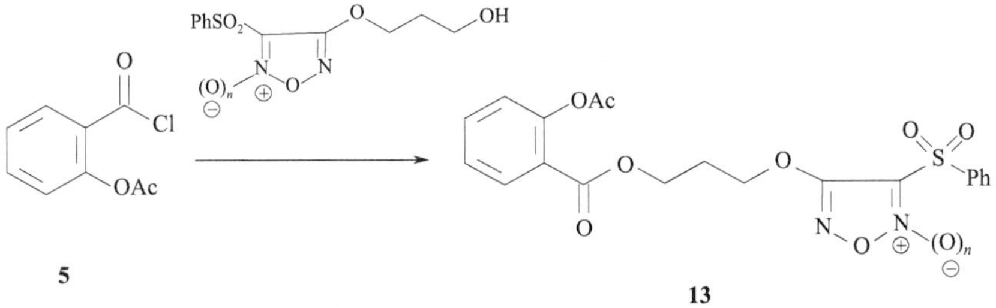

图 2-4

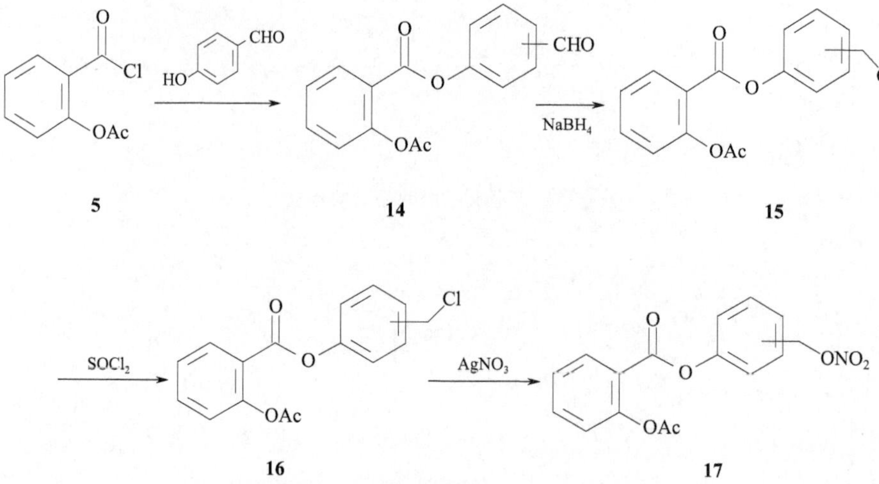

图 2-4　含一氧化氮供体的阿司匹林衍生物

Wijtmans 等人[25]设计了新型的含阿司匹林结构单元的过渡金属络合物用于抗肿瘤活性研究（图 2-5）。

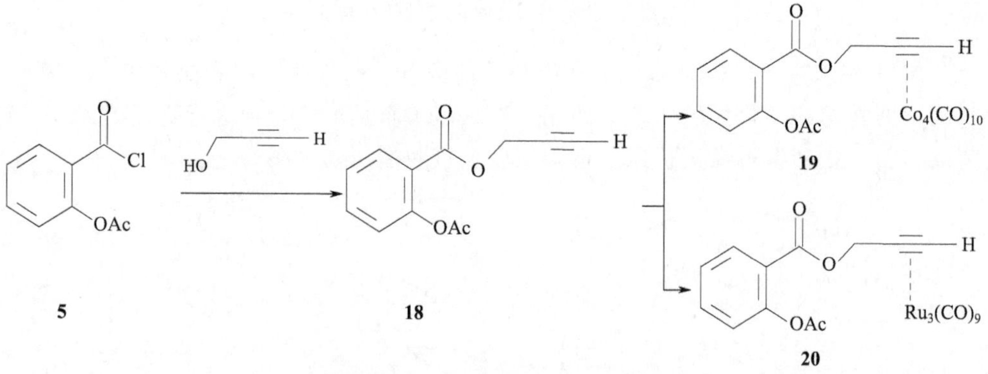

图 2-5　阿司匹林过渡金属络合物合成

最近，卡仕费（Kashfi）等人[28]设计了新一类含有一氧化氮和硫化氢双供体的阿司匹林衍生物，用于抗炎、抗肿瘤活性的研究，发现此类化合物对正常细胞毒性极低，而对乳腺癌、结肠癌、胰腺癌、肺癌、前列腺癌和一些白血病癌细胞具有很强的生长抑制作用，因此其有望被开发成为抗多种癌症的阿司匹林杂合物（NOSH-Aspirin）（图 2-6）。

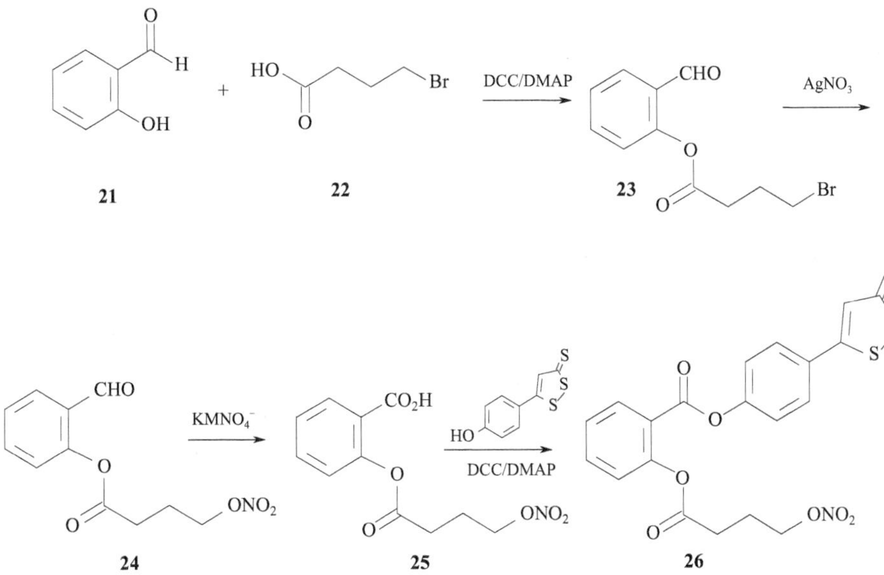

图 2-6 含一氧化氮和硫化氢双供体阿司匹林衍生物的合成

2.1.3 阿司匹林的早期药理研究

阿司匹林在人体内很快解离成水杨酸，因此最初对水杨酸的生物学研究代表了阿司匹林的早期药理研究。在人类开始探索水杨酸盐医学应用中，发现水杨酸是一种强有力的抗炎镇痛药，因此它被作为一种抗风湿剂用于风湿性疾病的治疗。1876 年，弗朗茨·史翠克（Franz Stricker）[29]首次发现水杨酸盐具有退烧作用，但水杨酸钠味道比较苦，服用后会令人感到胃部十分不舒服。

在水杨酸盐成为廉价且有效的化学药品之后，人们将它进行了各种测试，如水杨酸被证明具有抗菌性，可有效地保存牛奶和肉制品，还被建议作为手术中的消毒剂来替代苯酚。其盐类在传染疾病中的退烧作用，曾一度被认为具有"抗菌"的作用[30]。

水杨酸一直被作为一个潜在的药物，在多种疾病的治疗中进行研究。1875 年，爱泼斯坦（Ebstein）和穆勒（Müller）[31]发现它还具备降糖作用，不久后，其排尿酸作用也被发现。因此，人们试图把它应用到糖尿病和痛风的治疗上。

到 20 世纪 50 年代，首次发现在抗炎剂量下，阿司匹林及水杨酸类物在多种组织和器官内存在解偶联氧化磷酸化作用，认为这可能与其毒性有关，当时阿司匹林作为解热抗炎药的作用原理仍未明确[32]。

2.1.4 阿司匹林的早期临床应用

早在 1874 年，苏格兰医生麦克拉根（MacLagan）[33]用柳树皮提取物成功地降低了风湿病患者的体温，并缓解了患者的疼痛和浮肿，两年后，他的实验报告发表在《柳叶刀》上。当制备出水杨酸钠后，又发表了系列文章，描述风湿热病人使用水杨酸盐后获得了疼痛和发烧消失的治疗结果。

1899 年德国的内科专家科特·维特奥尔（Kurt Witthauer）和朱利叶斯·渥尔格姆斯（Julius Wolgemuth）[34] 发表的第一篇阿司匹林的临床研究报告中提到，"根据我研究的正面结果，公司（拜耳）在已经准备了很长一段时间后，将新的化合物引入市场。我真诚地希望，尽管制造它的技术难度很大，但愿不要造成其价格过高，让这个宝贵的新药物能被广泛使用"。

在乙酰水杨酸以阿司匹林作为品牌上市销售之后，很快被广泛用作退烧、抗炎和镇痛的家庭治疗用药。1918—1919 年间爆发"西班牙大流感"，在世界范围内造成了 2000 万人死亡。1924 年 3 月 6 日《科隆城市报》上将阿司匹林推荐为抗流感药物，每日服用三片阿司匹林，在大多数情况下，将在几日内恢复健康。

20 世纪 40 年代，美国医生克莱文（Craven）[35] 注意到一个奇怪的现象，当给一些扁桃体发炎的病人使用相对大剂量的阿司匹林时，总会导致流血，除了停止或减少使用这种药物外别无选择。从看似医疗意外中，他推测阿司匹林可能有抗血小板作用，可用于心肌梗死的预防。从 1948 年开始，他陆续利用阿司匹林为年迈的男性病人治疗，从而减少心脏病的发病率，到了 20 世纪 50 年代，克莱文报道接受阿司匹林治疗的 8000 多个病人无一遭受心脏病突发事件，且有助于预防中风。

然而，由于研究数据非常粗略，论文发表于一般期刊，其结果未引起太大关注，阿司匹林对心脑血管的这些作用并没有被当时的医学界认可，但这一发现和设想无疑开创了阿司匹林防治心脑血管病临床应用的新时代。

2.2 近 50 年阿司匹林研究的进展

2.2.1 阿司匹林的药理研究

（1）药代动力学 酸性 pH 值条件下，阿司匹林普通片难溶于水中，通过胃部的时间和胃部的耐受性与该片剂的崩解速度、pH 值、胃排空速度等有关，几乎完全在小肠上部吸收。阿司匹林普通片的生物利用度为 50% 左右，而改为控释制剂后，减少至 25%～15%，甚至更小。在吸收过程中，阿司匹林被肠道、门静脉血液和肝脏中的酯酶水解断裂，产生等摩尔的初级代谢产物水杨酸，在酸性 pH 值条件下，水杨酸具有更大体积的分布。

阿司匹林的半衰期为 15～20min，但对血小板的抑制作用能持续 10 天左右，因为阿司匹林能乙酰化血小板环氧酶，使之不可逆地完全失活，直至新的血小板生成。因此大约每 24h 后，才有 10% 的血小板被恢复，而 5～6 天后，则有 50% 的血小板恢复正常，所以每天只需服药一次。

一次口服 2h 后达到血浆的峰浓度，90% 的水杨酸和白蛋白结合，血浓度过高其结合率下降，药物就更多地进入到身体各组织，包括关节液、脑脊液等。

阿司匹林在生物体内几分钟即转化为水杨酸，在较宽的治疗剂量范围内，其代谢与剂量无关。与之相反，水杨酸的生物转化和排泄具有剂量依赖性，并且涉及容量受限的通道，如使用阿司匹林单一的止痛剂量为 0.5～1g，就使该通路达到饱和。

单剂量 500mg 阿司匹林服用后的代谢情况[36,37]，如图 2-7 所示。作为一级代谢，乙酰水杨酸（ASA）首先水解成水杨酸（SA），10％以水杨酸原型（SA）排出，5％～10％以酚羟基葡糖醛酸化物（SPG）和酰基葡糖醛酸化物（SAG）从肾脏排出，70％～75％以与甘氨酸形成共价化合物（SU）的形式排出。还有小于 1％以甘氨酸共价化合物的酚葡糖醛酸化产物（SUPG）排出，另有小于 5％以龙胆酸（GA）和小于 1％以龙胆尿酸（GU）的形式排出，龙胆尿酸（GU）可由龙胆酸与甘氨酸结合或甘氨酸共价化合物（SU）的羟化获得。虚线表示代谢途径受饱和能力所限（小于 500mg）。在高剂量和毒性剂量下，水杨酸（SA）随底物半衰期延长而增加了原型消除。

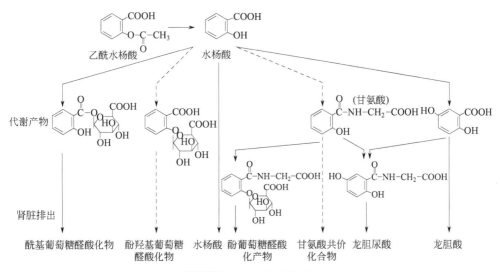

图 2-7　阿司匹林代谢途径

在低剂量（＜500mg）情况下，阿司匹林 70％～75％主要以甘氨酸结合物（水杨尿酸）的形式排出，其他代谢物是 5％～10％水杨酸葡糖醛酸苷，10％的水杨酸和 10％龙胆酸。因为受肝脏中甘氨酸的储量所限，水杨酸转变为水杨尿酸的能力有限，不能增至 500mg 剂量。若阿司匹林代谢受限，将造成水杨酸的累积，使其在血浆中半衰期从 2～3h 增加至 20～30h，也使其分布体积和组织水平增高，导致代谢性酸中毒和解偶联氧化磷酸化。当水杨酸过量时，利用 pH 依赖性的肾水杨酸排泄特性，可使尿液碱性化提高排出量。

阿司匹林的生物利用度不受性别和年龄影响，食物摄取能降低阿司匹林的吸收速度，但不影响吸收量。在吸收和分布方面，阿司匹林和其他化合物之间无相互作用。

（2）阿司匹林药理作用机制   1971 年，英国约翰·范恩爵士（Sir John Vane）[38]研究小组在"自然"杂志上先后发表三篇关于阿司匹林以及非甾体类抗炎药的作用机理和前列腺素（PG）的文章，发现阿司匹林通过抑制环氧化酶，减少前列腺素产生。而前列腺素在人体内具有很多功能，如炎症的信息传导、痛感的传递以及体温的控制等，因此当其被抑制之后，就具有止痛、消炎和退烧等药理作用。因为此项重大发现，约翰·范恩获得了 1982 年诺贝尔生理学和医学奖。

最经典的阿司匹林及非甾体抗炎药的作用机制是通过抑制花生四烯酸代谢过程中的环氧化酶，干扰体内 PG 的生物合成，从而产生了解热、镇痛、抗炎等药理作用[30]。环氧化酶（COX）有环氧化酶-1（COX-1）和环氧化酶-2（COX-2）两种同工酶。COX-1 为固有型，主要存在于血管、胃、肾等组织中，参与血管舒缩、血小板聚集、胃黏膜血流及肾功能等的调节。COX-2 为诱导型，多种损伤因子和细胞因子可诱导其表达，参与发热、炎症、疼痛等病理过程。

迄今为止，已发现阿司匹林具有多重作用机制，最主要的有以下四种[39~44]，如图 2-8 所示。

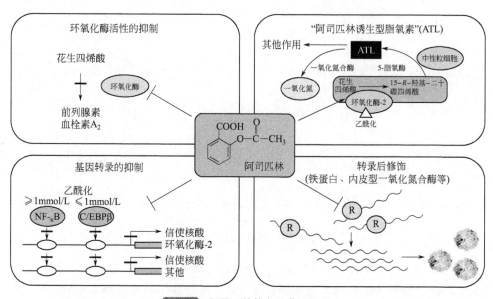

图 2-8   阿司匹林的多重药理作用

① 抑制环氧化酶（COX）活性减少前列腺素的合成和抑制凝血素 A2，具有解热抗炎和抗血栓生成作用；

② 通过对环氧化酶-2 乙酰化，在内皮细胞中激活 15-R-羟基-二十碳四烯酸（15-R-HETE）的生成，它作为 5-脂氧酶的底物，通过跨细胞转化，在中性粒细胞中生成具有抗炎和促炎症消退作用，且稳定性更好的 15-表-脂氧素 A4（15-异构脂氧素）或 ATL（阿司匹林诱生型脂氧素）；

③ 阿司匹林和水杨酸通过抑制转录因子与基因启动子区的结合，来干扰

COX-2 基因转录，具有下调 COX-2 蛋白表达作用，以及由此转录因子调控的其他蛋白表达，如诱导型一氧化氮合酶等，具有抗肿瘤和抗炎等作用；

④ 转录后的修饰，通过影响内皮细胞铁代谢、增加铁蛋白表达、影响一氧化氮合酶和其他蛋白活性和水平，减少氧自由基生成、清除羟基自由基，从而阻断的氧化应激反应。

阿司匹林抑制 COX 的主要作用机理是阿司匹林分别对 COX-1 蛋白底物通道中的 530 位丝氨酸和 COX-2 蛋白的底物通道中的 516 位丝氨酸进行乙酰化。图 2-9 中（a）所示为 COX-1 的底物通道和结合活性位点；（b）所示为花生四烯酸与 COX-1 活性位点的结合；（c）所示为水杨酸和传统的非甾体抗炎药与活性位点的结合，阻止了与花生四烯酸的结合；（d）所示为阿司匹林对 COX-1 的 530 位丝氨酸乙酰化，阻止花生四烯酸进入底物通道。阿司匹林对丝氨酸侧链乙酰化后，由于其处于疏水通道环境，造成该乙酰基对水解的稳定[45,46]。

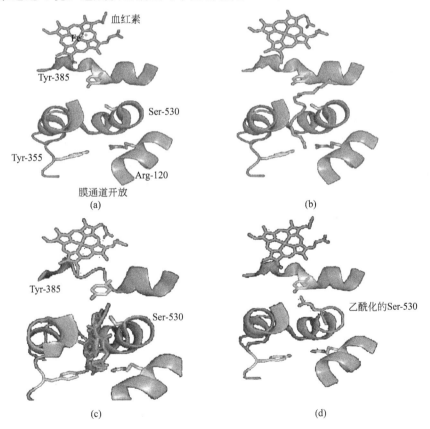

图 2-9 COX-1 蛋白的底物通道以及底物与活性位点结合示意图

竞争性非甾体抗炎药以及安乃近等能与阿司匹林发生相互作用，相互竞争 COX 蛋白底物结合位点。由于阿司匹林的半衰期很短（15～20min），这可能导致阿司匹林在血浆酯酶的作用下完全脱去乙酰化，从而失去对 COX 乙酰化的功能，导致抗血小板作用的丧失。

传统的非甾体抗炎药和 COX-2 选择性抑制剂也能拮抗乙酰化的 COX-2 的活性，因此昔布类药物会增加阿司匹林胃肠道副作用。

(3) 阿司匹林与能量代谢　阿司匹林属线粒体氧化磷酸化的抑制剂和解偶联剂，可干预线粒体的功能。它可通过抑制氧化磷酸化，延缓 ATP 的消耗，提高脑组织对缺氧的耐受性。阿司匹林还可作用于线粒体呼吸链中的 I-Ⅲ 复合体，通过提高氧的消耗，促进 ATP 的产生，并认为这种效应只出现在预防用药水平。在离体线粒体和微粒体的实验中，阿司匹林不仅影响神经细胞 ATP 的水平，还影响胶质细胞 ATP 的产生。已证实"消炎痛"（吲哚美辛）无此作用，研究结果指出了阿司匹林改善能量代谢的作用与环氧酶抑制无关[47]。

(4) 抗血栓　阿司匹林作为抗血小板药物，最早被应用于抗血栓的治疗，至今临床上仍广为使用。其抗血小板的作用机制是阿司匹林使 COX-1 失活后，抑制血小板激活剂——血栓素 A2（TXA2）的合成。

阿司匹林影响人体血管、血小板及血液凝固系统，抗凝系统和纤维蛋白溶解系统等三个止血系统。其中抑制血小板功能的药效具有剂量依赖性，也拮抗最有力的促凝血因子凝血酶的产生，并调节纤溶，还可能涉及对血管壁和内皮细胞的作用[48]。

(5) 抗炎和促炎消退　阿司匹林在体外抑制 COX-2 依赖性的前列腺素（PGE2）的产生，而水杨酸少有此功效。在体内，二者对炎症、发烧和炎性疼痛等具有相同的药效，其原理可能是两者均能在基因转录水平上抑制 COX-2 蛋白表达。抑制前列腺素的合成是阿司匹林抗炎、解热、镇痛的核心。阿司匹林的抗炎作用还包括对 COX-2 乙酰化后，促 15-R-羟基-二十碳四烯酸（15-R-HETE）的生成，后继产生 ATL，最终导致抗炎和促炎消退[49]。

(6) 镇痛及解热　阿司匹林的镇痛既可作用在中枢，也可在外周部位，还可在递质传导系统。前列腺素可在炎症部位引起血管扩张、红斑、疼痛与水肿，局部积聚的前列腺素通过激活某些代谢过程，使神经末梢感受器敏感性增强，感觉阈值降低，组织处于痛敏状态，增强和延长组胺、5-羟色胺（5-HT）、缓激肽等致痛因子对神经末梢的致痛作用[50]。

炎症部位细胞会上调 COX-2 水平并生成前列腺素。阿司匹林的外周镇痛作用主要是抑制前列腺素在受伤或炎症部位的释放，从而减低神经末梢对痛觉的敏感性；中枢镇痛作用主要通过对 5-羟色胺的神经传递和下丘脑镇痛神经元相互作用的改变起效。阿司匹林的镇痛作用与内源性大麻素介导的系统有一定关系。阿司匹林停药后，会引起功能性的痛觉敏感和异常疼痛。

阿司匹林的解热作用是由于对中枢神经系统中 PGE2 形成的抑制所致。此外，它和水杨酸类物质不仅干扰内源性热原和减少 COX-2 的表达和活性，也通过对外周的抗炎作用减少发热[51]。

(7) 阿司匹林和恶性肿瘤　大肠癌组织中的 COX-2、碱性成纤维细胞生长因子（BFGF）、碱性成纤维细胞生长因子受体（BFGFR）表达水平增高，阿司匹林的抗肿瘤作用包括与 COX-2 相关的作用，如：①通过对转录因子 C/EBP-β 作用抑制 COX-2 基因表达；②抑制 COX-2 依赖的 PGE2 生成；③PGE2 介导的免疫抑制的拮抗作用；④可能涉及增强环磷酸腺苷响应；⑤抑制 COX-2/过氧化酶介导的"同致癌物"；⑥细胞内花生四烯酸的累积[52]。另外还有非 COX-2 相关作用，如：①癌症诱导基因的转录因子表达的调控；②与 DNA 错配修复基因的相互作用；③肿瘤细胞能源消耗的氧化磷酸化的偶联等[53]。

总的来说，阿司匹林的抗癌作用机制很复杂，在许多重要方面还知之甚少。然而，用阿司匹林长期治疗后，可降低 50% 结/直肠癌发生的风险。

2.2.2 阿司匹林的毒性和安全性

（1）急性和慢性毒性 研究发现危及生命的急性水杨酸中毒的剂量为：成人 12～15g 以上、儿童 3g 及以上，这相当于超过 300mg/mL 或 2mmol/L 血浆浓度。其初期症状是恶心、呕吐、耳鸣、呼吸急促和中枢兴奋等，最终导致呼吸性碱中毒合并代谢性酸中毒。在长期使用情况下，没有证据显示阿司匹林有成瘾性或习惯性[54]。

（2）出血性方面的副作用 在治疗剂量下，阿司匹林会引起出血问题，造成出血时间延长 2 倍，此作用具有剂量依赖性，并与多种因素和机制有关。术前 5～7 天前用阿司匹林，围手术期出血的风险增加了约 50%。如果剂量低于 325mg，不会增加死亡率。对长期服用的患者，术前撤掉阿司匹林，也将增强血栓风险，需要权衡外科手术的出血和血栓形成两方面问题[55]。

（3）生命周期特殊时段的安全药理 分娩前一周内服用阿司匹林，将提高母亲、胎儿和新生儿出血风险，在怀孕晚期禁止使用阿司匹林[56]。

阿司匹林是中老年人的常用药物，在抗血小板剂量下，副作用风险较低。在止痛或消炎剂量下，风险较高，多数属中枢神经系统症状，如耳鸣等，为暂时性的。如需继续预防性用药，可调节剂量实现副作用的减少或缓解[57]。

（4）胃肠道副反应 临床上胃部难以耐受是阿司匹林最常见的副作用，更重要的是胃肠道出血和溃疡。其胃损伤的发生率和严重程度属剂量和时间依赖性，通常更可能发生在长期高剂量服用时。从机制上讲，一方面脂溶性的原型药物能穿透胃黏膜上皮细胞膜，破坏了黏膜屏障，引起胃肠道不良反应；另一方面抑制胃黏膜上的 COX-1，减少前列腺素的产生，使胃肠黏膜失去前列腺素的保护，从而抑制血小板 COX 活性，减少血栓素 A 的合成，降低了血小板凝聚能力，诱发胃肠道不良反应及消化道出血[58]。

（5）肾脏肝脏副作用 在一般情况下，阿司匹林对肾前列腺素的生物合成抑制较弱，传统预防用药抗血栓的剂量（150mg/d），不诱发或加重肾功能不全，其中包括高危群体，如糖尿病患者。阿司匹林肝脏的耐受性良好，在单一的止痛剂量或反复的抗血栓剂量下不会引起明显的肝损伤，即使剂量过大造成的急性或慢性肝毒性通常也是完全可逆的[59]。

(6) 音频前庭系统副作用　阿司匹林引起的水杨酸介导的耳毒性潜在问题，临床特点是听力损失、耳鸣、失衡。此副作用具有剂量依赖性并可逆，主要出现在高剂量治疗或过量情况下，停药后 1～3 天内通常会消失[60]。

(7) 肥达氏综合征　阿司匹林不耐受综合征（肥达氏综合征、肥达氏三联征，阿司匹林敏感的哮喘），在一般人群中的总发病率低于 1％，相反在哮喘患者中达 10％左右。它包括支气管痉挛、大量流鼻涕、结膜肿胀、眶周水肿、头部和颈部潮猩红。这仅与 COX-1 抑制有关，可能是由于人花生四烯酸类代谢病理的显现[61]。

(8) 荨麻疹和血管性水肿　阿司匹林相关的荨麻疹和血管性水肿发生率在健康人群中为 0.1％～0.2％，而 20％～30％的慢性特发性荨麻疹患者，在用阿司匹林和非选择性非甾体抗炎药治疗时，可能加重病情。阿司匹林抑制 COX-1 依赖的前列腺素的形成，导致白三烯过剩，类似阿司匹林性哮喘[62]。

(9) 瑞氏综合征　瑞氏（Reye）综合征也称为脑病合并脂肪变性，是因多脏器脂肪浸润所引起的以脑水肿和肝功能障碍为表现的一组综合征，死亡率约 30％～40％。隐发性瑞氏综合征的病因未知，可能与多种因素相关。症状可能是机体对病毒性感染的特殊响应，这是由宿主遗传因子被一些外源性试剂修改而引起，阿司匹林也是其中之一[63]。

总之，在常规抗血小板剂量，阿司匹林的副作用风险低，在止痛或消炎时，副作用风险相对较高，主要为耳鸣、胃肠道不适、出血等。这些副作用通常为暂时性和剂量依赖性的，可通过停药和剂量调整获得改善和恢复。

临床上在有规律服用治疗剂量的阿司匹林情况下，仍有心脑血管事件的发生，被称为阿司匹林抵抗（Aspirin resistance，AR）。阿司匹林抵抗的发生与剂量无关，目前尚不清楚抵抗的具体机制，但研究发现个体遗传因素在其中起一定作用。

密切监控血小板对阿司匹林治疗的敏感性，尽早判断患者是否对它抵抗，以避免心血管事件发生。有两种方法测定其敏感性，其一是对血小板功能活化的测量，另一种是对抑制血栓形成的测定，如通过血栓素代谢物（11-DHTXB2）的排泄量进行测定。因尚未形成公认的正常阈值范围，且测定结果重现性差，两种方法均有局限性[64]。

2.2.3　阿司匹林的临床用途

临床上阿司匹林已用于多种疾病的预防和治疗，在药物研发史上它是适应证最多的所谓万能药。作为预防药物常须长期服用。

(1) 冠状动脉血管疾病　阿司匹林可以防止血小板依赖性血栓和所有与血小板功能相关血栓的形成，这正是预防性使用阿司匹林防治冠心病的原理。权衡出血风险与抗血栓之间的利弊，常规抗血小板剂量（100～300mg/d）的阿司匹林是冠心病二级和一级预防的首选药物。一级预防可减少 15％ 风险，二级预防可减少 25％ 的风险[65]。

（2）脑血管病　大量循证医学证据证明，阿司匹林可以明显降低脑卒中（中风）急性期死亡率，获益远远大于风险。用于脑卒中急性期治疗，可使有高血压病史人群的缺血性卒中危险下降 24％。用于脑血管疾病一级、二级预防，获益也远远大于风险。WHO 脑血管疾病二级预防推荐剂量为每天 100mg，效果甚佳。

脑缺血是一个多因果关系的疾病，临床表现为短暂性脑缺血或中风，大约 2/3 的中风是血管源性，可能对阿司匹林较敏感。用抗血小板/抗凝药物预防脑卒中，将减少 15％～20％ 的缺血性中风发生，同时对应增加约 5％ 的脑和胃肠道出血风险，属可接受的治疗方案。未来可能会联合抗血小板/抗凝，外加血管保护的治疗[66]。

（3）外周动脉疾病　在冠状动脉和脑循环急性血栓事件发生率方面，外周动脉疾病患者的风险要高 2～4 倍，因此强烈建议使用抗血小板药物。根据指导原则，所有外周动脉疾病患者无论有无症状，将服用低剂量阿司匹林或其他已批准的抗血小板药物，降低心血管疾病的发病率和死亡率[67]。

（4）先兆子痫　先兆子痫是一个多系统疾病，临床主要表现为妊娠高血压、蛋白尿、水肿等症状，严重时危及胎儿和孕妇的生命。先兆子痫患者血管张力、渗透和血小板功能等将改变。其中子痫前期内皮细胞产生的前列环素（PGI2）比正常妊娠的内皮细胞低，血小板分泌的血栓素 A2 增加，前列环素/血栓素 A2 比值降低，最终导致血管痉挛收缩。

荟萃分析发现服用低剂量阿司匹林，对先兆子痫、胎儿宫内发育迟缓、围产儿死亡率等方面有 10％～15％ 适度改善。临床使用剂量为每日 50～150mg 不等，临床研究数据表明，剂量高比低可能更有效、早用比晚用更有作用。阿司匹林抗血小板剂量对血管张力（过早闭合的动脉导管未闭，肺动脉高压）、凝血（出血）或胎儿发育（流产，畸形等）等方面无明显副作用[68]。

（5）解热镇痛、关节炎与风湿病　对伴有流感样发热，阿司匹林是一种有效的解热镇痛药。服用标准剂量 1～2g，将迅速减缓体温上升，在 2～3h 其解热镇痛达最大效能，药效作用主要来自水杨酸。

阿司匹林是一种有效的控制中度至重度急性疼痛的镇痛药，并表现出显著量效关系。最常见的不良反应为嗜睡和胃部刺激，副作用发生率为 1/10。治疗偏头痛和紧张型头痛，阿司匹林是首选药物，推荐的单剂量用药为 0.5～1g。阿司匹林或其他非甾体抗炎药配合抗类风湿关节炎的慢作用药可较快缓解关节疼痛。有效的镇痛治疗能改善患者关节的活动性，间接地延缓疾病进展[69]。

（6）川崎病　川崎病是一种急性发热疾病，主要发生在 5 岁以下儿童，发热后会造成大血管免疫性血管炎、血栓形成相关的心肌炎和冠状动脉瘤；会增高冠状动脉血栓、心肌梗死和动脉粥样硬化的风险，其发病机制和病因至今未知。大剂量静脉注射免疫球蛋白联合阿司匹林治疗为首选治疗方案。最初阿司匹林以抗炎的高剂量（每天 30～60mg/kg）给药，如果有证据证明冠状动脉异常，再按每天 3～5mg/kg 的抗血小板剂量给药[70]。

（7）大肠癌 大多数大肠癌由腺瘤性结肠息肉病发展而来，在腺瘤的早期阶段 COX-2 过度表达，导致 PGE2 的生成，有利于息肉的生长和增殖以及细胞的恶性转化。运用阿司匹林抑制 COX-2，可减少 PGE2 的产生，抑制上述转化。流行病学调查表明，定期、长期服用阿司匹林可降低大肠癌的死亡率和由结直肠腺瘤向癌过渡的发生率，风险率减小达 20%～30%。剂量为 300mg/d，最短要持续 10 年治疗[70]。

（8）阿尔茨海默病 这是一种大脑神经退行性疾病，与记忆和认知功能的减退和丧失有关。早期阶段该病涉及神经炎症过程、神经元细胞死亡、血小板活化、免疫功能异常、自由基和氧化应激作用等多个方面。阿司匹林的抗炎和抗血小板作用，可抑制脑部相关细胞的凋亡、神经纤维的退化，延缓疾病进程。流行病学研究表明，如果早期开始并保持 2 年以上服用阿司匹林或非甾体抗炎药，此病患病率将显著减少[71]。

（9）剂量与临床适应证 阿司匹林是一种神奇的药物，其适应证与剂量有关（图 2-10），大剂量服用可消炎，中剂量服用可镇痛，小剂量服用可防止血小板凝结引发的血管堵塞，同时可有效地防止血栓引发的心血管疾病[72]。

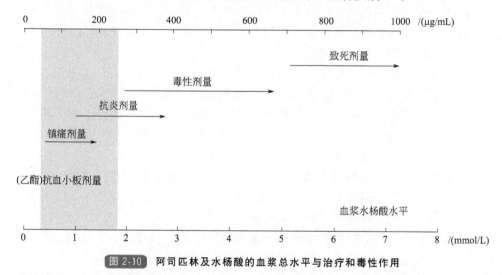

图 2-10　阿司匹林及水杨酸的血浆总水平与治疗和毒性作用

血栓素 A2（TXA2）是血小板释放 ADP 及血小板聚集的诱导剂，小剂量的阿司匹林能抑制前列腺素合成酶，减少血小板中 TXA2 的生成，呈现抗血小板聚集形成血栓的效能。但大剂量时，阿司匹林能抑制血管壁中前列环素（PGI2）的合成，PGI2 是 TXA 的生理性拮抗剂，PGI2 合成减少，TXA2 的功能相应增强，诱发血小板的聚集。血小板环氧酶对阿司匹林的敏感性远高于血管壁上的前列腺素合成酶，两者相差十倍，因此用小剂量的阿司匹林（成人一日 50mg）就可预防血栓的形成，而大剂量却无此功能。

2.2.4　阿司匹林的剂型开发[73~77]

　　作为百年老药的阿司匹林，根据临床上不同的用途已开发出各种剂型，是常用药物中剂型集大成者，也是该药历久弥新的重要原因之一。

　　阿司匹林的制剂研发主要围绕改善其对胃部的副作用和调节全身生物利用度。如已被美国 FDA 批准上市的阿司匹林单方和复方制剂就达 60 多种，上百个规格，市场上仅拜耳公司的阿司匹林单方就有十余种。国内市场上各家制药公司生产的阿司匹林制剂也有数十种之多，所涵盖的剂型有口服制剂、透皮吸收剂、鼻吸入剂、栓剂、眼膏剂和注射剂等。

　　阿司匹林所有制剂中，口服固体制剂占主导地位，其中有普通片、水溶片、肠溶片、泡腾片、咀嚼片、缓释片等产品，还有各种散剂和胶囊剂等品种。

　　普通片是阿司匹林最早的固体口服剂型，主要规格为 0.3g/片和 0.5g/片，用于解热镇痛的短期使用，可与食物同时服用。它在胃中崩解和溶出，对胃肠道的刺激性较大，消化道反应率在 20％以上，甚至出现胃功能紊乱或出血等较强烈的副作用。

　　为减少对胃部的刺激，后来人们又开发了肠溶片，此片在小肠才溶解，摄入食物也不影响肠道对肠溶颗粒的吸收，且在进食情况下吸收效果较好。对于长期服用者，肠溶制剂在减轻副作用方面有一定优势，但其生物利用度比普通片低，且有波动。

　　拜耳阿司匹林是肠溶片最典型的代表，它在制剂技术上最大的优势是精确肠溶。在体外模拟胃液中其 2h 的溶解率为 0，而在大多数肠溶片剂标准中则 2h 溶解率＜10％。不同规格的拜耳阿司匹林用于不同的适应证，其中低剂量 100mg/片规格用于抗血小板，为处方药；而大剂量 325mg/片规格用于解热镇痛，是非处方药，通常推荐在晚饭后 1h 服用。

　　阿司匹林泡腾片是与泡腾剂等辅料制成的片剂，投入水中能迅速形成澄清透明又美味的溶液，泡腾片的酸度接近于中性，避免了对消化道的刺激。由于溶解后服用加速了吸收过程，疗效非常迅速，生物利用度高，比液体制剂携带更方便，尤其适用于儿童。

　　阿司匹林咀嚼片是一种口感好的咀嚼片剂，它通过其肠溶颗粒与赋形剂、甜味剂等辅料混合后压制而成，如同吃糖果，无须喝水送服，特别适于临时急需用药。

　　缓释控释制剂将是阿司匹林剂型的发展方向，目前上市的品种主要有阿司匹林锌胶囊、阿司匹林肠溶微粒胶囊、阿司匹林缓释胶囊等。

　　散剂具有对胃肠道刺激小、溶解迅速完全、吸收快、服用方便等优点，尤其适于老年患者、儿童和吞咽困难者，市售品种有阿司匹林钙脲散、赖氨匹林散等。其中阿司匹林钙脲为乙酰水杨酸钙与脲的络合物，代谢特点和药理作用与阿司匹林相同，口服吸收迅速，起效快，生物利用度高，由肝脏代谢、肾脏排泄。

阿司匹林鼻剂为国外新开发的剂型，其药剂与阿司匹林分开，使用时混合即可滴鼻。由于它通过鼻腔吸收，避开了消化道、副作用极小，对预防偏头痛等疗效很好，在预防心脏病发作上，鼻吸收型阿司匹林 32mg 与口服型 300mg 的效果一样，剂量仅为口服剂量的十分之一，是一种值得推广的新剂型。

阿司匹林栓剂和微型灌肠剂是经直肠给药，用于普通感冒或流行性感冒引起的发热。它们具有退热作用快，无胃肠道刺激而疗效相同等特点。上市品种有阿司匹林栓、复方阿司匹林栓、阿司匹林锌栓、阿鲁栓等。

透皮吸收剂如阿司匹林乳膏，制成 W/O 型乳剂型基质软膏，加入透皮吸收促进剂如月桂氮䓬酮等，以促进透皮吸收，无胃肠道刺激作用。

阿司匹林眼膏剂为局部给药型制剂，具有疗效好、作用快、避免口服药对胃部的刺激等特点，对春季性结膜炎有较好的疗效，临床试验证明其对眼睑毛结膜乳头增生的疗效优于色甘酸钠滴眼液。

静脉注射剂的原料药为乙酰水杨酸与精氨酸制成的可溶性精氨酸阿司匹林盐，肌内注射，可减轻阿司匹林的胃肠道刺激。具有解热、镇痛及抗炎作用，与阿司匹林基本相同，大部分由肝脏代谢，经肾脏排泄。

阿司匹林与钙、脲、赖氨酸等结合后，其胃肠道不良反应得到减轻，服后吸收和起效加快，又不影响疗效。阿司匹林的络合物也具有稳定性好、无酸味、无刺激性等特点。市售品种有阿司匹林硫酸锌络合物、阿司匹林硫酸铜络合物等。

为更大发挥阿司匹林的药用价值，使各种药物药效作用互补，开发了各种复方制剂，如阿司匹林可待因片用于缓解各种手术后疼痛及中度癌症疼痛等，并具有抗炎、解热、抗风湿、镇咳及抑制血小板聚集的作用。而阿苯片（阿司匹林与苯巴比妥复方）有解热镇痛作用和镇静、安眠、抗惊厥作用。阿司匹林维 C 肠溶胶囊则具有解热镇痛兼增强机体抵抗力的作用。阿咖薄膜衣片（阿司匹林与咖啡因复方），用于感冒或流感引起的发热、头痛，也能缓解轻、中度疼痛如关节痛、肌肉痛、神经痛、牙痛、痛经等。其他市面上的阿司匹林复方制剂还有复方阿司匹林/萘磺酸右丙氧芬片、阿司匹林/双嘧达莫缓释胶囊、复方阿司匹林片等，均有一定临床价值。

2.3　阿司匹林为何能百年长寿

阿司匹林能在临床应用上不断改进疗效和开拓新的适应证，成为药物研发史上的常青树，其推动力有三。下面从其分子结构、实验室和临床基础研究不断深入以及新剂型研发三个方面作一回顾和讨论。

2.3.1　阿司匹林结构特点

阿司匹林为结构最简单的几个重要药物之一，其分子体积小，结构简单，但包含有羧基和酰基等氢键供体和受体、疏水基团苯环，一个容易解离的乙酰基。

它在体内的不同作用机制由其结构特点所决定。

阿司匹林结构中乙酰基具有独特作用，使一个化学实体中存在两个药物分子，即水杨酸和阿司匹林本身活性分子。发明阿司匹林之初，主要是为了降低水杨酸对胃部的刺激和改善其难以接受的味道。阿司匹林在体内会快速水解释放出水杨酸，发挥水杨酸的药效，但这一水解过程并非 100%，部分仍以乙酰水杨酸的形式存在。后者可以对环氧化酶进行乙酰化，阻断活性位点与花生四烯酸等生物活性分子结合，因此它比普通非甾体抗炎药具有更多的活性功能，包括抗血小板活性、抗肿瘤活性等。

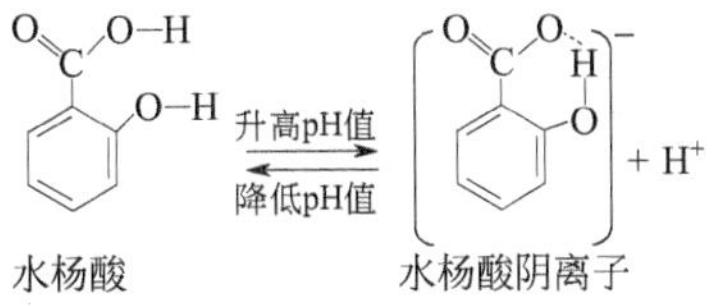

水杨酸羧基和羟基处于邻位，自然会产生邻基相互作用，以氢键结合的方式形成如图 2-11 所示的螯合环结构。它有利于释放质子，主要功能

图 2-11 pH 值依赖的水杨酸的离子化和非离子化平衡

是水杨酸可作为质子载体，消除质子的膜抗渗性。例如，它可以穿过线粒体膜，引起去偶联氧化磷酸化反应，延缓 ATP 消耗，提高缺氧耐受力。

2.3.2 基础研究不断深入[78~80]

阿司匹林作为化学治疗药物的常青树之一，得益于拜耳大力资助与阿司匹林有关的科学研究，如阿司匹林基金会（Aspirin Foundation）就是一个例子。由于对阿司匹林的基础研究不断深入，新机制和新应用逐步被挖掘出来。除镇痛作用外，它还有退烧、消炎的作用。1950 年，阿司匹林曾作为"销量最好的止痛药"而被载入吉尼斯世界纪录。然而，阿司匹林的酸性毕竟刺激胃肠道，随着对乙酰氨基酚（扑热息痛）、布洛芬等镇痛药物相继被开发，阿司匹林便逐渐被替代，这直接导致了 20 世纪 70 年代阿司匹林的销量大幅衰退。

循证医学和转化医学研究也助推阿司匹林在临床上经久不衰。早期临床用药时发现的出血现象，导致后来其抗血小板功能的临床应用和相关机制的研究和发现。到了 20 世纪 80 年代初，人们认可了阿司匹林具有抗凝血和舒张心血管等作用，并因此大大降低心血管疾病患者的死亡率，降低心肌梗死患者第二次的发病率。而且，阿司匹林毒副作用小，少量服用不会引起身体不适，现已成为绝大多数家庭的常备药品。在西方国家，如果遇到感冒发烧，人们的第一反应往往就是使用阿司匹林，这似乎已经成为一种"文化"。于是，阿司匹林在短暂的沉寂之后再次成为临床一线的明星药物。

阿司匹林的很多新用途是先被人们广泛使用，然后经回溯性分析证实为有效的，而不是通过有针对性、有预见性的临床试验发现的。循证医学的研究结果显示阿司匹林对肿瘤、老年性疾病、代谢性疾病等多个治疗领域具有预防和治疗作用。如 2012 年之前的研究数据显示，长期服用阿司匹林，结肠癌风险比不服用者减少 50%。

在西方国家 50 岁以上妇女患骨质疏松症的比例高达 40%，最近发明了一种新阿司匹林衍生物对患骨质疏松症小白鼠有效，其骨密度比对照组提高37%，是迄今为止动物实验效果最好的潜在药物。由于安全性好，有望成下一代抗骨质疏松症药物。

迄今为止，有关阿司匹林研究的科学和医学论文近3万篇。近年来，大量关于阿司匹林的生物学研究，不仅有肿瘤、心血管、代谢系统方面，还有增强免疫系统功能等方面的论文。

2.3.3　新剂型研发[81~84]

多年来拜耳公司不断对剂型进行改进，陆续推出新制剂。如20世纪早期，将阿司匹林由粉剂改成片剂，50年代，又推出了适合儿童服用的阿司匹林咀嚼片。70年代，加入了维生素C的阿司匹林VC泡腾片诞生了。90年代，拜耳为阿司匹林片增加了一层膜衣，制成了在肠道内而非胃部溶解的阿司匹林肠溶片（Aspirin Protect），以减少药物对胃部的刺激。拜耳还在不断推出各种新型阿司匹林产品。最新推出的产品中，有能够防止中风和心脏病复发的低剂量阿司匹林Cardio，以及配方中含有咖啡因的Cafiaspirina。

小剂量阿司匹林用于心脑血管病预防时易出现胃溃疡或相关并发症，导致30%患者会停止服药。而高风险患者即使短期停药，也会有威胁生命的心脏病发作的风险。阿斯利康（Astra Zeneca）公司为此设计了复方制剂，将其质子泵抑制剂埃索美拉唑与阿司匹林合并成复方制剂，该药的Ⅲ期3400例临床试验显示出预防心脑血管病的同时有效预防胃溃疡及上消化道症状效果。2011年8月，欧盟批准阿斯利康的复方制剂Axanum（20mg埃索美拉唑/81mg阿司匹林）的新药上市，该药用于持续接受阿司匹林治疗而有溃疡风险的患者，旨在预防心脑血管事件，如心肌梗死或脑卒中。

最近正在开发各种不同的阿司匹林缓释和控释制剂，如骨架缓控释、微球缓释、环糊精包合物缓释、胃内滞留漂浮缓释等剂型。

2012年3月美国纽约市立学院研究人员成功研制出一种新型阿司匹林，被称为NOSH-阿司匹林（一氧化氮硫化氢阿司匹林），又名超级阿司匹林。由先前开发的两种阿司匹林衍生物混合而成，一种衍生物能够释放一氧化氮，有助于保护胃黏膜，另一种释放硫化氢，提升阿司匹林抗癌能力，两种衍生物混合比任何一种单独使用更安全。

体外实验表明，在抗癌活性上，混合物比一氧化氮阿司匹林强1.5万倍，比硫化氢阿司匹林强80倍；在安全性上，该物质对正常细胞毒性甚微，由于活性高用量小，也能减少潜在副作用。

体内试验表明，人结肠癌的荷瘤鼠在口服超级阿司匹林后，癌细胞消亡，肿瘤萎缩85%，且有效抑制癌细胞扩散，显著延缓肿瘤生长，对实验鼠无毒副作用。

NOSH-阿司匹林能够抑制结肠癌、胰腺癌、肺癌、前列腺癌、乳腺癌、白血病等 11 种恶性肿瘤细胞生长，而且无损正常细胞。

美国 Rutgers 大学的研究人员开发出一种新颖的阿司匹林聚合物（聚阿司匹林）。该新型药物是由 100 个水杨酸分子经特殊工艺聚合而成。外观类似塑料之类的高分子，具有弹性，可直接打片或加工成其他各种制剂。

聚阿司匹林也许可以彻底解决原阿司匹林致胃黏膜出血的副作用，因为它在酸性胃液中不会分解，只有在如肠道溶液的碱性环境中才能发生"解聚反应"，并自动成为单个水杨酸分子，从而发挥其解热镇痛等药理作用。今后，聚阿司匹林可加工成任何一种口服制剂如片剂、胶囊、口香糖以及口服液和糖浆剂等等，无论成人或儿童口服聚阿司匹林制剂均不会引起胃出血，因为它在口腔或胃中均十分稳定，不会分解。

2.3.4　阿司匹林的未来

在林林总总不断更迭的药物中，阿司匹林是功效卓著的例外，虽历经百年沧桑，非但未被挤出市场，反而不断被开发出各种堪称神奇的新功效，大有老树开新花之势。目前全球每年共生产近 5 万吨乙酰水杨酸，以 500mg/片计，大约是 1000 多亿片的阿司匹林。

阿司匹林使患脑卒中和心肌梗死的风险降低 85%，患心血管病高风险者每天服用一片阿司匹林，全世界每年就会有约 10 万人的生命得到挽救，可使 20 万人避免发生非致命性心肌梗死和中风。阿司匹林使人平均寿命延长，提高人们的生活质量，服用阿司匹林是健康长寿的保障之一。

拜耳在一百多年前开发出来的阿司匹林，在 2010 年依然为它创造了 7.66 亿欧元的销售额。像这样年销售额超 1 亿美元的明星药品，拜耳也只有不到十种，而阿司匹林是唯一一早已失去专利保护的药品。

阿司匹林确切的药效作用有解热、镇痛、抗炎、抗风湿、预防心肌梗死、预防脑卒中；有关它抗癌、抗高血压、肾脏保护、免疫性疾病、抗病毒、某些眼病的治疗，糖尿病的辅助治疗等用途仍在研究中。可以预言阿司匹林依旧是家庭最常用的药品，并继续光耀人类医药史[85]。

参考文献

[1] Sneader W. The discovery of aspirin: a reappraisal Br Med J, 2000, 321: 1591-1594.

[2] Gross M, Greenberg L A. The salicylates: a critical bibliographic review. New Haven, CT: Hillhouse Press, 1948.

[3] MacLagan T. The treatment of rheumatism by salicin and salicylic acid. Br Med J, 1876, 1: 627.

[4] Stone E. An account of the success of the bark of the willow in the cure of agues. Trans R Entomological Soc London, 1763 , 53: 195-200.

[5] Buge A. Zur chemie der salicylsaure und ihrer wichtigsten derivate, in 100 years of the salicylic acid as an antirheumatic drug. Wissenschaftliche Beitrage der Martin-Luther-Universitat Halle-Wittenberg, 1977, 42: 14-38.

[6] Jeffreys D. Aspirin: the remarkable story of a wonder drug. New York: Bloomsbury, 2005: 73.

［7］Bekemeier H. On the history of the salicylic acid. Wissenschaftliche Beitrage der Martin-Luther-Universitat Halle-Wittenberg，1977，42：6-13.

［8］Hoffmann F. Acetyl salicylic acid. U S Patent 087 385，1898.

［9］Garavito R M. Aspirin. Sci Am，1999，280：108.

［10］Dreser H. Pharmakologisches uber Aspirin（Acetylsalizylsaure）. Pflugers Archiv：Eur J Physiol，1899，76：306-318.

［11］Stadlinger H. Arthur Eichengrün 80 Jahre. Die Pharmazie，1947，2：382-384.

［12］Schreiner C. 100 Years Aspirin. The Future has Just Begun. Leverkusen：Bayer AG，1997.

［13］Collier H O J. Aspirin. Sci Am，1963，169：1-10.

［14］Schrör K. Acetylsalicylic acid，Weinheim WILEY-VCH Verlag GmbH & Co KGaA，2009.

［15］Sharp G. The history of the salicylic compounds and of salicin. Pharm J，1915，94：857-857.

［16］Gordonoff T Zur geschichte der antipyrese. Wien Med Wochenschr，1965，115：45-46.

［17］Graham D Y，Smith J L. Aspirin and the stomach. Ann Intern Med，1986，104：390-398.

［18］Bond A D，Boese R，Desiraju G R. On the polymorphism of aspirin. Angew Chem Int Ed，2007，46：615-617.

［19］Moriarty L M，Lally M N，Carolan C G，Jones M，Clancy J M，Gilmer J F. Discovery of a "true" aspirin prodrug. J Med Chem，2008，51：7991-7999.

［20］Cena C，Lolli M L，Lazzarato L，Guaita E，Morini G，Coruzzi G，McElroy P，Megson I L，Fruttero R，Gasco A. Antiinflammatory，gastrosparing，and antiplatelet properties ofnew NO-donor esters of aspirin. J Med Chem，2003，46：747-754.

［21］Hulsman N，Medema J P，Bos C，Jongejan A，Leurs R，Smit M J，Esch I J P，Richel D，Wijtmans M. Chemical insights in the concept of hybrid drugs：the antitumor effect of nitric oxide-donating aspirin involves a quinone methide but not nitric oxide nor aspirin. J Med Chem，2007，50：2424-2431.

［22］Velázquez C A，Chen Q-H，Citro M L，Keefer L K，Knaus E E. Second-generation aspirin and indomethacin prodrugs possessing an O（2）-（acetoxymethyl）-1-（2-carboxypyrrolidin- 1-yl）diazenium-1，2-diolate nitric oxide donor moiety：design，synthesis，biological evaluation，and nitric oxide release studies. J Med Chem，2008，51：1954-1961.

［23］Wallace J L，Ignarro L J，Fiorucci S. Potential cardioprotective Actions of no-releasing aspirin，Nat Rev Drug Discovery，2002，1：375-382.

［24］L Wallace J，Ignarro L J，Fiorucci Stefano. Potential cardioprotective actions of no-releasing aspirin. Nat Rev Drug Discovery，2002，1：375-381.

［25］Gilmer J F，Moriarty M，Clancy J M. Evaluation of nitrate-substituted pseudocholine esters of aspirin as potential nitro-aspirins. Bioorg Med Chem Lett，2007，17：3217-3220.

［26］Chiroli V，Benedini F，Ongini E，Soldato P D. Nitric oxide-donating non-steroidal anti-inflammatory drugs：the case of nitroderivatives of aspirin. Eur J Med Chem，2003，38：441-446.

［27］Rubner G，Bensdorf K，Wellner A，Kircher B，Bergemann S，Ott I，Gust R. Synthesis and biological activities of transition metal complexes based on acetylsalicylic acid as neo-anticancer agents. J Med Chem，2010，53：6889-6898.

［28］Kodela R，Chattopadhyay M，Kashfi K. NOSH-aspirin：a novel nitric oxide-hydrogen sulfide-releasing hybrid：a new class of anti-inflammatory pharmaceuticals. ACS Med Chem Lett，2012，3：257-262.

［29］Stricker F. Uber die Resultate der Behandlung der Polyarthritis rheumatica mit Salicylsaure. Berliner Klinische Wochenschrift，1876，13：1-2，15-16，99-103.

［30］Gross M，Greenberg L A. The Salicylates. A Critical Bibliographic Review. New Haven CT：Hillhouse Press，1948.

［31］ Ebstein W，Müller J. WeitereMittheilungen uber die Behandlung des Diabetes mellitus mit Carbolsaure nebstBemerkungen uber dieAnwendung von Salicylsäure bei dieser Krankheit. Berliner Klinische Wochenschrift，1875，12：53-56.

［32］ Brody T M. Action of sodium salicylate and related compounds on tissue metabolism *in vitro*. J Pharmacol Exp Ther，1956，117：39-51.

［33］ MacLagan T. The treatment of rheumatism by salicin and salicylic acid. Br Med J，1876，1 (803)：627-627.

［34］ Wolgemuth J. Über Aspirin (Acetyl Salicylsäure). Ther Monats，1899，13：276-278.

［35］ Craven L L. Acetylsalicylic acid，possible prevention of coronary thrombosis. Ann West Med Surg，1950，4：95-99.

［36］ Shen J，Wanwimolruk S，Purves R D. Model representation of salicylate pharmacokinetics using unbound plasma salicylate concentrations and metabolite urinary excretion rates following a single oral dose. J Pharm Biopharm，1991，19：575-595.

［37］ Levy G. Pharmacokinetics of salicylate in man. Drug Metab Rev，1979，9：3-19.

［38］ Vane J R. Inhibition of prostaglandin biosynthesis as a mechanism of action of aspirin-like drugs. Nat New Biol，1971，231，232-235.

［39］ Aronoff D M，Boutaud O，Marnett L J. Inhibition of prostaglandin H2 synthases by salicylate is dependent on the oxidative state of the enzymes. J Pharmacol Exper Ther，2003，304：589-595.

［40］ Siegel M I，McConnell R T，Porter N A，et al. Arachidonate metabolism via lipoxygenase and 12-Lhydro-peroxy-5，8，10，14-eicosatetraenoic acid peroxidase sensitive to anti-inflammatory drugs. Proc Natl Acad Sci USA，1980，77：308-312.

［41］ Roth G J，Stanford N，Majerus P W. Acetylation of prostaglandin synthetase by aspirin. Proc Natl Acad Sci USA，1975，72：3073-3076.

［42］ Roth G J，Siok C J. Acetylation of the NH_2-terminal serine of prostaglandin synthetase by aspirin. J Biol Chem，1978，253：3782-3784.

［43］ Cieslik K，Zhu Y，Wu K K. Salicylate suppresses macrophage nitric oxide synthase-2 and cyclooxygenase-2 expression by inhibiting CCAAT/ enhancer-binding protein-beta binding via acommon signaling pathway. J Biol Chem，2002，277：49304-49310.

［44］ Grosser N，Abate A，Oberle S. Heme oxygenase-1 induction may explain the antioxidant profile of aspirin. Biochem Biophys Res Commun，2003，308：956-960.

［45］ Funk C D，Funk L B，Kennedy M E. Human platelet/erythroleukemia cell prostaglandin G/H synthase：cDNA cloning，expression and gene chromosomal assignment. FASEB J，1991，5：2304-2312.

［46］ DeWitt D L，El-Harith E A，Kraemer S A. The aspirin and heme-binding sites of ovine and murine prostaglandin endoperoxide synthases. J Biol Chem，1990，265：5192-5198.

［47］ Nulton-Persson A C，Szweda L I，Sadek H A. Inhibitionof cardiac mitochondrial respiration by salicylic acid and acetylsalicylate. J Cardiovasc Pharmacol，2004，44：591-595.

［48］ Audoly L P，Rocca B，Fabre J E，et al. Cardiovascular responses to the isoprostanes iPF (2alpha) -Ⅲ and iPE (2) -Ⅲ are mediated via the thromboxane A (2) receptor *in vivo*. Circulation，2000，101：2833-2840.

［49］ Paul-Clark M J，van Cao T，Moradi-Bidhendi N. 15-epi-Lipoxin A4-mediated induction of nitric oxide explains how aspirin inhibits acute inflammation. J Exp Med，2004，200：69-78.

［50］ Pini L A，Sandrini M，Vitale G. Involvement of brain serotonergic system in the antinociceptive action of acetylsalicylic acid in the rat. Inflamm Res，1995，44：30-35.

［51］ Ushikubi F，Segi E，Sugimoto Y，et al. Impaired febrile response inmice lacking the prostaglandin

E receptor subtype EP3. Nature, 1998, 395: 281-284.

[52] Shureiqi I, Chen D, Lotan R. 15-Lipoxygenase-1 mediates non-steroidal anti-inflammatory drug-induced apoptosis independently of cyclooxygenase-2 in colon cancer cells. Cancer Res, 2000, 60: 6846-6850.

[53] Kim K M, Song J J, An J Y. Pretreatment of acetylsalicylic acid promotes tumor necrosis factorrelated apoptosis-inducing ligand-induced apoptopsis by down-regulating BCL-2 gene expression. J Biol Chem, 2005, 280: 41047-41056.

[54] Krause D S, Wolf B A, Shaw L M. Acute aspirin overdose: mechanisms of toxicity. Ther Drug Monit, 1992, 14: 441-451.

[55] Spiess BD, Royston D, Levy J H, et al. Platelet transfusions during coronary artery bypass graft surgery are associated with serious adverse outcomes. Transfusion, 2004, 44: 1143-1148.

[56] Janssen N M, Genta M S. The effect of immunosuppressive and anti-inflammatory medications on fertilities, pregnancy, and lactation. Arch Intern Med, 2000, 160: 610-619.

[57] Ohm C, Mina A, Howells G. Effects of antiplatelet agents on outcomes for elderly patients with traumatic intracranial hemorrhage. J Trauma Inj Infect Crit Care, 2005, 58: 518-522.

[58] Lanas A, Hunt R. Prevention of antiinflammatory drug-induced gastrointestinal damage: benefits and risks of therapeutic strategies. Ann Med, 2006, 38: 415-428.

[59] O Connor N, Dargan P I, Jones A L. Hepatocellular damage from non-steroidal antiinflammatory drugs. Q J Med, 2003, 96: 787-791.

[60] Zhi M, Ratnanather J T, Ceyhan E. Hypotonicswelling of salicylate-treated cochlearouter hair cells. Hearing Res, 2007, 228: 95-104.

[61] Kurth T, Barr R G, Gaziano J M. Randomised aspirin assignment and risk of adultonset asthma in the Women. s Health Study. Thorax, 2008, 63: 514-518.

[62] Gollapudi R R, Teirstein P S, Stevenson D D. Aspirin sensitivity. J Am Med Assoc, 2004, 292: 3017-3023.

[63] Schror K. Aspirin and Reye syndrome. A review of the evidence. Pediatr Drugs, 2007, 9: 195-204.

[64] Macchi L, Sorel N, Christiaens L. Aspirin resistance: definitions, mechanisms, prevalence, and clinical significance. Curr Pharm Des, 2006, 12: 251-258.

[65] Cook N R, Cole S R, Hennekens C H. Use of a marginal structural model to determine the effect of aspirin on cardiovascular mortality in the physicians, health study. Am J Epidemiol, 2002, 155: 1045-1053.

[66]. ESPRIT-Study Group. Aspirin plus dipyridamole versus aspirin alone after cerebral ischemia of arterial origin (ESPRIT): randomised controlled trial. Lancet, 2006, 367: 1665-1673.

[67] Catalano M. For the Critical Leg Ischaemia Prevention Study (CLIPS) Group prevention of serious vascular events by aspirin amongst patients with peripheral arterial disease: randomized, double-blind trial. J Intern Med, 2007, 261: 276-284.

[68] Redman C W, Sargent I L. Latestadvances in understanding preeclampsia. Science, 2005, 308: 1592-1594.

[69] Stewart C F, Fleming R A, Germain B F. Aspirin alters methotrexate disposition in rheumatoid arthritis patients. Arthritis & Rheumatism, 1991, 34: 1514-1520.

[70] Pinna G S, Kafetzis D A, Tselkas O I. Kawasaki disease: an overview. Curr Opin Infect Dis, 2008, 21: 263-270.

[71] Chan A T, Ogino S, Fuchs C S. Aspirin and the risk of colorectal cancer in relation to the expression of COX-2. New Engl J Med, 2007, 356: 2131-2142.

[72] Bentham P, Gray R, Sellwood E. Aspirin in Alzheimer's disease (AD2000): a randomised open-label trial. Lancet Neurol, 2008, 7: 41-49.

［73］Bochner F，Somogyi A A，Wilson K M. Bioinequivalence of four 100mg oral aspirin formulations in healthy volunteers. Clin Pharmacokinet，1991，21：394-399.

［74］Charman W N，Charman S A，Monkhouse D C. Biopharmaceutical characterisation of a lowdose (75 mg) controlled-release aspirin formulation. Br J Clin Pharmacol，1993，36：470-473.

［75］Maonj N S，James S B，Robert S. Chewable enteric coated aspirin tablets：US Patent 10 961 563，2006.

［76］Frisbee S E，fitzgerald G A，Charman W N. Controlled-release，low- dose aspirin：Eur Patent Appl 19900100032，1995.

［77］Hervey P S，Goa K L. Extended-release dipyridamole/aspirin. Drugs，1999，58：469-475.

［78］Shi S，Yamaza T，Akiyama K. Is aspirin treatment an appropriate intervention to osteoporosis? Fut Rheumatol，2008，3：499-502.

［79］Kodela R，Chattopadhyay M，Goswami S. Positional isomers of aspirin are equally potent in inhibiting colon cancer cell growth：differences in mode of cyclooxygenase inhibition. J Pharmacol Exp Ther，2013，345：85-94.

［80］Nemerovski C W，Salinitri F D，Morbitzer K A. Aspirin for primary prevention of cardiovascular disease events. Pharmacotherapy，2012，32：1020-1035.

［81］Fiorucci S，Santucci L，Wallace J L，et al. Interaction of a selective cyclooxygenase-2 inhibitor with aspirin and NO-releasing aspirin in the human gastric mucosa. Proc Natl Acad Sci USA，2003，100：10937-10941.

［82］Wallace J L，Zamuner S R，McKnight W. Aspirin，but not NO-releasing aspirin（NCX-4016），interacts with selective COX-2 inhibitors to aggravate gastric damageand inflammation. Am J Physiol Gastr- L，2004，286：G76-G81.

［83］Huang X Y. Astra Zeneca 向欧盟递交 Axanum 的申请. World Pharmaceutical Newsletter，2010，7：9-10.

［84］Nilsson S E，Johansson B，Takkinen S. Does aspirin protect against Alzheimer's dementia? A study in a Swedish population-based sample aged≥80 years. Eur J Clin Pharmacol，2003，59：313-319.

［85］Jeffreys D. Aspirin：the Remarkable Story of A Wonder Drug，London：Bloomsbury Publishing，2008.

第3章

沙利度胺（Thalidomide）

冯　松　白东鲁

目　录

沙利度胺研发大事记

1953 年	瑞士诺华制药的前身汽巴（Ciba）药厂首先合成了沙利度胺，即"反应停"
1954 年	德国药厂格兰泰（Chemie Grünenthal）将其开发成抑制妊娠反应的药物
1957 年	首先于德国上市，被广泛用作镇静及预防妊娠性呕吐反应药物
1960 年	欧洲医生开始发现，本地区畸形婴儿出生率明显上升
1961 年	全球市场召回沙利度胺，当时全世界已有 15000 名左右婴儿受害
1963 年	正式退市，这一药物安全性的悲剧性里程碑事件导致新药研发各种法规的诞生
1964 年	意外发现沙利度胺可以有效减轻麻风性皮肤结节红斑患者的皮肤症状
1971 年	格兰泰公司投入 2 亿马克成立基金会，用以赔偿沙利度胺受害者
1991 年	发现沙利度胺有抑制肿瘤坏死因子（TNF-α）作用
1994 年	发现沙利度胺有抗肿瘤血管新生作用
1995 年	发现在人体中沙利度胺两对映体迅速转化，服用单一对映体无实用价值
1998 年	FDA 批准沙利度胺作为治疗麻风结节性红斑的药物在美国上市
2006 年	FDA 再次批准沙利度胺用于治疗多发性骨髓瘤

3.1　早期"反应停"事件

　　沙利度胺（俗称"反应停"）是一种人工合成的谷氨酸手性衍生物（图 3-1）。经口服途径给药，服药后 2.9～5.7h 血药浓度达到最高，体内分布广泛，已经发现存在于精液中。它在血液和组织中不能被酶水解，少部分经肝脏细胞色素 P450 酶系代谢。目前沙利度胺已被证实有镇静、抗炎、免疫调节、抗肿瘤血管新生作用[1]。

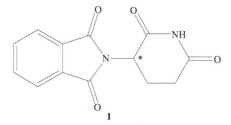

图 3-1　沙利度胺（1）的分子结构

　　20 世纪 50 年代初此药物被开发用于治疗癫痫病，但由于缺乏有效性而终止。1957 年，沙利度胺以非处方药的形式作为镇静剂首先在德国上市[2]，1958 年，沙利度胺作为一种安全的止吐药物开始广泛应用于妊娠妇女。20 世纪 60 年代初，因出现大量的沙利度胺导致的婴儿畸形报道（如：短肢畸形、长骨缺损、耳廓缺失、唇裂、心脏和胃肠道畸形等），从而被很多国家禁止使用，并撤出医药市场[3]。然而，20 世纪 70 年代起，随着沙利度胺对麻风、风湿病和多种类型恶性肿瘤治疗的研究进展[1]，1998 年美国 FDA 批准它用于治疗麻风结节性红斑[4]，2006 年 5 月批准用于治疗多发性骨髓瘤[5]。目前，有关沙利度胺治疗多种实体肿瘤和风湿病的临床研究方兴未艾，沙利度胺再次成为研究热点，并续写了其老药新用的故事。

　　在现代药物研发的案例中，"反应停"是最典型、最常被引用作为未经充分验证其毒副作用就获准上市的药物。这种在 50 多年前草率上市、仅仅过了 4 年就被撤回的药物，给数以万计的家庭和个人造成巨大的创伤和苦痛。

1953 年瑞士诺华制药的前身汽巴（Ciba）药厂首先合成了沙利度胺，他们原本打算开发一种新型抗菌药物，但是药理试验显示沙利度胺有镇静作用，却没有任何抑菌活性，因此放弃了对它的进一步研究[2]。在 Ciba 放弃沙利度胺的同时，联邦德国药厂格兰泰（Chemie Grünenthal）公司开始投入人力物力研究沙利度胺对中枢神经系统的作用，发现该化合物具有一定的镇静催眠作用，还能显著抑制孕妇的妊娠反应（如止吐等）。因沙利度胺可用于治疗晨吐、恶心等妊娠反应，因此被称为"反应停"。1957 年 10 月"反应停"正式投放欧洲市场[6,7]，此后不到一年，作为一种"没有任何副作用的抗妊娠反应药物"，"反应停"风靡欧洲、非洲、澳大利亚和拉丁美洲，成为"孕妇的理想选择"（当时的广告语），仅联邦德国一个月就卖出了一吨[8,9]。

美国一家小制药公司梅里尔（Richardson-Merrell）获得了"反应停"的经销权，于 1960 年向 FDA 提出上市销售的申请。当时刚到 FDA 任职的弗兰西斯·凯尔西（Frances Kelsey）负责审批该项申请。她注意到"反应停"对人有非常好的催眠作用，但在动物试验中催眠效果却不明显，这是否意味着人和动物对这种药物有不同的药理反应呢？而有关该药的安全性评估几乎都来自于动物试验。凯尔西还注意到，有医学报告说该药有引发神经炎的副作用，有些服用该药的患者会感到手指刺痛。因此她怀疑该药是否对孕妇也会有副作用，从而影响到胎儿的发育？梅里尔公司答复说，他们已研究了该药对怀孕大鼠和孕妇的影响，未发现有问题。但凯尔西坚持要更多的研究数据，这引起了梅里尔公司的不满，对她横加指责和施加压力。

此时，澳大利亚产科医生威廉·麦克布里德在英国《柳叶刀》杂志上报告"反应停"会导致婴儿畸形[10]。在麦克布里德接生的产妇中，有许多人产下的婴儿患有一种以前很罕见的畸形症状——海豹肢症，四肢发育不全，短得就像海豹的鳍足。这些产妇都曾经服用过"反应停"。实际此时在欧洲和加拿大也已经发现了 8000 多名海豹肢症婴儿，麦克布里德第一个把他们和"反应停"联系起来。1961 年 11 月起，"反应停"在世界各国陆续被强制撤回[11]。经过长时间的法律诉讼，研发"反应停"的德国公司格兰泰（Chemie Grünenthal）同意赔偿受害者的损失。时隔 50 年后，2012 年格兰泰正式向公众道歉。

梅里尔公司在申请前的确研究过"反应停"对怀孕大鼠和孕妇的影响，但是人们后来研究发现大鼠和人不同，大鼠体内缺少一种把"反应停"转化成毒性产物的酶，因此不会引起畸胎。同时"反应停"的副作用发生于怀孕初期（怀孕的前三个月），即婴儿四肢形成的时期，但梅里尔公司所试验的孕妇都是怀孕后期的。

麦克布里德成了澳大利亚的英雄，而顶住制药公司压力的凯尔西则成了美国的英雄。为表彰她以一人之力避免成千上万的畸形婴儿在美国诞生，肯尼迪总统于 1962 年 8 月 2 日授予她总统勋章。FDA 也因此声望大振，这也最终促成了美国国会在 1962 年通过法案强化药物管理[12]，授予 FDA 更多的权力，要求新药在获准上市前必须经过严格的试验，提供药物副作用和中长期毒性的数据，并且必须对至少两种怀孕动物进行致畸性试验。

3.2　沙利度胺致畸作用机制及新发现

3.2.1　沙利度胺致畸作用机制

几十年来，沙利度胺导致"海豹肢症"的作用机制研究一直备受关注，从1966～2003年期间超过2000篇论文探讨了沙利度胺的致畸作用机制，并提出不少于30种假设[1]。其中影响较为广泛的"DNA嵌入说"[13]认为：沙利度胺分子结构中含有一个手性中心，其中 R 构型具有中枢镇静作用，而 S 构型的对映体则有强烈的致畸性。由于 S 构型沙利度胺的戊二酰亚胺部分与 DNA 嘌呤部位的主要凹槽相吻合，S 构型沙利度胺适合插入 DNA 中鸟嘌呤-胞嘧啶集中的部分。这种插入影响启动子区控制四肢、耳和眼睛的形成的基因，如 IGF-1 和 FGF-2。这些基因通常刺激细胞表面附着整合素 α5 和 β3 子基因的转录。整合素 α5 和 β3 的二聚体则会刺激芽体细胞生长所需血管的生成，进而促进芽体生长（IGF-1 和 FGF-2 能同时促进血管生成）。因此，通过抑制一连串事件的发生，沙利度胺会导致肢体发育的终止。虽然沙利度胺的致畸性主要来自于其 S 异构体，但其任一异构体在体内都能转变为相应对映体并达到平衡，所以无论 S 构型还是 R 构型，作为药物均有致畸作用。2009年，这一理论又得到了有力的佐证[14]，新的证据表明新形成血管的缺失是沙利度胺致畸作用的主因，四肢的发育特别敏感，它们的血管网高度密集，且不成熟。一旦血管的生成被抑制，就会阻碍四肢的发育。2006年，美国国立癌症研究所的 Figg 提取了沙利度胺的代谢物，Vargesson 与其同事开始将这些代谢物在鸡的胚胎中进行试验。2009年 Vargesson 报道[14]，在他们所试验的代谢物中，仅 CPS49 可引起鸡的翅膀发育失败。在胚胎中注射 CPS49 数分钟后，发育中的血管就开始坏死。研究者认为，是新血管的死亡使得肢芽最终不能成形。这一模型可用来解释为何沙利度胺对四肢有如此严重的作用又不伤害身体的其他部位。由于胚胎四肢发育相对较晚，在妊娠23天之后才开始形成，如果胚胎恰好在这一时间接触沙利度胺，四肢的发育就会受到损害。

3.2.2　沙利度胺致畸分子机制新发现

2010年3月"Science"杂志发表了东京工业大学综合研究所 Takumi Ito 等对沙利度胺致畸分子机制研究的论文[15]。

研究人员发现与沙利度胺结合的蛋白是 Cereblon（CRBN，127-KD）。在体内 CRBN 与破坏 DNA 结合蛋白（Damaged DNA binding protein，DDB1，55-KD）以及 *Cullin 4*（Cul4A）结合，形成 E3 泛素连接酶复合体。该复合体对四肢的发育有着重要的作用，在斑马鱼和鸡体内，该复合体与纤维母细胞生长因子（Fibroblast growth factor，Fgf8）的表达有关。利用一系列点突变，研究者发现低浓度的沙利度胺（8.5nmol/L）能与 CRBN 相结合，从而抑制 E3 泛素连接酶复合体的功能。

在模式生物斑马鱼体内也存在 CRBN 的同源基因 *zCrbn*，沙利度胺对 CRBN（*zCrbn*）的抑制导致了斑马鱼鳍（四肢）的缺失或短小。通过对各种突变进行分析，研究者确定了与沙利度胺结合的氨基酸序列。

为了证明 CRBN 参与的泛素连接酶 E3 复合体是否是沙利度胺致畸的分子原因，研究者进一步敲除 *Cullin 4* 基因与斑马鱼 *zCrbn* 基因。结果发现，两组动物均出现了胎儿畸形。为了排除偶然因素，研究者将沙利度胺与 CRBN 突变的细胞共同孵育，发现沙利度胺不与 CRBN 突变体结合。

该研究认为，CRBN 组成的 E3 复合体是沙利度胺致畸的主要分子机制。阻止 CRBN 与沙利度胺结合后，实验动物胚胎发育正常。研究者据此提出，有可能设计出可避免这种效应的沙利度胺衍生物。

CRBN 一开始发现时被认为是导致轻度精神发育迟滞的可能基因，此蛋白在进化中高度保守。最近的研究证明了 CRBN 与 DDB1 蛋白相互作用，但二者相互作用的范畴还不明确。二者一般共存于细胞核中，但有时也存在于细胞质中。DDB1 是泛素连接酶 E3 复合体的组分之一，该复合体组分还包括 Cullin 4（Cul4A 或 Cul4B），DDB1 还是 Cullins 1 的受体（Roc1）和底物受体。研究发现 CRBN 与 Roc1 或 Cul4 存在相互作用，并且由 CRBN、DDB1、Cul4A 形成的复合物的确 E3 连接酶的活性。这说明 CRBN 与 DDB1 的结合是有功能含义的。

3.3　沙利度胺治疗领域的拓展

1964 年，沙利度胺备受非议之时，以色列希伯来大学哈达萨医院的 Sheskin 偶然发现结节性红斑麻风病患者服用沙利度胺后可以减轻痛苦[16]。1991 年，洛克菲勒大学的 Kaplan 发现沙利度胺通过抑制肿瘤坏死因子 TNF-α 而对麻风病的治疗起作用[17]。1994 年，哈佛医学院的 Damato 发现沙利度胺可能有抑制肿瘤血管新生的作用[18]。据此，涌现了许多使用沙利度胺治疗癌症的临床试验。1997 年，Barlogie 又发表了沙利度胺用于治疗多发性骨髓瘤有效的报道[19]。

经过 34 年的慎重研究之后，1998 年，美国 FDA 重新批准沙利度胺作为一种治疗麻风结节性红斑的药物上市销售[20]。美国成为第一个将沙利度胺重新上市的国家。同时沙利度胺还被发现有可能用于治疗多种癌症。2006 年 5 月，美国 FDA 批准沙利度胺与地塞米松联合用于治疗多发性骨髓瘤[21]。值得注意的是，沙利度胺所有应用于这些适应证的前提是制药公司要有严格的风险管理计划，以保证药物的使用者用药期间及治疗前后避免妊娠。时至今日，除了美英两国，其他一些国家也已批准沙利度胺用于麻风结节性红斑、皮肤病和某些癌症的治疗。

沙利度胺还是目前广泛研究的口服抗血管生成和免疫调节剂[21]。通过抑制肿瘤坏死因子（TNF-α）、降低血管内皮生成因子（VEGF）表达、抑制环氧合酶（COX）等达到抗肿瘤血管生成、诱导凋亡作用。同时它调节多种免疫细胞因子，间接抑制肿瘤细胞。临床试验表明沙利度胺对多种肿瘤治疗有效，是一种有效的化疗药物，目前已开发出多种疗效佳、不良反应小的类似物[9]。

3.3.1　沙利度胺药理作用

对沙利度胺药理作用的深入研究，发现它作用于多个靶标，可用于多种疾病的治疗。

3.3.1.1　免疫调节

沙利度胺及其衍生物对细胞因子的激活和细胞介导的免疫反应都具有强大的调节作用，主要是通过对 TNF-α 的抑制而发挥作用[22]。沙利度胺还能够通过抑制 IκB 激酶而阻止转录因子 NF-κB 的激活，而 NF-κB 是 TNF-α 和 IL-8 重要的调节剂。除了 TNF-α 还有一些其他的细胞因子如 COX-2、IL-1β、TGF-β 和 IL-6 也受沙利度胺类药物的调节，并且可能也在免疫调节过程中发挥着重要的作用。同对 TNF-α 的调节机制类似，沙利度胺类药物也能够抑制 IL-12 的分泌，而 IL-12 的分泌将促进 T 细胞和 NK 细胞的增殖，因此沙利度胺类药物有可能成为肿瘤疫苗和其他免疫疗法的有效佐剂。并且，IL-12 还能够刺激 IFN-γ 的生成，这两种细胞因子都具有明显的抗肿瘤活性和抗血管生成的活性。

免疫反应过程需要一些辅助因子如 B7 和 CD28 作为共刺激信号，才能产生 T 细胞效应，沙利度胺及其衍生物在这些共刺激信号缺失的情况下也能够促使产生 CD8 T 细胞效应。此外，沙利度胺还能影响 Th1 和 Th2 之间的平衡，这种作用至少部分是通过对 IL-4、IL-5 和 IFN-γ 的调节实现[23]。

3.3.1.2　抗血管新生

20 世纪 90 年代早期，研究人员发现沙利度胺具有强大的抗新生血管形成的作用，并且这一作用是其导致胎儿畸形的一个重要机制。借助于该机制，研究人员将其应用于恶性肿瘤的治疗并取得了可喜的进展。沙利度胺主要通过抑制来自肿瘤细胞的肿瘤坏死因子血管内皮生长因子（VEGF）和碱性成纤维细胞生长因子（bFGF）的分泌而产生抗肿瘤效应的。VEGF 和 bFGF 是强大的促肿瘤细胞分裂因子，并且在多种恶性肿瘤中出现过表达。在小鼠的淋巴瘤和直肠癌移植模型实验中，沙利度胺显示出减少肿瘤微血管形成的作用，并且对直肠癌的抗新生血管效应同 TNF-α 的抑制效应或内皮细胞的增殖无关，表现出剂量和浓度依赖性[24]。

3.3.1.3　对骨髓微环境的影响

在许多血液系统疾病中，包括多发性骨髓瘤和骨髓增生异常综合征等，骨髓微环境中的促炎效应都对肿瘤的发展起了促进作用。TNF-α 诱导了骨髓基质细胞 IL-6 的分泌表达，并且明显促进多发性骨髓瘤细胞同骨髓基质细胞的黏附。骨髓微环境中的一些黏附分子如 ICAM-1，LFA-1 和 VCAM-1 也受类似的调节。IL-6 能够促进多发性骨髓瘤细胞的增殖，并且抑制 Fas 以及地塞米松诱导的细胞凋亡，沙利度胺则能够阻止骨髓微环境中 IL-6 的上调[25]。

3.3.1.4　抗肿瘤以及促细胞凋亡机制

沙利度胺类药物还对血液恶性肿瘤具有直接的抗增殖作用，这一作用同其免疫调节的作用无关。其促细胞凋亡的效应在死亡受体信号途径的多个阶段都有明显的表现，包括使 TNF 相关凋亡诱导配体（TRAIL）增强、抑制凋亡蛋白-2、提高对 Fas 诱导的敏感性以及激活半胱天冬酶（caspase）-8 等。最近，Thadani 等发现沙利度胺能够改变 c-Myb 和 Pim-1 信号途径。实验证实，接触了沙利度胺的人类 K562 细胞，其 Pim-1 蛋白表达和磷酸化的 c-Myb 蛋白表达都有所降低。该实验还提示了沙利度胺可能是通过增加活性氧（ROS）的产生而影响 c-Myb 信号通路[26]。

3.3.2 临床前研究

除用于肿瘤及免疫性疾病的治疗外，国内外的科研人员还建立了一些其他疾病的动物模型，对沙利度胺的作用进行研究。结果显示了沙利度胺可能有着更广泛的应用前景，其在神经系统、心血管系统及感染性疾病等方面都有着潜在的应用价值。临床前的实验证实了沙利度胺对局部及全身感染、惊厥具有明显的疗效，对一些常见的难治性疾病如肝硬化、心力衰竭也有着一定的改善作用。

（1）惊厥 Palencia 等[27]证明了沙利度胺能够抑制戊四氮（PTZ）诱导的惊厥，他们采用不同剂量的沙利度胺进行研究，并与丙戊酸盐的作用进行比较，结果发现低剂量的沙利度胺对经 PTZ（50mg/kg）诱导的惊厥模型动物都具有一定的抗惊厥作用，而高剂量的沙利度胺对经 PTZ（70mg/kg）诱导的大鼠的抗惊厥作用呈剂量依赖性，沙利度胺表现出同丙戊酸盐相似的抗惊厥作用。

（2）肝硬化 Lv 等[28]发现沙利度胺能够通过抑制氧化应激而阻止大鼠的肝硬化，他们采用四氯化碳制造大鼠肝硬化模型，并同时给予大鼠口服沙利度胺，肝组织病理学结果显示了给予高剂量沙利度胺的大鼠肝脏有着明显的改善，并且氧化应激参数的含量以及 NF-κB，p65，TGF-β1 和 T1MP-1 蛋白的表达在这些动物中都有明显的降低，α-平滑肌肌动蛋白（α-SMA）以及结蛋白（desmin）的表达也明显降低。研究人员还证实了沙利度胺通过抑制 IκB 的降解而下调 NF-κB 诱导的黏附分子，并激活肝星形细胞，从而阻止大鼠的肝硬化。

（3）心力衰竭 Yndestad 等[29]发现沙利度胺能够阻止大鼠心肌梗死后的心肌纤维化进程，虽然沙利度胺对心功能没有影响，但是可能通过阻止胶原的聚集和心肌纤维化而对梗死后的心力衰竭具有一定的改善作用。

（4）眼部炎症 Rodrigues 等[30]进行了一项临床前实验，分别采用口服和局部给予沙利度胺以观察其对内毒素诱导性葡萄膜炎（EIU）大鼠的预防性和治疗性抗炎效应。结果显示口服和局部给予沙利度胺都能够明显降低眼部炎症反应，并且以剂量依赖性方式减少炎性细胞的数量、降低蛋白浓度，并且降低 IL-1β 和 TNF-α 的水平。沙利度胺还能够明显降低 EIU 大鼠视网膜中 COX-2 和 iNOS 蛋白的表达，这些发现提示了沙利度胺可能成为治疗眼部炎性疾病的新药。

（5）系统感染性疾病 Eski 等[31]证实沙利度胺能够降低或抑制烧伤后大鼠血浆中的 TNF 和 IL-1 水平，而这两种细胞因子在严重烧伤后的系统感染过程中发挥着重要的作用。沙利度胺通过抑制 TNF 从吞噬细胞的分泌而降低血浆 TNF 和

IL-1水平。因此沙利度胺有望成为预防烧伤后系统感染的有效药物。

3.3.3　临床新用途

　　由于沙利度胺在治疗麻风结节性红斑、多发性骨髓瘤以及骨髓增生异常综合征方面有明显疗效，已经获准用于治疗这些疾病，并且沙利度胺已经成为复发和难治多发性骨髓瘤标准治疗的一部分[32]。

　　沙利度胺的免疫调节和抗血管新生等作用还促使其广泛用于对其他血液恶性肿瘤及实体瘤的临床研究。目前的报道显示沙利度胺是治疗骨髓瘤和淋巴瘤颇有前景的药物，对许多实体瘤如前列腺癌、肺癌等也具有一定的改善作用，并且无严重的副作用。其正在试验的新的临床应用有以下几个方面。

　　（1）治疗皮肤性血管红斑狼疮　国外多位学者报道[33]沙利度胺对传统治疗无效的狼疮皮肤病变，可以获得满意的疗效。另一组研究结果称，沙利度胺用于对糖皮质激素治疗无效的皮肤性红斑狼疮者，结果在90％（18/20）完成研究的病人中出现完全缓解，另2例出现部分缓解，沙利度胺有替代激素的作用。

　　（2）治疗重症肝炎　用沙利度胺治疗11例重症肝炎，并且对外周血中单个核细胞分离，体外培养，观察沙利度胺对单个核细胞TNF-α和其他细胞因子的影响，结果表明沙利度胺可以抑制单个核细胞TNF-α和其他细胞因子的产生，这些因子共同参与肝细胞的损害，其水平与肝损害的程度密切相关。结果显示[34]，沙利度胺通过抑制上述有害因子的产生，而在治疗重症肝炎中有积极的意义。

　　（3）治疗复发性口疮病　复发性口疮是最常见的口腔黏膜病，以往治疗方法极少有满意的根治效果，姜军松等报道了采用双盲法研究用沙利度胺、己酮可可碱治疗复发性口疮患者，各研究组的治疗结果以沙利度胺联合己酮可可碱组疗效最佳，对照组仅有6.0％完全缓解。国外还有许多人报道[35]用沙利度胺治疗复发性口腔或生殖器溃疡获得了良好效果。

　　（4）治疗风湿病　国外学者报道[36]，用沙利度胺治疗7例多种抗炎药和免疫抑制无效的类风湿性病患者，结果多数在数周内缓解，剂量在400～600mg/d，所有病人的血沉和类风湿因子滴度都正常化或明显下降，其中1例类风湿结节在12周时消失。有人用沙利度胺和甲氨蝶呤联合治疗7例难治性类风湿病人，5例坚持治疗者中，4例在3～9个月关节压痛改善和关节肿胀减轻。

　　（5）其他用途　沙利度胺除了上述的临床治疗作用外，还有报道用其治疗HIV感染、坏疽性脓皮病、结节病、皮肤扁平苔藓、难治性溃疡性结肠炎等[37]，均获得较好的效果，但病例数较少，仍需扩大研究范围，以进一步确定疗效。

3.4　沙利度胺的化学与制剂研究

3.4.1　沙利度胺的化学合成

　　消旋体沙利度胺合成方法最早见于格兰泰公司的相关专利报道[38]。邻苯二甲酰亚胺戊二酸（**2**）与醋酐及二氯亚砜反应生成邻苯二甲酰亚胺戊二酸酐（**3**），此酸酐与脲在180℃下反应，或者与氨的二氧六环溶液在耐压容器里180℃反应生成消旋的沙利度胺（1）（图3-2）。2001年，Seijas等报道了在此基础上改进的沙利度胺的合成方法[39]。取代戊二酸（2）同脲或者硫脲在微波辐照下以63%和85%的产率生成沙利度胺（1）。

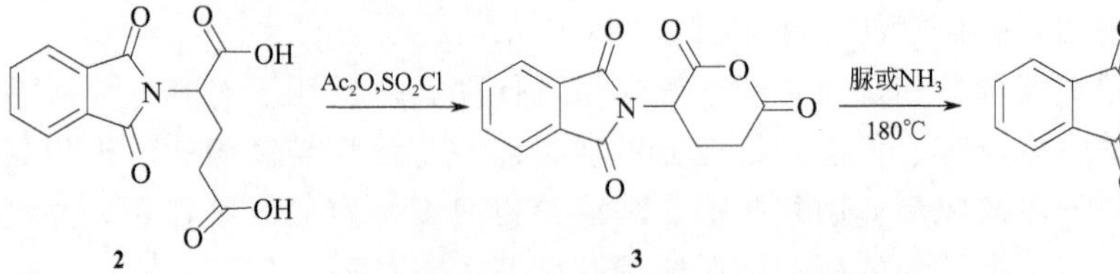

图 3-2　格兰泰公司沙利度胺合成方法

1999年，Muller等报道了一种简洁的两步合成沙利度胺的新方法[40]。L-谷氨酰胺（4）与N-乙氧羰基邻苯二甲酰亚胺（5）作用生成保护的L-谷氨酰胺（6），进一步在催化量DMAP存在下与CDI作用关环生成沙利度胺（1）（图3-3）。

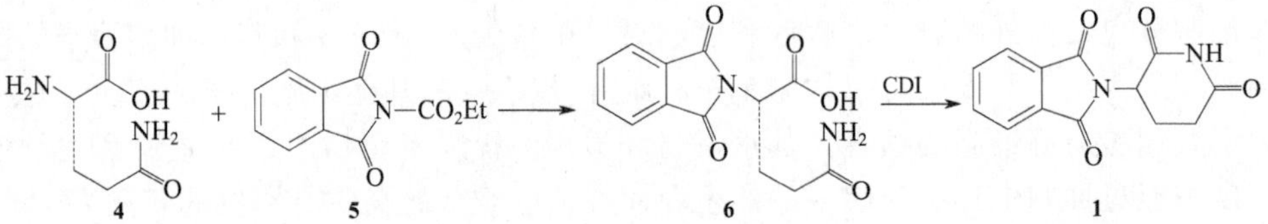

图 3-3　改进的沙利度胺合成方法

关于沙利度胺光学单体合成的方法最早见于Shealy[41]等的报道（图3-4），以L-或D-N-苄氧羰基谷氨酸（7）为起始原料，在醋酐作用下关环成戊二酸酐（8），再与氨反应开环形成相应的酰胺（9）。氢化脱保护后再与N-乙氧羰基邻苯二甲酰亚胺作用，最后二氯亚砜低温处理生成相应光学纯单体（1），总产率达30%。该合成路线过于繁琐，产率低，成本也较高。特别是最后一步采用了二氯亚砜，在合环时有可能发生消旋化。Robin等[42]在1995年还报道了沙利度胺的不对称合成。

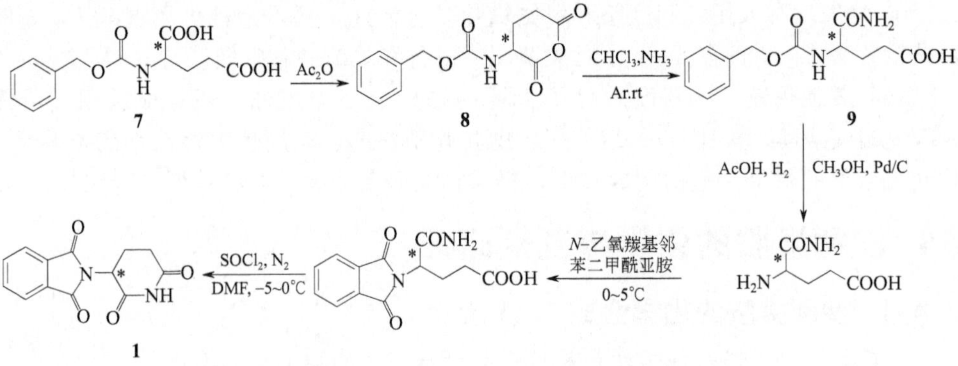

图 3-4　Shealy 的光学纯对映体合成方法

近年来消旋体沙利度胺报道较多，有 Casini[43] 等的谷氨酰胺合成法、Xiao[44] 等的固相合成法以及 Varala[45] 等的谷氨酸二步法等。

3.4.2 两对映体的构型转换

相关研究表明光学纯(＋)-(R)-沙利度胺及(－)-(S)-沙利度胺在体外相应的生理条件[46]或者在体内都可以发生快速的构型翻转与降解（图 3-5）。对映体构型转换率与降解率差异较为明显，其构型翻转的速度要明显快于降解速度，并可以达到一定程度的平衡。因此即使沙利度胺两个对映体药理作用或毒副作用差异显著，也会由于其在体内的快速手性翻转，使得光学纯单一对映体的给药变得无意义。

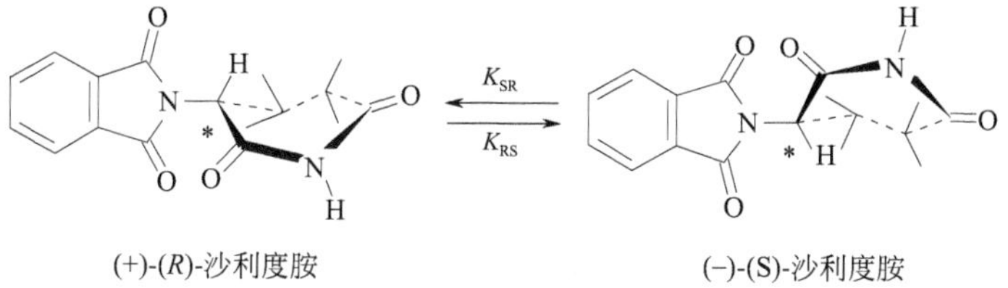

(＋)-(R)-沙利度胺　　　　　　　　(－)-(S)-沙利度胺

图 3-5 （＋)-(R)-沙利度胺和(－)-(S)-沙利度胺的立体化学结构及其手性转换
K_{RS}—R 构型转换为 S 构型沙利度胺的速率常数（$0.17h^{-1}$）；
K_{SR}—S 构型转换为 R 构型沙利度胺的速率常数（$0.12h^{-1}$）

3.4.3 沙利度胺的制剂

目前医药学界对沙利度胺的研究主要集中在药理学和药效学方面，对于药物剂型的研究较少[47]。

(1) 口服制剂　由于沙利度胺吸收缓慢，口服 200mg 后 3～4h，血药浓度达峰值 2mg/L，其 $AUC_{0～\infty}$ 为 20mg·h/L，表观消除率为 7～10L/h；其吸收符合一级动力学过程，体内药代动力学符合一室模型。该药在生理环境（pH ＞6.0）下即发生非酶水解，所以在小肠环境下不稳定。Caco-2 细胞培养试验发现 Caco-2 细胞对该药的吸收较快，且温度和 pH 条件对其摄取作用影响较大，而 ATP 酶抑制剂可显著抑制细胞对该药的摄取。

(2) 注射制剂　沙利度胺的溶解度较小，至今没有注射制剂上市。Eriksson 等[49]发现该药的 R 和 S 构型 2 个异构体的溶解度均比消旋体高。为研究该药的绝对生物利用度和体内代谢情况，他们配制了 2 个异构体的 5％葡萄糖注射液给健康男性志愿者静脉输注，并测定相关药动学参数。结果显示 R 和 S 型的沙利度胺分布容积分别为（18±7.5）L 和（24±11）L；消除率分别为（10±2.1）L/h 和（21±4.6）L/h；半衰期分别为（4.7±0.5）h 和（4.7±0.5）h。研究表明，不仅 R 和 S 构型沙利度胺的半衰期相同，而且 2 种异构体与消旋体口服给药的半衰期也相同。该项研究虽提供了该药的一些临床研究数据，但该注射剂本身的稳定性尚需进一步研究。

（3）靶向制剂　很多胃肠道炎症的发生都与 TNF-α 水平过高有关，沙利度胺具有下调 TNF-α 的作用，但口服沙利度胺治疗胃肠道炎症时全身副作用较大。Metz 等将沙利度胺包埋在藻酸盐聚赖氨酸共聚物（APA）小囊中[49]，粒径在 $300\mu m$ 左右，通过直接靶向克罗恩病或节段性肠炎的炎症部位达到减少全身副作用的目的。体外研究表明，该制剂可使脂多糖刺激所致大鼠巨噬细胞分泌的 TNF-α 减少 96%，但其体内情况尚需进一步研究。该制剂的载药量较低，0.116g 的小囊仅能包埋 $1.5\mu g$ 的药物，很难达到临床使用的剂量要求，距临床应用还有一定距离。

沙利度胺的副作用较大，且给药剂量又较大，用于癌症治疗时剂量可能达到 1000mg。为了提高该药对肿瘤组织的靶向性，Chen 等合成 2 种 pH 值和温度双敏感的聚合物 PNINPA-co-AA，PNIPA-vp-AA（聚 N-异丙基丙烯酰胺—丙烯酸）载体[50]，通过控制丙烯酸的含量将载体的玻璃化转变温度控制在 34℃ 左右，并控制载体的粒径在 100nm 以下，以避免被单核巨噬细胞吞噬，达到靶向肿瘤细胞的功能，其中 PNIPA-vp-AA 对沙利度胺的包封率达到 80% 以上。体外释放度考察发现，该载体制剂在低于临界温度 25℃ 的情况下，10h 内可释药约 65%；在高于临界温度 45℃ 的情况下，0.5h 内释药 95%。他们认为，该制剂的释放行为和载体与药物的结合方式以及载体本身结构有关。虽然体外研究发现该制剂还存在稳定性等方面的问题，但以上研究为如何增加沙利度胺对肿瘤的靶向性提供了新的研究思路。

3.5　沙利度胺研发的教训和启示

3.5.1　药物安全性与新药研发管理规范的里程碑事件

沙利度胺事件是药物研发史上的悲剧，因服用"反应停"而导致的畸形婴儿据保守估计大约有 8000 人，还导致大约 5000～7000 个婴儿在出生前就已经因畸形而死亡。"反应停"事件暴露出当时的药品申报过程中一个严重的缺陷，即没有明确规定药物上市前需要做哪些研究，"反应停"只做了 300 人的上市前临床试验就被批准上市。值得庆幸的是，在美国，因为评审人员发现在动物试验中"反应停"表现出一定的致畸性，FDA 的评审专家要求生产企业提供进一步研究的数据，从而暂缓审批，最终没有同意将"反应停"引入美国市场，因此避免了同样的悲剧在美国发生。正是由于"反应停"事件，促使美国国会于 1962 年快速批准通过了《科夫沃-哈里斯修正案》（Kefauver-Harris Amendment）[12]。此修正案把 1962 年以前市场上的药物重新分类为有效、无效或需要进一步研究。此外，需要向 FDA 报告药物不良反应。这些重要的立法举措对医药行业产生了深远的影响，对临床前和临床阶段药物开发和监管变得更加严格。FDA 也由此逐渐成为世界食品药品检验最权威的机构。

"反应停"本身并非"坏药"，它的用处相当广泛而且有效，致畸事件究其根源是审批制度上的失误，致使将其用在不当的人群，这也促使了现代药物审批制度的不断完善，此后半个世纪来类似的悲剧没有再次发生。

3.5.2　手性药物研发的转折点

沙利度胺为手性药物。鉴于手性药物两个对映异构体可能具有不同的生物效应，手性药物的用药安全在"反应停"事件之后格外受到关注。

为解决因使用外消旋药物所带来的一系列问题，许多国家的药政部门先后发布了有关手性药物开发的导向性指南或政策报告，以使制药企业的决策者对未来开发手性药物的形势有更清楚的认识。1992 年美国 FDA 首先正式公布了题为"新立体异构药物开发政策声明"的手性药物法规管理指南，随后欧盟于 1994 年也公布了"手性物质研究"的文件。美国 FDA 的手性药物新规定要求，对于含有手性因素的药物倾向于发展单一对映体产品，对于新的外消旋药物申请，则要求对两个对映体都必须提供详细的报告，说明各对映体的药理作用、毒理数据和临床效果，而不得作为相同物质对待。这意味着申请外消旋药物时至少得做 3 组药理、临床数据，这无疑加大了研究费用和工作量。如果开发的是对映纯药物，只需做一组试验即可，所以选择对映纯药物开发显得更为合算。

《中华人民共和国药品管理法》（简称《药品管理法》）也已经明确规定，对手性药物必须研究对映纯异构体的药代、药效和毒理学性质，择优进行临床研究和批准上市。

手性工程曾在 20 世纪 90 年代的制药行业风靡一时，不少化学家认为能制备纯的对映体就能避免另一对映体的毒性和副作用。殊不知在人体内，对映体间常可互相转换并达到平衡，沙利度胺即是一例。90 年代后对手性药物的临床药代的研究在方法和技术上日臻成熟，只有证明对映体在人体内无构型转化发生，然后才能考虑用手性合成技术制备单一对映体。

3.5.3　老药新用的策略

推出一个新药所花费的资源是惊人的，且不论成本高达十亿美元以上，时间周期长达十年，而且整个行业新药的失败率高达 95%。随着新药研发投入持续增高、上市风险越来越大以及市场竞争加剧，新药研发面临着日益严峻的考验。特别是在全球金融危机的大环境下，成功研发上市一种高收益新药的难度越发凸显，而开发现有药物的新适应证，已日渐成为全球制药公司药物研发的常用策略[51]。

大型制药公司为既有产品增加附加值，或延长产品生命周期。而以新适应证研发为主要策略的专业研发公司，已经出现并取得了不菲的成绩。2003—2008年，全球每年大约有 200 个处于临床试验阶段的新药因疗效不佳或安全性问题而中止研发，而在临床前实验阶段夭折的候选新药的数量多达 2000 个左右。由于这些药物已经进行过临床前和临床试验，因而可以免做或少做一些新药评审所必需的实验研究，这样可以大大降低研发投入和节省研发时间，同时出现不良反应的风险也大为降低。鉴于相对较低的风险和较高的回报，对现有药物新适应证的开发，已日渐成为制药公司药物研发的常用策略。这些已有小分子药物包括已经上市的以及那些早期临床研究中已经证实具有充分安全性和生物利用度，却因疗效不足或者其他原因而被中途放弃的药物。

一些老药通过跨界研究获得新生，不管将其称之为再定位、再利用、再包装，这个过程都基于药物通常会作用于多个靶点的事实。其产生的作用有可能是坏的，也可能是好的。如果其副作用是利大于弊的，那么这个药物有可能被用于另外的一个适应证，沙利度胺就是利用其副作用发现新用途的最典型例子。

已经在新药研发荆棘之路上起步的药物二次开发，无疑会在降低风险和成本及缩短审批时间方面提供一条捷径，因而成为研发公司追求高回报的诱人途径。诚然，如何成功确定现有药物新的适应证是一项严峻的挑战。

3.5.4　老药作用机理研究是其新用途的理论基础

由于"老药新用"的研发过程可以免除已有的毒理学和药代动力学评价，因此可以大大缩短开发的时间和研发成本（约为40%）。但是，面临的问题是如何进行系统的寻找新适应证和新用途的研究。

反应停是一个悲剧事件，正因为这一事件导致全球科学家对其致畸机理的数十年不间断的研究，从器官形态学、细胞水平直至分子水平的研究取得了丰硕成果。利用其抗新生血管形成的作用，导致对恶性肿瘤和皮肤性血管红斑狼疮等的治疗。沙利度胺又通过对 TNF-α 和 Iκβ 激酶的抑制发挥免疫调节作用。

老药新用是基于一个药物有多个作用靶标。所谓一个药物特异性或高选择性靶标应指已发现的与治疗作用相关的靶标。若对该药的作用和副作用再作深入探究，如同沙利度胺畸胎事件后引发的全球持续至今的研究热潮，人们将会发现该药新的靶标，包括将与毒副反应有关的靶标，转化成治疗其他疾病的新的靶标。

一些公司如 Sosei 制药、Gene Logic（现在的 Ore 制药）和 CombinatoRx（现在的 Zalicus 制药）很早就已专注于老药新靶标研究[52]。早期研究方法涉及对基因表达数据库的使用以及药物注释技术的引入，后来具有专利保护的算法以及其他研究方法也不断进入了老药新用的研发模式中。比如以细胞疾病模型建立的生物信息学高通量筛选技术、以共享分子特性数据库建立的基因活性定位技术、化学信息配对技术以及体内动物疾病模型和其他方法。

大多数的制药巨头都为寻求一些药物的再利用建立了正式的或者特别的机构或部门。包括诺华的新适应证研发部、拜耳的普通机理研发部以及辉瑞的适应证研发部等。全球进行老药新用的研发公司很多，包括一些大型药物数据库销售商（如 Genego/汤姆森路透社）及小型生物技术公司（如 Odyssey Thera）等等。

一些比较大的制药公司对老药新用的价值并不完全确信，尤其是当药品专利已过期并有通用名药物竞争时更是如此。虽然 FDA 可给予药物新适应证一段市场独占期，但是这对医生处方通用名产品治疗新适应证的限制很小。所以，尽管对专利过期产品进行新适应证的开发令患者鼓舞，但是制药厂家考虑到临床研发经费以及投入回报等问题常不愿意涉足。

参考文献

［1］ (a) Kim J H, Scialli A R. Thalidomide: the tragedy of birth defects and the effective treatment of disease, Toxicol Sci, 2011, 122 (1): 1-6; (b) Calabrese L. Resztak K. Thalidomide revisited: pharmacology and clinical applications. Exp Opin Invest Drugs, 1998, 7: 2042-2060.

［2］ Powell R J. New roles for thalidomide. Br Med J, 1996, 313: 377-378.

［3］ Lenz W. A short history of thalidomide embryopathy. Teratology, 1988, 38: 203-215.

［4］ Teo S, Resztak K E, Scheffler M A, Kook K A, Zeldis J B, Stirling D I, Thomas S D. Thalidomide in the treatment of leprosy. Microbes Infect 2002, 4: 1193-1202.

［5］ Kumar V, Chhibber S. Thalidomide: An Old Drug with New Action. J Chemother 2011, 23 (6): 326-334.

［6］ Kunz K, Keller H, Mücker H. N-phthalyl-glutaminsaure-imid. Arzneim-Forsch, 1956, 6: 426-630.

［7］ Botting J. The history of thalidomide. Drug news & perspectives, 2002, 15 (9): 604-611.

［8］ Kelsey F O. Thalidomide update: regulatory aspects. Teratology, 1988, 38: 221-226.

［9］ Yon M R, Stolz R, Cherny T, Gillessen K. Thalidomide: from tragedy to promise. Swiss Med Wkly, 2003, 133: 77-87.

［10］ McBride W G. Thalidomide and Congenital Abnormalities. Lancet, 1961, 2: 1358.

［11］ Lenz W. A short history of thalidomide embryopathy. Teratology, 1988, 38: 203-15.

［12］ Moghe V V, Kulkarni U, Parmar U I. Thalidomide. Bombay Hosp J, 2008, 50: 472-476.

［13］ Stephens T D, Bunde C J, Fillmore B J. Mechanism of action in thalidomide teratogenesis. Biochem Pharmacol, 2000, 59: 1489-1499.

［14］ Therapontos C, Erskine, L, Gardner E R, Figg W D, Vargesson N. Thalidomide induces limb defects by preventing angiogenic outgrowth during early limb formation. Proc Nat Acad Sci USA, 2009, 106: 8573-8578.

［15］ Ito T, Ando H, Suzuki T, Ogura T, Hotta K, Imamura Y, Yamaguchi Y, Handa H. Identification of a primary target of thalidomide teratogenicity. Science, 2010, 327: 1345-1350.

［16］ Sheskin J. Thalidomide in the treatment of lepra reaction. Clin Pharmacol Therap, 1965, 6: 303-306.

［17］ Sampaio E, Sarno E, Galilly R, Cohn Z, Kaplan G. Thalidomide selectively inhibits tumor-necrosis-factor-alpha production by stimulated human monocytes. J Exp Med, 1991, 173 (3): 699-703.

［18］ Damato R, Loughnan, M S, Flynn E, Folkman J. Thalidomide is an inhibitor of angiogenesis. Proc Nat Acad Sci USA, 1994, 91 (9): 4082-4085.

［19］ Singhal S, Mehta J, Desikan R, Ayers D, Roberson P, Eddlemon P, Munshi N, Anaissie E, Wilson C, Dhodapkar M, Zeddis J, Barlogie B. Antitumor activity of thalidomide in refractory multiple myeloma. N Engl J Med, 1999, 341 (21): 1565-1571.

［20］ Perri A J, Hsu S. A review of thalidomide′s history and current dermatological applications. Dermatol Online J, 2003, 9 (3): 5-10.

［21］ Kumar N, Sharma U, Singh C, Singh B. Thalidomide: chemistry, therapeutic potential and oxidative stress induced teratogenicity. Curr Top Med Chem, 2012, 12 (13): 1436-1455.

［22］ Melchert M, List A. The thalidomide saga. Int J Biochem Cell Biol, 2007, 39: 1489-1499.

［23］ Dredge K, Marriott J B, Todryk S M, Dredge K, Muller G W, Chen R, Stirling D I, Dalgleish A G. Protective antitumor immunity induced by a costimulatory thalidomide analog in conjuction with whole tumor cell vaccination is mediated by increased Thl-typeimmunity. J Immunol, 2002, 168 (10): 4914-4919.

[24] Dredge K, Marriott J B, Macdonald C D, Man H W, Chen R, Muller G W, Stirling D, Dalgleish A G. Novel thalidomide analogues display anti-angiogenic activity independently of immunomodulatory effects. Br J Cancer, 2002, 87 (10): 1166-1172.

[25] Gupta D, Treon S P, Shima Y, Hideshima T, Podar K, Tai Y T, Lin B, Lentzsch S, Davies F E, Chauhan D, Schlossman R L, Richardson P, Ralph P, Wu L, Payvandi F, Muller G, Stirling D I, Anderson K C. Adherence of multiple myeloma cells to bone marrowstromal cells upregulates vascular endothelial growth factor secretion: therapeutic applications. Leukemia, 2001, 15: 1950-1961.

[26] Lentzsch S, LeBlanc R, Podar K, Davies F, Lin B, Hideshima T, Hideshima T, Catley L, Stirling D I, Anderson K C. Immunomodulatory analogs of thalidomide inhibit growth of Hs Sultan cells and angiogenesis *in vivo*. Leukemia, 2003, 17: 41-44.

[27] Palencia G; Calderon A, Sotelo J. Thalidomide inhibits pentylenetetrazole-induced seizures. J Nero Sci, 2007, 258 (2): 128-131.

[28] Lv P, Luo H S, Zhou X P, Chireyath P S, Xiao Y J, Si X M, Liu S Q. Thalidomide prevents rat liver cirrhosis via inhibition of oxidative stress. Pathol Res Pract, 2006, 202 (11): 777-788.

[29] Yndestad A, Vinge L E, Bjrnerheim R, Yndestad A, Vinge L E, Bjørnerheim R, Ueland T, Wang J E, Frøland S S, Attramadal H, Aukrust P, Oie E. Thalidomide attenuates the development of fibrosis during post-infarction myocardial remodelling in rats. Eur J Heart Fail, 2006, 8 (8): 790-796.

[30] Rodrigues G B, Passos G F, Di Giunta G, Figueiredo C P, Rodrigues E B, Grumman A J, Medeiros R, Calixto J B. Preventive and therapeutic anti-inflammatory effects of systemic and topical thalidomide on endotoxin-induced uveitis in rats. Exp Eye Res, 2007, 84 (3): 553-560.

[31] Eski M, Sahin I, Sengezer M, Serdar M, Ifran A. Thalidomide decreases the plasma levels of IL-1 and TNF following burn injury: is it a new drug for modulation of systemic inflammatory response. Burns, 2008, 34 (1): 104-108.

[32] Kumar S, Witzig T E, Rajkumar V. Thalidomide: Current role in the treatment of non-plasma cell malignancies. J Clin Oncol, 2004, 22: 2477-2488.

[33] Lyakhovisky A, Baum S, Shpiro D, Salomon M, Trau H. Thalidomide therapy for discoid lupus erythematosus. Harefuah, 2006, 145 (7): 489-492.

[34] Pardo-Yules B, Gallego-Durán R, Eslam M, García-Collado C, Grande L, Paradas C, Morillo R, Dorantes B, Romero-Gómez M. Thalidomide with peginterferon alfa-2b and ribavirin in the treatment of non-responders genotype 1 chronic hepatitis C patients: proof of concept. Rev Esp Enferm Dig, 2011, 103 (12): 619-625.

[35] Sayarlioglu M, Kotan M C, Topcu N, Bayram I, Arslanturk H, Gul A. Treatment of recurrent perforating intestinal ulcers with thalidomide in Behcet's disease. Ann Pharmacother, 2004, 38 (5): 808-811.

[36] Lehman T J, Schechter S J, Sundel R P, Oliveira S K, Huttenlocher A, Onel K B. Thalidomide for severe systemic onset juvenile rheumatoid arthritis: A multicenter study. J Pediatr, 2004, 145 (6): 856-857.

[37] Steve K Teo, David I Stirling, Jerome B Zeldis. Thalidomide as a novel therapeutic agent: new uses for an old product. Drug discovery today, 2005, 10 (2): 107-114.

[38] (a) Gruenenthal GmbH. GB 0768821 1957; (b) Graudums I, Muckter H, Frankus E. Gruenenthal GmbH. GB 1185273, 1970.

[39] Seijas J A, Vázquez-Tato M P, Gonzalez-Bande C, Martínez M M, Pacios B. Microwave promoted synthesis of a rehabilitated drug: Thalidomide. Synthesis, 2001, 7: 999-1000.

[40] Muller G W, Konnecke W E, Smith A M, Khetani V D. Org Process Res Dev, 1999, 3 (2): 139-140.

［41］Shealy Y F，Opliger C E，Montgomery J A. Synthesis of D- and L- thalidomide and related studies. J Pharm Sci，1968，57：757-764.

［42］Robin S，Zhu J，Galons H，Phamhuy C，Claude Jr，Tomas A，Viossat B. A convenient asymmetric synthesis of thalidomide，Tetrahedron Asymmetry，1995，6（6）：1249-1252.

［43］Cassini G，Ferappi M. Preparazione di uno degli antipodi ottici della 2-ftalimmidoglutarimmide Farmaco Sci，1964，19：563-565.

［44］Xiao Z L，Schaefer K，Firestine S，Li P K. Solid-Phase Synthesis of Thalidomide and Its Analogues. J Comb Chem，2002，4（2）：149-153.

［45］Varala R，Adapa S R. A practical and efficient synthesis of thalidomide via Na/liquid NH$_3$ methodology. Org Process Res Dev，2005，9（5）：853-856.

［46］（a）Knoche B，Blaschke G. Investigations on the *in vitro* racemization of thalidomide by HPLC. J Chromatogr A，1994，666：235-240；（b）Eriksson T，Bjorkman S，Roth B，Fyge A，Hoglund P. Stereospecific determination，chiral inversion *in vitro* and pharmacokinetics in humans of the enantiomers of thalidomide. Chirality，1995，7：44-52.

［47］Teo S K，Scheffler M R，Kook K A，Tracewell W G，Colburn W A，Stirling D I，Thomas S D. Thalidomide dose proportionality assessment following single doses to healthy subjects. J Clin Pharmacol，2001，41（6）：662-667.

［48］Erikssen T，Srkman S，Roth B. Intravenousformulations of the enanfiomers of thalidomide ：pharmacoklnetic and initial pharmacodynamlc characterization in man. J Pharm Pharmacol，2000，52（7）：807-817.

［49］Metz T，Haque T，Chen H，Prakash S，Amre D，Das S K. Preparation and *in vitro* analysis of mi crecapsule thalidomide form ulation for targeted suppression of TNF-a. Drug Deli，2006，13（5）：331-337.

［50］Chen H，Gu Y，Hu Y. Comparison of two polymeric carrier formulations for controlled release of hydrophilic and hydrophobic drugs. J Mater Sci：Mater Med，2008，19（2）：651-658.

［51］Da Fonseca M A，Casamassimo P. Old Drugs，New Uses. Pediatr Dentistry，2011，33（1）：67-74.

［52］O'Connor K A，Roth B L. Finding new tricks for old drugs：An efficient route for public-sector drug discovery. Nat Rev Drug Discovery，2005，4（12）：1005-1014.

第4章

阿伐他汀（Atorvastatin）

夏广新　沈竞康

目　录

阿伐他汀研发大事记

1959 年	发现胆固醇生物合成的限速酶 HMG-CoA 还原酶
1973 年	三共公司在菌类发酵液中发现第一个 HMG-CoA 还原酶抑制剂美伐他汀
1978 年	默沙东公司发现洛伐他汀
1980 年	受疑似致癌传闻影响，美伐他汀和洛伐他汀的临床研究先后中止
1982 年	默沙东重启洛伐他汀的临床研究
1985 年	首次合成阿伐他汀分子
1986 年	Warner-Lambert 申请化合物专利，保护消旋体阿伐他汀
1987 年	第一个他汀类药物洛伐他汀上市
1989 年	阿伐他汀进入 I 期临床研究
1991 年	Warner-Lambert 申请 R, R-光学纯阿伐他汀专利
1996 年	Warner-Lambert 与 Pfizer 合作开展 III 期临床研究，疗效显著优于其他他汀类药物
1996 年	7 月 Warner-Lambert 申请阿伐他汀晶型专利
1996 年	12 月 FDA 批准阿伐他汀上市，Pfizer 负责市场开发
1999 年	Pfizer 以 900 亿美元全资收购 Warner-Lambert
2004 年	阿伐他汀成为史上第 1 个年销售额过百亿美元药物，并连续 7 年维持百亿水平
2011 年	Pfizer 与 Ranbaxy 和解，仿制药延期 5 个月上市，Pfizer 承认其制剂不侵权
2011 年	11 月阿伐他汀仿制药在美上市；"立普妥"创造 14.5 年共 1250 亿美元销售记录

4.1　他汀类降脂药物的作用机制

3-羟基-3-甲基戊二酰辅酶 A 还原酶（3-hydroxy-3-methyl glutaryl coenzyme A reductase，HMG-CoA 还原酶，HMGR，EC：1.1.1.34）是胆固醇生物合成的限速酶[1]。它的发现要追溯到 20 世纪 50 年代，生物化学家 Huff 和同事在默沙东（Merck Sharp & Dohme）公司一起开始了生物合成胆固醇的研究，最终发现这一过程需要至少 25 个步骤[1,2]。1956 年，他们从酵母提取物中分离得到 3-甲基 3,5-二羟基戊酸（甲羟戊酸，MVA），并证明 MVA 是合成胆固醇的关键中间体[2,3]。1959 年，Max-Planck 研究所首先发现了 HMG-CoA 还原酶。20 世纪 60 年代，Siperstein 等证明 HMG-CoA 还原酶的功能是催化 HMG-CoA 转化为 MVA（图 4-1），抑制该酶的活性会有效减少胆固醇的生物合成，进而降低血浆胆固醇[1,4,5]。由于底物 HMG-CoA 是水溶性的，易于代谢消除，不会造成累积毒性，所以相对于胆固醇合成途径下游的蛋白，HMG-CoA 还原酶更适合成为药物靶点[1]。20 世纪 70 年代开始，研究和开发 HMG-CoA 还原酶抑制剂，即他汀类药物（Statins），成为新的降血脂药物研究方向[1,5]。

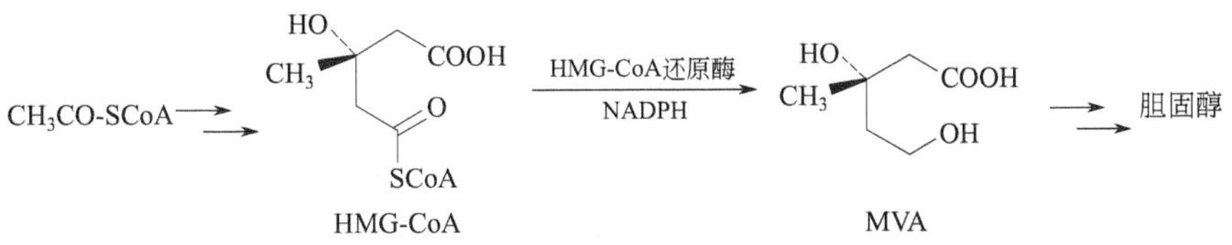

图 4-1　胆固醇的生物合成和 HMG-CoA 还原酶的功能

4.2　他汀类药物的发现和发展

4.2.1　第一代天然和半合成他汀

远藤章（Akira Endo）自青年时期就崇拜青霉素的发现者弗莱明（Alexander Fleming），对菌类代谢产物研究有浓厚兴趣。1971 年，作为日本三共制药公司（现已合并为 Daiichi Sankyo）的化学家，远藤大胆推测某些微生物中可能产生 HMG-CoA 还原酶抑制剂，目的是切断其他竞争微生物中甾醇类物质的合成途径。于是远藤组建了研究小组对微生物发酵液进行筛选，最终在六千多个样品中发现了第一个 HMG-CoA 还原酶抑制剂——来源于橘青霉的美伐他汀（Mevastatin，ML-236B，**1**）（图 4-2)[5,6]。1973 年，他们确证了美伐他汀结构由六氢萘环骨架和 β-羟基-δ-内酯两部分组成，其中内酯环开环后为 3,5-二羟基庚酸侧链，是 MVA 的结构类似物，所以这一部分是可占据和竞争性阻断 HMG-CoA 还原酶而发挥抑制作用的必需药效团，内酯环可以看作前药形式[6]。

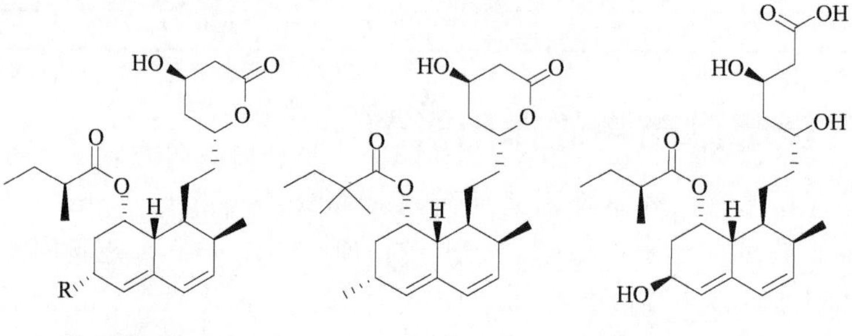

1(R=H)
2(R=Me)
3
4

图 4-2　第一代天然和半合成 HMG-CoA 还原酶抑制剂

然而，1974 年，美伐他汀在大鼠模型上没有表现出降低胆固醇的作用[7]。执着的远藤不肯放弃，一方面通过研究寻找试验失败的原因；另一方面，考虑到鸡蛋的胆固醇含量很高，他说服同事使用母鸡实验，结果证实了体内有效。随后的犬和猴的实验也表明美伐他汀能显著降低血浆总胆固醇（TPC）和低密度脂蛋白（LDL）胆固醇。1976 年，三共公司正式启动美伐他汀开发项目，并在 I 期和 II 期临床试验中证实了美伐他汀良好的安全性和有效性。但是就在此时，一项为期两年的犬长期毒性试验中出现了高剂量组的肠道淋巴瘤，三共公司在 1980 年谨慎地终止了美伐他汀的临床试验[5,8]。

1976 年，美伐他汀的研究引起默沙东公司的关注。在研发总裁 Roy Vagelos 带领下，当时的默沙东已经成功地开发了几个"重磅炸弹级"药物。Vagelos 非常看好调脂药物的前景，为了确证远藤的实验结果，他与三共签署保密协议后得到了美伐他汀的样品和三共的药理实验资料。默沙东很快验证了三共的结果，并成立了以 Alfred Albert 为首的研究组，用相同的方法在霉菌发酵液中筛选新的

HMG-CoA 还原酶抑制剂。1978 年 11 月，他们发现了来自土曲霉的洛伐他汀（Lovastatin，Mevacor™，**2**），当时命名为 Mevinolin，结构确证表明它是美伐他汀多一个甲基的衍生物（图 4-2）。1980 年 4 月，默沙东把洛伐他汀推进到临床阶段，但几个月后美伐他汀可能致癌和三共停止临床研究的消息传来，Vagelos 决定暂停所有临床试验，开展深入的药理和毒理研究。1982 年，在没有发现任何致癌作用的确切证据后，默沙东重启临床试验，并最终于 1987 年成功地将洛伐他汀推向市场[5,8,9]。

　　有趣的是，远藤于 1978 年底离开了三共公司加入东京农工大学继续从事研究，1979 年 2 月远藤在红色红曲霉中获得了命名为 Monacolin K 的活性化合物，后来证明 Monacolin K 和 Mevinolin 是同一个化合物。尽管默沙东的发现在前，可惜他们 1979 年 6 月才申请专利，而远藤在 2 月就立即申请了专利。这就形成了默沙东拥有当时实行"先发明制"的美国等少数几个国家的洛伐他汀专利，而远藤和东京农工大学将专利权转让给了三共公司，后者因此拥有其他 30 多个国家的洛伐他汀专利[8]。这意味着三共可以通过授权给默沙东，或者通过阻止默沙东进入主要市场国家而获利。

　　然而，事实表明两家公司既没有纠缠于洛伐他汀的市场争夺，也没有在市场开拓方面进行合作，而是继续分别开展药物化学研究寻找新的可拥有全球专利的化合物。默沙东对洛伐他汀进行化学修饰得到辛伐他汀（Simvastatin，Zocor™，**3**），1988 年首先在瑞典上市，1992 年被 FDA 批准。三共公司对美伐他汀进行微生物发酵羟基化得到普伐他汀（Pravastatin，Pravachol™，**4**），1989 年首先在日本上市，后与施贵宝公司合作进行全球化开发，并于 1991 年在美国上市（图 4-2）[5,8]。

4.2.2　第二代全合成他汀

　　洛伐他汀上市后，他汀类药物的有效性和安全性得到充分证实，也引发了世界制药界开发新一代产品的热潮。但如何获得可专利的新 HMG-CoA 还原酶抑制剂呢？在当时的 20 世纪 80 年代，业界对美伐他汀的疑似致癌事件心有余悸，很多学者认为天然骨架的六氢萘环可能与毒性相关；同时，六氢萘环含有多个手性中心，不易进行全合成和变动比较大的结构修饰，而 3,5-二羟基庚酸（或其内酯）是必须保留的药效团，因此各公司把结构改造的主攻方向不约而同地集中到以其他芳香环或饱和环的骨架替代六氢萘环。

　　1984 年，默沙东公司首先发现吡喃酮骨架可以替代六氢萘环，进而发现联苯骨架衍生物（**5**）仍维持高活性[10]。Parke-Davis 公司（Warner-Lambert 的分公司，后被 Pfizer 公司收购）在默沙东的联苯结构 5 基础上，设计合成了 2-苯基吡咯衍生物，最终开发了第五个上市却是最成功的他汀类药物——阿伐他汀（Atorvastatin，Lipitor™，立普妥，**6**）（图 4-3）[11]，即本章将详述的明星药物。

　　与此同时，其他公司也采用了相似的设计策略。Sandoz（后与 Ciba-Geigy 合并为 Novartis）公司开发出 3-苯基吲哚骨架的氟伐他汀（Fluvastatin，Lescol™，**7**），1994 年在英国上市，成为第四个上市的他汀和第一个上市的全合成他汀。拜耳（Bayer）公司开发了 4-苯基吡啶骨架的西立伐他汀（Cerivastatin，Baycol™，**8**），于1997 年首先在英国上市，1999 年在美国上市，但由于临床发现横纹肌溶解症引起的死亡率增加，拜耳公司于 2001 年主动撤市。盐野义（Shionogi）和阿斯利康（Astra Zeneca）公司合作推出的瑞舒伐他汀（Rosuvastatin，Crestor™，**9**）是 4-苯基嘧啶衍生物，2003 年在美国上市。日本兴和制药（Kowa Pharmaceuticals）开发了 4-苯基喹啉衍生物匹伐他汀（Pitavastatin，Livalo™，**10**），于 2003 年在日本上市，2009年在美国上市（图 4-3）[12]。

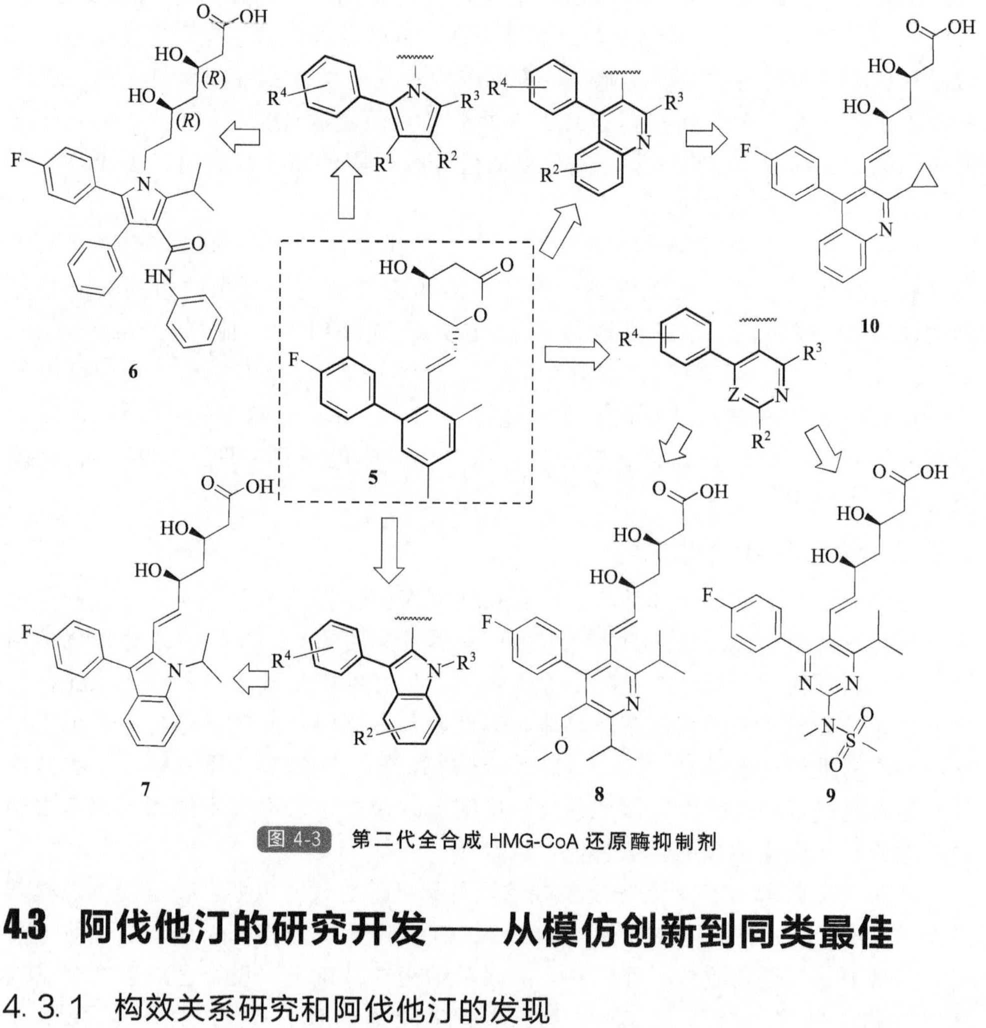

图 4-3 第二代全合成 HMG-CoA 还原酶抑制剂

4.3 阿伐他汀的研究开发——从模仿创新到同类最佳

4.3.1 构效关系研究和阿伐他汀的发现

1981 年，Rochester 大学的 Bruce Roth 开始从事他汀类的全合成研究，次年他加入 Parke-Davis 公司，并力荐公司启动了他汀类降酯药物项目。由于 Roth 研究组起初设计的化合物被 Sandoz 公司的专利覆盖，后来才转向 2-苯基吡咯衍生物的设计与合成。他们首先采用经典的 Paal-Knorr 缩合反应合成了 1，2，5-三取代的吡咯衍生物中间体；由于引入侧链 5-羟基的反应为非手性合成方法，尽管下一步的酮基还原为 3-羟基有 10∶1 的 *syn/anti* 选择性，目标化合物仍为羟基同侧的一对对映异构体 3*R*，5*R* 和 3*S*，5*S* 的混合物；最后脱水环合得到目标化合物 **13～18**（图 4-4、表 4-1、表 4-2）[11,13]。

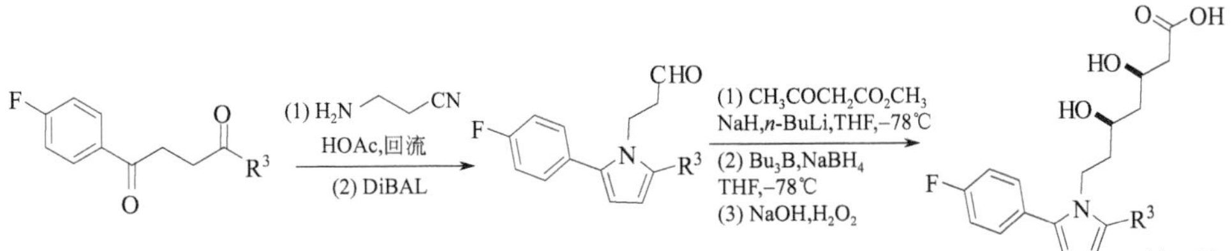

图 4-4　Paal-Knorr 方法合成 1，2，5-三取代的吡咯衍生物

初步的构效关系如表 4-1 和表 4-2 所示，连接链 L 长度为 2 个碳原子、R³ 为异丙基时最佳，但化合物 **14** 的活性仍比美伐他汀低一个数量级。随后的分子叠合显示，默沙东化合物 **5** 的 4-位甲基所占据的区域没有被化合物 **14** 占据，提示吡咯的 4 位和 5 位应该引入适当的取代基。Roth 先用简单的卤代反应得到化合物 **19** 和 **20**，它们的活性与美伐他汀相当（表 4-3）[11,13,14]。但是令人兴奋的结果没有持续多久，化合物 **20** 对啮齿类动物表现出较高的毒性[15]。由于当时不清楚是吡咯骨架还是溴原子引起的毒性，研究组心怀忐忑地决定继续对 4 位和 5 位进行修饰[11]。

表 4-1　连接链 L 对活性的影响

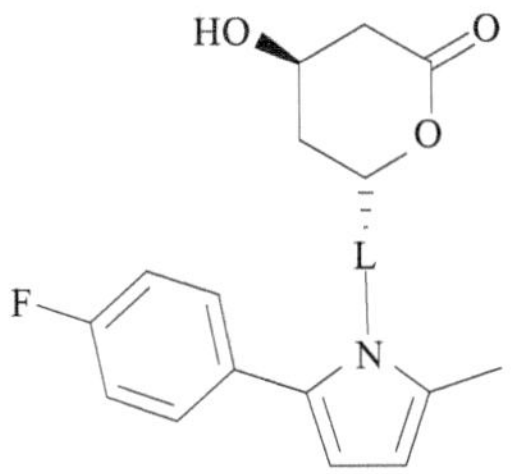

化　合　物	L	IC$_{50}$/(μmol/L)
11	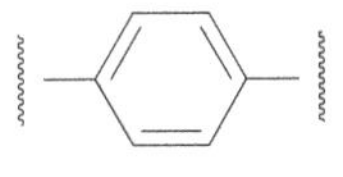 （对亚苯基）	20
12	—CH$_2$CH$_2$CH$_2$—	53
13	—CH$_2$CH$_2$—	0.51
1（美伐他汀）		0.026

化 合 物	R^3	$IC_{50}/(\mu mol/L)$
13	$-CH_3$	0.51
14	$-CH(CH_3)_2$	0.4
15	$-C(CH_3)_3$	1.6
16	$-CH(CH_2CH_3)_2$	20
17	(环丙基)	2.2
18	(环丁基)	17
1（美伐他汀）		0.026

表 4-3　取代基 R^1 和 R^2 对活性的影响

化 合 物	R^1	R^2	$IC_{50}/(\mu mol/L)$
19	$-Cl$	$-Cl$	0.028
20	$-Br$	$-Br$	0.028
21	$-COOCH_3$	$-COOCH_3$	0.18
22	$-COOCH_2CH_3$	$-COOCH_2CH_3$	0.35
23	$-Ph$	$-COOCH_2CH_3$	0.17
24	$-COOCH_2CH_3$	$-Ph$	0.050
25	$-Ph$	$-COOCH_2Ph$	0.040
26	$-Ph$	$-CONHPh$	0.025
（＋）-26，（3R，5R）	$-Ph$	$-CONHPh$	0.009
（－）-26，（3S，5S）	$-Ph$	$-CONHPh$	0.44
1			0.030

　　然而，在用 Paal-Knorr 缩合反应合成五取代吡咯衍生物时遇到了困难，需要建立新的合成方法。Roth 参考 Huisgen 报道的 3＋2 环加成方法，以可以接受的 40％～60％的收率成功合成了五取代吡咯中间体（图 4-5），并采用之前相同的方法构建 3,5-二羟基庚酸侧链，得到目标化合物 **21**～**26**。化合物 **26** 显示了很强的体外活性，经过拆分得到（＋）-**26** 和（－）-**26**，分别为 3R，5R 和 3S，5S 异构体，前者为优映体，体外活性与辛伐他汀接近，是美伐他汀的 3～4 倍（表 4-3）。（＋）-**26** 就是阿伐他汀的内酯形式（也是前药形式）。Roth 首次合成阿伐他汀分子发生在 1985 年[11]。

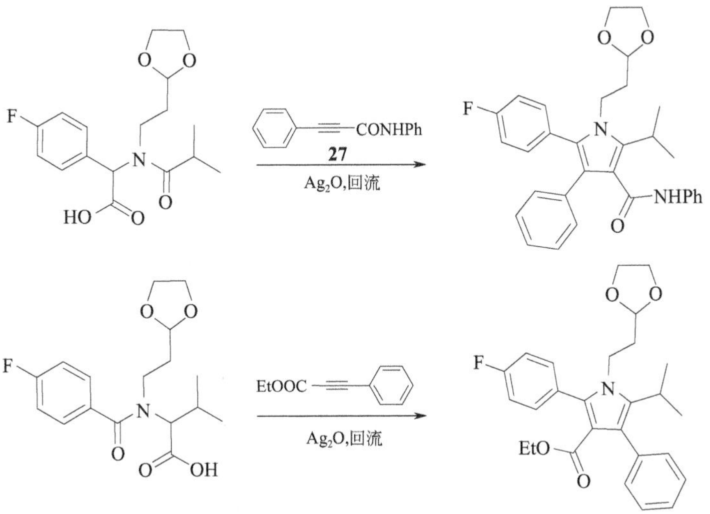

图 4-5　3＋2 环加成方法合成五取代的吡咯衍生物

　　一个需要决策的问题出现了：以单一异构体，还是消旋体进行开发？从合成的可行性和生产成本上考虑，消旋体当然更有利；此前，Sandoz 公司也面临同样的决策，他们最终选择了以消旋体形式开发氟伐他汀。这一次，Parke-Davis 公司却做出相反的、也是制胜的决定，他们的理由有两条：①天然来源的他汀是光学纯的单一对映体，如果用消旋体，患者机体不得不处置 50％的无药效的劣映体，FDA 可能会拒绝批准；②本来就晚于其他公司的产品上市，只有活性更高的单一异构体产品才可能有后发优势[11]。

4.3.2　手性合成方法与有机过程研究[11]

　　Parke-Davis 公司在决定以单一异构体开发阿伐他汀后，立即成立两个组同时进行手性合成方法和有机过程的研究：一组来自 Roth 供职的位于密西根州 Ann Arbor 的发现化学部（Discovery Chemistry），另一组来自 Holland 的化学开发部（Chemistry Development）。

　　当时，有三种可能的合成路线供选择。

（1）最合理的是图 4-6 所示的汇聚式路线[17]　其中，二酮中间体 **29** 可由

Stetter 方法合成。难点有两个：第一个是光学纯 R，R-中间体 **28** 的手性合成方法；第二个是关键反应 Paal-Knorr 缩合是否可以直接构建五取代吡咯。虽然应用这种方法可以顺利合成 1,2,5-三取代和 1,2,3,5-四取代吡咯衍生物，但是最初用 **29** 和一级胺的 Paal-Knorr 模型反应经多种条件尝试没有成功，只能暂时转向其他路线。

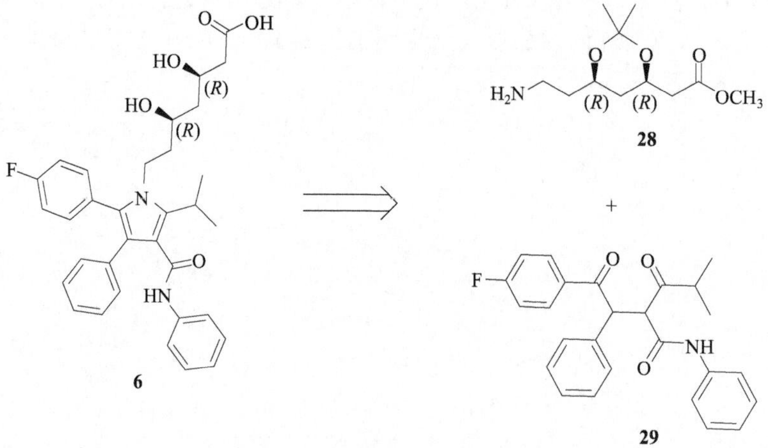

图 4-6 汇聚式路线的逆合成分析

（2）沿用发现阶段的 3＋2 环加成构建五取代吡咯 如前述图 4-5 所示，在环加成反应中，只有使用过量的中间体 N，3-二苯基丙炔酰胺（**27**）才能得到比较高的收率，但在工艺放大过程中，过量的 **27** 难以除去，这条路线也就走不通了。

（3）如图 4-7 所示的第三条路线 采用 Paal-Knorr 缩合合成 1,2,3,5-四取代吡咯中间体 **30**，以 4 位溴代、锂-溴交换、锂盐与苯基异氰酸酯的反应得到引入 N-苯基酰胺基团的 **31**，再以底物立体控制的羟醛缩合引入 5R-羟基，经 R-δ-羟基-β-酮酯 syn 式控制（syn：$anti$＝96：4）的还原反应等步骤得到 R，R-关键中间体 **33**，最后经水解、环合、重结晶等步骤得到光学纯的（＋）-**26**。这条路线的缺陷也非常明显：直线式、步骤多、总产率低，特别有多步低温反应，难以实现工业化生产。

上述后两种路线遇到工艺放大的困难，Holland 小组只能转回到第一条路线进行更深入的方法学研究。在 Alan Millar 指导下，他们幸运地发现在等当量的新戊酸催化下，可以完成 Paal-Knorr 缩合直接合成五取代吡咯，从而使这一汇聚式路线成为可行的！接下来，他们又开发了一条 R，R-手性中间体 **28** 的合成路线，首先通过 D-异抗坏血酸为手性源的三步合成法获得（S）-4-溴-3-羟基丁酸甲酯（**34**），再经五步反应得到 **35**，用 $NaBH_4$/Et_2BOMe 还原条件得到 syn-1,3-二醇，经亚丙酮基保护和还原步骤得到 **28**，精制后产品 ee 值超过 99.5％（图 4-8）[16,17]。

至此，工艺研究的主要问题都解决了。这一研究的简报只有《四面体通讯》的 6 页纸[16,17]，但整个工艺开发过程耗时两年多。

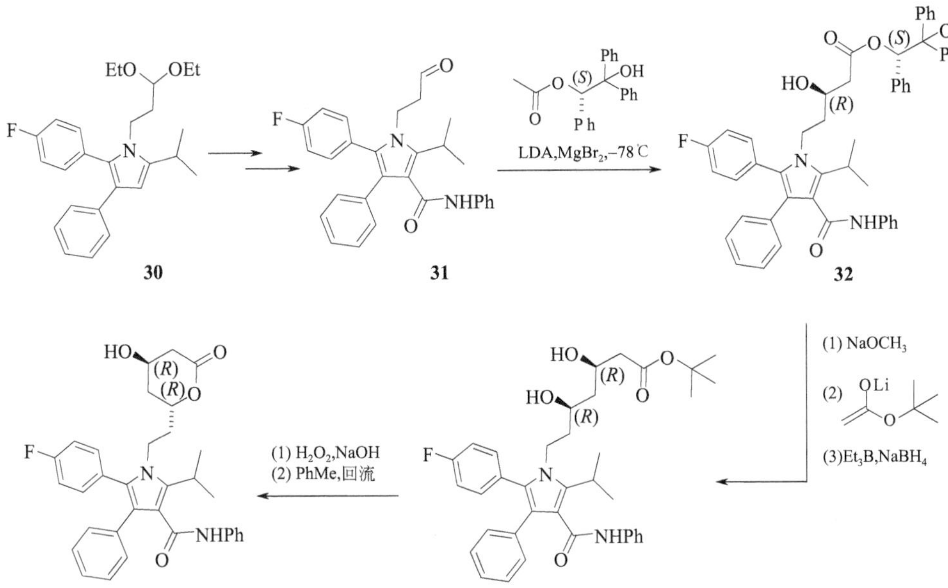

图 4-7 由 1,2,3,5-四取代吡咯中间体引入 4-位取代基的路线

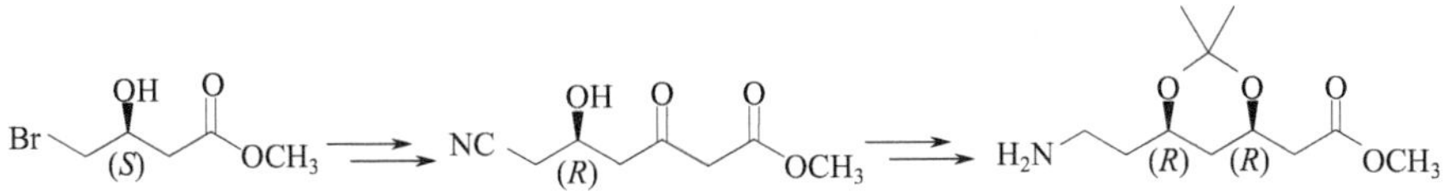

图 4-8 简化的手性中间体 28 的合成路线

4.3.3 临床前药理研究

Parke-Davis 公司阿伐他汀项目的生物负责人是 Roger Newton。他首先比较了阿伐他汀和其他他汀药物的体外活性和组织选择性：阿伐他汀抑制鼠肝细胞 HMG-CoA 还原酶的 IC_{50} 为 0.6nmol/L，强于洛伐他汀的 2.7nmol/L 和普伐他汀的 5.5nmol/L；阿伐他汀对人肝脏、脾脏和肾上腺组织的 HMG-CoA 还原酶抑制活性相当，洛伐他汀对肝脏以外的组织活性相对较强，两者在各组织中的活性均高于普伐他汀。在动物体内测试中，阿伐他汀显著抑制肝脏、脾脏和肾上腺组织的胆固醇合成，对睾丸、肾脏、脑和肌肉组织没有影响，而洛伐他汀抑制脾脏、肾脏和肾上腺组织的胆固醇合成作用强于阿伐他汀。在放射性示踪试验中，阿伐他汀的给药 2h 后肝组织分布高于其他组织 28～254 倍，而洛伐他汀的组织分布相对比较广，给药 2h 后在肝组织的浓度仅为阿伐他汀的 1/4。由于肝脏是胆固醇合成的主要场所，阿伐他汀的肝组织选择性可能预示着更高的药效和更低的不良反应[18,19]。

于是，Newton 领导项目组进行了一系列临床前药效评价，其中两项试验是后来决策是否进入临床研究的关键。

4.3.3.1 降低模型兔胆固醇作用

Newton 小组首先采用酪蛋白源饲料喂食建立高胆固醇血症兔模型，动物随机分组，对照组继续给予高脂饲料，试验组在饲料中加入阿伐他汀或洛伐他汀 $1mg/(kg \cdot d)$、$3mg/(kg \cdot d)$、$10mg/(kg \cdot d)$，6 周后测定血浆总胆固醇（TPC）。结果表明阿伐他汀低、中、高剂量组 TPC 分别比给药前降低 38%、45%、54%，差异均有统计学意义（$p \leqslant 0.05$）；洛伐他汀低剂量组没有作用，中剂量组 TPC 降低 20%，但差异无统计学意义，只有高剂量组 TPC 降低 35%，差异有统计学意义（$p \leqslant 0.05$）。在同一模型上的另一项试验中，检测了 $3mg/(kg \cdot d)$ 给药 6 周后的脂蛋白参数（图 4-9），结果表明相对于对照组和洛伐他汀组，阿伐他汀组使 TPC 分别降低 57%（$p \leqslant 0.0005$）和 46%（$p \leqslant 0.005$），使 LDL 胆固醇分别降低 63%（$p \leqslant 0.0005$）和 47%（$p \leqslant 0.005$），使极低密度脂蛋白（VLDL）胆固醇分别降低 69%（$p = 0.11$）和 63%（$p = 0.19$），但对高密度脂蛋白（HDL）胆固醇水平基本没有影响[20]。

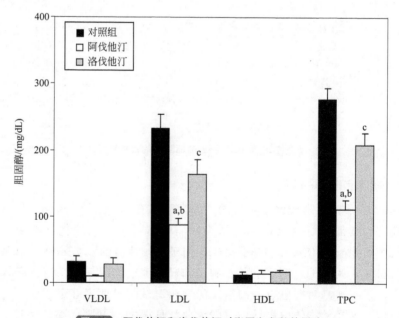

图 4-9　阿伐他汀和洛伐他汀对脂蛋白参数的影响

统计学方法：方差分析（a，相对于对照组 $p \leqslant 0.0005$；b，相对于洛伐他汀组 $p \leqslant 0.005$；c，相对于对照组 $p \leqslant 0.05$）

4.3.3.2 降低模型大鼠甘油三酯作用

他汀药物的先驱者远藤章曾经发现美伐他汀在大鼠中没有降低胆固醇作用，后来的研究揭示大鼠的血浆胆固醇主要以 HDL 形式存在，LDL 水平极低，当大鼠的 HMG-CoA 还原酶被他汀类抑制时，LDL 水平随之降低，但 TPC 不会有显著变化，所以大鼠高脂模型在当时看来不适用于降胆固醇药物的临床前评价。进一步的研究揭示抑制 HMG-CoA 还原酶可间接降低大鼠甘油三酯的分泌[9]。因此，Newton 也采用高甘油三酯血症大鼠模型比较阿伐他汀和洛伐他汀的药效。

在这一试验中，阿伐他汀在 1mg/kg 剂量即显著降低血浆甘油三酯，而相同剂量的洛伐他汀作用不显著，两者降低甘油三酯作用的 ED_{50} 分别是 30mg/kg 和 165mg/kg；同时，与空白对照组相比，阿伐他汀在 30mg/kg 剂量使载脂蛋白 B（apoB）降低 31%，差异有统计学意义（$p \leqslant 0.05$），而相同剂量的洛伐他汀没有此作用[21]。

4.3.4　进入临床研究的决策[11,22,23]

至此为止，药效学试验是成功的，证明了阿伐他汀在模型动物上的降脂作用，特别是降低胆固醇作用优于洛伐他汀；同时手性合成工艺研究也是非常成功的，这两方面结果足以支持阿伐他汀进入临床研究。然而，决策者并不是项目组的研究人员。

1989 年，Parke-Davis 公司销售额最大的产品是降甘油三酯药物吉非贝齐（Gemfibrozil），年销售额达 6 亿美元，但其专利即将到期；同时，母公司 Warner-Lambert 的销售每况愈下，产品线青黄不接，到 1987 年，已从第 4 位的制药公司跌至第 9 位，急需有潜力的专利药物来解救公司的困局。管理层也意识到他汀类药物很可能发展为"重磅炸弹"级药物，但是考虑到阿伐他汀将是同靶点药物中第五个上市的，Parke-Davis 公司的市场部谨慎预测该产品的年销售额只有 3.5 亿美元。由于很难意料阿伐他汀能否在人体试验中显示优于其他他汀的疗效，是否值得拿几百万美元的临床研究费用去赌博呢？！

这项艰难的研究从 1982 年启动到 1989 年末已经历时八年，而公司管理层行将做出终止项目的决定。项目负责人 Roth 和 Newton 无法释怀，恳请管理层给予阿伐他汀一项临床试验的机会，据说 Newton 曾在公司会议上慷慨陈词，甚至以单膝下跪的惊人方式请求。也许是出于对科学家们直觉判断的尊重，Parke-Davis 公司的研发总裁 Ronnie Cresswell 把他们的诉求上报 Warner-Lambert 高层，最终获得允许使阿伐他汀进入了临床试验。

4.3.5　Ⅰ期临床试验

首先进行的单次给药的耐受性和人体药代动力学试验显示，健康成人对最大 80mg 剂量的阿伐他汀耐受性良好，仅在 120mg 剂量组的一位受试者出现了轻度一过性的烦躁、兴奋和意识模糊，均为剂量限制性副作用；平均血浆浓度、血浆浓度峰值（C_{max}）、药时曲线下面积（AUC）呈现很好的剂量依赖性，血浆半衰期达到 14h 以上，明显比其他几种他汀药物半衰期长。阿伐他汀主要在肝脏代谢，2 个主要初级代谢产物是 2′-羟基阿伐他汀（PD 152873）和 4′-羟基阿伐他汀（PD 142542），活性与原型相当，因此阿伐他汀在人体内对 HMG-CoA 还原酶的抑制作用可维持 20～30h[24~27]。

随后开展的另一项Ⅰ期临床试验为多次给药的人体药代实验，同时观察了安全性和药效指标。剂量 0.5～80mg/d，每日 1 次或 2 次，连续给药 14 天，受试者对药物耐受性良好；测定发现受试者的 TPC 和 LDL-C 水平剂量依赖性地降低，2.5mg，10mg，20mg，40mg 和 80mg 组的 LDL-C 水平分别降低 22.4%，30.5%，39.2%，46.7%和 57.8%，相对于安慰剂对照组，差异有高度统计学意义（$p \leqslant 0.0013$），受试者 TG 水平也有一定程度降低，但没有剂量相关性[28]。

　　结果是超预期的，有力地证明了进入临床研究的决策正确。当时，Parke-Davis 公司负责临床研究的副总裁 Black 认为，在降低 LDL-C 方面，10mg 剂量已经显现与其他他汀 FDA 推荐的最高剂量（40mg）相当的药效，在 80mg 剂量比其他他汀最高剂量的药效强 40%。Black 据此提出一项"孤注一掷（all-or-nothing）"策略，即在Ⅱ/Ⅲ期临床方案中设计 10mg 为起始剂量，证明低剂量的有效性与其他他汀的高剂量相当或更好，设计 80mg 为最高剂量以显示更佳效果，争取让 FDA 也批准 80mg 剂量用于重度高胆固醇血症。虽然要冒着高剂量可能在扩大的患者群中发生不可预知的毒副作用的风险，但是这个策略如果成功将保证"完胜"其他他汀，这对衰退危机中的 Warner-Lambert 公司太重要了。因此，Parke-Davis 公司迅速制定了加快临床研究步伐的秘密计划，包括实施上述剂量组设置方案和力争进入 FDA 快速审批通道的策略，推动"立普妥"早日上市[22,29]。

4.3.6　Ⅱ/Ⅲ期临床试验

　　在这个阶段，Parke-Davis 公司开展了多项临床对照试验，其中最具代表性的是 CURVES 研究，试验目的是"头对头"比较阿伐他汀与其他他汀的疗效；另一个重要试验是对罕见病——纯合子家族性高胆固醇血症的短期治疗，其意义在于获得 FDA 的快速审批资格。

4.3.6.1　治疗纯合子家族性高胆固醇血症

　　家族性高胆固醇血症（familial hypercholesterolemia，FH）是脂质代谢单基因疾病中最常见且最严重的一种，其中纯合子 FH 发病率约为 1/100 万，患者 LDL 胆固醇水平比正常人平均高 3 倍，多数在 10 岁左右就出现冠心病症状、30 岁前死于心血管疾病。

　　FDA 的快速审批通道旨在简化新药审批过程，进入这个通道的候选药物是那些被证实有潜力成为危及生命的严重疾病治疗手段的产品，并满足那些"未被满足的治疗需求"。随着氟伐他汀 1994 年在英国上市，已经有 4 个他汀类药物在市场上，为加速审批，Parke-Davis 决定尝试阿伐他汀用于纯合子 FH 患者。之前默沙东公司曾经请南非约翰内斯堡的医生 Frederick Raal 试验辛伐他汀对该病的疗效，发现降低 LDL 胆固醇作用不显著。但这次使用阿伐他汀的小规模试验非常成功，在 40mg 剂量下 LDL 胆固醇降低 17%，在 80mg 剂量下 LDL 胆固醇降低 28%（$p \leqslant 0.01$）；试验中还通过检测患者尿液中的 MVA 累积量，证明了患者体内的胆固醇合成被药物抑制。这是 Raal 第一次发现治疗纯合子 FH 的有效药物，这一试验结果也促成了 FDA 给予阿伐他汀快速审批资格[22,30]。

4.3.6.2　CURVES 研究

这项多中心、随机、开放、平行对照试验为期 8 周，比较了阿伐他汀 10mg、20mg、40mg、80mg 与辛伐他汀 10mg、20mg、40mg，普伐他汀 10mg、20mg、40mg，洛伐他汀 20mg、40mg、80mg 和氟伐他汀 20mg、40mg 相应剂量的疗效。534 例高胆固醇血症患者［LDL 胆固醇≥4.2mmol/L，甘油三酯（TG）≤4.5mmol/L］人组，年龄 20～80 岁。评价疗效的主要指标是 LDL 胆固醇从基线到治疗 8 周后水平变化，同时比较总胆固醇（TPC）、TG 和 HDL 胆固醇变化情况，结果见表 4-4。阿伐他汀 10mg，20mg，40mg 可使 LDL 胆固醇分别下降 38％，46％，51％，均大于相应剂量的辛伐他汀、普伐他汀、洛伐他汀和氟伐他汀的降低幅度（$p \leqslant 0.01$）。阿伐他汀 10mg 产生的 LDL 胆固醇降低幅度约相当于或大于辛伐他汀 10mg、20mg、40mg，普伐他汀 10mg、20mg、40mg，洛伐他汀 20mg、40mg 和氟伐他汀 20mg、40mg 产生的疗效（$p \leqslant 0.01$）。同时，阿伐他汀 10mg、20mg、40mg 可比相应剂量的辛伐他汀、普伐他汀、洛伐他汀和氟伐他汀更大幅度地降低 TPC 水平（$p \leqslant 0.01$）。40mg 剂量阿伐他汀比相同剂量的其他他汀更显著地降低 TG。在对 HDL 胆固醇的作用上，仅 40mg 剂量的辛伐他汀较 40mg 其他他汀有更明显的升高（$p \leqslant 0.05$），其余剂量无明显差别。研究表明，几种药物耐受性相似，试验中未发生血清转氨酶持续升高或肌炎[31]。

表 4-4　服用他汀类药物后血浆胆固醇和甘油三酯水平的平均变化值

剂量	药物	病例数	TPC/％	TG/％	HDL 胆固醇/％	LDL 胆固醇/％
10mg	阿伐他汀	73	**−28**	−13	+5.5	**−38**
	普伐他汀	14	−13[†]	+3	+9.9	−19[†]
	辛伐他汀	70	−21[†]	−12	+6.8	−28[†]
20mg	阿伐他汀	51	**−35**	−20	+5.1	**−46**
	普伐他汀	41	−18[†]	−15	+3.0	−24[**,†]
	辛伐他汀	49	−26[†]	−17	+5.2	−35[**]
	氟伐他汀	12	−13[†]	−5	+0.9	−17[**,†]
	洛伐他汀	16	−21[†]	−12	+7.3	−29[**,†]
40mg	阿伐他汀	61	**−40**	−32	+4.8	**−51**
	普伐他汀	25	−24[†]	−10[*]	+6.2	−34[**,‡]
	辛伐他汀	61	−30[†]	−15[*]	+9.6[*]	−41[**,‡]
	氟伐他汀	12	−19[†]	−13[*]	−3.0	−23[**,†,‡]
	洛伐他汀	16	−23[†]	−2[*]	+4.6	−31[**,†,‡]
80mg	阿伐他汀	10	**−42**	−25	−0.1	**−54**
	洛伐他汀	11	−36	−13	+8.0	−48

注：组间比较采用 Dunnett's 检验，[*] 表示 $p \leqslant 0.05$ 和 [**] 表示 $p \leqslant 0.01$，分别代表相同剂量组下相对于阿伐他汀组有显著性和极显著性差异。

[†] 表示阿伐他汀 10mg 组显著优于该组（$p \leqslant 0.02$）；[‡] 表示阿伐他汀 20mg 组显著优于该组（$p \leqslant 0.01$）。

CURVES 试验完成于 1996 年 3 月，在 Black 策划下的临床方案是完美的，结果也同样近乎完美。同时，由于进入了快速审批通道，当年 12 月，FDA 就批准了阿伐他汀在美国上市，包括 10mg，20mg，40mg 和 80mg 四种规格的口服片剂[22,29]。

值得一提的是，在阿伐他汀的Ⅲ期临床研究期间，Parke-Davis 和 Warner-Lambert 的管理者意识到单凭自身的能力无法做好这个重量级产品的市场推广。他们明智地选择了当时以营销能力著称的 Pfizer 公司为合作伙伴进行上市前后的市场开发。

4.3.7 Ⅳ期临床试验

Pfizer 公司介入后，主导了策划和支持更加深入和广泛的临床研究，包括参与Ⅲ期和上市后的Ⅳ期临床试验。阿伐他汀上市后，除积极进行更大规模和更长时间的对高胆固醇血症、高甘油三酯血症和混合型高脂血症患者疗效评价，还把试验的适应证扩展到动脉粥样硬化和冠心病的预防和治疗，以及糖尿病心脑血管并发症的预防和治疗。这期间，Pfizer 公司资助的代表性的试验有 MIRACL、SAGE、AVERT 和 CARDS 等[32~35]。这些试验的成功大大扩展了阿伐他汀的应用范围。

4.3.7.1 阿伐他汀治疗急性冠脉综合征的临床研究

急性冠脉综合征是一组由急性心肌缺血引起的临床综合征，包括急性心肌梗死及不稳定型心绞痛。在 1997 年 5 月~1999 年 9 月间进行的一项多中心、随机、双盲设计的临床试验（MIRACL）中，旨在研究阿伐他汀强化降脂治疗能否减少 ACS 病人的心肌缺血事件。共计入选 3086 例不稳定心绞痛或非 Q 波心肌梗死患者，于入院后 24~96h 内服用阿伐他汀 80mg 或安慰剂 16 周，记录死亡、非致死心肌梗死、经复苏的心脏停搏、伴有新缺血客观证据的严重心绞痛者。结果阿伐他汀组和安慰剂组事件发生率分别为 14.8% 和 17.4%，两组比较 $p=0.048$；严重心绞痛住院发生率分别为 6.2% 和 8.4%，两组比较 $p=0.02$；致死和非致死脑卒中发生率分别为 0.8% 和 1.6%，两组比较 $p=0.045$。结果表明，早期积极服用阿伐他汀可有效减少缺血事件的发生[32]。

4.3.7.2 阿伐他汀治疗老年冠心病的临床研究

一项老年患者治疗目标评估研究（SAGE），通过监测阿伐他汀 80mg/d 强化降脂治疗与普伐他汀 40mg/d 中度降脂治疗对降低总心肌缺血持续时间的影响，以判定强化治疗能否为老年冠心病患者带来益处。经 48h 心电图监测，以心肌缺血≥1 次、总缺血持续时间≥3min 为筛选标准，共 893 例 65~85 岁的冠心病患者入组，持续服药 12 个月，在满 3 个月和 12 个月时分别再进行一次 48h 心电图监测。结果表明，阿伐他汀组和普伐他汀组的总缺血持续时间均比治疗前显著降低（$p\leqslant0.001$），但两组间差异无统计学意义；而阿伐他汀组比普伐他汀组更大程度地降低 LDL 胆固醇（组间 $p\leqslant0.001$），更大程度地降低总括性死亡率（组间危害比＝0.33；p＝0.014），发生主要心血管事件的趋势更小（组间危害比＝0.71；p＝0.114）[33]。

4.3.7.3 阿伐他汀与血管形成术的比较研究

经皮冠状动脉成形术（PTCA）和冠状动脉旁路移植术（CABG）是冠心病治疗的常用手段，已经有多项研究证明他汀类药物可提供有效的术后保护，减少心血管事件、提高术后生存率和减少术后冠脉再狭窄等。

而 Pfizer 公司支持进行了一项直接比较阿伐他汀强化降脂治疗和 PTCA 治疗稳定型冠状动脉疾病（AVERT）的研究。入组 341 例有稳定冠状动脉疾病且左室功能正常的患者，均适合做 PTCA。随机分组后 164 例接受阿伐他汀 80mg/d治疗，177 例接受 PTCA 加常规治疗，PTCA 组可进行常规降脂治疗，随访 18 个月。中期结果表明，阿伐他汀组缺血事件发生率较 PTCA 组下降了 36％，这主要是由于阿伐他汀组 PTCA/CABG 术需求以及因心绞痛恶化住院的例数减少。同时还发现，接受阿伐他汀治疗的患者发生首次缺血事件的时间明显延长。研究结论是，对于稳定型冠状动脉疾病的低危险患者，阿伐他汀强化降脂治疗至少与PTCA 加常规治疗同样能有效地减少缺血事件的发生。这意味着阿伐他汀可以部分代替 PTCA 术[34]。

4.3.7.4 阿伐他汀预防糖尿病心脑血管并发症的研究

一项在英国进行的阿伐他汀糖尿病协作试验（CARDS）为针对 II 型糖尿病患者的多中心、随机、双盲、安慰剂对照的冠心病一级干预试验，入选病人 2938例。治疗组给予阿伐他汀 10mg/d，给药时间中位数为 3.9 年，主要心血管事件发生率比安慰剂组降低 37％（p＝0.001），其中急性冠心病发生率降低 36％，中风发生率减少 31％；患者死亡率降低 27％（p＝0.059）[35]。

综上所述，阿伐他汀的研究与开发的起点是已知靶点的"快速跟进"（fast follow）或"模仿创新"（me-too），通过 Warner-Lambert 和 Pfizer 公司的不懈努力和正确决策，最终在临床试验中用充分翔实的数据证明了阿伐他汀是"同类最佳"（best in class），也为商业开发奠定了坚实的科学基础。

4.4 阿伐他汀的商业开发——从第五到第一，再到史上最畅销药

4.4.1 合作与并购策略

"重磅炸弹"药物的产生不仅靠科学，还需要引起广大患者和医生的注意，公司需要市场影响力。在临床研究的后期，Warner-Lambert 公司感到势单力薄、难以抗衡强大的默沙东和施贵宝，于是决定与大公司合作进行临床研究和市场推广。Pfizer 公司当时已经从起步时一个生产驱虫药的小厂，依靠出色的营销能力及多种商业运作手段，逐渐成长为世界第 5 位的大制药公司。Pfizer 对调脂药物的前景也十分看好，但苦于自身没有研发出有希望的产品，两家公司一拍即合，

于 1996 年签署合作开发立普妥的协议。此后，Pfizer 公司充分发挥在临床开发和商业运作上的优势，使立普妥销售额加速增长，仅用 1 年多时间就使立普妥成为仅次于辛伐他汀的第 2 位的调脂药[22,29]。

1999 年末，Warner-Lambert 公司因担心自身的生存，曾同意美国家用产品公司（后来的惠氏公司）的收购。Pfizer 公司为了保住立普妥产品、击败美国家用产品公司和宝洁公司这两个竞购对手，斥资 900 亿美元收购 Warner-Lambert。通过这桩对全球制药工业格局影响深远的收购案，Pfizer 终于完全拥有了立普妥产品，从而更加放手进行该产品的商业开发[22,29]。

4.4.2 定价策略

1997 年初，阿伐他汀上市时，洛伐他汀已经上市 10 年了，做为后来者，如何与已经进入市场的其他他汀类药物竞争呢？在与 Warner-Lambert 的合作过程中，Pfizer 就提出了一个推广策略：有竞争力的价格。两家公司决定利用价格战来打击竞争者，其售价甚至低于药效较低的辛伐他汀、洛伐他汀和普伐他汀。价格战的成功还取决于另一个因素，因为出色的临床试验剂量设计，FDA 批准了 10mg，20mg，40mg 和 80mg 四种规格的片剂，而且通常 10mg 的剂量就能获得其他他汀类 40mg 剂量相同的疗效。医生和病人都会有相同的感觉："既然 FDA 可以批准 80mg 规格，在 10mg 剂量服用是相当安全的，何况还少花钱！"。这也为阿伐他汀成为在美国"流行的"预防用药埋下了伏笔[22,29]。

4.4.3 赢得医生的策略

在 Pfizer 看来，在实验室中研发新药与促进患者获得这些药物同等重要，故 Pfizer 一贯坚持为终端客户（医生和病人）服务的市场理念。正是基于这样的经营理念，Pfizer 一直致力于建设并掌控药品销售渠道，将一系列专利药做成"重磅炸弹"药物[36]。

当 FDA 批准立普妥时，Warner-Lambert 和 Pfizer 已经提前培训了 2000 多名销售代表，在营销战的第一年里，对医生进行了近百万次拜访，说服他们给患者试用该药。在 2000 年完成对 Warner-Lambert 的并购后，Pfizer 更是建立培训营，招募和训练了 1.3 万名销售代表，发动了更为强劲的销售攻势。通常，临床医生非常关注新药的疗效和安全性数据，而 Pfizer 不仅经 FDA 批准把 CURVES 试验结果加到药品说明书中，而且不断把立普妥上市后新的临床研究结果传递给医生，让他们随时了解这些信息。医生们往往感觉到在 Pfizer 的商业拜访中有学术方面或信息方面的收获[22,29]。

4.4.4 赢得患者的策略

Pfizer 也很重视另一个终端客户——病人或潜在的服用者。美国人口众多、未实现全民医保，且高脂饮食导致的高血脂发病率很高，有非常大的潜在市场。大规模的临床试验已经证实他汀类药物在预防动脉粥样硬化和冠心病方面的积极作用，于是 Pfizer 公司大打大众广告，与美国心脏协会（American   Heart

Association）联合发起一项"向着目标前进"的降胆固醇公众健康运动，鼓励患者向医生施压。活动取得了立竿见影的效果，有数百万患者受好奇心驱使服用立普妥，很多人一边服用立普妥，一边大快朵颐、继续享受高脂膳食，包括 Roth 都在每天服用自己发明的产品[22,29]。立普妥成为一种真正的"改善生活方式药物"（life-style drug）。

4.4.5　知识产权与法律策略

对"立普妥"这样的产品，市场独占期每延长 1 个月就意味着 10 亿美元的销售额，因此 Pfizer 密集采用知识产权和法律手段为该产品保驾护航，本文仅以代表性案例说明。

4.4.5.1　在美国设法延迟仿制药上市

1986 年 5 月 30 日，Warner-Lambert 申请化合物专利（US4681893），保护消旋体阿伐他汀；1991 年 2 月 26 日，Warner-Lambert 申请 R，R-光学纯阿伐他汀专利（US5273995），后者是保护立普妥的主专利，比 US4681893 延时 5 年，因美国又给与原创公司约 6 个月的市场独占权奖励，其在美国的期限届满日为 2011 年 6 月 28 日[37,38]。Warner-Lambert 和 Pfizer 还曾申请制剂、晶型、复方等后续专利，希望进一步延长保护期。

印度仿制药公司 Ranbaxy 在 2004 年就以"US5273995 专利是通过不公正行为获得的，因为支持这一对映异构体专利的数据公开不充分"为由提出诉讼，但没有成功。此后又挑战 Pfizer 的制剂专利，通过在司法上的艰难对峙和斡旋，Pfizer 于 2011 年 6 月与 Ranbaxy 公司达成和解，Pfizer 承认其制剂不侵权，但仿制药延期 5 个月即 2011 年 11 月 30 日上市。为制衡 Ranbaxy，Pfizer 同时推出"授权版"立普妥，由华生（Watson）公司销售，Pfizer 将从华生公司销售收入中获得分成。

4.4.5.2　在中国利用晶型专利打压仿制药企业

立普妥的主专利 US5273995 由于历史原因没有进入中国，但 1999—2006 年间立普妥获得了中国的行政保护。北京红惠和河南天方两家企业抢在 1999 年前报批新药成功，可以上市销售。然而，优先权为 1995 年 7 月的阿伐他汀晶型专利（US5969156）在中国进行了申请（CN1190955），所以国内企业不得不以无定形粉末，而不是最优的Ⅰ晶型上市。国内企业随后发起对晶型专利的挑战，知识产权局已于 2009 年 6 月认定该专利无效，Pfizer 遂采用惯于实施的拖延战术继续上诉，至今没有结案。由于按法律规定在最高法院没有终审判决前，国内企业不能采用Ⅰ晶型，拖延期间的实际获益者还是 Pfizer。

4.4.5.3　精明应对违规广告指控

立普妥的市场推广一直受到严格监察。Pfizer 投入亿万美元广告费，其中不乏"标签外促销"，FDA 曾多次对这些广告发出警告信，来自联邦医疗补助（Medicaid）、工会及告密员工的种种批评也经常将 Pfizer 推上法庭。2008 年，

Pfizer 推出由"人工心脏之父"Robert　Jarvik 代言的电视广告，却因代言人从未有任何医学经验受到来自美国众议院委员会的调查。在每个审理阶段，Pfizer 都会请来多位相关的专家和法律界精英，这些诉讼最终往往以罚款方式告终。当然，近年来监管日趋严厉，2009 年，Pfizer 因为多种药品的不当营销，被重罚 23 亿美金，Pfizer 也频频在世界各国因侵犯到国家和公众利益而受到制裁。

综上所述，灵活运用经济、商业、法律、知识产权等多种策略，Pfizer 使立普妥的销售额节节攀升，并尽量延长垄断销售期。2004 年，阿伐他汀成为医药史上第 1 个"超级重磅炸弹"（super-blockbuster），即年销售额过百亿美元的药物，并连续 7 年维持百亿美元水平。截至 2011 年 11 月阿伐他汀仿制药在美上市，"立普妥"创造了 14.5 年共 1250 亿美元销售记录。总之，阿伐他汀完成了由同靶点第五个上市的后来者到医药史上最畅销药物的飞跃，这个奇迹的创造者是 Pfizer。

4.5　阿伐他汀成功的启示

4.5.1　后发也有优势，并可以转化为胜势

阿伐他汀的研究与开发属于已知靶点的"模仿创新"（me-too），这种方式的研发至少有以下先天优势：①由于先驱药物（例如洛伐他汀）已经在临床实验中证实了有效性和安全性，项目风险相对比较小；②生物评价方法已比较成熟，不必像开发"同类第一"（first in class）那样进行方法开发和模型建立；③同靶点先上市的药物已经得到市场认可，后发药物只要有特点和优势就容易被市场接受，例如默沙东支持的一项著名的"4S 试验"（Scandinavian Simvastatin Survival Study），完全确立了他汀类在冠心病一级预防和二级预防上的地位，Pfizer 要做的只是站在前者的肩膀上完成"阿伐他汀更好"。

但是，同一适应证的市场是有限的，业界一般认为同靶点前三名上市的药物赢利的概率比较大，这样看来，排在第五名的阿伐他汀的成功确实是一个奇迹。Warner-Lambert 和 Pfizer 是如何做到的？在此试图总结以下三点经验，供读者参考：①知难而上，解决瓶颈问题。例如开发单一对映体是一个关键决策，尽管为了解决诸多手性合成和工艺难点，消耗了两年多时间，但事实证明牺牲这两年时间换来更显著的药效是非常值得的，如果退而求其次，以消旋体较快上市，可能就像氟伐他汀那样表现平平了。②深度发掘产品的优势和特点。例如临床研究的剂量设置，冒风险提出并实施 80mg 的"决胜"方案；又如 CURVES "头对头"对照研究，完全在严格保密的状态下进行，充分利用"敌在明处，我在暗处"的后发优势，当结果公开时，令所有对手望尘莫及[22,29]；再如上市后，继续进行大规模临床试验以扩大应用范围，由于阿伐他汀的强效特点，促进了"强化降脂治疗"的理念在临床的确立，并应用于急性冠脉综合征和老年冠心病等高危患者。③用创新的市场拓展方式做大产品。例如 Pfizer 聘请美国心脏协会

出山，联合发起降胆固醇公众健康运动，用"动员患者向医生施压"的新方式获得了空前的成功。

4.5.2　新药研发中科学决策和优秀科学家的重要性

在阿伐他汀一波三折的研发过程中，科学决策的地位非常突出。除了上述提及的开发单一光学纯产品的决策和临床剂量设置方案的决策，另一个给人们留下深刻印象的就是进入临床研究的决策。如果没有 Roth 和 Newton 的坚持，没有 Newton 无视"男儿膝下有黄金"的超凡举动，一个超级产品就半路夭折了。Newton 后来在采访中将当时的想法归于科学家的直觉。科学家谙熟于本领域研究、对当时的实验结果有自己的判断，这是聪明的公司决策者必须尊重的事实。

今天，在制药工业界，越来越多的经济、商业、法律、管理等学科背景的人成为大公司的领导者和决策者，财务报表、投资风险分析、市场预测替代了科学本身。据调查，新药项目中的生物学家更倾向于否定一个化合物，因为这样做对个人"好处多，风险低"：首先公司将表彰奖励那些为公司"规避了几百万美元损失"的人，其次即使是"假阴性"结果，也将淹没在浩如烟海的评价数据中，几乎没有重复验证结果的可能性；相反，如果生物学家冒险使一个化合物"过关了"，那么在之后的任何一个阶段该化合物再出现毒性或药代等问题时都至少要承担名誉上的损失。这样一种没有勇气承担风险的体系，也就无法奢望更大的回报，这似乎可以部分解释为什么新药研发效率越来越低、成本越来越高。

伟大的产品背后有传奇的故事，故事的主角是可敬的人。阿伐他汀的研发团队积聚了那个时代的许多优秀科学家：药物化学家和发明人 Roth 采用 3＋2 环加成反应合成了仅 20 多个化合物，就从中发现了高活性的阿伐他汀；工艺研究专家 Millar 发现在新戊酸催化下可以完成五取代吡咯的直接合成；心血管药理学家 Newton 在药理实验中发现阿伐他汀的肝组织选择性高的特点，推断其临床药效很可能较好；临床研究专家 Black 设计了合理的临床试验剂量方案等等。Roth 先后任职 Pfizer 的 Ann Arbor 研发中心总裁、Genentech 的高级主任，2008 年获得美国化学会"Hero of Chemistry"奖。Newton 先后任职 Pfizer 的全球研发副总裁、生物技术公司 Esperion 和 Resverlogix 的董事，成为 Ann Arbor 最成功的生物医药企业家之一。

参考文献

［1］ Tobert J A. Lovastatin and beyond：the history of the HMG-CoA reductase inhibitors. Nat Rev Drug Discov, 2003, 2(7)：517-526.

［2］ Tavormina P A, Gibbs M H, Huff J W. The utilization of β-hydroxy-β-methyl-δ-valerolactone in cholesterol biosynthesis. J Am Chem Soc, 1956, 78(17)：4498-4499.

［3］ Wolf D E, Hoffman C H, Aldrich P E, Skeggs H R, Wright L D, Folkers K. Determination of structure of β, δ-dihydroxy-β-methylvaleric acid. J Am Chem Soc, 1957, 79(6)：1486-1487.

［4］Siperstein M D, Fagan V M. Feedback control of mevalonate synthesis by dietary cholesterol. J Biol Chem, 1966, 241(3): 602-609.

［5］Endo A. The discovery and development of HMG-CoA reductase inhibitors. J Lipid Res, 1992, 33 (11): 1569-1582.

［6］Endo A, Kuroda M, Tsujita Y. ML-236A, ML-236B, and ML-236C, new inhibitors of cholesterogenesis produced by Penicillium citrinium. J Antibiot(Tokyo), 1976, 29(12): 1346-1348.

［7］Endo A, Tsujita Y, Kuroda M, Tanzawa K. Effects of ML-236B on cholesterol metabolism in mice and rats: lack of hypocholesterolemic activity in normal animals. Biochim Biophys Acta, 1979, 575(2): 266-276.

［8］Endo A. The origin of the statins. Atheroscler Suppl, 2004, 5(3): 125-130.

［9］Steinberg D. Thematic review series: the pathogenesis of atherosclerosis. An interpretive history of the cholesterol controversy, part V: the discovery of the statins and the end of the controversy. J Lipid Res, 2006, 47(7): 1339-1351.

［10］Stokker G E, Alberts A W, Anderson P S, Cragoe E J Jr, Dcana A A, Gilfillan J L, Hirshfield J Holtz, W J, Hoffman W F, Huff J W. 3-Hydroxy-3-methylglutaryl-coenzyme A reductase inhibitors. 3. 7-(3, 5-Disubstituted ［1, 1′-biphenyl］ -2-yl)-3, 5-dihydroxy-6-heptenoic acids and their lactone derivatives. J Med Chem, 1986, 29(2): 170-181.

［11］Roth B D. The discovery and development of atorvastatin, a potent novel hypolipidemic agent. Prog Med Chem, 2002, 40: 1-22.

［12］柳红, 王江, 黄河. 第 39 章. 心脏疾病和血脂调节药物//白东鲁, 陈凯先主编. 高等药物化学. 北京: 化学工业出版社, 2011: 1052-1058.

［13］Roth B D, Ortwine D F, Hoefle M L, Stratton C D, Sliskovic D R, Wilson M W, Newton R S. Inhibitors of cholesterol biosynthesis. 1. trans-6-(2-pyrrol-1-ylethyl)-4-hydroxypyran-2-ones, a novel series of HMG-CoA reductase inhibitors. 1. Effects of structural modifications at the 2-and 5-positions of the pyrrole nucleus. J Med Chem, 1990, 33(1): 21-31.

［14］Roth B D, Hlankley C J, Chucholowski A W, Ferguson E, Hoefle M L, Ortwine D F, Newton R S, Sekcrke C S, Sliskovic D R, Stratton C D, Wilson M W. Inhibitors of cholesterol biosynthesis. 3. Tetrahydro-4-hydroxy-6- ［2-(1H-pyrrol-1-yl) ethyl］ -2H-pyran-2-one inhibitors of HMG-CoA reductase. 2. Effects of introducing substituents at positions three and four of the pyrrole nucleus. J Med Chem, 1991, 34 (1): 357-366.

［15］Sigler R E, Dominick M A, McGuire E J. Subacute toxicity of a halogenated pyrrole hydroxymethyl-glutaryl-coenzyme A reductase inhibitor in Wistar rats. Toxicol Pathol, 1992, 20(4): 595-602.

［16］Brower P L, Butler D E, Deering C F, Le T V, Millar A, Nanninga T N, Roth B D. The synthesis of (4R-cis) -1, 1-dimethylethyl 6-cyanomethyl-2, 2-dimethyl-1, 3-dioxane-4-acetate, a key intermediate for the preparation of CI-981, a highly potent, tissue selective inhibitor of HMG-CoA reductase. Tetrahedron Lett, 1992, 33(17): 2279-2282.

［17］Baumann K L, Butler D E, Deering C F, Mennen K E, Millar A, Nanninga T N, Palmer C W, Roth B D. The convergent synthesis of CI-981, an optically active, highly potent, tissue selective inhibitor of HMG-CoA reductase. Tetrahedron Lett, 1992, 33(17): 2283-2284.

［18］Cilla D D Jr, Whitfield L R, Gibson D M, Sedman A J, Posvar E L. Multiple-dose pharmacokinetics, pharmacodynamics, and safety of atorvastatin, an inhibitor of HMG-CoA reductase, in healthy subjects. Clin Pharmacol Ther, 1996, 60(6): 687-695.

［19］Bocan T M, Ferguson E, McNally W, Uhlendorf P D, Mueller S B, Dehart P, Sliskovic D R, Roth B D, Krause B R, Newton R S. Hepatic and non-hepatic sterol synthesis and tissue distribution following administration of a liver selective HMG-CoA reductase inhibitor. CI-981：comparison with selected HMG-CoA reductase inhibitors. Biochim Biuphys Acta, 1992, 1123：133-144.

［20］Auerhach B J, Krause B R, Bisgaier C L, Newton R S. Atherosclerosis(Shunnon, Irel), 1995, 115：173-180.

［21］Krause B R, Newton R S. Athermclerosis(Shunnon, Irel), 1995, 117：237-244.

［22］Winslow R. The birth of a blockbuster：lipitor's route out of lab. The Wall Street J, ［2000-01-24］. http：//www. oralchelation. net/data/Cholesterol/data11d. htm.

［23］Couzin J. The brains behind blockbusters. Science, 2005, 309(5735)：728-730.

［24］Posvar E L, Radulovic L L, Cilla D D Jr, Whitfield L R, Sedman A J. Tolerance and pharmacokinetics of single-dose atorvastatin, a potent inhibitor of HMG-CoA reductase, in healthy subjects. J Clin Pharmacol, 1996, 36(8)：728-731.

［25］Knopp R H. Drug treatment of lipid disorders. N Engl J Med, 1999, 341(7)：498-511.

［26］Jacobsen W, Kuhn B, Soldner A, Kirchner G, Sewing K F, Kollman P A, Benet L Z, Christians U. Lactonization is the critical first step in the disposition of the 3-hydroxy-3-methylglutaryl-CoA reductase inhibitor atorvastatin. Drug Metab Dispos, 2000, 28：1369-1378.

［27］Lea A P, McTavish D. Atorvastatin. A review of its pharmacology and therapeutic potential in the management of hyperlipidaemias. Drugs, 1997, 53：828-847.

［28］Cilla D D Jr, Whitfield L R, Gibson D M, Sedman A J, Posvar E L. Multiple-dose pharmacokinetics, pharmacodynamics, and safety of atorvastatin, an inhibitor of HMG-CoA reductase, in healthy subjects. Clin Pharmacol Ther, 1996, 60(6)：687-695.

［29］Simons J. The $ 10 billion pill hold the fries, please. Lipitor, the cholesterol-lowering drug, has become the bestselling pharmaceutical in history. Fortune Magazine, ［2003-01-20］. http：//money. cnn. com/magazines/fortune/fortune _ archive/2003/01/20/335643/index. htm.

［30］Raal F J, Pappu A S, Illingworth D R, Pilcher G J, Marais A D, Firth J C, Kotze M J, Heinonen T M, Black D M. Inhibition of cholesterol synthesis by atorvastatin in homozygous familial hypercholesterolaemia. Atherosclerosis, 2000, 150(2)：421-428.

［31］Jones P, Kafonek S, Laurora I, Hunninghake D. Comparative dose efficacy study of atorvastatin versus simvastatin, pravastatin, lovastatin, and fluvastatin in patients with hypercholesterolemia (the CURVES study). Am J Cardiol, 1998, 81(5)：582-587.

［32］Schwartz G G, Olsson A G, Ezekowitz M D, Ganz P, Oliver M F, Waters D, Zeiher A, Chaitman B R, Leslie S, Stern T. Effects of atorvastatin on early recurrent ischemic events in acute coronary syndromes：the MIRACL study：a randomized controlled trial. JAMA, 2001, 285(13)：1711-1718.

［33］Deedwania P, Stone P H, Bairey M C, Cosin-Aguilar J, Koylan N, Luo D, Ouyang P, Piotrowicz R, Schenck-Gustafsson K, Sellier P, Stein J H, Thompson P L, Tzivoni D. Effects of intensive versus moderate lipid-lowering therapy on myocardial ischemia in older patients with coronary heart disease：results of the Study Assessing Goals in the Elderly(SAGE). Circulation, 2007, 115(6)：700-707.

［34］Pitt B, Waters D, Brown W V, van Boven A J, Schwartz L, Title L M, Eisenberg D, Shurzinske L, McCormick L S. Aggressive lipid-lowering therapy compared with angioplasty in stable coronary artery disease. Atorvastatin versus Revascularization Treatment Investigators. N Engl J Med, 1999, 341(2)：70-76.

［35］Colhoun H M, Betteridge D J, Durrington P N, Hitman G A, Neil H A, Livingstone S J, Thomason M J, Mackness M I, Charlton-Menys V, Fuller J H. Primary prevention of cardiovascular disease with atorvastatin in type 2 diabetes in the Collaborative Atorvastatin Diabetes Study(CARDS)：multicentre randomised placebo-controlled trial. Lancet, 2004, 364(9435)：685-696.

［36］陈福. 辉瑞大药模式——适当研发策略：多元化弯路后的现实选择. 新财富, 2010, 10：72-78.

［37］张辉，许钧钧，邓声菊，孙瑞丰，朱宁.跨国制药公司并购活动中的知识产权动因.食品与药品，2011，13（3）：77-82.

［38］胡凯，丁鼎乐.世界第一畅销药立普妥的专利之争.上海医药，2006，27（3）：108.

第5章

埃索美拉唑（Esomeprazole）

王洁　王洋

埃索美拉唑研发大事记

1973 年	A. L. Ganser 和 J. G. Forte 发现了 H^+/K^+-ATP 酶（质子泵）
1978 年	瑞典 Aktiebolaget Hässle 公司 U. Junggren 等合成奥美拉唑等化合物并申请专利（EP 005129）
1984 年	瑞典 Aktiebolaget Hässle 公司 A. E. Brändström 申请奥美拉唑锂、钠、钾、镁、钙盐专利（EP 124495）
1984 年	日本武田化工有限公司合成兰索拉唑，并申请化合物专利（US 4628098）
1984 年	德国 Byk Gulden 公司合成泮托拉唑，并申请化合物专利（EP 166287）
1985 年	P. Lindberg 提出了奥美拉唑的作用机制——抑制 H^+/K^+-ATP 酶
1987 年	P. Lindberg 等人拆分得到 S-奥美拉唑，即埃索美拉唑
1988 年	瑞典 Astra 公司将第一个质子泵抑制剂奥美拉唑以商品名"Losec"在欧洲上市
1988 年	日本卫材医药有限公司合成雷贝拉唑，并申请化合物专利（EP 0268956）
1989 年	奥美拉唑经美国 FDA 批准，以商品名"Prilosec"在美国上市
1990 年	奥美拉唑缓释剂在美国上市
1991 年	兰索拉唑在法国上市
1994 年	首次成功应用不对称氧化方法合成 S-奥美拉唑
1994 年	泮托拉唑在德国上市
1994 年	瑞典 Astra 公司申请了旋光纯奥美拉唑类化合物碱性盐的专利（WO 9427988）
1997 年	雷贝拉唑在日本上市
1998 年	瑞典 Astra 公司申请了新型 S-奥美拉唑镁盐三水合物及制备的专利（WO 9854171）
1999 年	奥美拉唑在欧洲原料药专利期满
1999 年	瑞典 Astra 公司申请了 S-奥美拉唑的口服肠溶制剂的专利（WO 0027366）
2000 年	奥美拉唑首次以 OTC 药品在瑞典上市
2001 年	第一个光学活性质子泵抑制剂——埃索美拉唑在美国上市
2003 年	奥美拉唑经美国 FDA 批准以 OTC 药品上市
2005 年	奥美拉唑在中国以 OTC 药品上市
2007 年	第一个可逆的质子泵抑制剂——瑞伐拉赞在韩国上市
2008 年	艾普拉唑在韩国上市
2009 年	右兰索拉唑在美国上市
2009 年	兰索拉唑以 OTC 药品在美国上市

5.1 胃酸分泌的背景知识

在当今社会，由于工作压力大、生活节奏快及饮食不规律，使得患消化性溃疡和消化系统疾病的人越来越多。消化性溃疡一般发生在胃幽门和十二指肠处，是由胃液的消化作用引起的胃黏膜损伤。发生溃疡的根本原因是胃的刺激性因素（包括胃酸、胃蛋白酶及幽门螺旋杆菌感染）和局部黏膜保护机制（包括碳酸氢盐、胃黏液、前列腺素的分泌、黏膜血流量、黏膜的修复和重建等）之间失衡导致的。在治疗消化性溃疡时，除了加强胃及十二指肠的黏膜抵抗力外，目前抑制胃酸分泌是治疗此类疾病的主要方法。因此，胃酸及其分泌机制的研究对如何治疗消化性溃疡具有重要作用。

5.1.1 胃酸分泌机制和胃酸过多导致的紊乱及并发症

胃是消化系统的重要组成部分，进入胃中的食物能刺激胃释放胃酸和胃蛋白酶来分解消化食物，而胃壁细胞则是胃腺中分泌胃酸的主要细胞。刺激胃壁细胞分泌胃酸有三种通路：①通过类肠嗜铬细胞（enterochromaffin-like cells，ECL细胞，胃中唯一能释放组胺的细胞）释放组胺的旁分泌刺激；②通过迷走神经释放的乙酰胆碱（Ach）能直接刺激位于壁细胞基底膜上的乙酰胆碱 M_3 受体而分泌胃酸，Ach 也能间接刺激 ECL 细胞和 G 细胞分别释放组胺和胃泌素[1]；③通过胃窦 G 细胞释放胃泌素的内分泌刺激。组胺、乙酰胆碱或胃泌素分别刺激胃壁细胞底-边膜上相应的受体，即组胺 H_2 受体、乙酰胆碱 M_3 受体或胆囊收缩素-B/胃泌素（CCK_2/gastrin）受体，引起第二信使 cAMP 或 Ca^{2+} 增加。经第二信使 cAMP 或 Ca^{2+} 的介导，刺激由细胞内向细胞顶端传递，在刺激下细胞内的管状泡与顶端膜内陷形成的分泌性微管融合，原位于管状泡处的 H^+/K^+-ATP 酶（H^+/K^+-ATPase，由 A. L. Ganser 和 J. G. Forte 于 1973 年在对牛蛙的泌酸细胞进行研究时发现）移至分泌性微管，将 H^+ 从胞质泵向胃腔，与从胃腔进入胞浆的 K^+ 交换，H^+ 与顶膜转运至胃腔的 Cl^- 形成盐酸——胃酸的主要成分（图 5-1）[2,3]。因此，H^+/K^+-ATP 酶被形象地称为质子泵（proton pump）。

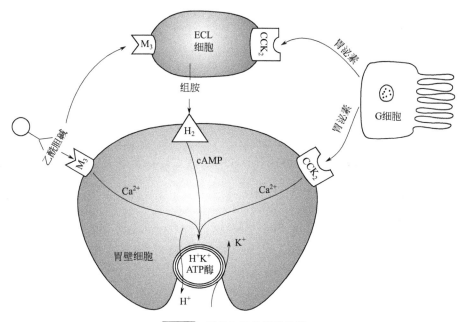

图 5-1　胃壁细胞的泌酸途径

在正常情况下，人每天胃腺分泌 2～3L 胃液，胃液的 pH 值一般维持在 1.5～3.5 之间，这样能保证胃的正常功能：杀死食物里的细菌，保护胃和肠道的安全，同时增加胃蛋白酶的活性，帮助消化。但当胃酸的分泌超过了胃分泌的黏液对胃的保护能力和碱性十二指肠液中和胃酸的能力时，含有胃蛋白酶和大量胃酸的胃液会使胃壁消化，导致胃功能紊乱，从而易患胃溃疡、Zollinger-Ellison(Z-E) 综合征（卓-艾综合征）、幽门螺杆菌感染、胃食管反流病、非溃疡性消化不良等疾病，而这些疾病还有可能进一步导致一些其他并发症，如：幽门纤维化导致的幽门梗阻、胃部大出血、癌变、胃穿孔等[4]。

5.1.2　胃酸过多导致紊乱的治疗方法

1910 年，D. C. Schwarz 首次提出了"无酸无溃疡（no acid no ulcer）"学说，该学说带动了一系列抗溃疡药物（antiulcer agents）的研发及其临床应用，减少胃酸和保护胃黏膜是目前治疗胃酸分泌过多导致紊乱的常用方法。临床上治疗该类疾病的药物根据其作用机制，一般可分为中和过量胃酸的抗酸药、加强胃黏膜抵抗力的黏膜保护药、根除胃幽门螺旋杆菌的抗微生物药物以及从不同环节抑制胃酸分泌的抗胆碱能药、组胺 H_2 受体拮抗剂、抗胃泌素药和质子泵抑制剂（proton pump inhibitors，PPIs）。其中质子泵抑制剂作用于胃壁细胞泌酸过程的最后一个环节，对各种刺激引起的胃酸分泌都有很好的抑制作用，并且 H^+/K^+-ATP 酶仅存在于胃壁细胞表面，与 H_2 受体拮抗剂及其他抑制胃酸分泌的药物相比，PPI 具有抑酸作用强、选择性高、副作用小、持效时间长、治愈率高、与抗生素配伍的复方制剂可消除幽门螺旋杆菌等优点，因此质子泵抑制剂的发现在治疗该类疾病方面具有里程碑式的重要意义。

5.2　质子泵抑制剂的研发历程

根据质子泵抑制剂（PPIs）与 H^+/K^+-ATP 酶的结合方式不同，PPIs 可分为两类：不可逆质子泵抑制剂和可逆质子泵抑制剂。

5.2.1　不可逆质子泵抑制剂

不可逆质子泵抑制剂通过共价键与 H^+/K^+-ATP 酶结合，对其产生不可逆的抑制作用。此类药物都具有芳环并咪唑结构，根据结构不同可分为三类：①吡啶亚甲亚磺酰基-苯并咪唑类，主要包括奥美拉唑（Omeprazole，1）、兰索拉唑（Lansoprazole，2）、泮托拉唑（Pantoprazole，3）、雷贝拉唑（Rabeprazole，4）、埃索美拉唑（Esomeprazole，5）、艾普拉唑（Ilaprazole，6）和右兰索拉唑（Dexlansoprazole，7）；②吡啶亚甲亚磺酰基-稠杂并咪唑类，主要有沙维拉唑（Saviprazole，8）和泰妥拉唑（Tenatoprazole，9）；③氨苄基亚磺酰基-苯并咪唑类，主要有来明拉唑（Leminoprazole，10）（图 5-2）。

5.2.1.1　发现过程及作用机制

瑞典 Hässle 研究所在早期研究抗病毒药物时发现，2-（2-吡啶基）硫代乙酰胺（11）具有抑制胃酸分泌的作用，但对肝脏的毒副作用较大。后来以降低毒副作用为目标，把具有毒性的硫代酰胺基团用咪唑硫醚替代，所得化合物（12）有抗胃酸分泌作用。进一步的结构改造发现，其苯并咪唑环硫氧化衍生物替莫拉唑（Timoprazole，13）具有强烈抑制胃酸分泌的作用，且该作用不是通过拮抗组胺 H_2 受体产生的，由于当时 Forte 等人已发现了 H^+/K^+-ATP 酶[5,6]，于是推测 11 的抑酸机理为抑制 H^+/K^+-ATP 酶的活性。虽然替莫拉唑抗酸分泌作用很强，但由于它会阻断甲状腺对碘的摄取而没有在临床上得到应用。在此基础上，进行了主、副药理作用分离的研究工作。为此，在两个环上引入适当的取代基以期将其副作用除去。1977 年合成得到的吡考拉唑（Picoprazole，**14**）已经没有阻碍碘摄取的副作用。此后发现吡考拉唑的抗酸分泌是抑制 H^+/K^+-ATP 酶的结果[7]，这一发现使早期质子泵抑制剂的研究集中在苯并咪唑类衍生物上。由于吡考拉唑的结构中含有羧酸酯基团，化学稳定性较差，进一步环上取代基的研究开发了一系列药效显著、副作用小的质子泵抑制剂，第一个上市的就是奥美拉唑（**1**）。

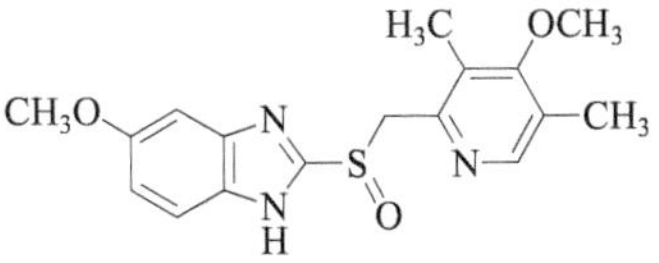

奥美拉唑(**1**) 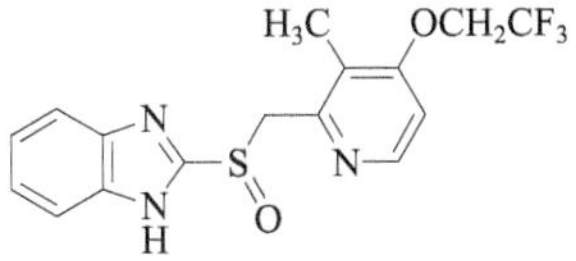　　　　兰索拉唑(**2**) 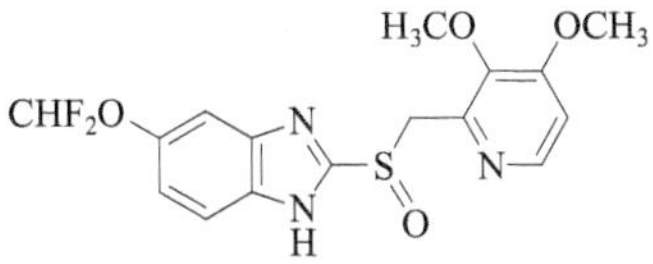　　　　泮托拉唑(**3**)

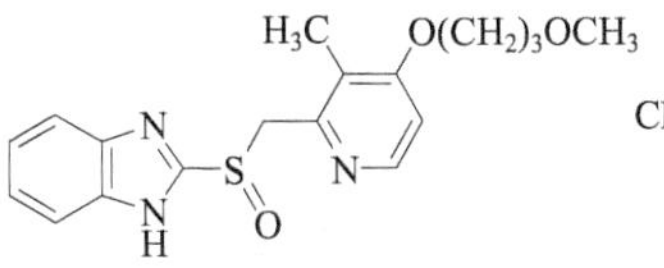

雷贝拉唑(**4**) 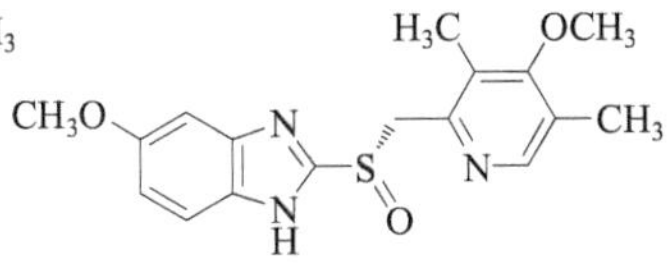　　　　埃索美拉唑(**5**) 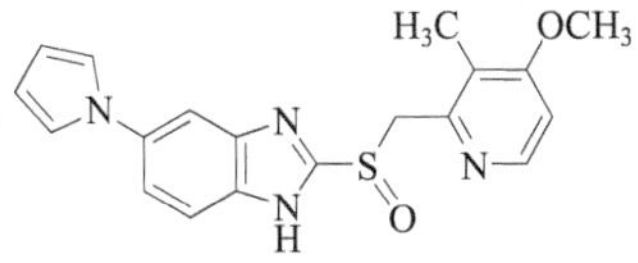　　　　艾普拉唑(**6**)

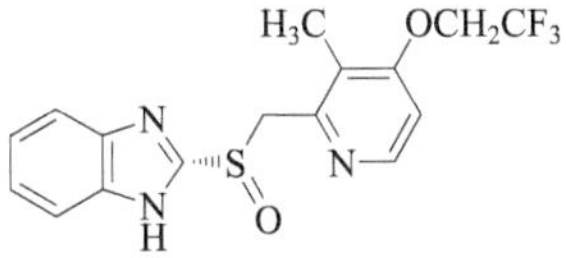

右兰索拉唑(**7**) 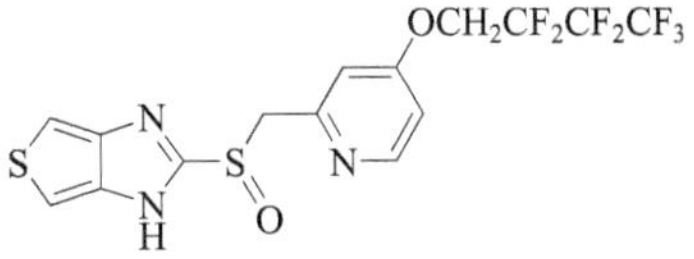　　　　沙维拉唑(**8**)

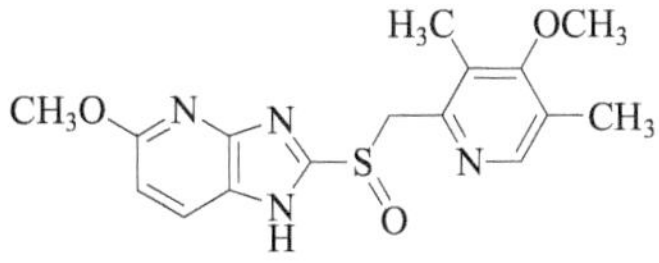

泰妥拉唑(**9**) 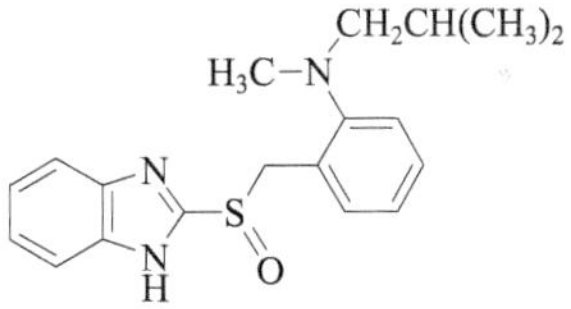　　　　来明拉唑(**10**)

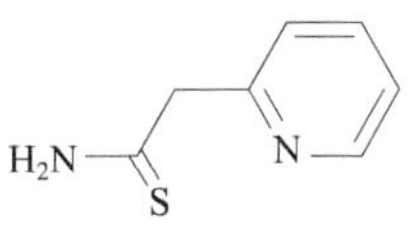

2-(2-吡啶基)硫代乙酰胺(**11**) 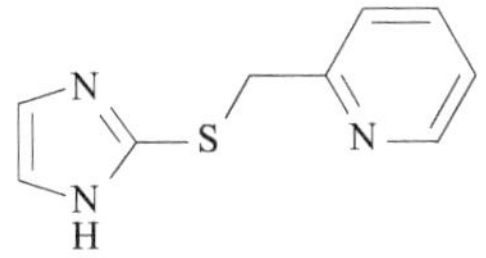　　　　2-(2-咪唑硫甲基)吡啶(**12**)

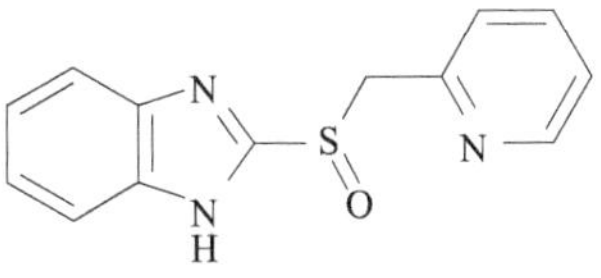

替莫拉唑(**13**) 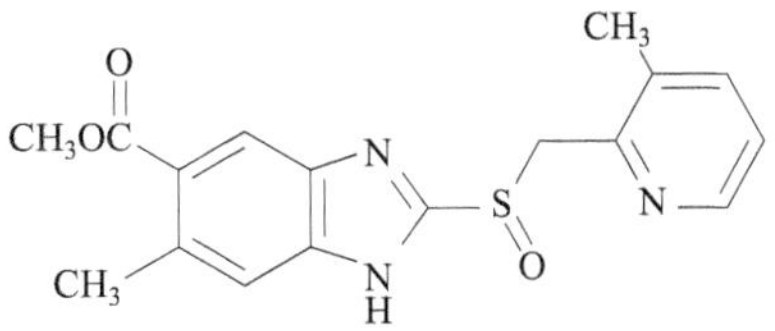　　　　吡考拉唑(**14**)

图 5-2　部分不可逆质子泵抑制剂

吡啶亚甲亚磺酰基-苯并咪唑类质子泵抑制剂可选择性、非竞争性地抑制胃壁细胞膜中的 H^+/K^+-ATP 酶。该类质子泵抑制剂（**15**）一般在体外无活性，但由于其显弱碱性（$pK_a \approx 4$），易于集中在强酸性的胃壁细胞泌酸小管口，然后在酸的催化下发生 Smiles 重排，依次转化成螺环中间体（**16**）、次磺酸（**17**）和次磺酰胺（**18**），**17** 和 **18** 两种活性成分能与 H^+/K^+-ATP 酶上 Cys813 和 Cys822 的硫基以二硫共价键结合生成酶复合物（**19**），使 H^+/K^+-ATP 酶失活，产生抑制胃酸分泌的作用。在体内，次磺酸不太稳定，绝大多数会先转化为次磺酰胺再发挥抑酶作用。也就是说，质子泵抑制剂（**15**）是次磺酰胺（**18**）的前药，因 **18** 的极性较大，不易被体内吸收，不能作为药物直接使用；而该类药物的作用部位——胃壁细胞能聚集质子泵抑制剂，并具有低 pH 值酸性环境使其活化的条件，这使得质子泵抑制剂成为理想的前药。酶复合物（**19**）在 pH<6 时为稳定的状态，一些内源性巯基化合物（如：谷胱甘肽和半胱氨酸等）可以与 **19** 竞争而使其复活，生成代谢物（**20**）。但在胃壁细胞的酸性空室中，内源性巯基化合物很少，所以只有当胃中生成了新的 H^+/K^+-ATP 酶之后胃壁细胞才能继续分泌胃酸，因而质子泵抑制剂抑制胃酸分泌的作用持久。复活生成的代谢物（**20**）再经第二次 Smiles 重排生成硫醚化合物（**21**），在肝脏中又可氧化形成质子泵抑制剂（**15**），从而形成一个循环过程，称为前药循环（prodrug cycle）（图 5-3）。实际上，在体内质子泵抑制剂绝大多数经肝脏代谢后随肾脏排出了体外，只有极少部分能经历该循环[8,9]。

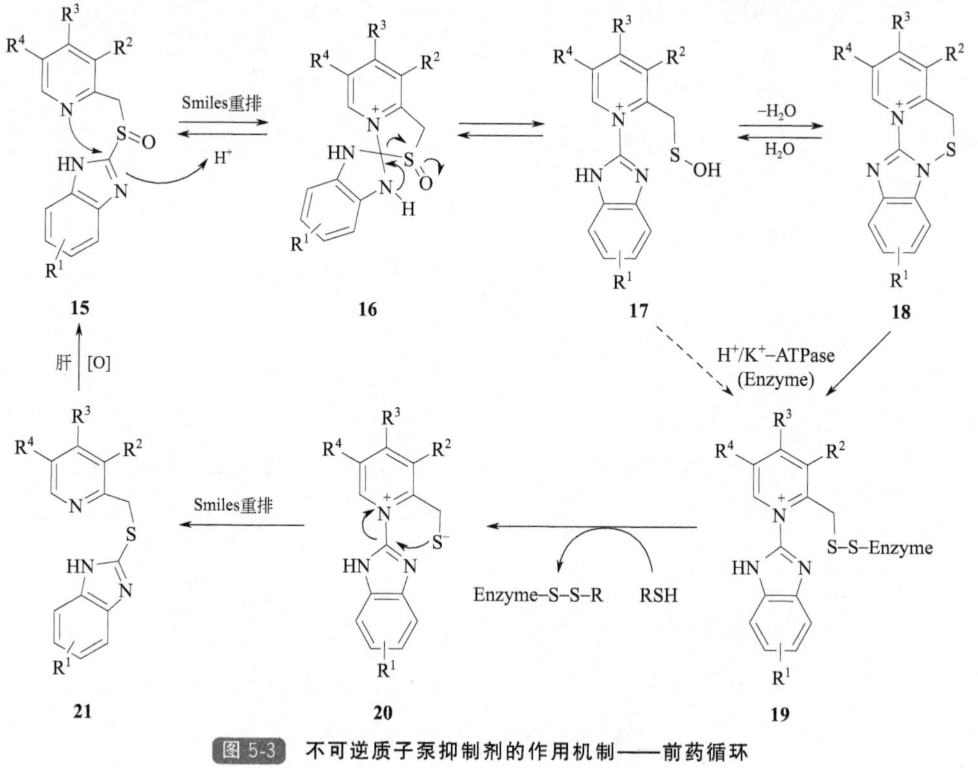

图 5-3　不可逆质子泵抑制剂的作用机制——前药循环

5.2.1.2　第一个上市的明星药物奥美拉唑

奥美拉唑（**1**）是由瑞典阿斯特拉（Astra）公司 Hässle 研究所 U. Junggren 和 S. E. Sjöstrand 于 1978 年合成并申请专利（EP 005129）、1988 年开发上市的第一个质子泵抑制剂。其化学名为 5-甲氧基-2-[[（4-甲氧基-3,5-二甲基-2-吡啶基）甲基］亚磺酰基]-1H-苯并咪唑（5-Methoxy-2-[[（4-methoxy-3,5-dimethyl-2-pyridiny)methyl]sulfinyl]-1H-benzimidazole）。商品名：洛赛克（Losec，瑞典；1990 年在美国上市，Prilosec）、奥克（国产）。

奥美拉唑的化学结构由苯并咪唑环、吡啶环和连接这两个环系的亚磺酰基构成，因有手性硫原子，具光学活性，药用其外消旋体。奥美拉唑为白色或类白色结晶，熔点 156℃。易溶于 N，N-二甲基甲酰胺（DMF），溶于甲醇，难溶于水，因为是两性化合物，易溶于碱溶液，在强酸中很快分解[10]。由于该性质，奥美拉唑现有剂型主要包括肠溶片、肠溶胶囊和粉针剂等。1984 年，Hässle 研究所申请了奥美拉唑的锂、钠、钾、镁、钙等碱性盐专利（EP 124495），这些碱性盐比中性的奥美拉唑更加稳定，尤其是镁盐适合于制备片剂、钠盐适合于制备注射剂。

奥美拉唑口服生物利用度为 30%～40%，服药 2h 后血药浓度达到峰值，半衰期为 0.7h，有效作用时间大约为 24～72h，大部分经肝脏代谢。奥美拉唑对由组胺、胃泌素、乙酰胆碱、食物及刺激迷走神经等引起的胃酸分泌均有强而持久的抑制作用，能使胃和十二指肠溃疡较快愈合，对西咪替丁和雷尼替丁无效的卓-艾综合征患者也有效。一般认为比组胺 H_2 受体拮抗剂治愈率高、速度快、不良反应少。

除此之外，奥美拉唑还可以抑制幽门螺旋杆菌。幽门螺旋杆菌的持续感染不仅是消化性溃疡病不断复发的主要因素，而且是胃癌的诱因。奥美拉唑合并某些抗生素如甲红霉素、羟氨苄青霉素为二联用药，或再加上甲硝唑、替硝唑为三联用药，可清除或根除幽门螺旋杆菌感染，加速溃疡愈合，减轻炎症，降低溃疡的复发率。

奥美拉唑经典的化学合成路线有以下两条[10]。

① 以 2,3,5-三甲基吡啶（**22**）为原料，经 N-氧化、硝化、甲氧基化与醋酐反应重排得醋酸酯、碱水解得醇、氯化，然后与 2-巯基-5-甲氧基苯并咪唑（**29**）缩合生成硫醚（**30**），再氧化得奥美拉唑（**1**）（图 5-4）。

2-巯基-5-甲氧基苯并咪唑（**29**）的制备是以对甲氧基苯胺（**31**）为原料，按照图 5-5 所示方法得到。

② 奥美拉唑的第二条合成路线（图 5-6）是以 3,5-二甲基吡啶（**35**）为原料，同样先经过 N-氧化、硝化、甲氧基化后得到化合物 **38**，然后与硫酸二甲酯反应、再在甲醇以及含自由基的盐催化下生成中间体 **27**，接下来的反应步骤与第一条路线一样。

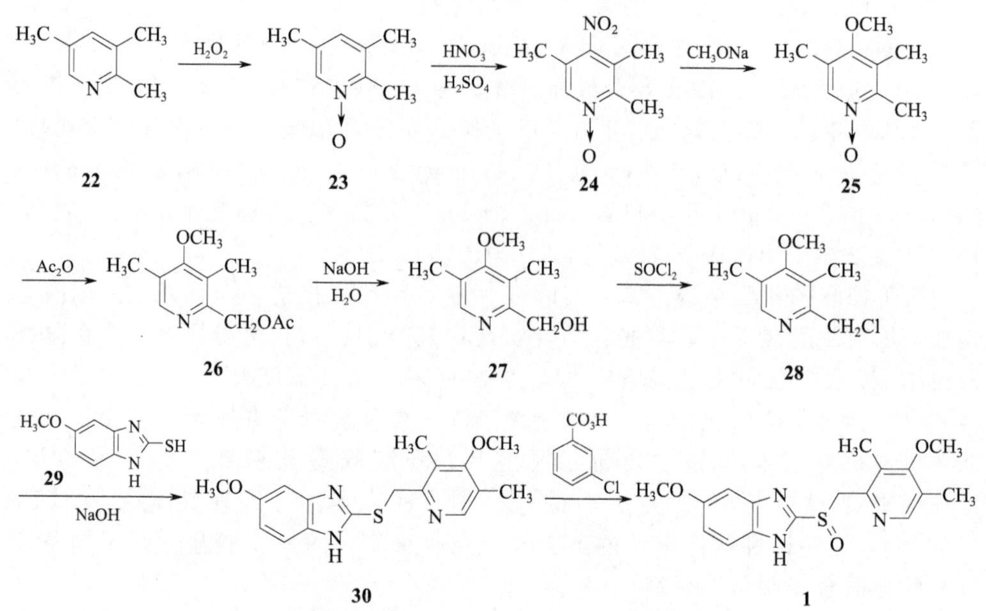

图 5-4 奥美拉唑（1）的第一条合成路线

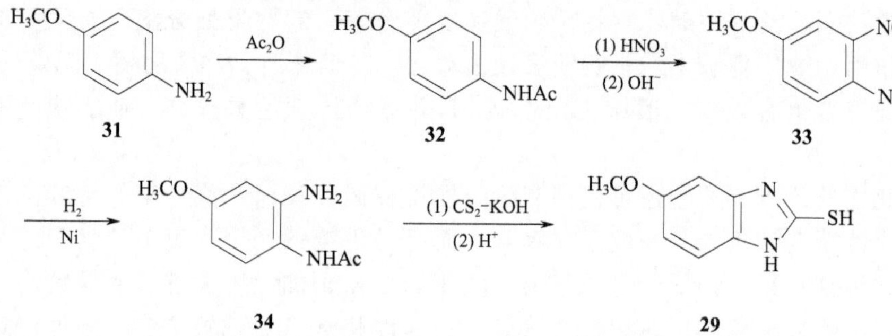

图 5-5 2-巯基-5-甲氧基苯并咪唑（29）的合成路线

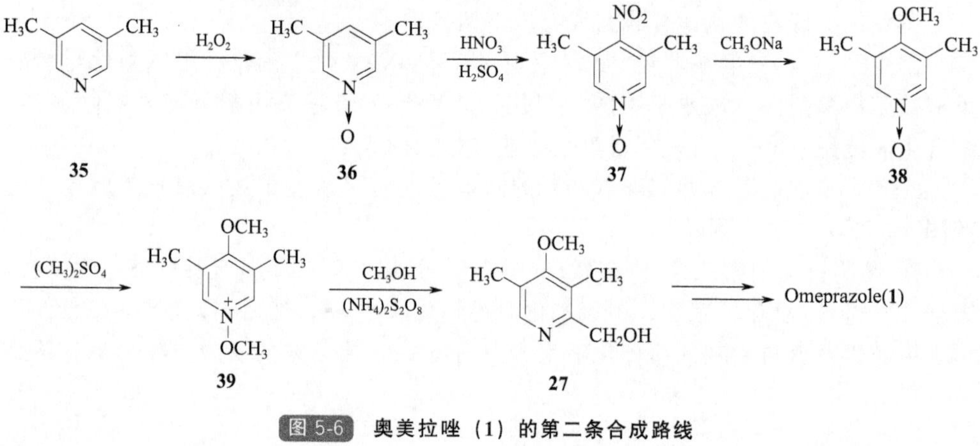

图 5-6 奥美拉唑（1）的第二条合成路线

从 1988 年问世到 1996 年，洛赛克已经成为全球最大的处方药，在 1996—2000 年的连续 6 年内夺得全球畅销药之冠，2000 年创造了 62.6 亿美元的峰值，是 20 世纪消化系统用药中的里程碑产品。1999 年，瑞典阿斯特拉（Astra）公司和英国捷利康（Zeneca）公司合并组建阿斯利康（Astra Zeneca）公司，这次合并宣告了欧洲仅次于葛兰素史克（GSK）的第二大医药企业的诞生。但合并之后不久，阿斯利康就面临着其王牌产品奥美拉唑全球专利即将到期的困难。奥美拉唑于 1989 年通过美国 FDA 审批后在美国上市，其在欧洲的原料药专利于 1999 年 4 月期满，在美国生产与销售的洛赛克也于 2001 年 4 月 1 日专利期满。根据相关规定，专利药物一旦期满后则自动成为通用名药，届时其他厂商都可以生产这种药物。为此，阿斯特拉公司申请并获得了补充保护证书（Supplementary Protection Certificate，SPC），从而将专利保护期延长至 2003 年 3 月。2000 年，由于洛赛克卓越的临床疗效和高度的安全性、也为了让洛赛克拥有更长的生命周期，阿斯利康率先在瑞典将其转换为非处方药（OTC）上市，2003 年美国 FDA 批准洛赛克（20mg）作为 OTC 药品销售，这是全球第一个作为非处方药销售的质子泵抑制剂产品。其后洛赛克在墨西哥被转换为 OTC 药品，2005 年在中国以 OTC 药品上市，从而延长了洛赛克的寿命。

5.2.1.3　后续上市的不可逆质子泵抑制剂

奥美拉唑在临床被广泛使用之后，其较之 H_2 受体拮抗剂的诸多优点也体现出来，例如：作用位点不同（通过抑制 H^+/K^+-ATP 酶——泌酸的最后通路来抑制胃酸分泌），在愈合率、症状缓解程度、疗程长短、耐受性和复发率等方面均优于后者，因而质子泵抑制剂的开发和使用得到了迅速的发展。20 世纪 80 年代以来，大约 40 家公司进入了该研究领域，但其中仅有几家公司获得了成功，陆续上市了包括兰索拉唑（**2**）、泮托拉唑（**3**）、雷贝拉唑（**4**）、埃索美拉唑（**5**）等在内的多种质子泵抑制剂（图 5-2），它们均是奥美拉唑的结构类似物。

兰索拉唑（**2**）由日本武田化工有限公司（Takeda Pharmaceutical Chemical Co.，Ltd.）合成，并于 1984 年对该化合物申请了专利[11]。后来，武田公司与雅培公司对兰索拉唑的药理、药效以及临床等进行了合作研究，并于 1991 年在法国上市、1995 年在美国上市。它是继奥美拉唑之后第二个上市的不可逆质子泵抑制剂。兰索拉唑吡啶环 4-位侧链导入—CF_3，可作用于 H^+/K^+-ATP 酶的三个部位，亲脂性较强，可迅速透过胃壁细胞膜转变为次磺酸和次磺酰胺活性形式而发挥作用，抑制胃酸分泌作用比奥美拉唑强 10 倍。口服后生物利用度较奥美拉唑有了较大提高，达到 80%，服药 1.7h 后血药浓度达到峰值，半衰期为 2h，有效作用时间大于 24h，大部分经肝脏代谢。治疗效果与奥美拉唑相似，对胃、十二指肠溃疡有明显的治疗作用，对慢性溃疡、H_2 受体拮抗剂难以治愈的溃疡病有明显的治愈促进作用。

泮托拉唑（**3**）由德国百克顿公司（Germany Byk Gulden Co.，Ltd.）研制，于 1994 年在德国上市。泮托拉唑与质子泵结合具有更高的选择性，在分子水平上比奥美拉唑、兰索拉唑作用更为准确，生物利用度为 77%，服药 2.5h 后血药浓度达到峰值，半衰期为 1h，有效作用时间大约为 24～72h，大部分经肝脏代谢。在酸性条件下比奥美拉唑及兰索拉唑均稳定，泮托拉唑在药代动力学方面个体差异小，在肝脏内代谢但不与细胞色素 P450 相互作用，不影响其他药物在肝脏内的代谢[12]。

奥美拉唑（1）、兰索拉唑（2）和泮托拉唑（3）是第一代不可逆质子泵抑制剂的代表药物，它们通过共价键与 H^+/K^+-ATP 酶结合，对其产生不可逆的抑制作用。该类抑制剂往往存在以下不足：①起效慢，一般在服药 3～5 天后才能达到最大抑酸效果；②抑酸不稳定，接受 PPIs 长期治疗仍不能获得全天 24h 均衡的胃酸抑制，并可由此引发一系列症状；③治疗的个体差异较大，第一代不可逆质子泵抑制剂主要经肝细胞色素 P450(Cytochrome P450，CYP 450) 的同工酶系统 CYP2C19 和 CYP3A4 代谢，对于存在 CYP2C19 基因突变的慢代谢者，可能出现该类药物消除率降低的情况，并由此引发药效不稳定。基于以上缺点，研发人员通过进一步研究开发了一系列新的不可逆质子泵抑制剂，包括：雷贝拉唑（4）、埃索美拉唑（5）、艾普拉唑（6）和右兰索拉唑（7）等（图 5-2），它们临床抑酸效果好、起效快、昼夜均可维持较高的抑酸水平、疗效确切、个体差异小、与其他药物之间无相互作用、不良反应少。

雷贝拉唑（4）是由日本卫材医药有限公司（Eisai Pharmaceutical Co.，Ltd.）合成研发的新一代不可逆质子泵抑制剂，于 1988 申请了该化合物的专利、并于 1997 年在日本上市。可与 H^+/K^+-ATP 酶的四个部位结合，比其他质子泵抑制剂与酶结合的位点多；另外，其 pK_a=4.71，也较其他质子泵抑制剂的 pK_a(≈4) 大（pK_a 越大，药物分子更容易聚集于酸性的胃壁细胞中，更易转化为药物活性形式），因而较其他药物作用更快、更持久、抑酸作用更强。雷贝拉唑生物利用度为 52%，服药 2～5h 后血药浓度达到峰值，半衰期为 1h，有效作用时间大约为 24h，大部分经肝脏代谢[13,14]。

艾普拉唑（6）是由韩国一洋制药公司（Il-Yang Pharm. Co.，Ltd.）于 1998 年合成的，但由于资金紧缺，于 2001 年与中国丽珠集团合作对该药进行进一步的研发，并于 2008 年率先在中国和韩国上市。艾普拉唑服药 4～5h 后血药浓度达到峰值，半衰期为 7.6h，有效作用时间大于 24h，大部分经肝脏代谢。艾普拉唑由于血浆消除半衰期较其他质子泵抑制剂明显延长，因而发挥药效作用也长。在相同药效下，艾普拉唑给药剂量更小，且不受细胞色素同工酶 CYP2C19 基因多态性影响，因而患者个体差异小，用药更安全[15]。

右兰索拉唑（7）是日本武田制药公司开发上市的，为该公司曾经开发的兰索拉唑的 R-型对映异构体的双层缓释制剂，于 2009 年在美国上市。该缓释制剂内置两层肠溶包衣，可使药物在给药后 1～2h 和 4～5h 后分别出现两个血药浓度峰值。口服后生物利用度较兰索拉唑高，治疗效果和耐受性都更好，且给药时间不受食物和用餐时间的影响。该剂型设计可以使药物有效成分缓慢释放，有效血药浓度保持时间更长，因而有效作用时间也更长，对人体更安全[16]。

5.2.1.4 不可逆质子泵抑制剂的构效关系

人们在对不可逆质子泵抑制剂进行研究时发现，该类化合物分子中都具有吡啶环、苯并咪唑环（或稠杂并咪唑环）以及连接二者的亚甲亚磺酰基链三个部分，环上各取代基是结构变化部分（图 5-7）。母核的三个组成部分缺一不可，这一点直到质子泵抑制剂的作用机制研究透彻才得以理解——其活性成分是来自无活性的前药，直接利用活性中间体次磺酰胺用药因为无法有效到达作用部位而没有抑酸活性。研究表明，该类不可逆质子泵抑制剂具有如下构效关系：①若将该连接结构亚甲亚磺酰基（—CH_2SO—）替换为—CH_2S—、—CH_2SO_2—或—CH_2CH_2S—基团以及将硫原子替换为碳原子（—CH_2CO—）或氧原子（—CH_2O—），均无抑制 H^+/K^+-ATP 酶活性；另外，将—CH_2SO—碳链延长为—CH_2CH_2SO—，则生成了没有活性的酸稳定化合物。②吡啶环上氮原子的亲核性（而非碱性）对活性中间体次磺酰胺生成的难易程度有直接联系，而吡啶环上氮原子的亲核性大小主要取决于不同取代基取代于吡啶环后该化合物的 pK_a 值的大小（pK_a 值：奥美拉唑为 4.09，兰索拉唑为 3.92，泮托拉唑为 3.89，雷贝拉唑为 4.71）。吡啶环 6′-位被取代，会使氮原子周围位阻增大而不易生成活性形式。当没有位阻因素干扰且 pK_a 值≈4 时活性较好。另外吡啶环上 4′-位被酯基等吸电子基团取代比烷氧基等供电子基团取代活性差。③苯并咪唑环上 C-2 的亲电性大小对活性中间体形成的难易程度也有影响，当该环上有取代基取代时，C-2 上的电子云密度会发生改变，进而影响其亲电性能。如果苯并咪唑环被供电子基团取代，这会降低 C-2 的亲电性，但却会增大该化合物的 pK_a 值，进而增加了苯并咪唑环 3-位 N 原子的质子化能力，也就使药物活性形式更易生成。但如果在 5-位引入—NO_2、—MeSO、—CF_3 等吸电子基团则会降低该类化合物的活性[1,17]。

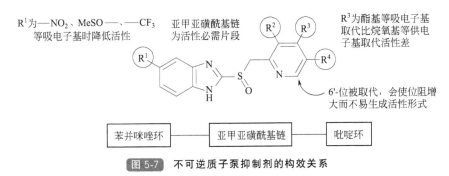

图 5-7 不可逆质子泵抑制剂的构效关系

5.2.1.5 光学活性质子泵抑制剂埃索美拉唑

埃索美拉唑（Esomeprazole），又称左旋奥美拉唑，是由瑞典阿斯特拉公司于 1987 年经奥美拉唑拆分得到，并由英国阿斯利康公司研发上市的全球第一个光学异构体质子泵抑制剂，于 2001 年在美国和欧洲上市，2003 年在我国上市。由于具有强而持久的抑酸作用、同时对胃黏膜也有一定的保护作用，是目前治疗酸相关性疾病的首选药。

化学名：*S*-（一）-5-甲氧基-2-[[（4-甲氧基-3,5-二甲基-2-吡啶基）甲基] 亚磺酰基]-1*H*-苯并咪唑（*S*-（一）-5-methoxyl-2-[[（4-methoxyl-3,5-dimethyl-2-pyridinyl)meth yl]sulfinyl]-1*H*-benzimidazole）。商品名：耐信（Nexium）。

奥美拉唑上市之后，无论在临床药效还是销售额上都取得了巨大的成绩，但随之奥美拉唑的一些缺点也显现出来，例如：不同患者之间的药物代谢个体差异较大，需多次给药才能达到较好的抑酸效果等。于是，P. Lindberg 领导的研发小组打算在奥美拉唑的基础上合成出一些生物利用度更高、个体差异较小、活性更好的药物来替代奥美拉唑。经过一番认真研究之后，他们决定保留奥美拉唑的基本骨架结构——吡啶环、苯并咪唑环以及连接二者的亚甲亚磺酰基，仅仅改变吡啶环和苯并咪唑环上的取代基，合成了大量的吡啶亚甲亚磺酰基-苯并咪唑类。经过药理活性筛选发现，化合物 H 259/31（**40**，1989 年）和 H 326/07（**41**，1992 年）的生物利用度和活性比奥美拉唑更高，但是进入人体临床试验后，一些药动和药代学参数却不理想。最后，他们分离出奥美拉唑的两个光学异构体并进行试验，发现 H 199/18 即 *S*-（一）-奥美拉唑（埃索美拉唑，最初叫"吡帕拉唑，Perprazole"）的各项指标（药动、药代、生物利用度和活性等）均优于奥美拉唑[18]。

H259/31(**40**)   H326/07(**41**)

那么，林勃格（P. Lindberg）研究小组为什么一开始没对奥美拉唑的光学异构体进行研究、反而要去合成大量的新化合物呢？这是因为奥美拉唑的抑酸机理研究显示其在体外是无活性的、是前药，只有进入体内转化为次磺酰胺后才能与 H^+/K^+-ATP 酶上的巯基共价结合成二硫键，才使 H^+/K^+-ATP 酶失活产生抑酸活性，而奥美拉唑的两个光学异构体在酸作用下均转化为非手性的次磺酰胺，且他们认为二者转化速度相等、光学纯异构体和消旋奥美拉唑对活性没有区别。这些"想当然"使得他们在该类新药研究上浪费了大量的时间、精力和财力。另外，当初由于分离手段的限制而较难获得大量光学纯异构体供研究，因而埃索美拉唑的发现被耽误了数年[19]。

后来由于色谱技术的大力发展以及不对称氧化技术的应用，获得了大量单一的光学纯异构体可供试验，且研究发现光学纯异构体的碱性盐比消旋体更稳定。在后续研究中，用大鼠对光学纯异构体的碱性盐进行试验发现 *R*-型异构体的生物利用度比 *S*-型高；但是，在人体试验时发现，*S*-型代谢速度比 *R*-型和消旋的奥美拉唑均慢，生物利用度更高（图 5-8）；药-时曲线下面积（AUC）是 *R*-型的 4-5 倍、是消旋体的 2 倍；*S*-型患者间个体差异比奥美拉唑小。基于这些试验结论，*S*-型奥美拉唑被认为是很好的抑酸候选药物，而且很快被证明比奥美拉唑以及临床在用的一些质子泵抑制剂疗效好[20~23]。有趣的是，在后续用狗进行试验时发现，两个光学纯异构体的活性无差别。如果最初选用狗进行实验的话，可能对于奥美拉唑光学纯异构体的研究就不会深入，那么埃索美拉唑这个药物就可能被错过了。

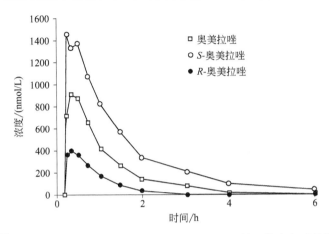

图 5-8　奥美拉唑、S-奥美拉唑、R-奥美拉唑各 15mg 的血药浓度-时间曲线[24]

与奥美拉唑相比，光学纯的埃索美拉唑药代动力学特点更加突出：①埃索美拉唑更易在胃壁细胞聚集，使其抑酸能力更快更强；②抑酸作用维持时间延长；③埃索美拉唑在肝内经细胞色素 P450 酶系统代谢，生成羟基化物、脱甲基代谢物和砜类代谢物，代谢过程对 CYP2C19 药物代谢酶的依赖性减少，经 CYP3A4 药物代谢酶代谢增多，故在更大范围患者中均可达到有效抑酸；④与其他药物之间相互作用较少。埃索美拉唑口服后肝脏首关效应较低，生物利用度为 64%，血药浓度也比奥美拉唑或 R-异构体高，服药 1.5h 后血药浓度达到峰值，与血浆蛋白结合率达到 97%，半衰期为 1.3h，有效作用时间大约为 24～27h[25]。

埃索美拉唑可通过化学合成及手性拆分两种方法获得。

① 化学合成法（图 5-9）：按照奥美拉唑的合成路线得到化合物 5-甲氧基-2-[(4-甲氧基-3,5-二甲基-2-吡啶基)甲硫基]-1H-苯并咪唑（**30**）后，再在四异丙氧基钛、D-(—)-酒石酸二乙酯和二异丙胺存在下用过氧化异丙基苯不对称氧化可得到埃索美拉唑（**5**）[26,27,19]；也可在四异丙氧基钛和（1R,2R)-1,2-二(2-溴苯基)-1,2-乙二醇存在下用过氧化叔丁基苯进行不对称氧化得到埃索美拉唑[28]。两种不对称氧化方法 ee 值均大于 99%。得到的埃索美拉唑与氢氧化钠反应生成钠盐后再与氯化镁反应，或者直接与甲醇镁反应，即可转化为埃索美拉唑镁盐（**42**）。

② 手性拆分法（图 5-10）：通过加入手性拆分剂 L-(＋)-扁桃酸（α-羟基苯乙酸）进行拆分。不过奥美拉唑需要进一步反应生成化合物 **45** 之后，才能与 L-(＋)-扁桃酸反应。首先将消旋的奥美拉唑（**1**）与甲醛反应得到一对位置异构体 **43** 和 **44**，然后 **43** 和 **44** 再与氯化亚砜反应得到化合物 **45** 和 **46**。化合物 **45** 是固体，可以从母液中结晶分离；而 **46** 是液体，仍保留于母液中。分离出的晶体 **45** 与 L-(＋)-扁桃酸反应得到非对映异构体混合物 **47**，**47** 经 C-柱层析（流动相：乙

腈/醋酸铵缓冲液）分离便可得到非对映异构体 **48** 和 **49**，再分别在碱性条件下解离 L-（＋)-扁桃酸和甲醛得到奥美拉唑的 *R*-型（**50**）和 *S*-型（埃索美拉唑，**5**）异构体。该法总收率大约为 4.5%[19,29,30]。

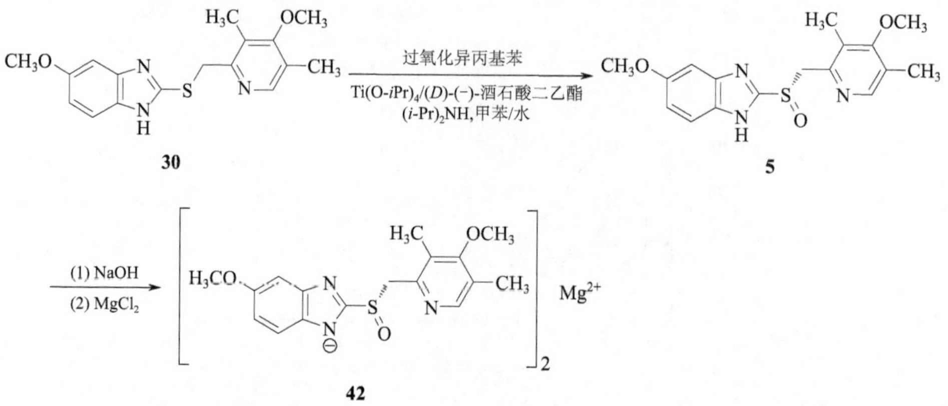

图 5-9　化学合成法获得埃索美拉唑（**5**）及其镁盐（**42**）

③ 其他方法：将奥美拉唑经包结拆分法［拆分剂：（*S*)-联萘酚］得到埃索美拉唑[31]，纯度 93.9%（HPLC 归一化法），ee 值 100%，但该方法不适合大规模工业生产。也可经模拟移动床色谱（固定相：纤维素三苯基氨基甲酸酯-氨丙基硅胶（1∶4）；流动相：乙醇-二乙胺（100∶5）；检测波长 254nm）拆分得到[32]，纯度 99.5%（HPLC 归一化法）。

埃索美拉唑现有剂型包括：埃索美拉唑镁肠溶片、埃索美拉唑钠肠溶片、埃索美拉唑钠注射剂。

埃索美拉唑的专利主要包括：

① 化合物专利：WO 9427988（中国专利 CN 94190335.4，旋光纯的吡啶甲基亚磺酰基-1*H*-苯并咪唑类化合物的盐）。该专利主要涉及埃索美拉唑化合物及其药用以及钠盐、镁盐、锂盐、钙盐和 N^+R_4 盐，其中 R 为有 1～4 个碳原子的烷基[29]。

② 镁盐晶型专利：WO 9854171（中国专利 CN 98805521.X，新型 *S*-奥美拉唑镁盐三水合物及制备）。该专利涉及新型奥美拉唑三水合物的 *S*-对映体的镁盐以及制备该型 *S*-奥美拉唑镁盐的方法及含有它的药物组合物。此外，还涉及该方法中制备该镁盐的新中间体[33]。

③ 口服肠溶制剂专利：WO 0027366（中国专利 CN 99812893.7，一种肠溶包衣口服药物制剂）。该专利主要涉及作为活性组分的奥美拉唑、奥美拉唑的碱性盐、*S*-奥美拉唑和 *S*-奥美拉唑碱性盐的化合物，并且制剂中包含核心材料和在所述核心材料上的隔离层和肠溶衣层，其中所述核心材料含有活性组分及任选存在的碱性化合物，并且活性组分与一种或多种可药用赋形剂如黏合剂混合。在所述药物制剂的制备中使用了具有特定浊点的羟丙基纤维素（HPC）。此外，还描述了该制剂的制备方法和所要求保护的制剂在医药中的应用[34,35]。申请后续的专

利也是延长产品保护期限的有效措施。

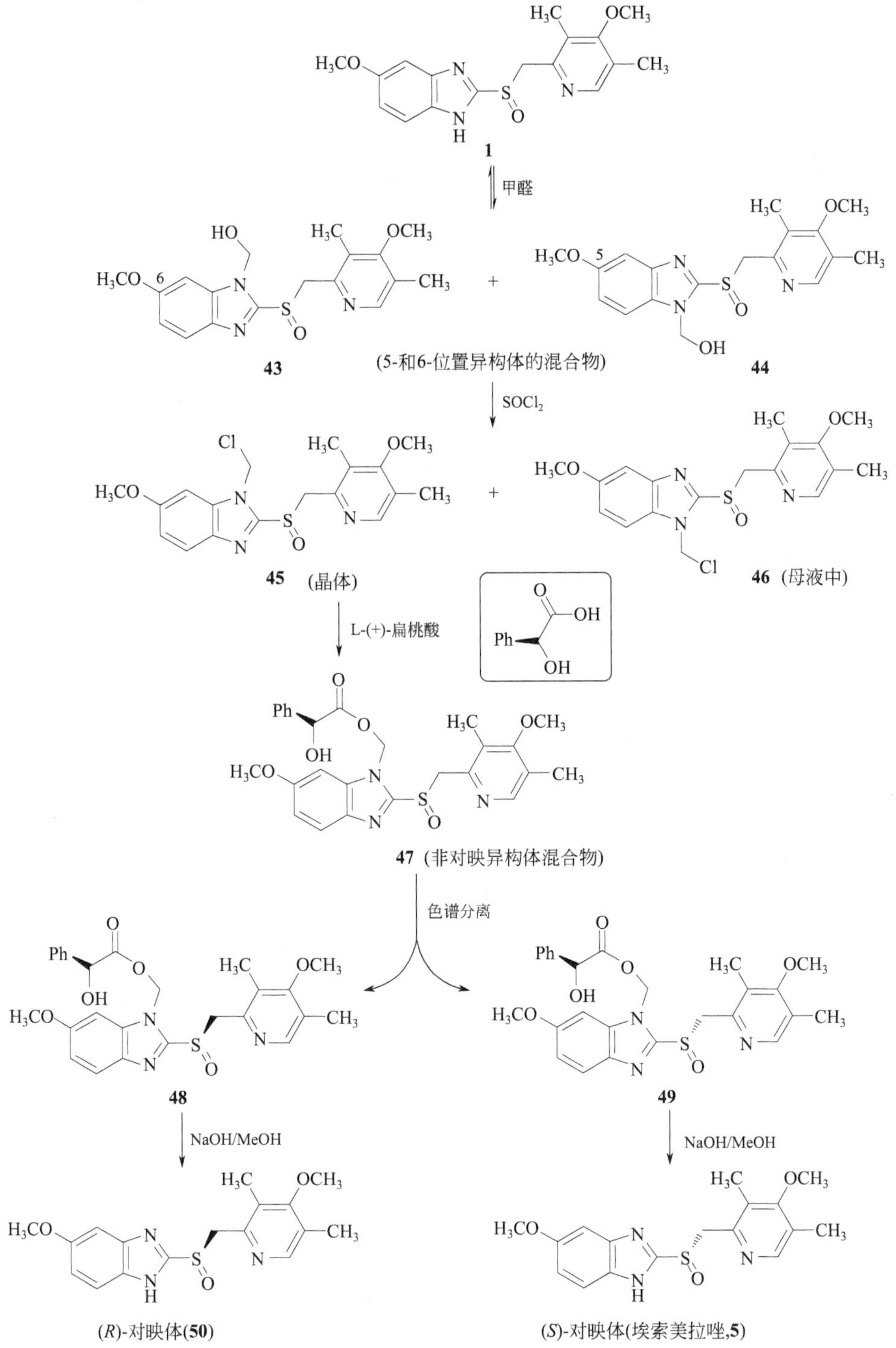

图 5-10 利用手性拆分法获得埃索美拉唑（5）

5.2.1.6 不可逆质子泵抑制剂的缺点

奥美拉唑、埃索美拉唑等药物，由于与 H^+/K^+-ATP 酶以共价二硫键结合，结合方式是不可逆的，所以被称为不可逆的质子泵抑制剂。如果长期过度抑制胃酸的分泌，使胃酸减少，反而容易引起胃肠道感染，例如伤寒、霍乱、痢疾等。此外，有些患者甚至会诱发胃窦反馈机制，导致高胃泌素血症。已有动物实验报道，长期处于这种状态，有可能在胃体中引起内分泌细胞增生，形成胃癌[36]。另外，该类药物自身的副作用，如引起腹痛、腹泻、恶心、头痛等也不容忽视。有些患有急性间质性肾炎的患者在长期服用该类药物后会迅速发展为急性肾功能衰竭[37]。故该类药物在临床上不宜长期连续使用。

5.2.2 可逆质子泵抑制剂

在对 H^+/K^+-ATP 酶的研究中发现，H^+/K^+-ATP 酶的钾离子结合部位有两个，一个是与钾离子结合而活化的部位（钾离子高亲和性部位）；另一个是与氢离子交换而输出钾离子的部位（钾离子低亲和性部位）。已发现一些化合物与该酶的钾离子高亲和性部位结合，而抑制酶的活性。由于该类化合物与酶的结合不同于奥美拉唑类药物的二硫键共价结合，均以离子键的结合方式结合，因而对酸的抑制作用可逆，称为可逆性质子泵抑制剂，又称钾竞争性酸阻滞剂（potassium-competitive acid blockers，p-CABs)[38]。该类药物本身就具有活性，不需要像奥美拉唑类药物那样先经酸诱导转化为活性的次磺酰胺才能发挥抑酸作用[39]。

可逆性质子泵抑制剂已上市的有瑞伐拉赞（Revaprazan，**51**），还有正处于研究中的主要包括 Linaprazan(**52**)、SK&F96067 和 SK&F97574（图 5-11）。

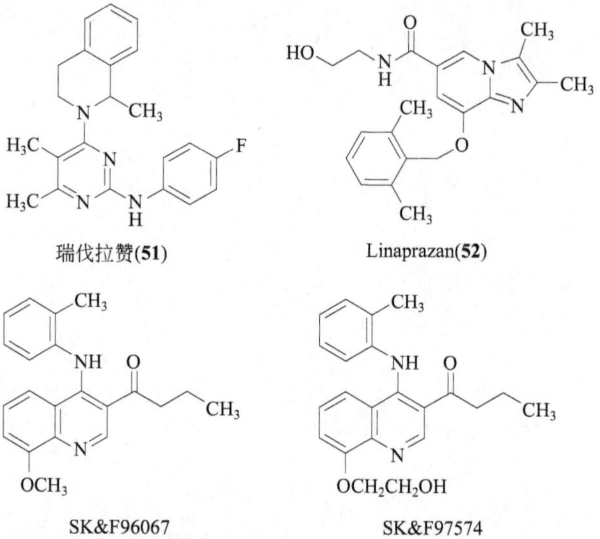

瑞伐拉赞(**51**)　　　　Linaprazan(**52**)

SK&F96067　　　　SK&F97574

图 5-11　部分可逆质子泵抑制剂

瑞伐拉赞是由韩国柳韩公司（Yuhan Protech Co.，Ldt.）开发并于 2007 年获韩国 FDA 批准上市的第一个可逆质子泵抑制剂。目前，葛兰素史克公司已经获得了该药除韩国和朝鲜之外国家的开发和市场化许可。瑞伐拉赞口服肝脏首关效应较高，达 30%，生物利用度比奥美拉唑略高（40%左右），服药 1.3～2.5h 后达到最大血浆浓度，半衰期为 2.2～2.4h，大部分经肝脏代谢。与奥美拉唑相比，瑞伐拉赞起效更迅速、副作用少。主要用于治疗十二指肠溃疡和胃炎等胃酸分泌过多导致的胃肠道疾病[40,41]。

5.2.3 质子泵抑制剂的发展趋势

现有的治疗胃酸分泌过多导致紊乱的质子泵抑制剂主要有不可逆和可逆的两类。不可逆质子泵抑制剂由于其自身作用机制导致的不可忽视的缺陷——与酶的二硫键共价结合，产生不可逆抑制，只有当生成新的酶以后，胃壁细胞才能重新分泌胃酸，这样易引起胃壁细胞增生、甚至形成癌症等一系列其他疾病。而钾竞争性酸阻滞剂与酶的结合是可逆的——当胃酸分泌过多时，以离子键形式与酶结合抑制其活性，从而抑制酸分泌；而当胃酸分泌水平正常或降低后，钾竞争性酸阻滞剂-酶复合物会释放出酶，以使胃壁细胞重新分泌胃酸。从现有研究结果看，钾竞争性酸阻滞剂起效更快，相同疗效下所需服用的剂量更小，副作用更少。所以未来质子泵抑制剂的研究重点会趋向于可逆质子泵抑制剂即钾竞争性酸阻滞剂。

5.3 埃索美拉唑成功上市的启示

药物从最初的实验室研究到最终上市销售往往要超过 10 年的时间。平均进行临床前试验的 5000 种化合物中，只有 5 种能进入后续的临床试验，而其中可能仅有 1 种甚至没有一个化合物能得到上市批准，研究和开发安全有效的新药是一个长期、艰难和昂贵的进程。所以总结以往上市药物的研发过程对后续新药的开发具有重要的借鉴价值，可能在时间、财力和人力等方面都会有一定的节约。

在过去的三十年里，抑酸药物领域取得了许多重大进展，其中最重要的进展就是质子泵抑制剂成为胃酸分泌过多导致紊乱的首选治疗药。质子泵抑制剂靶向抑制 H^+/K^+-ATP 酶，即质子泵——所有胃酸分泌的最后共同途径，因此比组胺 H_2 受体拮抗剂和抗胆碱药具有更强的抑酸作用。埃索美拉唑的研究过程则是该类药物研发中的典型案例。

其实，埃索美拉唑的上市并非一帆风顺的。P. Lindberg 研究小组最初认为奥美拉唑的两个光学异构体与其消旋体的活性应该一样，因为三者作用位点一样，而且都需要进入体内转化为无手性的次磺酰胺才能起到抑制 H^+/K^+-ATP 酶的作用。所以"想当然"认为没有进一步研究光学纯异构体的必要，而是花大量时间、人力和财力去合成新的化合物，结果却一无所获。从这点可以看出，有时候科学研究中的主观判断并不可靠，只有实践才是检验真理的唯一标准。当然，P. Lindberg 研究小组最初没对奥美拉唑的单一异构体进行研究一方面也是受到当时手性分离技术和手性合成技术的限制，因此得不到足够量可供研究的对映异构体。后来得力于色谱技术的大力发展以及不对称氧化合成技术的应用才能够很容易地获得大量的单一异构体。所以新药研发过程极大地受到相关学科科学技术发展程度的制约和影响，是一个涉及多学科、多领域的系统工程。在后续针对单一光学异构体的研究中发现，用大鼠进行试验时，R-型异构体的生物利用度比 S-型高；但是，在人体试验时，S-型生物利用度比 R-型和消旋体均高；然而在用狗进行试验时，两个光学纯异构体的活性无差别！这说明在对药物进行药理试验时应全面评价，不能仅选用一两种动物。如果最初仅选用狗或大鼠进行实验的话，可能对于奥美拉唑光学纯异构体的研究就不会深入，那么埃索美拉唑可能就不会问世。

继埃索美拉唑之后，其他质子泵抑制剂的立体异构体都已分离并在深入研究之中[42]。兰索拉唑、泮托拉唑和雷贝拉唑的各立体异构体在代谢方面的确具有巨大的差异，尤其是右兰索拉唑生物利用度高，而左兰索拉唑在抑制 CYP2C19 酶的同时还具有抑制 CY2C9 酶和 CYP2D6 酶的活性，这说明左兰索拉唑更易与其他药物产生相互影响、不合适成药。2009 年，右兰索拉唑作为第二个光学活性质子泵抑制剂在美国上市。

在上市药物的专利有效期终止之前，开发其立体异构体可使制药公司继续独占市场份额并维持药品高价格，这使得开发已有消旋体药物的立体异构体相比开发全新药物的高费用、不确定性和风险性来说具有更大的吸引力。

参考文献

［1］Shin J M, Sachs G, Gastric H. K-ATPase as a Drug Target. Dig Dis Sci 2006，51：823-833.

［2］Sewing K F. Antisecretagogues and parietal cells. Agents and Actions，1984，14：319-324.

［3］Schubert M L, Peura D A. Control of gastric acid secretion in health and disease. Gastroenterology，2008，134：1842-1860.

［4］Sachs G. Proton pump inhibitors and acid-related diseases. Pharmacotherapy，1997，17：22-37.

［5］Ganser A L, Forte J G. K⁺-stimulated ATPase in purified microsomes of bullfrog oxyntic cells. Bichem Biophys Acta，1973，307：169-180.

［6］Lorentzon P, Sachs G, Wallmark B. Inhibitory effects of cations on the gastric H⁺，K⁺-ATPase. A potential-sensitive step in the K⁺ limb of the pump cycle. J Biol Chem，1988，263：10705-10710.

［7］Fellenius E, Berglindh T, Sachs G, Olbe L, Elander B, Sjöstrand S E, Wallmark B. Substituted benzimidazoles inhibit gastric acid secretion by blocking(H⁺＋K⁺)ATPase. Nature 1981，290：159-161.

［8］Lindberg P, Nordberg P, Alminger T, Brandstrom A, Wallmark B. The mechanism of action of the gastric acid secretion inhibitor omeprazole. J Med Chem，1986，29：1327-1329.

［9］Jain K S, Shah A K, Bariwal J, Shelke S M, Kale A P, Jagtapc J R, Bhosalec A V. Recent advances in proton pump inhibitors and management of acid-peptic disorders. Bio Med Chem 2007，15：1181-1205.

［10］Brändström A E, Lamm B R. 3, 5-Dimethyl-4-methoxypyridine-1-oxides. Eur Pat Appl，1984，EP 0103553 A1.

［11］Nohara A, Maki Y. 2-［2-pyridylmethylthio-(sulfinyl)］benzimidazoles. US 4628098，1984.

［12］Avner D L. Clinical experience with pantoprazole in gastroesophageal reflux disease. Clin Ther，

2000，22：1169-1185.

［13］Sauda S，Ueda N，Miyazawa S，Tagami K，Nomoto S，Okita M，Shimomura N，Kaneko T，Fujimoto M. Preparation of 2-［（4-alkoxypyrid-2-yl）methylthio］benzimidazoles，-benzothiazoles，and-benzoxazoles as ulcer inhibitors. Eur Pat Appl，1988，EP 268956 A2.

［14］Carswell C I，Goa K L. Rabeprazole：An update of its use in acid-related disorders. Drugs，2001，61：2327-2356.

［15］Li Y L，Zhang W，Guo D，Zhou H H，Xiao Z S. Pharmacokinetics of the new proton pump inhibitor ilaprazole in Chinese healthy subjects in relation to CYP3A5 and CYP2C19 genotypes. Clin Chim Acta，2008，391：60-67.

［16］Metz D C，Vakily M，Dixit T，Mulford D. Review article：dual delayed release formulation of dexlansoprazole MR，a novel approach to overcome the limitations of conventional single release proton pump inhibitor therapy. Aliment Pharmacol Ther，2009，29：928-937.

［17］Shin J M，Cho Y M，Sachs G. Chemistry of Covalent Inhibition of the Gastric（H^+，K^+）-ATPase by Proton Pump Inhibitors. J Am Chem Soc，2004，126：7800-7811.

［18］Lindberg P，Keeling D，Frycklund J，Andersson T，Lundburg P，Carlsson E. Review article：esomeprazole-enhanced bio-availability，specificity for the proton pump and inhibition of acid secretion. Alimentary Pharmacology and Therapeutics. Aliment Pharmacol Ther，2003，17：481-488.

［19］Federsel H J. Facing chirality in the 21st century：approaching the challenges in the pharmaceutical industry. Chirality，2003，15（suppl.）：S128-142.

［20］Andersson T Hassan-Alin M，Hasselgren G，Röhss K，Weidolf L. Pharmacokinetic studies with esomeprazole，the（S）-isomer of omeprazole. Clin Pharmacokinet，2001，40：411-426.

［21］Andersson T，Röhss K，Berdberg E，Hassan-Alin M. Pharmacokinetics and pharmacodynamics of Esomeprazole，the S-isomer of omeprazole. Aliment Pharmacol Ther，2001，15：1563-1569.

［22］Lind T，Rydberg L，Kylebaëck A，Jonsson A，Andersson T，Hasselgren G，Holmberg J，Röhss K. Esomeprazole provides improved acid control vs. omeprazole in patients with symptoms of gastro-esophageal reflux disease. Aliment Pharmacol Ther，2000，14：861-867.

［23］Richter J E，Kahrilas P J，Johnson J，Maton P，Breiter J R，Hwang C，Marino V，Hamelin B，Levine J G. Efficacy and safety of esomeprazole compared with omeprazole in GERD patients with erosive esophagitis：a randomized controlled trial. Am J Gastroenterol，2001，96：656-665.

［24］Andersson T，Bredberg E，Sunzel M，Antonsson M，Weidolf L. Pharmacokinetics（PK）and effect on pentagastrin stimulated peak acid output of omeprazole and its two optical isomers，S-omeprazole/esomeprazole（E）and R-omeprazole. Gastroenterology，2000，118（suppl 2）：A1210.

［25］Hassan-Alin M，Andersson T，Berdberg E，Röhss K. Pharmacokinetics of esomeprazole after oral and intravenous administration of single and repeated doses to healthy subjects. Eur J Clin Pharmacol，2000，56：665-670.

［26］（a）Lin G Q，You Q D，Cheng J F. Chiral Drugs：Chemistry and Biological Action. Hoboken NJ：John Wiley & Sons，2011，283-284；（b）Anthonsen T. Chiral Drugs：Chemistry and Biological Action. ChemMedChem，2012，7：534.

［27］Descamps M，Radisson J. Preparation of methyl α-［4，5，6，7-tetrahydrothieno［3，2-c］pyrid-5-yl］-2'-chlorophenylacetate. Eur. Pat. Appl. EP 466569 A1，1992.

［28］（a）Jiang B，Zhao X L，Dong J J. Enantioselective production of benzimidazole derivatives and their salts. US Patent 0319195，2008；（b）Jiang B，Zhao X L，Dong J J，Wang W J. Enantioselective production of benzimidazole derivatives and their salts. Ger Pat Appl. DE 102005061720 B3，2006.

［29］Lindberg P L，Von-Unge S. Process for the preparation of optically pure crystalline salts of omeprazole. PCT Int Appl. WO 9427988，1994.

[30] Erlandsson P, Isaksson R, Lorentzon P, Lindberg P. Resolution of the enantiomers of omeprazole and some of its analogues by liquid chromatography on a trisphenylcarbamoylcellulose-based stationary phase. The effect of the enantiomers of omeprazole on gastric glands. J Chromatogr, 1990, 532: 305-319.

[31] 卢定强，李衍亮，凌岫泉，涂清波，党安旺，常亚军. 一种分离制备包结拆分后主客体中(S)-奥美拉唑的方法. 发明专利申请公开说明书. CN 101648943 A，2010.

[32] 危凤，沈波，刘本，陈明杰；陆雄鹰. 奥美拉唑对映体的模拟移动床色谱分离方法. 发明专利申请公开说明书. CN 1683368 A，2005.

[33] 科顿 H，克隆斯特伦 A，马特松 A，梅勒 E. 新型 S-奥美拉唑. 发明专利申请公开说明书. CN 1258295 A，1998.

[34] 贝里斯特兰德 P，王 P. 包含奥美拉唑的药用制剂. 发明专利申请公开说明书. CN 1325300 A，1999.

[35] Bergstrand P, Wang P. Pharmaceutical formulation comprising omeprazole. PCT Int Appl. WO 0027366 A1，2000.

[36] Anon. Esomeprazole(nexium). Med Lett Drugs Ther, 2001, 43: 36-37.

[37] Geevasinga N, Coleman P L, Webster A C, Roger S D. Proton pump inhibitors and acute interstitial nephritis. Clin Gastroenterol Hepatol, 2006, 4: 597-604.

[38] Bureau C, Garcia-Pagan J C, Otal P, Pomier-Layrargues G, Chabbert V, Cortez C, Perreault P, Peron J M, Abraldes J G, Bouchard L. Improved clinical outcome using polytetrafluoroethylene-coated stents for TIPS: results of a randomized study. Gastroenterology, 2004, 126: 469-475.

[39] Wallmark B, Briving C, Fryklund J, Munson K, Jackson R, Mendlein J, Rabon E, Sachs G. Inhibition of gastric proton-potassium ATPase and acid secretion by SCH28080, a substituted pyridyl(1, 2α) imidazole. J Biol Chem, 1987, 265: 2077-2784.

[40] Li H, Chung S, J, Kim D C, Kim H S, Lee J W, Shim C K. The transport of a reversible proton pump antagonist, 5, 6-dimethyl-2-(4-fluorophenylamino)-4-(1-methyl-1, 2, 3, 4-tetrahydroisoquinoline-2-yl) pyrimidine hydrochloride(YH1885), across caco-2 cell monolayers. Drug Metab Dispos 2001, 29: 54-59.

[41] Yu K S, Bae K S, Shon J H, Cho J Y, Yi S Y, Chung J Y, Lim H S, Jang I J, Shin S G, Song K S, Moon B S. Pharmacokinetic and pharmacodynamic evaluation of a novel proton pump inhibitor, YH1885, in healthy volunteers. J Clin Pharmacol, 2004, 44: 73-82.

[42] Del Nozal M J, Toribio L, Bernal J L, Alonso C, Jimenez J J. Chiral separation of omeprazole and several related benzimidazoles using supercritical fluid chromatography. J Sep Sci, 2004, 27: 1023-1029.

第6章

乙溴替丁（Ebrotidine）

张倩　王洋

目录

乙溴替丁研发大事记

1964 年	Dr. J. Black 领导的研究小组启动针对组胺 H_2 受体拮抗剂的研究
1972 年	Dr. J. Black 等报道了第一个用于人体的 H_2 受体拮抗剂布立马胺
1976 年	由美国 SK&F 公司研发的西咪替丁在英国上市
1981 年	由英国 Glaxo Wellcome 公司研发的雷尼替丁在英国上市
1985 年	由日本 Yamanouchi 制药株式会社研发的法莫替丁在日本上市
1985 年	由西班牙 Ferrer 公司申请的包括乙溴替丁在内的化合物专利公开
1992 年	乙溴替丁进入 Ⅲ 期临床试验研究
1996 年	由西班牙 Ferrer 公司申请的关于乙溴替丁的晶型及其用途的专利公开
1997 年	Arzneimittel-Forschung 增刊详细报道了乙溴替丁的主要研究结果
1997 年	乙溴替丁首先在西班牙获得批准用于临床，之后在秘鲁获准上市
1998 年	由于药物肝毒性，乙溴替丁被撤回
2000 年	由日本 Fujirebio 和 Taiho 公司联合研发的长效 H_2 受体拮抗剂拉呋替丁在日本上市

6.1 组胺受体与消化道溃疡

消化道溃疡（peptic ulcer）是一种常见多发病，主要表现为胃液分泌过多。当含有胃蛋白酶、胃酸的胃液削弱或者破坏了胃的黏液-黏膜屏障对胃的自身保护作用后，可使胃壁消溶损伤而引起溃疡，绝大多数的溃疡发生于十二指肠和胃，故又称胃、十二指肠溃疡。

对消化道溃疡的治疗研究已经有近 200 年的历史。传统的溃疡治疗方法是用抗酸药中和胃酸，从而解除胃酸对胃、十二指肠黏膜的侵蚀以及对溃疡面的刺激，减少疼痛，有利于溃疡的愈合；也可用由抗酸剂结合解除平滑肌痉挛的胆碱能受体拮抗剂组成的复方药物治疗溃疡。单一的抗酸药有碳酸氢钠和难吸收性抗酸剂碳酸镁、氢氧化铝等；复方药物有复方氢氧化铝（胃舒平）、复方硅酸镁（盖胃平）和复方铝酸铋（胃必治）等。尽管传统的抗酸剂容易引起便秘或腹泻等副作用，但在溃疡病的治疗上仍占有相应的地位。

随着对消化道溃疡发病机制的深入研究，近年来治疗消化性溃疡的药物也相应有了快速的进展，20 世纪 70 年代组胺 H_2 受体拮抗剂的上市、80 年代 H^+/K^+-ATP 酶（质子泵）抑制剂的研发、90 年代幽门螺旋杆菌根除疗法的提出以及包括前列腺素衍生物、吉法酯、替普瑞酮、麦滋林-S 颗粒等在内的新型胃黏膜保护剂的研究，为消化道溃疡的治疗开辟了全新的途径和提供了更多的选择。由于目前的研究普遍认为消化道溃疡的诱导发病因素主要与幽门螺旋杆菌（Helicobacter pylori，Hp）的感染以及糖皮质激素与非甾体类抗炎药的使用有直接关系[1]，因此临床上多采用抑制胃酸分泌剂联合抗生素及胃黏膜保护剂的治疗方案。

组胺 H_2 受体拮抗剂（histamine H_2 receptor antagonists）的发现是消化性溃疡病治疗中的一个里程碑，该类药物可以明显地减少胃酸和胃蛋白的分泌，缓解和在一定程度上治愈消化道溃疡，降低消化性溃疡并发症的发生率。乙溴替丁是

H_2 受体拮抗剂研发过程中获得的产品之一，于 1997 年在西班牙上市，该药物具有非常独特的药理作用优势，除了显著的组胺 H_2 受体拮抗作用外，还具有胃黏膜保护作用和幽门螺旋杆菌抑制作用。这一特点在为临床医生和消化道溃疡患者提供更多用药选择的同时，可以最大程度上提高患者对药物的依从性和用药便捷度。

6.1.1　组胺受体

组胺（histamine，**1**）是一种广泛存在于动植物体内的化学传导物质，它可以引起许多细胞反应，包括过敏、发炎反应、胃酸分泌以及神经传导等。人体内组胺由 L-组氨酸（L-histidine）在组氨酸脱羧酶（L-histidine decarboxylase）的催化下脱羧而得（图 6-1）[2]，以无活性的结合型存在于肥大细胞（mast cells）和嗜碱性粒细胞（basophils）的颗粒以及类肠嗜铬细胞（enterochromaffin-like cells，简称 ECL 细胞）中，在皮肤、支气管黏膜、胃肠黏膜和神经系统中含量较多。当机体受到理化刺激时，可引起这些细胞释放组胺，与组胺受体（histamine receptors，简称 H 受体）结合而产生生物效应。

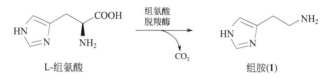

图 6-1　组胺的体内生物合成途径

组胺受体目前分为 H_1、H_2、H_3 和 H_4 四种亚型，其分布和表达水平的差异决定不同受体发挥不同的生理效应[3]。H_1 受体主要见于平滑肌、内皮细胞、肾上腺髓质、心脏和中枢神经，是变态反应主要的治疗靶点。H_2 受体多表达于胃黏膜、血管平滑肌和抑制性 T 细胞，与消化性溃疡的发生密切相关。H_3 受体主要分布于中枢组胺能神经元、自主神经系统，是突触前自身受体，是睡眠、觉醒、认识、记忆、注意力缺失、多动症、肥胖等相关疾病的治疗靶点；此外，组胺 H_3 受体兴奋可反馈性地抑制组胺的合成和释放，作用于副交感神经节和节后神经纤维，调节胆碱能神经传递。H_4 受体是近年来发现的另一个组胺受体亚型[4]，优势分布于免疫系统或造血相关的组织或细胞，在骨髓、外周造血细胞等与炎症反应相关的部位高度表达，因此推测 H_4 受体在免疫性疾病如过敏反应、哮喘等中可能成为新的治疗靶位。

6.1.2　消化道溃疡与组胺 H_2 受体

如第 5 章图 5-1 所示，在胃黏膜壁细胞底膜表面主要存在组胺（H_2）受体、乙酰胆碱（M）受体和胃泌素（G）受体，当相应的配基（如邻近的肥大细胞释放的组胺，副交感神经兴奋时产生的乙酰胆碱和胃泌素细胞产生的胃泌素）与这些受体作用后，均可促进胃酸分泌。当这些配基的刺激增加、胃肠道环境的平衡被破坏后，即会导致溃疡。

组胺与 H_2 受体结合后，通过腺苷酸环化酶使第二信使环磷酸腺苷（cAMP）浓度升高或直接增高钙离子浓度，引发胞内一系列生物化学和生物物理过程，在蛋白激酶参与下，激活位于胃壁细胞小管膜上的质子泵（即 H^+/K^+-ATP 酶），将 H^+ 泵出细胞外，分泌胃酸。乙酰胆碱或胃泌素则通过诱导细胞内钙离子浓度升高，也可激活蛋白激酶，从而增加胃酸分泌，但其作用远小于组胺。

因此，针对 H_2 受体和 H^+/K^+-ATP 酶与胃酸分泌的直接相关性，相应发展了组胺 H_2 受体拮抗剂和质子泵抑制剂两大类药物，是目前在临床上应用广泛、最直接有效的抗消化道溃疡药物。

6.2　乙溴替丁的研发过程

组胺 H_2 受体拮抗剂的研究过程是基于内源性配基进行结构改造和合理药物设计的经典范例。从组胺出发到第一个拮抗剂布立马胺的获得以及经过一系列结构优化后依次上市的药物西咪替丁、雷尼替丁和法莫替丁，每一步成功都体现了药物设计过程中合理推导和结构优化相辅相成的重要性。西咪替丁的发明人之一 C. R. Ganellin 博士在 "Analogue-based Drug Discovery" 一书中对这一研究过程做了详细的综述[5]。

新一代组胺 H_2 受体拮抗剂乙溴替丁是在法莫替丁的结构基础上优化而得，该药物突破了已有药物药理作用的局限性，不仅保留了较强的抗胃酸分泌活性，更显示出显著的胃黏膜保护和抗幽门螺旋杆菌活性。这些特点是乙溴替丁能够成功上市非常关键的亮点所在。

6.2.1　从内源性配基组胺到布立马胺

布立马胺（Burimamide）是 H_2 受体拮抗剂研究过程中具有里程碑意义的发现[6]。1964 年，在 J. W. Black 博士领导下，SK&F 公司的研究人员率先开展了寻求 H_2 受体拮抗剂用于胃溃疡治疗的研究。以组胺（**1**）的结构为基础，通过对组胺进行结构修饰，期望获得能够阻断 H_2 受体的化学药物。但在最初的 4 年中，他们合成和筛选了大约 200 多种与组胺结构类似的化合物，但是都没有找到一个具有拮抗作用的化合物。

在改变组胺的侧链时，发现用胍基代替组胺结构中的氨基而得到的 N^α-胍基组胺类化合物（N^α-Guanylhistamine，**2**）具有部分拮抗活性（图 6-2）。尽管这种拮抗作用比较微弱，但是为进一步的研究提供了非常急需的先导化合物。在这个化合物的基础上将胍基改造为脒基、N-取代脒基、异硫脲结构以及改变碳链的长度，都没有得到满意的结果，主要原因在于这些化合物同时具有激动和拮抗两种活性，因此将两种活性分开成为急需解决的关键问题。

以具有相似极性但不带有电荷的非碱性基团硫脲基取代强碱性胍基，得到第一个没有部分激动作用、仅有微弱的拮抗作用的化合物 SK&F 91851（**3**）。以

SK&F 91851 的结构为基础，进一步合成了一些同系物，结果表明延长烷基侧链，可显著增强化合物的 H_2 受体拮抗活性。其中四个碳原子侧链的化合物 SK&F 91863(**4**) 是一个没有激动作用的纯竞争性拮抗剂。将 SK&F 91863 端头的氮原子甲基化，合成了其 *N*-甲基类似物，即第一个进入人体试验的组胺 H_2 受体拮抗剂布立马胺（Burimamide，**5**）。尽管布立马胺仍缺乏作为一个药物所应有的拮抗强度以及它还有口服难以吸收等缺点，但它对 H_2 受体有足够高的选择性，对研究 H_2 受体与胃酸分泌之间的相关性提供了充分的事实证据，从而奠定了组胺 H_2 受体拮抗剂作为胃酸分泌抑制剂的研究基础。

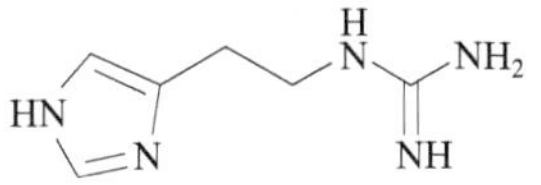

N^{α}-胍基组胺(**2**)

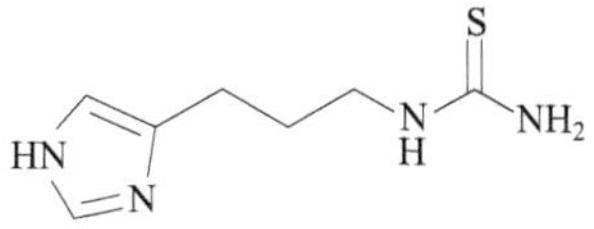

SK&F91851(**3**)

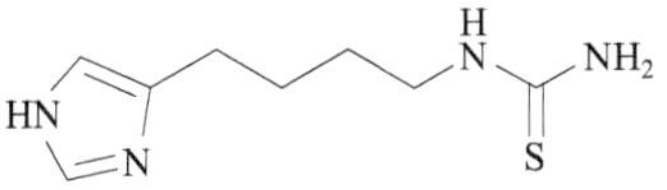

SK&F91863(**4**)

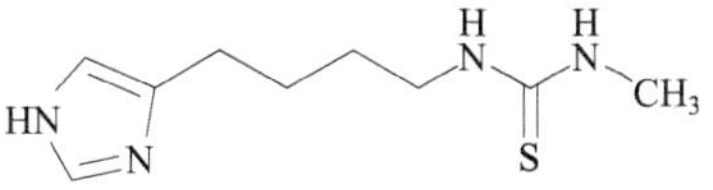

布立马胺(**5**)

图 6-2 布立马胺及其发现过程中的关键化合物

6.2.2 合理药物设计：西咪替丁的发现

从布立马胺的化学结构可以看出，在生理 pH 条件下，该化合物可能存在处于平衡状态的多种形式，包括如图 6-3 所示咪唑环的互变异构形式和离子形式等，对活性的影响非常重要。

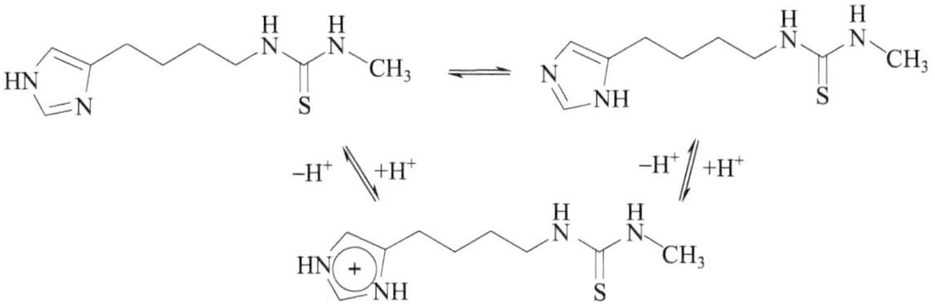

图 6-3 布立马胺的咪唑环在生理条件下存在互变异构体和离子形式

与无取代基的咪唑（pK_a 6.80）和组胺（pK_a 5.90）相比，布立马胺（pK_a 7.25）的 pK_a 较大，与 4(5)-甲基咪唑的 pK_a 值接近，这可能与布立马胺的侧链是中等程度的推电子基有关，而在组胺结构中相应侧链为乙基铵正离子，为吸电子性基团，能够降低组胺咪唑环的 pK_a。在 pH＝7.4 时，布立马胺约以 40% 的正离子形式存在，假设小分子结构中咪唑环以非离子形式与组胺受体结合，因此必须在布立马胺侧链中引入电负性大的原子，使其侧链成为吸电子的基团从而降低咪唑环的碱性，才能有利于易与受体结合的非离子形式生成。

在以上推理的支持下，SK&F 的研究人员运用生物电子等排原理，用硫原子（—S—）代替原侧链中的一个亚甲基（—CH_2—），合成了硫代布立马胺（Thiaburimamide，**6**），其 pK_a 值为 6.25，与组胺接近，体外活性比布立马胺（**5**）略有增强（图 6-4）。

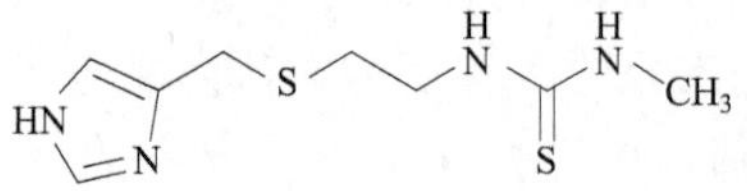

硫代布立马胺(**6**) 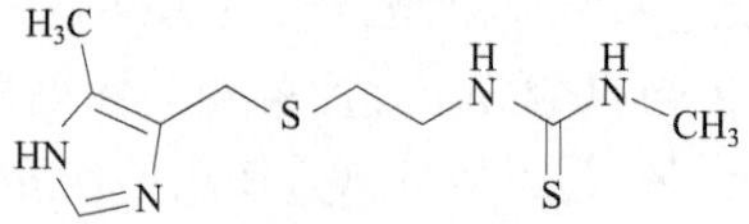　　　　　甲硫米特(**7**)

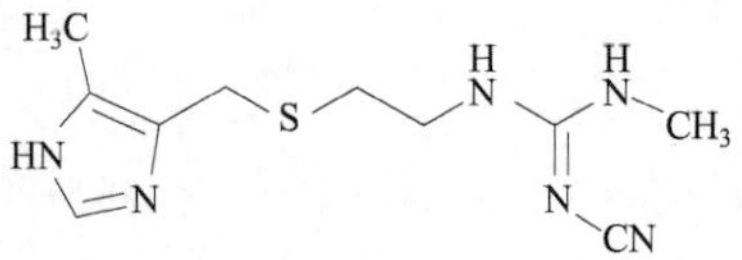

西咪替丁(**8**)

图 6-4　西咪替丁及其发现过程中的关键化合物

在早前的研究中已经发现 4(5)-甲基组胺是一个高选择性的组胺 H_2 受体激动剂，其活性与甲基的位阻作用相关，4-甲基的存在限制了组胺侧链的自由旋转，该构象有利于与 H_2 受体结合。当在硫代布立马胺的 4(5)-位引入甲基后，获得了活性更高的甲硫米特（Metiamide，**7**），比硫代布立马胺强 3～4 倍，比布立马胺强 8～9 倍[7]。越来越多的证据表明构象效应可能对活性更为重要。晶体结构研究显示，硫醚键可以增加分子柔韧性，环上甲基有助于咪唑环的定向。

甲硫米特作为有效的胃酸分泌抑制剂，曾试用于治疗胃溃疡，它可以显著地促进十二指肠溃疡的愈合率，并可明显地缓解症状。然而，在 700 个病例中，有少数病人出现粒细胞减少的症状（引起在血液里运行的粒细胞数量减少和病人感染）。后来的研究表明，甲硫米特所产生的粒细胞减少的原因与分子结构中硫脲基团有关，于是转向非硫脲结构的组胺 H_2 受体拮抗剂的研究。

甲硫米特分子中的硫脲基团用生物电子等排体脲代替，即 C=S 结构片段替换为 C=O 后，由于脲的衍生物活性太低而放弃。考虑到这类药物最初的研究是源自于胍类化合物，因此用亚胺（C=NH）基团来代替硫脲结构中的 C=S 片段，又得到胍类化合物。有意思的是，尽管这些胍类化合物体外活性比甲硫米特低约 20 倍，但是无部分激动活性，而是完全拮抗作用。由于胍基的碱性太强，通过在胍基的亚胺氮原子上引入吸电子基团以降低其碱性，合成了甲硫米特的硝基胍和氰基胍衍生物，发现它们均具有很强的拮抗活性，其中，氰基胍活性比甲硫米特强，被命名为西咪替丁（Cimetidine，**8**）。

西咪替丁是组胺 H_2 受体的专一竞争性拮抗剂，无论是体外还是体内试验均可抑制由组胺或五肽胃泌素引起的胃酸分泌。该药物于 1976 年首先在英国上市，一经上市即成为胃溃疡治疗的首选药，被称为第一代组胺 H_2 受体拮抗剂。

西咪替丁的发现是胃溃疡疾病治疗上的一个重大突破[8]，从根本上改变了传统的胃溃疡治疗方案，极大地减少了手术治疗的概率和风险。J. Black 博士凭借着在该领域的突破性研究以及心血管领域的突出成就，荣获了 1988 年诺贝尔医学奖。

6.2.3 咪唑环的突破：雷尼替丁和法莫替丁的发现

20 世纪 60 年代后期，在 SK&F 公司研究咪唑类抗溃疡药物的同时，Glaxo 公司也开启了寻求抗胃酸分泌药物的研究。1972 年，J. Black 等发表了关于布立马胺的研究进展后，Glaxo 的研究人员结合该小组研究四氮唑衍生物的经验，用 5-氨基四氮唑取代布立马胺结构中的咪唑环，得到化合物 AH 15475(**9**)，该化合物具有与布立马胺相似的生物活性（图 6-5）。在此基础上又合成了一系列四氮唑衍生物，但没有一个化合物的活性超过 AH 15475。

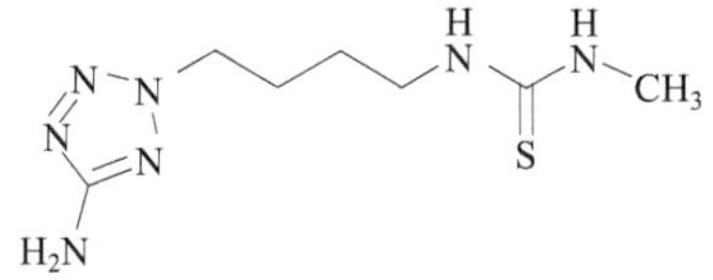

AH15475(**9**)

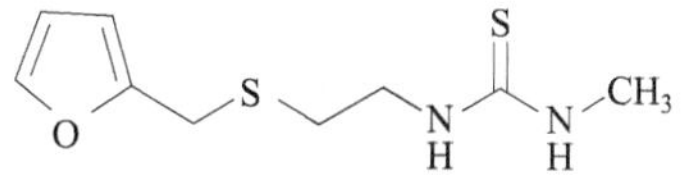

AH18166(**10**)

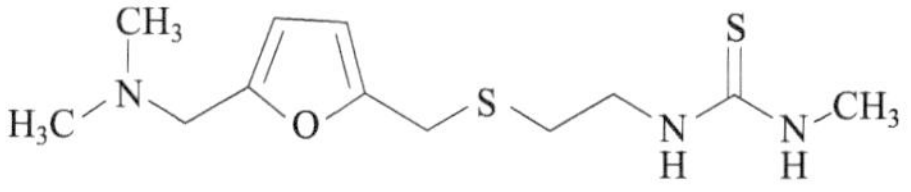

AH18665(**11**)

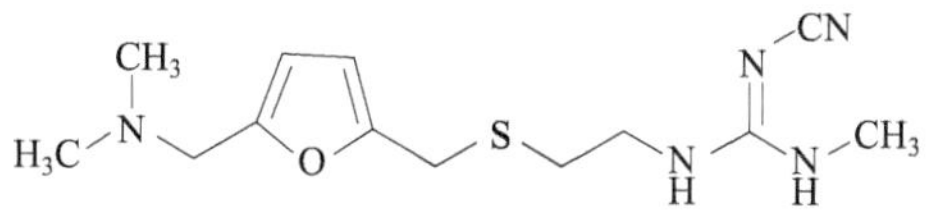

AH18801(**12**)

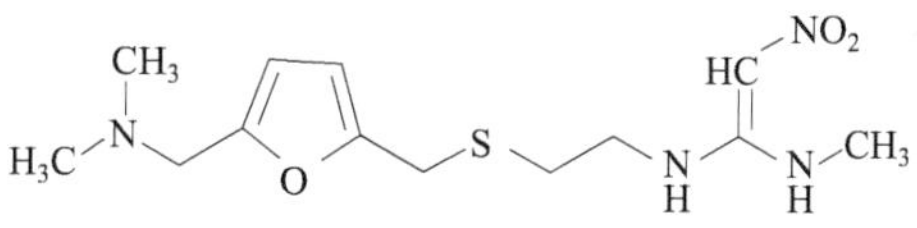

雷尼替丁(AH19065,**13**)

图 6-5 雷尼替丁及其发现过程中的关键化合物

到 1976 年，SK&F 公司报道了甲硫米特和西咪替丁，Glaxo 公司的研究人员将含硫侧链与四氮唑环拼合后，也没有获得满意的化合物。在 Glaxo 公司几乎就要放弃这个研究项目的时候，J. Clitherow 博士将其博士学位论文的研究对象非碱性杂环呋喃环引入到该结构中，得到化合物 AH 18166(**10**)。该化合物具有一定的活性，但水溶性很差。为了增大水溶性，利用 Mannich 反应在呋喃环上引入二甲氨甲基，得到化合物 AH 18665(**11**)，活性和甲硫米特相当。与此同时，Glaxo 的研究人员还合成了氰基胍类化合物 AH 18801(**12**)，其活性和西咪替丁相当。但是化合物 **12** 的熔点较低，很难得到结晶。因此进一步将氰基胍基以 1,1-二氨基-2-硝基乙烯片段替代，即以硝基次甲基片段替代氰基亚胺基团，合成了硝基烯烃化合物 AH 19065(**13**)[9]，希望该化合物能使结晶情况得到改善。尽管这个化合物仍然是一个油状物[10]，所幸的是该化合物在大鼠体内的活性是氰胍化合物 AH 18801 的 10 倍，这个化合物即后来上市的雷尼替丁（Ranitidine，**13**）。

雷尼替丁对人体胃酸分泌的抑制作用比西咪替丁强约 4～5 倍，而且选择性比较高。西咪替丁在使用时对细胞色素 P-450 酶有抑制作用，同时对雄性激素受体有拮抗作用，导致男性女性化，而雷尼替丁这两种副作用都没有。雷尼替丁于 1981 年上市，到 1987 年全球销售量已超过西咪替丁成为全球销售最好的处方药，被称为第二代组胺 H_2 受体拮抗剂。

在 SK&F 公司报道了布立马胺的结构和活性以后，ICI 公司的研究人员也从胃泌素的肽类同系物研究中，转向了以组胺受体为作用靶点的抗溃疡药物研究。他们对已有的化合物首先进行了普筛，从中发现 2-胍基-4-甲基噻唑（**14**）显示出较好的组胺 H_2 受体拮抗作用，而且重要的是这类化学结构并不在 SK&F 公司的专利保护范围之内（图 6-6）。ICI 公司以 2-胍基-4-甲基噻唑作为先导物合成了一系列化合物，其中西咪替丁的类似物硫替丁（ICI 125211，Tiotidine，**15**）对 H_2 受体拮抗作用的体外活性是西咪替丁的 40 倍，体内活性是西咪替丁的 8 倍。尽管在随后的研究中发现，硫替丁在大鼠体内高剂量时对胃内壁细胞有毒性作用，从而使临床研究终止下来[11]，但是从硫替丁的作用可以看出胍基噻唑似乎和 H_2 受体有较高的亲和力，这在许多已知的化合物中都得到了印证。

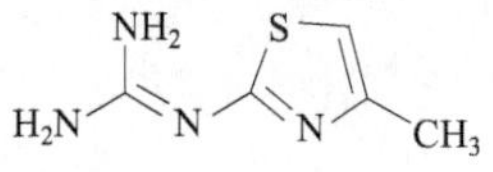

2-胍基-4-甲基噻唑(**14**)

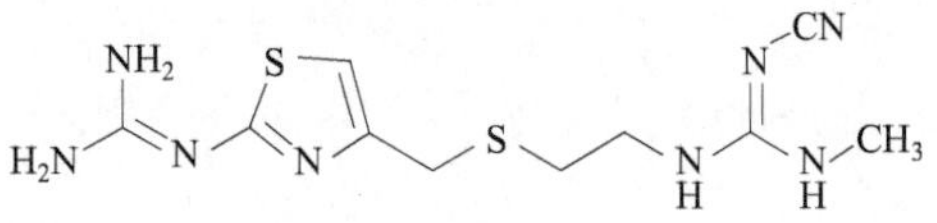

硫替丁(**15**)

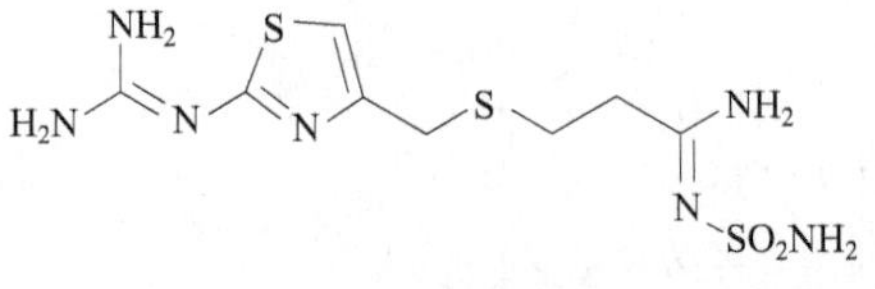

法莫替丁(**16**)

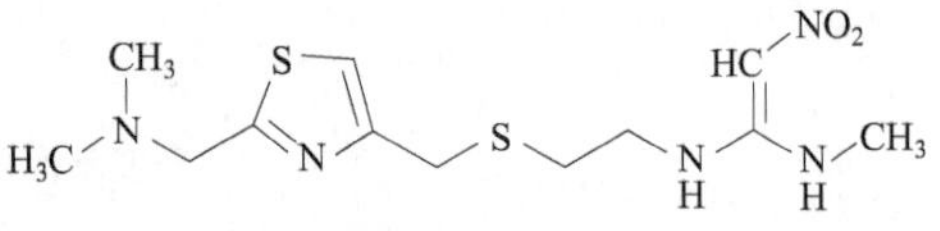

尼扎替丁(**17**)

图 6-6　法莫替丁研发过程中的关键化合物及尼扎替丁

日本山之内（Yamanouchi）制药株式会社在此基础上研究得到了氨磺酰脒基衍生物，即法莫替丁（YM 1170，Famotidine，**16**）。法莫替丁的活性比西咪替丁强 30 倍，是目前作用最强、选择性最高的组胺 H_2 受体拮抗剂，于 1983 年首先在日本上市[12]，是第三代组胺 H_2 受体拮抗剂的代表药物。

用噻唑环替代雷尼替丁的呋喃环获得尼扎替丁（Nizatidine，**17**），由 Eli Lilly 公司研发于 1988 年上市，其药理作用和毒副反应与法莫替丁和雷尼替丁相似，活性为西咪替丁的 4.8～18 倍，口服持续时间长达 8h，分子亲脂性较强，生物利用度高，而且对心血管、中枢神经系统和内分泌无不良反应[13]。

6.2.4 乙溴替丁的获得及其合成路线

1984 年，西班牙费尔（Ferrer）制药公司在欧洲专利局申请了关于一类 *N*-磺酰胺甲脒类化合物（*N*-sulfonamidines）的制备及用途的专利保护，该专利于 1985 年 10 月公开。这类化合物与法莫替丁具有相同的 2-胍基噻唑环和含硫四原子侧链，将法莫替丁结构中的甲脒片段的氮原子插入到柔性链中，并引入了亲脂性芳环。表 6-1 列出部分化合物的结构及其对基础胃酸分泌和组胺诱导胃酸分泌的抑制活性[14]。

表 6-1　*N*-磺酰甲脒类化合物的初步生物活性结果

化合物	R	对组胺诱导胃酸分泌的抑制活性（i. v.）ED_{50}/（µmol/kg）	对基础胃酸分泌的抑制活性（p. o. 3h 后）/（100mg/kg）[①]	对基础胃酸分泌的抑制活性（p. o.）ED_{50}/（µmol/kg）
a	H	1.8±0.4	—	
b	*p*-CH$_3$	0.7±0.2	＋＋＋	63±8.8
c	*p*-Cl	1.2±0.7	＋＋	
d	*p*-NO$_2$	0.6±0.4	—	
e	*p*-COOK	2.9±0.9	＋	
f	*p*-NH—CO—CH$_3$	0.5±0.3	0	
g	*p*-COO—CH$_3$	1.3±0.8	＋＋	
h	*p*-N（CH$_3$）$_2$	0.8±0.5	0	
i	*p*-NH—SO$_2$—CH$_3$	1.2±0.6	0	
j	*m*-NO$_2$	1.5±0.9	＋	
k	*m*-SO$_2$—CH$_3$	＜0.75	＋	
l	*m*-N（CH$_3$）$_2$	—	＋＋	
m	*m*-NH—SO$_2$—CH$_3$	—	＋	
n	*p*-Br	0.4±0.1	＋＋＋	8.5±3.2
o	*p*-CH$_2$CH$_3$	—	＋＋	
p	*p*-SCH$_3$	—	＋	
q	*p*-OCH$_3$	—	＋	
西咪替丁		3.6±0.9	＋＋＋	42±5.5
雷尼替丁		0.5±0.2	＋＋＋	16±0.2

① 0=＜10%；＋=10%～40%；＋＋=40%～70%；＋＋＋=70%～100%。p. o.—口服；i. v.—静脉注射。

在以上 *N*-磺酰甲脒类化合物中，苯环上取代基为对位溴原子的化合物 *n* 对组胺刺激诱导胃酸分泌的抑制活性为（0.4±0.1）µmol/kg，与西咪替丁和雷尼替丁的活性相当，对基础胃酸分泌的抑制活性为（8.5±3.2）µmol/kg，远高于西咪替丁和雷尼替丁的抑制活性，且对组胺 H_1 受体无作用、对 H_2 受体的亲和力为西咪替丁的 2 倍，被选择进行深入的药理和毒理研究，即 1997 年在西班牙上市的乙溴替丁（Ebrotidine，**18**）。它被称为第四代组胺 H_2 受体拮抗剂，突破了前三代拮抗剂的局限性，除了拮抗组胺 H_2 受体外，尚有黏膜保护作用，可促进胃黏膜层黏联蛋白受体增加，提高黏液凝胶附着物的量，增加胃黏膜的血流量和黏液层的厚度，同时具有更强的杀灭幽门螺旋杆菌的作用。

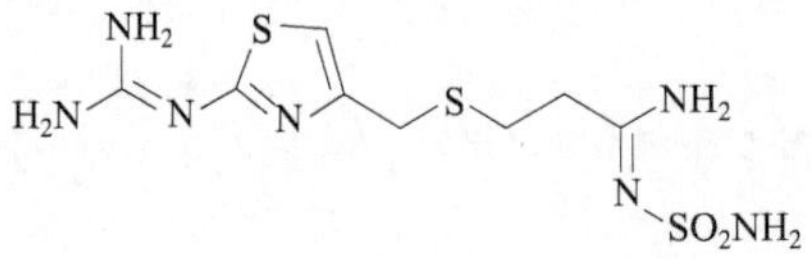

法莫替丁(**16**) 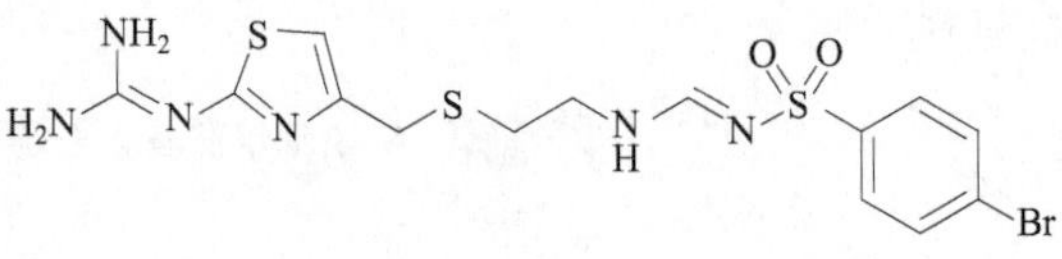　　　　　乙溴替丁(**18**)

图 6-7　乙溴替丁与法莫替丁的结构比较

比较乙溴替丁与法莫替丁的结构可以看出（图 6-7），两个化合物的结构非常相似，具有相同的碱性芳香杂环和柔性侧链，只是在极性片段部分有一些差异。关于乙溴替丁的合成，文献可查的路线如图 6-8 所示[15]：对溴苯磺酰胺（**19**）在 110℃下与原甲酸三乙酯反应生成相应的磺酰亚胺结构（**20**），进一步与噻唑环片段（**21**）在甲醇回流条件下缩合获得乙溴替丁（**18**）。有关噻唑环片段的合成可参照法莫替丁关键中间体的合成[16]。

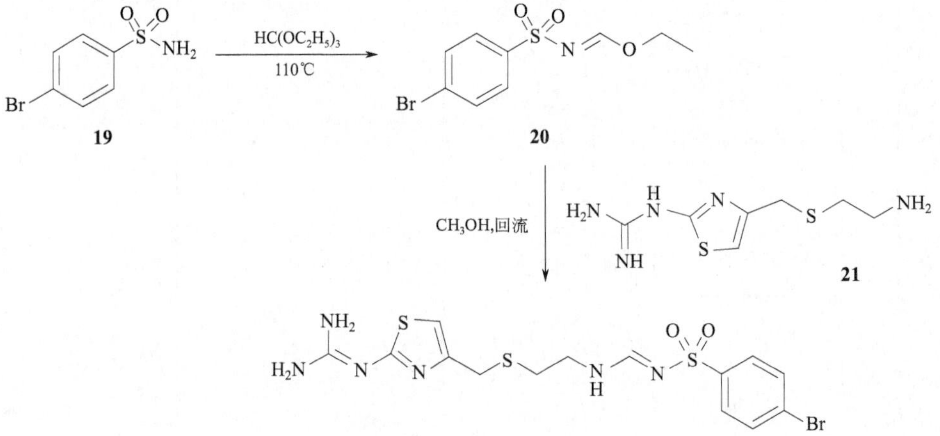

图 6-8　乙溴替丁的合成路线

6.2.5　其他结构类型的替丁类药物及 H_2 受体拮抗剂的构效关系

目前，已上市的 H_2 受体拮抗剂，除上文已提及的西咪替丁、雷尼替丁、法莫替丁、尼扎替丁以及乙溴替丁之外，尚有长效拮抗剂罗沙替丁（Roxatidine，**22**）和拉呋替丁（Lafutidine，**23**）（图 6-9）。

　　Glaxo 公司的研究者将雷尼替丁结构中呋喃环的氧原子从芳环内移出到芳环外，获得一系列强效长效化合物，吸引了许多制药企业的研究介入，成为组胺 H_2 受体拮抗剂研发的新趋势。罗沙替丁和拉呋替丁均属于哌啶甲苯醚类长效 H_2 受体拮抗剂，分别于 1986 年和 2000 年在日本上市。罗沙替丁用羟乙酰氨基，作为与受体氢键键合的极性基团，结构简单，抑制胃酸分泌作用相当于西咪替丁的 4~6 倍，生物利用度大于 90%，临床使用其乙酸酯前药[17]。拉呋替丁用缺乏柔性的丁烯基作为连接链，与其他品种相比，其对组胺 H_2 受体的拮抗作用和抗胃酸作用更加有效和持久[18]。

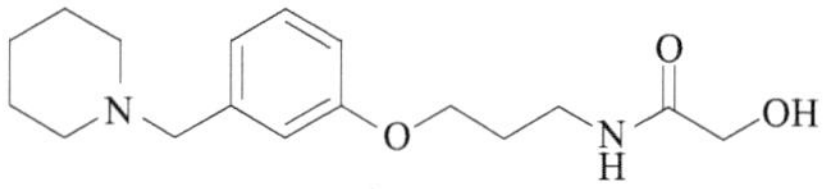

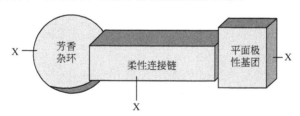

罗沙替丁(**22**) 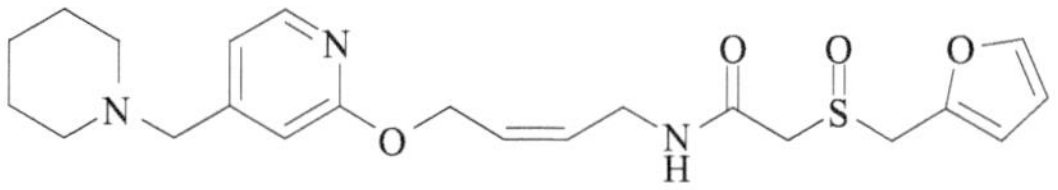　　　　　　　　　　　　　拉呋替丁(**23**)

图 6-9　长效 H_2 受体拮抗剂：罗沙替丁和拉呋替丁

　　从结构特点上来说，上述组胺 H_2 受体拮抗剂从内源性物质组胺研究起始，基本上均具有共性的结构片段（图 6-10）[19]，包括：具有碱性的芳环结构、可形成氢键的平面极性基团以及连接这两部分的柔性链，该柔性链多为含有 4 个原子左右的片段，如 —$CH_2SCH_2CH_2$— 等。碱性芳杂环为与受体结合所必需的结构，降低碱性或增加亲脂性可导致活性降低。氢键键合的极性基团均有着强的偶极和亲水性质，各原子形成共轭体系、结构呈平面状，其偶极定向有利于提高与受体残基进行氢键键合的匹配能力，是提高药效的重要因素。

```
芳香        柔性连接链        平面极
杂环                           性基团
X                              X
        X
```

图 6-10　组胺 H_2 受体拮抗剂的结构通式（X 为可增加受体亲和力的基团）

　　2000 年以来，仍有多个药物陆续进入临床评价，但目前还没有新的用于消化道溃疡的组胺 H_2 受体拮抗剂上市。

6.3　乙溴替丁的药理特点及临床应用

　　1997 年，乙溴替丁上市前夕，德国"Arzneimittel-Forschung"（药物研究）杂志以增刊的形式详细报道了有关乙溴替丁的制备、分析方法、药效学、药代动力学、毒理学以及临床研究结果，其中多为西班牙费尔（Ferrer）制药公司研究人员的研究数据。结合一些相关的重要文献[20~22]，对其药理特点和临床研究分述如下。

6.3.1　乙溴替丁的抗分泌作用

　　乙溴替丁通过抑制胃壁细胞对组胺的应答而减少胃酸分泌，J. Agut 等[23]比较了体外乙溴替丁、雷尼替丁、西咪替丁与 H_2 受体的结合能力以及结合选择性，结果显示乙溴替丁（K_i：127.5nmol/L）为雷尼替丁（K_i：190.0nmol/L）的 1.5 倍，为西咪替丁（K_i：246.1nmol/L）的 2 倍，其抗分泌作用与雷尼替丁相当，是西咪替丁的 10 倍。三个药物与组胺 H_1 受体均没有结合能力，为特异性 H_2 受体拮抗剂。

　　动物试验中，乙溴替丁的抗分泌作用与给药剂量呈依赖性关系[24]：小鼠体内静脉注射，乙溴替丁抑制组胺或者五肽胃泌素诱导的胃酸分泌，ED_{50} 值为 0.21～0.44mg/kg；口服 ED_{50} 值为 7.50mg/kg；抑制分别由双氯芬酸、酮洛芬、吲哚美辛和萘普生导致的胃酸分泌，ED_{50} 值分别为 12.2mg/kg、12.5mg/kg、11.5mg/kg 及 9.8mg/kg；小鼠空腹单剂量 100mg/kg 口服后，2～5h 内能够明显增加血清内胃泌素水平，8h 后，血清胃泌素水平恢复正常。一项对四组雄性小鼠口服 H_2 受体拮抗剂和质子泵奥美拉唑长达 60 天的观察结果表明[25]，长期服用乙溴替丁不会引起高胃泌素血症等副作用，而奥美拉唑对血清胃泌素水平有明显的累积作用。

6.3.2　乙溴替丁的胃黏膜保护作用

　　当胃黏膜暴露在各种外源性损害因素如紧张、致溃疡性药物（如乙酰水杨酸制剂）、乙醇、细菌特别是幽门螺旋杆菌以及内源性刺激如胃酸、胃蛋白酶的分泌和胆汁（酸）盐等情况下，都可以使胃黏膜受到损伤而引起溃疡。保护胃黏膜的屏障作用依赖于黏膜上皮碱性黏液的分泌、上皮磷脂表面活性、黏膜的迅速重建以及由黏膜下层包括黏膜微循环、感觉神经与肥大细胞等构成的黏膜保护系统。

　　乙溴替丁对胃黏膜细胞的保护作用表现在对胃黏液凝胶各类理化性质的改善[26]，包括增强黏液凝胶的厚度、黏度、疏水性以及对氢离子的滞留作用等。小鼠实验表明，它能使黏液层厚度增加 30%、磷脂增加 20%、硫黏蛋白和唾液黏蛋白分泌增加 18% 和 21%、黏液胶黏度增加 1.4 倍、阻滞氢离子能力增加 16%、黏膜疏水性增加 65%。经内窥镜证实，乙溴替丁 50mg/kg 或更高剂量在给药 1h 后对胃黏膜可发挥最大保护作用[27]。

　　乙溴替丁对各种因素，如乙醇、氨、脂多糖、紧张、乙酰水杨酸、胆酸盐等引起的黏膜损伤均能发挥细胞保护作用。在乙醇诱导的胃溃疡小鼠模型上，与西咪替丁、雷尼替丁和法莫替丁相比，乙溴替丁可以明显地抑制损伤，并且这种抑制作用具有显著的剂量依赖性[28]。乙溴替丁抑制非甾体抗炎药对胃黏膜损伤的结果显示，腹膜腔内给予乙溴替丁或雷尼替丁 100mg/kg 均能抑制吲哚美辛（2mg/kg）引起的胃黏膜损伤，与安慰剂比较可明显减少胃溃疡的产生（$p < 0.05$）[29]。

　　有关乙溴替丁胃黏膜细胞保护作用的机制研究主要包括以下几方面：①乙溴

替丁能够刺激黏液尤其是硫黏蛋白的分泌，体外试验中，100～120 μmol/L 乙溴替丁可使硫黏蛋白的分泌量增加 3 倍[30]；②乙溴替丁能使表皮生长因子（EGF）及血小板衍化因子（PDGF）受体表达增加，使胃黏膜层粘连蛋白受体增加而促进上皮细胞再生，促进溃疡愈合。每日两次、每次 100mg/kg 连续给药 5 天后，小鼠胃黏膜细胞中 EGFR 和 PDGFR 的表达分别提高 65.7％和 38.6％[31]；③乙溴替丁通过上调肿瘤坏死因子-α（TNF-α）从而阻止胃黏膜上皮细胞凋亡，达到抑制由非甾体抗炎药物引起的胃黏膜损伤[32]；④乙溴替丁还能促进胃黏膜整合素受体（integrin receptor）的表达，从而促进黏膜修复及维持黏膜完整性的能力，有利于溃疡的愈合；⑤乙溴替丁还能抑制胃黏膜和壁细胞碳酸酐酶的活性，从而对黏膜起保护作用[33]，这种保护作用与胃黏膜产生 PGE、一氧化氮及上皮生长因子有关。

6.3.3　乙溴替丁的抗幽门螺旋杆菌作用

幽门螺旋杆菌寄生在胃黏膜组织中，67％～80％的胃溃疡和 95％的十二指肠溃疡是由幽门螺旋杆菌引起的，并且是导致胃溃疡痊愈后再复发的主要因素之一。

体外试验中，乙溴替丁对幽门螺旋杆菌的最小抑制浓度（MIC）为 75μg/mL，而雷尼替丁的最小浓度则大于 1000μg/mL。与抗菌药物联合用药，乙溴替丁能够明显增强抗菌药对幽门螺旋杆菌的抗菌活性，在 100μg/mL 时，能使红霉素、四环素、阿莫西林、甲硝唑及克拉霉素对幽门螺旋杆菌的抗菌作用分别增强了 3、1.1、3、11 和 5 倍。而雷尼替丁在 500μg/mL 时对上述抗菌药无增效作用[34]。乙溴替丁还能强烈地抑制幽门螺旋杆菌产生的尿素酶活性，其作用比雷尼替丁、奥美拉唑和兰索拉唑强，其浓度为雷尼替丁的 1/3 时，即可达到同样的抑制率（约 77％）。此外，乙溴替丁能够拮抗幽门螺旋杆菌脂多糖对胃黏膜蛋白受体的破坏作用，从而保持胃黏膜的完整性[35]。

6.3.4　乙溴替丁的毒理学研究

急性毒性试验的结果显示，无论大鼠还是小鼠，口服乙溴替丁均未获得半数致死浓度（LD$_{50}$），腹腔内给药大鼠和小鼠的 LD$_{50}$ 分别为 316mg/kg 和 366mg/kg，静注给药大鼠和小鼠的 LD$_{50}$ 分别为 100mg/kg 和 107mg/kg[36]。

亚急性毒性研究以 Sprague-Dawley 大鼠和比格犬为研究对象，两种动物以相同的剂量：50mg/kg、200mg/kg 和 500mg/kg 分别给予 4 周和 7 周，同时以雷尼替丁和西咪替丁（500mg/kg）为参照。结果表明，在低剂量时，均未发现毒副作用；在高剂量时出现与剂量相关的一些药物副作用，如大鼠出现轻微的血细胞密度和红细胞减少，狗显现出转氨酶、碱性磷酸酶或者乳酸脱氢酶的单一增高等症状。可能由于药代动力学的原因，乙溴替丁在狗体内的毒性略大于大鼠。这些毒副作用与雷尼替丁和西咪替丁的副作用相近[37]。

慢性毒性研究同样以大鼠和比格犬为实验对象。大鼠口服乙溴替丁 6 个月，剂量分别为 50mg/kg、200mg/kg 和 500mg/kg；比格犬口服药物 12 个月，剂量分别为 50mg/kg、200mg/kg 和 400mg/kg，三个月后由于毒性原因高剂量减为 350mg/kg。结果表明，对于大鼠和狗，50mg/kg 均为安全剂量，这为乙溴替丁的治疗剂量提供了非常充分的安全使用界限。与亚急性毒性实验一致，乙溴替丁对于狗的毒性大于大鼠，高剂量组中，有三只狗分别于用药 3 个月、4.5 个月和 8 个月后死亡。其他的副反应主要包括：排泄物隐性血、高剂量下雌性大鼠体重降低和进食减少、红细胞减少、碱性磷酸酶降低以及低蛋白血症等，这些副作用与报道的其他 H_2 受体拮抗剂的副作用基本一致[38]。

费尔（Ferrer）制药公司同时报道了乙溴替丁的致癌性[39]、基因毒性[40]以及生殖毒性[41]研究结果：动物试验未发现有致癌性和对生殖系统有不良影响及潜在的抗雄性激素作用，各种基因毒性试验结果提示无致突变作用。

人体试验提示乙溴替丁耐受性良好。十二指肠溃疡或胃食道反流性食管炎患者口服 800mg、每日一次，共 12 周，未发现严重不良事件；148 例中仅 1 例出现轻至中度持续的腹泻，且是自限性的；6 例健康志愿者自 25mg/d 增至 1600mg/d，共 16 天，耐受良好；10 例健康志愿者 400mg、600mg 和 1600mg 多剂量逐日增加，共 4 天，耐受同样良好，脑电图和临床化验无显著变化。因此乙溴替丁是比较安全的[21]。

6.3.5　乙溴替丁的临床研究

临床研究分别针对良性胃溃疡（排除胃癌）患者、十二指肠溃疡及急性十二指肠溃疡患者展开。结果表明：乙溴替丁可以显著地减少基础胃酸及五肽胃泌素引起的胃酸分泌，通过增加胃黏液黏度、质子渗透性阻抗、疏水性和硫黏蛋白含量、黏蛋白分子量以及胃体和胃窦血流量，而起到胃黏膜保护作用，可改善胃黏蛋白对幽门螺旋杆菌的聚集作用，可单独或与抗生素联合用药用于预防和治疗各类胃及十二指肠溃疡。

30 例胃黏膜正常志愿者，随机双盲分成三组，分别每日单剂口服乙溴替丁 800mg、西咪替丁 800mg 和空白安慰剂，乙溴替丁组在服药后、餐后和夜间的胃酸 pH 值分别为 2.61、3.38 和 2.83，与空白对照组（1.82，2.81 和 1.89）相比，显著降低了基础胃酸的分泌水平，与西咪替丁的抗分泌作用相当[42]。

在 110 名十二指肠溃疡患者参与的随机双盲实验中，五组患者分别每日口服乙溴替丁 200mg、400mg、600mg、800mg 以及空白组，400～800mg 剂量组的痊愈率达 90％～95％，高于空白组近 55％，且患者无明显不适。这项研究结果显示，每日 400mg 是乙溴替丁的有效剂量[43]。在随后的胃溃疡和急性十二指肠溃疡患者的临床观察试验中，乙溴替丁都表现出了良好的治疗效果：胃溃疡患者口服单剂量 800mg 乙溴替丁组在治疗 6 周后，痊愈率与口服单剂量 300mg 的雷尼替丁组相当，但 12 周后痊愈率为 96％，明显优于雷尼替丁组的 88％[44]；478 例急性十二指肠溃疡患者 4 周的治愈率，乙溴替丁组与雷尼替丁组无明显差别，8

周后治愈率分别为 95％和 91.8％[45]。治疗后溃疡复发的预防能力，乙溴替丁和雷尼替丁相当，复发率分别为 25％和 24％[46]。

30 例风湿性关节炎患者分五组、每日服用 20mg 非甾体抗炎药吡罗昔康、外加不同剂量的乙溴替丁或雷尼替丁，结果显示每日 800mg 的乙溴替丁具有非常显著的胃黏膜保护作用[47]。10 例无溃疡史的健康志愿者随机双盲分成两组，与安慰剂组比较，乙溴替丁 800mg 剂量能减轻阿司匹林（500mg，在服乙溴替丁后30min 服用）引起的胃黏膜损伤，其胃黏膜糜烂数少于安慰剂（$p < 0.05$）。

从以上实验结果可以看出，作为第四代组胺 H_2 受体拮抗剂，乙溴替丁的优势在于：该药除保持了强的抗胃酸分泌作用外，它突破了老一代 H_2 受体拮抗剂作用的局限性，可以通过刺激上皮细胞的增生功能，并在胃黏液中产生有益的生物化学改变，从而达到胃保护作用，以对抗乙醇、阿司匹林或应激引起的胃黏膜损害。同时还具有抗幽门螺旋杆菌的活性，此作用与多种抗菌药物有增效作用。它能预防抗类风湿关节炎药引起的胃及十二指肠损害，与抗生素联用时对幽门螺旋杆菌的根除和十二指肠溃疡的愈合有效。

6.4 乙溴替丁的药代动力学及体内代谢

6.4.1 乙溴替丁的药代动力学研究

乙溴替丁口服吸收快，多剂量给药后体内无蓄积，原药及代谢物主要由尿排出。

动物实验中，小鼠 10mg/kg 口服给药后，30min 达到最高血药浓度（C_{max}）为0.498 μg/mL，消除率（clearance）为 29mL/（min·kg），分布容积（volume of distribution，V_d）为 1852mL/kg，生物利用度（bioavailability，F）为 22％；狗口服给药 150mg 后，最高血药浓度为 2.170 μg/mL，达峰时间（T_{max}）为 2h，消除率为600mL/（min·kg），分布容积为 1000mL/kg，生物利用度大于 29％[48]。

临床研究中，22 例健康志愿者单剂量口服乙溴替丁 400mg 或 800mg，T_{max}分别为 1.95h 和 2.60h，C_{max} 分别为 0.872 μg/mL 和 1.168μg/mL，曲线下面积（AUC）分别为 4.849(μg·h)/mL 和 9.269(μg·h)/mL，终末半衰期（$t_{1/2}$）分别为 13.9h 和 20.3h，分布容积分别为 1771L 和 2654L，总体消除率分别为98.7L/h 和 90.0L/h。每日剂量在 150～500mg 范围内呈线性动力学关系，每日单剂量乙溴替丁至 1600mg 或者每日两次、每次 800mg，连续给药 12 天后，健康志愿者的生命特征和各类试验参数均没有明显的改变，说明乙溴替丁具有良好的用药耐受性[49]。

6.4.2 乙溴替丁的主要体内代谢产物

与大多数药物类似，乙溴替丁在体内的代谢途径主要为水解和氧化，代谢产物主要有对溴苯磺酰胺和侧链硫原子氧化的两个亚砜和两个砜类化合物（图 6-11），约10％～24％的原药被代谢成无活性的亚砜类代谢产物，通过尿液排出体外[50,51]。

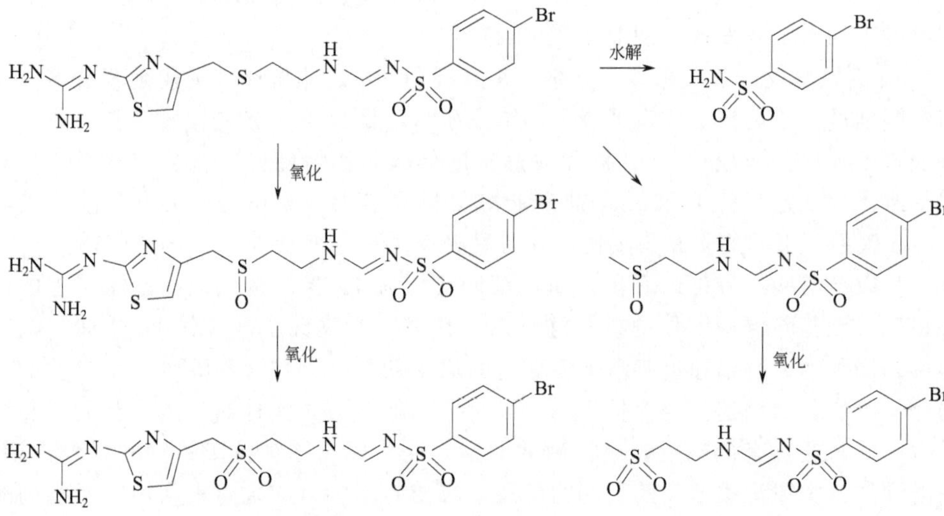

图 6-11 乙溴替丁的主要体内代谢产物

6.5 乙溴替丁的肝毒性和撤回

1997 年初，作为消化道溃疡治疗药物，乙溴替丁首先在西班牙被批准用于临床，之后在秘鲁获得批准。但上市后不久，西班牙药物肝毒性地区登记处 (Regional Registry of Hepatotoxicity) 就陆续收到有关乙溴替丁可引起肝毒性的报告，考虑到这一毒副作用的严重性，乙溴替丁在获得批准仅仅十几个月后，即被停止生产和撤回。

R. J. Andrade 等[52]总结了 1997 年 6 月～1998 年 8 月之间共 11 例由于服用乙溴替丁而产生肝脏损伤的病例。这些病人用药后出现肝部不适症状的时间跨度较大，最短的 20 天，最长的达 208 天，主要症状包括：黄疸、尿液呈棕色等肝炎症状，但所有病人体内均未检测到肝炎病毒（包括甲型、乙型、丙型以及巨细胞病毒和埃-巴病毒）；超声检查未见肝畸形和肝内胆管堵塞；生物指标检测显示，大部分病人总胆红素明显升高，转氨酶（ALT）的活性增高，其中 7 例病人高于正常值上限 15～33 倍，4 例病人高于正常值上限 52～91 倍；但大部分病人的碱性磷酸酶（AP）水平与正常值接近，约为上限的 1.2～4.5 倍。停止用药后，除一例病人（女，73 岁）死亡外，其他 10 例病人临床症状均有好转，并逐渐恢复正常。

从肝损伤病人体内取出的活检标本显示组织中心区域坏死，为药物诱导的肝损伤。与对乙酰氨基酚诱导的肝损伤非常相近。

尽管在乙溴替丁的亚急性毒性试验中，高剂量时在少量动物体内曾出现转氨酶、碱性磷酸酶或者乳酸脱氢酶等的单一增高现象，但在随后的致癌毒性研究中并未观察到明显的肝脏损伤的组织病理变化。因此有推论认为乙溴替丁引起的肝脏毒性可能与一些抗炎药物的联合用药相关，由于乙溴替丁具有显著的胃黏膜保护作用，部分关节炎和类风湿性关节炎患者为减少非甾体抗炎药对胃黏膜的刺激，在服用抗炎药的同时服用乙溴替丁。肝毒性是非甾体抗炎药非常罕见的毒副作用，但乙溴替丁对细胞色素 P-450 活性的影响，可能会导致非甾体抗炎药诱导肝组织损伤，但这一推论没有直接的证据证明。

诱导肝毒性同样也是组胺 H_2 受体拮抗剂罕见的毒副作用。与乙溴替丁结构十分接近的法莫替丁，在 1997 年 2 月 1 日～12 月 31 日期间，西班牙 Andalucia 地区的 854883 张处方中，在不排除其他药物作用的前提下，肝毒性报告仅仅只有 3 例。而乙溴替丁与法莫替丁的结构非常相似（图 6-7），具有相同的噻唑环和柔性边链，唯一的区别在于乙溴替丁的亲脂性基团 4-溴苯基。因此，也有推测认为，4-溴苯基在体内的代谢与肝毒性有直接的关系。

由于乙溴替丁引起的肝脏损伤比例较小、难以预测以及肝炎症状延后、缺乏与剂量之间的相关性、在动物模型上不能够重现等特征，因此普遍认为这一毒副作用与患者体质的个体差异有关，属于个体异质性药物毒性（idiosyncratic drug toxicity）。

6.6　乙溴替丁的专利情况

由于乙溴替丁的撤回，关于这个药物的专利报道比较少，主要有包括乙溴替丁在内的化合物及制备专利（专利号：EP 015902A1）以及乙溴替丁的晶型、制备和用途专利（专利号：EP 0738721A1），两篇专利的所有权均属西班牙费尔（Ferrer）制药公司。

1984 年 4 月，Ferrer 公司申请了乙溴替丁的化合物及制备专利，该专利 1985 年 10 月公开，1989 年 2 月获得授权，至 2004 年专利期结束。在此期间，乙溴替丁于 1997 年在西班牙上市，随后在秘鲁被批准用于临床，由于至 1998 年乙溴替丁被撤回，也未见有在其他国家上市的记录，在我国至今未见有生产单位登记。

大部分替丁类药物都存在晶型问题，如西咪替丁有 A、B、C、Z、H 等多种晶型，这些不同晶型的产品物理常数不同。其中 A 型晶（熔点 139～144℃）的药检质量、生物利用度及疗效最佳。雷尼替丁游离碱很难结晶，但它的盐酸盐很容易从异丙醇等溶剂中结晶，雷尼替丁盐酸盐易潮解，其晶型、熔点与结晶条件有关，从异丙醇中析出结晶的熔点为 143～144℃，从乙酸乙酯/乙酸中析出结晶的熔点为 135～136℃。法莫替丁的最终产品按不同结晶条件可有 A、B 两种晶型，B 型的表观密度为 0.2g/mL，熔点 159～160℃，短小三菱棒状结晶，其活性和疗效均优于 A 型。

1994 年 11 月，Ferrer 公司就乙溴替丁的晶型及其制备和用途申请了专利：晶型 A 为无定型粉末，熔点 74～78℃，可用于胶囊和粉剂的制备；晶型 B 为结晶型，熔点 142.5～146℃，可用于片剂的制备。不同的溶剂中可获得不同的晶型，特定条件下两者可相互转化。

6.7 乙溴替丁的研发启示

（1）药物成功上市的优势　从 1984 年申请包括乙溴替丁在内的化合物专利，到 1997 年该药物在西班牙上市，Ferrer 制药公司经历了近 12 年的研究。在已经有西咪替丁、雷尼替丁、法莫替丁、尼扎替丁和罗沙替丁五个品种相继上市后，乙溴替丁仍然能够成功上市，其最大的优势在于该药物突破了已有组胺 H_2 受体拮抗剂的局限性，不仅保持了该类药物强大的抑制胃酸分泌作用，还具有黏膜保护作用和抑制幽门螺旋杆菌的作用。

在对消化道溃疡的病理机制和治疗研究的近 200 多年历史中，随着对溃疡疾病的发病机制的深入认识，治疗用药已经从传统的中和胃酸药物和抗胆碱药物，发展到目前主要用于临床的组胺 H_2 受体拮抗剂和质子泵抑制剂。近年来研究发现，导致消化道溃疡的两大主因是幽门螺旋杆菌的感染和药物、尤其是糖皮质激素与非甾体类抗炎药的刺激作用，其中幽门螺旋杆菌与消化道溃疡愈合后复发有着直接的关联性，而目前尚无单一药物能有效地根除幽门螺旋杆菌。因此，临床上对消化道溃疡的治疗多采用抗酸药物与抗生素以及胃黏膜保护药物的联合用药的治疗方案。乙溴替丁独特的药理作用特点——集抑制胃酸分泌、抑制幽门螺旋杆菌以及胃黏膜的保护作用于一身，在提高病人对药物的依从性、降低用药费用等方面则显得尤为重要和突出。

（2）药物毒副作用的预测　乙溴替丁在获得批准用于临床后十几个月内即停止生产和撤回，主要原因在于未能在临床试验中发现其严重的药物肝毒性。

肝毒性是药物的主要毒副作用之一，也是药物从市场撤出的主要原因之一。药物被吸收后，被转运至肝脏，在肝细胞中进行氧化、还原和水解等反应，转化为极性和水溶性较高的代谢产物，再经 II 相反应后，由肝细胞膜上的转运蛋白输送到血浆或胆汁中，经肾脏或者胃肠道排出体外。在此过程中，药物或者药物代谢物会对肝细胞产生直接或间接的损伤以及机体对药物产生排异性，从而产生药物性肝毒性。尽管大部分的药物肝毒性可在临床前动物试验和临床试验中观察到，但由于临床试验的局限性，相对较短的时间内和相对有限的试验对象，常常使得一些严重的毒副作用在药物用于临床后才逐渐被发现。

对于已用于临床的组胺 H_2 受体拮抗剂而言，药物肝毒性是发生率较低的毒副作用，西咪替丁约为 4.6/100000，雷尼替丁约为 1.3/100000。然而就在乙溴替丁被撤回的前不久，另一个雷尼替丁的结构类似物尼培替丁（Niperotidine），在意大利上市后不久也由于严重的肝损伤副作用而被撤回[53]。因而寻求和建立预测药物毒副作用的方法和手段，加强临床前和临床评估指标成为非常必要和迫切的需求。

（3）对异质性药物毒性的重视　大部分的药物副作用可在临床前和临床研究中观察到，但被称为机体异质性的药物毒性目前仍不易通过试验研究获得，其原因一方面由于异质性药物毒性的发生率较低（<1/5000）、在临床研究中难以获

得具有统计意义的数据，另一方面没有合适的动物模型、在动物体内难以重现实
验结果。

异质性药物毒性主要包括过敏反应、血质不调、肝毒性和严重的皮肤反应，
其不可预测性成为当前药物撤回的主要原因。因此有许多学者致力于认识这一药
物副反应的本质，或者从出现异质性药物毒性的药物结构出发，期望能够总结出
一些具有预测性的理论；或者从机体免疫学角度出发，尝试从药物与机体分子之
间的特异性反应，揭开异质性药物毒性反应的面纱。

参考文献

［1］ Yeomans N D. Overview of 50 years' progress in upper gastrointestinal diseases. J Gastroen Hepatol，2009，24（suppl 3）：2-4.

［2］ Boss V，Wang X，Koppelman L F，Xu K，Murphy T J. Histamine induces nuclear factor of activated T cell-mediated transcription and cyclosporin A-sensitive interleukin-8 mRNA expression in human umbilical vein endothelial cells. Mol Pharmacol，1998，54：264-272.

［3］ Goot van der H，Timmerman H. Selective ligands as tools to study histamine receptors. Eur J Med Chem，2000，35：5-20.

［4］ Oda T，Morikawa N，Saito Y，Masuho Y，Matsumoto S. Molecular cloning and characterization of a novel type of histamine receptor preferentially expressed in leukocytes. J Biol Chem，2000，275：36781-36786.

［5］ Fischer J，Ganellin C R. Analogue-based Drug Discovery，Weinheim：Wiley-VCH Verlag GmbH & Co KgaA，2006：71-80.

［6］ Black J W，Duncan W A M，Durant G J，Ganellin C R，Parsons M E. Definition an antagonism of histamine H$_2$-receptors. Nature，1972，236：385-390.

［7］ Black J W，Durant G J，Emmett J C，Ganellin C R. Sulfur-methylene isosterism in the development of metiamide, a new histamine H$_2$-receptor antagonist. Nature，1974，248：65-67.

［8］ Durant G J，Emmett J C，Ganellin C R，Miles P D，Prain H D，Parsons M E，White G R. Cyanoguanidine-thiourea equivalence in the development of the histamine H$_2$-receptor antagonist, cimetidine. J. Med. Chem，1977，20：901-906.

［9］ Bradshaw J，Butcher M E，Clitherow J W，Dowie M D，Hayes R，Judd D B，McKinnon J M，Price B J//Creighton A M，Turner S Eds. The chemical regulation of biological mechanisms. Special publications No 42. London：Royal Society of Chemistry，1982：45-47.

［10］ Cholerton T J，Hunt J H，Graham Klinkert G，Martin-Smith M. Spectroscopic studies on ranitidine--its structure and the influence of temperature and pH. J Chem Soc，Perkin Trans II，1984：1761-1765.

［11］ Gilman D J，Jones D F，Oldham K，Wardleworth J M，Yellin T O//Creighton A M，Turner S Eds. The chemical regulation of biological mechanisms. Special publications No 42. London：Royal Society of Chemistry，1982：58-76.

［12］ Yanagisawa I，Hirata Y，Ishii Y. Studies on histamine H$_2$ receptor antagonists. 2. Synthesis and pharmacological activities of N-sulfamoyl and N-sulfonyl amidine derivatives. J Med Chem，1987，30：1787-1793.

［13］ Price A H，Brogden R N. Nizatidine，a preliminary review of its pharmacodynamic and pharmacokinetic properties，and its therapeutic use in peptic ulcer disease. Drugs，1988，36：521-539.

［14］ Anglada L，Marquez M，Sacristan A，Ortiz J A. Inhibitors of gastric acid secretion：N-Sulphonyl formamidines in a series of new histamine H$_2$-receptor antagonists. Eur J Med Chem，1988，23：97-100.

[15] Foguet R，Anglada L，Castelló J M，Sacristán A，Ortiz J A. Sulfonamidines，a process for preparing them and pharmaceutical compositions containing them. Eur Pat Appl. EP 159012 A2，1985.

[16] 武引文，聂辉. 法莫替丁合成路线图解. 中国医药工业杂志，1997，28：428-429，416.

[17] Tarutani M，Sakuma H，Shiratsuchi K，Mieda M. Histamine H_2-receptor antagonistic action of N-{3-[3-(1-piperidinylmethyl)phenoxy]propyl}acetoxyacetamide hydrochloride(TZU-0460). Arzneim-Forsch，1985，35：703-706.

[18] Fukushima Y，Otsuka H，Ishikawa M. Potent and long-lasting action of lafutidine on the human histamine H_2-receptor. Digestion，2001，64：155-160.

[19] Kubas H，Stark H. Medicinal chemistry of histamine-H_2-receptor antagonists. Pharmazie in Unserer Zeit，2007，36：24-32.

[20] 傅得兴，李杨. 新型 H_2 受体拮抗剂乙溴替丁. 中国新药杂志，1999，8：224-227.

[21] Sanjny S，Michelle I W. Ebrotidine Drugs，1996，51：974-980.

[22] Konturek P C，Brzozowski T，Konturek S J，Marquez M，Torres J，Ortiz J A. Studies on the cytoprotective and antisecretory activity of ebrotidine. A review. Arzneim-Forsch，1997，47：578-589.

[23] Agut J，Sanchez J C，Sacristan A，Ortiz J A. Action of ebrotidine，ranitidine，and cimetidine on the specific binding to histamine H_1-and H_2-receptors. Arzneim-Forsch，1997，47：447-449.

[24] Palop D，Agut J，Marquez M，Conejo L，Sacristan A，Ortiz J A. Histamine H_2-receptor antagonist action of ebrotidine. Effects on gastric acid secretion，gastrin levels，and NSAID-induced gastrotoxicity in the rat. Arzneim-Forsch，1997，47：439-446.

[25] Romero A，Gomez F，Villamayor F，Ballesta A，Sacristan A，Ortiz J A. Comparative study of plasma gastrin levels in rats after two months of ebrotidine administration. Arzneim-Forsch，1997，47：524-527.

[26] Slomiany B L，Piotrowski J，Slomiany A. Gastroprotective properties of ebrotidine. A review. Arzneim-Forsch，1997，47：459-567.

[27] Piotrowiski J，Yamaki K，Morita M，Slomiany A，Slomiany B L. Ebrotidine，a new H_2 receptor antagonist with macosal strengthening activity. Biochem Int，1992，26：659-667.

[28] Palop D，Romero A，Villamayor F，Conejo L，Sacristan A，Ortiz J A. Effect of ebrotidine on ethanol-induced gastric mucosal damage in the rat. Comparative study with other H_2-receptor antagonists. Arzneim. -Forsch，1997，47：450-454.

[29] Brzozowski T，Majka J，Konturek S I. Gastroprotective and ulcer healing activities of a new H_2-receptor antagonist：ebrotidine. Digestion，1992，51：27-36.

[30] Slomiany B L，Lopez R A，Liau Y H，Slomiany A. Effect of ebrotidine on the synthesis and secretion of gastric sulfomucin. General Pharmacol，1993，24：611-617.

[31] Piotrowski J，Czajkowski A Yotsumoto F，Slomiany A，Slomiany B L. Effect of ebrotidine on gastric mucosal EGF and PDGF receptor expression. Biochem Mol Biol Int 1993，30：1127-1134.

[32] Slomiany B L，Piotrowski J，Slomiany A. Induction of tumor necrosis factor-alpha and apoptosis in gastric mucosal injury by indomethacin：effect of omeprazole and ebrotidine. Scand J Gastroenterol，1997，32：638-42.

[33] Puscas I，Puscas C，Coltau M，Torres J，Marquez M，Herrero E，Fillat O，Ortiz J A. Studies on the protective effect of ebrotidine on experimental ulcers induced by nonsteroidal anti-inflammatory drugs in healthy volunteers. Arzneim-Forsch，1997，47：565-568.

[34] Palacin C，Tarrago C，Sacristan A，Ortiz J A. *In vitro* anti-helicobacter pylori activity of ebrotidine. Arzneim-Forsch，1997，47：471-474.

[35] Slomiany B L，Piotrowski J，Slomiany A. Anti-helicobacter pylori activities of ebrotidine. A review

of biochemical and animal experimental studies and data. Arzneim-Forsch, 1997, 47: 475-482.

[36] Grau M T, Romero A, Villamayor F, Sacristan A, Ortiz J A. Acute toxicity studies of ebrotidine. Arzneim-Forsch, 1997, 47: 490-491.

[37] Romero A, Grau M T, Villamayor F, Sacristan A, Ortiz J A. Subacute toxicity of ebrotidine in rats and dogs. Arzneim-Forsch, 1997, 47: 492-497.

[38] Romero A, Grau M T, Villamayor F, Sacristan A, Ortiz J A. Chronic toxicity of ebrotidine in rats and dogs. Arzneim-Forsch, 1997, 47: 498-504.

[39] Romero A, Rives A, Grau M T, Villamayor F, Sacristan A, Ortiz J A. Carcinogenicity studies on ebrotidine. Arzneim-Forsch, 1997, 47: 515-519.

[40] Romero A, Palacin C, Ciliutti P, Vericat J A, Marcos R, Montero R, Garcia M, Villamayor F. Genotoxicity studies on ebrotidine. Arzneim-Forsch, 1997, 47: 511-514.

[41] Romero A, Grau M T, Villamayor F, Sacristan A, Ortiz J A. Toxicity of ebrotidine on reproduction. Toxicity on fertility and general reproductive performance, embryo-fetal toxicity and peri-and postnatal toxicity. Arzneim-Forsch, 1997, 47: 504-510.

[42] Munoz-Navas M, Honorato J, Reina-Arino M, Marques M, Herrero E, Villamayor F, Torres J, Roset P N, Fillat O, Camps F Ortiz J A. Continuous intragastric pH monitoring in the evaluation of ebrotidine, cimetidine, and placebo on gastric acidity in healthy volunteers. Arzneim-Forsch, 1997, 47: 539-544.

[43] Gavryelewicz A, Czajkowski A, Skrodzka D, Marlicz K, De Tena F L, Aldeguer M, Chantar C, Marquez M, Torres J Ortiz J A. Comparison of the efficacy and safety of ebrotidine in the treatment of duodenal ulcer. A multicenter, double-blind, placebo-controlled phase Ⅱ udy. Arzneim-Forsch, 1997, 47: 545-550.

[44] Gedliczka O, Bobrzynski A, Rembiasz K, Fillat O, Torres J, Herrero E, Marquez M, Camps F, Ortiz J A. Efficacy of ebrotidine and ranitidine in the treatment of benign gastric ulcer. Arzneim-Forsch, 1997, 47: 560-564.

[45] Matov V, Metchkov G, Krastev Z, Tchernev K, Mitova R, Marquez M, Torres J, Herrero E, Fillat O, Ortiz J A. Ebrotidine versus ranitidine in the treatment of acute duodenal ulcer. A multicenter, randomized, double-blind, controlled clinical trial. Arzneim-Forsch, 1997, 47: 555-559.

[46] Tulassy Z, Dobronte Z, Farkas I, Juhasz L, Simon L, Pronai L, Torres J, Marquez M. Ebrotidine versus ranitidine in the healing and prevention of relapse of duodenal ulcer. A multicenter, double-blind, parallel, randomized, controlled study. Arzneim-Forsch, 1997, 47: 551-555.

[47] Puscas I, Puscas C, Coltau M, Pasca R, Torres J, Marquez M, Herrero E, Fillat O, Ortiz J A. Comparative study of the safety and efficacy of ebrotidine versus ranitidine and placebo in the prevention of piroxicam-induced gastroduodenal lesions. Arzneim-Forsch, 1997, 47: 568-572.

[48] Albet C, Perez J A, Sacristan A, Ortiz J A. Pharmacokinetics of ebrotidine in rats and dogs. Arzneim-Forsch, 1997, 47: 483-485.

[49] Farre M, Roset P N, Badenas J M, Ugena B, Marquez M, Albet C, Herrero E, Ortiz J A. Tolerability and pharmacokinetics of ebrotidine in healthy subjects given single and repeated oral doses. Arzneim-Forsch, 1997, 47: 528-530.

[50] Sentellas S, Saurina J, Hernandez-Cassou S, Galceran M T, Puignou L. Determination of ebrotidine metabolites in overlapping peaks from capillary zone electrophoresis using chemometric methods. Electrophoresis, 2001, 22: 71-76.

[51] Rozman E, Albet C, Sacristan A, Ortiz J A. Metabolism of ebrotidine. A review. Arzneim-Forsch, 1997, 47: 486-489.

[52] Andrade R J，Lucena M I，Martin-Vivaldi R，Fernandez M C，Nogueras F，Pelaez G，Gomez-Outes A，Garcia-Escario M D，Bellot V，Hervas A，Cardenas F，Bermudezl F，Romerol M，Sahneron J. Acute liver injury associated with the use of ebrotidine，a new H_2-receptor antagonist. J Hepatol，1999，31：641-646.

[53] Gasbarrini G，Gentiloni N，Febbraro S，Gasbarrini A，Campli C D，Cesana M，Miglio F Miglioli M，Ghinelli F，Ambrosi A D，Amoroso P，Pacini F，Salvadori G. Acute liver injury related to the use of niperotidine. J Hepatols 1997，27：583-586.

第7章

美托洛尔（Metoprolol）

余建鑫　沈竞康

目　录

美托洛尔研发大事记

1975 年	全球第一个选择性的 β_1 受体阻滞剂阿斯利康的美托洛尔问世
1984 年	美托洛尔酒石酸盐在美国上市
1992 年	美托洛尔琥珀酸盐缓释剂在美国上市，商品名：Toprol XL
1992 年	美托洛尔琥珀酸盐缓释剂在日本上市治疗高血压，商品名：Seloken L
2000 年	美托洛尔琥珀酸盐缓释剂在丹麦上市，治疗充血性心力衰竭、心绞痛、高血压和心肌梗死
2002 年	美托洛尔琥珀酸盐缓释剂在美国用于充血性心力衰竭的治疗
2005 年	美托洛尔琥珀酸盐缓释剂在中国上市，商品名：倍他乐克（Betaloc Zok）
2006 年	美托洛尔琥珀酸盐缓释剂在法国上市，用于治疗高血压、心绞痛和偏头痛
2011 年	美托洛尔琥珀酸盐缓释剂在意大利上市
2011 年	美托洛尔琥珀酸盐缓释剂专利在美国、欧洲、日本和加拿大到期

7.1　肾上腺素能阻滞剂

受体理论研究的历史由来已久，Ahlquist 于 1948 年首先提出了双重（α、β）受体的假设，它是基于各种儿茶酚胺对刺激的生理反应的差异提出的。早期的受体理论研究认为受体是静态地分布于细胞膜上。后来的研究证明，它们实际上是对各种影响因素做出反应的动态的受体，可以追踪配体进行结合。肾上腺素能阻滞剂（adrenergic blockers）能阻断肾上腺素受体，从而拮抗肾上腺素神经递质或肾上腺素能激动剂的作用。根据这类药物对 α 和 β 肾上腺素受体选择性的不同，可分为 α 型肾上腺素能阻滞剂和 β 型肾上腺素能阻滞剂两大类。

肾上腺素 α 受体兴奋时，可使皮肤及黏膜的血管收缩，血压升高。当 α 受体阻滞剂选择性地阻断了与血管收缩有关的 α 受体时，可导致血压下降。该类药物在临床上主要用于改善微循环，治疗外周血管痉挛性疾病及血栓闭塞性脉管炎等。

β 受体阻滞剂可竞争性地与 β 受体结合而产生拮抗神经递质或 β 激动剂的效应，主要包括对心脏兴奋的抑制作用和对支气管及血管平滑肌的舒张作用等。可使心率减慢，心收缩力减弱，心输出量减少，心肌耗氧量下降，还能延缓心房和房室结的传导。β 受体阻滞剂广泛用于心血管疾病和非心血管疾病的治疗，包括高血压、急性和慢性心力衰竭、心绞痛，以及条件性疾病如家族遗传性震颤、偏头痛等。β 受体阻滞剂是治疗心血管疾病的基石药物[1]。随机对照实验证明 β 受体阻滞剂在治疗心血管疾病和提高心血管疾病患者生存率方面有明显效果[2]。

7.2　β 肾上腺素受体的分类及功能

β 肾上腺素受体是受体家族的一部分，以药理学、生物化学以及分子生物学研究方法为特征可将 β 肾上腺素受体分为三个亚型（β_1 受体、β_2 受体、β_3 受体）。β_1 受体主要分布于心脏，占 β 肾上腺素受体总量的 75%～80%，功能上 β_1 受体与心肌收缩力和速率的增加以及房室结传导速率有关。β_2 受体主要分布于肺、肝脏、肾脏、外周血管和子宫。β_2 受体与肾素的分泌以及血管、支气管、胃肠道、消化道等的平滑肌松弛有关，还与糖原分解以及胰岛素和胰高血糖素的分泌有关[3]。β3受体主要分布于脂肪组织，功能上 β3 受体被认为与调节脂肪酸代谢密切相关[4]。

β 受体阻滞剂用于治疗心血管疾病的主要作用机制在于阻断心脏的 β1 肾上腺素受体，减少心脏收缩力和速率，进而减少动脉血压和心脏负荷。此外，肾脏 β1 肾上腺素受体的阻断抑制肾素的释放，进而减少血管紧张素 Ⅱ 和血浆醛固酮水平。它们还有一个主要的作用是降低整个交感神经的活性。交感神经系统通过儿茶酚胺的释放在心脏功能的短期和长期调节中扮演重要角色。虽然对肾上腺素受体（主要是 β1 受体）的急性激活全面地提高了心脏收缩力，并且一般认为其对心脏功能有积极作用，但是它们的长期激活会导致有害的心室重塑。因此，对心力衰竭患者交感神经系统长期的超活化，虽然最初表现为能适应，但是普遍认为长期的超活化是有害的。目前 β 受体阻滞剂的作用机制并没有完全阐述清楚，而且它们之间的作用机制明显不同，但是可以运用 β 受体阻滞剂来降低心率、减少心肌负荷从而使心脏病理重塑发生好转[5]。

7.3　β 受体阻滞剂的研究

7.3.1　美托洛尔的发现

β 受体阻滞剂（β receptor blockers），最初是从异丙肾上腺素（Isoprenalin，**1**）的结构改造中发现的。当异丙肾上腺素儿茶酚结构中的两个酚羟基被两个氯原子取代时，得到了第一个 β 受体阻断药二氯特诺（Dichloroisoproterenal，**2**），在高浓度时能阻断肾上腺素能激动剂引起的心脏兴奋和周围血管扩张，而不影响其血管收缩作用，但由于二氯特诺仍有较强的内源性肾上腺素样活性而未曾应用于临床。当苯环用萘环替代后得到丙萘洛尔（Pronethalol，**3**），后者几乎没有内源性肾上腺素样作用，但有中枢神经系统的副作用及致癌作用，亦未被临床应用。

异丙肾上腺素(**1**)　　　　　二氯特诺(**2**)　　　　　丙萘洛尔(**3**)

在苯环上改变取代基，引入甲磺酰胺或者在侧链引入芳基发现了索他洛尔（Sotalol，**4**）、拉贝洛尔（Labetalol，**5**）等具有苯乙醇胺基本结构的 β 受体阻滞剂。

索他洛尔(**4**)　　　　　　　　拉贝洛尔(**5**)

索他洛尔（**4**）是异丙肾上腺素苯环 3 位去掉羟基，同时 4 位羟基被甲基磺酰胺基取代的类似物，虽然其对 β 受体阻断作用不强，但口服吸收迅速、完全，生物利用度较高，毒性小而被临床用于治疗心律失常。拉贝洛尔（**5**）不仅阻断 β 受体，同时阻断 α₁ 受体，临床上多用于治疗中度和高度高血压病，具有起效快，疗效好等特点。

在改变丙萘洛尔（**3**）的结构中发现，在芳环和 β 碳原子之间插入—OCH₂—，并将此侧链从萘环的 β 位移至 α 位，得到了临床常用的 β 受体阻滞剂普萘洛尔（Propranolol，**6**），从而导致了一系列芳氧丙醇胺类 β 受体阻滞剂的发展。普萘洛尔（**6**）被认为是第一代 β 受体阻滞剂的代表药物，临床使用已经超过 40 年。虽然普萘洛尔已被证实有益于高血压患者，但由于它阻断 β₁ 受体的同时也阻断 β₂ 受体，会对呼吸系统产生不利影响。与普萘洛尔类似的药物还有：噻吗洛尔（Timolol，**7**）、纳多洛尔（Nadolol，**8**）、左布诺洛尔（Levobunolol，**9**）、吲哚洛尔（Pindolol，**10**）、氧烯洛尔（Oxprenalol，**11**）、美替洛尔（Metipranolol，**12**）和喷布洛尔（Penbutolol，**13**）等。其中噻吗洛尔（**7**）是已知作用最强的 β 受体阻滞剂，作用强度是普萘洛尔的 8 倍，临床用于治疗高血压病、心绞痛及青光眼。特别对原发性开角型青光眼有良好效果。

普萘洛尔(**6**)　　　　噻吗洛尔(**7**)　　　　纳多洛尔(**8**)

左布诺洛尔(**9**)　　　　吲哚洛尔(**10**)　　　　氧烯洛尔(**11**)

美替洛尔(**12**)　　　　喷布洛尔(**13**)

第二代 β 受体阻滞剂发展为对 β₁ 受体有较高的亲和力，从结构上看都是苯环的 4 位有不同的取代基，代表性药物有：美托洛尔（Metoprolol，**14**）、阿替洛尔（Atenolol，**15**）、比索洛尔（Bisoprolol，**16**）、醋丁洛尔（Acebutolol，**17**）、艾司洛尔（Esmolol，**18**）和倍他洛尔（Betaxolol，**19**）等。

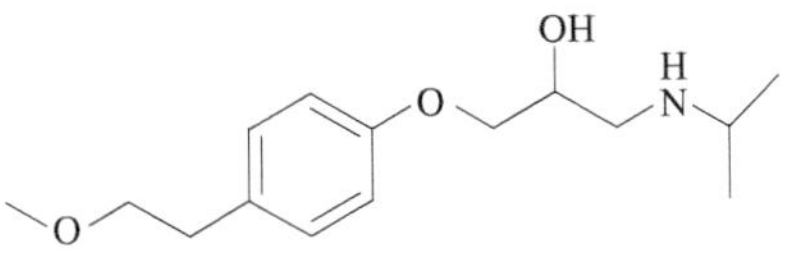

美托洛尔**(14)**

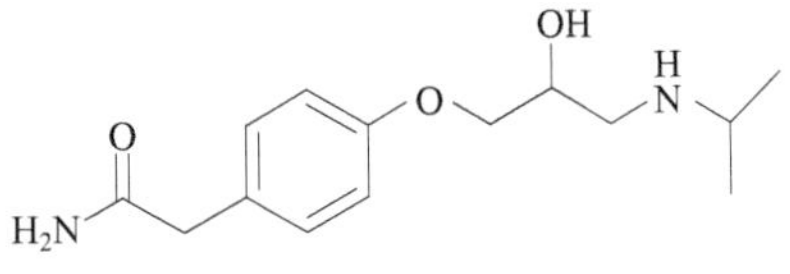

阿替洛尔**(15)**

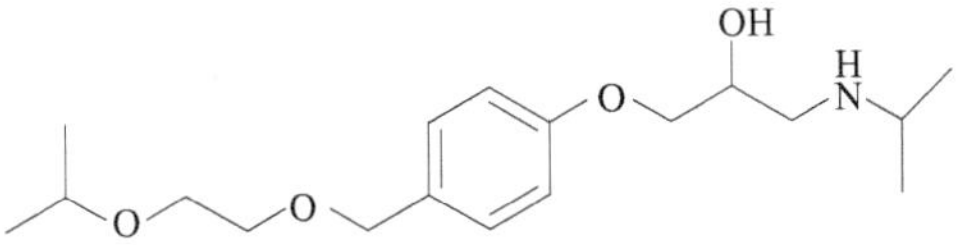

比索洛尔**(16)**

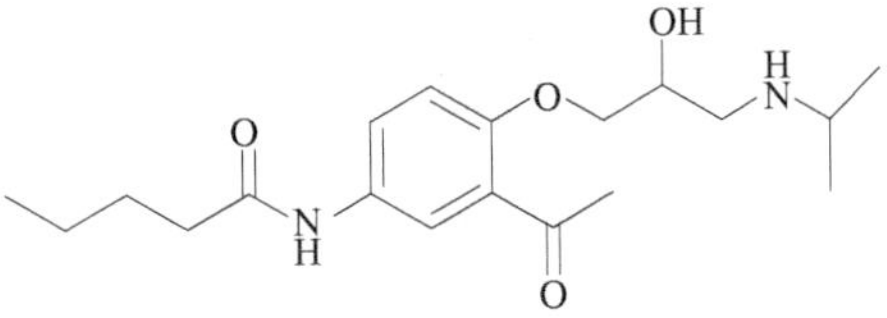

醋丁洛尔**(17)**

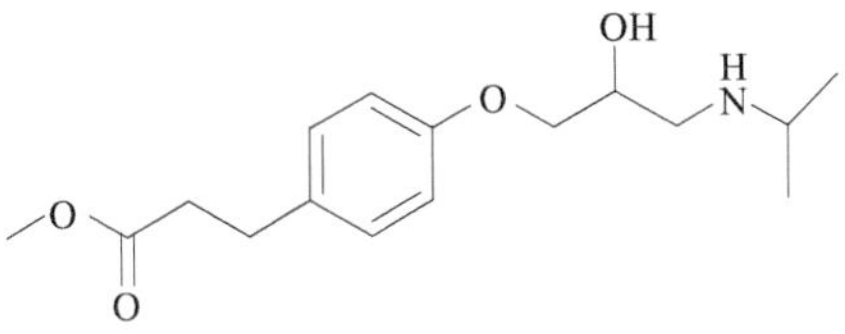

艾司洛尔**(18)**

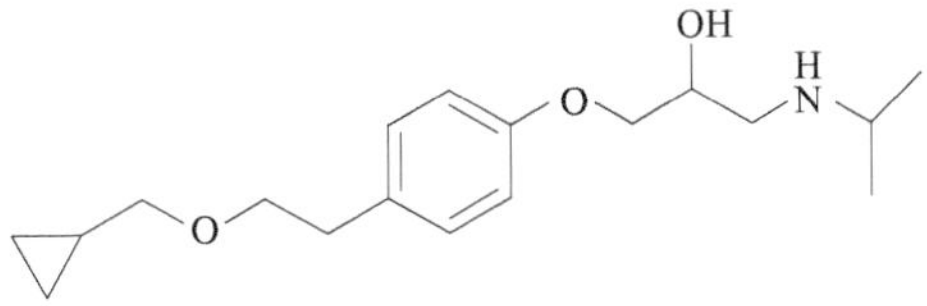

倍他洛尔**(19)**

　　其中，美托洛尔（**14**）属于选择性的 β_1 受体阻滞剂（心脏选择性 β_1 受体阻滞剂），其阻断 β 受体的作用约与普萘洛尔相等，对 β_1 受体的选择性稍逊于阿替洛尔。美托洛尔对心脏的作用，如减慢心率、抑制心收缩力、降低自律性和延缓房室传导时间等与普萘洛尔、阿替洛尔相似，其对血管和支气管平滑肌的收缩作用较普萘洛尔为弱，因此，美托洛尔对呼吸道影响较小。美托洛尔也能降低血浆肾素活性。比索洛尔（**16**）是特异性最高的 β_1 受体阻滞剂之一，为强效长效 β_1 受体阻滞剂，作用为普萘洛尔的 4 倍，是美托洛尔的 5～10 倍，且对胰腺受体抑制较轻，因而，对伴有糖尿病的高血压患者应用更有利。

　　β 受体阻滞剂用于治疗心律失常的缺点是抑制心脏功能，且对支气管疾病患者可诱发哮喘，有时，可产生严重的副作用。为了克服此缺点，利用软药设计原理，在分子中引入代谢时易变的基团而发展了一类超短效 β 受体阻滞剂。艾司洛尔（**18**）在分子中含甲酯结构，在体内易被血清酯酶代谢水解而失活。因此，作用迅速而短暂，其半衰期仅 8min，适用于室上性心律失常的紧急状态的治疗，一旦发现不良反应，停药后可立即消失。

　　第二代 β 受体阻滞剂具有更高的 β_1 肾上腺素受体选择性和低不良反应的发生率。但是，β_1 肾上腺素受体的阻断同样可以导致不良的作用，如，β_1 肾上腺素受体对脂肪细胞内的脂解作用很重要，因此 β 受体阻滞剂会使血脂增高，引起血管收缩，增加血管阻力。另外，像阿替洛尔（**15**）、美托洛尔（**14**）、比索洛尔（**16**）等 β_1 受体阻滞剂，当使用高剂量时，它们倾向于丧失对 β_1 受体的特异性，产生较大的副作用。

　　目前研究比较多的第三代 β 受体阻滞剂，它们的特点是具有舒张血管的特性，如拉贝洛尔（Labetalol，**20**）、布新洛尔（Bucindolol，**21**）、卡维地洛（Carvedilol，

22）和奈比洛尔（Nebivolol，23）等。

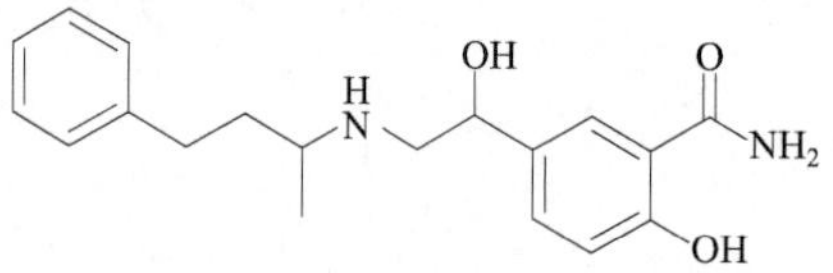

拉贝洛尔(20)

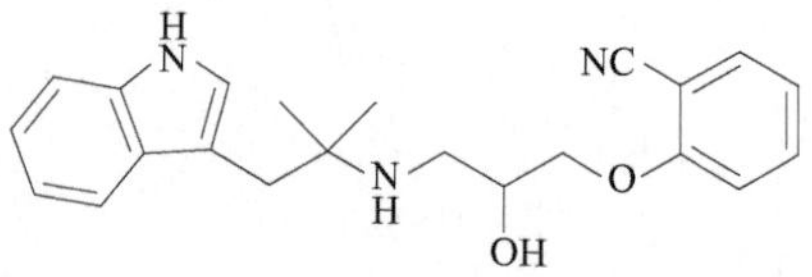

布新洛尔(21)

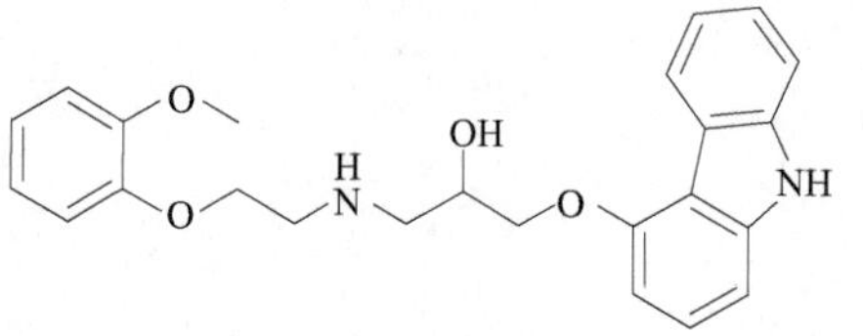

卡维地洛(22)

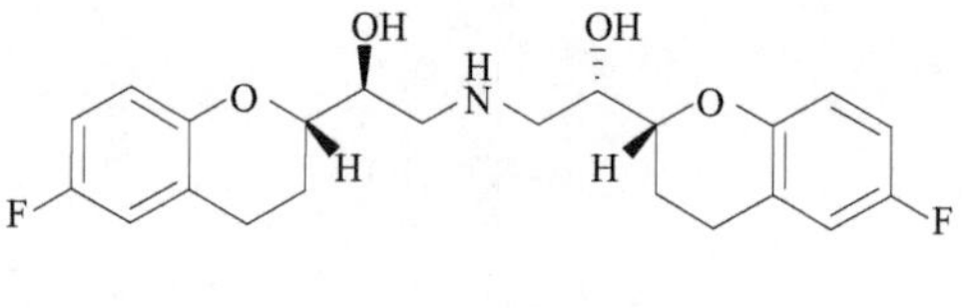

奈比洛尔(23)

拉贝洛尔（**20**）的骨架类似于异丙肾上腺素（**1**），它是非选择性的肾上腺素受体阻滞剂，对 α 受体也有较强亲和力。布新洛尔（**21**）和卡维地洛（**22**）也都是非特异性 β 受体阻滞剂，都具有 α 受体阻断作用。卡维地洛（**22**）能通过同时阻断 α_1 受体引起血管舒张，能降低心力衰竭患者病死率，这要强于传统的 β 受体阻滞剂。然而，卡维地洛（**22**）对 β_1 肾上腺素受体没有选择性，产生与 β_2 肾上腺素有关的不良反应如头晕和疲劳等，严重的可以导致治疗的中止。

奈比洛尔（**23**）的特点之一是对 β_1 受体的亲和力是对 β_2 受体的 250 倍，选择性强。奈比洛尔能调节血管张力，引起血管生理性舒张，保护心肌细胞免受单电子氧损伤作用，与其他 β 受体阻滞剂相比，奈比洛尔在降压的同时对血糖和血脂影响不大[6]。同样的，奈比洛尔也具有扩血管作用。奈比洛尔发挥 β 受体阻断作用时不会引起血管收缩，不会引起反射性心率加快。奈比洛尔能舒张血管，同时降低动、静脉阻力，传统的 β 受体阻滞剂如阿替洛尔和美托洛尔则没有这些功能[7]。

7.3.2　构效关系研究

β 受体阻滞剂的基本结构要求与 β 受体激动剂异丙肾上腺素（**1**）相似（图 7-1）。因二者作用于同一受体，显然，苯乙醇胺类阻滞剂（如：丙萘洛尔，**3**）苯环与氨基间的原子数与异丙肾上腺素完全一致。芳氧丙醇胺类 β 受体阻滞剂虽然其侧链较苯乙醇胺类多一亚甲氧基，但分子模型研究表明，在芳氧丙醇胺类的最低能量构象中，芳环、羟基和氨基可与苯乙醇胺类阻滞剂完全重叠，因此亦符合与 β 受体结合的空间要求。

从图 7-2 中也可以看出，β 受体阻滞剂卡拉洛尔与 β 受体激动剂异丙肾上腺素均能与 β 受体很好地契合。（a）片段部分是 β 受体-β 受体阻滞剂卡拉洛尔复合物，（b）片段部分是配体，（c）和（d）厚状部分是受体骨架，其中（d）是 N 端，（c）是 C 端。（e）片段部分是 β 受体-β 受体激动剂异丙肾上腺素复合物。（f）片段是配体，细线条是受体骨架[8]。

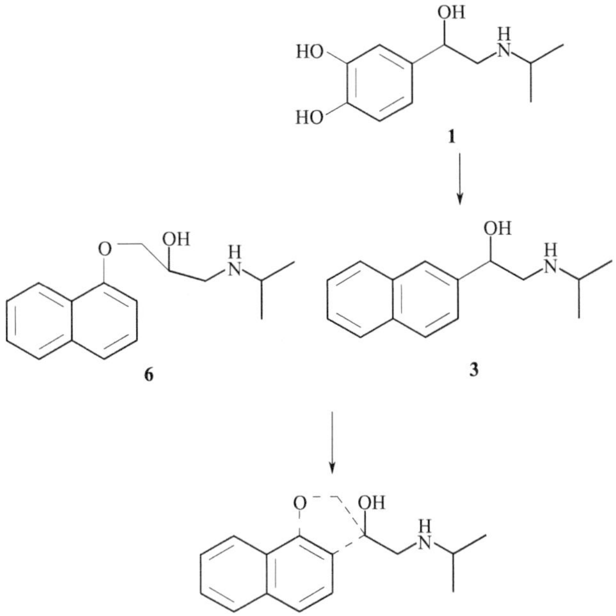

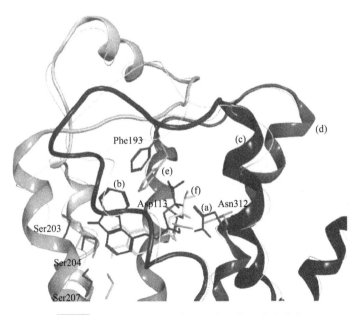

图 7-1 丙萘洛尔（3）与普萘洛尔（6）空间重叠示意图

图 7-2 卡拉洛尔和异丙肾上腺素配体-受体复合物

β 受体阻滞剂对芳环部分的要求不甚严格，可以是苯、萘、芳杂环和稠环等。环的大小、环上的取代基的数目和位置对 β 受体阻断活性的关系较为复杂，一般认为，苯环上 2，6-或 2，3，6-取代的化合物活性最低，这可能是上述取代基的立体位阻影响侧链的自由旋转，难以形成符合 β 受体所需的构象。邻位单取代的化合物仍具有较好的 β 受体阻断活性。芳环和环上取代基的位置对 β 受体阻断作用的选择性存在一定关系。在芳氧丙醇胺类中，芳环为萘基或结构上类似于萘的邻位取代苯基化合物，如普萘洛尔（**6**）、噻吗洛尔（**7**）、吲哚洛尔（**10**）、氧烯洛尔（**11**）等对 β_1、β_2 受体的选择性较低，为非选择性 β 受体阻滞剂。苯环对位取代的化合物，通常对 β_1 受体具有较好的选择性，如美托洛尔（**14**）、阿替洛尔（**15**）、比索洛尔（**16**）、倍他洛尔（**19**）等。此外，芳环及环上取代基的不同，常常影响分子的脂溶性，从而影响其代谢方式，脂溶性较高的阻滞剂主要在肝脏代谢。水溶性较高时，主要经肾脏代谢，因此，在临床应用时，需考虑患者的耐受性。

β 受体阻滞剂的侧链部分在受体的结合部位与 β 激动剂的结合部位相同，它们的立体选择性是一致的。研究表明：在苯乙醇胺类中，同醇羟基相连的 β 碳原子为 *R*-构型，具较强的 β 受体阻断作用，其对映体 *S*-构型的活性则大为下降，直至消失。在芳氧丙醇胺类中，由于氧原子的插入，使连于手性碳原子上的取代基先后次序的排列发生了改变，其 *S*-构型在立体结构上与苯乙醇胺类的 *R*-构型相当（**24** 和 **25**），所以，具 *S*-构型的芳氧丙醇胺类阻滞剂的作用大于其对映体，如左旋的 *S*-构型普萘洛尔，抗异丙肾上腺素所引起的心动过速的强度为其右旋体 *R*-构型的 100 倍以上[9]。

R-绝对构型(**24**)　　　　*S*-绝对构型(**25**)

7.4　美托洛尔的合成工艺研究

美托洛尔又名甲氧乙心安、倍他乐克、美多心安。化学名为：*R*，*S*-1-[4-(2-甲氧乙基) 苯氧基]-3-异丙氨基-2-丙醇（**26**），是一对光学异构体，目前已完成的药理学和毒理学研究报道及批准的临床用药均为其消旋体，临床上主要是利用其盐酸盐、酒石酸盐或琥珀酸盐。

美托洛尔光学异构体(**26**)

美托洛尔的合成路线比较简单（图 7-3）。起始原料可以采用苯乙醇，经过甲醚化得到苯乙醇甲醚（**28**），苯环对位硝化得到 1-（2-甲氧乙基）-4-硝基苯（**29**）。硝基还原成氨基、重氮化水解得到 4-（2-甲氧乙基）苯酚（**30**），然后与氯甲基环氧乙烷缩合成 **31**，最后与异丙醇胺进行胺化反应得到美托洛尔。

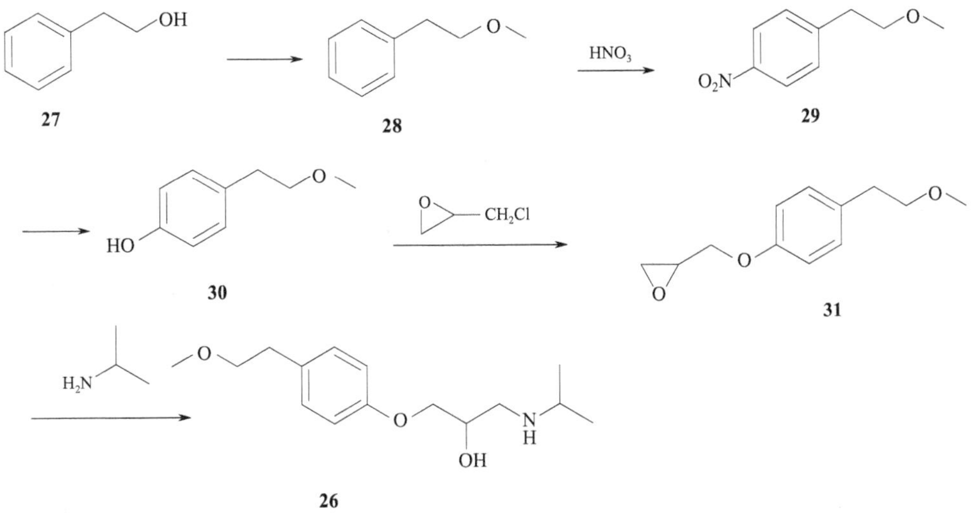

图 7-3 美托洛尔的合成路线

近年来对美托洛尔深入研究发现，它的 S-异构体（**37**）阻断 β 受体的作用比 R-异构体强约 33 倍，而临床消旋体用药引起的头晕和幻觉等副作用被认为与其 R-异构体相关，同时 2 种对映体在血液中的半衰期也不同。因此，合成单一的 S-型美托洛尔无论对其药理学和毒理学研究，还是临床用药均有重大意义[10]。

美托洛尔的不对称合成，文献报道的比较多，但绝大部分是采用手性试剂 R-表氯醇（**33**）来制备。在碱性条件下，对羟基苯乙醇（**32**）首先与 R-表氯醇（**33**）的 C_3 反应得到开环中间体（**34**），然后构型翻转闭环，得到化合物 **35**。在无水和酸性条件下，此过程不会产生开环副产物，并且没有消旋化的现象产生，ee 值高达 100%。使用碘甲烷对化合物 **35** 的醇羟基进行 O-烷基化，同时环氧环会被强亲核试剂碘负离子打开，得到开环产物 **36**。最后化合物 **36** 与异丙氨缩合得到 S-美托洛尔（**37**）。从化合物 **35** 开环合成 **36** 的过程中，有大约 1.5% 的消旋化产物生成，故最终 S-美托洛尔（**37**）的 ee 值为 97%（图 7-4）[11]。

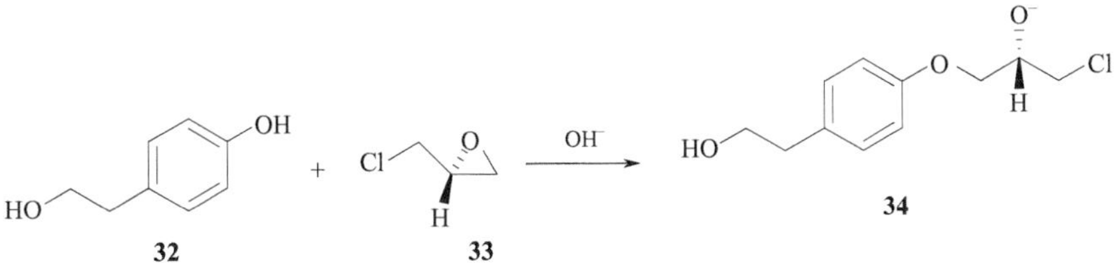

图 7-4

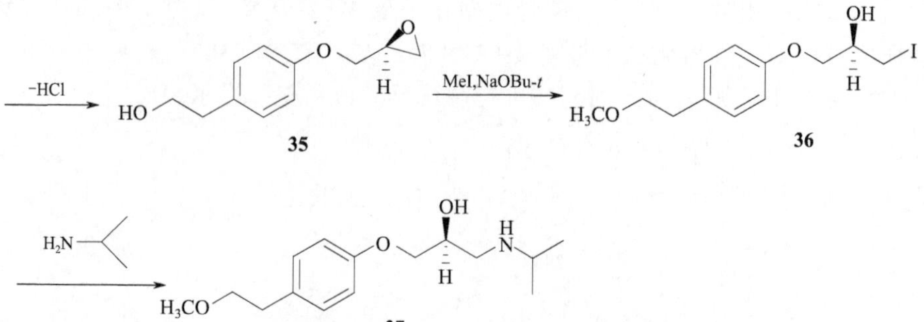
35　36　37

图 7-4　美托洛尔的不对称合成路线

7.5 美托洛尔缓释片的工艺研究

2 分子美托洛尔（**26**）与 1 分子酒石酸（**38**）生成酒石酸美托洛尔（**39**），然后与不同的填充剂、黏合剂、润滑剂等制备得到酒石酸美托洛尔缓释片。

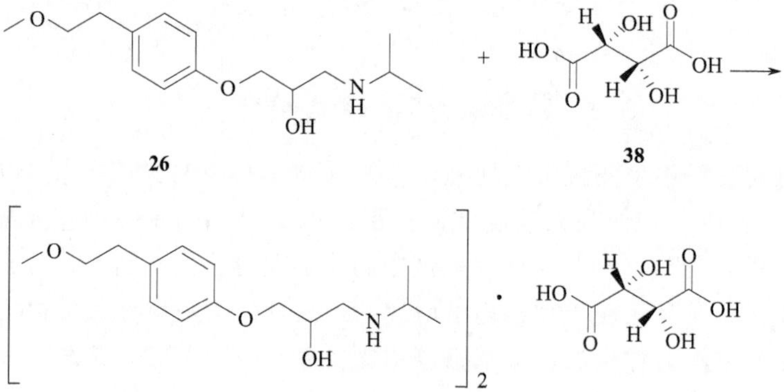
26　38　39

酒石酸美托洛尔缓释片可以提高药物作用的选择性、稳定体内血药浓度、提高血药浓度的谷峰比值、降低血压波动性、减少靶器官损伤并可以减少给药次数，方便患者服用。

采用羟丙甲纤维素作为骨架，微晶纤维素作为填充剂，硬脂肪酸镁作为润滑剂，3%乙基纤维素乙醇溶液作为黏合剂制备酒石酸美托洛尔缓释片的方法，工艺简单、成本低。按照药典方法，对其释放度进行测定，符合规定（表 7-1）[10]。

表 7-1　制备样品及市售样品释放度测定结果（$n=6$）　单位：%

样品来源	取样时间/h		
	1	4	8
制备样品	29.2	56.3	83.2
市售样品	28.5	55.4	82.5
国家药品标准规定	25～45	40～75	75 以上

7.6　美托洛尔的药代动力学研究

目前临床使用的美托洛尔无论是常规片还是缓释剂均为其消旋体，未见文献报道美托洛尔光学异构体的药代动力学研究。通过对单剂量和多剂量美托洛尔消旋体在中国健康人体中的药代动力学研究发现，耐受性和安全性良好[12]。22 名健康受试者单剂量口服美托洛尔片 50mg 后，其平均血药浓度-时间曲线见图 7-5。

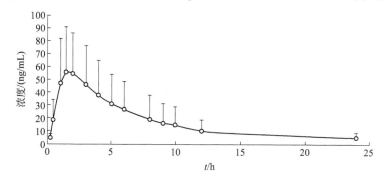

图 7-5　单剂量平均血药浓度-时间曲线

22 名健康受试者连续服用 7 天美托洛尔 50mg 后，其平均血药浓度-时间曲线见图 7-6。

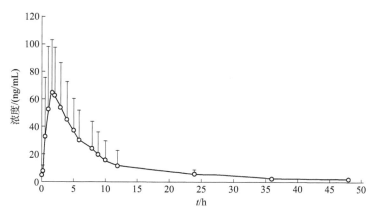

图 7-6　多剂量平均血药浓度-时间曲线

22 名健康受试者单剂量和多剂量口服酒石酸美托洛尔片 50mg 后，其药代动力学参数见表 7-2。

表 7-2　单剂量和多剂量口服酒石酸美托洛尔药代动力学参数

参　　数	单剂量	多剂量
$AUC_{0 \sim t}$/（ng·h/mL）	395.60±298.95	
$AUC_{0 \sim \infty}$/（ng·h/mL）	433.83±342.94	

续表

参　　数	单　剂　量	多　剂　量
$C_{max}/$ (ng/mL)	63.06 ± 34.61	77.72 ± 45.69
$t_{max}/$h	1.57 ± 0.25	1.66 ± 0.59
$t_{1/2}/$h	7.18 ± 2.47	
MRT/h	7.40 ± 2.31	
$AUC^{88}/$ (ng·h/mL)		504.67 ± 322.35
$C_{av}/$ (ng·h/mL)		21.03 ± 13.43
$C_{min}/$ (ng/mL)		4.11 ± 1.56
DF/%		3.67 ± 1.13

7.6.1　吸收

美托洛尔常规片口服吸收迅速完全，吸收率大于 90%，但肝脏代谢率达 95%，首关效应为 25%～60%，故生物利用度仅为 40%～75%。食物可增加口服本品的血药浓度达空腹时的一倍。口服血浆浓度高峰时间一般在 1.5h，最大作用时间为 1～2h。血压降低与血药浓度不平行，而心率的降低则与血药浓度呈直线关系。血浆蛋白结合率约 12%，可透过血脑屏障和胎盘，美托洛尔口服 200mg/d，脑中浓度为 1.5μg/g，也可从乳汁分泌。

1986 年在欧美上市的新型美托洛尔缓释片（琥珀酸美托洛尔缓释片），克服了之前美托洛尔平片药代动力学方面的某些不足，只需每天给药一次即可获得 24h 平稳血药浓度和均一的 β₁ 阻断作用，大大提高了治疗效能，因此迅速被广大临床医生所接受，成为目前全球使用最为广泛的 β 受体阻滞剂。其在西方国家应用了近 20 年之后也在中国正式上市。

琥珀酸美托洛尔缓释片采用了各自均能作为独立恒速释放单元的多微囊技术。每个微囊内核为活性药物琥珀酸美托洛尔，由不被蛋白酶水解的乙基纤维素多聚体外膜包裹。药片进入胃内迅速崩解，微囊释放并广泛分布于消化道内。体液经外膜渗入囊内溶解琥珀酸美托洛尔形成饱和溶液，并以恒速持续不断向囊外释放，供机体吸收利用。这一释放吸收过程持续大于 20h，只要囊内存在未被溶解的药物，溶液即一直维持饱和度，释放速度也保持恒定。当 24h 后囊内所有药物均被溶解，溶液被稀释为不饱和液时，其释放速率才随之降低。这一药物释放过程十分稳定，不受进食、体液 pH、肠蠕动等生理因素影响。为获得缓慢而持久释放美托洛尔的目的，缓释片采用了琥珀酸盐替代平片的酒石酸盐，使其在 37℃ 水中的溶解度 （270mg/mL） 显著低于酒石酸盐 （＞700mg/mL），从而显著延缓了溶解速度。

正是由于美托洛尔缓释片具有持续 20h 的药物恒速释放系统，加上药物本身 3～4h 消除半衰期，因此，给药即可维持 24h 平稳均衡血药浓度和持续理想 β₁ 阻断作用，与平片和其他常用 β₁ 受体阻滞剂如阿替洛尔和比索洛尔等在药代动力学和药效学方面显著不同。

缓释片的生物利用度比常规片低 20%～30%，这是由于肝脏首关清除效应具有饱和性。常规片吸收迅速使首关清除效应短时达饱和，致部分药物入体循环。而缓释片吸收缓慢，单位时间内通过肝脏药量较少，不能使首关清除效应饱和，被清除药物较多，入体循环药量减少。

尽管缓释片总生物利用度低于常规片，即相同日剂量时 24h 总药-时曲线下面积（AUC）比平片小，但总 β_1 阻断作用却并不低，甚至更高，总药-效曲线下面积相同或更大。因此，缓释片替代常规片通常采用日剂量相同原则。同时，缓释片吸收缓慢均衡，服药后 3～7h 达最大血药浓度后可均衡保持 24h，达峰时间显著后移，药-时曲线呈"高原平台状"，没有明显的波峰和波谷。

美托洛尔是选择性 β_1 受体阻滞剂，但其选择性是相对的，当血药浓度高于治疗范围时即消失。美托洛尔血药浓度只有分布在适宜的"治疗窗"（45～400nmol/L）内，才能既保证对 β_1 受体的有效阻断，又不使阻断过度，且不干扰 β_2 受体效应。临床研究显示，50～200mg 美托洛尔缓释片血药浓度可 24h 均衡分布于治疗窗内，剂量越大血药浓度越高，β_1 阻断效应也越强。50mg 美托洛尔常规片单次给药血浆峰浓度与 200mg 缓释片相当（260～280nmol/L），分布在治疗窗内，说明两者均保持 β_1 阻断的选择性，但前者仅维持数小时，而 200mg 缓释片则覆盖整个 24h 给药间期。将常规片单次剂量增到 100mg，尽管延长了作用时间，但峰浓度会超过 600nmol/L，甚至高达 1100nmol/L。因此，此时段不仅出现过度 β_1 阻断效应，还干扰了 β_2 效应，而谷浓度水平虽比 50mg 时有所增加但仍低于治疗窗下限，此时段同样也失去了必需的 β_1 阻断作用。因此，只有 50～200mg 缓释片才既可维持持续 24h β_1 阻断效应的选择性，最大浓度时又不导致过度阻断 β_1 受体[13]。

7.6.2　代谢和排泄

美托洛尔在体内的代谢受遗传因素的影响比较大。在白种人中 90％为快代谢型，$t_{1/2}$ 为 3～4h，10％为慢代谢型，$t_{1/2}$ 可达 7.55h。血浆高峰浓度的个体差异也可达 20 倍，肾功能不全时无明显改变[14]。美托洛尔（**26**）在体内能够脱去甲基，得到去甲美托洛尔（**40**），进一步羟基氧化形成美托洛尔酸的代谢产物（**41**）（图 7-7）。美托洛尔的异丙基胺也能够被氧化得到代谢产物 **43**，在肝内主要

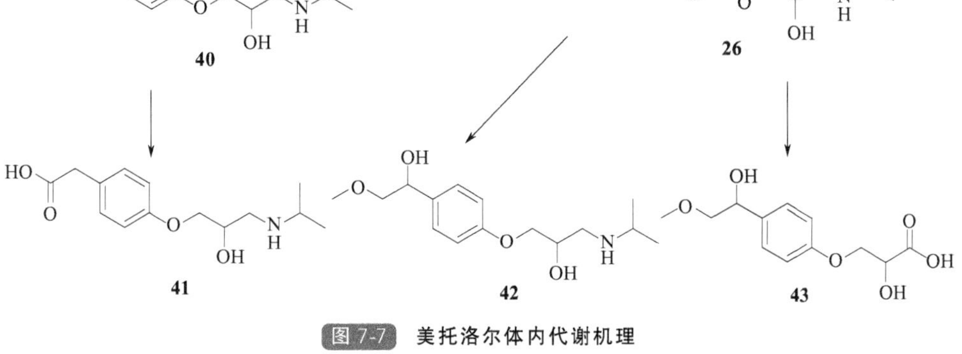

图 7-7　美托洛尔体内代谢机理

的代谢形式是羟基美托洛尔（**42**）。美托洛尔经肾排泄，尿内以代谢物为主，仅少量（＜5％）为原型物。

7.7　美托洛尔与高血压

高血压是最常见的临床疾病，有数据表明，目前在美国至少有 6500 万高血压患者，并且过去十年增长了 30％。其中 70％的患者知道自己的病情，59％的患者接受治疗，只有 34％的患者血压控制在 140mmHg/90mmHg（1mmHg＝133.322Pa）的阈值以下[15,16]。更多的患者由于治疗效果差、治疗方法不对或者不遵从医嘱，使血压维持在较高的水平[17]。β 受体阻滞剂的 β 受体阻断作用与抗高血压相关，通过降低心排血量、抑制肾素分泌、调节中枢的降压机制、阻断突触前膜的 β 受体、抑制去甲肾上腺素的释放等作用而降低血压，是抗高血压的一线药物。适应于年轻高血压患者、高心排血量和高肾素活性的患者，也适应于高血压伴劳力性心绞痛、心肌梗死、心力衰竭以及偏头痛、肌震颤、焦虑症的患者。2003 年欧洲高血压治疗指南指出，利尿剂、β 受体阻滞剂、钙通道阻滞剂、ACE 抑制剂和血管紧张素受体拮抗剂五类药物均可作为高血压的起始治疗和维持治疗。并提出了 β 受体阻滞剂更适应于心绞痛、心肌梗死、外周血管病和颈动脉粥样硬化的治疗。

临床上单用药物治疗高血压，其有效率 40％～60％，联合应用两种或多种抗高血压药物可使有效率提高至 80％～90％。联合用药可产生协同作用且不良反应降低。美国 JNC7 提出，如患者血压在 160mmHg/100mmHg 以上或者血压在目标值以上 20mmHg/10mmHg，就应联合用药。小剂量利尿剂与 β 受体阻滞剂比如美托洛尔、阿替洛尔等联用，可改善高血压预后，减低病死率与预防心血管疾病的发生。美托洛尔与二氢吡啶类钙通道阻滞剂联用，降压效果增强，并且避免了高剂量带来的副作用。ACE 抑制剂与美托洛尔联用，理论上均作用于肾素-血管紧张素系统而获益不大，但 ACE 抑制剂对非经典途径血管紧张素受体（AT1）阻断不全而美托洛尔可减少这一途径的底物，两者联用对年轻高交感神经活性与高肾素者、心肌梗死患者或心肌肥厚者可能获益更大。ACE 抑制剂、噻嗪类利尿剂与美托洛尔联用具有协同作用。正常血压定义为 120mmHg/80mmHg 以下，120mmHg/88mmHg～140mmHg/90mmHg，定义为高血压前期。用美托洛尔治疗高血压前期的年轻患者，可以有效地修复主动脉弹性受到的损伤，改善主动脉的扩大性、主动脉应变性和主动脉刚度指数[18]。

给药过程中美托洛尔琥珀酸盐缓释剂要优于常规片，尽管服用相同剂量的美托洛尔常规片和缓释片的 24h 总治疗作用相似，但治疗效能却并不一致，表现为缓释片给药可获得持续 24h 均一的 β_1 受体阻滞作用，而常规片往往在峰浓度时产生过度阻滞且干扰 β_2 受体，谷浓度时又会丧失治疗作用。

持续维持 24h 降压疗效具有十分重要的临床意义。人体血压常常具有周期性昼夜节律波动，夜间睡眠时较低，约凌晨 6 时始突然激增，8～10 时达高峰。这种晨间血压急剧升高常伴急性心肌梗死、猝死和急性卒中等恶性心脑血管事件的显著增加。因此，控制晨间血压急剧升高可显著降低心脑血管事件，改善临床预后。合适剂量美托洛尔缓释片给药即可维持 24h 均衡的血压和心率水平，对控制晨间血压急剧升高、降低心脑血管事件有显著疗效。

7.8　美托洛尔的其他临床应用

美托洛尔可用于治疗高血压、心绞痛、心肌梗死、肥厚型心肌病、主动脉夹层、心率失常、甲状腺机能亢进、心脏神经官能症等。近年来，美托洛尔也用于心力衰竭的治疗。美托洛尔在心血管疾病中的作用见表 7-3[19]。

表 7-3　美托洛尔在心血管疾病治疗中的作用

1. 降压作用	5. 抗动脉粥样硬化作用
2. 改善肥厚症状 　　对心肌 　　对小动脉	降低脉壁张力和改善血流动力学 　　减少内壁损伤 　　减少血小板黏附
3. 心肌抗缺血作用 　　症状性心绞痛 　　无症状心肌缺血	降低低密度脂蛋白与蛋白多糖的结合 　　降低胆固醇和纤维组织在内膜上的沉积 　　增加前列环素的合成
4. 抗纤维性震颤作用 　　降低室颤发生率 　　增加心室颤动阈值	6. 抗血栓形成的作用 　　减少内壁损伤 　　减少血小板黏附 　　增加前列环素的合成 　　降低纤维蛋白原 　　加速纤维蛋白的溶解

7.8.1　在冠心病治疗中的应用

大多数稳定性冠心病患者发生运动诱发的缺血事件之前，会出现心率加快，与基础静息心率及心率增加的程度和时间均相关。对于明显冠脉狭窄的患者，心率从 60bpm（次/分）增加至 80bpm 提示缺血事件的发生会倍增（图 7-8）。即使是无症状的缺血事件，之前大多也伴随心率加快。

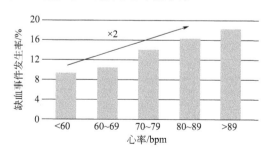

图 7-8　随心率加快，缺血事件的发生率倍增

对于冠状动脉疾病和右室收缩功能不全的患者，心率 70bpm 者与心率<70bpm 者相比，心血管死亡的风险增加了 34%，因心力衰竭住院增加了 53%，因心肌梗死

住院增加了 46%，冠状动脉血运重建减少了 38%。心率每增加 5 次，心血管死亡风险增加 8%，因心力衰竭住院增加 16%。

β 受体阻滞剂等减慢心率的药物可降低心肌收缩力和收缩压从而使心脏耗氧减少、舒张期延长，增加心脏血液灌注，有效地减轻心绞痛症状与缺血发作，预防心肌梗死与猝死。对无症状心肌缺血与稳定型心绞痛，在无禁忌证时应用美托洛尔等 β 受体阻滞剂作为初始治疗。对于不稳定性心绞痛，除非有禁忌证，首选具有心脏选择性的药物如美托洛尔、阿替洛尔和比索洛尔等。除少数症状严重的可采用静脉推注 β 受体阻滞剂外，一般主张直接口服给药。剂量宜个体化，根据症状、心率、血压情况调整剂量，其疗效取决于 β 受体阻断程度，即心率的降低和心肌收缩力的下降。美托洛尔常用剂量 25～50mg 每日 2 次或 3 次，阿替洛尔 12.5～25mg，每日 2 次，比索洛尔 5～10mg，每日 1 次，不伴有劳力性心绞痛的变异性心绞痛不主张使用[20]。

国内急性心肌梗死诊断与治疗指南要求，在无禁证情况下，β 受体阻滞剂应及早常规应用。在较急情况下，如前壁急性心肌梗死伴剧烈胸痛或高血压者，β 受体阻滞剂也可静脉使用。美托洛尔静脉注射剂量为 5mg/次，每间隔 5min 给予 1～2 次，然后继用口服剂量维持。2003 年欧洲心脏病学会对急性心肌梗死处理指南指出，在广泛使用溶栓治疗后，早期静脉使用 β 受体阻滞剂是否有益尚缺乏证据，但当存在心动过速（无心衰）、高血压或使用阿片类药物后胸痛仍不缓解时，静脉使用可能有益。美托洛尔等 β 受体阻滞剂用于心肌梗死的二级预防治疗效果已得到肯定，它可以降低梗死后总病死率、心血管病死率、猝死及再发心肌梗死[21]。

7.8.2　在心力衰竭治疗中的应用

心力衰竭是指心脏当时不能搏出同静脉回流及身体组织代谢所需相称的血液供应。往往由各种疾病引起心肌收缩能力减弱，从而使心脏的血液输出量减少，不足以满足机体的需要，并由此产生一系列症状和体征。据统计，美国目前有超过 500 万的心力衰竭患者，70 岁以上老年的患病率超过 10%。心力衰竭患者 5 年的存活率不足 50%，而 50% 的严重患者存活率不到 1 年[22]。心力衰竭患者一般建议服用 β 受体阻滞剂、血管紧张素转换酶（ACE）抑制剂和血管紧张素受体阻滞剂（ARBs）来进行治疗。对于严重的心力衰竭患者可以采用利尿剂和强心剂来改善充血症状[23]。其中 β 受体阻滞剂能抑制慢性肾上腺素能系统激活介导的心肌重塑，改善临床症状与心功能状态，降低病死率，成为心力衰竭的标准治疗药物[24]。在心力衰竭患者中，心源性猝死约占总病死率的 30%～70%，主要与心衰时快速室性心律失常有关。应用 ACE 抑制剂的基础上加用 β 受体阻滞剂，可使死亡危险性进一步降低，尤其在降低心源性猝死方面效果明显。利尿剂在 β 受体阻滞剂应用前后应根据每日体重调整剂量。如果利尿剂过量导致体液不足或利尿剂不足存在体液潴留，加用 β 受体阻滞剂易导致低血压或心衰加重。

β受体阻滞剂治疗心衰应从小剂量开始，常选用美托洛尔 12.5mg/d，比索洛尔 1.25mg/d，卡维地洛 6.25mg/d。如患者能忍受，每 2～4 周将剂量加倍，如较低剂量出现不良反应，可延迟加量直至不良反应消失，一般不需要停药，约 85%～90%能够耐受。应用过程中要逐渐加量至靶剂量，如美托洛尔 150mg/d，比索洛尔 10mg/d，卡维地洛 50mg/d。若难以耐受靶剂量，即采用最大耐受量。临床研究已证实，高剂量优于低剂量，但低剂量仍能降低病死率，应维持应用。

7.8.3　对动脉粥样硬化的治疗作用

动脉粥样硬化是一组动脉硬化的血管病中常见的最重要的一种，其特点是受累动脉病变从内膜开始。一般先有脂质和复合糖类积聚、出血及血栓形成，纤维组织增生及钙质沉着，并有动脉中层的逐渐蜕变和钙化，病变常累及弹性及大中等肌性动脉，一旦发展到足以阻塞动脉腔，则该动脉所供应的组织或器官将缺血或坏死。由于在动脉内膜积聚的脂质外观呈黄色粥样，因此称为动脉粥样硬化。美托洛尔能够降低低密度脂蛋白（LDL）与蛋白聚糖的亲和力，影响脂肪代谢从而降低动脉粥样硬化的发生和发展[25]。

另外，美托洛尔能增加环前列腺素的生物合成、防止血小板的黏附、改变血流动力学和降低动脉循环拉伸，这些都能够预防急性动脉血栓的形成。而且，使用美托洛尔等 β₁阻滞剂能明显降低血栓的复发率和死亡率[26]。

7.8.4　美托洛尔的其他用途

心率变异性（HRV）反映了心脏交感神经和副交感神经的平衡关系，心率变异性降低是稳定型心绞痛患者发生心血管不良事件的独立预测指标。有研究比较了美托洛尔与维拉帕米（钙通道阻滞剂）对稳定型心绞痛患者心率变异的影响，得出美托洛尔有明显的改善作用[27,28]。中低危稳定型心绞痛患者在无禁忌证情况下，应该优选 β 阻滞剂，尤其是 β₁受体阻滞剂。对于心肌梗死后或合并有心衰的稳定型心绞痛患者强烈推荐口服 β 受体阻滞剂，但因血管痉挛引起的心绞痛患者服用 β 受体阻滞剂可能会加重心绞痛的发作[29]。

主动脉夹层是常见的主动脉急症，具有很高的死亡率。临床常根据累积主动脉部位的不同将主动脉夹层分为 A 型和 B 型，根据时间是否超过 14 天分为急性和慢性。专家共识认为非复杂性的急性 B 型主动脉夹层（无主动脉分支血管的缺血、破裂，不伴有难治性疼痛及高血压）及慢性 B 型主动脉夹层手术治疗存在很高的复杂性和危险性，因而首选药物治疗，药物治疗的目标是降低左心室收缩强度，在保证重要脏器血供的情况下降低收缩压。Genoni 等[30]对 71 例慢性 B 型主动脉夹层患者进行治疗，51 例患者使用 β 受体阻滞剂控制血压，对照组 20 例患者服用其他降压药物。随访期间，对照组由于夹层直径扩大转为手术治疗的比例明显大于 β 受体阻滞剂治疗组。美托洛尔等 β 受体阻滞剂治疗慢性 B 型主动脉夹层不仅依赖于其降血压作用，同时依赖于其负性变时及负性变力的作用。目前美托洛尔等 β 受体阻滞剂联合血管扩张剂是公认的治疗此疾病的一线用药，但需要

注意的是使用 β 受体阻滞剂要早于血管扩张剂，以防反射性交感兴奋引起夹层扩大[31,32]。

7.9　美托洛尔的不良反应

美托洛尔的不良反应临床表现以心血管系统所占比例最高（约 45%），其次是变态反应（20% 左右）、神经系统（10% 左右）和消化系统（10% 左右）。具体表现如下。

① 心血管系统：心率减慢、传导阻滞、血压降低、心衰加重、外周血管痉挛导致的四肢冰冷或脉搏不能触及、雷诺氏现象。

② 神经系统：美托洛尔具脂溶性特点，故较易透入中枢神经系统，导致疲乏、眩晕、抑郁等，其他还有头痛、多梦、失眠，偶见幻觉。

③ 消化系统：恶心、胃痛、便秘、腹泻，但不严重，很少影响用药。

④ 其他：气急、关节痛、瘙痒、腹膜后腔纤维变性、耳聋、眼痛等。

美托洛尔过量可导致严重低血压、窦性心动过缓、房室传导阻滞、心衰、心源性休克、心脏停搏、支气管痉挛、意识损害/昏迷、恶心、呕吐和发绀。同时摄入乙醇、抗高血压药、奎尼丁或巴比妥类药物会加重病情。药物过量最初的临床表现会在药物摄入后 20min～2h 出现。过量的治疗：给予活性炭，必要时洗胃。若发生严重的低血压、心动过缓或即将发生心衰，隔 2～5min 静脉注射 β_1 受体激动剂（如普瑞特罗）或静脉滴注，直至获得希望的效果。若无选择性的 β_1 受体激动剂，也可用多巴胺或用硫酸阿托品以阻滞迷走神经。若未获得满意的疗效，可用其他拟交感胺类药如多巴酚丁胺或去甲肾上腺素。也可给予 1～10mg 的胰高血糖素。静脉注射 β_2 受体激动剂可缓解支气管痉挛。治疗 β 受体阻滞剂过量所用的解毒剂的剂量比常规治疗中推荐剂量高很多，这是因为 β 受体被 β 受体阻滞剂占领着。另有一例急性中毒一次服用 50mg/片 200 片后心音微弱、血压测不出，用间羟胺等抢救成功。

7.10　美托洛尔研发过程的启示

阿斯利康（Astra Zeneca）的美托洛尔（倍他乐克）作为全球第一个选择性的 β_1 受体阻滞剂，自 1975 年问世以来，其在心血管疾病治疗中的作用得到了广泛的证实，不仅能有效降压、缓解心绞痛，而且研究还证实，美托洛尔能有效降低高血压、心梗患者的死亡率，具有心血管保护作用。作为经典的心脏保护药物，美托洛尔已在 80 多个国家上市销售。全球每天有 9 百万患者使用，每年美托洛尔的临床应用已超过 1 亿病人。阿斯利康的美托洛尔缓释剂专利在美国、欧洲、日本和加拿大到期时间是 2011 年，但是从 2004 年起，阿斯利康就与美国非专利药公司 Andrx 公司、KV 制药公司、Eon Labs 公司等发生专利诉讼。最终结果都是阿斯利康公司败诉，像 KV 制药公司 2008 年 5 月该仿制药上市第一年的销售额就到达了 6.75 亿美元。全球的美托洛尔缓释剂市场份额被大大瓜分。研究这些案例，对我们国家的新药研发有一定的启示。

2004 年 2 月，阿斯利康公司起诉 Andrx 公司侵犯其 50mg 剂型的美托洛尔缓释剂（Toprol XL）的专利。此外，阿斯利康公司 2003 年 5 月起诉 KV 制药公司侵犯其 Toprol XL 200mg 剂型的专利，2003 年 8 月起诉 KV 制药公司侵犯其 100mg 剂型的专利。同时阿斯利康公司也起诉 Eon Labs 公司侵害了阿斯利康公司关于 Toprol XL 的专利。Toprol XL 在 2003 年美国的销售额为 9.09 亿美元，其中大约 45% 为 50mg 剂型。这些诉讼的关键是美国专利 US05001161 关于美托洛尔琥珀酸盐的合法性。最终诉讼被驳回，专利无效。阿斯利康关于美托洛尔申请了双重专利，一个是化合物专利 US05081154，一个是复合物专利 US05001161，因此 2 个专利被判无效。

新药是指新化学实体（NCEs）、新分子实体（NMEs）或新活性实体（NASs）。新药研发，国外认同的概念是对具有独立知识产权或产品的研究与开发，即原创性的技术创新和产品创新，更多的是指产品创新。广义的为实现药品的生产而进行的技术创新研究和开发工作。除了原创性的技术工作外，还包括已有药物的剂型、技术的转移和消化，以及制备工艺的改进和优化等。

1985 年的《中华人民共和国药品管理法》和 1999 年的《新药审批办法》都曾规定："新药是指我国未生产过的药品"。2002 年 9 月 15 日起施行的《中华人民共和国药品管理法实施条例》明确了新药的含义是指"未曾在中国境内上市销售的药品"。2005 年 5 月的新法中，有关新药的含义没有根本上的变化。

目前条件下，我国的企业或研究单位可能承受不起所谓的"新药开发耗资 10 年 10 亿美元"，"几分之一能够进入 Ⅰ 期临床，几分之一进入 Ⅱ、Ⅲ 期临床"这样的国际新药研究惯例。在这样的背景下，新药研发既要规避风险，又要出成果。从国外新药研发的专利中发现商机，也许是一条可行的道路。

就我国而言，专利法及其实施细则未对药物研发过程中使用专利化合物的行为是否侵权作出专门规定，最高人民法院也没有对此作出相关的司法解释。只有在专利法第六十三条第一款第四项规定："专为科学研究和实验而使用有关专利的"行为不属于侵权行为。美国联邦最高法院的这一判例显示：即便是新药研发能力最强的美国，为了给公众提供更多、更好、更便宜的药品，也没有强调对专利权的过度保护，而是给新药或仿制药研发者提供了一个"安全港"，这样不仅能够促进药物的开发与利用，也符合专利制度中"促进科学技术进步与创新"的宗旨。使药物研发者在试验过程使用专利化合物时心中有数，这对于提高我国的药物研发能力应该是大有帮助的。

参考文献

［1］ De Boer R A，Voors A A，Van Veldhuisen，D J. Nebivolol：third-generation beta-blockade. Expert Opin Pharmacother，2007，8：1539-1550.

［2］ Maffei A，Lembo G. Nitric oxide mechanisms of Nebivolol. Ther Adv Cardiovasc Dis，2009，3：

317-327.

［3］ Lopez-Sendon J, Swedberg K, McMurray J, Tamargo J, Maggioni A P, Dargie H, Tendera M, Waagstein F, Kjekshus J, Lechat P. Expert consensus document on beta-adrenergic receptor blockers. Eur Heart J, 2004, 25: 1341-1362.

［4］ Mason R P, Giles T D, Sowers J R. Evolving mechanisms of action of beta blockers: focus on Nebivolol. J Cardiovasc Pharm, 2009, 54: 123-128.

［5］ 冷晓宁, 贾静, 张伟华. β 肾上腺素受体阻滞剂的研究进展. 心血管病学进展, 2011, 32: 569-572.

［6］ Labrid C, Rocher I, Guery O. Structure-activity as a response to the pharmacological differences in beta-receptor ligands. Am J Hypertens, 1989, 11: 245S-251S.

［7］ Ignarro L J. Experimental evidences of nitric-dependent vasodilator activity of Nebivolol, a third generation beta-blocker. Blood Press, 2004, Suppl 1: 2-16.

［8］ Vilar S, Karpiak J, Berk B, Costanzi S. In silico analysis of the binding of agonists and blockers to the β_2-adrenergic receptor. J Mol Graphics Modell, 2011, 29: 809-817.

［9］ 仇文升, 李安良. 药物化学. 北京: 高等教育出版社, 1999: 263-281.

［10］ 纪德华, 姚军, 贾永辉, 张显, 耿建宁. S-美托洛尔的不对称合成. 现代化工, 2008, 28: 58-59.

［11］ 杨春杰, 马凯, 张卡, 杨景生. 酒石酸美托洛尔缓释片工艺研究. 安徽医药, 2010, 14: 885-886.

［12］ 许剑安, 陈伟力, 徐红蓉, 李雪宁, 诸骏仁, 李志善. 酒石酸美托洛尔片在中国健康人体的药代动力学. 中国临床药理学杂志, 2005, 21: 136-139.

［13］ Anderson S C, Jones W N, Evanko T M. Dosage of β-adrenergic blockers after myocardial infarction. Am J Health-Syst Pharm, 2003, 60: 2471-2474.

［14］ Vedin A. Ten years of clinical experience with Metoprolol. J Card Pharm, 1987, 10 (Suppl 2): s80-s85.

［15］ Fields L E, Burt V L, Cutler J A, Hughes J, Roccella E J, Sorlie P. The burden of adult hypertension in the United States 1999 to 2000: a rising tied. Hypertension, 2004, 44: 398-404.

［16］ Papadopoulos D P, Papademetriou V. Resistant hypertension: diagnosis and management. J Card Pharm Ther, 2006, 11: 113-118.

［17］ Cushman W C, Ford C E, Cutler J A, Margolis K L, Davis B R, Grimm R H, Black H R, Hamilton B P, Holland J, Nwachuku C. Success and predictors of blood pressure control in diverse North American settings: the antihypertensive and lipid-lowering treatment to prevent heart attack trial (ALLHAT). J Clin Hypertens (Greenwich), 2002, 4: 393-404.

［18］ Celik T, Iyisoy A, Acikel C, Yuksel C, Celik M, Yaman H, Baysan O, Iaik E. The comparative effects of Metoprolol and Perindopril on aortic elasticity in young patients with prehypertension. Blood Press Monit, 2008, 13: 169-176.

［19］ Olsson G, Ablad B, Ryden L. Long-term cardiovascular effects of Metoprolol therapy: A revies article. J Clin Pharmacol, 1990, 30: S118-S123.

［20］ Vintilla M M. Clinical relevance of differences between various beta-blocker. Heart Drug, 2005, 5: 11-13.

［21］ Merritt J C, Niebauer M, Tarakji K, Hammer D, Mills R M. Comparison of effectiveness of Carvedilol versus Metoprolol or Atenolol for atrial fibrillation appearing after coronary artery bypass grafting or cardiac valve operation. Am J Cardiol, 2003, 92: 735-736.

［22］ Swedberg K, Cleland J, Dargie H, Drexler H, Follath F, Komajda M, Tavazzi L, Smiseth O A, Gavazzi A. Haverich, A. Guidelines for the diagnosis and treatment of chronic heart failure: executive summary (update 2005): the task force for the diagnosis and treatment of chronic heart failure of the European society of cardiology. Eur Heart J, 2005, 26: 1115-1140.

［23］Jessup M, Abraham W T, Casey D E, Feldman A M, Francis G S, Ganiats T G, Konstam M A, Mancini D M, Rahko P S, Silver M A. Focused Update: ACCF/AHA guidelines for the diagnosis and management of heart failure in adults a report of the American college of cardiology foundation/American heart associaton task force on practice duidelines developed in collaboration with the international society for heart and lung transplantation. Circulation, 2009, 119: 1977-2016.

［24］Johnson J. β-Blocker Pharmacogenetics in heart failure. Heart Fail Rev, 2010, 15: 187-196.

［25］Linden T, Bondjers G, Camejo G, Bergstrand R, Wilhelmsen L, Wiklund O. Affinity of LDL to a human arterial proteoglycan among male survivors of myocardial infarction. Eur J Clin Invest, 1989, 19: 38-44.

［26］Davies M J, Thomas A C. Thrombosis and acute coronary lesions in sudden cardiac ischemic death. N Engl J Med, 1984, 310: 1137-1140.

［27］Bjorkander I, Forslund L, Kahan T, Ericson M, Held C, Rehnqvist N, Hjemdahl P. Differential index: a simple time domain heart rate variability analysis with prognostic implications in stable angina pectoris. Cardiology, 2008, 111: 126-133.

［28］Zhang Q, Lu X N, Sun N L. Effects of Verapamil and Metoprolol on heart rate variability in patients with coronary heart disease. Beijing Da Xue Xue Bao, 2007, 39: 610-613.

［29］Fox K, Garcia M A A, Ardissino D, Buszman P, Camici P G, Crea F, Daly C, De backer G, Hjemdahl P, Lopez-Sen J. Guidelines on the management of stable angina pectoris: executive summary: the task force on the management of stable angina pectoris of the European society of cardiology. Eur Heart J, 2006, 27: 1341-1381.

［30］Genoni M, Paul M, Jenni R, Graves K, Seifert B, Turina M. Chronic β-blocker therapy improves outcome and reduces treatment costs in chronic type B aortic dissection. Eur J Cardiothorac Surg, 2001, 19: 606-610.

［31］Karthikesalingam A, Holt P J, Hinchliffe R J, Thompson M M, Loftus I M. The diagnosis and management of aortic dissection. Vasc Endovascular Surg, 2010, 44: 165-169.

［32］Khan I A, Nair C K. Clinical, diagnostic and management perspectives of aortic dissection. Chest, 2002, 122: 311-328.

第 8 章

氨氯地平（Amlodipine）

王江　柳红

氨氯地平研发大事记

1982 年	辉瑞公司发现氨氯地平具有钙离子通道拮抗活性
1987 年	辉瑞公司首次合成氨氯地平苯磺酸盐
1989 年	氨氯地平首先在英国上市
1993 年	氨氯地平获得美国 FDA 批准，用于治疗高血压和心绞痛
1994 年	氨氯地平在中国上市
1996 年	氨氯地平在韩国上市
1997 年	首次拆分氨氯地平获得其左旋和右旋对映体
2000 年	氨氯地平在日本上市
2004 年	美国 FDA 批准辉瑞公司的氨氯地平和阿托伐他汀联合用药治疗高血压和高胆固醇
2005 年	美国 FDA 批准氨氯地平用于冠状动脉疾病的治疗
2007 年	氨氯地平美国专利到期，该年全球销售额呈下降趋势
2008 年	氨氯地平日本专利到期
2009 年	氨氯地平加拿大专利到期
2012 年	日本批准氨氯地平用于 6 岁及 6 岁以上儿童的高血压治疗

8.1　高血压病及其治疗药物

　　高血压病（Hypertension）是一种以动脉血压持续升高为主要表现的临床综合征，常引起心、脑、肾等重要器官的病变并出现相应的后果，是世界很多国家最常见的心血管疾病[1,2]。2000 年全球高血压患者为 10 亿，其中，发达国家高血压患者为 3.3 亿，发展中国家为 6.4 亿。预计，到 2050 年，全球患病人数将达到15.6 亿[3]。我国每年新增加高血压患者 1000 万，平均 5 个成年人中就有 1 个是高血压病患者。从医学上来说，高血压分为原发性和继发性两大类。约 90% 以上的患者找不到特异性病因，成为原发性高血压（primary hypertension）；另有不足 10% 的患者有因可查，称为继发性高血压（secondary hypertension）。按世界卫生组织（World Health Organization，WHO）的标准，人体收缩压≥140mmHg 和（或）舒张压≥90mmHg，即可诊断为高血压。收缩压在 140～159mmHg 和（或）舒张压在 90～99mmHg 之间为轻度高血压。正常人的收缩压随年龄增加而升高，故高血压病的发病率也随着年龄的上升而升高。

　　抗高血压药（antihypertension drugs）又称为降压药（hypotensive drugs）。临床上主要用于治疗高血压和防止中风和心肌梗死等并发症的发生。根据各种药物在血压调节中的主要作用部位和作用机制的不同，世界卫生组织推荐的抗高血压药物有六大类：利尿剂（diuretics）、β 受体阻滞剂（β-adrenergic blocking agents）、钙离子通道阻滞剂（calcium channel blockers）、血管紧张素转换酶抑制剂（converting enzyme inhibitors）、血管紧张素 II 受体拮抗剂（angiotensin II receptor antagonists）和 α 受体阻滞剂（α-adrenergic blocking agents）。

8.2　钙离子通道阻滞剂

　　钙离子通道阻滞剂（calcium channel blockers，CCB），能抑制跨膜钙内流及细胞内的钙释放，降低细胞内游离钙浓度及其利用率，抑制 ATP 酶的活性，降低心肌收缩力，使平滑肌细胞松弛，通过血管扩张降低外周血管阻力[4]。自从 20 世纪六七十年代出现钙离子通道阻滞剂以来，它们已成为治疗高血压的重大进展之一。它与利尿剂、β 受体阻滞剂和血管紧张素转换酶抑制剂已成为高血压药物的四大支柱，对某些类型的心绞痛，钙离子通道阻滞剂已成为首选药物；对心律失常、动脉粥样硬化以及非缺血性心力衰竭，也能产生有益的防治作用。近期研究表明，钙离子通道阻滞剂能消除自由基、延缓衰老、治疗老年退行性疾病及非循环系统疾病。

钙离子通道阻滞剂是一类重要的基础降压药物，拥有巨大的市场份额，与其他降压药物相比较，该类药物的主要优势：①对于老年患者以及低肾素活性的患者具有较好的降压疗效；②高钠摄入不影响降压疗效；③非甾体抗炎药不干扰降压作用；④对嗜酒患者具有显著降压作用；⑤适用于患有糖尿病、冠心病或外周血管病的患者；⑥具有较强的抗动脉粥样硬化作用。

钙离子通道阻滞剂的作用机制：主要通过与血管平滑肌 L 型钙通道 α_1 亚单位特异性结合，阻滞细胞外钙离子经电压依赖性 L 型钙通道进入血管平滑肌细胞内，减弱兴奋收缩偶联，从而降低阻力血管的收缩反应性。直接舒张平滑肌，扩张外周小动脉，使外周阻力（后负荷）降低，明显扩张冠状动脉，解除冠状动脉痉挛，具有抗高血压和缓解心绞痛的作用。

根据化学性质和化学结构将钙离子通道阻滞剂分为以下五类：1,4-二氢吡啶类（1,4-dihydropyridines，DHPs）、苯噻氮䓬类、哌嗪类、苯基烷胺类以及苯并咪唑类。其中 1,4-二氢吡啶类（DHPs）是钙离子通道阻滞剂的代表药物（图 8-1）[5,6]，分为以下三类：①第一代传统型钙离子通道阻滞剂（每天多次给药），包括硝苯地平（Nifedipine）、尼卡地平（Nicardipine）；②第二代改善型钙离子通道阻滞剂（每天一次/两次给药）尼莫地平（Nimodipine）、尼鲁地平（Niludipine）、尼群地平（Nitrendipine）、非洛地平（Felodipine）、尼索地平（Nisoldipine）、马尼地平（Manidipine）和依拉地平（Isradipine）；③第三代长效型钙离子通道阻滞剂（每天一次给药）氨氯地平（Amlodipine）、拉西地平（Lacidipine）和乐卡地平（Lercanidipine）。

硝苯地平（1，Nifedipine）是德国拜耳公司开发的第一代钙离子通道阻滞剂代表药物，具有抗高血压、扩张冠脉血管以及改善心肌缺血的作用。1972 年首先获得美国 FDA 批准上市用于高血压的治疗，随后在全世界 20 多个国家、地区上市，2011 年销售额为 8.91 亿美元[7]。尼莫地平（2，Nimodipine）为第二代钙离子通道阻滞剂代表药物，能够选择性作用于脑血管平滑肌的钙阻滞舒张药，德国拜耳公司首先研制，1985 年以尼莫通为商品名在德国上市[8]。该药进入体内后能透过血脑屏障，作用于脑血管平滑肌，因此对脑血管作用突出，可用于治疗缺血性脑血管疾病，在奥地利、韩国、丹麦、意大利、法国作为中风的治疗和预防用药。除此之外，尼莫地平还能够有效地调节细胞内钙离子水平，具有一定的降压功能。

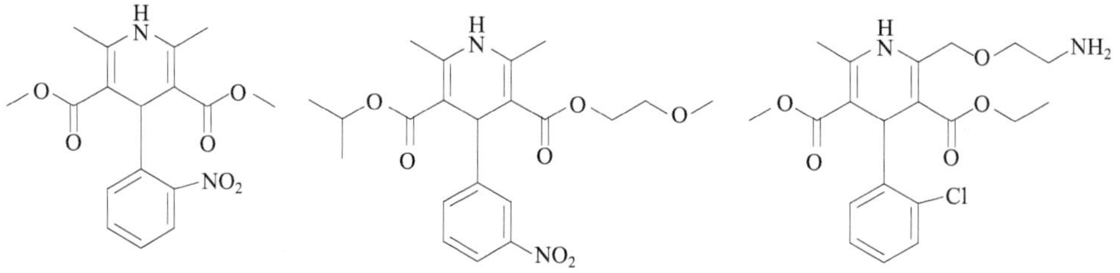

硝苯地平(**1**)　　　　　尼莫地平(**2**)　　　　　氨氯地平(**3**)

图 8-1　1,4-二氢吡啶类钙离子通道阻滞剂代表药物

8.3　氨氯地平的发现

继尼莫地平之后，美国辉瑞制药公司开发的氨氯地平（**3**，Amlodipine）于 1992 年 7 月 31 日获得美国 FDA 批准，主要用于高血压、心绞痛和充血性心力衰竭的治疗[9]。它是一个长效钙离子通道阻滞剂，既可以单独给药也可以与其他降血压药物同时服用，可以减少心绞痛住院治疗并且降低冠状血管再生的风险，是美国 FDA 心肾顾问委员会一致推荐的高血压治疗药物。

辉瑞公司采用络活喜（Norvasc）作为氨氯地平的商品名，行销全球 30 多个国家和地区[10]。氨氯地平作为治疗高血压病的首选药物，销售额居世界心血管类药物首位，其 2011 年的销售额达到 14.45 亿美金。氨氯地平占中国钙离子通道阻滞剂市场份额的 51％，是目前心绞痛以及高血压等心血管疾病治疗的首选药物。

8.3.1　1,4-二氢吡啶类钙离子通道阻滞剂的构效关系

对 1,4-二氢吡啶类钙离子通道阻滞剂进行体内外药理实验和放射化学配体结合实验得到该类药物的构效关系如图 8-2 所示：

① 1,4-二氢吡啶环和 NH 基均是活性必需基团，如将 1,4-二氢吡啶环氧化为吡啶或还原成六氢吡啶则活性丧失，NH 被取代活性减弱；

② 2,6-位取代基多为低级烷基，至少一侧为低级烷基时有利于增加活性；

③ 3,5-位的酯基同样是活性必需基团，如换成 —$COCH_3$ 或 —CN 活性下降，而硝基则呈现激活钙通道的作用；

④ 3,5-位若为不同酯基，活性常优于相同酯基，不对称的酯基对不同部位钙拮抗活性不同；当一侧烷氧基体积增大时活性增强，使 C_4 成为活性中心，出现钙拮抗的立体选择性，对映异构体之间活性有较大差别；

⑤ X-单晶结构表明[11]，1,4-二氢吡啶环为船式结构，苯环上的邻位或间位取代基使苯环同二氢吡啶环呈垂直状态，苯环上的取代基与 4-位氢原子同侧，这种构象能够增加小分子与受体的结合能力；

⑥ 苯环的邻位或间位有吸电子基团活性增强，而与吸电子基团性质无关，但对位取代会降低活性，说明对位可能是结合部位，基团的存在产生位阻。

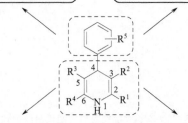

取代基与活性关系为：H<
甲基<环烷基<苯基或取代
苯基苯环邻位或间位有吸电
子取代基时活性增加

R²和R³的酯基为必需基团酯
基中的烷氧基不同时活性增
强
当一侧体积增大时活性增强

R¹和R⁴为低级烷基取代时活
性较好
至少一侧为低级烷基取代时
有利于增加活性

1,4-二氢吡啶环和NH基是活
性必需基团
将1,4-二氢吡啶环氧化或还
原活性丧失

图 8-2   1，4-二氢吡啶类钙离子通道阻滞剂的构效关系

8.3.2   氨氯地平的构效关系和结构优化

为了有效地改善硝苯地平的药代动力学特性，提高口服生物利用度以及延长1,4-二氢吡啶类药物在体内的作用时间，达到每天一次口服给药，辉瑞公司的药物研发人员对1,4-二氢吡啶类钙离子通道阻滞剂进行了一系列的研究工作[12~17]。

研发人员通过文献调研，综合比较1,4-二氢吡啶类钙离子通道阻滞剂的构效关系和临床数据，研究发现：大多数1,4-二氢吡啶类药物为中性分子，且水溶性差。只有尼卡地平与其他1,4-二氢吡啶类药物不同，尼卡地平在1,4-二氢吡啶环的3-位引入碱性侧链片段，有效地提高了1,4-二氢吡啶类药物的水溶性和口服吸收能力，虽然尼卡地平口服后吸收迅速且完全，但由于该药物首关效应强，口服后大部分药物经肝脏组织代谢和结合，使得血浆中药物浓度极低，降低了其口服生物利用度[18,19]。

为了有效地增强1,4-二氢吡啶类化合物的水溶性、口服吸收能力，克服肝脏中的首关代谢作用并且增加口服生物利用度，研发人员针对碱性1,4-二氢吡啶类化合物进行了深入的构效关系研究，通过在1,4-二氢吡啶的R²-位引入各种碱性烷氧基取代基侧链进而优化改造该类药物的pK_a和脂溶性[12]（表 8-1）。

表 8-1   1,4-二氢吡啶类化合物的钙离子拮抗活性

化 合 物	n	R^1	R^2	钙离子通道拮抗活性 $IC_{50}/(nmol/L)$
4	2	2-Cl	$N(CH_3)_2$	8.1
5	2	2-Cl	吡咯环	7.9
6	2	2-Cl	吗啉环	7.8
7	2	2-Cl	哌嗪环	6.8
8	2	2-Cl	N-甲基哌嗪	8.0
9	2	2-Cl	N-异丙基哌嗪	8.2
10	2	2-Cl	$NHCH_3$	8.5
11	2	2-Cl	NH_2	8.1
12	3	2-Cl	$N(CH_3)_2$	8.6
13	3	2-Cl	NH_2	8.4
14	2	H	NH_2	6.8
15	2	3-Cl	NH_2	7.9
16	2	4-Cl	NH_2	6.0
17	2	2,3-Cl_2	NH_2	7.9
18	2	2-Cl-3-CF_3	NH_2	8.5
19（－）	2	2-Cl	NH_2	8.7
20（＋）	2	2-Cl	NH_2	5.8
硝苯地平				8.4

首先，对 1,4-二氢吡啶类结构的 R^2-位进行结构优化。在 1,4-二氢吡啶类结构的 R^2-位引入（二甲基氨基-乙氧基）甲基侧链得到化合物 **4**（$IC_{50}=8.1nmol/L$），其钙通道阻滞活性与硝苯地平（$IC_{50}=8.4nmol/L$）相当；更重要的是，化合物 **4** 对体外血管和心脏的选择性高达 4 倍。将二甲基氨基基团替换为吡咯环和吗啉环分别得到化合物 **5**（$IC_{50}=7.9nmol/L$）和 **6**（$IC_{50}=7.8nmol/L$），化合物 **5** 和 **6** 对钙通道的阻滞活性保持；当采用哌嗪环取代（化合物 **7**）时，对钙离子通道阻滞效果和负性收缩力的抑制效果都明显减弱；当采用甲基和异丙基取代的哌嗪结构（化合物 **8** 和 **9**）时，对钙离子通道阻滞活性增加；将化合物 **4** 的 N，N-二甲基取代替换为 N-甲基取代（化合物 **10**）和氨基取代（化合物 **11**）时，增加了化合物的钙通道阻滞活性和负性收缩力抑制活性。

其次，考察了 R^2-位烷氧基碳链的长度。增加烷基链的长度，将 2 个碳原子增加到 3 个碳原子时，得到化合物 **12** 和 **13**，虽然得到了较好的钙离子阻滞活性，但是对血管的选择性较差。

再次，对 R¹-位取代的苯环进行结构改造。将化合物 **11** 苯环邻位的氯原子去除得到化合物 **14**，替换氯原子的位置，从邻位改为间位（化合物 **15**）和对位（化合物 **16**）时，活性大大降低。在苯环上增加氯原子个数，引入吸电子三氟甲基取代时，得到化合物 **17** 和 **18**，对体外血管的选择性下降。

最后，对化合物 **11** 的对映异构体进行钙离子通道阻滞活性研究。其中左旋体钙阻滞活性（化合物 **19**）优于右旋体（化合物 **20**）。

在氨氯地平的结构改造过程中，综合分析其构效关系为：

① 侧链的碱性基团氨基优于 N-甲基、N，N-二甲基以及吗啉和哌嗪取代，其中 N-甲基哌嗪和 N-异丙基哌嗪活性优于哌嗪取代；

② 烷氧基的碳链长度以两个碳原子个数为最优，增加碳链长度，降低钙通道阻滞活性；

③ 苯环邻位氯原子取代优于间位和对位取代，去除氯原子，活性降低；增加氯原子的个数，引入其他取代基，其活性降低；

④ 左旋对映体的钙通道阻滞活性优于右旋对映体。

氨氯地平与第一代二氢吡啶类钙离子通道拮抗剂硝苯地平在分子结构上具有两点显著差异[20]：①氯原子取代硝基；②在二氢吡啶环的侧链上具有一个碱性的氨基片段。氨氯地平的分子侧链带有正电荷，可与带负电荷的细胞膜进行结合。离体药理实验表明，清洗 6h 以后，仍有 50％以上的氨氯地平与 L 型钙通道结合。因此，氨氯地平的分子结构决定了其具有持久发挥阻滞血管平滑肌细胞钙通道作用的特点。

8.4 氨氯地平的合成工艺与手性拆分

8.4.1 氨氯地平外消旋体的合成工艺

在氨氯地平的合成过程中，关键步骤是 1,4-二氢吡啶环的成环反应。目前的合成工艺中主要通过 Hantzsch 反应和 Michael 加成两种反应实现，根据反应类型的不同将合成路线总结为两大类。

8.4.1.1 通过 Hantzsch 反应成环

该反应分为两个过程，邻氯苯甲醛的醛基首先与 β-二羰基化合物反应，脱水生成双键得到缩合产物。氨基巴豆酸甲酯的活泼氢与缩合产物双键进行加成反应，随后氨基再与羰基进一步脱水，环合生成 1,4-二氢吡啶环母核。最后进行水解或还原反应将保护基脱去得到目标产物氨氯地平。根据侧链伯胺保护基团的不同，有以下五条合成路线（图 8-3）。

（1）路线 1 的特点 以三苯甲基作为氨基保护基，三分子环合后，以苯磺酸处理，一步同时完成脱保护和成盐两步反应，该方法由于保护基团过大，总收率只有 7％，无工业生产价值。虽然该路线易操作，但收率低，成本高[21]。

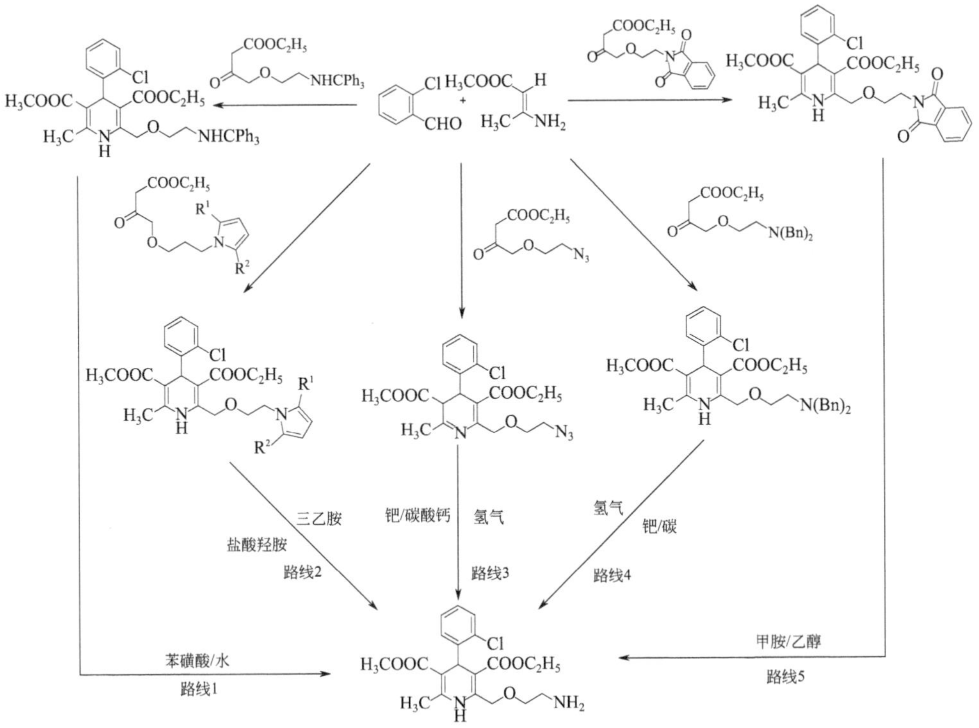

图 8-3　氨氯地平通过 Hantzsch 反应成环的主要合成路线

（2）路线 2 的特点　该法是目前文献中环合反应收率较高的一种合成方法，收率为 53%。但是原料制备操作步骤较多，产品需用柱层析进行分离，操作难。在目前技术条件下，工业化成本较高[22]。

（3）路线 3 的特点　采用叠氮作为氨基前体化合物，通过将叠氮基团采用钯碳/氢气还原方法制备氨基，但叠氮化合物性质不稳定且有爆炸危险而不适合于大规模工业生产，且环合反应收率较低，该路线的总收率为 19%[12]。

（4）路线 4 的特点　以二苄基作为氨基保护基，三分子环合后，需通过两步氢化还原脱去二苄基保护基。该路线氢化还原反应需使用昂贵的催化剂，合成成本高，总收率接近 10%[23]。

（5）路线 5 的特点　采用盖布瑞尔伯胺合成反应，以邻苯二甲酰基作为氨基保护，该法保护基原料易得，三分子进一步环合，制备 1,4-二氢吡啶环，本合成方法操作简单，但是原料成本高，反应收率较低，该路线的总收率为 25%[24]。

8.4.1.2　通过 Michael 加成反应成环

Michael 加成反应方法与 Hantzsch 反应方法相比，其特点在于：反应过程中的中间体及终产物都以固体的形式从反应体系中析出，无需使用柱层析分离纯化技术即可得到高纯度的产品。该合成方法收率较高且操作简单，易于氨氯地平的工业化生产（图 8-4）。

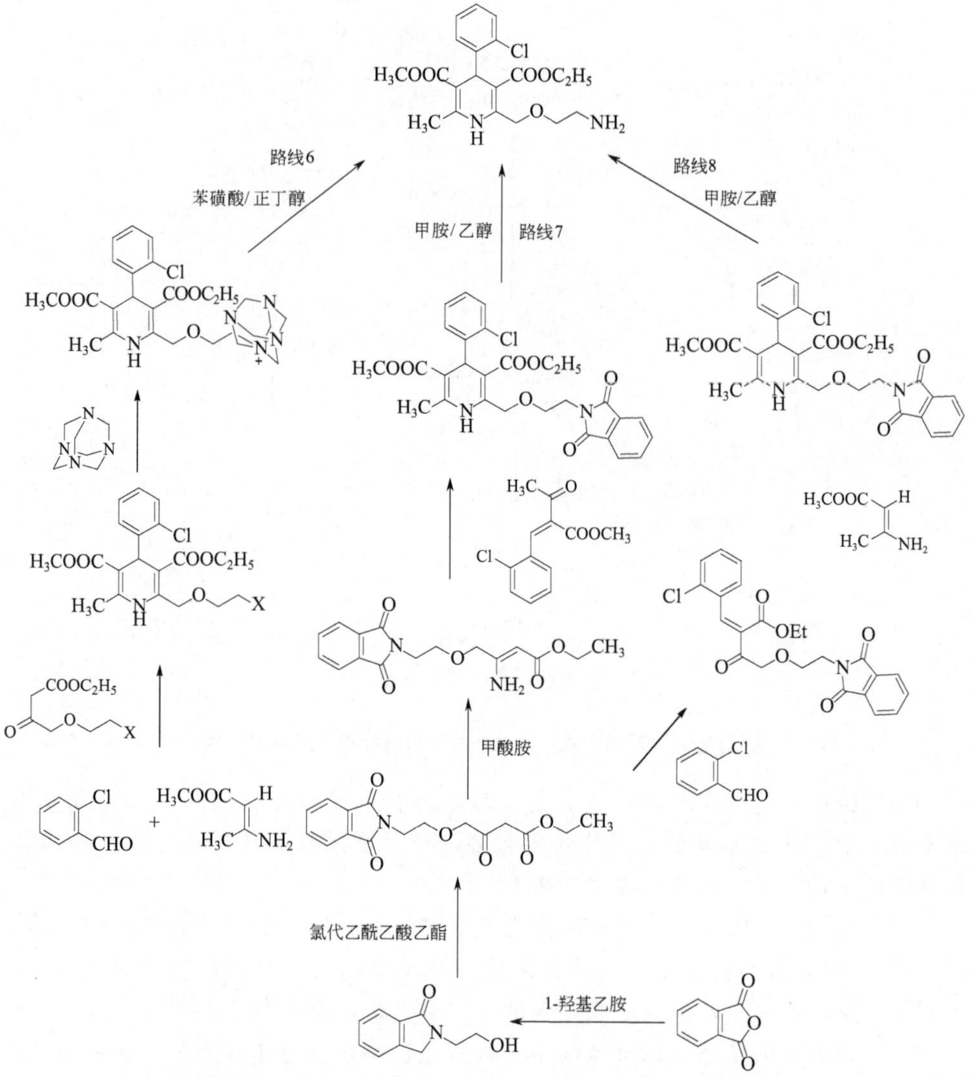

图 8-4 氨氯地平通过 Michael 加成反应成环的主要合成路线

（1）路线 6 的特点　形成 1,4-二氢吡啶环结构分两步进行，本路线以乌洛托品作为潜在氨基基团，最后采用苯磺酸进行脱保护。该路线合成步骤多，反应时间长，收率低仅为 22％，导致工业生产成本较高[25]。

（2）路线 7 的特点　采用盖布瑞尔伯胺合成反应，侧链氨基保护基选用邻苯二甲酰亚胺。以氨基乙醇和邻苯二甲酸酐为起始原料，经缩合、Michael 加成反应、还原反应得到目标化合物，总收率为 38.4％[26]。

（3）路线 8 的特点　以邻苯二甲酸酐作为氨基保护基，与第 7 种合成方法起始原料相同，采取直线式合成，通过缩合、环合、还原三步反应制备氨氯地平，总收率可达 43.6%[27]。通过综合比较，此路线更适合氨氯地平消旋体的工业化生产。

8.4.2 氨氯地平的手性拆分

氨氯地平包括左旋和右旋两种对映异构体，其中左旋体的降压作用是右旋体的近 1000 倍，是消旋体的 2 倍[28,29]。目前临床上使用的即为左旋苯磺酸氨氯地平，2.5mg 左旋氨氯地平与 5mg 氨氯地平相比，具有相同的降压疗效，同时副作用减少。因此，开展氨氯地平的手性拆分研究具有重要意义。

前期的手性拆分方法主要分为以下三类：①采用手性 2-甲氧基-2-苯乙醇拆分氨氯地平关键中间体叠氮酯[12]；②采用手性樟脑酸拆分氨氯地平消旋体[30]；③采用 L-构型或 D-构型的酒石酸在 DMSO 为溶剂的条件下分离氨氯地平消旋体得到 S-构型和 R-构型的单一异构体[31]。

Lee 等通过制备一系列手性拆分试剂，对氨氯地平进行手性拆分，于 2009 年研发获得新型的手性拆分试剂：双（S-扁桃酸）-3-硝基邻苯二甲酸（**25**），用于氨氯地平的大规模手性拆分[32]。手性拆分试剂双（S-扁桃酸）-3-硝基邻苯二甲酸（**25**）以 S-扁桃酸（**21**）为起始原料，通过对甲氧基苄基（PMB）保护，与 3-硝基邻苯二甲酸（**23**）缩合，将缩合产物在三氟醋酸/二氯甲烷体系下脱除 PMB 保护基，三步反应即可制得（图 8-5）。

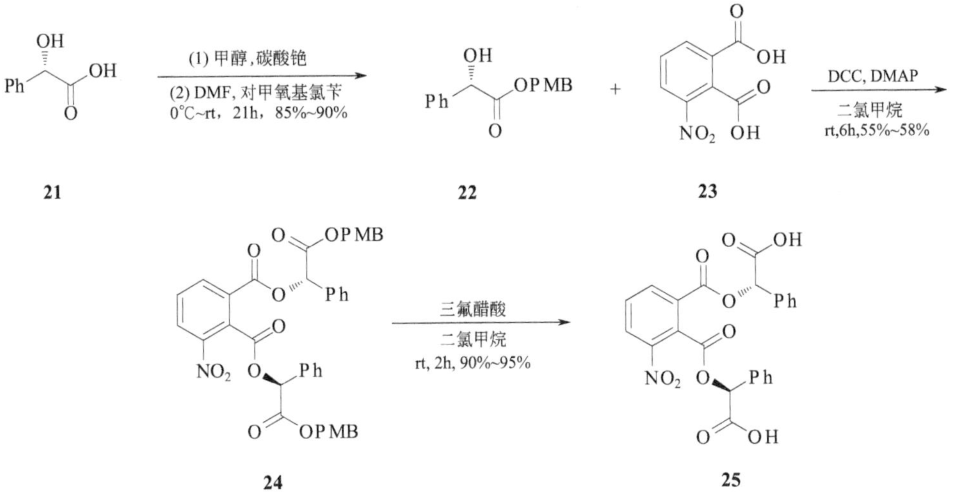

图 8-5 手性拆分试剂的合成

在成功制备手性拆分试剂之后，Lee 等通过对反应溶剂进行一系列筛选，最终选定甲基乙基酮为反应溶剂室温搅拌，氨氯地平消旋体与手性拆分试剂双（S-扁桃酸）-3-硝基邻苯二甲酸（**25**）成盐析出反应体系。在氢氧化钠/二氯甲烷体系下室温搅拌，S-构型氨氯地平析出，其 ee 值为 96%～97%，将其与苯磺酸成盐，提高其对映选择性，ee 值大于 99%（图 8-6）。

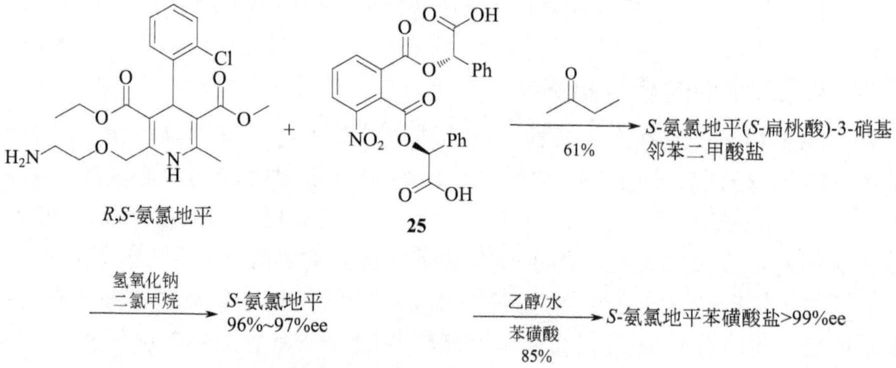

图 8-6   氨氯地平的手性拆分路线之一

Sonawane 等人于 2010 年研发出一种新型的氨氯地平拆分方法[33]。为了避免 DMSO 在工业中的使用，他们对有机溶剂进行筛选，研究发现在 DMF 为溶剂时，氨氯地平消旋体更易与 L-酒石酸成盐析出。之后，他们又针对 DMF 和水的比例进行了一系列的条件优化实验，最终确定 DMF 和水的比例为 8.5∶1.5 时，获得的对映异构体产率最高，且对映选择性最强。采用苯磺酸在异丙醇为溶剂的条件下成盐，得到 S-型氨氯地平苯磺酸盐，其 ee 值达到 99%（图 8-7）。

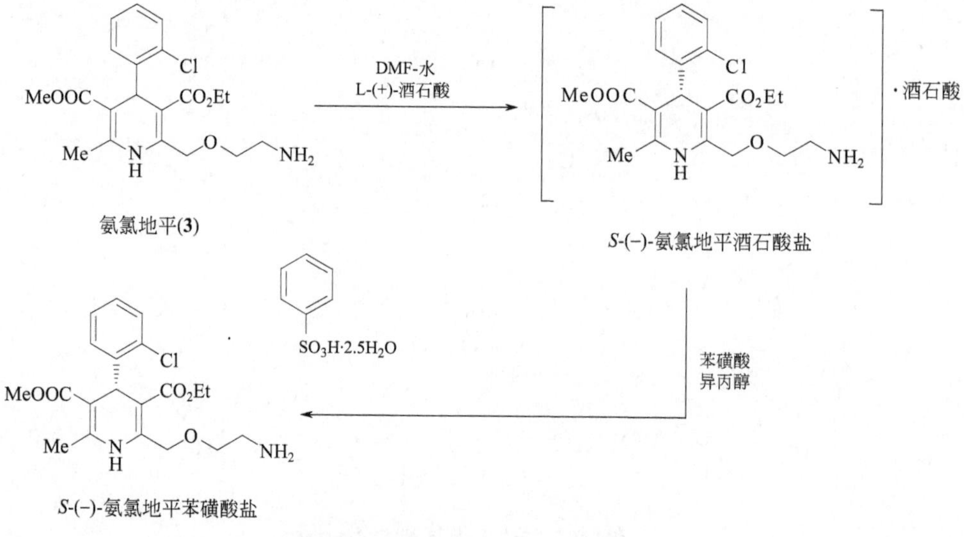

图 8-7   氨氯地平的手性拆分路线之二

8.5   氨氯地平临床前药理研究

与其他同类 1,4-二氢吡啶类（DHPs）钙离子通道阻滞剂药物相比，氨氯地平具有 3 个特点：①降压平稳缓和、不良反应发生率比硝苯地平等常规钙离子通道阻滞剂低；②血浆半衰期较长（36～45h），病人每日仅需服药一次，即可确保

24h的有效血药浓度，从而避免高血压患者由于清晨血压波动所造成的心肌缺血梗死等；③在治疗剂量范围内，具有较强的血管扩张作用，与其他常规钙离子通道阻滞剂抑制心肌收缩力和激活神经-激素系统不同。

8.5.1 临床前降压活性研究

第一代二氢吡啶结构的钙离子通道阻滞剂硝苯地平降压作用快速但维持时间短，需要每日多次给药，且有心率加快等不良反应。以后相继合成的第二代二氢吡啶药物各具特点。氨氯地平为第三代药物，既保留了二氢吡啶类药物的优点，又具有其独特的药理作用：主要表现在降压作用维持时间长，血压波动较小。氨氯地平的优点是起效慢，作用持续时间长，给药方便及副作用少。受体结合研究证实：氨氯地平对1,4-二氢吡啶类识别位点有竞争性，亲和力高，与其他相关钙通道阻滞剂相比与受体解离慢，与苯烷胺类受体也有相互作用，因此可能具有其他钙离子通道阻滞剂所不具备的独特药理学性质[34]。

动物实验研究表明，氨氯地平能抑制肾小球细胞的增殖，阻止肾小球硬化的发展。因此，氨氯地平不但能降低血压，保护靶器官，对已受损害的靶器官还有逆转作用。自发性高血压大鼠服用氨氯地平后，血压下降持续时间长。与其他钙离子通道阻滞剂一样，氨氯地平可延迟高血压发生，减轻其程度，并防治高血压相关的心脏肥大。

氨氯地平对缺血再灌注的心脏有保护作用。将氨氯地平加入分离的、血液灌注的猫心脏标本中，然后使整个心脏缺血1h，随后再灌注10min。结果表明，用氨氯地平处理的心脏，其收缩功能得以恢复改善，组织中钠、钙、钾的浓度维持较好。在局部缺血的狗心脏模型中，氨氯地平可明显缩小梗塞面积。

氨氯地平的作用机制是抑制钙离子通过钙通道进入心肌及血管组织，选择性强，主要作用部位在外周血管组织，降压作用的产生与外周血管扩张导致全身血管阻力降低有关。

8.5.2 临床前药代动力学研究

与其他1,4-二氢吡啶类钙离子通道阻滞剂相比较，氨氯地平具有良好的药代动力学特性，如表8-2所示[12]。氨氯地平在犬中的口服生物利用度为100%，其血浆半衰期为30h，血浆消除率为11mL/（min·kg），表观分布容积达到了25L/kg。与另外两个1,4-二氢吡啶类钙离子通道阻滞剂非洛地平和尼卡地平相比，氨氯地平具有作用时间长，体内暴露量大的优点。基于以上特点，降低了氨氯地平在临床中的使用剂量，减少了每天的服用次数。

表 8-2　1,4-二氢吡啶类药物在犬中的药代动力学参数

药　　物	血浆清除率 /[mL/(min·kg)]	表观分布容积/(L/kg)	血浆半衰期/h
氨氯地平	11	25	30
非洛地平	38	3.6	1.0
尼卡地平	37	3.5	1.0

氨氯地平在动物体内主要通过肝脏代谢，其代谢产物无钙离子通道拮抗活性，代谢速率缓慢，其首关效应弱于其他钙通道阻滞剂。

8.5.3 临床前安全性评价研究

药物的临床前安全性评价对于一个药物是否能够在临床上应用以及在临床的使用时间具有至关重要的作用。大鼠和小鼠以每天 0.5mg/kg、1.25mg/kg 和 2.5mg/kg 的剂量，连续灌胃给药氨氯地平两年，未证实有致癌性，其最高剂量（2.5mg/kg）已达到了小鼠的最大耐受量。

基因和染色体水平均未显示有药物相关的致突变性。雄性大鼠在交配前 64 天、雌性大鼠在交配前 14 天开始给予氨氯地平，每日 10mg/kg（8 倍于人类最大推荐剂量），不影响生殖能力。妊娠大鼠和兔子在主要器官形成期给予氨氯地平 10mg/kg（8 倍和 23 倍于人类最大推荐剂量），未发现有致畸性和其他胚胎毒性。

但是大鼠交配前 14 天开始，直至整个交配期和妊娠期给予 10mg/kg 的氨氯地平，导致幼仔的体型明显减小（约 50%），宫内死亡数量明显增加（约 5 倍），同时延长妊娠时间和分娩时程。小鼠和大鼠分别给予氨氯地平高达 40mg/kg 和 100mg/kg，可以导致动物死亡。狗服用 4mg/kg 或更高剂量将导致明显的外周血管扩张和低血压。

8.6 氨氯地平临床研究

8.6.1 临床应用

氨氯地平已用于各种高血压症的治疗。临床试验结果显示，该药对轻、中度原发性高血压的降压效果（5~10mg，每天一次给药）优于维拉帕米，与氢氯噻嗪、阿替洛尔、硝苯地平、尼群地平、卡托普利和依那普利相当，而不良反应则少于这些药物。氨氯地平与其他 1,4-二氢吡啶类钙离子通道阻滞剂相比，作用持续时间长，每日服用一次，即能控制 1 天 24h 的血压，尤其是清晨醒后 2~4h 的血压高峰，有助于预防心脑血管并发症的发生[35]。24h 动态血压监测显示，每日 5~10mg，早晨一次服用，能明显降低 1 天 24h 的血压，包括清晨醒后的 2~4h 的血压高峰期，不改变原来的 24h 血压节律。与尼群地平每日服用 2~3 次，每次 10mg 的效果相比较，具有更强的降血压效果。此外，氨氯地平还可改善原发性高血压患者的胰岛素抵抗，而胰岛素抵抗是心血管疾病的危险因子。因此，氨氯地平将对心血管疾病的愈后起有利影响。

氨氯地平也已用于心绞痛的治疗[36]，能选择性地扩张冠状动脉、肾血管和脑血管，具有持久的扩血管效应，可以减轻心脏后负荷，降低心率，减少心肌耗氧量，能改善病人自觉症状，减少心绞痛发作次数及硝酸甘油用量，增加运动时间，改善心电图的 ST 变化，疗效与地尔硫䓬[37]和那多洛尔[38]相当。心绞痛发作频率有明显的昼夜节律，早晨是发作的高峰期，而由于氨氯地平具有 24h 稳定的血药浓度，因此，氨氯地平能持续 24h 控制心绞痛发作，疗效优于硝苯地平。

　　氨氯地平对左心室肥厚具有逆转作用。高血压病人在无明显左心室收缩功能损害表现时，往往舒张功能已经损害，伴有左心室肥厚，而舒张功能的减退与长期的压力负荷增高有关。氨氯地平每日一次，能有效降低高血压病人的左心室重量，改善左心室的舒张功能。Kloner 等[39]用氨氯地平单独治疗轻、中度高血压病人，16 周后左心室重量减少 20g/m²，40 周后减少 43g/m²。Lombardo 等[40]比较血管紧张素转换酶抑制剂和氨氯地平的治疗效果，研究表明，氨氯地平逆转左心室肥厚的效果与血管紧张素转换酶抑制剂相近，而且不伴有左心室容积及射血分数的改变。

8.6.2　临床药代动力学研究

　　氨氯地平在临床使用中，每天给药一次，口服吸收良好，吸收缓慢，空腹和餐后服用吸收程度相似，用药 6～12h 达到血药浓度峰值，长期应用血药浓度增加。氨氯地平与其他降血压药物相比较，半衰期最长（35～50h），生物利用度最高达到了 64％～80％（表 8-3）。

表 8-3　抗高血压药物的药代动力学参数

药　　物	血药浓度达峰时间/h	血浆半衰期/h	生物利用度/％
硝苯地平（普通片）	0.5	2	34～43
硝苯地平（缓释片）	2	7	34～43
硝苯地平（控释片）	6	2～3	34～43
非洛地平（缓释片）	2.5～5	11～16	20
卡托普利	0.5～1.5	2	70～75
依那普利	4	1	40
苯那普利	1.5	21	28～37
氨氯地平	6～12	35～50	64～80

　　12 名健康志愿者口服 10mg 氨氯地平的绝对生物利用度为 64％，个体差异甚小[41]。氨氯地平血浆蛋白结合率高，表观分布容积大（在健康志愿者中为 21L/kg）[42]，血浆消除率低 [7mL/（kg·min）]，消除半衰期为 35～48h，单剂静脉注射 10mg 时，消除半衰期为 36h，长期用药后会轻度延长。多次口服给药（100mg/d）时，连续 7 次后达到稳态血药浓度。蓄积比为 3∶2。连续 10mg/d 给药 14 天后，消除半衰期为 45h。氨氯地平与血浆蛋白结合率高，药物浓度为 50μg/L 时，血浆蛋白结合率为 98％。

　　氨氯地平主要以代谢清除，90％以上代谢物由肾脏排出，约 5％以药物原型从尿中排出。所有代谢产物均不具钙离子通道阻滞活性。由于主要以代谢产物清除，故肾脏功能不全对其药代动力学无明显影响。将氨氯地平（5mg/d）给予 27 例不同肾功能状态的患者，到第 9 次给药时，血药浓度达到稳态；不论肾功能如何，所有患者的稳态血药浓度均相似，蓄积比与上述健康志愿者的实验结果亦相同；消除半衰期为 42~55h，与肾功能无关。说明肾功能不全患者使用氨氯地平时，不需要调整剂量。

与其他 1,4-二氢吡啶类钙离子通道阻滞剂相同，氨氯地平首先经过肝脏代谢，形成无活性的代谢产物，并主要由肾脏排泄，因此，慢性肝病患者应减量使用。老年人因为肝血流量减少，易于产生体内蓄积。Elliott 等人进行了氨氯地平对不同年龄人群用药的差别比较实验[43]。对 16 例老年健康志愿者（平均年龄 72 岁，年龄范围 65~85 岁）单剂量口服 5mg 氨氯地平的药代动力学进行研究，其结果与另一年轻健康志愿者（平均年龄 28 岁）口服 10mg 氨氯地平进行药代动力学的研究结果基本相同。年轻患者以剂量校正的血药峰值浓度（2.9μg/L）略低于老年患者（3.0μg/L）；老年患者的消除半衰期（48h）较年轻患者（35h）略有延长。15 例老年高血压病患者［平均年龄（68±3）岁］和 13 例年轻高血压病患者［平均年龄（35±5）岁］分别静注单剂量氨氯地平 5~10mg，老年患者的消除半衰期为（58±11）h，年轻患者（42±11）h，老年患者的消除率为（19±5）L/h，年轻患者为（25±7）L/h，说明老年人由于肾消除率较慢，用药剂量应加以考虑。

8.6.3 安全性评价和不良反应

与血管紧张素转换酶（ACE）抑制剂和血管紧张素Ⅱ受体拮抗剂（ARB）等药物相比较，氨氯地平安全性良好[44]，主要表现在：①在治疗过程中无需检测患者的肾功能；②对肾病患者的血钾水平无影响；③无绝对禁忌证。

由于氨氯地平吸收缓慢，血药浓度波动较少，作用持续时间长，所以与其他 1,4-二氢吡啶类钙离子阻滞剂相比，不良反应少[45]。常见的不良反应有浮肿、面部潮红、乏力、头痛、恶心和头晕等。其中，在 334 例为期 4 周的治疗中常见的不良反应为头晕（4.49%）、面部潮红（3.59%）、心悸（3.29%）、头痛（2.1%）、嗜睡（2.1%）和踝部浮肿（1.8%），其他少见的不良反应总发生率为 14.4%，无病例因不良反应而终止治疗。在轻、中度原发性高血压病人临床应用初始剂量为 5mg，每日早晨口服一次。如 2 周后血压未降至正常范围，可增至 10mg，仍为每天服用一次。老年患者及肾功能损害者仍可用常规剂量，肝功能异常或肝硬化者应慎用，必须应用时应减少剂量并密切监测肝功能变化。

在临床使用过程中，许多药物常与抗高血压药物同时使用，药物之间的相互作用已成为药物安全性评价的重要研究方面。1,4-二氢吡啶类钙离子通道阻滞剂与许多临床中使用的药物都具有相互作用，其中硝苯地平与地高辛、西咪替丁、酮康唑以及卡马西平等药物具有相互作用；地尔硫䓬、维拉帕米、非洛地平、尼索地平和尼卡地平等与地高辛同时使用时，都会使血浆中的地高辛浓度升高而产生心脏毒性，而氨氯地平则不影响地高辛的血浆浓度和清除速率[46]。目前临床研究尚未发现氨氯地平与以上药物发生药物相互作用，进一步表明，氨氯地平的安全性良好。

8.7　氨氯地平的联合用药

8.7.1　氨氯地平与阿托伐他汀联合用药

心血管疾病已经成为危害人类健康的"头号杀手"。高血压和高血脂是两种主要的可控制的心血管疾病高发因素，在我国，心脏病占死亡原因的首位。其中35%～50%的高血压病人同时具有高胆固醇，增加了高血压患者患心血管疾病的危险，仅在美国，该类病人就有 2700 万之多。估计 6000 万的患者诊断出具有这两种高发因素，当这两种高发因素同时存在时必然增加心脏病的发生风险。

辉瑞公司为了突破单纯降压治疗冠心病获益不足的瓶颈，更好地降低冠心病等心血管疾病的发生，开发研制了苯磺酸氨氯地平/阿托伐他汀钙片（商品名：多达一，Caduet）。该药物能同时降低血压和胆固醇，降低高血压患者的心脑血管病的发病率，预防心脑血管病的发生；同时也明显改善患者由于服用多种药物导致的依从性不佳，适用于高血压高胆固醇血症的患者。

多达一于 2004 年获得美国 FDA 批准，迄今为止，在全世界 50 多个国家和地区上市使用。2005 年，多达一在美国的销售额为 1.39 亿美元，较 2004 年增长480.3%。多达一是一种抗动脉粥样硬化的新型降压药，主要适用于高血压、慢性稳定性心绞痛、血管痉挛性心绞痛（变异性心绞痛）、各种家族性或非家族性血脂异常等疾病的治疗。多达一是辉瑞公司开发的首个一片片剂同时含有两种治疗不同症状（高血压和高胆固醇）活性成分的复方制剂。多达一的主要特点：①具有降压和降胆固醇的双重疗效[47]；②显著改善患者的服药依从性[48]；③安全可靠，耐受性良好，肾功能不全的患者无需调整服用剂量；④每天一片，不受进食、服药时间的影响[49]；⑤可与各种抗高血压药（包括噻嗪类利尿药、β受体阻滞药和血管紧张素转换酶抑制剂）同时服用。

8.7.2　氨氯地平与其他药物联合用药

氨氯地平与缬沙坦联合用药，可以改善患者长期治疗的依从性，在原发性高血压患者的心血管疾病预防中是一种受青睐的联合用药方案。而且，两者联用具有降压之外的其他特性，给患者带来更多益处，是高血压患者的一种有效治疗选择。氨氯地平/缬沙坦复方制剂在欧美等国家已经上市，口服给药，每日一次，用于治疗单一药物不能控制的高血压，一年来，已有约 40 个国家的数十万高血压患者服用，取得了良好的治疗效果。

氨氯地平片与替米沙坦联合用药不仅能有效降低血压还能减少蛋白尿，改善肾功能，其中延缓甚至阻止肾功能损伤和恶化意义重大，联合用药临床疗效优于单独使用，且具有较好的安全性。

氨氯地平与贝那普利联合用药能够显著控制原发性高血压患者的血压，临床效果显著：联合用药不仅能有效降低血压，还能减少蛋白尿，改善肾功能，疗效显著优于单独用药，且不良反应发生少，具有良好的安全性；药代动力学研究结果表明，两种药物在人体内不会产生相互作用。

8.8　氨氯地平成功上市的启示

美国辉瑞制药公司开发研制的氨氯地平历经 10 余年的研发，最终于 1993 年经美国 FDA 批准上市。氨氯地平是高血压治疗药物研发的成功案例，在氨氯地平的整个研发过程中，有许多研发亮点与特色值得在今后的新药开发中借鉴。

① 在氨氯地平研发的整个过程中，辉瑞公司的研发人员在先导化合物的选择，氨氯地平的结构优化过程中运用了传统的药物化学研究方法。通过对前期 1,4-二氢吡啶类药物构效关系的总结与分析，发现碱性片段的引入能够有效地增强该类药物的水溶性和口服吸收能力，通过在 2-位引入碱性烷氧基取代基，延长了氨氯地平在体内的作用时间，使其超越前两代 1,4-二氢吡啶类药物，成为长效的钙离子通道拮抗剂，这点对于药物化学的结构改造具有重要的指导意义。当研发过程中，发现先导化合物在体内迅速消除、作用时间短等药代动力学缺点时，可以适当考虑在非必需基团的位置引入碱性片段，改善其药代动力学特性，延长药物在体内的作用时间。

② 高血压病因复杂，药物治疗涉及多个靶点，其中钙离子通道阻滞剂通过与钙离子通道结合，阻断钙离子由膜外进入膜内，降低了细胞内钙离子浓度，从而使血管松弛，阻力减小，降低血压。氨氯地平是长效的 1,4-二氢吡啶类钙离子通道阻滞剂，它在 1993 年上市后与硝苯地平相比，疗效相同，但是氨氯地平作用时间长，安全性良好，每天一次口服给药优于硝苯地平的每天三次给药。氨氯地平上市几年后，迅速占领了硝苯地平的市场，其 2011 年的销售额为硝苯地平的 1.6 倍。

③ 氨氯地平是个手性药物，其左旋异构体的活性是右旋异构体的 1000 倍，是消旋体活性的 2 倍，因此，开发高效的不对称合成方法和有效的手性拆分方法是十分必要的。1992 年，美国 FDA 对手性药物的研发要求更加规范，要求分别完成两种对映异构体和外消旋体共三套药学、药理和毒理等资料后，再选定其中一个对映体或外消旋体进入临床研究。因此，要求在进行药物开发的前期就进行手性药物的不对称合成工作和手性拆分研究，选用廉价的手性催化试剂或者常规的手性拆分试剂，制备两种对映异构体，并开展相关的临床前研究。

④ 氨氯地平在 2007 年专利保护过期后，其全球销售额已呈下降趋势。美国辉瑞公司通过将氨氯地平与阿托伐他汀联合用药的策略，于 2004 年获得美国 FDA 批准上市用于高血压和高血脂等心血管疾病的治疗，增加了氨氯地平的市场份额。当遇到专利即将到期的药物时，可以通过晶型研究、改变制剂、扩大适应证等方法延长药物的寿命和市场销售额。

⑤ 此项目研发周期短，各个阶段工作安排得当。美国辉瑞公司于 1982 年发现氨氯地平具有钙离子通道阻滞活性，仅仅通过 11 年的研究就得到了美国 FDA 的批准上市用于高血压和心绞痛的治疗。我国在进行自主新药研发的过程中，往

往只注意前期的先导化合物的发现以及临床前研究，在未来的药物研发过程中，应将更多的精力投入到临床研究的开展以及上市药物的注册等方面，加速开发具有我国自主知识产权的新药。

参考文献

［1］ He J, Whelton P K. Epidemiology and prevention of hypertension. Med Clin North Am, 1997, 81: 1077-1097.

［2］ Whelton P K. Epidemiology of hypertension. Lancet, 1994, 344: 101-106.

［3］ Kearney P M, Whelton M, Reynolds K, Muntner P, Whelton P K, He J. Global burden of hypertension: analysis of worldwide data. Lancet, 2005, 365: 217-223.

［4］ Gasser R. Calcium antagonists: pharmacologic agents in search of new clinical indications. Angiology, 1990, 41, 36-43.

［5］ Resnekov L. Calcium Antagonist Drugs. Chest, 1980, 78: 121-247.

［6］ Meredith P A, Elliott H L. Dihydropyridine calcium channel blockers: basic pharmacological similarities but fundamental therapeutic differences. J Hypertens, 2004, 22: 1641-1648.

［7］ Brown M J, Palmer C R, Castaigne A, de Leeuw P W, Mancia G, Rosenthal T, Ruilope L M. Morbidity and mortality in patients randomised to double-blind treatment with a long-acting calcium-channel blocker or diuretic in the International Nifedipine GITS study: Intervention as a Goal in Hypertension Treatment (INSIGHT). Lancet, 2000, 356: 366-372.

［8］ Allen G S, Ahn H S, Preziosi T J, Battye R, Boone S C, Boone S C, Chou S N, Kelly D L, Weir B K, Crabbe R A, Lavik P J, Rosenbloom S B, Dorsey F C, Ingram C R, Mellits D E, Bertsch L A, Boisvert D P, Hundley M B, Johnson R K, Strom J A, Transou C R. Cerebral arterial spasm-a controlled trial of nimodipine in patients with subarachnoid hemorrhage. N Engl J Med, 1983, 308: 619-624.

［9］ Campbell S, Cross J, Stubbs K. Patent EP0089167, 1983.

［10］ Gharpure M, Bhawal B, Ranade P, Deshmukh R, Mehta S. Patent US0262239, 2008.

［11］ Miyashita K, Nishimoto M, Lshino T, Murafuji H, Obika S, Muraoka O, Imanishi T. Studies on novel and chiral 1, 4-dihydropyridines. V. Hantzsch-type 1, 4-dihydropyridines having a chiral sulfinyl group: Syntheses, structures, and biological activity as a calcium channel antagonist. Tetrahedron, 1997, 53: 4279-4290.

［12］ Arrowsmith J E, Campbell S F, Cross P E, Stubbs J K, Burges R A, Gardiner D G, Blackburn K J. Long-acting dihydropyridine calcium antagonists. 1. 2-Alkoxymethyl derivatives incorporating basic substituents. J Med Chem, 1986, 29: 1696-1702.

［13］ Arrowsmith J E, Campbell S F, Cross P E, Burges R A, Gardiner D G. Long acting dihydropyridine calcium antagonists. 2. 2-［2-Aminoheterocycloethoxy］methyl derivatives. J Med Chem, 1989, 32: 562-568.

［14］ Alker D Campbell S F, Cross P E, Burges R A, Carter A J, Gardiner D G. Long-acting dihydropyridine calcium antagonists. 3. Synthesis and structure-activity relationships for a series of 2-［（heterocyclylmethoxy）methyl］derivatives. J Med Chem, 1989, 32: 2381-2388.

［15］ Alker D Campbell S F, Cross P E, Burges R A, Carter A J, Gardiner D G. Long-acting dihydropyridine calcium antagonists. 4. Synthesis and structure-activity relationships for a series of basic and nonbasic derivatives of 2-［（2-aminoethoxy）methyl］-1, 4-dihydropyridine calcium antagonists. J Med Chem, 1990, 33: 585-591.

［16］ Alker D, Campbell S F, Cross P E, Burges R A, Carter A J, Gardiner D G. Long-Acting Dihydropyridine Calcium Antagonists. 6. Structure-Activity Relationships around 4-（2, 3-Dichlorophenyl）-

3- （ethoxycarbonyl）-2 （-2-hydroxyethoxy） meth yll-5- （ meth oxycarbonyl） -6-meth yl-1, 4-dihydropyridine. J Med Chem, 1990, 33: 1805-1811.

[17] Alker D, Campbell S F, Cross P E. Long-acting dihydropyridine calcium antagonists. 5. Synthesis and structure-activity relationships for a series of 2- [[（N-substituted-heterocyclyl) ethoxy] methyl] -1, 4-dihydropyridine calcium antagonists. J Med Chem, 1991, 34: 19-24.

[18] Sorkin E M, Clissold S P. Nicardipine. A review of its pharmacodynamic and pharmacokinetic properties, and therapeutic efficacy, in the treatment of angina pectoris, hypertension and related cardiovascular disorders. Drugs, 1987, 33, 296-345.

[19] Nij Bijvank S W, Duvekot J J. Nicardipine for the treatment of severe hypertension in pregnancy: a review of the literature. Obstet Gynecol Surv, 2010, 65: 341-347.

[20] Toal C B, Meredith P A, Elliott H L. Long-acting dihydropyridine calcium-channel blockers and sympathetic nervous system activity in hypertension: A literature review comparing amlodipine and nifedipine GITS. Blood Press Suppl, 2012, 21: 3-10.

[21] Campbell S F, Cross P E, Stubbs J K. EP0089167, 1983.

[22] Young H, Nam D, Kyung L. US2002132834A1, 2002.

[23] Copar A, Furlan B, Jeriha A. EP0599220A1, 1994.

[24] Purohit A K, Desal B C, Dash B. US2004044218A1, 2004.

[25] Bozsing D, Kovanyi G L, Simig G, Krasznai G, Blasko G, Tompe P, Nagy K, Vereczkey G D, Nemei G, Nemeth N. US 6046337, 2000.

[26] Peters T H A, Benneker F B G, Slanina P, Bart J. US6858738, 2003.

[27] Laura C, Yolanda G G, Julio C. US20020068831, 2002.

[28] Luksa J, Josíc D, Podobnik B, Furlan B, Kremser M. Semi-preparative chromatographic purification of the enantiomers S-（−）-amlodipine and R-（+）-amlodipine. J Chromatogr B Biomed. Sci Appl, 1997, 693: 367-375.

[29] Luksa J, Josic D, Kremser M, Kopitar Z, Milutinovic S. Pharmacokinetic behaviour of R-（+）-and S-（−）-amlodipine after single enantiomer administration. J Chromatogr B Biomed Sci Appl, 1997, 703: 185-193.

[30] Goldman S, Stoltefuss J, Born L. Determination of the absolute configuration of the active amlodipine enantiomer as（−）-S: a correction. J Med Chem, 1992, 35: 3341-3344.

[31] Spargo P. Patent US6046338, 2000.

[32] Lee H W, Shin S J, Yu H, Kang S K, Yoo C L. A Novel Chiral Resolving Reagent, Bis （ (S) -Mandelic acid) -3-nitrophthalate, for Amlodipine Racemate Resolution: Scalable Synthesis and Resolution Process. Org Process Res Dev, 2009, 13: 1382-1386.

[33] Gotrane D M, Deshmukh R D, Ranade P V, Sonawane S P, Bhawal B M, Gharpure M M, Gurjar M K. A Novel Method for Resolution of Amlodipine. Org Process Res Dev, 2010, 14: 640-643.

[34] Yamada S, Sugimoto N, Uchida S, Deguchi Y, Kimura R. Pharmacokinetics of amlodipine and its occupancy of calcium antagonist receptors. J Cardiovasc Pharmacol, 1994, 23, 466-472.

[35] de Bruijn B, Cocco G, Tyler H M. Multicenter placebo-controlled comparison of amlodipine and atenolol in mild to moderate hypertension. J Cardiovasc Pharmacol, 1988, 12: S107-S109.

[36] Thadani U. Amlodipine: a once-daily calcium antagonist in the treatment of angina pectoris--a parallel dose-response, placebo-controlled study. The Amlodipine Study Group. Am Heart J, 1989, 118: 1135-1136.

[37] Bernink P J, de Weerd P, Ten C F, Remme W J, Barth J, Enthoven R, Haagen F D, Holwerda N J, Klomps H C. An 8-week double-blind study of amlodipine and diltiazem in patients with stable exertional

angina pectoris. J Cardiovasc Pharmacol, 1991, 17: S53-S56.

[38] Singh S, Doherty J, Udhoji V, Smith K, Gorwit J, Bekheit S, Mather S, Stein W, San Fellippo J, Hearan P. Amlodipine versus nadolol in patients with stable angina pectoris. Am Heart J, 1989, 118: 1137-1138.

[39] Kloner R A, Sowers J R, DiBona G F, Gaffney M, Wein M. Effect of amlodipine on left ventricular mass in the Amlodipine Cardiovascular Community Trial. J Cardiovasc Pharmacol, 1995, 26: 471-476.

[40] Lombardo M, Alli C, Broccolino M, Ferrari S, Montemurro L, Zaini G, Zanni D. Long-term effects of angiotensin-converting enzyme inhibitors and calcium antagonists on the right and left ventricles in essential hypertension. Am Heart J, 1997, 134: 557-564.

[41] Glasser S P, Chrysant S G, Graves J, Rofman B, Koehn D K. Safety and efficacy of amlodipine added to hydrochlorothiazide therapy in essential hypertension. Am J Hypertens, 1989, 2: 154-157.

[42] Hogg K J, Hornung R S, Hillis, W S, Gupta S, Grant P, Singh S P. Pharmacodynamics of amlodipine: hemodynamic effects and antianginal efficacy after atrial pacing. Am Heart J, 1989, 118: 1107-1113.

[43] Elliott H L, Meredith P A, Reid J L, Faulkner J K. A comparison of the disposition of single oral doses of amlodipine in young and elderly subjects. J Cardiovasc Pharmacol, 1988, 12: S64-S66.

[44] Osterloh I. The safety of amlodipine. Am Heart J, 1989, 118: 1114-1119.

[45] Velasco M, Urbina A, Silva H, Fonseca R, Guevara J, Hernandez R, Pieretti O H. A double-blind, parallel, comparative evaluation of amlodipine vs. captopril in the monotherapeutic treatment of mild and moderate essential hypertension. J Cardiovasc Pharmacol, 1991, 17: S19-S21.

[46] Schwartz J B. Effects of amlodipine on steady-state digoxin concentrations and renal digoxin clearance. J Cardiovasc Pharmacol, 1988, 12: 1-5.

[47] Sever P, Dahlöf B, P, Poulter N, Wedel H, Beevers G, Caulfield M, Collins R, Kjeldsen S, Kristinsson A, McInnes G, Mehlsen J, Nieminem M, O Brien E, Ostergren J. Potential synergy between lipid-lowering and blood-pressure-lowering in the Anglo-Scandinavian Cardiac Outcomes Trial. Eur Heart J, 2006, 27: 2982-2988.

[48] Patel B V, Leslie R S, Thiebaud P, Nichol M B, Tang S S, Solomon H, Honda D, Foody J M. Adherence with single-pill amlodipine/atorvastatin vs a two-pill regimen. Vasc Health Risk Manag, 2008, 4: 673-681.

[49] McKeage K, Siddiqui M A. Amlodipine/atorvastatin fixed-dose combination: a review of its use in the prevention of cardiovascular disease and in the treatment of hypertension and dyslipidemia. Am J Cardiovasc Drugs, 2008, 8: 51-67.

第9章

赖诺普利（Lisinopril）

周宇　柳红

目　录

赖诺普利研发大事记

1978 年	申请美国专利
1983 年	美国Ⅱ期临床试验
1985 年	全世界Ⅲ期临床试验
1986 年	在美国预注册
1987 年	全世界范围药品注册，用于高血压和充血性心力衰竭治疗
1988 年	赖诺普利在美国、新西兰、英国、比利时、墨西哥、法国和瑞典上市
1989 年	赖诺普利在荷兰上市
1991 年	赖诺普利在日本上市
1992 年	赖诺普利在加拿大、阿根廷、澳大利亚、菲律宾、新西兰和中国香港上市
1993 年	赖诺普利在韩国、西班牙、德国、委内瑞拉、土耳其、印度尼西亚和南非上市
1994 年	赖诺普利在葡萄牙、中美洲、哥伦比亚上市
1995 年	在墨西哥、西班牙和法国注册，用于治疗心肌梗死；在日本注册，用于治疗充血性心力衰竭
1997 年	在欧洲进行Ⅱ期临床试验，用于治疗糖尿病视网膜病变
1998 年	在英国上市，用于治疗糖尿病肾脏疾病
1999 年	在欧洲、新西兰注册，用于治疗糖尿病肾脏疾病

9.1 高血压病及其发病机制

高血压病是一种常见的动脉血压升高超过正常范围的世界性疾病，是目前严重危害人类健康的疾病之一。在世界各国范围内的患病率高达 10%～20%，同时伴有冠心病、心力衰竭、糖尿病、肾病和中风等多种并发症的发生，其中以心、脑、肾的损害并发症最为显著[1]。随着中国经济的发展、人民生活水平的提高，高血压病已日益成为一个重要的公共卫生问题。据 2011 年《中国心血管病报告》显示，我国的高血压病患者至少 2 亿人，和 2002 年的统计结果相比，高血压病患者数量增加约 4000 万人。其中，90% 以上的高血压病的发病原因迄今尚未阐明，但是普遍认为高血压病是在一定的遗传背景下，由于多种因素参与使正常血压调节机制失衡所致。动脉压的高低不仅取决于心搏出量，也取决于总的血管阻力；另外，心脏也参与某些高血压病的发病；血管的僵硬程度与血管的充盈程度也是决定血压的因素。影响血压的任何环节发生功能性病变，都将会引起血压升高。目前认为高血压主要与交感神经功能紊乱、肾素-血管紧张素-醛固酮系统（renin-angiotensin-aldosterone system，RAAS）、血管舒缓肽-激肽-前列腺素系统以及血管内皮舒张因子或收缩因子等的变化密切相关[2]。但血压调控是一个涉及多系统、多环节的复杂过程，其调控系统主要包括肾素血管紧张素系统、离子通道系统、中枢及外周交感神经系统、水盐代谢系统、内皮活性物质等。

抗高血压药物主要通过作用于不同的靶器官，包括心脏（心肌）、血管（内皮细胞、平滑肌细胞）以及肾脏，使心排出量和总外周阻力发生相应的改变从而来调节血压。使用高血压药物治疗已有半个世纪的历史，上市的降压药物已经超过一百个，新药还在不断地涌现[3]。根据药理性质或者作用机制分类，抗高血压药物主要可分为：交感神经用药、离子通道用药、RAAS 系统用药、血管肽酶抑制剂和利尿药。其中，作用于 RAAS 系统的血管紧张素转化酶抑制剂在目前高血压病治疗中发挥重要的作用，已经成为治疗高血压疾病的首选或一线药物。

9.2 血管紧张素转换酶及其抑制剂

肾素-血管紧张素-醛固酮系统是一种复杂的调节血流量、电解质平衡以及动脉血压所必需的高效系统，对血压调节有着重要的影响。这个系统主要由肾素（renin）和血管紧张素转换酶（angiotensin converting enzyme，ACE）两部分组成。肾素能使在肝脏中产生的血管紧张素原转换为血管紧张素 Ⅰ（angiotensin Ⅰ），血管紧张素 Ⅰ 在 ACE 的作用下生成血管紧张素 Ⅱ（angiotensin Ⅱ），血管紧张素 Ⅱ 能使血管收缩，它调控着外周阻力、肾功能及心血管构造等[4]。

ACE 也称为肽基二肽酶 A（peptidyl-dipeptidase A），属于 MA 族的 M2 家族，是一种锌蛋白酶，拥有两个活性部位，即 N 区和 C 区，功能相同，只是对不同底物的亲和力不同。ACE 是一种二肽羧肽酶（dipeptidyl carboxypeptidase），它可以在体外催化一系列的寡肽（oligopeptide）从羧基端水解一个二肽。ACE 最常见的作用是可以将血管紧张素Ⅰ水解掉 C-端的组氨酸-亮氨酸生成血管紧张素Ⅱ，使血管收缩而导致升压作用。由于肾素-血管紧张素通路中的血管紧张素Ⅱ发挥主要作用。因此，能阻断血管紧张素Ⅱ合成或与血管紧张素Ⅱ受体结合的化合物均可以减弱通路的作用。

ACE 抑制剂是与 ACE 活性部位亲和力较强的竞争性抑制剂，与 ACE 结合后不易被释放，从而能够抑制 ACE 催化水解血管紧张素 Ⅰ 转化为血管紧张素 Ⅱ，达到降血压的作用。1971 年人们从巴西蝮蛇的蛇毒提取液中分离得到的替普罗肽（Teprotide，1），能够有效地降低继发性高血压，在治疗心脏衰竭方面也具有很好的效果，成为了第一个可用于临床的 ACE 抑制剂。然而，由于肽类化合物自身的缺陷，口服无效，因此替普罗肽并没有获得好的临床价值[4,5]。通过对其 SAR 研究，于 1981 年发现了第一个可以口服的抗高血压药物卡托普利（Captopril，2），其对 ACE 的抑制效果比替普罗肽提高了近 2000 倍。此后，ACE 类抑制剂药物便一直活跃在心血管药物的舞台上。在众多用于治疗高血压病的药物中，ACE 抑制剂已经成为了首选或一线药物，对患有糖尿病、心绞痛、充血性心衰和肾功能较弱的高血压患者展现出良好的治疗前景。

ACE 抑制剂是抗高血压药领域的一个重大突破。基于其化学组成，可以将此类药物分为三类，即含巯基的 ACE 抑制剂，如卡托普利等；含羧基的 ACE 抑制剂，如依那普利拉（Enalaprilat，**3**）、依那普利（Enalapril，**4**）、赖诺普利（Linisopril，**5**）等；以及含磷酰基的 ACE 抑制剂，如福辛普利（Fosinopril，**6**）等（图 9-1）。卡托普利作为第一代 ACE 抑制剂，由于含有巯基，少数病人出现皮疹和味觉消失等不良反应。为了克服其副作用，Arthur A. Patchett 等人开始尝试用羧基来替换巯基，设计出不含巯基的第二代 ACE 抑制剂，如依那普利等，但由于是前药，它必须在体内经酯酶水解后释放出活性药物依那普利拉，才能发挥药效。近年来，人们在依那普利成功开发的基础上，通过对依那普利和卡托普利分子中的甲基和脯氨酸吡咯啉环结构进行修饰，开发出了多个不需激活或代谢就有很好活性的第三代含羧基片段的 ACE 药物，如赖诺普利等，它们在高血压、心力衰竭、心肌梗死的治疗中发挥着重要作用。

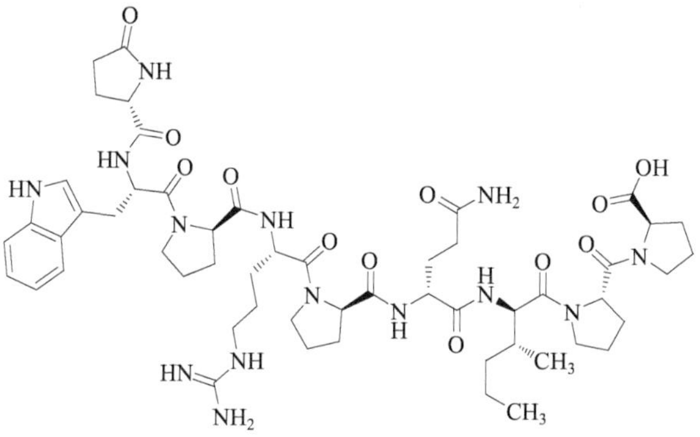

替普罗肽(**1**)

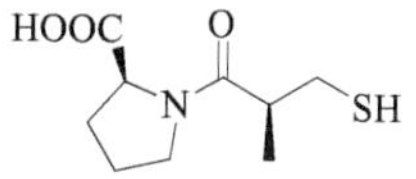

卡托普利(**2**)

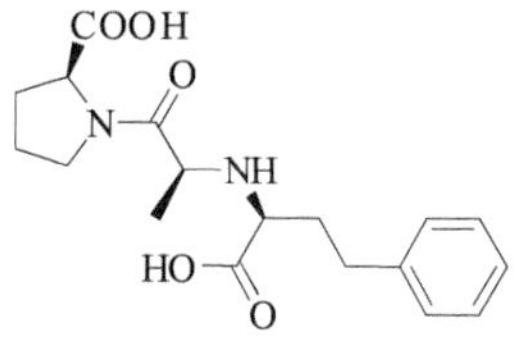

依那普利拉(**3**)

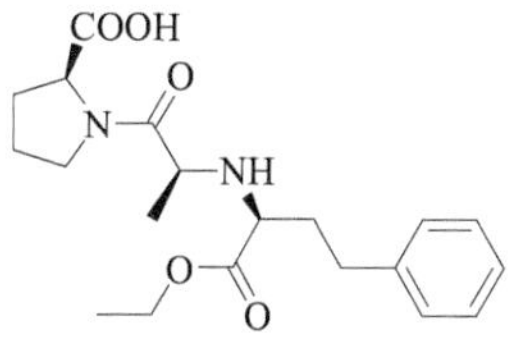

依那普利(**4**)

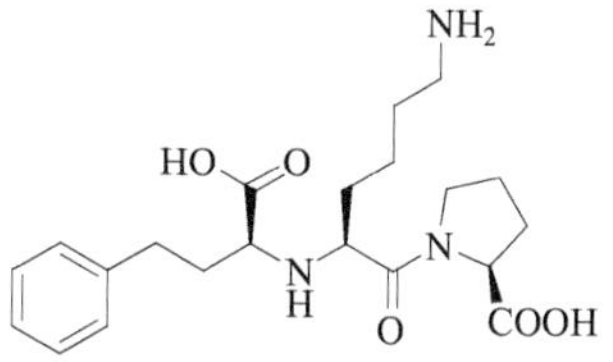

赖诺普利(**5**)

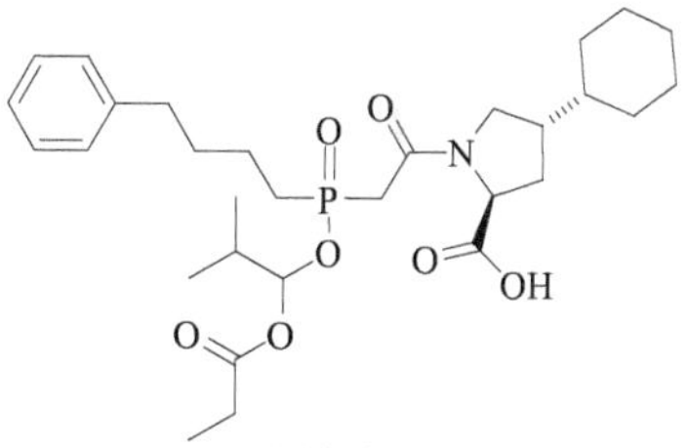

福辛普利(**6**)

图 9-1 部分 ACE 抑制剂

赖诺普利（Linisopril，**5**）是依那普利拉的赖氨酸衍生物，属于第三代强效的 ACE 抑制剂。它具有很多其他 ACE 抑制剂所没有的优越特性，如在体内不经肝脏转化即可产生药理效应，且维持作用时间长而平稳。它不含巯基，没有卡托普利相类似的副作用；其口服吸收的达峰时间为 6～8h，生物利用度为 25%，且饮食并不影响吸收和生物利用度，连续给药 3～4 日即可达稳态血药浓度。该药主要经肾脏排泄，肾消除率达 100 mL/min，消除半衰期为 12.6 h，对轻、中、重各型高血压均有效，用药后使收缩压、舒张压、平均动脉压均明显下降。该药单用治疗轻、中度高血压病时疗效略优于阿替洛尔或氢氯噻嗪；在重度高血压病治疗时疗效与美托洛尔或硝苯地平相同；治疗充血性心力衰竭优于卡托普利，且能增加左室射血分数，增进患者活动能力及改善生活质量。

9.3　赖诺普利的发现

9.3.1　苗头化合物的发现

1971 年，Ferreira 等从巴西蝮蛇的蛇毒中分离得到一个九肽化合物替普罗肽（Teprotide，**1**）对 ACE 有特异性抑制作用，并人工合成，以注射剂形式用于高血压治疗，能够有效地降低继发性高血压，在治疗心脏衰竭方面也具有很好的效果。然而，由于肽类化合物自身的缺陷，口服无效，因此替普罗肽并没有获得好的临床价值[5]，但它确立了 ACE 抑制剂在高血压治疗中的地位。

1977 年，Ondetti 等人根据 ACE 与胰羧肽酶 A 同是含锌酶，具有一些相似性质[6]，他们假定 ACE 的作用机理与胰羧肽酶相似，即包括三个活性部位：①正电荷（＋）部位；②氢键受体部位，它与底物的酰胺羰基以氢键相结合；③锌离子部位，它与底物的配基相结合。根据此设想，Ondetti 等设计并合成了一系列的 ACE 抑制剂。当把羧基换成巯基时，发现了第一个可以口服的抗高血压药物卡托普利，其对 ACE 的抑制效果比替普罗肽提高了近 2000 倍。巯基的引入改善了与 Zn^{2+} 结合口袋的亲和力，卡托普利的每个基团几乎都是 ACE 的结合位点，与 ACE 具有很高的亲和力。

受卡托普利研发工作的启发，许多其他 ACE 抑制剂也先后被开发出来。卡托普利分子中由于巯基的存在，少数病人会出现皮疹和味觉障碍等副作用。为了克服其副作用，Patchett 等人开始尝试用羧基来替换巯基，设计出了一个不含巯基的化合物依那普利拉，其活性强于卡托普利，皮疹和味觉障碍等副作用也相对较少，但其口服利用度较差。为了克服口服利用度的缺陷，将分子的羧基乙酯化，得到了依那普利。依那普利作为依那普利拉的前药，具有很好的口服生物利用度；进入体内后，经酯酶水解可以释放出活性药物依那普利拉，其比卡托普利更容易在胃中吸收。依那普利作为前药，可以明显延长药物作用时间；同时，也避免了分子中含有巯基而引起的皮疹和味觉障碍等副作用。

默克公司在依那普利成功开发的基础上，通过对依那普利分子中的甲基进行结构修饰，用体积较大碱性残基 ω-氨基丁基进行取代时，获得了依那普利拉的赖氨酸衍生物赖诺普利。其 ACE 抑制作用与依那普利拉相似，但药效更持久，并于 1988 年首先在美国、英国和法国等国家上市[7]。

9.3.2　结构优化和构效关系研究

经过对卡托普利的构效关系的研究表明，卡托普利分子中有三个基团与 ACE 的结合点相结合，即分子中脯氨酸的羧基与 ACE 的正电荷部位以离子键结合；酰胺的羰基与 ACE 的供氢部位以氢键结合；巯基与 ACE 中的锌离子结合，如果将—SH 置换为—OH 则无活性。2-甲基丙酰基与受体的必需结合点 S_1' 结合，脯氨酸的吡咯环则与受体必需结合点 S_2' 结合（图 9-2）。进一步研究表明，在 ACE

中 S_1、S_1'、S_2' 为活性"必需部位"，$S_2 \sim S_9$ 为活性"辅助部位"。必需部位为酶活性中心，是酶对底物或抑制剂发生特异作用的部位，而辅助部位可增加其作用强度[8~10]。因此，在后来的研究中 ACE 抑制剂的研究基本上保持了与三个必需部位的作用位点，然后尽可能增加与 ACE 的辅助作用点。

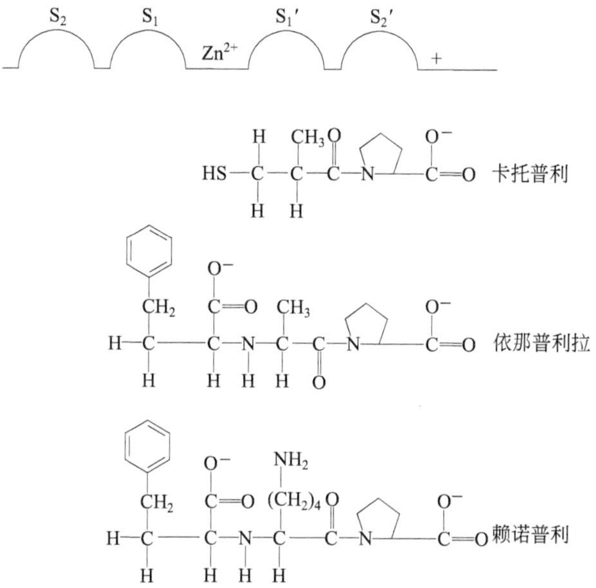

图 9-2 ACE 抑制剂与 ACE 可能的结合模式

由于卡托普利分子中含有巯基，少数病人会出现皮疹和味觉障碍等副作用。为了克服其副作用，Patchett 等人[11]开始尝试用羧基来替换巯基，作用于 Zn 离子位点；同时向 S_1 活性位点引入相应基团，如表 9-1 所示。构效关系研究发现，在取代基 R^1 处引入 S-苯乙基时，得到了一个不含巯基的强效化合物依那普利拉，其活性强于卡托普利，皮疹和味觉障碍等副作用也相对较少，但其口服利用度较差。为了克服口服利用度的缺陷，将分子的羧基乙酯化制备依那普利。尽管体外活性较差，但是进入体内后，经酯酶水解可以释放出活性药物依那普利拉，其比卡托普利更容易在胃中吸收，具有很好的口服生物利用度。

表 9-1 针对 Zn 离子结合位点和 ACE 的 S_1 位点的结构优化

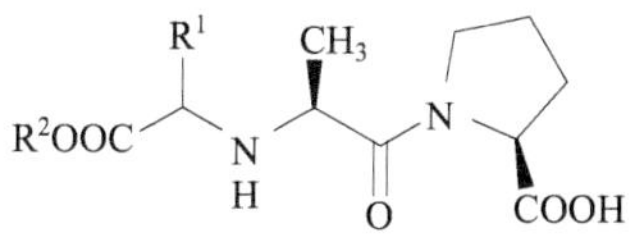

编　号	R^1	R^2	ACE 抑制活性 $IC_{50}/$（mol/L）
1	H	H	2.4×10^{-6}
2	CH_3	H	9.0×10^{-8}

续表

编　　号	R^1	R^2	ACE 抑制活性
			$IC_{50}/(mol/L)$
3	CH_3CH_2	H	1.7×10^{-8}
4	$(CH_3)_2CHCH_2CH_2$	H	2.6×10^{-9}
5	$PhCH_2$	H	3.9×10^{-8}
6	$PhCH_2CH_2$	H	3.8×10^{-9}
7	$S\text{-}PhCH_2CH_2$（依那普利拉）	H	1.2×10^{-9}
8	$R\text{-}PhCH_2CH_2$	H	8.7×10^{-7}
9	$NH_2(CH_2)_3CH_2$	H	2.2×10^{-9}
10	$NH_2(CH_2)_4CH_2$	H	5.2×10^{-9}
11	$S\text{-}PhCH_2CH_2$（依那普利）	CH_3CH_2	1.2×10^{-6}

S_2' 是个疏水空穴，Patchett 等人[11]曾尝试用多种其他类型的 L-氨基酸、其他碳环或杂环羧酸来替换 L-脯氨酸，如表 9-2 所示。研究发现，L-脯氨酸吡咯环与受体必需活性结合位点 S_2' 结合效果最好。

表 9-2　针对 ACE 的 S_2' 活性位点的结构优化

编　　号	R^3	ACE 抑制活性
		$IC_{50}/(mol/L)$
1	（依那普利拉）	1.2×10^{-9}
2		7.6×10^{-9}
3		1.2×10^{-9}
4		2.2×10^{-9}
5		1.9×10^{-8}

针对 S_1' 结合部位的改造，是 ACE 抑制剂研究中最为活跃的改造位点之一。

一些研究者认为，CH_3 并不是所必需的结合官能团，但它的存在可能由于疏水作用而增强对 ACE 的抑制活性[11~13]。仅从疏水角度看，CH_3 作为疏水基团的作用并不大，然而去掉此甲基却使其对 ACE 的抑制活性明显减弱（表 9-3）。Thorsett 等人[13]认为甲基可能为整个分子提供了一个很重要的立体构象，从而使分子更好地与 ACE 作用位点结合，获得好的活性。Patchett 等人[11]在甲基部位进行了一系列的改造，包括引入不同长度的烷基链、氨基烷基链、精氨酸侧链，以及在 NH 部位引入其他基团等。构效关系研究发现，当在 R^4 部位引入 ω-氨基丁基时，获得了一个活性更优的化合物赖诺普利，其活性大大增强，持续时间也更长。

表 9-3　针对 ACE 的 S_1' 活性位点的结构优化

编　号	R^4	R^5	ACE 抑制活性
			IC_{50} / （mol/L）
1	H	H	2.3×10^{-7}
2	S-CH_3（依那普利拉）	H	1.2×10^{-9}
3	R-CH_3	H	2.5×10^{-6}
4	CH_3	CH_3	1.0×10^{-7}
5	CH_3	F	3.6×10^{-9}
6	CH_3CH_2	H	5.0×10^{-9}
7	$CH_3CH_2CH_2$	H	8.8×10^{-9}
8	NH_2（CH_2）$_3$$CH_2$（赖诺普利）	H	1.2×10^{-9}
9		H	6.4×10^{-9}

9.4　赖诺普利的合成工艺研究

1985 年，Merck 的研究人员于首先报道了赖诺普利的合成方法[14,15]，该方法与依那普利的合成方法相类似，使用了非选择性的还原烷基化引入了羧基，如图 9-3 所示。

首先，L-赖氨酸衍生物 **7** 与 L-脯氨酸苄酯盐酸盐 **8** 在三乙胺条件下通过二环己基碳二亚胺（DCC）缩合得到中间体 **9**，然后用 10 ％的钯碳加氢催化得到中间体 **10**；中间体 **10** 与 2-氧代-4-苯基丁酸在氰基硼氢化钠存在下进行还原氨化，然后酸解得到两个（S，S，S 和 R，S，S）非对应异构体混合物 **11**。该混合物经 XAD-2 填充柱分离，得到活性的 S，S，S 单体化合物赖诺普利（**5**）[14,15]。

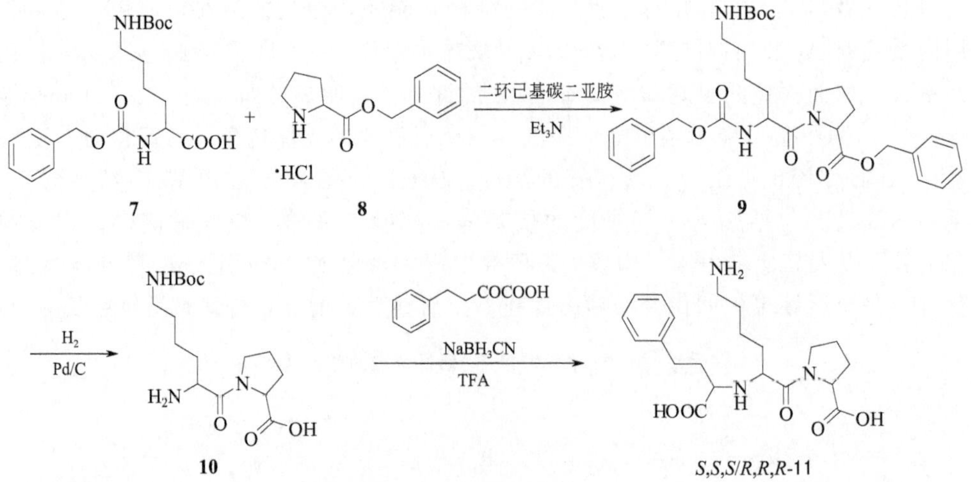

图 9-3　赖诺普利原始合成路线

上述方法获得的含有两个非对映异构体的混合物，需经进一步的 XAD-2 柱拆分才能得到单一构型的赖诺普利，操作繁琐，也不经济。Merck 的合成工艺研究小组在依那普利工艺的基础上[16]，开发了一种采用立体选择性还原烷基化的改进合成工艺。如图 9-4 所示，赖氨酸盐 **12** 经草酰氯制备 *N*-羧基内酸酐 **13**，然后与脯氨酸在碱性条件下缩合，得到一个二肽化合物 **14**。然后采用 Raney 镍将中间体 **14** 与 2-氧代-4-苯基丁酸乙酯 **15** 选择性还原缩合，得到主要为 *S*，*S*，

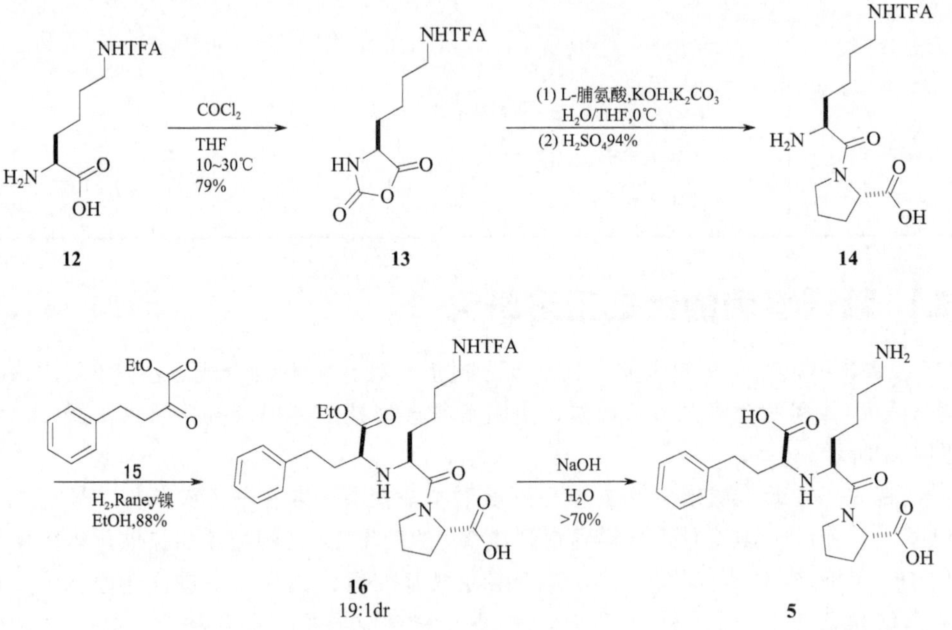

图 9-4　赖诺普利的改进工艺路线

S-构型的目标产物 **16**，其 dr 值为 19∶1。最后，用 NaOH 水解，同时脱去三氟乙酰基与乙基，得到粗品化合物 **5**。经重结晶，可以制备赖诺普利（**5**）的二水合物，产率高达 70%。

由于赖诺普利市场前景十分看好，国外有许多医药生产企业纷纷开展其生产技术的研究，其中，印度的 Hetero 公司和以色列的 Teva 公司等已成功研发了较为先进的赖诺普利生产技术。国内的科研工作者也开展了相关的研究，如吴健龙等人采用微控酰化、低压氢化以及外循环脱水等关键技术，开发了赖诺普利生产新工艺，并在最近几年内完成了该产品的小试研究中试试产以及放大生产[17]。如图 9-5 所示，首先三氟乙酸与乙醇在浓硫酸中加热回流，得到三氟乙酸乙酯；然后与 L-赖氨酸缩合制备三氟乙酰赖氨酸；再与 4-氧代-苯丁烯酸乙酯加成反应，钯碳氢化还原，反应结束减压蒸馏除去乙醇，加入水，冷却析结晶，得到氢化物 **17**。然后将氢化物 **17** 与三光气在二氯甲烷中回流制备赖诺酸酐（**18**）；最后，将赖诺酸酐（**18**）与 L-脯氨酸在碱性条件下缩合，制备粗品赖诺普利，再通过外循环脱水技术获得赖诺普利二水物（**19**）。此合成工艺集成了钯碳催化加氢、微控酰化以及外循环脱水等关键技术，合成条件温和，操作过程简便、安全，有效降低了环己基杂质含量，缩短了生产周期，减少了环境污染。

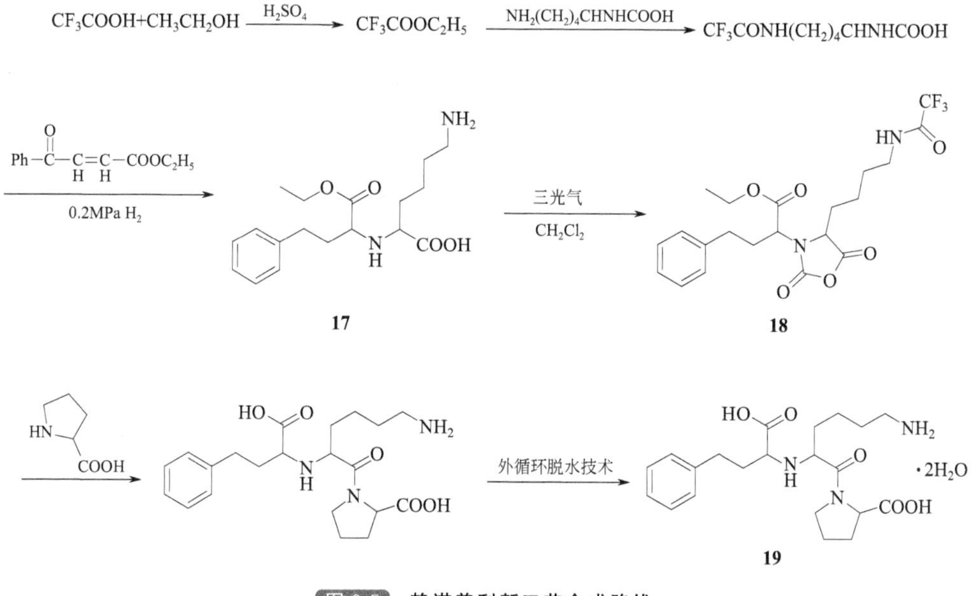

图 9-5　赖诺普利新工艺合成路线

9.5　赖诺普利的 tACE 晶体复合物研究

利用 X-单晶衍射来确定 ACE 结构的难点主要在于难以获得高质量的晶体复合

物。赖诺普利与人睾丸血管紧张素转换酶（testis ACE，tACE）的复合物的晶体结构图在 2003 年首次得到报道，其分辨率达到

了 2Å（1Å=10^{-10} m）（图 9-6）[8,18]。

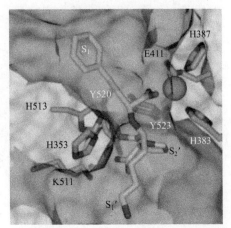

tACE 的主要特征结构包括大量的 α-螺旋结构，以及一个将分子分为两半的较深的中央洞腔，如图 9-7 所示。Zn 离子活性位点位于空腔深处，离入口约 10Å 的距离，即是图中与赖诺普利结合的催化锌离子。N 端的 α-螺旋（α1-3）形成盖状的延伸，部分遮盖了活性位点的通道，从而限制了底物和抑制剂进入活性口袋。实际上，通道打开的空隙直径大约只有 3Å，对于大多数的肽类底物来说都太小，这表明 tACE 必须经过构象改变才能让底物进入口袋，这可能跟其独特的氯离子激活有关。

图 9-6 赖诺普利与 tACE 晶体复合物的三维立体结构

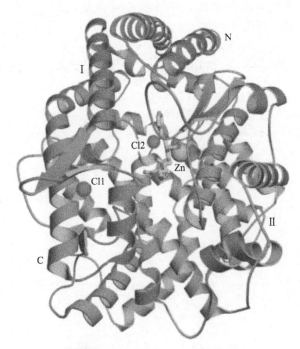

图 9-7 赖诺普利与 tACE 晶体复合物

从赖诺普利-tACE 晶体复合物结构（图 9-8）可以看出赖诺普利分子中的苯基与活性位点部位的 S_1 亚位点结合，赖氨酸与 S_1' 亚位点结合，脯氨酸占据了 S_2' 亚位点。苯丙基与赖氨酸之间的羧基与锌离子活性位点结合，同时与

Glu384 的羧基侧链形成氢键。另外，赖诺普利的赖氨酸侧链与 tACE 的 Glu162 残基存在较强的相互作用，以及碳端的脯氨酸羧基官能团与 Lys511 和 Tyr520 也存在较强的相互作用。赖诺普利与 tACE 的结合方式为进一步结构导向设计（structure-guided design）区域选择性 ACE 抑制剂提供了理论支持。同时两个嵌入在酶中对酶激活起重要作用的氯离子的位置也在晶体结构中得到确定，两者与 Zn 离子催化位点之间的距离分别 20.7Å（1Å＝0.1nm）和 10.4Å；第一个氯离子与 Arg186、Arg489 和 Trp485 残基结合，第二个与 Arg522 和 Tyr 224 残基结合[8]。

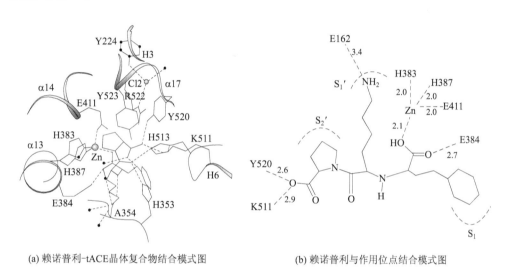

(a) 赖诺普利-tACE晶体复合物结合模式图　　　(b) 赖诺普利与作用位点结合模式图

图 9-8　赖诺普利与 tACE 及作用位点结合模式图

9.6　赖诺普利的临床前药理学研究

9.6.1　体外对 ACE 酶活性研究

在部分纯化的猪血浆转换酶和兔子肺的转换酶中，赖诺普利与依那普利拉一样，表现出强效的抑制活性，达到纳摩尔级以下的抑制活性。进一步研究发现，赖诺普利能够可逆性地抑制转换酶，其解离常数（k_i）为 $1\sim2\times10^{-10}$ mol/L，中性 pH 条件下的半衰期为 $30\sim120$min[19]。赖诺普利对肺部转换酶的高亲力以及它独特的结构特征常被用来纯化不同组织的转换酶。例如，Soffer 和 El-Dorry[20] 等人通过赖诺普利的氨基链将其连接到琼脂糖凝胶柱（sepharose column）上用来表征睾丸和肺的 ACE。另外，研究人员同时也测试了赖诺普利对其他酶的抑制活性，如肾素、胃蛋白酶等，但均未显示出抑制活性[21]。

研究表明，其实很难精确测定赖诺普利与其他 ACE 抑制剂在高纯度的转换酶中的有效性，因为这些化合物对酶抑制活性都很强。但是，在半制备纯的猪血浆转换酶中，赖诺普利对酶的抑制 IC_{50} 为 1.7 nmol/L，而依那普利拉的 IC_{50} 为 1.2 nmol/L，如表 9-4 所示。

表 9-4　赖诺普利与依那普利体内、体外 ACE 抑制活性的比较

项　　目	赖诺普利	依那普利
猪血浆 ACE（IC_{50}）/（nmol/L）	1.7	1.2
大鼠血管紧张素 I 阻断 ED_{50}（i. v.）/μg/kg	2.3	8.2
大鼠口服 ACE 抑制剂 ED_{50}（p. o.）/mg/kg	0.19	2.29

9.6.2　体内对 ACE 抑制活性研究

大鼠经静脉注射不同剂量的赖诺普利时，如表 9-4 所示。赖诺普利抑制血管紧张素 I 引起的升压作用的半数有效剂量 ED_{50} 为 2.3 μg/kg，为依那普利的 3.5 倍[21]。

通过测定对血管紧张素 I 引起的升压效果的抑制作用来评价口服赖诺普利对血浆/肺中的 ACE 抑制活性。如图 9-9 所示，酶的抑制活性在给药后 1～2h，就达到最大值；其中 50%～85% 的 ACE 抑制活性能持续至少 7h 以上。赖诺普利的口服半数抑制浓度 ED_{50} 约为 190 μg/kg（表 9-4）；脂溶性稍差的依那普利拉口服半数抑制浓度 ED_{50} 约为 2290 μg/kg，赖诺普利强于依那普利拉。

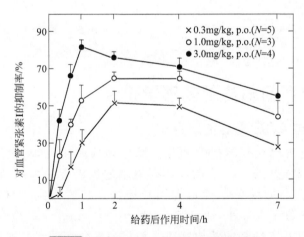

图 9-9　赖诺普利在大鼠中的作用持续时间

如表 9-5 所示，就大鼠口服 ACE 抑制剂的抑制活性而言，赖诺普利与依那普利相当，且两个化合物都要优于卡托普利、匹伏普利和伦唑普利。曲线下面积（AUC）测定表明，赖诺普利与依那普利相当，且作用持续时间略长于卡托普利。而依那普利拉口服吸收较差，但通过口服高剂量的化合物来克服吸收问题时，可以获得较长的持续时间。

表 9-5　几种 ACE 抑制剂的大鼠口服抑制活性比较

ACE 抑制剂	IC_{50}/(mol/L)	ID_{50}（i. v. $\pm95\%$ Cl）/(μg/kg)	ID_{50}（p. o. $\pm95\%$ Cl）/(mg/kg)	AUC（ED_{50}）
依那普利拉	1.2×10^{-9}	8.2（6.6～10.6）	2.29（1.54～3.40）	266
依那普利	2×10^{-7}	14（12.2～16.2）	0.29（0.20～0.42）	219
赖诺普利	1.2×10^{-9}	2.3（1.7～3.1）	0.19（0.13～0.27）	223
卡托普利	2.1×10^{-9}	26（21～33）	0.33（0.22～0.49）	190
匹伏普利	—	—	0.60（0.37～0.97）	133
伦唑普利	1.0×10^{-9}	—	1.18（0.78～1.75）	153

注：ID_{50} 值使用猪血浆酶采用滴定曲线法计算而得，其定义为对血管紧张素 I 产生半数最大抑制效率时的 ACE 抑制剂浓度。

9.6.3　降压活性研究

在血压正常的大鼠体内进行的降压实验中，赖诺普利和其他 ACE 抑制剂一样，仅能轻微改变基线动脉血压，这表明在正常大鼠体内的血压很少受肾素-血管紧张素系统调控。然而，在高血压动物中，尤其是肾素水平比较高的动物体内，赖诺普利的降压效果非常明显。如图 9-10 所示，口服 1mg/kg 和 3 mg/kg 剂量的赖诺普利时，单次给药 24h 后就能达到降压峰值，并且可以将收缩压降至正常水平。

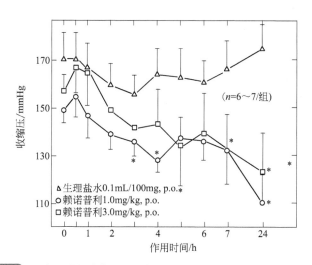

图 9-10　单次口服赖诺普利在两肾一夹型高血压大鼠模型中的降压作用

与其他 ACEI 一样，如果同时服用利尿剂，赖诺普利的降压效果也会得到增强。如图 9-11 所示，给予高剂量的氢氯噻嗪（每日给药一次，持续三天）也只能产生中等程度的降压作用。与单独服用 1.25mg/kg 剂量的赖诺普利的有效性相比，联合用药可以将血压降至正常水平[2]。

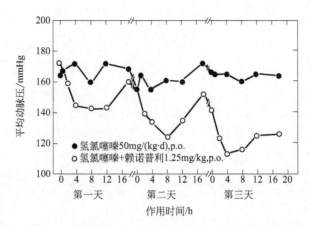

图 9-11　赖诺普利与氢氯噻嗪联合用药在原发性高血压大鼠中的急性降压作用

9.7　赖诺普利的药代动力学研究

赖诺普利口服吸收达峰时间为 6～8h，生物利用度 25%，饮食不影响吸收及生物利用度，连续给药 3～4 日可达稳态血药浓度。该药在体内不被代谢，亦不与血浆蛋白结合。主要从肾脏排泄，肾消除率达 100mL/min。消除半衰期为 12.6 h。严重肾功能减退者消除半衰期延长至 40h 以上，可发生体内蓄积，蓄积的原药可经透析去除。老年人中达峰时间延长。充血性心力衰竭者本品生物利用度、表观分布容积及消除率均下降。

9.7.1　吸收

大鼠、狗、猕猴分别口服 1mg/kg 剂量的赖诺普利时，血浆或血清中的达峰时间分别为 1～3h，4h 和 6h。如图 9-12 所示，狗口服赖诺普利后最高血药浓度可以维持数小时，这种作用模式意味着吸收持续了相当长的一段时间[21]。

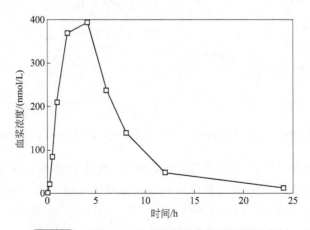

图 9-12　口服 1mg/kg 赖诺普利在犬中的血浆浓度

如表 9-6 所示，用 ^{14}C 标记的赖诺普利进行研究后发现，赖诺普利在不同物种间的吸收范围大约在 2.1％～37％之间。在一项采用五只狗，且每只分别给予 10 mg 的赖诺普利的试验中，尿液中赖诺普利的三次平均回收率为 27％±14.7％。

表 9-6　实验动物体内赖诺普利的口服吸收

物　　种	剂量/（mg/kg）	剂量吸收百分数/％
大鼠	1	37①
		25②
		2.1③
兔子	15	13③
狗	1	36①
		36②
猕猴	1	33②

① 以口服 ［^{14}C］ 赖诺普利的 AUC 比静脉注射为基础。
② 以口服 ［^{14}C］ 赖诺普利在尿中的回收量比静脉注射为基础。
③ 以尿中剂量比例为参比。

在健康志愿者中，口服 10 mg 剂量的赖诺普利后，尿液中赖诺普利的回收率大约是 29％±15％[22]。赖诺普利的吸收没有依那普利的（61％±10％）高，同时尿液中回收的活性抑制剂依那普利拉（43％±10％）在一定程度上也高于赖诺普利。然而，口服 10 mg 剂量的赖诺普利 72h 后的血浆浓度曲线下面积（AUC）为 （1694±808） nmol/（h·L），与口服依那普利后的依那普利拉的 AUC ［（1409±437） nmol/（h·L）］ 大致相当。

人和狗的药效学试验表明，血液中抑制剂的浓度与对血管紧张素Ⅰ介导的升压的抑制作用呈现出很好的相关性。在狗体内，赖诺普利对 150 ng/kg 的血管紧张素Ⅰ介导的升压作用的 IC_{50} 为 10 nmol/L，这几乎是到达体外半数最大抑制作用浓度的六倍。因此，可以推测出体内血管紧张素Ⅰ被抑制约 50％时，血浆中的 ACE 实际上已经被完全抑制了。

Biollaz 等人通过实验发现[22]，在人体内抑制 80％的 ACE 就能产生明显的阻断血管紧张素Ⅰ介导的升压作用。这种程度的抑制作用在口服 10 mg 剂量的赖诺普利之后 2h 即可达到，其血浆浓度大约为 18 nmol/L。尽管赖诺普利对血管紧张素Ⅰ的抑制作用无法维持 10h，但是血浆中的赖诺普利的浓度在口服后 22h 后仍可高达 18 nmol/L。这些结果显示一天给药一次就能保持足够的降压活性。

9.7.2　排泄

静脉注射的赖诺普利主要经尿液排泄，如在大鼠、狗和猴中分别有 91％、90％和 72％的赖诺普利经尿液排泄。在不同动物中，也有很小一部分通过粪便排泄，这说明了胆汁在赖诺普利排泄中只起了很小作用。人体中，赖诺普利的肾脏消除率几乎接近肾小球滤过率[23]。在大鼠体内，赖诺普利主要通过肾小球过滤消除。

9.7.3　代谢

标记药物的不稳定使得动物种属的 $[^{14}C]$ 赖诺普利（1mg/kg）代谢研究结果令人费解。正如薄层色谱所揭示的那样，给药材料中没有出现的放射性物质，在犬和大鼠尿中也没有。因此可以得出尿中除赖诺普利之外的放射性标记物相对低的浓度并非生物现象。

人体中赖诺普利占尿和粪中放射性活度得 97%，这排除了赖诺普利广泛代谢的可能性[22]。口服 $[^{14}C]$ 赖诺普利后，薄层色谱分析未发现人尿液含有给药溶液以外的其他放射性物质，这同基于总回收率得出的结论是相一致的[21]。

9.8　赖诺普利的其他临床应用

赖诺普利为依那普利拉赖氨酸衍生物，属于第三代血管紧张素转换酶抑制剂，其降压机制、降压疗效与依那普利相似，不同的是依那普利是前体药，而赖诺普利本身就是活性物质，通过抑制 ACE 以减少血管紧张素 I 向血管紧张素 II 的转化，导致 AngII 浓度降低，导致外周血管扩张和血管阻力下降，产生降压效应。口服后降压作用约在 2h 内产生，最大降压作用约在口服后 4～6h 出现，与血药浓度峰值时间一致。降压作用持续 24h，停药后不会产生血压反跳，服药后心率无明显变化。大量临床资料证实，赖诺普利除了有很好的降压作用之外，还有降低急性心肌梗死患者死亡率、充血性心力衰竭治疗、改善左心室功能、肾脏保护以及在并发症糖尿病治疗等作用。

9.8.1　在心肌梗死治疗中的应用

在各种类型急性心肌梗死（AMI）患者中进行的安慰剂对照研究均显示，赖诺普利可明显降低 AMI 患者的死亡率，以及心力衰竭或显著左心室功能损害等的发生率。

GISSI-3 是一个随机、双盲、对照、多中心、观察 19394 例患 AMI 的病人使用赖诺普利治疗的大型研究[24]。病人被随机分为 4 组，第一组为赖诺普利组，第二组为赖诺普利加硝酸酯类，第三组为单用硝酸酯类，第四组为对照组。持续给药 6 周。赖诺普利可使心肌梗死 6 周后死亡率下降 11%，使心肌梗死 6 周后充血性心力衰竭和左室射血分数≥35% 的比例下降 7.7%（赖诺普利组 15%，对照组 16.8%，$p=0.04$）；合用赖诺普利和硝酸酯类比单用赖诺普利更有利，6 周后死亡率下降 17%，而单用硝酸酯类死亡率无明显下降。

心肌梗死生存率长期评价-2（SMILE-2）研究表明[25]，在 1024 例急性心肌梗死患者经溶栓治疗后使用赖诺普利，采用剂量滴定法递增用药剂量，严重低血压的发生率非常低。这一研究结果对临床有积极作用，有助于更多的急性心肌梗死患者安全使用 ACE 抑制剂。

9.8.2　在充血性心力衰竭治疗中的应用

ACE 抑制剂能显著改善充血性心力衰竭患者的血流动力学与临床症状。

Beller 等人[26]采用随机、双盲、对照研究观察了 193 例心功能Ⅰ～Ⅳ级的患者经赖诺普利（0.5～20mg）治疗 3 周后的心功能状况，治疗组与对照组均同时用利尿剂加地高辛，通过踏车运动时间来反映运动耐量。研究发现赖诺普利组治疗后踏车运动时间 113s 显著长于对照组 86s，且治疗后的踏车时间延长的患者，其生活质量及心衰的症状、体征均有明显的改善。

9.8.3　对左心室肥厚的治疗作用

ACEI 能明显降低左心室肥厚的程度，这种逆转肥厚的作用除了与血压降低、后负荷下降有关外，还与阻断局部血管紧张素Ⅱ的产生、调节交感神经活性有关。Petretta 等人采用 24h 心电图监测观察 30 例高血压伴左心室肥厚的患者，用赖诺普利治疗 1 年后发现，平均左心室壁厚度明显下降［从（159±33）g/m² 下降到（134±26）g/m²］其中 12 例左心室壁厚度恢复正常[27]。

9.8.4　肾脏保护作用

ACE 抑制剂是唯一能在患者血压无显著下降时即可获得减少蛋白尿疗效的降压药，因而具有卓越的肾脏保护作用。对正常血压的胰岛素依赖性糖尿病（IDDM）患者和非胰岛素依赖性糖尿病（NIDDM）合并高血压患者，出现以蛋白尿为特征的初期肾脏病变时，赖诺普利能减少尿中白蛋白的排泄率。1997 年报道的欧洲糖尿病对照研究（EUCLID）结果显示，赖诺普利可减缓血压正常的微量蛋白尿及无蛋白尿的胰岛素依赖性糖尿病（IDDM）性肾病的进展，其中微量蛋白尿（AER≥20mg/min）患者所获得的临床疗效最大。另外，研究并未见本品引起 IDDM 患者低血糖危险性增加的现象[28]。

9.8.5　其他用途

赖诺普利在心血管辅助研究中也表现出了意想不到的心血管作用，比如抗交感神经作用，神经结阻断作用等。在实验分析中赖诺普利没有产生如自主神经、肠胃道、中枢神经系统方面的副作用。赖诺普利还能够改善脑循环、抑制肺纤维化、减少左心房容量、升高血浆降钙素基因相关肽浓度、增加过氧化氮酶活性、降低血尿酸水平等[29~32]，还对偏头痛有一定的防治作用[33]。

9.9　赖诺普利的不良反应

大多数患者对赖诺普利耐受性良好。由于赖诺普利的结构不含硫基，因此没有卡托普利的味觉异常副作用，但是也可能发生几种不良反应，如咳嗽、口干、头晕、腹泻和低血压等，严重副反应很少见。一项为期平均 105 天（1 天～16 个月）的开放研究显示[34]，在 1015 例高血压病人中，最常见的副作用依次为头痛、头晕、咳嗽和腹泻，其他的副作用还有疲劳、低血压、血管神经性水肿、无力、微量蛋白尿等。这些病人中，仅 4.9% 的病人由于咳嗽和头晕需要停药。咳嗽并非剂量依赖性，通常发生在用药 1 周至数月之内，程度不一，夜间更为多见。咳嗽较重的患者有时需要停药，停药后干咳一般在 1 周内基本消失。有研究表明与硝苯地平类、铁类制剂同服，可降低咳嗽的发生率，机理尚不明确。血尿、血清肌酐、肝脏酶和血清胆红素增加通常停用后恢复正常。

9.10　赖诺普利成功的启示

从 1981 年发现了第一个可以口服的抗高血压药物卡托普利开始，到 1988 年赖诺普利在美国、新西兰、英国等国家成功上市。科学家们历时短短的七年时间，就在卡托普利的基础上开发出了更加有效的第三代的含羧基片段的 ACE 药物——赖诺普利。赖诺普利是 ACE 类抗高血压药物研发的成功案例之一，其整个研发过程展现出了许多研发亮点与特色，值得在今后的新药开发中借鉴。

① 赖诺普利是在第一代 ACE 类抗高血压药卡托普利的基础上开发而来：卡托普利于 1977 年开始全面临床研究，1981 年顺利获得 FDA 上市批准，成为首个上市的 ACE 抑制剂，开创了一类全新的高血压治疗药物。卡托普利的"快速"研发，这完全得益于 Cushman 和 Ondetti 两位科学家在基于结构药物设计方面的开创性贡献，他们首次引入了三维蛋白结构用于药物的设计。此后，默克等制药公司纷纷加入 ACE 抑制剂的研发行列，相继开发出了更加特异性的 ACE 抑制剂，成为高血压一线治疗药物。可以说默克公司的研发是在卡托普利研发的基础上，将计算机辅助药物设计巧妙地应用于药物研发，所以研发进度非常快，相继开发出了依那普利拉、依那普利和赖诺普利等产品，为公司带来了巨大的经济效益。

② 自卡托普利问世以后，ACE 抑制剂的新品种不断出现，迄今已经有 30 多种 ACE 抑制剂进入临床研究或应用阶段，且相互竞争激烈。但赖诺普利却独占鳌头，这得益于赖诺普利本身独特的性质。赖诺普利是依那普利的赖氨酸衍生物，是 ACE 抑制剂中唯一不需代谢和生物转换即有活性的药物，作用优于其他 ACE 抑制剂药物。这个巧妙的设计不仅避免了肝脏的代谢作用，而修饰后效果又优于依那普利拉，可谓是一箭双雕。

③ 清晰的 SAR 研究助推了赖诺普利的成功开发：卡托普利的 SAR 研究表明卡托普利分子中有三个基团与 ACE 的结合点相结合，即分子中脯氨酸的羧基与 ACE 的正电荷部位以离子键结合；酰胺的羰基与 ACE 的供氢部位以氢键结合；巯基与 ACE 中的锌离子结合（如果将—SH 置换为—OH 则无活性）。2-甲基丙酰基与受体的必需结合点 S_1' 结合，脯氨酸的吡咯环则与受体必需结合点 S_2' 结合。在 ACE 中 S_1、S_1'、S_2' 为活性"必需部位"，$S_2 \sim S_9$ 为活性"辅助部位"。后来众多的 ACE 抑制剂的研究基本上保持了与三个必需部位的作用位点，并尽可能增加与 ACE 的辅助作用点。

④ 目前，已经开发出了三代 ACE 抑制剂产品，每一代的成功都与 ACE 结构的揭示有着密不可分的关系。随着技术的不断发展，ACE 结构的进一步阐明，从 ACE 抑制剂的研究中走出来的基于结构的药物设计理论必然又能在原来的领域发挥得更加淋漓尽致。相信新一代的区域选择性 ACE 抑制剂即将问世，将会为临

床作出更大贡献。

参考文献

［1］ Cutler J A，Sorlie P D，Wolz M，Thom T，Fields L E，Roccella E J. Trends in hypertension prevalence，awareness，treatment，and control rates in United States adults between 1988-1994 and 1999-2004. Hypertension，2008，52：818-827.

［2］ Duprez D，Van Helshoecht P，Van den Eynde W，Leeman M. Prevalence of hypertension in the adult population of Belgium：report of a worksite study，Attention Hypertension. J Hum Hypertens，2002，16：47-52.

［3］ Abalos E，Duley L，Steyn D W，Henderson-Smart D J. Antihypertensive drug therapy for mild to moderate hypertension during pregnancy. Cochrane Database Syst Rev，2007，CD002252.

［4］ Skeggs L T Jr，Marsh W H，Kahn J R，Shumway N P. The purification of hypertensin I. J Exp Med，1954，100：363-370.

［5］ Nemec K，Schubert-Zsilavecz M. From teprotide to captopril. Rational design of ACE inhibitors. Pharm Unserer Zeit，2003，32：11-16.

［6］ Ondetti M A，Rubin B，Cushman D W. Design of specific inhibitors of angiotensin-converting enzyme：new class of orally active antihypertensive agents. Science，1977，196：441-444.

［7］ Lancaster S G，Todd P A. Lisinopril. A preliminary review of its pharmacodynamic and pharmacokinetic properties，and therapeutic use in hypertension and congestive heart failure. Drugs，1988，35：646-669.

［8］ Acharya K R，Sturrock E D，Riordan J F，Ehlers M R. Ace revisited：a new target for structure-based drug design. Nat Rev Drug Discov，2003，2：891-902.

［9］ Wyvratt M J，Patchett A A. Recent developments in the design of angiotensin-converting enzyme inhibitors. Med Res Rev，1985，5：483-531.

［10］ Cushman D W，Ondetti M A. Design of angiotensin converting enzyme inhibitors. Nat Med，1999，5：1110-1113.

［11］ Patchett A A，Harris E，Tristram E W，Wyvratt M J，Wu M T，Taub D，Peterson E R，Ikeler T J，Ten Broeke J，Payne L G，Ondeyka D L，Thorsett E D，Greenlee W J，Lohr N S，Hoffsommer R D，Joshua H，Ruyle W V，Rothrock J W，Aster S D，Maycock A L，Robinson F M，Hirschmann R，Sweet C S，Ulm E H，Gross D M，Vassil T C，Stone C A. A new class of angiotensin-converting enzyme inhibitors. Nature，1980，288：280-283.

［12］ Cushman D W，Cheung H S，Sabo E F，Ondetti M A. Design of potent competitive inhibitors of angiotensin-converting enzyme. Carboxyalkanoyl and mercaptoalkanoyl amino acids. Biochemistry，1977，16：5484-5491.

［13］ Thorsett E D，Harris E E，Aster S D，Peterson E R，Snyder J P，Springer J P，Hirshfield J，Tristram E W，Patchett A A，Ulm E H，et al. Conformationally restricted inhibitors of angiotensin converting enzyme：synthesis and computations. J Med Chem，1986，29：251-260.

［14］ Wu M T，Douglas A W，Ondeyka D L，Payne L G，Ikeler T J，Joshua H，Patchett A A. Synthesis of N2- ［ （S) -1-carboxy-3-phenylpropyl］ -L-lysyl-L- proline (lisinopril). J Pharm Sci，1985，74：352-354.

［15］ Harris E E，Patchett A A，Tristram E W，Wyvratt M J. N-carboxy：alkyl di：peptide derivs. inhibitors of angiotensin converting enzyme，useful e. g. as antihypertensives. US4374829-A，1981.

［16］ Blacklock T J，Shuman R F，Butcher J W，Shearin W E，Budavari J，Grenda V J. Synthesis of semisynthetic dipeptides using N-carboxyanhydrides and chiral induction on Raney nickel. A method practical for large scale. J Org Chem, 1988, 53: 836-844.

[17] 吴健龙, 唐敏华, 方元文. 赖诺普利合成新工艺研究. 江西化工, 2008, 4: 135-137.

[18] Natesh R, Schwager S L, Sturrock E D, Acharya K R. Crystal structure of the human angiotensin-converting enzyme-lisinopril complex. Nature, 2003, 421: 551-554.

[19] Bull H G, Thornberry N A, Cordes M H, Patchett A A, Cordes E H. Inhibition of rabbit lung angiotensin-converting enzyme by N alpha- [(S)-1-carboxy-3-phenylpropyl] L-alanyl-L-proline and N alpha- [(S)-1-carboxy-3-phenylpropyl] L-lysyl-L-proline. J Biol Chem, 1985, 260: 2952-2962.

[20] Soffer R L, El-Dorry H A. Angiotensin-converting enzyme: immunologic, structural, and developmental aspects. Fed Proc, 1983, 42: 2735-2739.

[21] Sweet C S, Ulm E H. Lisinopril. Cardiovasc Drug Rev, 1988, 6: 181-191.

[22] Biollaz J, Schelling J L, Jacot Des Combes B, Brunner D B, Desponds G, Brunner H R, Ulm E H, Hichens M, Gomez H J. Enalapril maleate and a lysine analogue (MK-521) in normal volunteers: relationship between plasma drug levels and the renin angiotensin system. Br J Clin Pharmacol, 1982, 14: 363-368.

[23] Ulm E H, Hichens M, Gomez H J, Till A E, Hand E, Vassil T C, Biollaz J, Brunner H R, Schelling J L. Enalapril maleate and a lysine analogue (MK-521): disposition in man. Br J Clin Pharmacol, 1982, 14: 357-362.

[24] Gruppo Italiano per lo Studio della Soprawivenza nell' Infarto M. GISSI-3: effects of lisiriopril and transdermal glyceryl trinitrate singly and together on 6-week mortality and ventricular function after acute myocardial infarction. The Lancet, 1994, 343: 1115-1122.

[25] Borghi C, Ambrosioni E. Survival of Myocardial Infarction Long-term Evaluation-2 Working, P, Double-blind comparison between zofenopril and lisinopril in patients with acute myocardial infarction: results of the Survival of Myocardial Infarction Long-term Evaluation-2 (SMILE-2) study. Am Heart J, 2003, 145: 80-87.

[26] Beller B, Bulle T, Bourge R C, Colfer H, Fowles R E, Giles T D, Grover J, Whipple J P, Fisher M B, Jessup M, et al. Lisinopril versus placebo in the treatment of heart failure: the Lisinopril Heart Failure Study Group. J Clin Pharmacol, 1995, 35: 673-680.

[27] Petretta M, Bonaduce D, Marciano F, Bianchi V, Valva G, Apicella C, de Luca N, Gisonni P. Effect of 1 year of lisinopril treatment on cardiac autonomic control in hypertensive patients with left ventricular hypertrophy. Hypertension, 1996, 27: 330-338.

[28] Chaturvedi N. Randomised placebo-controlled trial of lisinopril in normotensive patients with insulin-dependent diabetes and normoalbuminuria or microalbuminuria. The Lancet, 1997, 349: 1787-1792.

[29] Markova L I, Kuznetsova I V, Radzevich A E. Lisinopril effects on cerebral blood flow and blood rheology in hypertensive patients. Ter Arkh, 2004, 76: 41-43.

[30] Mohammadi-Karakani A, Ghazi-Khansari M, Sotoudeh M. Lisinopril ameliorates paraquat-induced lung fibrosis. Clin Chim Acta, 2006, 367: 170-174.

[31] Wong G C, Marcotte F, Rudski L G. Impact of chronic lisinopril therapy on left atrial volume versus dimension in chronic organic mitral regurgitation. Can J Cardiol, 2006, 22: 125-129.

[32] Kratnov A E, Popov S A, Kratnov A A, Dem'iankova Iu O. Lisinopril-induced changes in antioxidant defense in patients with acute coronary syndrome and concomitant diabetes mellitus type 2. Ter Arkh, 2005, 77: 14-18.

[33] Schrader H, Stovner L J, Helde G, Sand T, Bovim G. Prophylactic treatment of migraine with angiotensin converting enzyme inhibitor (lisinopril): randomised, placebo controlled, crossover study. BMJ, 2001, 322: 19-22.

[34] Rush J E, Merrill D D. The safety and tolerability of lisinopril in clinical trials. J Cardiovasc Pharmacol, 1987, 9: S99-S107.

第10章

氟西汀 (Fluoxetine)

叶娜, 张翱

目 录

氟西汀研发大事记

1971 年	礼来公司开展 5-HT 和 NA 在脑组织中的再摄取动力学研究
1972 年	单胺类再摄取转运体（SERT）被确认为抗抑郁症药物靶标，同年发现 SERT 抑制剂苯氧苯丙胺系列化合物，其中，LY110140（氟西汀盐酸盐）被确认为选择性 SERT 抑制剂
1973 年	在 Fuller 和 Slater 的支持和领导下，抗精神性疾病药物 LY110140 项目研究小组正式形成
1974 年	在美国生物实验学学会联合会和美国药理学与实验治疗学协会的年度会议上，礼来公司首次公开了氟西汀的药理研究结果
1975 年	氟西汀的通用名称被批准
1976 年	完成氟西汀在动物体内安全性评价，递交新药研究申请，启动Ⅰ期临床
1978 年	临床Ⅱ期实验启动
1981 年	临床Ⅲ期实验启动
1983 年	向 FDA 提交新药申请
1987 年	FDA 批准 Prozac（氟西汀的商品名）在美国上市进行抑郁症治疗
1992 年	Prozac 的年销售额达到 10 亿美元
1994 年	FDA 批准 Prozac 用于强迫症治疗
1995 年	Prozac 的年销售额达到 20 亿美元，同年 4 月进入中国市场，取名百忧解
1996 年	FDA 批准 Prozac 用于神经性贪食症治疗
2001 年	礼来公司对氟西汀的专利到期

10.1 抑郁症及其发病机制

抑郁症是一种慢性且反复的、影响人体健康甚至危及生命的精神性疾病。抑郁症以情绪持续低落和认知功能障碍为主要临床特征，具体表现为情绪焦躁、快感缺失、睡眠障碍、以及产生负罪感和反复自杀的念头等。目前，随着现代城市生活节奏的不断加快，生活和工作的压力不断加大，抑郁症的发病率正急剧上升。据世界卫生组织统计，抑郁症已成为世界第四大疾病，全世界约有 20％的人群患有这一疾病。预计到 2020 年，可能成为仅次于冠心病的第二大疾病。

抑郁症的发病机制非常复杂，涉及神经、内分泌、免疫等多方面的病变。传统的"单胺神经递质学说"是目前较为公认的假说，主要观点包括认为抑郁症是由于大脑中单胺类神经递质如去甲肾上腺素（NE）、5-羟色胺（5-HT）等浓度水平低下而引起的。然而，从临床研究结果发现，抑郁症的发病机制可能不仅仅与单胺类神经递质水平低下有关，还与单胺类神经递质受体如 NE 受体、5-HT 受体等的数量和敏感性发生改变有关，因此，也有人提出了"单胺类神经递质受体学说"的机制。

近年来，随着人们对抑郁症及其药物治疗的深入研究，研究人员发现抑郁症还与血液中促炎因子（如：IL-1、IL-6、TNF-α 等）浓度增高、下丘脑-垂体-肾上腺（HPA）轴功能亢进以及神经营养因子表达下降等密切有关，因此，也有人提出来抑郁症的"炎症反应学说"、"HPA 轴功能失调学说"和"神经营养因子学说"等。

10.2　抑郁症的药物治疗

10.2.1　传统的抗抑郁症药物

基于传统的"单胺学说"，一系列靶向单胺系统的药物相继被开发。这些传统的抗抑郁症药物主要包括单胺氧化酶抑制剂（MAOIs）、选择性去甲肾上腺素再摄取抑制剂（NRIs）和选择性 5-羟色胺再摄取抑制剂（SSRIs）等。它们主要是通过抑制突触前膜单胺类递质再摄取或升高突触间隙单胺递质的水平来发挥作用，代表性药物有吗氯贝胺、阿米替林和氟西汀等。

吗氯贝胺（Moclobemide，**1**）是单胺氧化酶抑制剂中最早在临床上使用的抑郁症治疗药物，于 1990 年首先在瑞典上市，是一种特异性单胺氧化酶 A 的可逆性抑制剂[1]。虽然它具有抑酶作用起效快、停药后单胺氧化酶活性恢复快等优点，但由于严重的副作用很快被三环类药物所取代（图 10-1）。

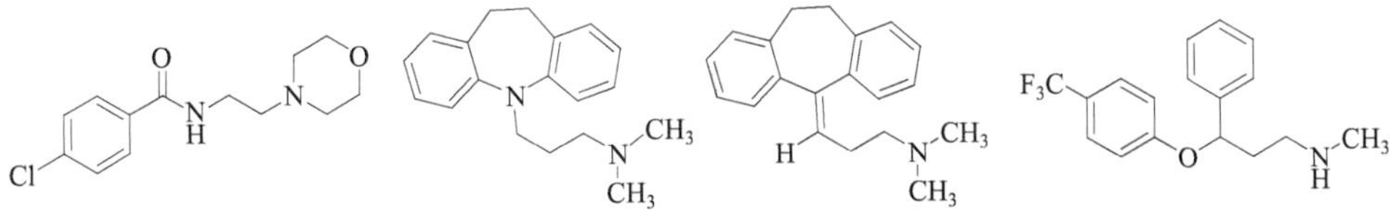

吗氯贝胺(**1**)　　丙米嗪(**2**)　　阿米替林(**3**)　　氟西汀(**4**)

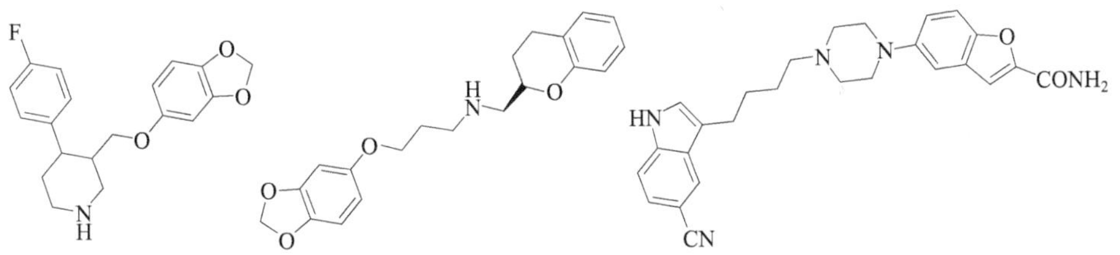

帕罗西汀(**5**)　　MKG-242(**6**)　　维拉佐酮(**7**)

图 10-1　靶向单胺神经递质类抗抑郁症药物

以丙米嗪（Imipramine，**2**）为代表的三环类抑郁药物（TCAs），通过抑制中枢神经末梢对去甲肾上腺素（NA）和 5-羟色胺（5-HT）的再摄取，增加突触间隙 NA 和 5-HT 的浓度，促进神经传递而发挥抗抑郁作用。它适用于各类型抑郁症，疗效明显优于 MAOIs。其中，阿米替林（Amitriptyline，**3**）是临床上最为常用的三环类药物，能选择性地抑制中枢突触部位对 NA 的再摄取，副作用小而疗效高，能明显改善或消除抑郁症状。

以氟西汀（Fluoxetine，**4**）、帕罗西汀（Paroxetine，**5**）等为代表的新一代非三环类抗抑郁药，属于选择性 5-羟色胺再摄取抑制剂（SSRI），目前临床上使用的已达 30 多种。这些药物对 5-羟色胺再摄取抑制的选择性强，副作用明显低于三环类药物，对胆碱作用的抑制较弱且心脏毒性低，因此能够明显改善抑郁症状、焦虑以及睡眠障碍等。

10.2.2　新型的抗抑郁症药物

随着对抑郁症发病机制及病理病因的深入研究，一些与抑郁症密切相关的信号通路或信号分子越来越多地受到关注，包括单胺类神经递质受体、神经可塑性（neuroplasticity）、神经再生（neurogenesis）、下丘脑-垂体-肾上腺（HPA）轴和免疫系统等，以这些通路或机制为药物靶标进行新型抗抑郁药物的设计也随之得到迅速发展。

当单胺类神经递质受体如 NE 受体、5-IIT 受体等的浓度水平和敏感性发生改变时，会导致神经传递功能的下降，引起相关信号通路紊乱并导致一系列疾病的发生。研究显示[2]，5-羟色胺受体（5-HTR）与抑郁症的发病机制及病理过程等密切相关。5-HT 受体家族极为复杂，已发现至少 7 种 5-HT 受体亚型。其中仅 $5-HT_3$ 受体与配体门控通道离子通道偶联，其余 6 种则均与 G 蛋白偶联，属于 G 蛋白偶联受体家族，包括 7 个跨膜区段，3 个胞浆环和 3 个细胞外环。其中，$5-HT_{1A}$ 受体与抑郁症发病机制最密切相关，$5-HT_{1A}$ 受体减少和功能降低是导致抑郁症发生的重要原因。因此，$5-HT_{1A}$ 受体已成为抗抑郁药物研究的重要分子靶标。代表性化合物有 MKG-242（**6**）和维拉佐酮（Vilazodone，**7**）等。MKG-242 既是突触前神经元 $5-HT_{1A}$ 受体的完全拮抗剂，也是突触后 $5-HT_{1A}$ 神经元部分激动剂。在动物模型上，MKG-242 具有抗抑郁和抗焦虑双重作用。维拉佐酮是 $5-HT_{1A}$ 受体部分激动剂，同时兼有 5-HT 再摄取抑制剂作用，目前正用于重度抑郁症（MDD）的治疗。另外，作用于 $5-HT_{1B}$ 和 $5-HT_2$ 受体的药物也可用于抑郁症的治疗，如 SB-616234A、M100907 和 SD-243213 等。

近年来研究表明，除了单胺神经递质系统外，抑郁症患者边缘系统部分脑区的结构也发生了改变、相关功能也受到损伤。在抑郁症应激动物模型上，抗抑郁药可以激活神经可塑性的胞内信号转导途径，致使抑郁症患者的病理发生逆转。这些结果表明，神经可塑性的改变可能是抑郁症发生的重要机制之一，增强突触可塑性的药物由于可以逆转抑郁症的病理有可能从根本上缓解抑郁症。因此，近年来针对"增强神经可塑性"策略治疗抑郁症的研究颇受关注。代表性的药物种类包括（图 10-2）：① N-甲基-D-天冬氨酸（NMDA）受体拮抗剂，如美金刚（Memantine，**8**）[3]和拉莫三嗪（Lamotrigine，**9**）[4]等。这些药物通过阻断 NMDA 受体来抑制谷氨酸的释放，从而改善抑郁症状；② α-氨基羟甲基噁唑丙酸（AMPA）受体调节剂，如 CX-516（**10**）等，通过调节 AMPA 受体，加强 MAPK 活化，防止突触和神经元的萎缩；③磷酸二酯酶 4（PDE4）抑制剂。由于 PDE4 是 cAMP 降解的关键酶，抑制 PDE4 能增加海马中 cAMP 反应元件结合蛋白（CREB）BDNF 的表达，从而保护神经元免受应激损伤。代表性药物如咯利普兰（Rolipram，**11**）[5]；④调节 Bcl-2 家族的小分子药物。由于 Bcl-2 是抗凋亡蛋白，能阻断细胞级联死亡，阻止应激所致抑郁症病人的海马神经元死亡。代表性药物有锂制剂、普拉克索（Pramipexole，**12**）等。

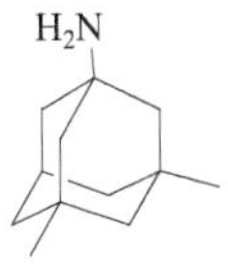

美金刚(**8**) 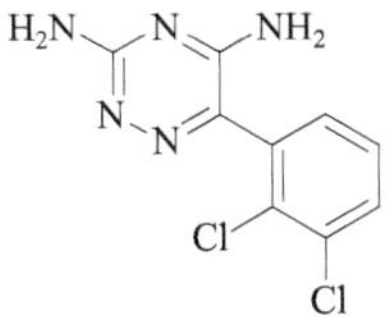　　拉莫三嗪(**9**) 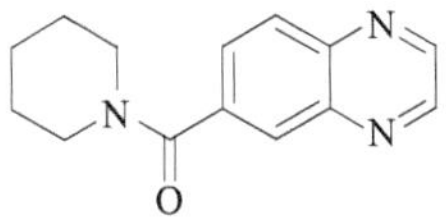　　　　CX-516(**10**) 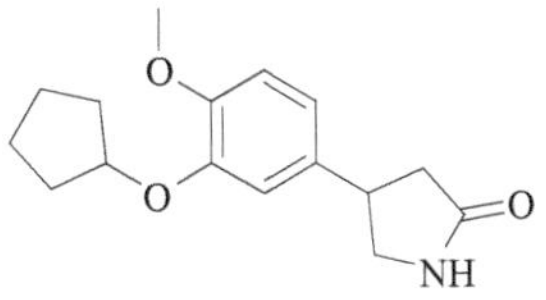　　　　咯利普兰(**11**)

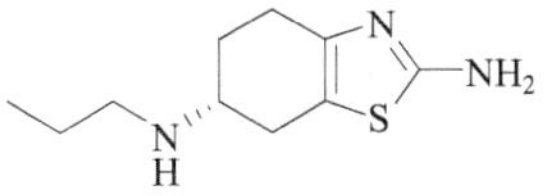

普拉克素(**12**) 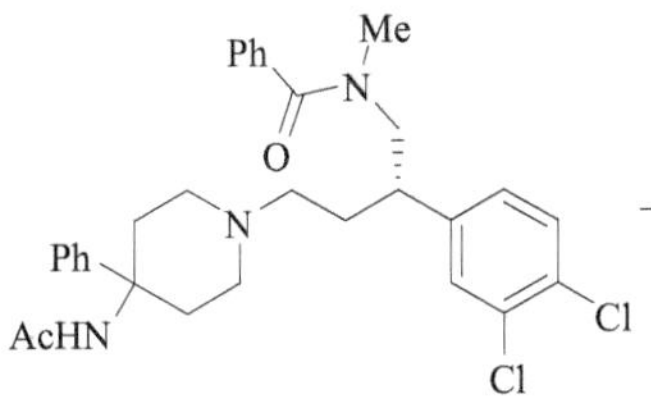　　　　SR-48968(**13**) 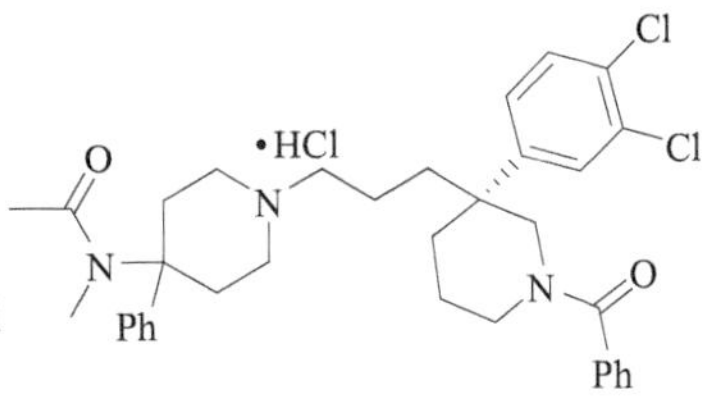　　　　　SR-142801(**14**)

图 10-2　作用于神经可塑性和海马神经发生的抗抑郁药物

　　研究还发现，应激能快速抑制海马内神经发生，从而导致抑郁症患者的大脑内海马结构体积减少，因此，海马神经发生是另一个值得关注的抑郁症病因，也是新型靶向性抗抑郁药物的关键作用机制。目前靶向海马神经发生的药物研究主要集中在：①刺激脑源性神经营养因子（BDNF）调控的药物，BDNF 及其他神经营养因子对神经元的生存和功能是必需的，通过活化 MAPK 通路抑制细胞级联死亡，从而对神经元产生保护作用，缓解抑郁症状；②神经激肽（NK）受体拮抗剂，慢性应激可导致海马 GABA 系统中神经细胞不同程度地减少，研究发现，NK1 受体拮抗剂 SLV-323 能完全逆转这种情况，通过调节 GABA 系统功能，达到神经保护作用，并产生与氟西汀相同的抗抑郁效果[6]，此外，NK2 受体拮抗剂 SR-48968（**13**）、NK3 受体拮抗剂 SR-142801（**14**）等均能减少小鼠在强迫游泳实验中的不动时间，显示出与阿米替林、地昔帕明等相当的抗抑郁效果[7]；③神经胶质调节剂，神经胶质细胞是神经组织中除神经元外的另一大类细胞，分布在神经元之间，形成网状支架，参与神经元的活动，对神经元具有支持、保护、营养、形成髓鞘和修复等多种功能。近年来的研究还证明，抑郁症的胆碱能机制与神经胶质源结合蛋白有关。神经胶质源结合蛋白由星形胶质细胞分泌进入细胞间隙，其与游离乙酰胆碱结合，使细胞间隙乙酰胆碱浓度下降，导致抑郁症状。神经胶质能够调节神经发生，也是新生神经元的重要来源。

　　另外，由于下丘脑-垂体-肾上腺（HPA）轴功能亢进在抑郁症的发病机制中发挥重要作用，以恢复 HPA 轴正常功能为目的，开发促肾上腺皮质激素释放激素（CRH）受体拮抗剂和糖皮质激素受体（GR）调节剂已成为抗抑郁药物研究的另一研究重点。代表性药物有 R121919、Antalamin、米非司酮和 ORG34517 等。

10.3 氟西汀的发现及其抗抑郁活性研究

10.3.1 氟西汀的发现[8,9]

10.3.1.1 选择性5-羟色胺再摄取抑制机制的提出

在 1960—1970 年期间，单胺氧化酶抑制剂和单胺再摄取抑制剂被认为是最有效的抗抑郁药。其中，具有三环结构的单胺再摄取抑制剂代表性药物丙米嗪能有效地抑制 NA 的再摄取；而丙米嗪的三级胺类似物阿米替林和氯米帕明，则能更有效地抑制 5-HT 的再摄取。Carlsson 及其合作者[10,11]通过临床观察进一步发现，含三级胺的三环类药物能通过抑制 5-HT 的再摄取来改善病人情绪，而含二级胺的三环类药物（如去甲阿米替林等）由于对 NA 的再摄取强于对 5-HT 的再摄取，因而是通过抑制对 NA 的再摄取发挥抗抑郁的作用。

同时，Weil-Malherbe 和 Szara[12]通过实验验证了抑郁症药物的 5-HT 作用机制。另外，抑郁症病人尸检样本发现，自杀死亡的抑郁症病人的后脑中 5-HT 和其代谢物 5-羟基-吲哚乙酸水平要比突发性死亡或心肌梗死病人低得多[13,14]。当联合使用单胺氧化酶抑制剂和 5-HT 的合成前体色氨酸或 5-羟基色氨酸时，单胺氧化酶抑制剂的抗抑郁活性可以得到增强[15～17]。

上述研究结果提示，单胺神经递质 5-HT 和 NA 与抑郁症的病理密切相关。这也进一步促使礼来公司的 Wong 等研究人员决定设计选择性 5-HT 再摄取抑制剂，并评估其抗抑郁效果。

10.3.1.2 5-HT 再摄取动力学研究

1970 年，约翰·霍普金斯大学的研究人员 Shaskan 和 Snyder[18]等使用大鼠下丘脑和纹状体切片进行了 $[^3H]$-5-HT 再摄取动力学研究。他们发现，在亚微摩尔浓度下，$[^3H]$-5-HT 在充氧的 Krebs-Henseleit 碳酸氢盐介质中的再摄取与所处的生理条件下的温度、葡萄糖和钠的含量以及潜伏期的时间密切相关，而且这一再摄取过程可被钠-钾 ATP 酶特异性抑制剂乌本苷阻断。他们还通过下丘脑切片中 $[^3H]$-5-HT 再摄取过程的一级和二级米氏常数（K_{m1} 和 K_{m2}）确定了高亲和性和低亲合性组分，其 K_m 值分别为 0.14 μmol/L 和 8 μmol/L[18]。

受此启发，1971 年初，礼来公司的 Wong 及其同事分别使用 $[^3H]$-5-HT 和 $[^3H]$-NA 作为底物，开展了 5-HT 和 NA 在脑组织中的再摄取动力学研究。然而，在最初准备脑组织切片时，他们遇到了挫折。由于难以对切片中 $[^3H]$-5-HT 和 $[^3H]$-NA 的再摄取做到均一性，从而使得定量测量和实验的可重复性显得相当困难。之后，他们采用不连续蔗糖梯度或连续 Ficoll 梯度离心法，成功分离了包含部分神经末梢的大鼠大脑匀浆。神经末梢的成功分离以及简便的操作方法使得采用大脑匀浆的突触部分（P2）迅速测定 $[^3H]$-5-HT 和 $[^3H]$-NA 在体外的再摄取成为可能。1971 年底，Wong 等终于成功分离了从大鼠大脑的突触小体中制备的 5-HT

再摄取的高、低亲和性组分，K_m 值分别为 0.10 μmol/L 和 7.9 μmol/L，并与之前从大脑切片中测得的 K_m 值基本一致[18]。在 1972 年 1 月的第一个星期，Wong 等向礼来公司的中枢神经系统研究委员会提交了这一研究成果，并在一个月后提出，从分离的神经末梢中制备的 [³H]-5-HT 和 [³H]-NA 的再摄取过程有可能作为药物靶标，进行单胺再摄取抑制剂抗抑郁药物的研发。

10.3.1.3 氟西汀的发现

1970 年，药物化学家 Molloy 和药理学家 Rathbun 等[19]开始合作寻找一种疗效好、但没有早期三环类抗抑郁药的心脏毒性和抗胆碱活性的新型抗抑郁药物。当时研究发现，抗组胺药物苯海拉明等不仅能够增强去甲肾上腺素（NA）的加压效应，而且可以抑制单胺类神经递质的再摄取。更重要的是，它们还具有与丙米嗪和阿米替林一样的逆转阿朴啡所诱导的体温下降（标准的抗抑郁测试）的潜力。Molly 受到这一研究结果的启示，合成了一系列苯海拉明类似物即苯氧苯丙胺类化合物。Rathbun 小组对这一系列新合成的化合物进行抗抑郁作用测试，发现化合物 LY94939 与三环类抗抑郁药物相似，具有逆转阿朴啡所诱导的体温下降的作用。进一步发现，LY94939 和去甲丙米嗪一样有效，可以抑制大鼠下丘脑神经末梢对 NA 的再摄取，然而这类化合物均难以有效抑制 5-HT 和 DA 的再摄取[20,21]。

礼来公司的研究人员 Wong 受到 Carlsson 的研究[10,11]的启发，提出苯氧苯丙胺类化合物在化学结构上的微弱变化可能会影响对 5-HT 的再摄取的选择性和特异性。于是，他们挑选了 55 个具有苯氧苯丙胺结构的化合物和 2 个萘氧系列的化合物进行了体外单胺再摄取抑制活性测试。1972 年，氟西汀的草酸盐 LY82816 首次在 Wong 的实验室由 Horng 进行测试。Wong 等发现，LY82816 和它的一级胺衍生物——去甲氟西汀对神经末梢 5-HT 的再摄取的抑制作用最强，并且对 NA 再摄取的抑制较弱。进一步的构效关系研究发现（如表 10-1 所示）[22,23]，4-三氟甲基取代的衍生物作用为最好，当其被其他取代基包括 4-甲基、4-甲氧基、4-氯、4-氟或 4-无取代等时，抑制活性均下降。同时，将三氟甲基从 4-位移动到3-位或 2-位时，对 5-HT 的再摄取抑制作用明显减弱。

遗憾的是，这一时期普遍采用的抗抑郁症研究的动物模型是建立在早期三环类抗抑郁药基础上的，因而特别适用于抑制去甲肾上腺素再摄取类药物。氟西汀在这类动物模型中没有显示出显著的体内活性，因而建立 5-HT 在体内的再摄取抑制模型至关重要。Wong 等通过建立三种方法，评估氟西汀和去甲氟西汀作为体内 5-HT 再摄取抑制剂的有效性和选择性，最终确定氟西汀在大鼠脑内是选择性 5-HT 再摄取抑制剂。在进行体内实验时，药理学家发现氟西汀草酸盐 LY82816 的水溶性极差，于是化学家 Molloy 和 Hauser 迅速制备了相对水溶性较好的氟西汀盐酸盐 LY110140 用于后续研究。

1973 年，Wong 等向礼来公司的中枢神经系统研究委员会汇报了氟西汀相关的实验室研究结果。委员会建议成立一个氟西汀项目研究团队来指导产品的进一步开发，于是，该委员会主席、秘书，以及提供支持的部分成员，组成了神经制剂 LY110140 项目研究团队，Fuller 担任主席，Molloy 和 Wong 作为主要成员。团队组建不久后，氟西汀即被大量合成，并进行大鼠和犬的安全性评价。然而，研究发现，服用日常剂量氟西汀的动物的剖检组织显示出磷脂质病的存在。幸运的是，通过向 FDA 神经药理部门咨询发现，市售的许多药物中也有在动物体内导致磷脂质病但却在人体内没有这种副作用的案例。基于此，氟西汀在动物体内的安全性试验得以继续进行并于 1976 年完成，接着团队开始向 FDA 提交临床研究申请。

表 10-1　苯氧苯丙胺类化合物对大鼠 5-HT 和 NA 的再摄取抑制率[24]

取代基 R	再摄取抑制率（K_i）/（nmol/L）	
	5-HT	NE
2-OCH₃（LY94939，尼索西汀盐酸盐）	1371	2.4
4-CF₃（LY82816，氟西汀草酸盐）	17	2703
4-CF₃（一级胺，去甲氟西汀）	17	2176
4-CH₃	95	570
4-OMe	71	1207
4-Cl	142	568
4-F	638	1276
H	102	200
2-CF₃	1489	4467
3-CF₃	166	1328

1976 年，礼来公司的 Lemberger 等[19]首次对人服用氟西汀进行临床实验研究。他们发现，志愿者能很好地耐受高达 90 mg 剂量的氟西汀，而且像在大鼠中观察的一样，服用氟西汀志愿者的血小板中 [³H]-5-HT 的再摄取得到了抑制[25,26]，重复给药后，血小板中 5-HT 的含量也随之减少[26]。同时他们还发现，氟西汀不会引起静脉注射 NA 的志愿者产生升压反应或拮抗 5-HT 所引起的升压反应[25,26]。这是一次重要的实验，不仅首次验证了氟西汀能对人血小板中 5-HT 的再摄取进行有效的选择性的抑制，而且还发现氟西汀对心血管系统不会产生肾上腺素样作用，即使这两个作用都发生在外周系统。

在成功地通过 I 期临床安全性研究后，氟西汀在 1978 年进入临床 II 期阶段，即探索其治疗抑郁症患者的有效性。然后，由于礼来公司此时有其他候选药物需要优先开发，氟西汀的进一步发展基本暂停。然而，通过有限的资源，科研人员还是完成了一个很小规模的氟西汀临床治疗实验，结果却显示治疗无效。这对于参与这一项目的人而言，无疑是一个重创。但是，团队成员随后发现此次临床实验的失败可能是由于当时所挑选的患者是之前用其他抗抑郁药难以治疗的病人。于是，研究团队决定继续开展氟西汀的临床试验，并针对一组症状相对较轻的抑郁症患者进行了重复实验。在此过程中，他们幸运地聘请到一位年轻的心理医生加入氟西汀临床研究团队。历经近 2 年的努力，他终于找到了适合进行氟西汀临床试验的研究中心，然而不幸的是，这位心理医生在实验开始前因个人职业发展离开了礼来公司。于是，具有丰富临床研究经验的医生和知名药理学家 Slater 开始接手负责并协调氟西汀的临床试验，并在其退休前取得了令人受鼓舞的结果。

1981 年，药理学家 Stark 开始接手负责氟西汀临床Ⅲ期试验。历经多年的努力，礼来研发团队最终完成了氟西汀的临床研究，并获得氟西汀能有效治疗绝大多数抑郁症患者的决定性成果[19]。因此，礼来公司于 1983 年向美国 FDA 提交了氟西汀的新药申请（NDA）。

然而不幸的是，几乎同一时间，阿斯利康制药公司在 Carlsson 等的帮助下，于 1982 年在欧洲率先开发了治疗抑郁症的药物齐美利定（Zimelidine），也是选择性 5-HT 再摄取抑制剂（SSRI）。最初，礼来公司团队以为他们失去了第一个向市场推出 SSRI 的机会，然而齐美利定上市后不久，很快就被发现能引起一些罕见的、不能被接受的副作用，尤其是类流感综合征[27]。为了避免更大的损失，阿斯利康立即终止了有关 SSRI 的所有研究，这让礼来公司重新获得了希望。

1985 年 10 月，礼来公司研发团队代表与 FDA 咨询委员会会面，期望他们能综合评价氟西汀的临床研究结果及获批上市的可能性。针对委员会所提出的氟西汀可能产生类似齐美利定所引起的类流感综合征的质疑，礼来研究团队向其解释，齐美利定的这一特殊副作用可能源于其独特的化学结构而非靶向 5-HT 再摄取的问题，因而具有明显不同于齐美利定分子结构的氟西汀是不会产生这种副作用的。咨询委员会对这一解释感到非常满意，一致认为氟西汀是安全有效的，并同意推荐氟西汀作为新型抗抑郁症药物进入市场。

尽管礼来公司很快向 FDA 递交了氟西汀上市申请，但研发团队却在焦急的等待中度过了漫长的时间。直到 2 年又 2 个月后的 1987 年 12 月 29 日，就在礼来全体研究人员的圣诞节至元旦一周惯常休假期间，他们最终从当地的电视新闻上获得了 FDA 批准盐酸氟西汀上市的消息。在 1988 年 1 月，礼来公司以商品名 Prozac（百忧解）成功推出 5-HT 再摄取抑制剂氟西汀用于抑郁症的治疗。

这样，从最初研究人员从大鼠脑内神经末梢进行的 5-HT 和 NA 再摄取动力学研究，以及第一次确证氟西汀是一个体外有效的选择性 5-HT 再摄取抑制剂，到最终上市，氟西汀的研发经历了整整 16 年的时间，这期间研发人员历经了无数次的挫折、打击甚至嘲讽，然而，礼来公司研发人员凭借坚韧的毅力和不懈的追求，最终取得了成功。

10.3.2 氟西汀的合成

10.3.2.1 氟西汀的消旋体合成

目前市面上销售的盐酸氟西汀是消旋体，其合成方法主要可以分为以下两大类：①以 3-二甲胺基丙苯酮（**16**）为关键中间体；②以 3-甲胺基-1-苯丙醇（**20**）为关键中间体。如图 10-3 所示，最初专利公开的氟西汀的合成[28]是以苯乙酮（**15**）为起始原料，通过 Mannich 三组分反应获得中间体 3-二甲胺基丙苯酮（**16**），随后经硼烷还原、氯化亚砜氯化、与对三氟甲基苯酚成醚得到 *N*-甲基氟西汀（**18**），再与溴氰进行 Von Braun 脱甲基化反应，经水解反应、成盐反应生成盐酸氟西汀（**19**）。

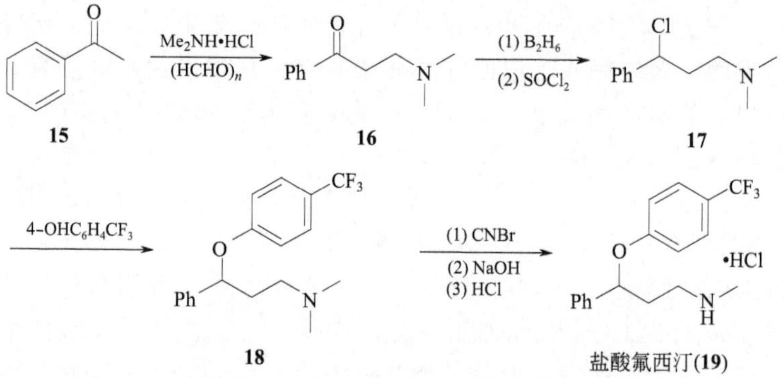

图 10-3 最初专利公开的氟西汀合成路线

虽然这条路线早期用于氟西汀的研发，但在工业中试生产时明显缺乏安全性，尤其是硼烷和溴氰的使用。因此，研究人员随后对这条路线做了两方面改进，一个是用硼氢化钠（$NaBH_4$）替代二硼烷（B_2H_6）[29]；另一个是用氯甲酸乙酯替代溴氰（BrCN）[30]。但是，虽然改进的方法中操作简便、安全可行，但原料 4-三氟甲基苯酚价格昂贵。因此，这条路线仍然缺乏足够的竞争力。

近年来，经过无数次改进，氟西汀的合成主要采用相对较便宜的对-三氟甲基氯苯与 3-甲胺基-1-苯丙醇（**20**）进行亲核取代反应直接得到盐酸氟西汀。本法简单易行，为目前盐酸氟西汀合成的最佳方法[31]，具体合成过程如图 10-4 所示。

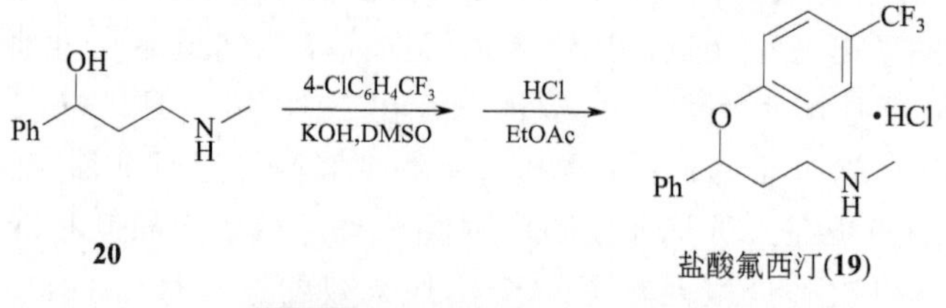

图 10-4 氟西汀常用合成方法

其中，3-甲胺基-1-苯丙醇（**20**）则可以通过不同起始原料由六种方法以高收率合成得到，如图 10-5 中路线 A～F 所示。

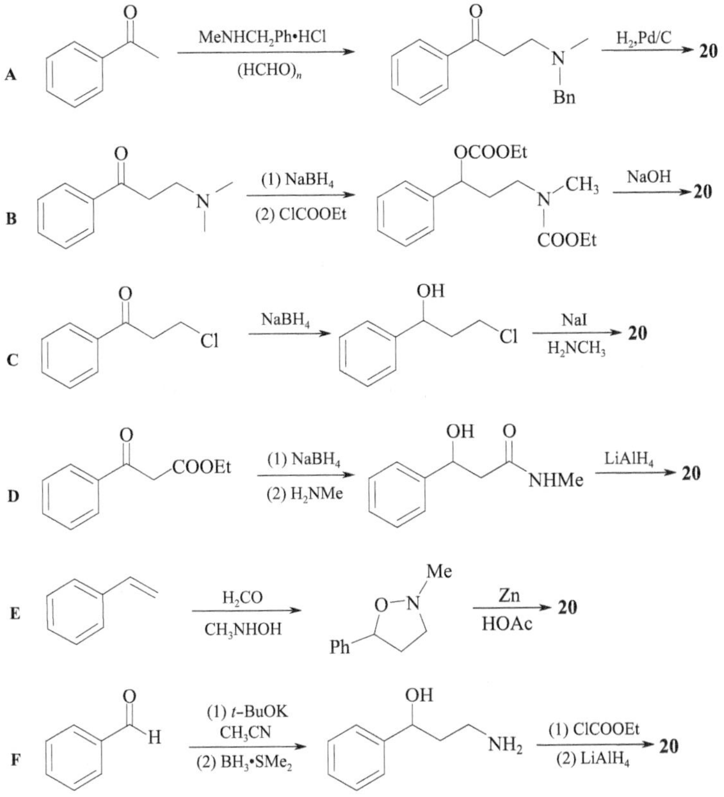

图 10-5　六种合成 3-甲胺基-1-苯丙醇（20）的方法

10. 3. 2. 2　氟西汀的手性合成

研究报道，氟西汀的两个对映体具有基本相同的药理活性，然而两者的主要代谢产物 R 和 S-去甲氟西汀却有着显著的差异。其中 R-去甲氟西汀要比 S-型对 5-HT 的再摄取抑制活性弱 10～20 倍。此外，盐酸氟西汀的两个对映体的用途及半衰期也具有很大的差异。其中，R-型的主要功效是治疗抑郁症，且半衰期短；而 S-型则能起到预防偏头痛的作用，且半衰期是 R-型的 4 倍[32～34]。因此，不对称合成氟西汀的研究具有十分重要的意义。

氟西汀的不对称合成关键在于合成手性的重要中间体 3-甲胺基-1-苯丙醇（20），而 20 的合成主要是参照其消旋体的合成方法，对其中的关键步骤进行不对称控制而得到。

如图 10-6 所示，以苯乙烯（21）为起始原料，在铁氰化钾、手性配体（DHQ)₂-PHAl 存在下，苯乙烯与四氧化锇进行 Sharpless 不对称双羟基化反应生成 R-1-苯基乙二醇（22）。再与对甲苯磺酰氯、氰化钠反应生成 R-1-苯基-2-氰基乙醇（24），经硼烷还原得到 R-3-氨基-1-苯基丙醇（25），再依次与氯甲酸甲酯酰胺化、氢化铝锂还原得到 R-3-甲胺基-1-苯基丙醇（26），之后再与对-三氟甲基氯苯进行醚化反应和成盐反应，即可得到 R-盐酸氟西汀[35,36]。

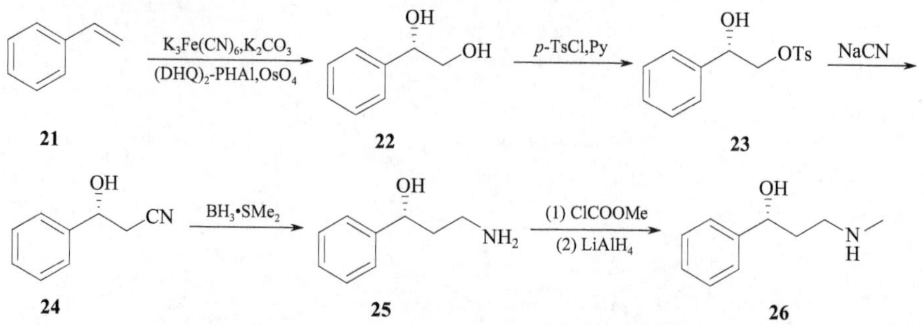

图 10-6 以苯乙烯为起始原料不对称合成 3-甲胺基-1-苯丙醇

图 10-7 所示的是以肉桂酸甲酰胺（**27**）为原料的合成方法。肉桂酸甲酰胺（**27**）首先在 Sm-S-binol-Ph$_3$（As＝O）催化下进行不对称环氧化反应，依次经红铝、氢化铝锂还原得到 R-3-甲胺基-1-苯基丙醇（**26**），最后与对三氟甲基氯苯反应即得到 R-氟西汀[37]。

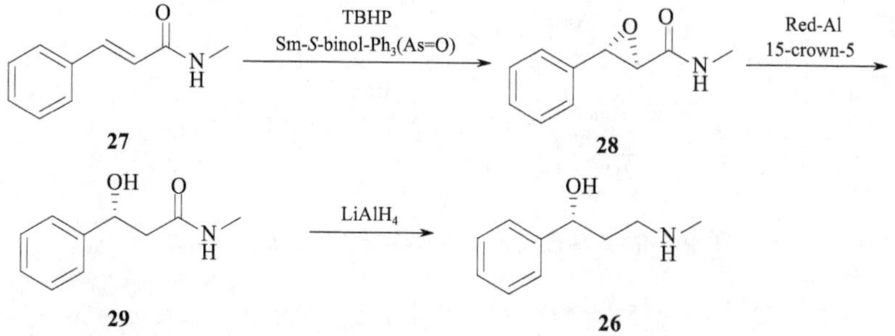

图 10-7 以肉桂酸甲酰胺为起始原料不对称合成 3-甲胺基-1-苯丙醇

10.3.3 氟西汀的抗抑郁活性

氟西汀有着良好的体外 5-HT 再摄取抑制活性，其 K_i 值为 17 nmol/L，比抑制 NA 的再摄取作用强 160 倍，并且对其他神经递质及受体的作用较弱，因此是一种选择性 5-HT 再摄取抑制剂。氟西汀的口服吸收良好，饭后服用只影响被吸收的速度而不影响被吸收的程度，血浆蛋白结合率为 80%～95%。部分氟西汀经过肝脏代谢为去甲氟西汀，活性与母体相当。氟西汀首次剂量达峰时间为 4～8h，半衰期为 2～3 天，而去甲氟西汀的半衰期则长至 7～9 天，因此固定剂量的治疗一般要经过 30 天左右才能达到稳态血药浓度。一般起始剂量为 20 mg/d，用药后 1～2 周起效。对氟西汀与氯米帕明（氯丙咪嗪）进行实验对比发现[38,39]，它们对抑制体内神经末梢的 [^{3}H]-5-HT 的再摄取有类似的效果。大鼠分别服用 10 mg/kg 腹腔剂量的氟西汀与氯米帕明后，大脑内神经末梢对 [^{3}H]-5-HT 的再摄取显著降低，分别减少了 56% 和 24%。其中，单次给药后，氟西汀的抑制效果持续长达 24h，而氯米帕明 1h 后达到峰值，然后在第 4h 抑制作用消失[38,40]。氟西汀在大脑皮层和脑干区的突触中 5-HT 再摄取的抑制作用更明显，而对大鼠脑部其他五个功能区影响较小，并且对突触中 [³H]-NA 和 [³H]-DA 的再摄取也没有影响。

10.3.4　氟西汀的临床研究

大量研究表明，氟西汀治疗抑郁症的疗效与早期三环类抗抑郁药物相当，有效率达 70%～80%，但不良反应较三环类药物少。下面是文献[41,42]统计的氟西汀的主要临床用途。

氟西汀对程度不同的各种抑郁和亚型抑郁症状（包括具有焦虑和失眠症状的抑郁、精神运动激动或延缓性抑郁和精神病性抑郁）的治疗效果，与三环类抗抑郁药效果相当。并且，对于非特异性治疗不能持续反应的轻度抑郁症患者，氟西汀也可能有效。用氟西汀和安慰剂分别治疗轻度抑郁症患者 6 周后，两者无统计学上的显著差异。但是，在行为评分和反应率等方面的测试中，氟西汀治疗组显示出更好的效果。对治疗组反应模式进行分析，发现服用氟西汀的患者和服用安慰剂患者之间存在明显差异，其持续反应发生率明显比安慰剂组高。

氟西汀对于汉密顿抑郁量表（HAMD）得分超过 25 的严重抑郁症患者的疗效与三环类抑郁药效果也相似。用氟西汀、三环类对照药及安慰剂分别治疗严重抑郁症患者，从分析数据上看，氟西汀和三环类药物的疗效相当，但均明显优越于安慰剂。另外，由于氟西汀在过量使用时安全剂量范围大，因而严重抑郁患者使用氟西汀治疗时，自杀倾向等副作用比三环类抑郁药轻，同时还可增强患者的依从性，从而提高早期抗抑郁药的临床反应率。

抑郁症患者大多具有焦虑和失眠的现象，但常用的抗焦虑药或催眠药无法缓解抑郁症患者的这些症状，提示这些疾病产生的机制不同。研究发现，氟西汀在减轻与抑郁症相关联的焦虑症状方面有一定作用，疗效与阿米替林相当。双盲、随机试验发现，氟西汀和阿米替林在每周改善 HAMD 焦虑/躯体化得分方面无显著差异，但在缓解与抑郁有关的焦虑方面，其疗效与丙米嗪和多塞平相似。

对于精神病性抑郁症患者，常采用三环类或单胺氧化酶抑制剂与抗精神病药物进行联合用药效果较好，有研究报道，氟西汀与抗精神病药物进行联合也可用于治疗精神病性抑郁症患者[43]。

10.4　氟西汀的其他临床效应

随着对氟西汀等选择性 5-HT 再摄取抑制剂的深入研究，研究人员发现氟西汀不仅能用于治疗抑郁症，而且还能作为首选药物用于许多与抑郁直接或间接相关的疾病，包括：神经性厌食症、神经性贪食症、强迫症、恐慌症、经前焦虑症及广泛性焦虑症等。毫无疑问，氟西汀的广泛的临床用途，应该归咎于它对脑内 5-HT 系统的强大的生理作用，这种作用可能不仅仅局限在对单胺神经递质的再摄取方面。下面是文献统计的其他典型临床用途。

据报道，氟西汀在治疗由患者故意严格限制进食导致的恐惧发胖或拒绝正常进食等神经性厌食症具有较好的疗效，患者经氟西汀治疗一般可以完全康复，但复发率高达 40％～50％，需要持续服用氟西汀。同时，氟西汀在治疗神经性贪食症方面也具有较好的效果。这主要是由于贪食症患者脑内 5-HT 缺乏导致 5-HT$_{1A}$和 5-HT$_{2C}$受体功能下调，引起心绪不良和饱胀感减退，导致贪食。氟西汀能提高5-HT 浓度，既改善心绪不良，又改善贪食。但单独使用氟西汀治疗这一疾病时，只能部分有效，因此最好与丙米嗪或碳酸锂联合用药，否则需要大剂量氟西汀方可达到理想疗效。

氟西汀在治疗神经性强迫症上也具有很好的疗效。在氟西汀发现之前，氯米帕明是治疗强迫症的唯一有效药物。Pigott 等[44]在两项双盲对照研究中发现，与氯米帕明相比，氟西汀在治疗强迫症时疗效好且不良反应低，与氯米帕明联合使用效果更佳，可治疗两者任一治疗无效的病例，并且不产生单一用药时的不良反应[45]。

研究还发现，氟西汀每日 20mg 能有效改善恐惧症患者的惊恐发作率。与安慰剂组比较，统计学差异明显，且不良反应低，比经典苯二氮䓬类药物更有优越性。另外，Emmanuel 等[46]研究还证实，氟西汀在 10～40mg 剂量下能较好地控制惊恐症的发作，而且以相同或稍高剂量每周服用 1 次，治疗效果可长时间维持，复发率低[47]。

另外，氟西汀对女性经前焦虑症的作用也有报道。由于氟西汀能提高脑内 5-HT 的浓度，因而能缓解月经前雌激素和孕激素浓度的降低，从而能有效地减轻这类患者的紧张、易怒及烦躁不安等症状。除此之外，也有文献报道氟西汀具有治疗肠易激综合征、偏头痛、创伤后应激障碍、药物滥用、阻塞性睡眠呼吸暂停低通气综合征和性变态等作用[46]。

10.5 氟西汀的不良反应

临床试验表明，氟西汀在治疗抑郁症时的副作用轻微，且发生率低[48]。与经典三环抗抑郁药相比，氟西汀抗胆碱能作用和低血压效应较低，镇静、嗜睡、震颤和出汗等副作用发生率也低。恶心是患者最常见副作用，3.7％左右的患者因此停药。其他副作用还包括神经质、失眠和焦虑，这些副作用导致的停药患者约为 2％～3％[48]。也有报道服用氟西汀 20mg/d 剂量后，患者发生厌食症的比例明显增加，其他副作用如焦虑、腹泻和失眠等的发生率也比安慰剂组稍高，但这些副作用引起治疗中断的例子很少。在个别研究中，也有报道部分患者出现较为严重的皮疹，而且通常在治疗头几周出现，呈斑点状或斑丘疹状，一般在 1 周内自行消失；某些患者同时伴有荨麻疹或关节痛症状。虽然，氟西汀在治疗抑郁症患者出现的副作用差异较大，但可喜的是氟西汀对肝、肾、骨髓或心脏等脏器无不良反应，也没有体重增加现象。

值得一提的是，氟西汀在与三环类抗抑郁药联合使用时，会明显提高三环类药物的血药浓度，从而加重三环类抗抑郁药的副作用，瞻望或癫痫发作率会提高。氟西汀与单胺氧化酶抑制剂、锂制剂或卡马西平合用时，还可引起 5-HT 综合征，如焦虑、不安、精神错乱、失眠等，严重的甚至可能致死，因此，这两类药物不宜合用，只有在氟西汀停药至少 5 周后，患者才能开始使用单胺氧化酶抑制剂[49]。

10.6　氟西汀成功上市的启示

氟西汀的研发是现代新药研制的成功案例之一，历经各种艰难沧桑，其成功经验对我国新药研发具有十分重要的借鉴意义，值得我国药物研发人员学习和领会。

（1）生物学的发展是药物新靶标的发现和药物合理评价体系建立的基础

我国目前医药产业创新能力较弱，主要是以仿制为主，尤其是 me-too 和 me-better 药物研发占据主要新药研发市场。究其原因，除了药物分子设计能力和化合物库的储备严重不足外，生物学在药物研发中的应用极其有限。我国的生物学主要仍停留在基础研究上，还没有朝下游方向发展，这是直接导致我国至今没有发现一个新靶标和一个重磅炸弹药物的最根本原因。国外制药企业在这方面相当强，不仅企业自身有很强的生物研究团队，同时与科研院所的结合十分紧密。以氟西汀的研发为例，以选择性抑制 5-HT 再摄取为靶标有可能发现安全性高的抗抑郁药物这一理念最初就是由礼来公司研发人员最早提出。同样，针对氟西汀在传统抗抑郁模型上无效的结果，生物学家又发展了三个新的模型来验证化合物的有效性，从而使氟西汀得到正确的评价并最终发展成为抗抑郁重磅药物。

（2）新药研发充满艰辛和失败，只有具备坚强的毅力和不懈努力的精神才能取得最后成功

氟西汀的研发过程历经 16 年的时间，期间并非一帆风顺，而是历经了挫折和打击。最初由于没有建立合适的评价模型导致氟西汀抗抑郁无效，接着由于公司优先发展其他药物导致氟西汀临床研究暂停，同时由于病人选择有误导致氟西汀临床研究失败，最后由于同类药物副作用导致公司决定停止氟西汀的研发。这期间，如果研发人员没有坚强的毅力和不懈追求真理的精神，氟西汀在很早阶段就已夭折。我国目前虽然在新药研发方面投入较大，然而各科研部门及研发人员急功近利的思想严重，大跃进倾向明显，而新药研发是一个严谨、漫长、高投入的事业，因此，重温氟西汀的研发历程将是一剂良药，提醒人们必须耐住性子、严谨务实、不懈追求，才有可能研发出济世良药。

（3）在药物研发中，个性化的药物评价模型和个性化的病人选择是新药研发成败的关键

近年来，随着各国药监机构对药物安全性要求日益严格，药物、模型和病人的个性化日益突出。一个药物可能只能适用于一种特定疾病或只适用于患有同一

疾病的一部分特异人群，而一个病人可能只能使用同一类药物中的某一只药物，而其他同类药物则无效。因此，关注并识别这些个性化特征越来越制约着新药研发的成败。如氟西汀的最初动物评价，使用已有的大家公用的抗抑郁模型，氟西汀是无效的。因此，科研人员随后建立了适用于选择性5-HT再摄取抑制剂的评价模型。在临床实验中，最初选用其他抗抑郁药治疗无效的病人作为对象，结果得出氟西汀治疗无效的结论。因此，心理医生重新对病人进行选择。同样，在开发后期，由于同类药物显示严重毒副作用，公司决定停止氟西汀研发，但科研人员确定副作用是由于其他药物的独特化学结构所致，并说服了FDA最终认可氟西汀的临床研究结果。

参考文献

［1］Fitton A M. Moclobemide：A review of its pharmacological properties and therapeutic use in depressive illness. Drugs, 1992, 43：561-596.

［2］Markowiak M, Czyrak A, Wedzony K. The involvement of 5-HT1A serotonin receptors in the pathophysiology and pharmacotherapy of schizophrDenia. Psychiatr Pol, 2002, 34：607-621.

［3］Quan M N, Zhang N, Wang Y Y, Zhang T, Yang Z. Possible antidepressant effects and mechanisms of meantime in behaviors and synaptic plasticity of a depression rat model. Neuroscience, 2011, 182：88-97.

［4］Herman E. Lamotrigine：a depression mood stabilizer. Eur Neuropsychopharmacol, 2004, 14：S89-S93.

［5］Dyke H J, Montana J G. Update on the therapeutic potential of PDE4 inhibitors. Expert Opin Investing Drug, 2002, 11：1-13.

［6］Czeh B, Simon M, van der Hart M G, Schmelting B, Hesselink M B, Fuchs E. Chronic stress decreases the number of parvalbum in-immunoreactive intemeurons in the hippocampus prevention by treatment with a substance P receptor (NK1) antagonist. Neuropsychopharmacol, 2005, 30：67-79.

［7］Dableh L J, Yashphal K, Rochford J, Henry J L. Antidepressant-like effects of neurokinin receptor antagonists in the forced swim test in the rat. Eur J Pharmacol, 2005, 507：99-105.

［8］Wong D T, Perry K W, Bymaster F P. The discovery of fluoxetine hydrochloride (Prozac). Nat Rev Drug Discover, 2005, 4：764-774.

［9］Wong D T, Bymaster F P, Engleman E A. Prozac (fluoxetine, Lilly 110140), the first selective serotonin uptake inhibitor and an antidepressant drug：twenty years since its first publication. Life Sci 1995, 5：411-441.

［10］Carlsson A, Corrodi H, Fuxe K, Hökfelt T. Effects of some antidepressant drugs on the depletion of intra neuronal brain catecholamine stores caused by 4, α-dimethyl-metatyramine. Eur J Pharmacol, 1969, 5：367-373.

［11］Carlsson A, Corrodi H, Fuxe K, Hökfelt T. Effect of antidepressant drugs on the depletion of intraneuronal brain 5-hydroxytryptamine stores caused by 4-methyl-α-ethyl-meta-tyramine. Eur J Pharmacol, 1969, 5：357-366.

［12］Weil-Malherbe H, Szara S I. The Biochemistry of Functional and Experimental Psychoses. Springfield：Charles C Thomas Publisher, 1971：57-76.

［13］Shaw D M, Camps F E, Eccleston E G. 5-hydroxytryptamine in the hind-brain of depressive suicides. Br J Psychiatry, 1968, 113：1407-1411.

［14］Bourne H R. Noradrenaline, 5-hydroxytryptamine and 5-hydroxyindoleacetic acid in hindbrains of suicidal patients. Lancet，1968，2：805-808.

［15］Coppen A，Shaw D M，Farrell J P. Potentiation of the antidepressive effect of a monoamine oxidase inhibitor by tryptophan. Lancet，1963，1：79-81.

［16］Pare C M B. Potentiation of monoamine oxidase inhibitors by tryptophan. Lancet Ⅱ，1963，35：527-528.

［17］Kline N S，Sack W. Relief of depression within one day using an M. A. O. inhibitor and intravenous 5-HTP. Am J Psychiatry，1963，120：274-275.

［18］Shaskan E G，Snyder S H. Kinetics of serotonin accumulation into slices from rat brain：relationship to catecholamine uptake. J Pharm Exp Ther，1970，175：404-418.

［19］Molloy B B，Wong D T，Fuller R W. The discovery of fluoxetine. Pharmaceutical News，1994，1：6-10.

［20］Wong D T，Horng J S，Bymaster F P. DL-N-methyl-3-（o-methoxyphenoxy）-3-phenylpropylamine hydrochloride，Lilly 94939，a potent inhibitor for uptake of norepinephrine into rat brain synaptosomes and heart. Life Sci，1975，17：755-760.

［21］Wong D T，Bymaster F P. Effect of nisoxetine on uptake of catecholamines in synaptosomes isolated from discrete regions of rat brain. Biochem Pharmacol，1976，25：1979-1983.

［22］Wong D T，Bymaster F P. Development of Antidepressant Drugs // Tang L，Tang S eds. Neurochemistry in Clinical Application. Plenum：New York，1995：77-95.

［23］Fuller R W，Wong D T，Robertson D W. Fluoxetine，a selective inhibitor of serotonin uptake. Med Chem Rev，1991，11：17-34.

［24］Kuhar M J，Shaskan E G，Snyder S H. The subcellular distribution of endogenous and exogenous serotonin in brain tissue：comparison of synaptosomes storing serotonin，norepinephrine，and gamma-aminobutyric acid. J Neurochem，1971，18：333-343.

［25］Lemberger L，Rowe H，Carmichael R，Oldham S，Horng J S，Bymaster F P，Wong D T. Pharmacologic effects in man of aspecific serotonin-reuptake inhibitor. Science，1978，199：436-437.

［26］Lemberger L，Rowe H，Carmichael R，Crabtree R，Horng J S，Bymaster F，Wong D. Fluoxetine，a selective serotonin uptake inhibitor. Clin Pharmacol Ther，1978，23：421-429.

［27］Bengtsson B O，Wiholm B E，Myrhed M，Walinder J. Adverse experiences during treatment with zimeldine on special license in Sweden. Int Clin Psychopharmacol，1994，9：55-61.

［28］Molloy B B，Schmiegel K K. Arloxyphenylpropylamines. US 4314081，1982.

［29］Jakobsen P，Drejer J. Aryloxyphenylpropylamines and their preparation and use. US 5019592，1991.

［30］Cmic Z，Kirin S I. N-substituted derivatives of N-methyl-3-（p-trifluoromethylphenoxy）-3-phenylpropylamine and the procedure for their preparation. US 5618968，1997.

［31］Wirth D D，Miller M S，Boini S K，Koenig T M. Identification and comparison of impurities in fluoxetine hydrochloride synthesized by seven different routes. Org Process Res Dev，2000，4：513-519.

［32］Wong D T，Fulle R W，Robertson D W. Fluoxetine and its two enantiomers as selective serotonin uptake inhibitors. Acta Pharm Nord，1990，2：171-180.

［33］Robertson D W，Krushinski J H，Fuller R W，Leander J D. Absolute configurations and pharmacological activities of the optical isomers of fluoxetine，a selective serotonin-uptake inhibitor. J Med Chem，1988，31：1412-1417.

［34］Robertson D W，Jones N D，Swarzendruber J K，Yang K S，Wong D T. Molecular-structure of fluoxetine hydrochloride，a highly selective serotonin-uptake inhibitor. J Med Chem，1988，31：185-189.

［35］Kumer P，Pandey R K. Process for the preparation of enantiomericall pure 3-phenyl-3-hydroxypropylamine. US 6838581，2005.

［36］Pandey R K，Fernandes R A，Kuma P. An asymmetric dihydroxylation route to enantiomerically pure norfluoxetine and fluoxetine. Tetrahedron Lett, 2002, 43: 4425-4426.

[37] Kakei H, Nemoto T, Ohshima T, Shibasaki M. Efficient sthesis of ciral α - and β -hdroxy amides: aplication to the snthesis of (R) -fluoxetine. Angew Chem Int Ed, 2004, 43: 317-320.

[38] Wong D T, Horng J S, Bymaster F P, Hauser K L, Molloy B B. A selective inhibitor of serotonin uptake: Lilly 110140, 3- (p-trifluoromethylphenoxy) -N-methyl-3-phenylpropylamine. Life Sci, 1974, 15: 471-479.

[39] Wong D T, Bymaster F P, Horng J S. 3- (p-trifluoromethylphenoxy) -N-methyl-3-phenylpropylamine (Lilly 110140), a selective inhibitor of serotonin uptake into synaptosomes of rat brain. Fed Proc, 1974, 33: 296.

[40] Wong D T, Bymaster F P, Horng J S, Molloy B B. A new selective inhibitor for uptake of serotonin into synaptosomes of rat brain: 3- (p-trifluoromethylphenoxy) - N-methyl-3-phenyl-propylamine. J Pharmacol Exp Ther, 1975, 193: 804-811.

[41] 严明. 抗抑郁药氟西汀的临床应用. 中国临床康复, 2004, 8: 4348-4349.

[42] Hamilton M. The clinical distinction between anxiety and depression. Br J Clin Pharmacol, 2002, 15: 1665-1699.

[43] 许俭兴, 谭杰文, 区丽明. 氟西汀合并小剂量阿密替林治疗抑郁症神经症的对照研究. 中国临床康复, 2002, 6: 1312-1313.

[44] Pigott P A, Pato M T, Bernstein S E, Grover G N, Hill J L, Tolliver T J, Murphy D L. Controlled comparisons of clomipramine and fluoxetine in the treatment of obsessive-compulsive disorder. Behavioral and biological results. Arch Gen Psychiatry, 1990, 47: 926-932.

[45] Browne M, Horn E, Jones T T. The benefits of clomipramine-fluoxetine combination in obsessive compulsive disorder. Can J Psychiatry, 1993, 38: 242-243.

[46] Emmanuel N P, Ware M R, Brawman-Mintzer O, Ballenger J C, Lydiard R B. Once-weekly dosing of fluoxetine in the maintenance of remission in panic disorder. J Clin Psychiatry, 1999, 60: 299-301.

[47] Michelson D, Lydiard R B, Pollack M H, Tamura R N, Hoog S L, Tepner R, Demitrack M A, Tollefson G D. Outcome assessment and clinical improvement in panic disorder: evidence from a randomized controlled trial of fluoxetine and placebo. Am J Psychiatry, 1998, 155, 1570-1577.

[48] Cooper G I. The safety of fluoxetine-an update. Br J Psychiatry, 2003, 153: 77-86.

[49] 施慎逊. 选择性 5-羟色胺回收抑制剂在抑郁症治疗中的应用. 中国新药与临床杂志, 1998, 17: 106-108.

第11章

奥氮平（Olanzapine）

万惠新　沈竞康

目 录

奥氮平研发大事记

1980 年	礼来公司发现化合物（LY170053）具有与氯氮平类似的药理作用，但无锥体外副作用
1991 年	礼来公司在中国申请了有关奥氮平的化合物制备发明专利，专利号为 ZL91103346.7
1995 年	礼来公司首次报道奥氮平在精神分裂症病人人体实验中的安全性和耐受性结果
1996 年	美国 FDA 批准奥氮平在美国上市，商品名 Zyprexa；礼来公司在中国申请了有关奥氮平的晶型发明专利，专利号为 ZL96192775.5
1997 年	奥氮平荣获国际制药行业的最高荣誉——盖仑奖；并被《商业周刊》评为年度风云药品
1999 年	奥氮平获准在中国上市销售，商品名再普乐
2000 年	奥氮平的发明者荣获美国医药研究与制造协会颁发的年度"发现者奖"；礼来公司因发明奥氮平而荣获英国"女王创新奖"
2001 年	江苏豪森药业获得国内第一个奥氮平片新药证书和生产批件，商品名为欧兰宁
2003 年	美国 FDA 批准奥氮平复方制剂（奥氮平＋盐酸氟西汀胶囊）上市销售，商品名 Symbyax
2004 年	美国 FDA 批准奥氮平口腔速崩片上市销售，商品名 Zyprexa Velotab
2005 年	美国 FDA 批准奥氮平肌内注射剂上市销售，商品名 Zyprexa Intramuscular
2009 年	欧盟批准奥氮平长效制剂（奥氮平和双羟萘酸结合成盐）上市，商品名 Zypadhera
2010 年	美国临床肿瘤学会（ASCO）年会上指出奥氮平对化疗性恶心和呕吐具有一定的治疗作用
2011 年	礼来公司奥氮平的化合物发明专利到期；美国 FDA 首次批准奥氮平片和奥氮平口崩片仿制药上市，商品名 Zyprexa 和 Zyprexa Zydus

11.1 非经典抗精神病药物

11.1.1 非经典抗精神病药物作用机制

非经典抗精神病药物（atypical antipsychotics）泛指一类对精神病阳性和阴性症状具有良好的治疗作用，能够改善认知功能，不产生或者很少产生锥体外系不良反应（extrapyramidal symptoms，EPS）、迟发性运动障碍和催乳素水平升高等不良反应的药物。与经典抗精神病药物相比，非经典抗精神病药物具有以下特点：①对精神分裂症阳性和阴性症状都有效；②能够明显改善患者的认知功能损伤；③不引起或者较少引起 EPS，包括帕金森症、急性肌紧张和迟发性运动障碍等。其中，较少引起 EPS 和明显改善患者的认知功能是非经典抗精神病药物的最主要优点[1]。

氯氮平（Clozapine）是第一个苯并二氮䓬类三环结构的非经典抗精神病药物，它的问世开启了非经典抗精神病药物研发的新时代。20 世纪 90 年代以来，氨磺必利（Amisulpride）、利培酮（Risperidone）、奥氮平（Olanzapine）、喹硫平（Quetiapine）和阿立哌唑（Aripiprazole）等非经典抗精神病药物相继问世，并在临床上广泛应用。目前发现的非典型抗精神病药物的作用机制为复合多元作用论，即多受体靶点协同作用，主要包括以下观点[2]：

① 5-羟色胺（5-HT$_{2A}$）受体与多巴胺（D$_2$）受体高阻滞比假说，这种作用模式已成为当今非经典抗精神病药物研究的主要方向之一。5-HT$_{2A}$/D$_2$ 受体的阻滞比例已成为非经典抗精神病药物特性的经验指标之一，现有的多数非经典抗精神病药物都具有较高的 5-HT$_{2A}$/D$_2$ 受体阻滞比，如氯氮平、奥氮平、喹硫平、齐

拉西酮和阿立哌唑等。

② 多巴胺 D_2 和 D_3 受体拮抗假说，对 D_2 和 D_3 受体具有较强拮抗作用的取代苯酰胺类化合物，如氨磺必利等对精神分裂症阴性症状和抑郁症都具有良好的治疗作用。

③ 多巴胺 D_1 受体激动-D_2 受体拮抗双重作用与病因相匹配假说，具有 D_1 受体激动和 D_2 受体拮抗双重作用的非经典抗精神病药，既匹配改善大脑皮质前额页（prefrontal cortex，PFC）的 D_1 受体功能低下，又匹配抑制皮质下结构 D_2 受体功能亢进，是新型非经典抗精神病药的研究方向之一。

④ 多受体相关性假说，脑内多巴胺神经系统的平衡可能与 5-羟色胺，肾上腺素和乙酰胆碱等多种神经递质相互调节作用有关。多巴胺受体各亚型中，阻断 D_2 受体可以治疗精神分裂症阳性症状，激动 D_1 受体可以使精神分裂症阴性症状得到改善，阻断 D_3 受体也可以改善精神分裂症阴性症状并且减少成瘾性；而药物通过作用于 5-HT 受体某些亚型可以对精神分裂症的阳性和阴性症状起到很好的配合治疗作用。

11.1.2 非经典抗精神病药物的构效关系

在所有的抗精神病药物中，氯氮平是非经典抗精神病药物的先驱，它是以经典三环类抗精神病药物丙米嗪分子结构为雏形和药物设计思想的源头改造而来的（图 11-1）。早期非经典抗精神病药物的发现主要从氯氮平的结构改造开始的，它的基本骨架为苯并二氮䓬环。由于哌嗪环的空间位阻，三个骨架环并不处于同一平面，整个分子结构具有一定的柔性，在其母环结构上进行不同取代或电子等排体替换得到了一系列非经典抗精神病药物，如氯氮

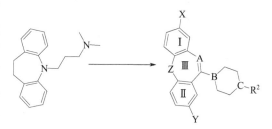

图 11-1 苯并二氮䓬类药物母核结构

平、络沙平（Loxapine）、喹硫平、米氮平（Mirtazaipine）和氯噻平（Cloziapine）等（图 11-2）。

苯并二氮䓬类抗精神病药物与 D_2 受体结合的构效关系研究表明[3]：

① A 位为疏水基团，B 和 C 位为氮原子，Y 位为电负性疏水基团，Z 位为小的杂原子时可以增加三环类药物与 D_2 受体的亲和力。

② 化合物的哌嗪环远端氮原子对于化合物与受体的亲和力至关重要，它与芳香环之间的距离为 0.38～0.78 nm 之间，这一特定的距离可能决定了不同抗精神病类药物的某些药理特性。

③ 两个平面状芳香环体系保持一定的距离，并由含有能质子化氮原子的脂肪链或脂环链所连接，能构成一个强的 5-HT_{2A} 配体，在杂环上进一步导入疏水性基团能增强其拮抗活性。

④ 对于 5-HT 的亲和性，芳香性中心必须出现在远离质子化氮原子约 0.6 nm 处，靠近芳香性中心的第二疏水区域才能提高其与受体的亲和性。

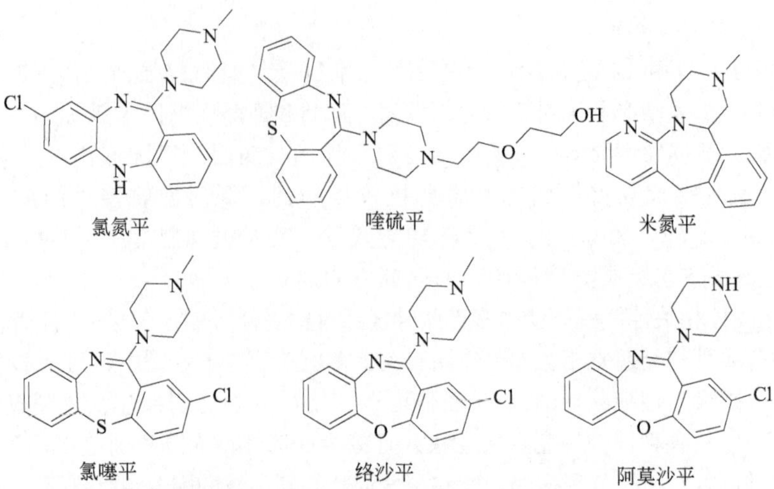

图 11-2 苯并二氮䓬类非经典抗精神病药物

11.2 奥氮平的研发历程——从实验室到临床

11.2.1 候选化合物 LY170053 的发现

礼来公司（Eli Lilly and Company）的研究人员在分析了氯氮平等苯并二氮䓬类非经典抗精神病药物的构效关系基础上，将氯氮平环中的环Ⅰ或者环Ⅱ分别改成吡啶环、吡唑环、咪唑环和噻吩环等电子等排体，设计合成了一系列三环类苯并二氮䓬类化合物并进行多项药理活性测试（图 11-3）。

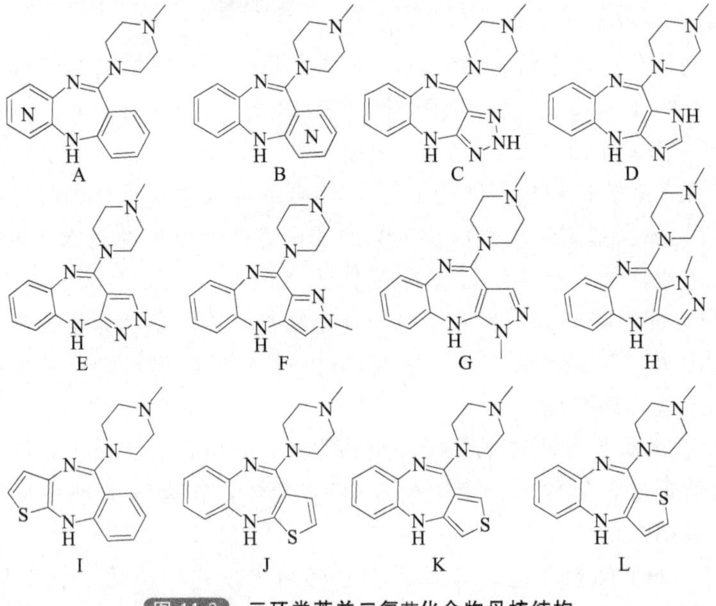

图 11-3 三环类苯并二氮䓬化合物母核结构

研究测试表明，将氯氮平中环Ⅱ替换成咪唑环（D）[3]、三氮唑环（C）[4]、吡唑环（E，F，G，H）[5] 后，大部分化合物失去了氯氮平原有的药理活性，除了个别 7 位为卤素取代的苯并吡唑类化合物（E）还表现出了较好的抗焦虑作用，但是此类化合物的抗焦虑作用与多巴胺受体的拮抗活性之间的关系已经变得没有关联了；将氯氮平中苯环分别换成吡啶环后的化合物（A，B）[4]，在体外和动物水平上基本丧失了原有的药理活性；将氯氮平中苯环Ⅰ换成噻吩环（I）后[6]，化合物失去了抗精神病药物的活性；将氯氮平中环Ⅱ换成噻吩环后的化合物（J，K，L）[7] 均保持了一定的药理活性，其中化合物（J）保持了与氯氮平类似的药理作用，但是并不引起 EPS，因此该先导化合物结构引起了礼来公司科学家的广泛关注，有望发现一类新型母核结构的非经典抗精神病类药物。

礼来公司的科学家对苯并噻吩二氮䓬母核结构的化合物开展了深入的构效关系研究，包括对环Ⅰ、环Ⅱ和 4 位取代基进行了广泛的研究和药理活性测试（表 11-1）[8]。

表 11-1 苯并噻吩二氮䓬类化合物构效关系研究

序　号	R	R^1	R^2	大鼠条件性躲避反应（p. o.）①	大鼠僵直性反应（p. o.）②
1	哌嗪	H	2-Et	0 (50)	NT
2	哌嗪	7-F	2-Me	1 (50)	NT
3	哌嗪	7-F	2-Et	1 (20, ip)	2 (60)
4	哌嗪	7-Cl	2-Et	0 (50)	0 (50)
5	N-甲基-哌嗪	H	2-Et	2 (10)	1 (16)
6	N-甲基-哌嗪	H	2-t-Bu	0 (10)	NT
7	N-甲基-哌嗪	H	2-Me	(4.7)③	(39.4)④
8	N-甲基-哌嗪	7-F	H	5 (30)	NT
9	N-甲基-哌嗪	7-F	2-Me	4 (8)	1 (8)
10	N-甲基-哌嗪	7-F	3-Me	0 (25)	NT
11	N-甲基-哌嗪	7-F	2-COCH$_3$	0 (20)	2 (50)
12	N-甲基-哌嗪	7-F	2-t-Bu	1 (10)	1 (10)
13	N-乙氧羰基-哌嗪	7-F	2-Me	0 (50)	NT
14	N-丙基-哌嗪	7-F	2-Et	0 (10)	NT
15	N-苄基-哌嗪	7-F	2-Et	1 (40)	2 (25)
16	N（氧化）-甲基-哌嗪	7-F	2-Me	3 (10)	2 (10)
17	N-甲基-哌嗪	7-NO$_2$	2-Et	0 (25)	NT
18	N-甲基-哌嗪	7-SO$_2$Me	2-Et	0 (50)	NT

续表

序　号	R	R^1	R^2	大鼠条件性躲避反应（p.o.）①	大鼠僵直性反应（p.o.）②
19	N-甲基-哌嗪	8-F	2-Et	1（4）	1（8）
20	N-甲基-哌嗪	8-Me	2-Et	2（25）	2（50）
21	N-甲基-哌嗪	7，8-*di*-F	2-Et	3（10）	3（25）
22	N-甲基-哌嗪	7-Cl	2-Et	0（50）	NT
23	哌啶	7-F	2-Et	0（50）	NT
24	吗啉	7-F	2-Et	0（50）	NT
25	NH（CH$_2$）$_2$NMe$_2$	7-F	2-Et	1（40，i.p.）	NT
氯氮平				3（30）	2（80）
氯培酮				3（1.25）	3（1.25）

① 抑制大鼠条件性躲避反应的实验结果：数字 0 表示抑制率＜25％；1 表示抑制率在 26％～30％；2 表示抑制率在 31％～50％；3 表示抑制率在 51％～75％；4 表示抑制率在 76％～99％；5 表示 100％抑制。括号内数值表示大鼠给药剂量（mg/kg）。

② 引起大鼠僵直性反应实验的打分结果：数字 0 表示无明显反应，打分在 0～3 分；1 表示打分在 4～7 分；2 表示打分在 8～15 分；3 表示打分在 16～30 分；4 表示打分在 31～40 分。括号内数值表示大鼠给药剂量（mg/kg）。

③ 抑制大鼠条件性躲避反应的 ED$_{50}$ 值。

④ 引起大鼠僵直性反应的 ED$_{50}$ 值。

注：NT—没有进行测试；p.o.—口服；i.p.—腹腔注射。

苯并噻吩二氮䓬类化合物的构效关系研究表明：

① 母核结构 4 位的碱性基团为化合物产生活性的必需基团，哌嗪环取代最有利于化合物形成与受体结合的活性构象[9]；

② 哌嗪环末端氮原子对化合物活性至关重要，甲基取代活性不受影响，正丙基、苄基等稍大的烷基取代活性下降，酰基、磺酰基等吸电子基团取代基取代活性大幅下降；

③ 苯环上 7 位氟取代有助于活性提高，7 位吸电子基团取代活性下降，而 8 位氟取代活性下降；

④ 噻吩 2 位被甲基、乙基等短链烷基取代时，有助于活性提高；噻吩环 3 位发生取代时，活性下降。

深入的药理实验研究发现，苯并噻吩类化合物不仅保持了与氯氮平类似的药理作用活性，而且又克服了氟哌啶醇（Haloperidol）等抗精神病药物常见的锥体外系副作用，其中已经有两个化合物 LY120363（氟甲氮平，Flumezapine）和 LY170053（即奥氮平）最终被礼来公司开发成为临床药物成功上市。

11.2.2　奥氮平的临床前研究

奥氮平是一种苯并噻吩二氮䓬类化合物，临床前体内外受体药理学研究表明，该化合物与多种神经递质受体有亲和力并且在动物模型上表现出药理活性[10]。奥氮平在体外可显著抑制多巴胺 D$_1$、D$_2$、D$_3$、5-HT$_{2A}$，5-HT$_{2C}$、组胺 H$_1$、α$_1$肾上腺素能的活性（表 11-2）。与氯氮平类似，奥氮平在体外的 5-HT$_2$ 受体亲和力

大于多巴胺 D_2 受体，与 N-胆碱能受体基本无结合作用，对 D_2 受体结合力比氯氮平强，说明了为什么奥氮平的临床用量比氯氮平小，且与 N-胆碱能受体相关的不良反应小。同样，奥氮平对 5-HT$_2$ 受体的亲和力远大于氟哌啶醇，而氟哌啶醇主要以多巴胺 D_2、D_3 受体的结合活性为主，说明了氟哌啶醇拮抗多巴胺受体活性的镇静作用明显的同时也是引起 EPS 副作用的原因。

表 11-2 氯氮平、氟哌啶醇和奥氮平对不同受体及其亚型的亲和力比较（K_i）　　单位：nmol/L

化合物	D_1	D_2	D_3	5-HT$_{2A}$	5-HT$_7$	5-HT$_{2C}$	NET	H$_1$	α_1	α_{2A}	α_{2C}
氯氮平	539	144	242	6.3	48	21	697	1.1	22	24	2.9
氟哌啶醇	359	2.5	4.4	435	1123	＞5454	＞5454	1199	26	473	256
奥氮平	118	78	43	2.3	365	14	958	1.2	88	192	82

奥氮平（表 11-3）经皮下给药在多个大鼠行为评价模型上可以看出，它具有中等强度的抑制阿扑吗啡诱导的大鼠狂躁行为（ED$_{50}$ 为 0.26mg/kg），这与化合物在体外对 D_2 受体具有中等的拮抗活性相一致；奥氮平具有较强的抑制色胺诱导的大鼠发绀行为（ED$_{50}$ 为 0.032mg/kg）和抑制色胺诱导的大鼠双向抽搐行为（ED$_{50}$ 为 0.086mg/kg），这与它在体外能较好地拮抗外周和中枢系统的 5-HT$_{2A}$ 有关；奥氮平具有较强的抗间氯苯基哌嗪诱导的焦虑作用，认为与较好拮抗中枢系统的 5-HT$_{2C}$ 有关。

表 11-3 氯氮平、氟哌啶醇和奥氮平在大鼠体内药理作用（s.c.，ED$_{50}$）　　单位：nmg/kg

化 合 物	阿扑吗啡①	色胺②	色胺③	色胺④	间氯苯基哌嗪⑤
氯氮平	8.2	0.26	0.22	5.4	＞2.5
氟哌啶醇	0.032	＞10	0.29	＞10	NT
奥氮平	0.26	0.032	0.086	2.4	0.44

① 抑制阿扑吗啡诱导的大鼠狂躁行为模型。
② 逆转色胺诱导的大鼠发绀模型。
③ 抑制色胺诱导的大鼠双向抽搐行为模型。
④ 抑制色胺诱导的大鼠后转运动模型。
⑤ 拮抗间氯苯基哌嗪诱导的焦虑模型。
注：s.c.—皮下注射。

研究人员对奥氮平的代谢途径及代谢产物进行了广泛的研究，在不同动物种属的代谢性质研究中发现，主代谢产物略有差异，但是代谢途径基本相同（图 11-4）[11]。I 相代谢主要包括 N-去甲基化（**4**），哌嗪环 N-氧化（**3**），三环体系的 7 位-羟化（**2**），噻吩 2 位-甲基氧化（**5 和 7**）等，中间体产物醛（**6**）在检测中没有发现。II相代谢反应主要包括 4′-N-葡萄糖醛酸化及 10-N-葡萄糖醛酸化。

同时，对各种代谢产物的体内外生物活性也进行了系统的研究。表 11-4 列出了奥氮平以及 4′-N-脱甲基化产物（**4**）、4′-N-氧化产物（**3**）和 2-甲基羟化产物（**5**）对不同受体及其亚型的亲和力实验结果。从表 11-4 可以看出，4′-N-脱甲基化产物和 2-甲基羟化产物在体外受体结合实验中，对多巴胺受体和 5-羟色胺受体等具有与奥氮平类似的结合活性；4-N-氧化产物完全失去活性。

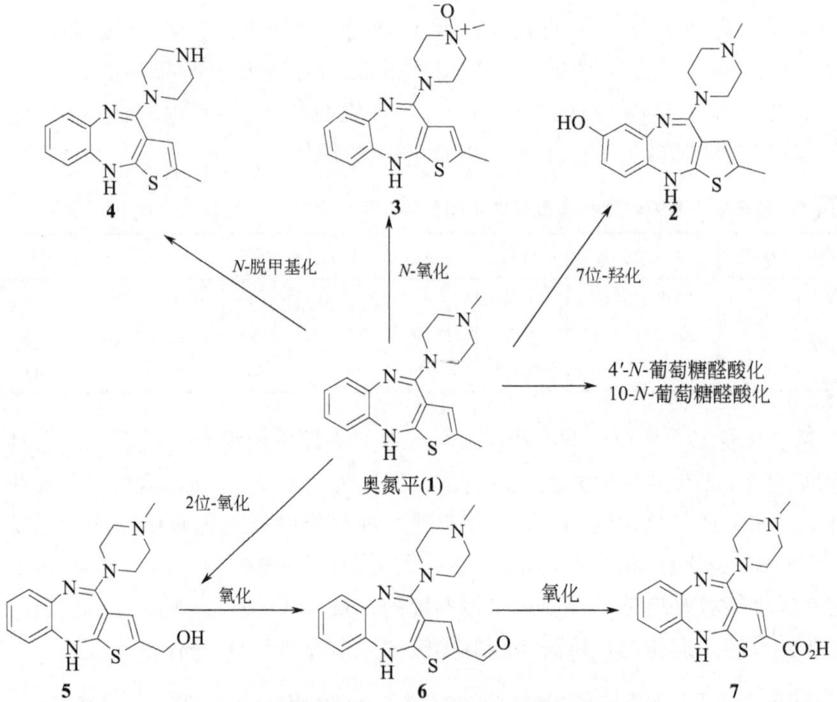

图 11-4 奥氮平的代谢途径及代谢产物

表 11-4 奥氮平及其代谢产物对不同受体的同位素标记亲和力实验（K_i）　　单位：nmol/L

受体	奥氮平	4'-N-脱甲基化产物	4'-N-氧化产物	2-甲基羟化产物
多巴胺受体 1	119±20	203±7	395±285	66±14
多巴胺受体 2	20±8	9±0.2	119±8	22±0.7
5-羟色胺 2	10	23±5	112±3	18±2
毒蕈碱受体	68±4	333±64	662±169	501±119
组胺 H_1	7±0.3	22±0.2	87±0.5	6±2
α_1-肾上腺素受体	15±3	80±6	266±2	12±1
α_2-肾上腺素受体	263±12	1000±189	>10000	783±44
β-肾上腺素受体	>10000	>10000	>10000	>10000
γ-氨基丁酸受体	>10000	>10000	>10000	>10000

　　同时，研究人员对奥氮平以及 4'-N-脱甲基化产物、4'-N-氧化产物和 2-甲基羟化产物在阿扑吗啡引起的大鼠攀爬实验模型和抑制对大鼠条件性躲避实验模型上进行了药效测试（表 11-5）。实验结果表明，4'-N-脱甲基化产物和 2-甲基羟化产物在 20 mg/kg 剂量下并不能明显抑制由阿扑吗啡引起的大鼠攀爬行为和大鼠条件性躲避反应；恰恰相反，4'-N-氧化产物在 12.5 mg/kg 的剂量下皮下给药却能有效阻止由阿扑吗啡引起的大鼠攀爬行为。同时，4'-N-氧化产物静脉给药方

式下，并不能有效阻止由阿扑吗啡引起的大鼠攀爬行为和大鼠条件性躲避行为，这一结果说明药物研究过程中化合物在体外与受体的结合活性不一定完全能转化成动物体内的功能性药效。

表 11-5　奥氮平及其代谢物的大鼠体内药理实验

化合物	抑制阿扑吗啡诱导大鼠攀爬行为 ED_{50min}/（mg/kg）			抑制大鼠条件性躲避行为 ED_{50min}/（mg/kg）	
	s. c.	i. v.	p. o.	i. v.	p. o.
奥氮平	0.625	1.0	2.5	0.25	2.5
4'-N-脱甲基化产物	50	>10	NT	>4	>25
4'-N-氧化物	12.5	>10	NT	>4	>25
2-甲基羟化产物	NT	NT	20	NT	NT

11.2.3　奥氮平的临床研究

奥氮平的临床前体内外药理学研究表明该化合物在动物体内药效模型上具有较好的抗精神病作用，而且并不引起一般精神病类治疗药物容易发生的 EPS，被认为是一个具有开发前景的潜在的非经典精神病类治疗药物，因此奥氮平被批准进入临床研究用于精神分裂症治疗。

奥氮平在首次由精神分裂症病人参与的临床实验中表明，具有非经典抗精神病药物的治疗效果，能同时缓解精神分裂症病人的阴性和阳性症状；能在较大剂量范围内安全耐受；很少引起 EPS 和肝功能副作用[12]。临床药代动力学研究表明：健康志愿者口服单剂量奥氮平（2.5～12.2 mg）后，口服吸收较缓慢，5～8 h 血药浓度达到峰值；奥氮平在人体内代谢广泛，已发现的代谢产物至少有 10 种，均无活性，因为这些代谢产物均无法通过血脑屏障。在健康年轻人中，奥氮平的消除半衰期（$t_{1/2\beta}$）为 27～38.6 h；老年人和女性的全身消除率降低，半衰期延长；细胞色素 P450 酶参与奥氮平的部分代谢，但它很少与此类酶参与代谢的其他药物发生药物-药物相互作用。奥氮平主要经肝脏 CYP1A2 和 CYP2D6 酶通过结合和氧化反应在肝脏代谢为 2-羟甲基奥氮平和 4'-N-氧化产物等代谢产物，约 75％以代谢物形式由尿排出，23％由粪便排出[13]。

临床口服奥氮平后的疗效评估指标是口服奥氮平剂量的变化及标准衡量方法，其中包括"临床疗效总评量表-病情改善情况"（CGI-I）和"简明精神病评定量表"（BPRS）的评级。BPRS 分数减少 40％以上判定为有效，如果 6 次随访（≥3 周的治疗）BPRS 总分≤18 也可判定为有效。在一项与安慰剂对比的短期疗效比较试验中，分别口服奥氮平及相同剂量的安慰剂，比较显示口服奥氮平 17.5mg/d 组与安慰剂组相比有显著差异，而服 2.5 mg/d 组无明显差异。与氟哌啶醇的对比试验中，对 BPRS 总分为 34 左右的患者研究表明，口服奥氮平 5～20 mg/d（n=1099）或氟哌啶醇 5～20 mg/d（n=514）后，可分别降低 BPRS 分数 33％及 23％（p<0.05），治疗有效率分别提高 52％及 34％（p<0.001），均

有显著差异[13]。服用奥氮平5～20 mg/d长达52周的长期疗效评价实验中，疗效明显比安慰剂及氟哌啶醇好，且能有效改善及提高患者的生活质量[14]。受试者服药后，电生理和正电子发射成像研究显示，奥氮平能够有效降低中脑边缘系统多巴胺能神经元的放电现象，同时在涉及运动功能的纹状体通路中则显示出很高的选择性，极少与纹状体多巴胺 D_2 受体结合，这种选择性使得奥氮平较少发生 EPS。

临床上服用奥氮平后主要不良反应为嗜睡、兴奋、虚弱、不安、敌对状态及偏执狂样反应，这些作用可能与它的精神病理作用有关。其他不良反应包括头痛、头晕、失眠、便秘、焦虑、口干及暂时性的转氨酶升高。与安慰剂相比，最易出现的症状是嗜睡（12%：39%）、便秘（6%：15%）及体重增加（0：12%）；与氟哌啶醇相比，奥氮平不良反应少，很少出现 EPS 等运动障碍。奥氮平可引起转氨酶（AST，ALT）的短暂升高，且呈剂量相关性，口服 12.5～17.5 mg/d 后，9.2%的患者在试验结束时有 ALT 的升高，但无其他肝毒性的报道，无患者出现粒细胞缺乏症[15]。

礼来公司从1980年发现苯并噻吩二氮䓬类化合物的特殊药理作用开始，历经15年研究与开发研制成功奥氮平，终于在1996年获得美国FDA的批准上市销售（商品名为 Zyprexa），礼来公司对奥氮平持有专利权至2011年。

11.3　奥氮平上市后的开发——从品牌药到仿制药

11.3.1　礼来公司奥氮平全产品链的开发

礼来公司的研究人员在奥氮平开发过程中发现，它对不同类型的精神疾病具有较好的预防和治疗效果，临床适应证包括：①用于治疗精神分裂症初始治疗有效患者的维持治疗；②用于治疗中、重度躁狂发作；③用于预防双相情感障碍的复发；④作为紧急治疗药用于治疗对其他药物已产生抵抗性的抑郁症患者。最近科研人员又发现了奥氮平的一些新适应证，如对由阿尔茨海默症[16]、帕金森症伴发的精神障碍[17]有治疗作用，此外还可用于抽动秽语综合征[18]的治疗。

根据不同的临床需求，礼来公司相继开发了多个奥氮平制剂产品，除了常规的片剂外，还有注射剂、缓释剂、口崩片等多个剂型的系列产品。如：

① 奥氮平肌肉注射剂（商品名：Zyprexa IntraMuscular)[19]，用于快速控制精神分裂症和双相躁狂患者急性躁动。临床数据显示，该注射剂可使医生快速和独立地解除病人的急性发作，而不会像普通注射剂可能会造成伤残的副作用。在3个随机双盲设安慰剂对照组研究中，评价了 Zyprexa IntraMuscular 对控制精神分裂症患者和双相躁狂患者躁动的疗效，在所有研究中疗效均优于安慰剂。

② 复方奥氮平/盐酸氟西汀胶囊（商品名：Symbyax)[20]，用于治疗双向性精神障碍引起的抑郁症发作。FDA 批准奥氮平与氟西汀联用治疗双相抑郁症及难治性抑郁症，很好地缓解了礼来公司氟西汀专利过期带来的市场压力。

③ 奥氮平注射用缓释悬浮液（Zyprexa Relprew）[21]，用于每2～4周肌肉内注射1次治疗成人精神分裂症。FDA主要依据一项对2045例精神分裂症患者进行的广泛临床试验数据作出上述 Zyprexa Relprew 批准决定。

④ 奥氮平口崩片（Zyprexa Zydis）[22]，口崩片使用脂溶性材料包被奥氮平冻干粉，在口腔中的平均崩解时间仅为16 s左右，2 min内即可完全消融，很好地避免了口服片剂在肝脏的"首关效应"。该剂型可方便地溶于水或饮料中供患者服用，对于治疗依从性差的患者具有明显优势，其快速崩解吸收的特性也有利于更快地控制兴奋激动症状，有望成为精神分裂症更佳的治疗选择。

⑤ 奥氮平长效注射剂（商品名 Zypadhera）[23]，这是一种由奥氮平和双羟萘酸形成的盐为活性物质开发成的一种创新制剂，能够将奥氮平的药效维持至4周。在一项为期24周的双盲药效维持研究实验中显示，长效奥氮平注射液的安全性记录与口服奥氮平一致。

根据不同的临床适应证和临床病人需求，礼来公司开发了多个不同剂型的奥氮平系列产品，形成了系列产品链的开发，极大地满足了不同病人的临床需求，同时也延长了产品的生命周期。

11.3.2　奥氮平仿制药的角逐

统计显示，礼来公司的奥氮平2001～2009年的全球销售额呈缓慢增长趋势（表11-6），这9年的平均销售额达到42亿美元以上，堪称"重磅炸弹"。奥氮平在中国的市场也非常巨大，于1999年进口到中国，并以商品名"再普乐"在全国上市销售，2003年在中国被《精神分裂症防治指南》列为一线用药。

表 11-6　礼来奥氮平产品在2001～2009年间全球销售额　　　　　　单位：亿美元

年　份	2001	2002	2003	2004	2005	2006	2007	2008	2009
销售额	30.8	36.9	42.7	44.2	42.0	43.6	47.6	46.9	49.1

美国礼来公司于1993年获得奥氮平的专利授权，该专利已于2011年到期，同时礼来公司还申请了一系列包括奥氮平及其中间体的制备工艺[24]、多晶型物[25]、溶剂化物[26]、盐型[27]、组合物[28]、新适应证[29]和新剂型[30]等的发明专利，形成了完整的奥氮平系列产品的专利保护壁垒，有效地稳固了奥氮平产品生命周期的延续。

礼来奥氮平产品巨大的市场份额和诱人的销售业绩吸引了众多的仿制药商，如以色列梯瓦制药（TEVA）[31]、印度瑞迪博士实验室有限公司（Dr. Reddy's，NASDAQ：RDY）[32]、华生制药[33]和中国的江苏豪森药业等数十家仿制药商在20世纪90年代就纷纷开始了对奥氮平仿制药的研发角逐。

2001年，江苏豪森药业和上海医药工业研究院获得奥氮平和奥氮平片新药证书和生产批件（商品名：欧兰宁），欧兰宁成为国内第一个获得国家正式批准生产的奥氮平片。随后，华生制药的原料药及其 5 mg 奥氮平片剂（商品名：悉敏）也获得原国家食品药品监督管理局批准生产上市销售。

2011 年，美国 FDA 批准了首个非专利奥氮平片和奥氮平口腔崩解片上市，用于治疗精神分裂症和双相情感障碍。在美国，以色列梯瓦制药在奥氮平 2.5 mg，5 mg，7.5 mg，10 mg 和 15 mg 片剂以及印度瑞迪博士实验室在奥氮平 20 mg 片剂上，都被授予拥有 180 天的市场独占权。2012 年，印度 Aurobindo 制药公司也获 FDA 批准生产及销售奥氮平片（Olanzapine tablets），剂量规格有：2.5 mg，5 mg，7.5 mg，15 mg 及 20 mg。

11. 3. 3   礼来公司与各仿制药商的专利纠纷

由于礼来公司拥有奥氮平的化合物发明专利，因此在发明专利权期限内仿制药商想分得奥氮平市场的一杯羹，必须越过礼来公司的层层专利壁垒，众多的仿制药商首先发起对礼来公司化合物专利的无效挑战。礼来公司凭借自身拥有的化合物专利权和制备工艺专利权，对仿制药商进行侵权诉讼，其中最值得研究的两个专利纠纷案例分别为美国 Ivax 公司下属的 Zenith Goldline 公司对礼来公司奥氮平专利提出的无效挑战以及江苏豪森药业应对礼来公司的侵权诉讼。

美国 Ivax 公司下属的 Zenith Goldline 公司首先发起对礼来公司奥氮平化合物发明专利的无效挑战，随后印度仿制药商 Dr Reddy's Laboratories 公司和以色列 Teva 制药公司也提出了相似的无效申请。这三家公司认为礼来公司奥氮平化合物专利无效，因为奥氮平和其他专利已经到期的药物结构非常相似，如礼来公司在 20 世纪 80 年代研究的一个治疗潜在精神分裂症的化学药氟甲氮平[34]（图 11-5）。这些仿制药商认为，任何有经验的科学人员都很容易发现奥

图 11-5   奥氮平和氟甲氮平的化学结构

氮平是来自于氟甲氮平及其他相关化合物，因此礼来公司的化合物专利应该属于公知技术。然而，礼来公司认为在奥氮平分子结构中并没有氟甲氮平中的氟原子，而科学家已经认定氟和氯在精神类药物结构中是一个至关重要的原子成分；同时奥氮平也表现出了不同于氟甲氮平的明显优势，副作用明显小于氟甲氮平。因此法官裁决，礼来的发现是具有创新性的，并且这种重要发现值得进行专利保护，法院认为奥氮平化合物专利理应属于礼来公司，这也是生物医药领域专利纠纷案中典型的"一个原子引起的创造性"的经典案例。

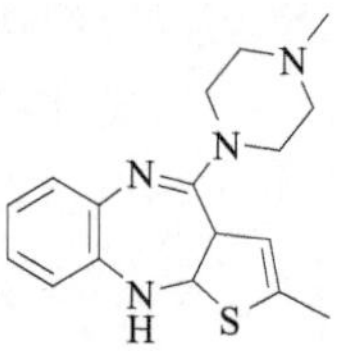

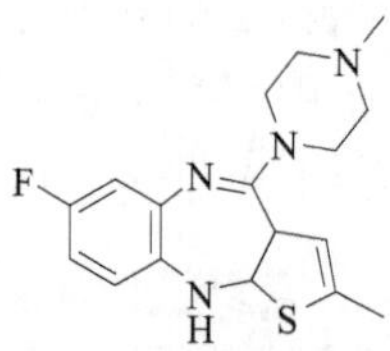

另一个关于奥氮平的专利纠纷来自礼来公司对江苏豪森药业对奥氮平专利的侵权诉讼。早在 2001 年江苏豪森药业即获得奥氮平原料及制剂的新药证书和生产批件，并准备生产上市销售。礼来公司凭借在中国的两项发明专利："91 专利"（CN91103346）[35] 和"96 专利"（CN96192775）[36] 提起对江苏豪森药业的侵权诉讼。江苏豪森药业首先对礼来公司的"96 专利"进行无效挑战，迫使礼来公司放

弃了该专利 10 项权利要求中的 9 项而获得该专利的部分权利得以保留；同时江苏豪森药业对于礼来公司指控的其合成工艺侵权进行了举证，认为其采用的合成方法和工艺路线与礼来公司的工艺完全不同（图 11-6）。江苏豪森药业认为其制备方法中将礼来制备工艺专利中的甲基哌嗪取代一步反应替换成了哌嗪取代和甲基化两步反应，并不是对礼来专利的等同替换；并且由于这种替换不仅降低了成本，而且还减少了过量甲基哌嗪的使用，更有利于环保要求，因此具有明显的创造性[37]。经过审理，法院判决江苏豪森药业的制备方法并未覆盖礼来公司"91专利"的全部技术特征，不构成侵权。虽然最终胜诉，诉前禁令措施解除，但是江苏豪森药业由于礼来公司的侵权诉讼导致国产奥氮平延迟 4 年时间上市，丧失了产品占领市场的最佳时机。这个案子是医药领域国内企业应对国际制药巨头专利侵权案胜诉的典型案例，同时也是一件"赢了官司却输了市场"的无奈胜诉。

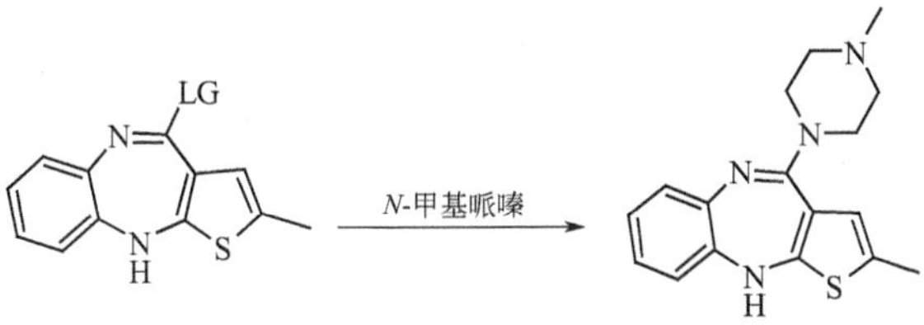

(a) 礼来公司奥氮平合成工艺

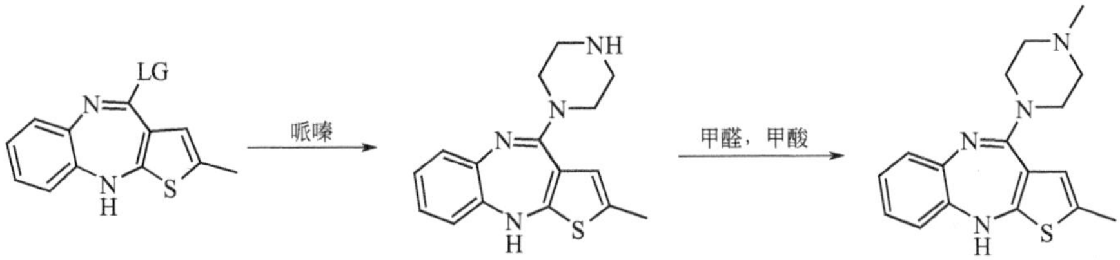

(b) 江苏豪森药业公司奥氮平合成工艺

图 11-6　礼来公司和江苏豪森药业公司的奥氮平合成工艺比较

11.4　奥氮平研发成功的启示

11.4.1　深入的基础研究是发现候选化合物的重要途径

礼来公司的科学家并没有局限于药物设计的经验规则，而是对苯并二氮䓬类化合物构效关系以及药理作用进行了深入的研究，在已经取得氟甲氮平成功的基础上，继续挖掘其中具有独特作用机制的化合物，最终才突破性地发现了具有较小 EPS 副作用的候选化合物 LY170053，即奥氮平。

因此，中国的企业创新药物研发或许可以借鉴奥氮平的研发思路，瞄准国际上进入临床研究的候选药物，寻找和发现这些药物潜在的不良反应或者是部分未被满足的临床需求，快速跟进学习和能力提升，设计和发现能够克服这些潜在问题的新一代药物，真正做到站在巨人的肩膀上发现"me better"药物；而非简单地只从结构新颖性上获得专利保护，并没有对竞争对手的在研药物具有实际意义上的突破，最终导致中国创新药物研发步入"低水平重复创新"和"高投入仿制"的怪圈。

11.4.2 知识产权是体现企业研发价值的核心保障

知识产权在生物医药领域被认为是一把可攻可防的双刃剑，攻可以主动出击，打击竞争对手的侵权行为或者对竞争对手的专利进行无效诉讼；防可以保护企业自身权利，形成稳固的专利壁垒，防止竞争对手轻易地简单模仿和替换。国产奥氮平的曲折上市使大家认识到知识产权对于体现医药企业研发价值重要性的同时，也促使大家对国内企业的研发创新程度进行反思。

因此，奥氮平产品的研发成功使人们认识到：①国内生物医药企业应该加大研发投入，加大原创性项目的研发力度，努力使知识产权成为推动企业发展的源动力；②中国的知识产权法规应该不断完善，努力做到与国际法规接轨，在保护国内企业研发成果的同时也促使国内企业展开国际竞争，真正体现研发成果的核心价值。

11.4.3 产品链开发是提高企业市场竞争力的有效途径

礼来奥氮平研究开发过程历时 16 年（1980—1996），整个研发过程耗资 17 亿美元，在全球受到广泛好评并屡获殊荣，但是在一系列光环背后，礼来公司同样面临来自竞争者的专利挑战和奥氮平发明专利有限的保护期限的压力。礼来公司从病人的临床需求出发，不断拓展奥氮平新适应证，开发系列奥氮平产品，不仅有效延长了奥氮平产品的生命周期，提高企业在精神病治疗药物领域的核心竞争力，而且通过系列产品链的开发扩大了奥氮平产品的市场占有率，成功缓解了奥氮平专利到期带来的市场压力。

参考文献

[1] De Oliveira I R，Juruena M F. Treatment of psychosis：30 years of progress. J Clin Pharm Ther，2006，31：523-534.

[2] 刘慧芳，付伟，金国章. 非经典抗精神病药作用机制及药物发现展望. 中国药理学与毒理学杂志，2008，22，470-476.

[3] Tehan B G，Lloyd E J，Wong M G. Molecular field analysis of Clozapine analogs in the development of a pharmacophore model of antipsychotie drug action. J Mol Graph Model，2001，19：417-426.

[4] Jiban K C，Terrence M H，Ian A P，David J S. Synthesis and pharmacologi cal evaluation of CNS activities of [1，2，3] triazolo [4，5-*b*] [1，5] -，imidazolo [4，5-*b*] [1，5] -，and pyrido [2，3-*b*] [1，5] benzodiazepines，10-piperazinyl-4*H*-1，2，3-triazolo，[5-*b*] [1，5] - benzodiazepines with neuroleptic activity. J Med Chem，1989，32：2375-2381.

[5] Jiban K C，Terrence M H，Ian A P，Nicholas C T. Synthesis and pharmaco- logical evaluation of a series of 4-piperazinylpyrazolo [3，4-*b*] - and- [4，3-*b*] [1，5] - benzodiazepines as potential anxiolytics. J Med Chem，1989，32：2573-2582.

［6］Jiban K C，John F，Norman J A，Linda H，Ian A P，Colin W S，David J S，David E T，Francesca C W. 10-Piperazinyl-4H-thieno ［3，2-b］［1，5］- and- ［3，4-b］［1，5］benzodiazepines as potential neuroleptics. J Med Chem，1980，23：884-889.

［7］Jiban K C，Linda H，Terrence M H，Ian A P，David E T，Francesca C W. 4-Piperazinyl-10H-thieno ［2，3-b］［1，5］benzodiazepines as potential neuroleptics. J Med Chem，1980，23：878-884.

［8］Jiban K C，Terrence M H，Sarah E M，Ian A P，David M R，Francesca C R，Susan W，Michael C，Noel D J. Effects of conformationally restricted 4- piperazinyl-10H-thienobenzodiazepine neuoleptics on central dopaminergic and cholinergic systems. J Med Chem，1982，25：1133-1140.

［9］Javier F，Jose M A，Jose I A，Jose M C，Adolfo D，Laura T，Pilar G，Anton M，Victor K S，Andres A T. Discovery of new tetracyclic tetrahydrofuran derivatives as potential broad-spectrum psychotropic agents. J Med Chem，2005，48：1709-1712.

［10］David O C，John F，Terrence M H，Nicholas A M，David E T. The synthesis and biological activity of some known and putative metabolites of the atypical antipsychotic agent：Olanzapine (LY170053). Bioorg Med Chem Lett，1997，7：25-30.

［11］Baldwin D S，Montgomery S A. First clinical experience with olanzapine（LY 170053）：results of an open-label safety and dose-ranging study in patients with schizophrenia. Int Clin Psychopharmacol，1995，10：239-44.

［12］Fulton B，Goa K L. Olanzapine：a review of its pharmacological properties and therapeutic efficacy in the management of schizophrenia and related psychoses. Drugs，1997，53：281-98.

［13］Rankin E D，Layne R D. The use of Olanzapine in the treatment of negative symptoms in Alzheimer's disease. J Neuropsych Clin Neurosc，2005，17：423-424.

［14］Breier A，Sutton V K，Feldman P D，Kadam D L，Ferchland I，Wright P，Friedman J H. Olanzapine in the treatment of dopamimetic-induced psychosis in patients with parkinson's disease. Biol Psychiatry，2002，52：438-445.

［15］Budman C L，Gayer A，Lesser M，Shi Q H，Brun R D. An open-label study of the treatment efficacy of Olanzapine for tourette's disorder. J Clin Psychiatry，2001，62：290-294.

［16］Beasley J CM，Tollefson G，Tran P. Olanzapine versus placebo and haloperidol：acute phase results of the North American doubte-blind Olanzapine trial. Neuropsychopharmacology，1996，14：111-123.

［17］Tran P V，Tollefson G D，Sanger T M，Lu Y，Berg P H，Beasley CM Jr. Olanzapine versus haloperidol in the treatment of schizoaffective disorder acute and long-term therapy. Br J Psychiatry，1999，174：15-22.

［18］Lieberman J A，Tollefson G，Tohen M，Green A，Gur R，Kahn R，McEvoy J，Perkins D，Sharma T，Zipursky R，Wei H，Hamer R M. Comparative efficacy and safety of atypical and conventional antipsychotic drugs in first-episode psychosis：a randomized，double-blind trial of Olanzapine versus haloperidol. Am J Psychiatry，2003，160：1396-404.

［19］MacDonald K，Wilson M，Minassian A，Vilke G M，Becker O，Tallian K，Cobb P，Perez R，Galangue B，Feifel D. A naturalistic study of intramuscular Haloperidol versus intramuscular Olanzapine for the management of acute agitation. J Clin Psychopharmacol，2012，32：317-22.

［20］Citrome L. Olanzapine-fluoxetine combination for the treatment of bipolar depression. Expert Opin Pharmacother，2011，12：2751-2758.

［21］McDonnell D P，Detke H C，Bergstrom R F，Kothare P，Johnson J，Stickelmeyer M，Sanchez-Felix M V，Sorsaburu S，Mitchell M I. Post-injection delirium/sedation syndrome in patients with schizophrenia treated with Olanzapine long-acting injection Ⅱ：investigations of mechanism. BMC Psychiatry，2010，10：10-45.

［22］ Cecchi C，Canonico P L. Pharmaceutical formulations and adherence to pharmacological treatment in psychiatry: the example of oral disintegrating tablet of Olanzapine. Riv Psichiatr，2012，47: 30-39.

［23］ Frampton J E. Olanzapine long-acting injection: a review of its use in the treatment of schizophrenia. Drugs，2010，70: 2289-2313.

［24］ Jiban K C，Terrence M H，David E T. 2-Methyl-thieno-benzodiazepine. US 5229382，1993.

［25］ Bunnell C A，Hendriksen B A，Larsen S D. Olanzapine polymorph crystal form pharmaceutical. US 5736541A，1998.

［26］ Larsen S D. Solvate of olanzapine. US 5637584A，1995.

［27］ Bush J K. Olanzapine pamoate dehydrate. WO 2006073886A1，2006.

［28］ Beasley C M，Tollefson G D. Pharmaceutical compositions for treating bipolar disorder containing olanzapine. WO9733577A1，1997.

［29］ Van Tran P. Olanzapine for treating insomnia. US 5744470A，1997.

［30］ Bunnell C A，Ferguson T H，Hendriksen B A，Sanchez-Felix M V，Tupper D E. 2-Methylthienobenzodiazepine formulation. WO 2000018408A1，2000.

［31］ Dolitzky B Z，Aronhime J，Diller D. Novel crystal forms of Olanzapine，methods for their preparation and method for their preparation of known Olanzapine crystal forms. WO 2004058773A1，2004.

［32］ Koprowski R，Reguri B R，Chakka R. Process for preparation of hydrates of olanzapine and their conversion into crystalline forms of olanzapine. WO 2002018390A1，2002.

［33］ Wang Z Y. 2-Methyl-thieno-benzodiazepine process. WO 2004094390A1，2004.

［34］ Fuller R W，Mason N R. Flumezapine，an antagonist of central dopamine and serotonin receptors. Res Commun Chem Pathol Pharmacol，1986，54: 23-34.

［35］ 杰本 K 查克拉巴蒂，特伦斯 M 霍滕，戴维 E 塔珀. 制备一种噻吩并苯并二氮䓬化合物的方法、ZL91103346. 7，1991.

［36］ C A 布内尔，B A 亨里森，S D 拉尔森. 2-甲基-噻吩并苯并二氮杂䓬的结晶形式及制备方法. ZL96192775. 5，1996.

［37］ 岑均达，钟慧娟. 一种制备奥氮平的方法. CN 1420117A，2001.

第12章

吡格列酮（Pioglitazone）

凌晨雨　杨玉社

吡格列酮研发大事记

1980 年	日本武田制药公司报道了一类具有噻唑烷-2，4-二酮基本结构的化合物能降低糖尿病小鼠的血糖水平
1987 年	日本武田制药公司获得吡格列酮化合物专利
1988 年	日本武田制药公司获得吡格列酮制备工艺专利
1995 年	噻唑烷二酮类药物被发现是 PPARγ 的高亲和力激动剂
1998 年	武田制药和礼来公司达成共同开发吡格列酮的商业协议
1999 年	吡格列酮通过美国 FDA 批准用于治疗 II 型糖尿病
1999 年	吡格列酮（Actos）先后在美国和日本上市
2004 年	吡格列酮（Actos）在中国上市
2005 年	武田制药的吡格列酮/速释型二甲双胍复方制剂（Competact）在美国获得 FDA 批准上市
2006 年	吡格列酮/速释型二甲双胍复方制剂（Competact）获得欧洲药品管理局批准上市
2006 年	武田制药在美国推出吡格列酮/格列美脲复方制剂（Duetact）
2007 年	武田制药应 FDA 要求对吡格列酮添加黑框警告，提示其存在增加充血性心脏衰竭的风险
2010 年	吡格列酮/缓释型二甲双胍复方制剂（Actoplus Met XR）在美国和日本相继上市
2010 年	吡格列酮口腔崩解片（Actos OD）在日本上市
2011 年	吡格列酮在美国、欧洲以及日本的专利权相继到期
2011 年	复方阿格列汀/盐酸吡格列酮片（Liovel）在日本上市

12.1 糖尿病和现有治疗药物[1~5]

糖尿病（Diabetes Mellitus，DM）是由于体内胰岛素绝对不足或相对不足所引起的以慢性高血糖为主要特征，合并脂肪和蛋白质代谢紊乱的综合征。随着糖尿病病程的延长，患者易并发心、脑、肾、视网膜及神经系统慢性进行性病变。2000 年，世界范围内约有 1.7 亿人患有糖尿病，到 2030 年，糖尿病患者预计将达到 3.7 亿。糖尿病引发多种并发症，严重影响患者的生命健康和生活质量。长期的血糖升高导致糖尿病患者微血管损伤，并引起外周神经损伤、视网膜病变、糖尿病肾病等。糖尿病及其并发症导致高昂的治疗费用，2002 年全球用于糖尿病治疗的直接和间接费用就高达 1300 多亿美元。

世界卫生组织（WHO）于 1999 年将糖尿病分为 I 型和 II 型糖尿病、其他特殊糖尿病及妊娠糖尿病 4 类。其中 I 型糖尿病是一种自身免疫系统疾病，表现为胰岛 β 细胞分泌胰岛素的功能受损，体内胰岛素绝对缺乏。II 型糖尿病又称为非胰岛素依赖型糖尿病，是由组织细胞的胰岛素抵抗、胰岛 β 细胞功能衰退和其他多种原因引起的。在糖尿病患者中，II 型糖尿病约占 90%。目前，糖尿病的发病机制尚未完全阐明，通常认为其发病是遗传因素和环境因素共同作用的结果。

对于糖尿病至今无根治措施，现有治疗方法为对症治疗，目的是将血糖恢复到正常或比较理想的水平，减少并发症的发生，提高患者的生命质量。现今糖尿病的基本治疗措施包括饮食控制、运动和药物治疗，并以药物治疗占主要地位。其中，Ⅰ型糖尿病的治疗主要是通过注射胰岛素或其类似物，而Ⅱ型糖尿病患者不需要依靠胰岛素，可以使用口服降糖药物来控制血糖。目前治疗Ⅱ型糖尿病的药物主要有，二甲双胍、磺酰脲类胰岛素分泌促进剂、噻唑烷二酮类（thia zoline diones，TZDs）胰岛素增敏剂、α -葡萄糖苷酶抑制剂以及二肽基肽酶抑制剂等。

12.2 噻唑烷二酮类胰岛素增敏剂[6,7]

　　噻唑烷二酮类胰岛素增敏剂是 20 世纪 80 年代初期研制成功的一类新型口服降糖药。该类药物是过氧化物酶体增殖因子活化受体γ（peroxisome proliferators activated receptor γ，PPAR γ）的选择性高效激动剂，通过与 PPAR γ核受体结合，激活受体，进而启动多个基因编码蛋白的表达，从而改善Ⅱ型糖尿病患者的胰岛素抵抗。该类药物直接针对糖尿病患者的胰岛素抵抗，增加外周组织对胰岛素的敏感性以及对葡萄糖的摄取和利用，抑制肝糖输出，降低患者的血糖水平而不引起低血糖，表现出良好的临床治疗效果。近年来研究发现，TZDs 除具有上述作用外，在降血压、调节脂质代谢、抑制炎症反应、抗动脉粥样硬化和对肾脏的保护等方面亦有一定作用。

　　最早开发的噻唑烷二酮类药物环格列酮（**1**，Ciglitazone）和恩格列酮（**2**，Englitazone）因药效较低，并有严重的不良反应未能进入市场。日本三共制药开发的曲格列酮（**3**，Troglitazone）作为 FDA 批准的首个噻唑烷二酮类药物，于 1997 年在美国和日本上市，但由于其严重的肝毒性，2000 年 3 月在美国和日本撤市。目前临床使用的噻唑烷二酮类药物有日本武田公司研制的盐酸吡格列酮（**4**，Pioglitazone）和史克必成公司研制的马来酸罗格列酮（**5**，Rosiglitazone）。

环格列酮(**1**)　　　　　　　　恩格列酮(**2**)

曲格列酮(**3**)　　　　　　　　吡格列酮(**4**)

罗格列酮(**5**)

12.3 吡格列酮的发现[8]

吡格列酮是由日本武田制药公司研制成功，并由武田制药和美国礼来公司共同开发的噻唑烷二酮类胰岛素增敏剂，于 1999 年 7 月 15 日获得美国 FDA 批准，1999 年 8 月在美国上市，同年 12 月在日本上市，2000 年通过集中审批程序在欧盟获准上市。目前该药品已在全球 100 多个国家销售和使用，并于 2004 年获准在我国进口。盐酸吡格列酮商品名为 "Actos"，有 15mg、30mg 和 45mg 三种片剂，每天一次口服给药。吡格列酮可改善糖尿病患者的胰岛素抵抗，有效控制体内血糖水平，并改善患者的脂类代谢状况，降低甘油三酯水平，增加高密度脂蛋白胆固醇，但不改变低密度脂蛋白和总胆固醇水平。2006 年，Actos 全球销售额达 30.5 亿美元，2010 年为 44.3 亿美元。

12.3.1 苗头化合物 AL-294 的发现和早期构效关系研究[9~12]

早在 20 世纪 60 年代初，日本武田制药公司就开始了对肥胖及相关疾病的基础研究工作。当时武田制药的科研人员致力于建立新的糖尿病动物模型，并成功地建立起具有胰岛素抵抗、肥胖、高血糖、高甘油三酯和高胰岛素血症等特征的遗传性肥胖和糖尿病啮齿动物模型，即黄色 KK 小鼠和 Wistar 肥胖大鼠。糖尿病动物模型的建立使得研究人员可以进行新型降脂药物和降糖药物的体内筛选实验，并为吡格列酮的成功开发奠定了基础。

1975 年，武田制药的研究人员在对降脂药物氯贝丁酯（**6**，Clofibrate）进行结构改造时，合成了 71 个衍生物，他们意外地发现化合物 AL-294（**7**）在黄色 KK 小鼠模型上不仅能有效降低血浆胆固醇和甘油三酯水平，还表现出降糖作用（图 12-1）。当在饲料中添加 0.005%~0.1% 的 AL-294 时，血糖水平能够降低 18%~41%。

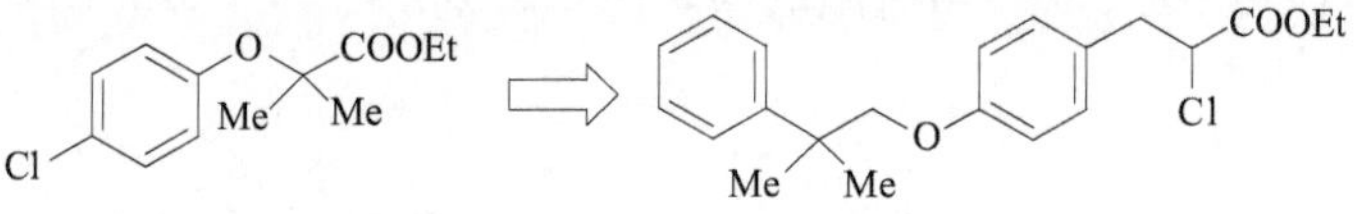

氯贝丁酯(**6**)　　　　　　　　AL-294(**7**)

图 12-1　从氯贝丁酯到化合物 AL-294

由于 α-氯代羧酸被认为是该类分子中 α-氯代羧酸酯的活性形式，最早的衍生化集中在对 α-氯代羧酸酯的替换，主要是引入各种杂环电子等排体和其他酸性基团。当用硫脲将 AL-294 中的 α-氯代羧酸酯环化，然后水解，便得到了第一个具有噻唑烷-2,4-二酮特殊结构的化合物 AL-321（**8**）（图 12-2）。

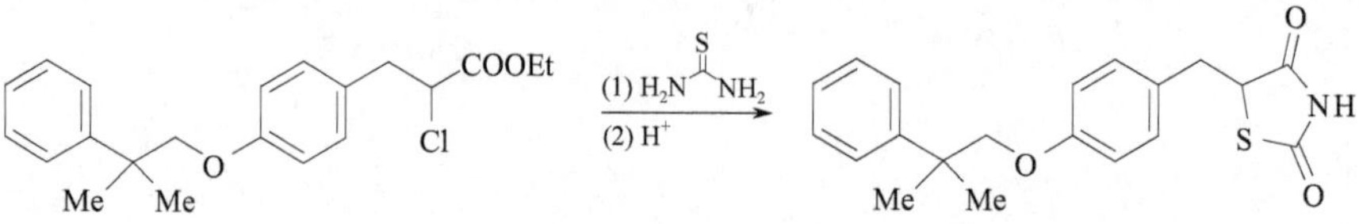

AL-294(**7**)　　　　　　　　　　　　　　AL-321(**8**)

图 12-2　AL-321 的合成

　　表 12-1 列出了早期结构改造的衍生物和活性数据，从中可以看出，和 AL-294 相比，AL-321 降低 KK 小鼠血浆甘油三酯的能力有所降低，但降血糖作用却有一定的提高。而将噻唑烷 2，4-二酮的 1 位硫原子用氮原子或氧原子替换（化合物 **15** 和 **16**），以及插入碳原子形成 6 元环类似物（化合物 **18**～**20**），其降糖和降脂作用大大减弱或消失。AL-321 的 N -甲基化类似物 **13** 活性完全丧失，显示具有酸性的噻唑烷 2，4-二酮结构对保持活性极为重要。由此推测化合物 **12** 和 **14** 具有一定的降糖作用可能是由于其在体内易代谢生成化合物 AL-321。

表 12-1 对 AL-294 中 α-氯代羧酸的改造和活性数据

（通式结构：苯基-C(Me)(Me)-CH₂-O-苯基-CH₂R）

化合物	R	降糖活性	降脂活性[①]	化合物	R	降糖活性	降脂活性[①]
7	—CHCOOEt, Cl （AL-294）	2	4	14	（噻唑烷酮类）	2	0
9	—CHCOOEt, SH	2	0	15	（咪唑烷二酮类）	0	0
10[②]	—CHCOOH, SCH₂CH₂NH₂	1	0	16	（噁唑烷二酮类）	1	1
11[③]	（氨基噻唑类）	0	0	17	（噻唑烷酮类）	1	1
12	（亚氨基噻唑烷酮类）	2	1	18	（六元噻嗪酮类）	0	0
8	（噻唑烷二酮）（AL-321）	3	3	19	（六元噻嗪二酮类）	0	0
13	（N-CH₃ 噻唑烷二酮类）	0	0	20	（六元环二酮类）	0	0

　　① 相对对照组，给药量为饲料的 0.1％（质量分数）时，KK 小鼠血糖和血浆甘油三酯的最大降低百分数；降低 70％～89％=4，降低 50％～69％=3，降低 30％～49％=2，降低 10％～29％=1，降低小于 9％=0。

　　② 草酸半水合物。

　　③ 一水合物。

12.3.2 进一步结构优化和环格列酮的发现[13~15]

在 AL-321 的基础上，武田制药合成了超过 100 个 5 位取代的噻唑烷 2，4-二酮衍生物，以遗传性肥胖和糖尿病 KK 小鼠为模型对化合物进行降血糖和降低甘油三酯的活性评价，深入研究了该类化合物的构效关系。

武田制药的研究者首先对 AL-321 分子中末端苯环上的取代基进行变换，合成的大部分化合物均有较好的降糖和降脂作用。构效关系表明，苯乙基侧链上的偕二甲基并非保持活性所必须，去除后化合物活性略有增加，而在苯环上引入烷基或烷氧基取代对活性的影响并不明显（表 12-2）。

表 12-2　AL-321 中苯环取代基的变换和活性数据

化合物	L	R^1	R^2	R^3	降糖活性[1]	降脂活性[1]	化合物	L	R^1	R^2	R^3	降糖活性[1]	降脂活性[1]
8 (AL-321)	Me	H	H	H	3	3	27	H	H	H	H	3	4
21	Me	4-Me	H	H	2	2	28	H	4-Me	H	H	3	2
22	Me	2-MeO	H	H	3	2	29	H	2-MeO	H	H	3	4
23	Me	3-MeO	H	H	3	2	30	H	3,4-OCH$_2$O	H	H	3	3
24	Me	4-MeO	H	H	1	2	31	H	4-MeO	H	H	3	3
25	Me	4-Et	H	H	3	1	32	H	4-Et	H	H	3	2
26	Me	4-EtO	H	H	3	3	33	H	4-EtO	H	H	3	4

① 相对对照组，给药量为饲料的 0.1%（质量分数）时，KK 小鼠血糖和血浆甘油三酯的最大降低百分数：降低 70%~89%＝4，降低 50%~69%＝3，降低 30%~49%＝2，降低 10%~29%＝1，降低小于 9%＝0。

随后，他们改变分子中两个苯环间的距离，发现含 2 个碳原子的连接单元活性最好（表 12-3）。

表 12-3　AL-321 中连接基团的变换和活性数据

化合物	R	X	降糖活性[1]	降脂活性[1]	化合物	R	X	降糖活性[1]	降脂活性[1]
34	H	—	1	1	8	H	—C(Me)$_2$CH$_2$—	3	3
35	H	—(CH$_2$)$_2$—	3	4	40	H	（环戊基）CH$_2$	3	1
36	H	—(CH$_2$)$_3$—	2	1	41	3-Cl	—	2	1
37	H	—(CH$_2$)$_4$—	2	1	42	2-Cl	—CH$_2$—	3	2
38	H	—CH(Me)CH$_2$—	3	2	43	4-Cl	—CH$_2$—	2	2
39	H	—CH$_2$CH(Me)—	3	3	44, 45	3-MeO, 4-MeO	—CH$_2$—	1	1

① 见表 12-2 注。

在表 12-2 和表 12-3 所示的化合物中 **27**、**29**、**33** 具有比 AL-321 更好的降糖和降脂活性，但是毒性研究发现，高剂量或长期服用这些化合物会引起小鼠肝脏相对重量的增加和肝脏脂肪含量的增加，提示这类化合物具有潜在的肝脏毒性。由此，武田继续对 AL-321 进行结构优化，当用不同的脂肪族烷基代替化合物 **27** 中的苯乙基，得到的一系列化合物不仅保持了较好的降糖活性，同时肝脏副作用大大降低（表 12-4）。特别是 ADD-3878（化合物 **52**）表现出极好的降糖作用和较低的毒性。此外，用极性略为增加的芳杂环或氨基烷基代替苯基烷基或脂肪族烷基所得到的化合物中，也有部分化合物活性较好，如化合物 **56～61**（表 12-5），但是这些化合物会引起小鼠体重增加和褐色脂肪重量的增加。而化合物 **63**、**64** 虽然也有较好的活性，但是仍有一定的副作用。

表 12-4 脂肪族烷基替代末端苯环的衍生物和活性数据

化 合 物	A	降糖活性①	降脂活性①	化 合 物	A	降糖活性①	降脂活性①
46	t-BuCH$_2$—	2	3	51	环己基(CH$_2$)$_2$	2	2
47	i-PrCH$_2$—	1	1	52 (ADD-3878)	环己基C(Me)(CH$_2$)—	3	2
48	环丙基CH$_2$—	3	1	53	环己基C(Et)(CH$_2$)—	2	2
49	环己基—	1	1	54	环己基C(Pr)(CH$_2$)—	3	2
50	环己基CH$_2$—	2	3	55	环戊基C(Me)(CH$_2$)—	3	2

① 见表 12-2 注。

表 12-5 芳香杂环和含氮基团替代苯环的衍生物和活性数据

化合物	A	降糖活性①	降脂活性①	化合物	A	降糖活性①	降脂活性①
56	吡啶基CH$_2$—	3	3	58	吡啶基CH$_2$CH$_2$—	3	2
57	吡啶基CH$_2$CH$_2$—	3	2	59	甲基吡啶基CH$_2$CH$_2$—	3	4

续表

化合物	A	降糖活性[①]	降脂活性[①]	化合物	A	降糖活性[①]	降脂活性[①]
60	（噻吩）S—CH₂CH₂—	3	2	63	（吡咯烷）N—CH₂CH₂—	3	3
61	（噻唑 Me）N,S—CH₂CH₂—	3	3	64	（哌啶）N—CH₂CH₂—	3	4
62	（吡咯烷 NH）—CH₂—	1	1	65	Me—N（哌嗪）N—CH₂CH₂—	1	1

① 见表 12-2 注。

综合考虑化合物的降糖降脂活性和毒性，武田制药将化合物 ADD-3878 命名为环格列酮，并作为候选药物于 1981 年进入临床研究。

环格列酮在噻唑烷 2，4-二酮环的 5 位有一个手性中心，武田公司的研究者成功地拆分出 2 个光学异构体，经比较后发现 2 个异构体在黄色 KK 小鼠模型中具有相当的体内降血糖活性。他们推测这 2 个异构体在体内会发生消旋化。事实上，随后有研究者用氘标记噻唑烷 2，4-二酮环 5 位的手性中心，在猴子和狗体内进行试验，给药后用 GC/MS 分析血浆样品，发现给药后数分钟内 5 位即发生了消旋化，证明了武田的这一推测。故后来开发的噻唑烷二酮类药物 5 位均不具有手性。

当在食物中添加 95mg/kg 的环格列酮饲养 KK 小鼠 4 天后，其血糖水平下降了 43%。在 ob/ob 小鼠模型中，给药量为 100mg/（kg·d），实验第二天小鼠血糖水平即由 442mg/dL 降至 191mg/dL。在 db/db 小鼠中也观察到相似的作用。在这 3 个动物模型中，血糖的降低并非通过胰岛素分泌的增加而实现。事实上，对于这些具有高胰岛素血症的小鼠，环格列酮降低了其血浆的胰岛素水平，表明环格列酮能增强组织对胰岛素的敏感性。同时，环格列酮对胰岛素绝对缺乏的糖尿病动物的血糖没有影响。这些特点说明环格列酮及其类似物与磺酰脲类胰岛素分泌促进剂和双胍类药物可能具有不同的作用机制。

虽然在各种动物模型中，环格列酮表现出很好的降血糖作用和较低的毒副反应，但在临床研究中，环格列酮未能达到预期的治疗效果，武田公司最终停止了对其的开发。

12.3.3 从环格列酮到吡格列酮[9,14,16,17]

在环格列酮开发失败后，武田公司认识到需要寻找活性更好的化合物，他们对之前合成的化合物重新进行筛选，以活性增强为目的开展结构优化，同时还研究了环格列酮的代谢产物。由于用吡啶替换苯环的化合物（化合物 56~59）具有较高的活性，他们对侧链为吡啶取代的衍生物进行了细致的药理学研究，结果如表 12-6 所示。化合物 66 为环格列酮在人体内的主要代谢产物，其活性高于环格列酮，化合物 58 的活性比环格列酮高 5~10 倍，而将吡啶氮原子移到间位和对位

所得的化合物 **57** 和 **67** 活性降低，在吡啶环适当位置引入烷基取代能保持活性，在乙氧基侧链上引入羟基或羟甲基，活性略有提高。表 12-7 为以 100mg/（kg·d）的剂量对小鼠喂食化合物 2 周后，小鼠肝脏重量、心脏重量和红细胞数目的相对改变值。在对化合物的活性和毒性做出慎重评价后，武田公司选择了 AD-4833（化合物 **72**）作为候选药物进行临床研究，AD-4833 即为后来上市的吡格列酮。事实上，在吡格列酮之后，武田公司还有后续的结构改造研究，亦有化合物在动物模型上表现出优于吡格列酮的降糖和降脂作用，但是这些化合物并未继续开发[18,19]。

表 12-6　吡啶替代苯环的衍生物和活性数据

化合物	A	ED$_{25}$/[mg/(kg·天)]① 降糖活性	降脂活性	化合物	A	ED$_{25}$/[mg/(kg·天)]① 降糖活性	降脂活性
52	(ADD-3878) 环己基-Me-CH$_2$-	31.0	25.0	69	Me-吡啶-CH$_2$CH$_2$-	20	20
66	HO-环己基-Me-CH$_2$-	7.0	8.0	70	Me-吡啶-CH$_2$CH$_2$-	20	20
58	2-吡啶-CH$_2$CH$_2$-	4.9	3.8	71	Me-吡啶-CH$_2$CH$_2$-	20	20
57	3-吡啶-CH$_2$CH$_2$-	10	30	72	(AD-4833) Et-吡啶-CH$_2$CH$_2$-	6.0	6.0
67	4-吡啶-CH$_2$CH$_2$-	>50	>50	73	Et-吡啶-CHCH$_2$- / CH$_2$OH	5.0	5.0
56	3-吡啶-CH$_2$-	>50	>50	74	2-吡啶-CHCH$_2$- / OH	3.0	2.7
68	Me-吡啶-CH$_2$-	30	25	75	Me,Me-吡啶-CHCH$_2$- / OH	4.2	5.0
59	Me-吡啶-CH$_2$CH$_2$-	4.0	3.0	76	HO-吡啶-CH$_2$CH$_2$-	50	50

① 使血糖、血浆甘油三酯水平降低 25% 的有效剂量，由三个剂量下的剂量效应曲线估计。

表 12-7   吡啶环衍生物的毒性数据

| 化 合 物 | A | 两周毒性（小鼠）[①]/% | | | | | |
| | | 肝脏重量 | | 心脏重量 | | 红细胞数目 | |
		雄性	雌性	雄性	雌性	雄性	雌性
52	（环格列酮）	+6.6	+10.8	+13.4	+4.0	+3.5	−0.2
59		+3.8	+10.7	+19.9	+17.8	−2.9	−8.8
69		+1.3	−1.2	+7.2	+3.0	−4.2	−6.0
70		+8.8	+8.4	+3.3	+7.3	−3.7	−2.5
71		−2.3	+6.6	+10.9	+9.8	−8.7	−7.0
72	（AD-4833吡格列酮）	−0.7	−3.5	+0.9	−3.9	−3.4	−0.7

① 相对于空白制剂组，小鼠肝脏重量、心脏重量和红细胞数目改变的百分比。

12.3.4 吡格列酮的合成[20～22]

吡格列酮盐酸盐的合成方法文献报道较多，现选取 3 条具有代表性的路线叙述如下。图 12-3 中最右侧的路线为武田制药公司在其 1988 年专利中公开的[23]。以 2-羟乙基-5-乙基吡啶为起始原料，首先和甲烷磺酰氯或对甲苯磺酰氯生成甲磺酸-2-（5-乙基吡啶-2-基）乙酯或对甲苯磺酸-2-（5-乙基吡啶-2-基）乙酯 **77**，然后和对羟基苯甲醛反应得 4-[2-（5-乙基吡啶-2-基）乙氧基]苯甲醛 **78**，2，4-噻唑烷二酮和 **78** 在乙醇中哌啶催化下，发生 Knoevenagel 缩合反应，得到 5-[4-[2-（5-乙基-2-吡啶基）乙氧基]-苯亚甲基]-2，4-噻唑烷二酮 **79**，**79** 经钯碳催化氢化，或者在硼氢化钠和氯化钴作用下，还原得到吡格列酮[24]。此方法在最后一步催化氢化，温度 110℃，压力需 50kgf/cm² （1kgf/cm²＝98.0665kPa），收率 66%，杂质较多，需进一步纯化。用氯化钴等配位钴盐还原 **79**，虽可避免钯碳催化还原的高温高压条件，产率较好，但后处理较为繁琐，需分离钴盐。同时第二步磺酸酯和对羟基苯甲醛反应的溶剂为氯代烷烃、醚、水、乙酸乙酯、DMF 或混合溶剂，在碱存在下，反应在非水相有机溶剂中进行，需 25～30h，且侧链有消除的副反应，影响收率和产品纯度。

图 12-3 中最左侧的路线是先连接片段再构建噻唑烷二酮环[25]。同样是以 2-羟乙基-5-乙基吡啶为起始原料，首先与对氟硝基苯在氢化钠作用下，DMF 或 THF 中反应得到 2-［2-（4-硝基苯氧基）乙基］-5-乙基吡啶 **80**，收率 63%。**80** 经钯碳催化氢化或者用铁粉还原得 4-［2-（5-乙基-2-吡啶基）乙氧基］苯胺 **81**，**81** 在氢溴酸水溶液中经重氮化后，在氧化亚铜催化下，与丙烯酸甲酯发生 Meerweinarylation 反应得 3-［4-［2-（5-乙基-2-吡啶基）乙氧基］苯基］-2-溴丙酸甲酯 **82**，**82** 与硫脲在甲醇或异丙醇中，80～100℃反应得 5-［4-［2-（5-乙基-2-吡啶基）乙氧基］苄基-2-亚胺基］-噻唑烷二酮 **83**，收率 52%。**83** 在盐酸作用下水解，得吡格列酮盐酸盐，收率 79%。此方法中 **82** 可不经分离直接与硫脲缩合得到化合物 **83**，**83** 可不经分离直接酸水解得到吡格列酮盐酸盐。此方法步骤较多，合成中使用了易燃易爆的氢化钠，且水解步骤制备吡格列酮杂质较多，不易纯化。

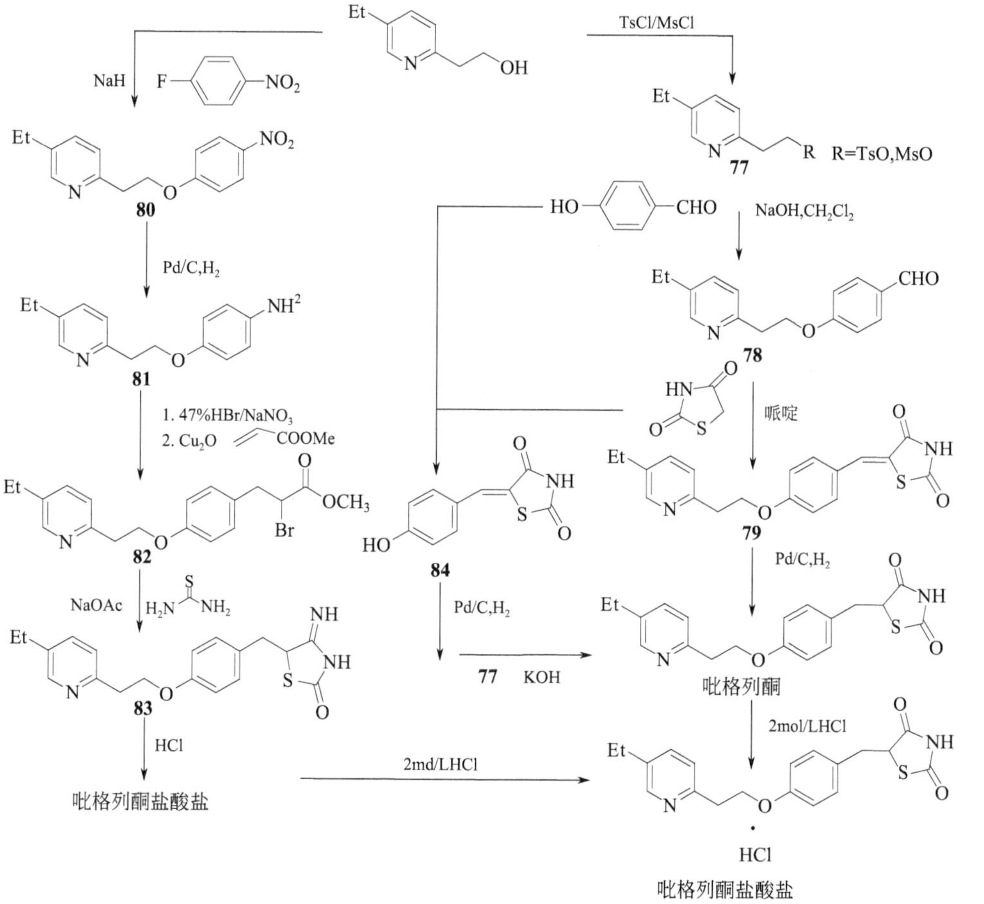

图 12-3　吡格列酮盐酸盐的合成路线

图 12-3 中间的路线，第一步用对羟基苯甲醛和 2, 4-噻唑烷二酮在哌啶作用下缩合，得到 5-［（4-羟苯基）亚甲基］-2，4-噻唑烷二酮 **84**，**84** 经钯碳催化氢化还原双键，再在氢氧化钾作用下和 **77** 反应，得到吡格列酮。此方法路线较短，虽然也需要在高压釜中用贵金属钯碳催化氢化，但和路线 1 相比催化氢化反应提前，且此方法采用中间体 **77** 和 **84** 对接的方法，为汇聚式合成工艺，总收率 37%，比较适合工业化生产。

12.4 噻唑烷二酮类药物的作用机制[10,11,26～28]

在吡格列酮的研发过程中，武田公司主要是通过糖尿病啮齿动物模型对化合物进行筛选，当时对以吡格列酮为代表的噻唑烷二酮类化合物的作用靶点并不清楚。直到 1995 年，葛兰素史克公司的研究人员证实了 TZDs 是过氧化物酶体增殖因子活化受体 γ（PPARγ）的高亲和力激动剂，同时药理学研究发现活化 PPARγ 能改善胰岛素抵抗。由于 TZDs 与 PPARγ 的亲和力和激动作用与其胰岛素增敏能力正性相关，PPARγ 的活化被认为是 TZDs 发挥降糖作用的重要分子基础。

目前的研究表明，PPARs 属于配体活化的核激素受体超家族，有 3 个亚型 PPARα、PPARδ（亦称作 PPARβ）和 PPARγ，每种亚型具有不同的组织分布和特定功能。PPARα 在代谢活性组织中具有较高的表达，如肝脏、心脏、肌肉和血管壁等组织。PPARα 活化后引起游离脂肪酸的氧化和对脂蛋白浓度的调节，贝特类降脂药物即为 PPARα 的完全或部分激动剂。PPARδ（β）分布广泛，在许多组织中均有表达，其中骨骼肌的表达较高。PPARγ 主要在脂肪组织、胰岛 β 细胞、血管内皮和巨噬细胞中表达，在脂肪生成和免疫系统中发挥关键作用。目前，已克隆出小鼠、仓鼠、猪、猕猴和人的 PPARγ 受体，研究发现 PPARγ 在多种生物体内具有高度的保守性，例如，人类与鼠科的 PPARγ 蛋白在氨基酸水平上有 95% 的同源性。这一高度的保守性反映了 PPARγ 对各种生物体脂肪和糖类的体内平衡都起到重要的调节作用。

通过激活 PPARγ，TZDs 改善了脂肪组织和葡萄糖主要代谢器官肝脏与骨骼肌之间的信号交流，调节脂肪组织对相关蛋白即"脂肪因子"的分泌作用，进而影响外周组织的胰岛素信号转导；增加胰岛素增敏因子脂联素的表达，同时减弱以肿瘤坏死因子 α（TNF-α）和白介素-6（IL-6）为代表的促炎症细胞因子和趋化因子水平的升高。上述作用结果是，脂肪细胞的胰岛素信号转导增强、对脂质的摄取和脂质的同化代谢作用提高，脂肪的分解和游离脂肪酸的释放相应减少，脂肪组织中的脂质含量增加，循环系统中的游离脂肪酸减少。临床和临床前研究均表明，PPARγ 激动剂能促进胰岛素抵抗的内脏脂肪向皮下脂肪重新分布，该皮下脂肪由新分化的、对胰岛素有响应的小体积脂肪细胞所构成。同时，血浆游离脂肪酸水平的降低和促炎症细胞因子分泌的减少有效阻止了胰岛 β 细胞的过度凋亡，使 β 细胞数量增加。PPARγ 激动剂通过上述多种机制发挥其抗糖尿病作用。

12.5　吡格列酮的临床研究

12.5.1　临床药代动力学研究[29~33]

　　吡格列酮的药代动力学性质在Ⅱ型糖尿病患者和健康的年轻志愿者体内大致相同。口服吡格列酮后吸收迅速，大约 3h 达到最大血浆浓度 C_{max}，随后药物以指数形式消除，半衰期为 3~7h，原型药物和代谢产物的血浆浓度为剂量依赖型，多次给药 4~7 天后达到稳态，持续服药 3~4 周后发挥最大药效。吡格列酮的血浆蛋白结合率＞99％，口服生物利用度为 83％，多次给药后原药及代谢产物均无蓄积。其在体内主要经肝脏氧化代谢，主要代谢酶为 CYP2C8，其次为 CYP3A4 、CYP2C9和 CYP1A1/2，主要代谢产物有 5 个（M-Ⅰ、M-Ⅱ、M-Ⅳ、M-Ⅴ、M-Ⅵ）（图 12-4），其中代谢产物 M-Ⅳ可进一步被氧化生成代谢产物 M-Ⅲ。M-Ⅱ、M-Ⅲ和 M-Ⅳ具有一定的药理活性，在动物模型中，M-Ⅱ、M-Ⅲ和 M-Ⅳ的降血糖作用是吡格列酮的 40％~60％。M-Ⅱ降低甘油三酯的作用是吡格列酮的 2 倍，M-Ⅲ和 M-Ⅳ降低甘油三酯的作用略低于吡格列酮。稳态时，活性代谢产物 M-Ⅲ和 M-Ⅳ的血浆浓度和吡格列酮相当或更高，代谢产物的总体半衰期约为 24h。口服吡格列酮后约 15％~30％的药物以代谢产物的形式经尿液排出体外，尿液中无法检测到原型药物。剩余药物以原型或代谢产物的形式经胆汁分泌，由粪便排出体外。吡格列酮对肝药酶无诱导和抑制作用，与包括阿伐他汀、地高辛、二甲双胍、咪达唑仑、华法林在内的药物同用时，二者的药代动力学参数没有明显的变化。

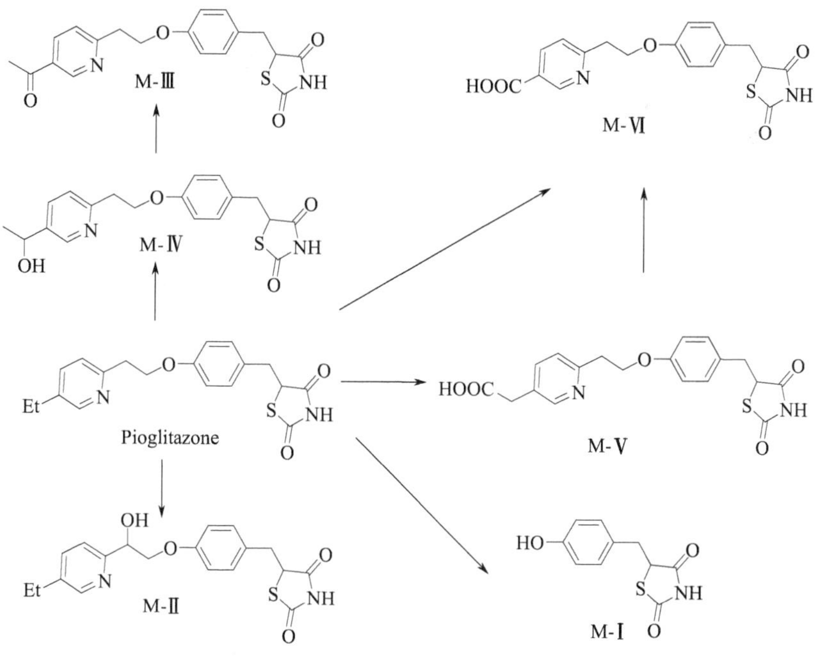

图 12-4　吡格列酮的主要代谢途径

12.5.2　临床药效学研究

在美国、欧洲和日本曾进行大量的临床试验，以评价吡格列酮作为单一药物或与其他药物联合使用时对 II 型糖尿病的治疗效果。这些临床试验主要评价了吡格列酮在血糖控制、血脂控制和心血管风险防护方面的有益作用。此外，对于吡格列酮在预防阿尔茨海默症、多发性硬化和动脉粥样硬化方面的临床研究亦有报道。

一项在美国进行的为期 23 周的多中心、随机、双盲、安慰剂对照实验中，197 位 II 型糖尿病患者每天服用吡格列酮 30mg，和安慰剂组相比，吡格列酮组葡萄糖化血红蛋白 HbA_{1c} 的降低值为 1.4%（$p \leqslant 0.05$），48% 的受试者 HbA_{1c} 水平和基线相比降低值 $\geqslant 0.6\%$（安慰剂组为 11%），61% 的受试者空腹血糖水平和基线相比降低值 $\geqslant 1.7mmol/L$（安慰剂组为 23%）[30]。

2000 年报道的一项研究，比较了吡格列酮 45mg/kg（$n = 30$）、罗格列酮 8mg/kg（$n = 36$）和曲格列酮 600mg/kg（$n = 35$）对 II 型糖尿病的治疗效果。在 2~4 个月的连续治疗后，3 个药物对葡萄糖化血红蛋白水平的降低值相近。而吡格列酮对血脂的影响效果在 3 个药物中最好，高密度脂蛋白胆固醇水平平均增加 12.8%，曲格列酮和罗格列酮的增加值分别为 3.2% 和 1.1%。对于低密度脂蛋白胆固醇水平，吡格列酮组平均降低 1.1%，而曲格列酮和罗格列酮组则升高了 6.6% 和 12.1%。对于甘油三酯水平，吡格列酮组平均降低 10.1%，曲格列酮组降低值为 2.2%，而罗格列酮组则升高 27%[34]。

在心血管疾病防护方面，一项纳入 5000 多名具有心血管事件发生风险的 II 型糖尿病患者，为期 3 年的研究数据显示，吡格列酮治疗组主要终点（死亡、非致死性心肌梗死，包括无症状心肌梗死、中风、下肢截肢、急性冠状动脉综合征、心脏介入性治疗和下肢血管重建）发生率和安慰剂组相比减小 10%，未达到统计学显著性差异。而次要终点（死亡、非致死性心肌梗死和中风）发生率减小 16%，和安慰剂组相比有显著性差异。在有心肌梗死病史的 II 型糖尿病患者中，和安慰剂组相比，吡格列酮治疗组心肌梗死发生风险降低了 28%。急性冠状动脉综合征的发生风险降低了 37%[8,35]。

2002 年 1 月，一项在美国进行的随机、双盲、平行组 II 期临床研究，评价了 15mg 的吡格列酮在非糖尿病阿尔茨海默症患者中的安全性、耐受性和作用效果，该研究于 2005 年 1 月结束。2011 年 1 月，武田和 Zinfandel 制药公司计划利用 Zinfandel 的 TOMM40 生物标记物检测以确定有罹患阿尔茨海默症风险的人群，并对其开展吡格列酮的相关研究。2011 年 11 月，吡格列酮用于预防阿尔茨海默症的 I 期临床研究在美国和欧洲进行[8]。

12.6　吡格列酮的安全性[8,36]

12.6.1　肝脏毒性

由于最早进行临床开发的曲格列酮上市仅 3 年就因严重的肝脏毒性而撤市，

吡格列酮的肝脏安全性问题一直备受关注。临床研究显示，吡格列酮肝脏毒性较小，有很好的安全性。在一项安慰剂对照的临床试验中，使用吡格列酮治疗的患者中，血浆丙氨酸氨基转移酶（alanine amino transferase，ALT）升高超过正常上限 3 倍以上的人数（0.26%）与安慰组（0.25%）接近。而在另一研究中，曲格列酮治疗组中血浆丙氨酸氨基转移酶升高超过正常上限 3 倍以上的人数为 1.9%，高于安慰剂组（0.6%）。尽管如此，为确保绝对安全，专家建议在使用吡格列酮治疗前和用药期间应定期进行肝功能检查，对于活动性肝病或丙氨酸氨基转移酶超过正常上限的 2.5 倍者不推荐使用吡格列酮。

12.6.2　外周性水肿和水潴留[37]

水肿是 TZDs 共同的不良反应，一般为轻度到中度外周性水肿，多数伴有体重增加，呈剂量相关性。在单一用药研究中，使用吡格列酮 3～6 个月后，水肿的发生率为 4.8%～7.2%，而安慰剂和其他口服糖尿病治疗药物组仅为 1.2%～2.5%。当与胰岛素联用时，水肿发生率大大增加（15.3%）。吡格列酮引起水肿的原因可能与多种因素有关，长期使用 TZDs 导致交感神经系统张力增加，引起血浆肾素和醛固酮水平显著增加，从而引起肾排钠减少及水钠潴留。

12.6.3　体重增加

体重增加是 TZDs 共同的副作用，与剂量相关。在安慰剂对照的单一治疗试验中，吡格列酮组平均体重增加 0.9～2.6kg，安慰剂组体重减轻 1.3～1.9kg（可能与糖尿病有关）。当与胰岛素或磺酰脲联用时，吡格列酮引起的体重增加更为明显，与二甲双胍连用时，体重增加减轻。

12.6.4　加重或引起充血性心力衰竭

糖尿病本身是导致充血性心力衰竭的重要风险因素。而 TZDs 相关的体液潴留可加重或引起充血性心力衰竭。一项对临床试验数据的荟萃分析结果显示，在 16390 名 Ⅱ 型糖尿病患者中使用吡格列酮治疗 4 个月至 3.5 年，充血性心力衰竭的发生率（2.34%）明显高于对照组（1.77%）。TZDs 类药物并不直接影响心脏左室收缩或者舒张功能，与其相关的外周水肿和血浆容量增加是诱发和加重心功能不全的主要机制。目前的共识是，对纽约心脏病协会（NYHA）心功能分级为 Ⅰ 级和 Ⅱ 级的心力衰竭患者，在严密的监测下仍可慎用 TZDs 类药物，而对 Ⅲ 和 Ⅳ 级患者则禁用 TZDs。

2007 年 6 月，美国 FDA 要求武田公司增加吡格列酮引起充血性心力衰竭的黑框警告。

12.6.5　骨密度降低和骨折[38,39]

吡格列酮会增加女性患者发生骨折的风险。一份对 19 项临床试验的研究数据所进行的回顾性综述报告显示，在使用吡格列酮治疗达到 3.5 年的女性患者中，2.6% 的患者发生过骨折，而对照组骨折发生率为 1.7%。另外，男性患者的骨折发生率并未增加。对于存在骨折发生风险的女性患者，应谨慎使用吡格列酮。吡格列酮对骨密度的影响可以用 PPARγ 配体在骨髓干细胞分化中的作用解释。PPARγ 可诱导骨髓间充质干细胞向脂肪细胞分化，促进成骨细胞凋亡，减少成骨，但随着骨髓微环境的变化，又直接或间接影响破骨细胞的分化及活性。

12.6.6 膀胱癌[40]

武田制药开展了一项长达十年的流行病学研究，以评价吡格列酮是否与患者膀胱癌的发生有关。5 年中期数据的分析结果显示，总体而言，没有直接的统计数据表明使用吡格列酮与罹患膀胱癌风险间有显著相关性。然而，针对服药时间和剂量进行的深入分析显示，长期或大量用药的患者，罹患膀胱癌的风险升高。2011 年 6 月，FDA 宣布使用吡格列酮超过 1 年可能会增加罹患膀胱癌的风险。2011 年 7 月，欧洲药品管理局（EMA）称，经风险-效益比较，吡格列酮在限定的 II 型糖尿病患者中仍然是有效的治疗药物，但是有略微增加膀胱癌发生率的风险，建议膀胱癌患者、有膀胱癌病史或有不明原因血尿症的人群应避免使用吡格列酮。2011 年 7 月，武田停止吡格列酮在法国市场的销售。美国、欧盟、日本等国家也已经或正在修订吡格列酮的产品说明书，增加对膀胱癌的风险警示。我国药品监督管理部门也开展了吡格列酮安全性监测和评估工作，并建议医生应定期评估吡格列酮的治疗效益，权衡用药利弊，为患者制定合理、安全的糖尿病治疗方案。

12.6.7 其他不良反应

吡格列酮单独使用时一般不引起低血糖，但与胰岛素、磺脲类联合应用时可能发生低血糖反应。吡格列酮胃肠道反应的发生率很低，可能有腹泻、恶心、呕吐等消化道症状，文献报道少见。

12.7 从 PPARγ 激动剂到选择性 PPARγ 调节剂[41~43]

PPARγ 与不同配体结合形成的特异构象，决定了 PPARγ-RXR 异源二聚体与特异辅助因子的选择性结合作用，进一步决定了对不同基因的选择性转录调节作用，使不同的 PPARγ 配体通过选择性基因转录调控，产生不同的生物学效应。这些效应不仅包括与药效学有关的胰岛素增敏和糖脂代谢调节作用，还包括一系列已报道的脂肪分化、水肿、体重增加、肝毒性、心血管病变、骨骼改变等药物副作用。

TZDs 通过完全激活 PPARγ 改善胰岛素抵抗，但新近研究发现并非激动活性越高，胰岛素增敏作用越强，PPARγ 的完全激动剂、部分激动剂和拮抗剂均能提高胰岛素的敏感性，而内源性配体过度激活 PPARγ 与胰岛素抵抗正相关。由此，提出了选择性 PPARγ 调节剂（SPPAR-γMs）的概念，以适度激活 PPARγ，调节靶基因的转录，通过与完全激动剂不同的结合模式和构象变化，引起不同辅助因子的解离和募集，在基因调控水平使脂肪分化等副作用与胰岛素增敏作用分离。目前，关于选择性 PPARγ 调节剂已有大量的研究工作，在临床前动物实验中，部分化合物表现出较好的胰岛素增敏作用，而 PPARγ 介导的体重增加、体液潴留等副作用减小，部分化合物已进入临床研究阶段，然而，选择性 PPARγ 调节剂是否能在药效学和长期安全性上超越吡格列酮，成为第二代以 PPARγ 为靶点的糖尿病治疗药物，还需要长期的临床研究证实。

12.8　吡格列酮开发成功的启示

从武田制药对降脂药物的研究到吡格列酮的发现和成功上市，历时 20 余年。回顾其研发过程，有很多地方值得学习和借鉴。

① 基础生物学研究（动物模型的建立、药物靶标的发现、分子机制的阐明等）是推动首创新药研究的驱动力。吡格列酮的发现首先得益于武田公司原创性基础研究工作的突破，多个糖尿病动物模型的建立，使其在意外发现化合物 AL-294 的降糖活性后，在分子机制尚不明确的情况下，能够进行化合物的筛选和结构优化。随后的生物学研究确定了噻唑烷二酮类药物的作用靶点为 PPARγ。PPAR 基因的克隆表达和晶体结构的解析、PPAR 亚型的发现和对 PPAR 在胰岛素信号通路中所起作用的不断理解，这些基础研究成果使得 PPAR 激动剂的研究开发得以建立在可靠的细胞和分子水平之上，极大地促进了该类药物的发展。

② 临床安全性研究是促进新药研发的直接动力。尽管噻唑烷二酮类胰岛素增敏剂的临床药效学较好，成功控制了病人的血糖，在临床上取得了巨大成功，但随着这类药物广泛、长期使用，逐渐出现了一些严重的不良反应。2000 年曲格列酮因严重的肝脏毒性撤市，2010 年罗格列酮因增加心脏病致死风险而退出欧盟市场，并在美国市场限制使用。吡格列酮作为市场生命较长的一个噻唑烷二酮类药物，亦面临安全性考验。2007 年，FDA 要求添加吡格列酮导致充血性心力衰竭的黑框警告。2012 年 FDA 又指出，长期大剂量使用吡格列酮会增加罹患膀胱癌的风险，吡格列酮已在法国停止使用。近年来深入研究发现噻唑烷二酮类药物引起的水肿、体重增加、充血性心脏衰竭和骨折等副作用与其 PPARγ 的激动作用相关。在对 PPAR 亚型和配体-受体相互作用的研究基础上，提出 PPAR 选择性调节剂的新概念，期望通过适度（部分）活化 PPARγ，选择性调节下游基因表达，将靶点相关的副作用和药效作用分开，提高药物的安全性。这些研究使得开发基于 PPAR 的更为安全有效的糖尿病治疗药物成为可能。

③ 药物研发要平衡好化合物的生物活性和安全性。从苗头化合物的发现开始，武田公司做了大量的化学合成工作以及药理学评价，并对代谢产物、手性和毒性做了细致研究。在候选药物的确定过程中，最初选择的环格列酮虽然在动物模型上有较好的降糖和降脂作用，但因临床试验未能达到预期疗效和毒性而中止开发。随后，武田再次筛选了所合成的其他化合物，在活性和安全性的慎重评价中，选择了安全性和活性优于环格列酮的吡格列酮进行开发。事实上，在吡格列酮之后的研究中，武田公司报道了活性上远远超过吡格列酮的化合物，但是这些

化合物并没有进一步开发。

④ 正确的手性药物研究策略。吡格列酮在噻唑烷二酮的 5 位具有一个手性中心，是一个手性药物。按照 FDA 的规定，对于含手性的药物倾向于发展单一对映异构体。对于以外消旋体申请的药物，要求分别提供 2 个对映异构体和外消旋体的药理学、毒理学和临床试验数据，与开发单一异构体相比，制药公司的研发费用和工作量会大大增加。武田公司之所以选择开发消旋体，是因为在吡格列酮的开发早期，就对 5 位的手性进行过研究，发现该手性在体内会相互转化，由此，没有必要开发单一的异构体。开发消旋体既节省了生产成本，也加快了研发速度。

⑤ 长期使用的药物，安全性至关重要。吡格列酮等噻唑烷二酮药物出现的安全性问题使得当前 FDA 对糖尿病新药的审批更加谨慎，既强调与已有治疗药物在临床药效学上的头对头比较，同时也更加注重对药物长期安全性的考察，特别是糖尿病药物对心血管系统的影响。鉴于药物上市前研究的局限性，对于药物上市后的研究及不良反应监测也将会更加严格。

参考文献

[1] American Diabetes Association. Diagnosis and classification of diabetes mellitus. Diabetes Care, 2012, 35 (Suppl 1): S64-S71.

[2] Allan S W, John M N. Current therapies and emerging targets for the treatment of diabetes. Curr Pharm Design, 2001, 7: 417-450.

[3] Sarah W, Richard S, Gojka R, Anders G, Hilary K. Global prevalence of diabetes: estimates for the year 2000 and projections for 2030. Diabete Care, 2004, 5: 1047-1053.

[4] Schmeltz L, Metzger B. Diabetes/Syndrome X//Williams M, Eds. Comprehensive Medicinal Chemistry II. London: Elsevier, 2007, Vol. 6: 417-458.

[5] Hagberg J M, Jenkins N T, Spangenburg E. Exercise training, genetics and type2 diabetes-related phenotypes. Acta Physiol, 2012, 205: 456-471.

[6] 仉文升, 李安良. 药物化学. 第 2 版. 北京: 高等教育出版社, 2005: 363-374.

[7] Janice C P. Troglitazone: the discovery and development of a novel therapy for the treatment of type2 diabetes mellitus. Adv Drug Deliv Rev, 2002, 54: 1173-1197.

[8] Thomson Reuter Pharma Drug Report: Pioglitazone. [2012-11-24]. https://www.thomson-pharma.com/TPharmaExportRef/SSO/PDFReportServlet? drug _ id = 4126&entityName = pioglitazone&reportType = DRUG&actionType=PDF&userID=TQMAORUQIAN&hasEphmraRights=false.

[9] Takashi S, Yutaka K, Takeshi F et al. Discovery and development of a new insulin sensitizing agent pioglitazone. Yakugaku Zasshi, 2002, 122: 909-918.

[10] Nobuo C, Yu M. Peroxisome proliferator-activated receptor agonists as insulin sensitizers: from the discovery to recent progress. Curr Top Med Chem, 2008, 8: 1483-1507.

[11] Fanny L, Bart S. Fibrates, glitazones and peroxisome proliferator-activated receptors. *Arterioscler. Thromb Vasc Biol*, 2010, 30: 894-899.

[12] Takashi S, Katsutoshi M, Hiroyuki T, Yasuo S et al. Studies on antidiabetic agents. I. synthesis of 5-[4-(2-methyl-2-phenylpropoxy)-benzyl] thiazolidine-2, 4-dione (AL-321) and related compounds. Chem Pharm Bull, 1982, 30: 3563-3573.

[13] Takeshi S , Katsutoshi M , Eiko I, Yasuo S, et al. Studies on antidiabetic agent. Ⅱ. synthesis of 5-[4- (2-methylcyclohexymethoxy) -benzyl] thiazolidine-2，4-dione （ADD-3878） and its derivatives. Chem Pharm Bull，1982，30 ：3580-3600.

[14] Bernard H，Peter A M，Michael E G. The glitazone family of antidiabetic agents. Curr Pharm Design，1996，2 ：85-102.

[15] Takashi S，Katsutoshi M，Yutaka K. Studies on antidiabetic agents. Ⅵ. Asymmetric transformation of （±) -5- (4- (1-methylcyclohexylmethoxy) benzyl] -2，4-thiazolidinedione （Ciglitazone） with optically active 1-phenylethylamines. Chem Pharm Bull，1984，32 ：4460-4465.

[16] Takashi T ，Yu M，Kanji M，Yutaka K，Yasuo S，Hitoshi I. Studies on antidiabetic agents. synthesis and hypoglycemic activity of 5- [4- (pyridylalkoxy) benzyl] -2，4- thiazolidinediones. Arzneimittel Forsch，1990，40 ：37-42.

[17] Takashi S，Kanji M，Yutaka K. Studies on antidiabetic agents. Ⅳ. synthesis and activity of the metabolites of 5- [4- (1-methylcyclohexylmethoxy) benzyl] -2，4-thiazolidinedione （Ciglitazone）. Chem Pharm Bull 1984，32 ：2267-2278.

[18] Takashi S，Katautoshi M，Yu M，Hitoshi I，Takeshi F，Kanji M. Studies on antidiabetic agents. Ⅱ. novel thiazolidinedione derivatives as potent hypoglycemic and hypolipidemic agents. J Med Chem，1992，35 ：2617-2626.

[19] Yu M，Kanji M，Hitoshi I，Chitoshi H，Satoru O，Takashi S. Studies on antidiabetic agents. Ⅹ. synthesis and biological activities of pioglitazone and related compounds. Chem Pharm Bull，1991，39 ：1440-1445.

[20] 钮因安，孙来玉，倪生良. 盐酸吡格列酮合成路线图解. 中国医药工业杂志，2007，1 ：69-71.

[21] 师建华，孟歌，高扬. 降糖药吡格列酮合成方法的比较与评价. 中国医药导报，2010，30 ：24-27.

[22] Lokeswara R M，Raghupathi R A，Goverdhan G，et al. An improved process for pioglitazone and its pharmaceutically acceptable salt. Org Process Res Dev，2009，13 ：1190-1194.

[23] Kanji M，Takashi F，Chitoshi H，Satoru O. A method for producing thiazolidinedione derivatives. Eur Pat Appl 1457483，1988.

[24] Andrzej L，Wieslaw P，Wieslaw S. Optimization of the reduction of a 5-benzylidenethiazolidine-2，4-dione derivative supported by the reaction response surface analysis：synthesis of pioglitazone hydrochloride. Org Process Res Dev，2004，8 ：157-162.

[25] Kanji M，Fujita Takeshi. Thiazolidinedione derivatives，their production and use. Eur Pat Appl 0193256 （A1)，1986.

[26] Dumasia R，Eagle K A，Kline-Rogers E，May N，Cho L，Mukherjee D. Role of PPARγ agonist thiazolidinediones in treatment of pre-diabetic and diabetic individuals：a cardiovascular perspective. Curr Drug Targets，2005，6 ：377-386.

[27] Yukiko K，Isao U，Ken I. Effects of pioglitazone on suppressor of cytokine signaling 3 expression：potential mechanisms for its effects on insulin sensitivity and adiponectin expression. Diabetes，2007，3 ：795-803.

[28] Zhihong W，Shuiping Z，Luoxiang C，Huijun Y. Pioglitazone reduces tumor necrosis factor-α serum concentration and mRNA expression of adipose tissue in hypercholesterolemic rabbits. Int J Cardiol，2010，138 ：151-156.

[29] Takashi S，Hitoshi I，Kanji M. Studies on antidiabetic agents. Ⅻ. synthesis and activity of the metabolites of （±)-5-[p -[2-(5-ethyl-2-pyridyl)ethoxy]benzyl] -2,4-thiazolidinediones (Pioglitazone). Chem Pharm Bull，1995，43 ：2168-2172.

[30] Peter S G，Christopher J D. Pioglitazone. Drugs，2000，60 ：333-343.

［31］ John W ，Gillian M K，Greg L P. Pioglitazone：a review of its use in type 2 diabetes mellitus. Drugs，2006，66 ：85-109.

［32］ Thomas F，Markolf H，Andreas P. Review of approved pioglitazone combinations for type 2 diabetes. Expert Opin Pharmacother，2011，12 ：1571-1584.

［33］ Eckland D A，Danhof M. Clinical pharmacokinetics of pioglitazone. Exp Clin Endocrinol Diabetes，2000，108 ：234-242.

［34］ King A B. A comparison in a clinical setting of the efficacy and side effects of three thiazolidinediones. Diabetes Care，2000，23 ：557.

［35］ Pedro de PV. Pioglitazone：beyond glucose control. Expert Rev Cardiovasc Ther，2010，8 ：1057-1067.

［36］ Priya S，Sunder M. Pioglitazone：side effect and safety profile. Expert Opin Drug Saf，2012，9 ：347-354.

［37］ Youfei G，Chuanming H，Dae R C，Reena R，Wendell L，Donald E K，Mark A M，Reyadh R，Yahua Z，Matthew D B. Thiazolidinediones expand body fluid volume through PPARγ stimulation of ENaC-mediated renal salt absorption. Nat Med，2005，11 ：861-866.

［38］ Meymeh R H，Wooltorton E. Diabetes drug pioglitazone（Actos）：risk of fracture. Can Med Assoc J，2007，177 ：723-724.

［39］ Wei W，Wan Y H. Thiazolidinediones on PPARγ：the roles in bone remodeling. PPAR Research，2011，2011 ：1-9.

［40］ Ronac M ，Kevin H，Warren B B，David J V，Brian L S，Karen G，James D L. Association between longer therapy with thiazolidinediones and risk of bladder cancer：a cohort study. J Natl Cancer Inst，2012，104 ：1411-1421.

［41］ Celine P，Amaury F，Nicolas L，Nicolas R，Christophe F，Regis M，Said Y，Silvia S，Pascal B，Pierre D，Philippe C. Targeting peroxisome proliferator activated receptors （PPARs）：development of modulators. J Med Chem，2012，55 ：4027－4061.

［42］ Lalit S D，Manoja K B，Umakant A B，Amol V D，Kumar VS N. Discovery and development of selective PPAR-γ modulators（SPPAR-γMs）as safe and effective antidiabetic agents. Expert Opin Investig Drugs，2010，19 ：489-512.

［43］ Fang Z，Brian E L，Francine M G. Selective modulators of PPAR-γ activity：molecular aspects related to obesity and side-effects. PPAR Research，2007 ：1-7.

第13章

左氧氟沙星（Levofloxacin）

付利强　杨玉社

目　录

左氧氟沙星研发大事记

1960 年	George Lesher 等在合成抗疟疾药物氯喹时发现副产物萘啶酸
1979 年	日本杏林公司对第一个氟喹诺酮药物诺氟沙星申请专利
1982 年	日本第一制药公司申请氧氟沙星专利
1986 年	杏林和默克公司共同开发的诺氟沙星在美国上市
1987 年	左氧氟沙星申请化合物专利
1990 年	氧氟沙星获得美国 FDA 上市批准
1993 年	日本厚生省批准左氧氟沙星在日本上市，用于呼吸道感染
1995 年	左氧氟沙星在中国上市
1996 年	左氧氟沙星在美国上市，用于上呼吸道感染
1998 年	美国 FDA 批准左氧氟沙星用于尿路感染
2000 年	左氧氟沙星被批准用于社区获得性肺炎感染、皮肤和软组织感染
2007 年	该年左氧氟沙星全球销售额达 16 亿美元，位列喹诺酮类抗菌药物之首
2011 年	FDA 对左氧氟沙星标识 Black Box 警告其可能副作用

13.1 喹诺酮类抗菌药物

1962 年，美国 Lesher 等人在合成抗疟疾药物氯喹（**1**，Chloroquine）的过程中，发现了其中的一个主要副产物氯喹诺酮，后经结构优化获得了第 1 个喹诺酮类抗菌药物萘啶酸（**2**，Nalidixic acid)[1]（图 13-1）。此后喹诺酮类抗菌药物就凭借其易于合成以及优异的临床抗感染作用，得到了临床医师的普遍认可。随着 20 世纪 80 年代初 H. Koga 等[2]成功开发出第 1 个氟喹诺酮抗菌药——诺氟沙星后，氟喹诺酮类药物成为仅次于头孢菌素类的主要抗菌药物，其中许多品种临床疗效和安全性完全可与优良的半合成头孢菌素相媲美。

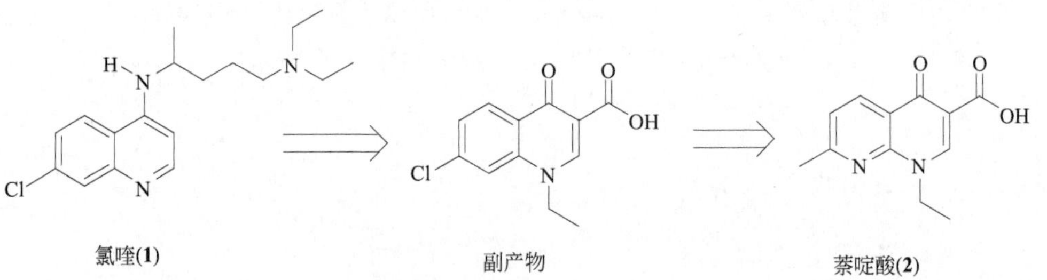

氯喹(**1**)　　　　　　　　　副产物　　　　　　　　萘啶酸(**2**)

图 13-1　喹诺酮类药物的发现

13.1.1 喹诺酮类抗菌药物的发展历程

喹诺酮类抗菌药物从 20 世纪 60 年代发展至今，按照其发明时间和抗菌性能的不同，大致可分为四代产品[3]。

第一代药物为萘啶酸（**2**）、氟甲喹（**3**，Flumequine,）、西诺沙星（**4**，Cinoxacin,）和吡哌酸（**5**，Pinemidic acid）等，20 世纪 60 年代上市应用，仅用于革兰氏阴性

杆菌所致的尿路感染。其特点是抗菌谱窄，对大多数阴性菌具有中等活性，对阳性菌和铜绿假单胞菌无活性，且容易产生耐药性，药代动力学及安全性不理想，在体内易被代谢失活。

萘啶酸(**2**)　　　氟甲喹(**3**)　　　西诺沙星(**4**)　　　吡哌酸(**5**)

　　第二代药物的代表为诺氟沙星（**6**，Norfloxacin）、环丙沙星（**7**，Ciprofloxacin）、氧氟沙星（**8**，Ofloxacin）、依诺沙星（**9**，Enoxacin）、氟罗沙星（**10**，Fleroxacin）和洛美沙星（**11**，Lomefloxacin）等。它们的结构特点是通过化学修饰，在主环 6 或 8 位加入氟原子，所以被称为氟喹诺酮，对革兰氏阴性杆菌的临床疗效已超过青霉素类，与第一代、第二代头孢菌素的疗效相似[4]。其药物作用特点是对大多数阴性菌具有较强活性的同时，对阳性菌和铜绿假单胞菌也有活性，不易产生耐药性，药代动力学及安全性理想，临床主要用于泌尿系统和肠道系统等感染。

诺氟沙星(**6**)　　　环丙沙星(**7**)　　　氧氟沙星(**8**)

依诺沙星(**9**)　　　氟罗沙星(**10**)　　　洛美沙星(**11**)

　　第三代药物的代表为左氧氟沙星（**12**，Levofloxacin）、加替沙星（**13**，Gatifloxacin）和司帕沙星（**14**，Sparfloxacin）等，是 20 世纪 90 年代以来上市的新氟喹诺酮类。与之前的氟喹诺酮类化合物相比，不仅抗菌活性大大提高，抗菌谱也扩大到抗革兰氏阳性菌、衣原体、支原体、军团菌、链球菌及结核杆菌，且在各组织和体液中均有良好分布，适用于呼吸道、肠道、皮肤软组织和泌尿道，同时药代动力学及安全性也有了很大的改善，综合临床疗效相似甚至优于第三代头孢菌素[5]。

左氧氟沙星(**12**)　　　　　加替沙星(**13**)　　　　　司帕沙星(**14**)

第四代喹诺酮类代表性药物包括莫西沙星（**15**，Moxifloxacin）、吉米沙星（**16**，Gemifloxacin）、西他沙星（**17**，Sitafloxacin）等，其临床疗效甚至超过了 β 内酰胺类抗生素[6]。

莫西沙星(**15**)　　　　　吉米沙星(**16**)　　　　　西他沙星(**17**)

喹诺酮类抗菌药物是一类广谱抗菌剂，由于其制造成本低，抗菌活性强，药代动力学性质优良，疗效显著，安全性高等优点而广泛应用于临床。目前临床中出现的主要副作用为部分药物出现心脏毒性、光毒性以及影响血糖等，最重要的是因广泛使用甚至滥用带来日益严重的耐药性。

13.1.2　喹诺酮类抗菌药物的作用机理[7,8]

喹诺酮类抗菌药物通过抑制细菌核酸 DNA 的复制来杀灭细菌。研究表明喹诺酮类药物在进入细胞内直接作用于 2 种拓扑异构酶：促旋酶（DNA gyrase，拓扑异构酶Ⅱ）和拓扑异构酶Ⅳ。拓扑异构酶负责调控 DNA 分子的解旋、松弛、断裂，然后重新闭合的。喹诺酮类抗菌药物的毒理作用推测为两步，促旋酶或拓扑异构酶Ⅳ与双链 DNA 内结合，使其中一条链断裂，引入一对交错的单链缺口，酶与单链 DNA 断裂端的 5′末端共价键连接形成酶-DNA 复合物，即可逆的喹诺酮-拓扑异构酶-DNA 三元复合物。通过添加螯合剂 EDTA 或温和的热处理去除喹诺酮类药物，复合物的构象可发生逆转，说明三元复合物形成是可逆的，并不是细菌致死原因。形成三元复合物后，DNA 末端重连就会受到药物介导性的抑制作用，并缓慢地发生 DNA 断裂。复制叉与酶解复合物的碰撞阻断复制叉前行，抑制 DNA 复制，引发 DNA 断裂等一系列次生反应，产生不可逆的致死性损伤，导致细胞缓慢死亡。

目前认为喹诺酮类抗菌药的耐药机理主要如下。

（1）Ⅱ型拓扑异构酶的变异　Ⅱ型拓扑异构酶的变异是引起喹诺酮类耐药性的主要原因，在大肠埃希菌中已确证存在的Ⅱ型拓扑异构酶包括两种，即 DNA

促旋酶（拓扑异构酶Ⅱ）和拓扑异构酶Ⅳ。前者促使 DNA 逆向超螺旋化，与 DNA 复制、修复、转录、重组等密切相关，后者在 DNA 切断、重接和复制终了后 DNA 双链分离等过程中起重要作用。研究发现该酶的结构和构象发生变化，使得药物不能同酶-DNA 复合物稳定结合，从而使得细菌产生耐药性。

（2）细菌细胞膜通透性改变　革兰氏阴性菌对膜通透能力变化较大，膜孔蛋白通道非常狭窄，能对大分子及疏水性化合物的穿透形成有效屏障。喹诺酮类药物与其他抗菌药相同，依靠革兰氏阴性菌外膜蛋白和脂多糖的扩散作用而进入细菌体内，外膜蛋白与脂多糖变异均可使细菌摄取药物的量减少而导致耐药。

（3）主动外排　外排系统是细菌对喹诺酮类耐药的另一重要途径。细菌细胞膜上存在一类蛋白质，在能量支持下，可将进入胞内的药物选择或非选择地排出细胞外，故又称外排泵。此种外排系统亢进，使菌体内药物浓度降低而导致耐药。

13.1.3　喹诺酮类抗菌药物的构效关系[9]

喹诺酮类化合物结构式如图 13-2 所示，现已获得的构效关系与结构毒性关系总结如下。

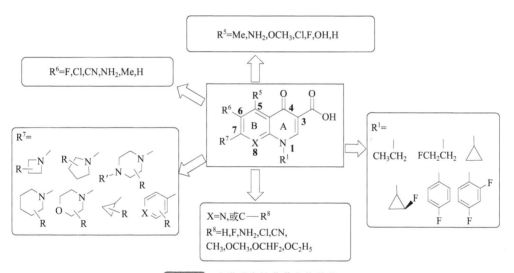

图 13-2　喹诺酮类抗菌药物构效关系

（1）母环的结构特点　喹诺酮药物由芳香环 A 环和 B 环组成，A 环为抗菌作用的必需结构；B 环变化较多，上市药物结构中大多为苯环（X＝C），而第四代药物中，部分采用吡啶环（X＝N），如吉米沙星等。

（2）环上取代基对活性的影响

① N-1 位取代：N-1 位取代对抗菌活性影响明显，早期的药物主要以乙基取代，特别是具有里程碑意义的诺氟沙星采用乙基取代。在乙基基础上修饰获得环丙基抗菌活性最好，其抗菌活性整体要明显强于乙基及其衍生物取代，因而环丙

基也是第三、第四代喹诺酮药物中最常采用的 N-1 位取代基。当 N-1 位取代为芳基时，如二氟苯基，进一步提高了抗阳性菌的活性，并改善了药代动力学性质，如托氟沙星和曲伐沙星，然而临床发现该类药物会引起严重的不良反应，如基因毒性，肝毒性等。

② C-2、C-3 和 C-4 位：C-2 位取代通常为氢，上市药物中该位皆为氢，早期的构效关系研究发现较大的取代都使得活性降低，可能的原因是 C-3 的羧基和 C-4 位的酮基需共平面，以利于与 DNA 促旋酶形成氢键，C-2 位的取代增加了空间位阻，影响了活性。C-3 和 C-4 位是抗菌活性必需基团，采用其他基团活性都消失。此外 C-3 和 C-4 位易与金属离子螯合，用药时需与该类型药物分开间隔服用。

③ C-5 位取代：C-5 位取代具有一定耐受性，特别是较小的取代基；当取代为极性基团时，活性提高；常采用的取代有甲基、氨基、卤素、甲氧基和羟基等；值得注意的是，C-5 位氟取代极大地增加了药物的光毒性。

④ C-6 位取代：C-6 位取代早期采取亚甲氧基，随着诺氟沙星的上市，后期的研究多采取氟取代；研究认为 C-6 位氟取代增强了对 DNA 促旋酶的活性，同时提高了药物的细胞通透性。然而近期的研究发现，C-6 位为氢取代时，如 C-7 和 C-8 位取代与之相协调时，对活性的影响较小。同时发现 C-6 位氟取代可能与哺乳动物基因毒性以及喹诺酮神经副作用有关。

⑤ C-7 位取代：该位点的取代变化最为广泛，通过修饰可以提高药物的活性，扩大抗菌谱，改善其动力学性质，常见的取代为环状四元到六元叔胺，此外取代环丙烷和苯基取代也有采用。当哌嗪基取代时，药物的抗菌谱扩大，并提高抗革兰氏阳性菌的活性，甲基哌嗪取代时，甲基的引入可改善药物的吸收，延长半衰期。其他如氨基环丙基取代时，抗菌活性增强，组织分布好，且安全性提高。

⑥ C-8 位取代：引入氟或氯可降低最低抑菌浓度，提高肠道吸收，延长半衰期，但氟取代使得药物光毒性增加。甲氧基取代可增加抗厌氧菌活性，此外氟取代甲氧基和甲基也利于提高抗菌活性。在 C-1 位与 C-8 位间成环状化合物时，产生光学异构体，以 S-异构体作用最强，如左氧氟沙星。

13.2　左氧氟沙星的发现

13.2.1　左氧氟沙星的专利分析

日本第一制药（Daiichi Phamarceutical Co.，Ltd.）在 1982 年申请的氧氟沙星化合物专利 EP0047005A1 的结构通式如图 13-3 所示。

其中 X 为卤素原子；R 为氢或者 1～6 碳取代的烷基；Z 为单取代氨基，多取代氨基，取代环状氨基；在进一步的权利要求中，该专利主要保护了 R 为甲基，X 为氟，Z 为甲基哌嗪的结构。值得注意的是该专利中并未说明为手性取代，其实施例中采取的也是合成消旋体的方法[10]。

随后该公司在 1986 年的专利 EP0206283A2 中进一步保护了如图 13-4 所示的通式［S（一）构型］的结构，在该专利中采用了手性拆分的办法合成关键中间体，并保护了合成方法以及制剂配方[11]。

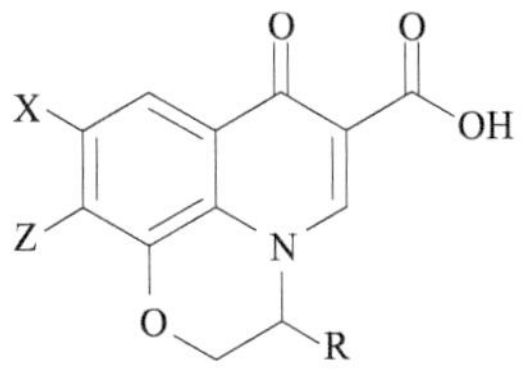

图 13-3　氧氟沙星化合物专利结构通式

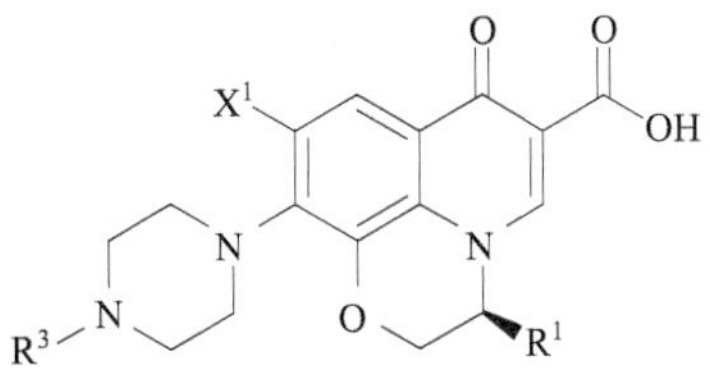

图 13-4　左旋类似物专利结构通式

其中 X^1 为卤素原子；R^1 为 1～4 碳取代的烷基；R^3 为 1～3 碳取代的烷基。从该系列化合物专利中可以看出，对结构通式的保护主要集中于 N-1 位环状烷烃、C-7 位和 C-8 位取代上。

13.2.2　左氧氟沙星的体外抗菌活性比较

1986 年日本第一制药 Hayakawa 等人第一次报道了氧氟沙星手性异构体的活性差别[12]。左氧氟沙星为氧氟沙星的左旋光学活性异构体（一）Ofloxacin，其抗菌活性为右旋体的 8～128 倍，为消旋体氧氟沙星 Ofloxacin 的两倍，略强于环丙沙星。对包括厌氧菌在内的革兰氏阳性菌群，革兰氏阴性菌群都有广泛活性（见表 13-1）。

表 13-1　左氧氟沙星与氧氟沙星药物的 IC_{90} 值比较

微生物菌株	MIC_{90} / （μg/mL）		
	左旋氧氟沙星（一）Ofloxacin	右旋氧氟沙星（＋）Ofloxacin	氧氟沙星消旋体（±）Ofloxacin
金黄色葡萄球菌（*Staphylococcus aureus* 209P）	0.20	25.0	0.39
金黄色葡萄球菌（*Staphylococcus aureus* 56500）	0.78	＞100	1.56
金黄色葡萄球菌（*Staphylococcus aureus* 56556）	0.39	25.0	0.39
肺炎链球菌（*Streptococcus penumoniae* G-36）	1.56	＞100	3.13
粪肠球菌（*E. faecalis* ATCC 19433）	1.56	＞100	3.13
大肠埃希菌（*Escherichia coli* NIHJ）	0.05	0.39	0.05
大肠埃希菌（*Escherichia coli* 05136）	0.05	0.78	0.05
肠炎沙门菌（*Salmonella enteritidis* IID604）	0.05	1.56	0.10
铜绿假单胞菌（*Pseudomonas aeruginosa* 08061）	0.05	0.39	0.05
肺炎克雷伯菌（*Klebsiella pneumonia* type two）	0.05	1.56	0.05
阴沟肠杆菌（*Enterobacter cloacae* 03400）	0.05	0.78	0.05
黏质沙雷菌（*Serratia marcescens* 10100）	0.05	1.56	0.10
铜绿假单胞菌（*Pseudomonas aeruginosa* 32104）	0.39	12.5	0.78
铜绿假单胞菌（*Pseudomonas aeruginosa* 32122）	0.10	6.25	0.20

　　至此以后，第一制药公司对左氧氟沙星的活性进行了更多的研究，并发表了一系列的文章[13~15]。随着左氧氟沙星的上市并在临床中得到应用，该药与其他喹诺酮药物的活性也进行了比较，总体而言还是略低于第三代和第四代的司帕沙星和曲伐沙星（见表 13-2）[16~18]。

表 13-2　左氧氟沙星与其他沙星类药物的 IC₉₀ 值比较

微生物菌株	MIC$_{90}$/ （μg/mL）				
	左氧氟沙星	氧氟沙星	环丙沙星	司帕沙星	曲伐沙星
敏感性断点（susceptibility breakpoints）	S≤2μg/mL R≥8μg/mL	S≤2μg/mL R≥8μg/mL	S≤1μg/mL R≥4μg/mL	S≤1μg/mL R≥4μg/mL	S≤1μg/mL R≥4μg/mL
革兰氏阳性菌					
金黄色葡萄球菌（S. aureus MSSA）	0.25～0.5	0.25～2	0.25～2.0	0.06～0.2	0.03～0.12
金黄色葡萄球菌（S. aureus MRSA）	0.05～16	0.6～32	0.5～128	0.06～8.0	0.06～4.0
表皮葡萄球菌（S. epidermidis）	0.25～0.41	0.50～0.83	0.25～0.68	0.5～4.0	0.12～2.0
肺炎链球菌（S. penumoniae）	0.06～2.0	2.0～4.0	1.0～4.0	0.25～0.78	0.06～1.0
化脓链球菌（S. pyogenes）	0.5～2.0	1.0～4.0	0.5～3.13	0.5～1.56	0.06～0.25
粪肠球菌（E. faecalis）	1.0～3.13	2.0～8.0	1.0～4.0	0.5～3.13	0.25～1.0
屎肠球菌（E. faecium）	1.0～50.0	4.0～100	1.56～100	1.0～50.0	1.0～2.0
李斯特菌（Listeria monocytogenes）	2.0	4.0	4.0	0.12～2.0	0.06～1.0
革兰氏阴性菌					
大肠埃希菌（Escherichia coli）	0.06～0.25	0.12～0.39	0.015～0.25	0.03～0.25	0.03～0.5
肺炎克雷伯菌（Klebsiella pneumonia）	0.1～0.5	0.12～1.0	0.05～1.0	0.008～0.25	0.15～0.12
阴沟肠杆菌（Enterobacter cloacae）	0.12～0.39	0.12～0.78	0.016～0.12	0.06～0.25	0.06～0.12
黏质沙雷菌（Serratia marcescens）	0.12～12.5	0.5～25.0	0.12～12.5	0.03～0.5	0.06～1.0
奇异变形杆菌（Proteus mirabilis）	0.06～0.25	0.12～0.39	0.03～0.12	0.06～0.25	0.06～1.0
普通变形杆菌（Proteus vuigaris）	0.1	0.19	0.05	0.06～0.5	0.12～0.5
弗氏柠檬酸杆菌（C. freundii）	0.25～0.78	0.5～1.56	0.12～0.39	0.03～0.5	0.06～0.5
摩氏摩根菌（Morganella morganii）	0.1～0.12	0.12～0.19	0.03～0.05	0.015～0.5	0.015～0.5
肠炎沙门菌（Salmonella enteritidis）	0.1～0.25	0.12～1.0	0.025～0.05	0.03～0.06	0.06～0.12
铜绿假单胞菌（P. aeruginosa）	1.0～8.0	3.13～8.0	0.39～2.0	1.56～8.0	1.0～4.0

13.2.3　左氧氟沙星的药代动力学研究[19~21]

　　健康人单剂量空腹口服 0.1g 和 0.2g 后，血药峰浓度（C_{max}）分别达

1.36mg/L 和 3.06mg/L，达峰时间（T_{max}）为 1～2h。血消除半衰期（$t_{1/2}$）约为 6～7h（见表 13-3）。蛋白结合率约为 30％～40％。本品吸收后广泛分布至各组织、体液，在扁桃体、前列腺组织、痰液、泪液、妇女生殖道组织、皮肤和唾液等组织和体液中的浓度与血药浓度之比约在 1.1～2.1 之间。药物主要以原型自肾排泄，在体内代谢甚少。口服 48h 内尿中排出量约为给药量的 80％～90％。本品以原型自粪便中排出少量，给药后 72h 内累积排出量少于给药量的 4％。

表 13-3　左氧氟沙星在不同剂量下的药代动力学参数

给药方案	最大血药浓度 C_{max}/(μg/mL)	达峰时间 T_{max}/h	曲线下面积 AUC /[μg(h·mL)]	消除率 (CL/F) /(mL/min)	半衰期 $t_{1/2}$/h	肾消除 CL_{renal} /(mL/min)
单次给药						
250mg 口服	2.8±0.4	1.6±1.0	27.2±3.9	156±20	7.3±0.9	142±21
500mg 口服	5.1±0.8	1.3±0.6	47.9±6.8	178±28	6.3±0.6	102±20
750mg 口服	7.13±1.44	1.9±0.7	82.0±14	157±28	7.7±1.3	118±28
1000mg 口服	8.85±1.86	1.7±0.4	111±21	156±34	7.9±1.5	113±26
500mg 注射	6.2±1.0	1.0±0.1	48.3±5.4	157±20	6.4±0.7	112±25
多次给药						
500mg 口服×3 天	6.55±1.84	1.17±0.52	53.5±10.3	116±35	7.95±1.3	NA
500mg 口服×10 天	5.7±1.4	1.1±0.4	47.5±6.7	175±25	7.6±1.6	116±31
750mg 口服×10 天	8.6±1.86	1.9±0.7	91±18	143±29	8.8±1.3	116±28
1000mg 口服×10 天	11.8±2.52	1.7±0.6	118±19	146±29	8.9±2.5	116±23
500mg 注射×10 天	6.4±0.8	NA	54.6±11.1	158±29	7.0±0.8	99±28

注：NA—未分析。

13.2.4　左氧氟沙星的药效学研究[22～24]

左氧氟沙星适应证为用于敏感菌引起的：①泌尿生殖系统感染，包括单纯性、复杂性尿路感染，细菌性前列腺炎等；②呼吸道感染，包括敏感革兰氏阴性杆菌所致支气管感染急性发作及肺部感染；③胃肠道感染，由志贺菌属、沙门菌属、产肠毒素大肠杆菌、亲水气单胞菌等所致；④伤寒；⑤骨和关节感染；⑥皮肤软组织感染；⑦败血症等全身感染等。表 13-4 所列为 FDA 批准的左氧氟沙星适应证。

表 13-4　左氧氟沙星已批准的部分适应证

适　应　证	临　床　菌　株	用　药　方　案
社区获得性肺炎（community-acquired pneumonia）	*Staphylococcus aureus* 金黄色葡萄球菌 *Streptococcus penumoniae* 肺炎链球菌 *Haemophilus influenzae* 流感嗜血杆菌 *Haemophilus parainfluenzae* 副流感嗜血杆菌 *Klebsiella pneumonia* 肺炎克雷伯菌 *Moraxella catarrhalis* 卡他莫拉菌	500mg，静注或口服，7～14 天

续表

适 应 证	临 床 菌 株	用 药 方 案
慢性支气管炎急性发作 (acute bacterial exacerbations of chronic bronchitis)	*Staphylococcus aureus* 金黄色葡萄球菌 *Streptococcus penumoniae* 肺炎链球菌 *Haemophilus influenzae* 流感嗜血杆菌 *Moraxella catarrhalis* 卡他莫拉菌	500mg，静注或口服，7 天
急性上颌窦炎 (acute maxillary sinusitis)	*Streptococcus penumoniae* 肺炎链球菌 *Haemophilus influenzae* 流感嗜血杆菌 *Moraxella catarrhalis* 卡他莫拉菌	500mg，静注或口服，10～14 天
急性肾盂肾炎 (acute pyelonephritis)	*Escherichia coli* 大肠埃希菌	250mg，静注或口服，10 天
复杂性尿路感染 (complicated urinary tract infection)	*Escherichia coli* 大肠埃希菌 *Enterococcus faecalis* 粪肠球菌 *Enterobacter cloacae* 阴沟肠杆菌 *Proteus mirabilis* 奇异变形杆菌 *Pseudomonas aeruginosa* 铜绿假单胞菌	250mg，静注或口服，10 天
简单的皮肤和皮肤结构感染 (uncomplicated skin and skin-structure infections)	*Staphylococcus aureus* 金黄色葡萄球菌 *Streptococcus penumoniae* 肺炎链球菌	500mg，静注或口服，7～10 天

13.2.5 左氧氟沙星的合成[25～28]

Gould、Jacobs 等人最早报道了苯并吡啶酮母核的合成方法且沿用至今，因而该合成方法亦被命名为 Gould-Jacobs 反应（见图 13-5）。取代苯胺化合物 **18** 与烯醚化合物 **19** 经过取代反应得到烯二酯化合物 **20**，然后经分子内环合得到 4-羟基-3 羰烷氧基喹诺林 **21**，在卤代烷和碱的作用下，得到化合物 **22**，再经过皂化反应得到关键中间体喹诺酮 **23**[25]。

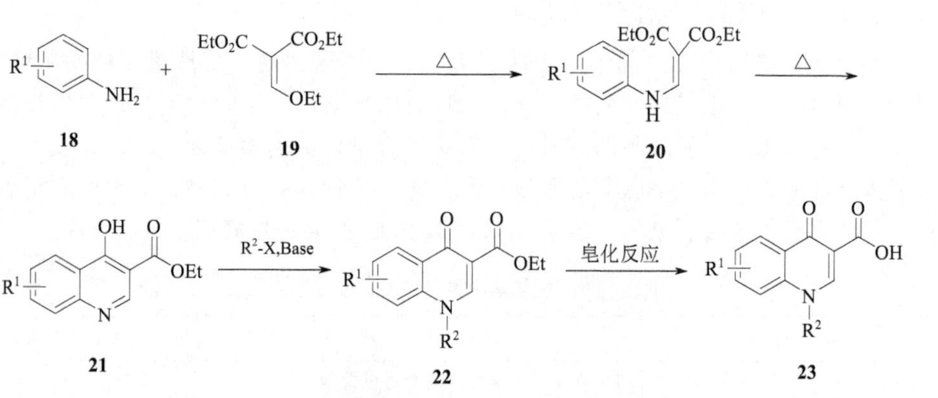

图 13-5 喹诺酮母核的合成

在介绍左氧氟沙星合成路线之前，首先需要回顾一下氧氟沙星的合成方法，Hayakawa 小组首次报道了其合成路线[10]。以 DMSO 作溶剂，氢氧化钾作碱，三氟硝基苯 2-位氟被羟基选择性取代，得硝基苯酚化合物 **25**。氯丙酮与 **25** 在碳酸钾条件下加热得到醚化产物 **26**，化合物 **26** 中的硝基在雷尼镍的作用下还原成氨基，随即与酮分子内环合获得亚胺，同时亚胺再次被还原得到 **27**。化合物 **27** 在高温条件下与乙氧基丙烯二酸二乙酯缩合，得到化合物 **28**。以多聚磷酸酯（PPE）作为脱水剂在高温下自身环合得到关键中间体 **29**，化合物 **29** 的酯基在酸性条件下水解得到羧基化合物 **30**。化合物 **30** 与 N-甲基哌嗪在 DMSO 高温下发生取代反应，得到氧氟沙星 **8**（图 13-6）。

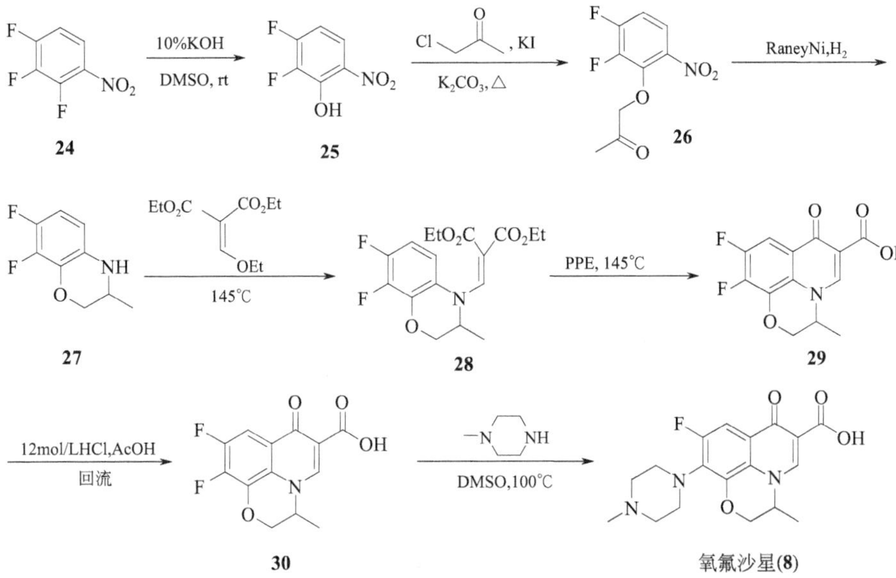

图 13-6　氧氟沙星的合成

　　初期合成左氧氟沙星采用拆分法[26]，大多不具备工业实用价值。例如，关键三元环中间体 **31** 以 75％转化为二硝基苯甲酰衍生物 **33**，对映体经过高效液相色谱法以 SUMIPAX OA-4200 柱得到光学纯苯甲酰酯 **34**，然后用碳酸氢钠水溶液水解得到 **35**（91％），在三苯基膦碘甲烷作用下羟基被碘取代得到化合物 **36**，然后还原脱除碘，盐酸水解反应得到羧基化合物 **37**，收率 44％。最后 **37** 与 N-甲基哌啶反应得到左氧氟沙星，收率 52％（图 13-7）。

　　与拆分相似的方法[26]是将苯并噁嗪 **27** 与左旋对甲苯磺酰吡咯甲酰氯 **38** 发生酰化反应，得到非对映体混合物，重结晶选择性析出 **39**，在碱性条件下水解酰胺键得到关键中间体 S-苯并噁嗪 **40**，收率 91％。**40** 经过与合成氧氟沙星类似的 4 步转化得到左氧氟沙星（图 13-8）。

　　左氧氟沙星手性合成路线[27]是 1987 年 Mirscher 小组首次报道的手性源方法，该方法以四氟苯甲酸和 S-2-氨基丙醇为主要原料。由于该路线简洁高效，至今依然是左氧氟沙星最好的工业制备方法。首先将酮酯 **43** 与原甲酸三乙酯在醋酸酐的作用下发生缩合反应得到化合物 **44**，然后与 S-2-氨基丙醇 **45** 经过加成消

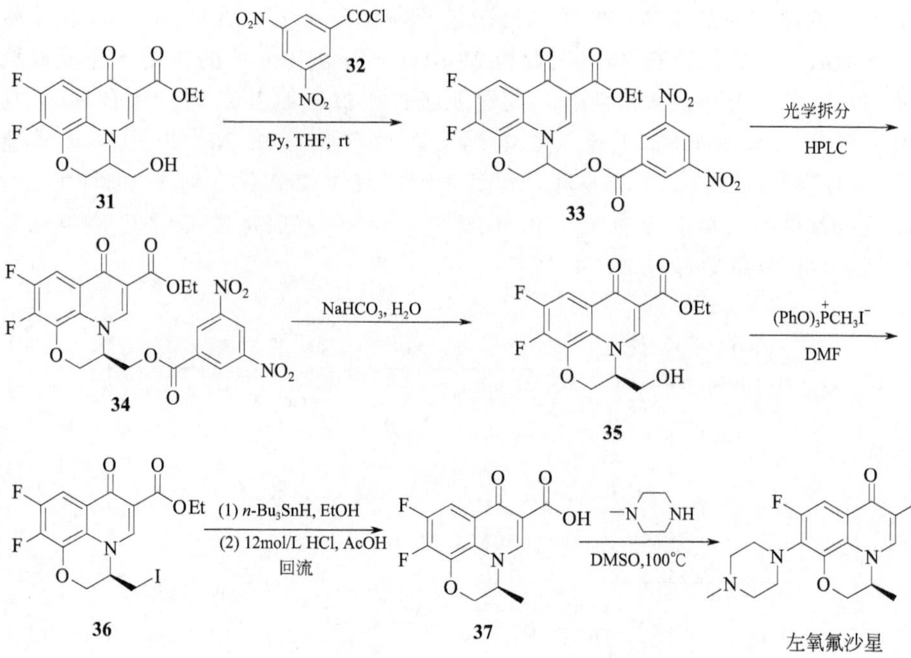

图 13-7 手性拆分法合成左氧氟沙星

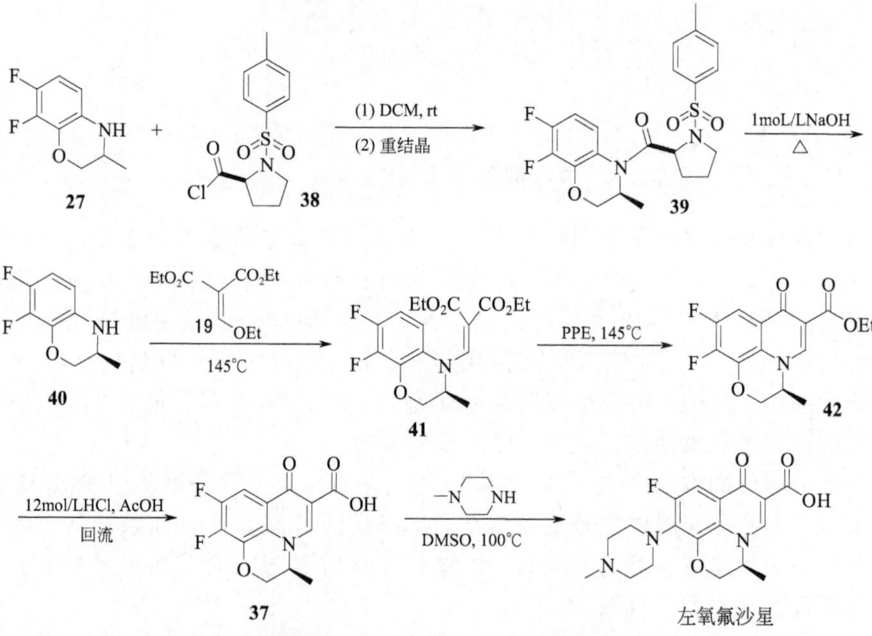

图 13-8 手性拆分法合成左氧氟沙星

除两步反应得到光学纯对映体 **46**。**46** 不经分离，在钠氢作用下两步关环得到三元环化合物 **42**，化合物 **42** 的酯基水解得到羧基化合物 **37**，然后与 N-甲基哌嗪反应得到左氧氟沙星，收率 70％（图 13-9）。

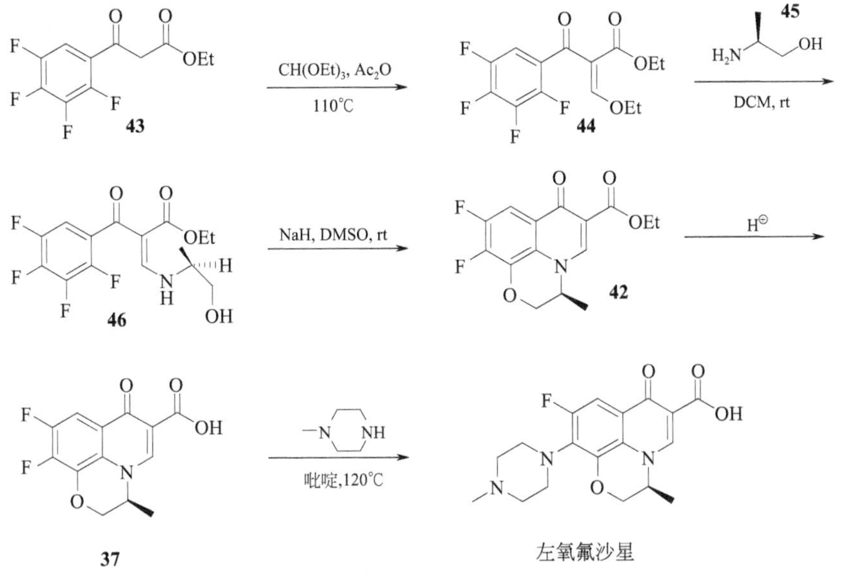

图 13-9　手性合成左氧氟沙星

　　杨玉社等报道了以三氟硝基苯为起始原料的另一条手性源合成方法[28]，**47** 与三氟硝基苯 **24** 在碱性条件下发生反应得到化合物 **48**，用盐酸脱保护得到二羟基化合物 **49**，在氢溴酸和乙酸作用下生成化合物 **50** 和 **51**。将反应混合物在碱性条件下环合得到化合物 **52**，硝基和环氧同时还原生成氨基醇化合物 **53**，收率 90％。氨基与乙氧基丙烯二酸二乙酯反应得到化合物 **54**，在路易斯酸作用下 **54** 经 Mitsunobu 反应，环合得到 1，4-苯并噁嗪衍生物 **41**，在 PPE 及高温作用下得到关键的三元环化合物 **42**，收率 85％，再经过两步反应得到终产物左氧氟沙星（图 13-10）。

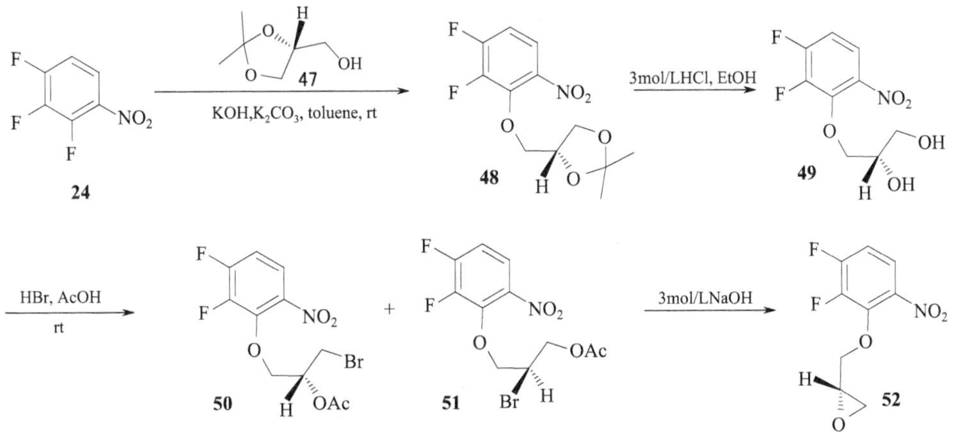

图 13-10

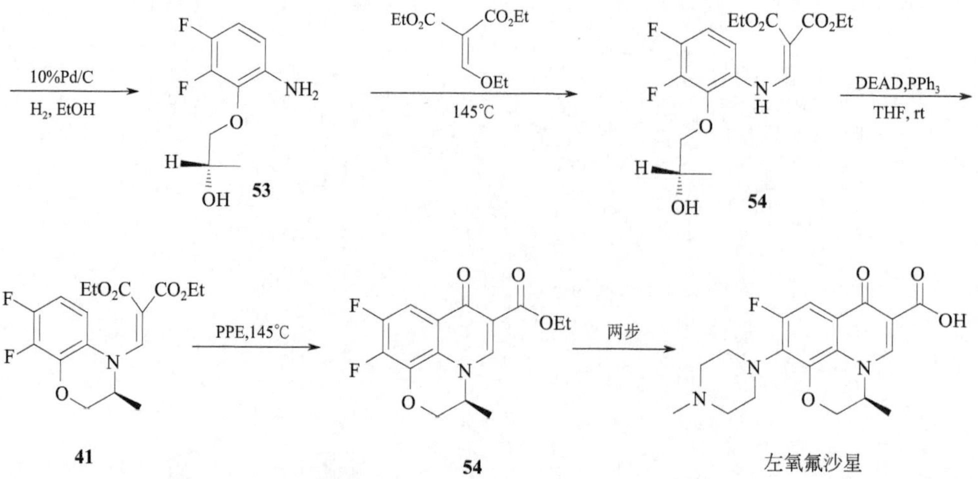

图 13-10 左氧氟沙星的手性源合成方法

13.3 左氧氟沙星成功上市的启示

20 世纪 70 年代开始，日本第一制药公司就开始了喹诺酮类抗菌药物项目，于 1990 年成功在美国上市氧氟沙星，并很快成为畅销的抗菌药物。在此基础上日本第一制药通过对该药物的"再开发"，并积极与美国的强生公司合作，推出了单一手性体的左氧氟沙星，于 1996 年底在美国上市。纵观左氧氟沙星的研发历程，给人以很多启示，小结如下。

① 左氧氟沙星是一个典型的通过结构优化得来的改良型药物，但其优良的疗效、安全性和商业价值使得该药综合性能超过了之前上市的同类药物，成为氟喹诺酮类药物中至今最成功的品种之一。左氧氟沙星的成功充分证明了跟踪药物研发（follow-on drug R&D）或结构优化是创新药物研究的主要策略之一，具有重要的科学和商业价值。左氧氟沙星成功的故事还会继续重演，它告诉人们，药物化学、结构优化等传统药物研究方法在新药研发中依然处于中心地位。

② 第一制药公司首先对氧氟沙星的两个手性异构体进行了合成，尽管采取的是收率较低的手性拆分方法，获得单一手性体后，对其药理活性进行了详细的研究，特别是对临床上流行的革兰氏阳性菌和阴性菌进行了全面的比较，从药理活性上证明了左旋体对比于氧氟沙星消旋体具有明显的优势，并且右旋体活性较差。这些实验就为开发氧氟沙星左旋体提供了依据和保障。

③ 单独服用氧氟沙星左旋体的优点在于，改善了药物的理化性质（提高了水性），提高了疗效和安全性，这些在临床应用中具有极大的意义。后续的口服和注射给药人体代谢动力学数据显示，左旋体有更好的药物代谢性能，临床结果也显示左氧氟沙星具有较氧氟沙星更为优越的临床效果。

④ 日本第一制药公司先通过上市消旋体，然后再上市高活性手性异构体，以

比较小的代价及时推出第二代产品，获得了更长时间的专利保护，为商业上的成功提供了保障，这也是左氧氟沙星长期占据氟喹诺酮类药物销售额榜首的重要原因之一。

参考文献

［1］Lesher G Y，Froelich E J，Gruett M D，et al. 1, 8-Naphthyridine derivatives. a new class of chemotherapeutic cgents. J Med Pharm Chem，1962，91：1063-1065.

［2］Koga H，Itoh A，Murayama S，Suzue S，IrikuraY. Structure-activity relationships of antibacterial 6，7-and 7，8-disubstituted 1-alkyl-1，4-dihydro-4-oxoquinoline-3-carboxylic acids. J Med Chem，1980，23：1358-1363.

［3］徐进宜. 药物化学. 北京：化学工业出版社，2006：203-206.

［4］Appelbaum P C，Hunter P A. The fluoroquinolone antibacterials：past，present and future perspectives. Int. J Antimicrob Agents，2000，16：5-15.

［5］Bertino, J，Fish, D. The safety profile of the fluoroquinolones. Clin Ther，2000，22：798-817.

［6］Gary M，Green M D. Quinolones：a comprehensive review. Am Fam Physician，2002，65：455-465.

［7］Hawkey P M. Mechanisms of quinolone action and microbial response. J Antimicrob Chemother，2003，51（S1）：29-35.

［8］Joaquim R. Mechanisms of resistance to quinolones：target alterations，decreased accumulation and DNA gyrase protection. J Antimicrob Chemother，2003，51：1109-1117.

［9］Mitscher L A. Bacterial Topoisomerase Inhibitors：Quinolone and Pyridone Antibacterial Agents. Chem Rev，2005，105：559-592.

［10］Hayakawa I，Hayakawa I，Osada Y. EP 0047005，1980.

［11］Shohgo C，Yamazaki K，Sakano K. EP 0206283，1985.

［12］Hayakawa I，Atarashi S，YokohamaS，et al. Synthesis and antibacterial activities of optically active ofloxacin. Antimicrob Agents Chemother，1986，29：163-164.

［13］Atarashi S，Yokohama S，Yamazaki K，et al. Synthesis and antibacterial activities of optically active ofloxacin and its fluoromethyl derivative. Chem Pharm Bull，1987，35：1896-1902.

［14］Imamura M，Shibamura S，Hayakawa I，Osada Y. Inhibition of DNA Gyrase by Optically Active Ofloxacin. Antimicrob Agents Chemother，1987，31：325-327.

［15］Une T，Fujimoto T，Sato K，Osada Y. *In vitro* activity of DR-3355，an optically active ofloxacin. Antimicrob Agents Chemother，1988，32：1336-1340.

［16］George J，Morrissey I. The bactericidal activity of levofloxacin compared with ofloxacin，D-ofloxacin，ciprofloxacin，sparfloxacin and cefotaxime against Streptococcus pneumoniae. J Antimicrob Chemother，1997，39：719-723.

［17］Wexler H M，Molitoris E，Molitoris D. *In vitro* activity of levofloxacin against a selected group of anaerobic bacteria isolated from skin and soft tissue infections. Antimicrob Agents Chemother，1998，42：984-986.

［18］Martin S J，Meyer J M，Chuck S K. Levofloxacin and sparfloxacin：new quinolone antibiotics. Ann Pharmacother，1998，32：320-336.

［19］Cyprian O，Khanh Q，Richard Q，et al. Comparative efficacies of levofloxacin and ciprofloxacin against Streptococcus pneumoniae in a mouse model of experimental septicaemia. Int J Antimicrob Agents，1999，12：107-114.

［20］Rodvold K A，Neuhauser M. Pharmacokinetics and pharmacodynamics of fluoroquinolones.

Pharmacotherapy, 2001, 21: S233-S252.

[21] Chien S C, Wong F A, Fowler C L, Chow A T. Double-blind evaluation of the safety and pharmacokinetics of multiple oral once-daily 750-milligram and 1-gram doses of levofloxacin in healthy volunteers. Antimicrob Agents Chemother, 1998, 42: 885-888.

[22] Torres A, Liapikou A. Levofloxacin for the treatment of respiratory tract infections. Expert Opin Pharmacother, 2012, 13: 1203-1212.

[23] Nakamori Y, Miyashita Y, Nakatani I. Levofloxacin: penetration into sputum and once-daily treatment of respiratory tract infections. Drugs, 1995, 49 (S2): 418-419.

[24] Fish D N, Chow A T. The clinical pharmacokinetics of levofloxacin. Clin Pharmacokinet, 1997, 32: 101-119.

[25] Gould G, Jacobs W. The Synthesis of Certain Substituted Quinolines and 5, 6-Benzoquinolines. J Am Chem Soc, 1939, 61: 2890-2895.

[26] Hayakawa I, Atarashi S, Imamura M, et al. US 5053407, 1991.

[27] Mitscher L A, Sharma P N, Chu D T, Shen L L, Pernet A G. Chiral DNA gyrase inhibitors. 2. Asymmetric synthesis and biological activity of the enantiomers of 9-fluoro-3-methyl-10- (4-methyl-1-piperazinyl) -7-oxo-2, 3-dihydro-7H-pyrido [1, 2, 3-de] -1, 4-benzoxazine-6-carboxylicacid (ofloxacin). J Med Chem, 1987, 30: 2283-2286.

[28] Yang Y S, Ji R Y, Chen Y X. A practical stereoselective synthesis of (S)-(−)-ofloxacin. Chinese J Chem, 1999, 17: 539-544.

第 14 章

利奈唑胺（Linezolid）

王勇　龙亚秋

目　录

利奈唑胺研发大事记

1978 年	美国杜邦公司首次报道新型噁唑烷酮类化合物具有明显的抑制细菌生长的活性
1987 年	杜邦公司披露噁唑烷酮类候选药物 DuP-105 和 DuP-721 的临床前药理和药动学数据
1993 年	普强公司首次合成依哌唑胺（U-100592）和利奈唑胺（U-100766）
1995 年	普强公司在美国获得依哌唑胺和利奈唑胺化合物专利；普强公司和法玛西亚公司合并，共同开发利奈唑胺
1999 年	利奈唑胺获得美国 FDA 优先审批
2000 年	利奈唑胺首先在美国上市，用于治疗革兰氏阳性菌引起的感染
2001 年	利奈唑胺在英国上市；利奈唑胺在日本上市
2002 年	美国 FDA 批准利奈唑胺用于儿童患者
2003 年	美国 FDA 批准利奈唑胺用于治疗糖尿病足部感染；辉瑞公司披露正在开发利奈唑胺用于骨髓炎的潜在治疗，但未见其进一步报道
2004 年	美国 FDA 批准利奈唑胺用于治疗医院获得性肺炎、社区获得性肺炎患者的肺炎球菌多药耐药性感染
2007 年	利奈唑胺在中国上市
2009 年	利奈唑胺的Ⅳ期临床数据表明其对于耐甲氧西林金黄色葡萄球菌感染引起的医院获得性肺炎的治疗效果要优于万古霉素
2011 年	利奈唑胺年销售额逐年递增，该年全球销售额为 12.83 亿美元

14.1 抗菌药的研究背景和医学需要

14.1.1 抗菌药的研究背景

抗菌药是指能够抑制或杀灭病源微生物的药物，而抗生素（antibiotics）是其中一类非常重要的抗菌药，主要指某些微生物的次级代谢产物，或用化学方法合成的相同结构天然产物或其结构类似物。抗菌药的发现和使用是 20 世纪医药科学对人类健康最重大的贡献，其发展的黄金时期出现在 20 世纪中期。早在几个世纪以前，人们已经意识到严重感染的危害性：伤口化脓，高烧不退，重度咳嗽，尤其是在战争期间，因链球菌（streptococcus）或葡萄球菌（staphylococcus）感染引起败血症而致死的患者不计其数。直到 20 世纪 40 年代，青霉素（Penicillin）和磺胺类抗菌药被发现并引发了抗菌药的研发热潮，这一状况才得到明显改善。

1928 年，英国细菌学家弗莱明爵士（Alexander Fleming）发现了能杀死致命细菌的青霉素[1]，后经英国病理学家弗劳雷（Howard Florey）、德国生物化学家钱恩（Boris Ernst Chain）进一步研究改进而成功地应用于人类感染疾病的治疗。青霉素的发现与研究成功，成为医学史上的一个奇迹，开创了用抗生素治疗人类疾病的新纪元。磺胺类药物的发现则始于 1932 年德国生物化学家格哈特·杜马克（Gerhard Domagk）将一种红色染料"百浪多息"（Prontosil）用于治疗溶血性链球菌（hemolytic streptococcus）引起的感染[2]，进一步研究发现这种染料实际上是一种前药，在体外没有任何活性，在体内代谢为具有抗菌活性的对氨基苯磺酰胺，这一发现促使了抗微生物化学疗法新纪元的开始，同时在医学界引发了一场磺胺浪潮，上千种磺胺类药物被合成出来并应用于多种感染的治疗。自此，抗菌药的发展开始了其在医药科学史上的黄金时期（图 14-1）[3]：1944 年瓦尔斯曼（Selman Abraham Waksman）等人从链丝菌（streptothrix）中分离得到了第一个氨基糖苷类抗生素链霉素（Streptomycin）[4]，可作用于革兰氏阳性菌（Gram-positive），特别是用于结核病的治疗，至今仍然是"一线抗结核药物"之一；1948 年美国植物学家达格尔（Benjamin M. Duggar）从金霉素链霉菌中分离得到了金霉素（Aureomycin），又称氯四环素（Chlortetracycline），是第一个四环素类抗菌药，也是人类历史上最早的广谱抗生素，通过抑制细菌蛋白质合成而阻断多种微生物生长、繁殖；1956 年礼来公司分离得到了万古霉素（Vancomycin），被认为是抗革兰氏阳性菌感染的最后武器，因为它与其他抗菌药作用机制不同，不易诱导细菌对其产生耐药性；同时，大量半合成青霉素、已开发到第四代的头孢菌素、新型 β 内酰胺类抗生素等不断问世，使得有效治疗各种细菌感染性疾病成为可能；抗菌药黄金时期发现的最后一名成员是人工合成的喹诺酮类抗菌药，含有 4-喹诺酮基本结构，目前所应用的喹诺酮多为含有氟原子的氟喹诺酮类药物，通过抑制细菌 DNA 拓扑异构酶（topoisomerase）来杀灭细菌。

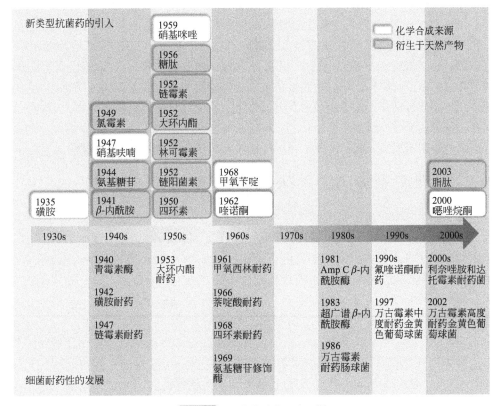

图 14-1　**抗菌药的发展历程**[3]

此后在长达 35 年的时间里，再没有全新结构类型的抗菌药问世，抗菌药的发展陷入了低潮期。直到 2000 年，新型噁唑烷酮类抗菌药利奈唑胺在美国上市，重新激发了科学家及大制药公司对抗菌药研究的热情。各种新结构类型和新作用机制的抗菌药不断被开发，抗菌药的发展才重新驶入了快车道（图 14-1）。

14.1.2　开发新抗菌药的医学需要

随着抗菌药的过度使用甚至是滥用，细菌的耐药性问题日趋严重，给临床用药带来了很多困难。从 20 世纪末期，细菌多药耐药性的发生和蔓延已开始对人类健康构成严重威胁，无论是革兰氏阳性菌还是革兰氏阴性菌（Gram-negative）均出现耐药倾向，革兰氏阳性菌的耐药问题尤为严重。革兰氏阳性菌出现了几乎对现有所有抗菌药物全部抵抗、非常难对付的多药耐药菌，如耐甲氧西林（Methicillin）的金黄色葡萄球菌（MRSA）[5]、表皮葡萄球菌（MRSE），耐青霉素的肺炎链球菌（PRSP）[6]，耐万古霉素的肠球菌（VRE）[7]以及多药耐药性结核杆菌（TB）[8]，尤其是耐万古霉素肠球菌（VRE）的出现，突破了严重感染患者治疗的"最后防线"。近年来革兰氏阴性菌的耐药问题也日趋严重并呈现蔓延之势，其中以多药耐药性大肠杆菌（escherichia coli）、绿脓杆菌（pseudomonas aeruginosa）、鲍曼不动杆菌（acinetobacter baumanii）、肺炎克雷伯菌（Klebsiella pneumoniae）最为难治，目前临床上几乎无有效治疗药物。

面对这种困境，专家们提出许多解决细菌耐药性的策略，主要有：限制抗生素的滥用，把现有抗生素与其他药物以及不断发展的诊断技术相结合，从而增加对致病菌的认识，使感染性疾病的治疗更有针对性；制备疫苗来对付细菌感染性疾病；对现有抗生素进行结构优化以找到治疗效果更好的类似物；最重要的方法就是发现全新作用机制的抗菌药，这个领域的研究具有重大意义。目前，世界上许多大制药公司都在积极寻找具有全新作用机制、能够对付多种抗生素耐药细菌的新型药物，其中最具前景的链阳菌素类、噁唑烷酮类和截短侧耳素等一系列抗菌药物正在研制和开发中。

14.2　噁唑烷酮类抗菌药研究的起源

噁唑烷酮化合物是一类全新作用机制的人工合成抗菌药，它对革兰氏阳性菌和部分厌氧菌（anaerobicbacteria）均有很强的抑制活性[9]，尤其是对耐甲氧西林的金黄色葡萄球菌、耐万古霉素的金黄色葡萄球菌、耐万古霉素的肠球菌和耐青霉素的肺炎链球菌等耐药型革兰氏阳性菌具有较强活性，显示了独特的优势。这类新型抗菌药的代表性和成功例子是法玛西亚和普强公司（Pharmacia & Upjohn）开发的利奈唑胺（Linezolio）和依哌唑胺（Eperezolid）（结构见图 14-2）。

1978 年，美国杜邦（DuPont）公司科学家在一篇专利中首次披露了噁唑烷酮类衍生物在控制细菌引起的植物疾病方面的活性[10]。在随后的专利中，他们进一步报道了化合物 S-1623 在体外表现出中等强度的抗菌活性（对金黄色葡萄球菌和肺炎淋球菌的 MIC 分别是 22.3μg/mL 和 7.7μg/mL）（图 14-3，化合物 **3**）[11]。通过对 S-1623 进一步的结构优化，杜邦公司在 1987 年的国际多学科抗感染化疗会议（ICAAC）上正式披露了两个候选化合物 DuP-105 和 DuP-721[12]，临床前

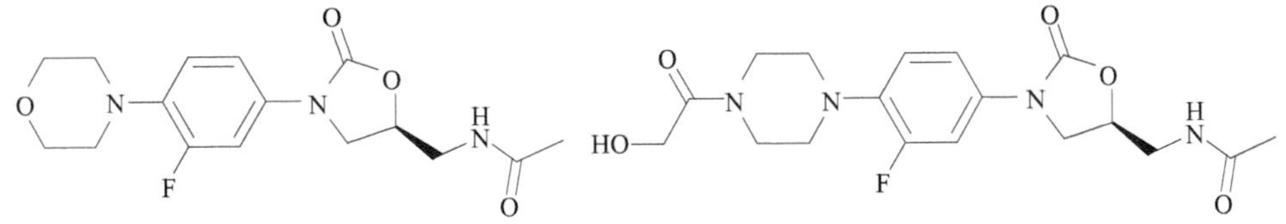

利奈唑胺(U-100592)(**1**)　　依哌唑胺(U-100766)(**2**)

图 14-2 利奈唑胺和依哌唑胺的结构

研究显示，这两个化合物对包括 MRSA 在内的革兰氏阳性菌有显著抑制活性，而且在大鼠体内的药代动力学性质良好（图 14-3，化合物 **4**、**5**）。DuP-105 和 DuP-721 进入临床试验后，由于出现较大的毒性问题而停止了开发[13]。但是，该类化合物不同于当时已有的抗菌药的全新结构和作用机制引起了众多制药公司的关注。普强（Upjohn）、阿斯利康（Astra Zeneca）、辉瑞（Pfizer）、拜尔（Bayer）、强生（Johnson & Johnson ）、雅培（Abbott）等公司等都积极参与噁唑烷酮衍生物的研究开发。

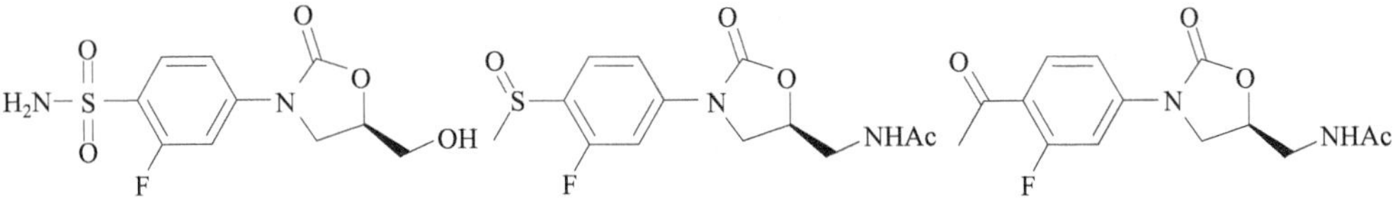

S-1623(**3**)　　DuP-105(**4**)　　DuP-721(**5**)

图 14-3 早期研发的噁唑烷酮候选药物 S-1623、DuP-105 和 DuP-721 的结构

在杜邦公司报道 DuP-105 和 DuP-721 后，普强公司的药物化学家布莱克纳尔(Brickner S. J.）成立了噁唑烷酮项目组，依据杜邦公司的前期工作，他们初步的设计思路是通过引入五元环或六元环来限制化合物 DuP-721 甲基酮的旋转方向，考察其对抑菌活性的影响[14]。最初合成的衍生物都是消旋体的形式，这有利于快速评价这些早期结构骨架的构效关系。很快他们就得到了几类引入茚满酮结构单元的噁唑烷酮类化合物（图 14-4，化合物 **6**、**8**），其中化合物 U-82965 具有与 DuP-721 相当的体外和体内活性，药代动力学性质也与 DuP-721 相似。事实上，茚满酮类似物 U-82965 在普强公司整个噁唑烷酮项目中起到了一个很关键的作用，它揭示了噁唑烷酮结构可开发为抗菌药的方向和潜力。因为直到 1989 年才有报道指出杜邦公司是由于毒性问题而终止了 DuP-105 和 DuP-721 的临床试验[13]，这对于正在开展相同结构母核结构优化的普强公司的噁唑烷酮项目组是个不小的打击，于是普强公司的药理学家派珀（Piper Richard）设计了一项毒性对比试验，将消旋的 U-82965 和消旋的 DuP-721 进行大鼠、口服、一天两次、每次 100mg/kg、连续 30 天的对比性毒性评价试验[15]。在 DuP-721 试验组观察到六只大鼠中一只大鼠死亡，两只垂死，并伴有严重的进行性体重减轻和骨髓萎缩；而 U-82965 实验组则很少表现出严重的副反应。这一对比性毒性试验最重要的一个

结论就是对于噁唑烷酮类化合物来说，其毒性是可以改造并进行优化的，这一结果极大地鼓舞了普强公司噁唑烷酮项目组的科学家。虽然在提交化合物 U-82965 专利申请文件的时候，他们才发现杜邦公司较早申请的专利中已经涵盖了引入茚满酮结构单元的噁唑烷酮类化合物[16]，但是，U-82965 和 DuP-721（仅是环酮和甲基酮的区别）的毒性对比试验证实了这类化合物存在结构-毒性关系而具有新的化学改造空间。因此，他们能够依据基于结构-毒性关系进行结构改造这一非经典的药物开发模式，继续对噁唑烷酮类化合物进行开发，为第一个噁唑烷酮类抗菌药——利奈唑胺的上市打下了坚实的基础。

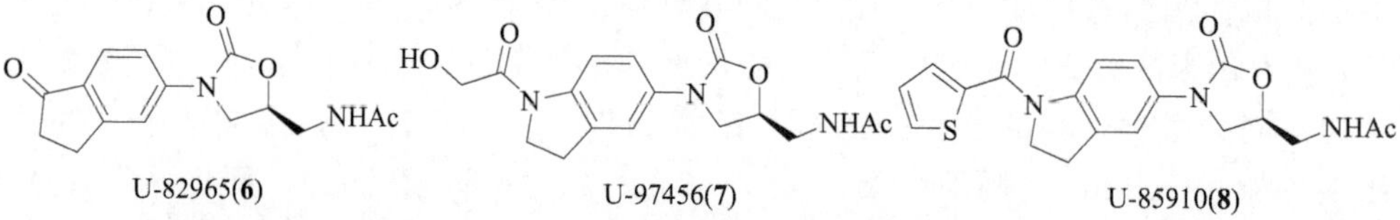

图 14-4　引入构象约束结构的噁唑烷酮类抗菌药 U-82965、U-97456 和 U-85910

14.3 噁唑烷酮类抗菌药的结构-毒性关系和结构-活性关系

茚满酮类似物 U-82965 毒性对比试验的成功，增强了普强公司对设计稠环噁唑烷酮类抗菌药的信心。为了规避杜邦公司的专利，同时保持 U-82965 的结构特点，他们设计合成了一类稠杂环噁唑烷酮类似物（图 14-4，化合物 7、8），N-位置上羰基的引入是为了保留 U-82965 和 DuP-721 所共有的酮羰基。如化合物 U-97456 和 U-85910 在 30 天的毒性试验中均表现出很好的安全性，这说明在苯环的对位引入一个给电子的 N 原子对于提高化合物的安全性是有利的；同时 U-97456 的 N-羟基乙酰基也被证实是一个优势片段，将其引入后来所设计的氟苯噁唑烷酮衍生物时，在保持化合物安全性的同时，能够明显提高其抗菌活性，而且药代动力学性质良好。普强公司还设计合成了一类 6'-二氢吲哚噁唑烷酮化合物，但其抗菌活性要弱于 5'-二氢吲哚噁唑烷酮化合物。

普强公司的另一个研究重点是三环噁唑烷酮化合物。根据前期的构效关系，他们认为在苯环的对位和噁唑烷酮 C4 位置能够容纳多个取代基，从而设计合成了通过烷基桥链连接形成五元或六元的三环稠和噁唑烷酮化合物（图 14-5，化合物 9、10），构效关系研究表明顺式噁唑烷酮衍生物无抗菌活性，反式噁唑烷酮衍生物则具有较好的抗菌活性，苯环和噁唑烷酮环之间必须保持一定的负扭转角。与 DuP-721 具有相同甲基酮取代的化合物 9a 体外和体内抗菌活性均弱于 DuP-721[17]，而 3-吡啶基-[6，5，5]-三环噁唑烷酮化合物 9b 则具有强效的体外抗菌活性，体内活性与万古霉素相当，但由于大鼠体内毒性较大而停止开发[18]。鉴于 9b 强效的抗菌活性，Gleave 等人还合成了利奈唑胺的三环类似物 9c，但 9c 的体外活性比利奈唑胺要弱 16～64 倍[18]。通过计算机模拟，Douglas Rohrer 预测乙基桥链连接的［6,6,5］-三环噁唑烷酮的立体排布与 Dup-721 最低能量构象相近，能够保持或增强其抗菌活性[19]。但事实上化合物 **10** 的体外抗菌活性要比 **9b** 弱 8 倍，推测可能是［6,6,5］的三环位阻太大，不利于化合物靶向细菌的结合位点。

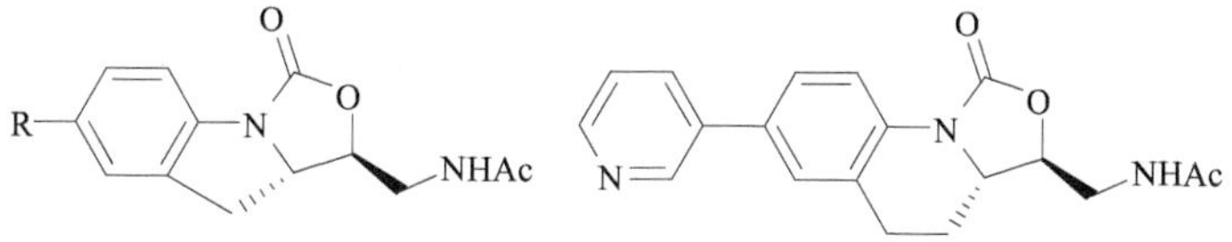

9a R=COMe
9b R=3-吡啶基
9c R=吗啉基

10

图 14-5　三环噁唑烷酮化合物

　　在建立基于结构-毒性关系进行结构优化这一药物开发模式以后，普强公司在两年内合成了很多高活性低毒性的噁唑烷酮化合物，同时积累了丰富的结构-毒性关系。随后他们结合已上市抗菌药物的结构特点开始致力于开发具有成药前景的噁唑烷酮化合物。已成功上市的抗菌药氟喹诺酮（Fluoroquinolone，**12**）在 7 位引入了关键性的哌嗪基，杜邦公司 1990 年也披露了 4-吡啶基化合物 E-3709 具有强效的抗菌活性[20]，其 N 原子的位置同引入一个哌嗪基末梢的 N 原子位置相近，因此，普强公司设计合成了一类 4-哌嗪基噁唑烷酮衍生物（图 14-6），如化合物 **13a**、**13b** 均表现出强效抗菌活性和良好的安全性[21]。同时借鉴在喹诺酮母核上引入氟原子能够明显提高化合物抗菌活性的经验[22]，他们发现在噁唑烷酮 3 位苯环上引入 1～2 个氟原子也能够提高化合物的抗菌活性，如二氟取代的化合物 **14b** 体外抗菌活性是万古霉素的四倍，体内抗金黄色葡萄球菌的活性与参照化合物相当[23]。

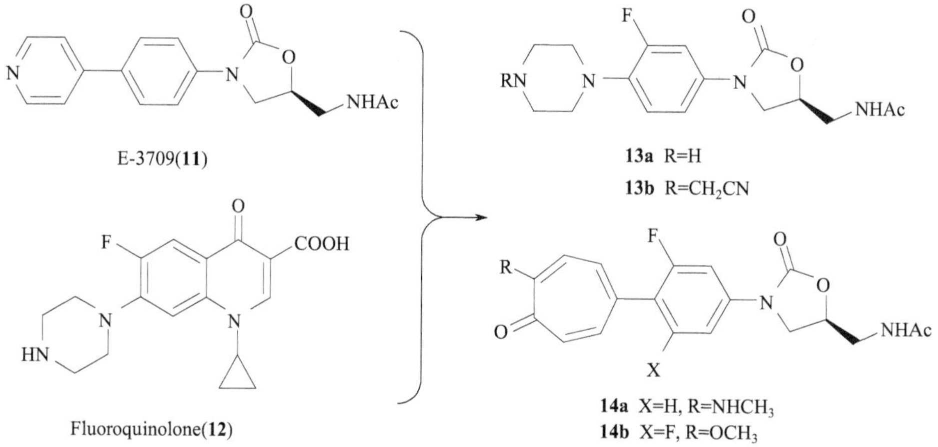

E-3709(**11**)

Fluoroquinolone(**12**)

13a R=H
13b R=CH_2CN

14a X=H, R=NHCH_3
14b X=F, R=OCH_3

图 14-6　哌嗪系列和环庚酮系列噁唑烷酮衍生物

　　到了 1992 年后期，为了尽快确定一个候选药物向前推进，普强公司决定从三个系列不同亚结构的噁唑烷酮类似物中选择一种骨架集中力量进行开发：①苯环对位连接哌嗪环的噁烷酮类似物，代表性化合物 **13b**；②吲哚类似物，代表性化合物 U-97456；③环庚酮类似物，代表性化合物 **14a**。吲哚类似物表现出很好的安全性，但是活性相对较低。环庚酮类似物虽然具有较好的抗菌活性，但是水溶性太差，同时具有一定的合成难度。尽管二氟取代的化合物抗菌活性优于单氟取代的化合物，但水溶性较差。相比之下，单氟取代的哌嗪环类衍生物不仅具有较好的体外和体内活性，同时还具有可接受的安全性、水溶性和良好的药代动力学性质。基于这些成药必备的原因再加上合成难度上的考虑，最终普强公司选择单氟取代的哌嗪环系列的噁唑烷酮衍生物作为进一步开发的重点。到 1993 年春，普强公司合成得到了两个哌嗪环系列的噁唑烷酮候选药物依哌唑胺（**2**）和利奈唑胺（**1**）。

普强公司噁唑烷酮项目组的研究工作加深了人们对噁唑烷酮类化合物结构-毒性关系和结构-活性关系的理解和认识，其最重要的贡献有两个：①在苯环的间位引入一个或者两个氟原子通常能够增强该类化合物的体外和/或体内抗菌活性；②在苯环的对位引入给电子的氨基取代基如哌嗪，在保持抗菌活性的同时，通常能提高该类化合物的安全性。

14.4 噁唑烷酮的合成工艺及进一步结构优化

14.4.1 噁唑烷酮的合成工艺

早期杜邦公司采用的合成路线（图 14-7）是以取代的苯基异氰酸酯为原料，与 R-丁酸缩水甘油酯高温下环合得到噁唑烷酮丁酸酯衍生物 **17**，再经水解得到 5-羟甲基噁唑烷酮化合物 **18**，羟基转换为易离去的磺酰基被叠氮离子取代得到化合物 **21**，再经过还原及乙酰化反应即可得到噁唑烷酮化合物 **22**[24]。这条路线的缺点是需制备取代的苯基异氰酸酯，比较经典的方法为用苯胺和光气或三光气反应得到异氰酸酯，产率不高而且具有一定的危害性。

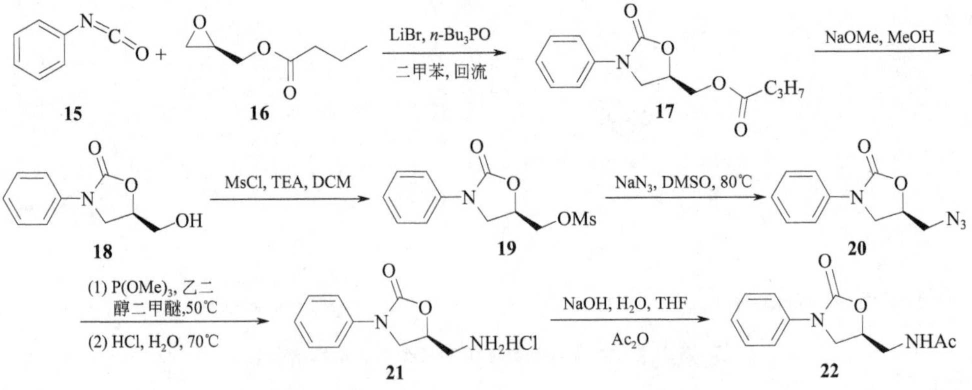

图 14-7 杜邦公司早期噁唑烷酮衍生物合成路线

为了能够方便快捷地制备 3-苯基取代的噁唑烷酮化合物，普强公司设计开发了新的合成路线，在关键的构建噁唑烷酮 5 位手性的一步中，以方便易得的苄基氧羰基或甲基氧羰基保护的苯胺为原料，在正丁基锂做碱的条件下脱去甲基或苄基上的质子，再进攻打开 R-丁酸缩水甘油酯的环氧键，最后发生一个酯交换反应以＞85％的收率得到噁唑烷酮化合物，而且后处理操作简单[25]（图 14-8）。这一方法的建立使得普强公司能够快速地制备各种取代苯基的噁唑烷酮化合物，加速了噁唑烷酮类抗菌药成功上市的步伐。

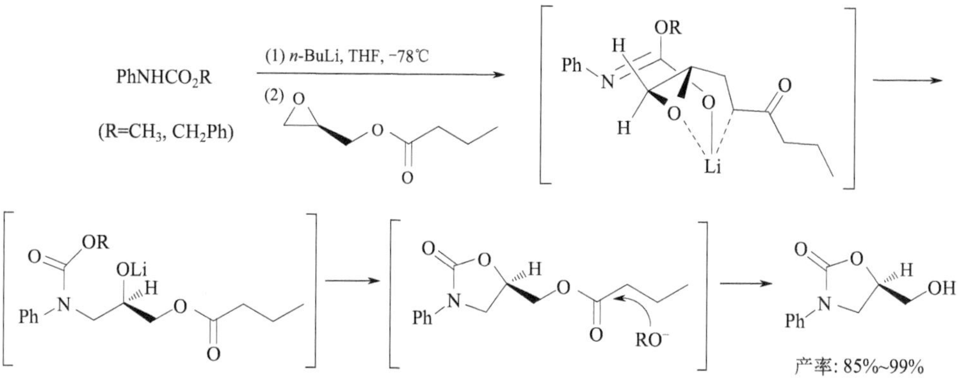

图 14-8　普强公司构建噁唑烷酮骨架的机理

这一方法不但能够用于制备多种高光学纯的噁唑烷酮衍生物，还成功地应用于依哌唑胺和利奈唑胺的公斤级制备工艺中[21]。以利奈唑胺为例，以吗啉和 3，4-二氟硝基苯为原料，经过常规的亲核取代、氢化还原、Cbz 保护得到中间体 **25**，**25** 与 R-丁酸缩水甘油酯在正丁基锂为碱的条件反应得到化合物 **26**，再经过一系列的反应将 5 位的羟基转变为乙酰氨基即可制得利奈唑胺（图 14-9）。这条工艺也是工业上大规模制备利奈唑胺所采用的路线，只须对成环的反应条件略作修改：以 S-3-氯-1，2-丙二醇替换 R-丁酸缩水甘油酯，同时改用叔丁醇钾和二异丙基氨基锂做碱，收率可达 90％[26]。

利奈唑胺巨大的市场价值也促使了有机化学家们对其开展工艺优化，寻找能够更方便地制备噁唑烷酮化合物的新方法。如印度的瑞迪博士实验室一直致力于噁唑烷酮的合成方法研究。其在 1999 年报道了由价廉易得的 D-甘露醇出发，全保护后选择性脱端基保护[27]，"一锅法"制得化合物 **31**，**31** 与取代苯胺反应打开环氧键，再与羰基二咪唑成环生成中间体 **32**，**32** 经酸性水解脱保护基后得到化合物 **33**，**33** 再经四乙酸铅氧化和硼氢化钠还原以＞85％的收率生成关键中间体 **34**，再将 5 位的羟基转变为乙酰氨基即可制得噁唑烷酮化合物[28]（图 14-10）。

同时瑞迪博士实验室的科研人员还开发了一种先制备噁唑烷酮母核，再通过偶联反应引入 3 位苯环的新方法[29]。先由 S-环氧氯丙烷与 NaN₃ 反应开环生

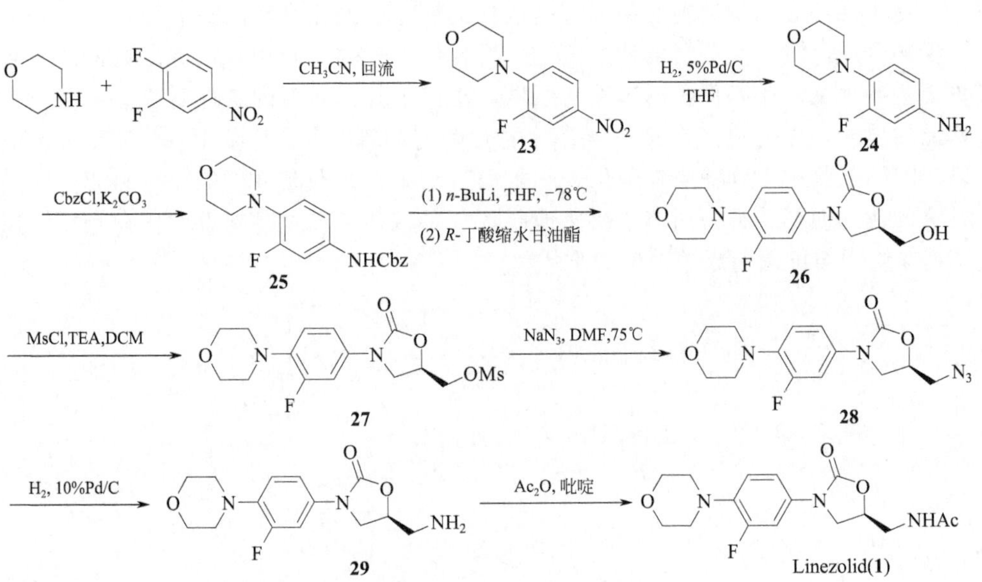

图 14-9　利奈唑胺的合成路线

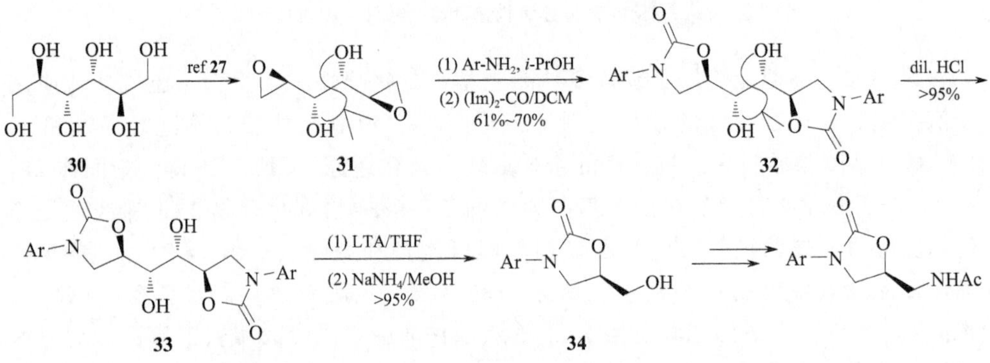

图 14-10　从 D-甘露醇出发制备噁唑烷酮化合物的合成路线

成化合物 **35**，**35** 经氢化还原、Boc 保护后得到化合物 **36**，化合物 **36** 的氯原子被叠氮取代得到化合物 **37**，**37** 在三苯基膦、四氯化碳和三乙胺存在下经 S_N2 构型反转环合得到关键中间体 **38**，**38** 再与化合物 **45** 发生铜催化的偶联反应制得化合物 **39**，**39** 与巯基乙酸反应就可以得到各种苯基取代的噁唑烷酮化合物（图 14-11）。这条路线原料易得，成本较低，而且避免使用丁基锂，有潜在的工业应用价值。

　　Sudalai 等人 2006 年首次报道了通过不对称催化方法构建噁唑烷酮母核[30]。首先从中间体 **24** 出发，在氨基上引入羟基丙基和 Cbz，再将末端羟基氧化为醛得到化合物 **42**，**42** 通过 d-脯氨酸催化的不对称 α-氮氧基化反应引入 α-氮氧基，再

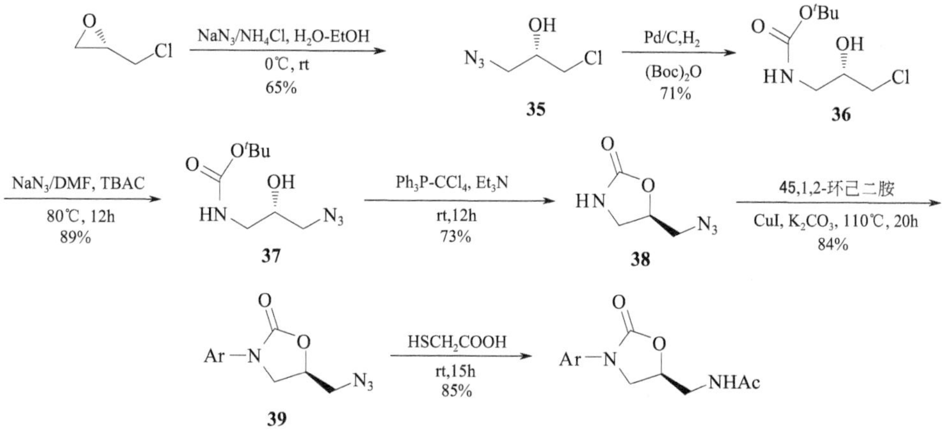

图 14-11 从 S-环氧氯丙烷出发制备噁唑烷酮化合物的合成路线

用 CuSO₄ 还原即可得到二醇化合物 **43**，**43** 在 NaH 作用下通过一个分子内手性二醇的成环反应得到噁唑烷酮化合物 **44**，再将 5 位的羟基转变为乙酰氨基即可以 9 步 56％的总产率制得利奈唑胺（图 14-12）。

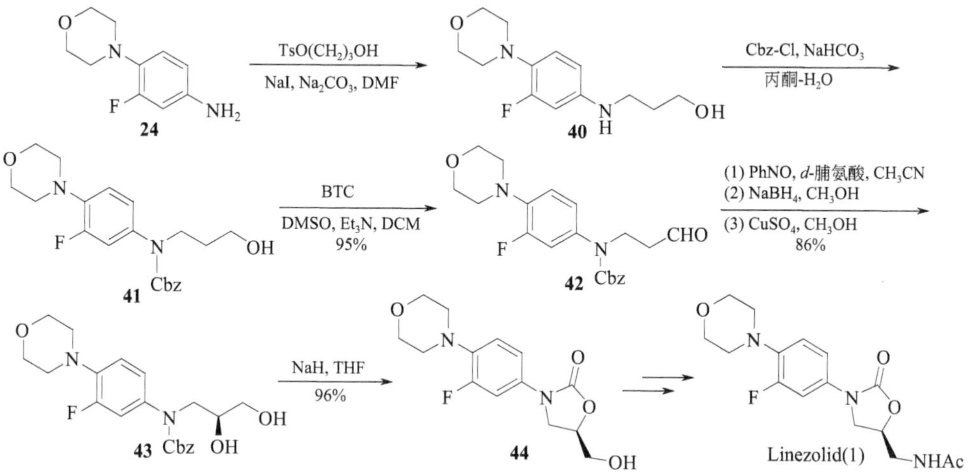

图 14-12 通过不对称催化方法构建噁唑烷酮母核的合成路线

Gotor 等人 2008 年报道了通过氮杂环丙烷的分子内开环反应构建噁唑烷酮的方法[31]。首先从中间体 **46** 出发，通过一个三步的连续反应以近 50％的收率得到化合物 **49**，**49** 再与化合物 **45** 发生铜催化的偶联反应制得化合物 **50**，将 **50** 的苄基还原脱除再与乙酰氯缩合即制得利奈唑胺（图 14-13）。

利奈唑胺的专利期到 2015 年，到时开发新的合成路线和对其进行工艺改进将是噁唑烷酮类抗菌药的一个研究热点。

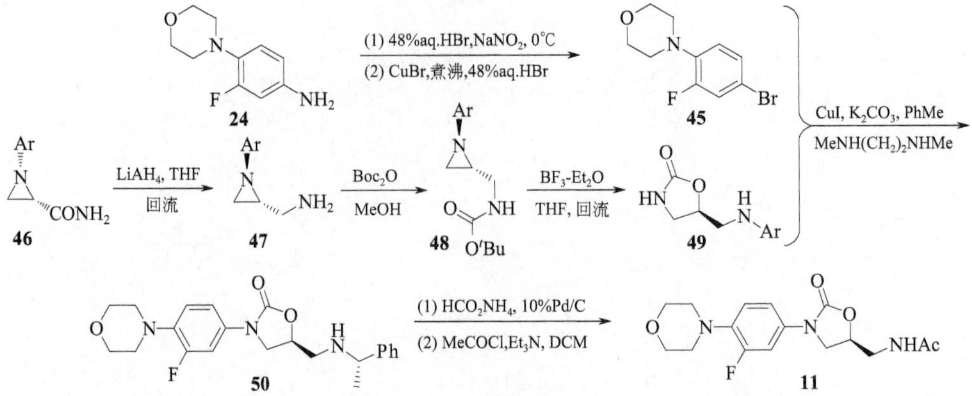

图 14-13　从氮杂环丙烷衍生物出发制备噁唑烷酮化合物的合成路线

14.4.2　噁唑烷酮的进一步结构优化

在普强公司选择哌嗪环系列的噁唑烷酮衍生物作为进一步开发的重点以后，他们对哌嗪环末端的 N 原子上的取代基展开了大量构效关系研究，这其中就包括 N 上羟基乙酰基取代的依哌唑胺；同时也设计合成了哌嗪环的电子等排体如吗啉（利奈唑胺）、硫代吗啉等。如表 14-1 所示，苯环上氟取代的化合物抗菌活性要明显优于无氟原子取代的化合物；而哌嗪末端氮原子上引入烷基、酰基、吡啶环等均能保持化合物的活性，只有化合物 **55**、**56** 抑菌活性有所下降[21, 32, 33]。其中在各种致病菌和耐药菌株活性测试中表现最为优异的就是 N-羟基乙酰基哌嗪噁唑烷酮化合物依哌唑胺（Eperezolid，**2**）和吗啉噁唑烷酮化合物利奈唑胺（Linezolid，**1**），这两个化合物先后被普强公司选为候选药物进行了 I 期临床试验。

表 14-1　哌嗪环系列的噁唑烷酮衍生物的抗菌活性

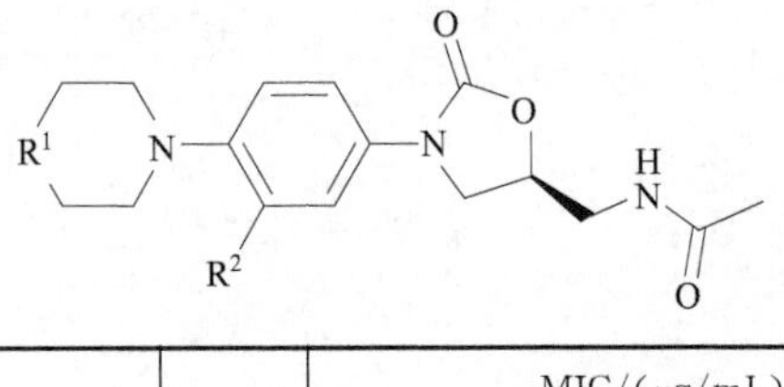

化合物	R^1	R^2	MIC/(μg/mL)			ED$_{50}$ /(mg/kg)
			金黄色葡萄球菌	粪肠球菌	肺炎链球菌	
51	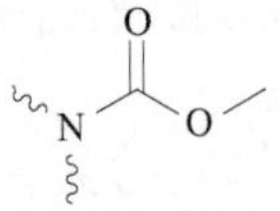	H	4	4	2	NT
52	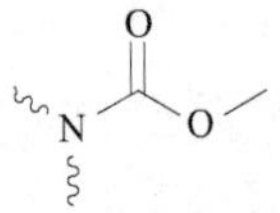	F	4	2	1	3.7（1.6）

续表

化合物	R¹	R²	MIC/(μg/mL)			ED₅₀ /(mg/kg)
			金黄色葡萄球菌	粪肠球菌	肺炎链球菌	
53	(N-CO-CH₂-OH)	H	4	2	1	NT
Eperezolid	(N-CO-CH₂-OH)	F	4	1	< 0.5	3.3 (5.0)
54	(N-CH₂-CN)	F	8	4	1	4.0 (2.2)
55	(N-CH₂-CH₂-OCH₃)	F	16	16	2	7.9 (1.7)
56	(N-CH₂-CH₂-F)	F	16	8	2	8.6 (5.0)
57	(N-pyridin-2-yl)	F	4	2	0.5	11.2
58	(N-5-cyanopyridin-2-yl)	F	2	1	0.5	6.8
59	(N-6-cyanopyridin-2-yl)	F	2	1	0.5	> 20
Linezolid	O	F	4	2	1	5.6

注：NT—未检测。

14.5 利奈唑胺的选定和作用机理

14.5.1 利奈唑胺的选定

经过大量的结构优化，普强公司最终筛选得到了两个高活性噁唑烷酮衍生物：吗啉噁酮（利奈唑胺，Linezolid）和羟哌噁酮（依哌唑胺，Eperezolid）。这两个化合物几乎具有相同的临床前性质，包括水溶性、体外抗菌活性、抗菌谱、体内活性、狗体内的药代动力学性质以及 30 天的大鼠和狗多计量的毒性研究结果[21]。因此，这两个化合物先后被普强公司选为候选药物进行了 I 期临床试验。后来由于 Linezolid 在人体中表现出更好的药代动力学性质（Linezolid 每天只需给药两次，而 Eperezoli 在体内消除率高，需要每天给药三次）、不被细胞色素 P450 代谢、具有 100％的口服生物利用度等成药性[34]，所以被选择进入Ⅱ期临床试验，并获得 FDA 的优先审批，最后于 2000 年 4 月 18 日经 FDA 批准在美国上市，商品名为 Zyvox，成为第一个也是目前唯一一个获准进入临床应用的噁唑烷酮抗菌药。

14.5.2 噁唑烷酮抗菌药的作用机理

噁唑烷酮类抗菌药具有不同于其他抗菌药的独特作用机制。Colca 等人通过将荧光分子连接到依哌唑胺分子中而探明噁唑烷酮类抗菌药靶向核糖体 50S 亚基 23S rRNA 的第五区[35]，噁唑烷酮与细菌核糖体 50S 亚基的肽转移中心（PTC）的 A 位点结合，占据了原来的氨酰-tRNA（aminoacyl-tRNA）的氨酰基的位置，阻止 fMet-tRNA 结合到 70S 核糖体形成起始复合物，该复合物是细菌转译（translation）过程中的必要物质。因此，利奈唑胺通过抑制细菌在蛋白质合成初始阶段的转译达到抗菌作用。随后，Ippolito 等人也通过利奈唑胺与嗜盐古生菌 *Haloarcula marismortui* 核糖体 50S 亚基的复合物晶体结构证实了这一结论[36]。利奈唑胺通过氢键和疏水性作用结合在 PTC 区域内的口袋状区域，其中噁唑烷酮环和核糖体 RNA U2539 位尿嘧啶的碱基存在范德华力相互作用，5 位乙酰氨基中的 N 原子与 N2540 位的鸟嘌呤的磷酸基团形成氢键，同时，利奈唑胺的苯环与 RNA C2487 位胞嘧啶有一个 π-π 堆叠作用（图 14-14）。

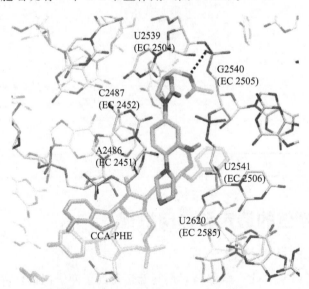

图 14-14 利奈唑胺在细菌核糖体内的结合位点[36]

噁唑烷酮类抗菌药通过抑制细菌核糖体 50S 亚基-30S 亚基-mRNA-fMet-tRNA^{Met}复合物的形成，干扰蛋白质合成的起始阶段达到抑菌杀菌作用。图 14-15 比较了细菌蛋白质合成过程中利奈唑胺及其他一些抗生素的作用位点[37,38]，由于它的作用机制完全不同于现有的抗生素，意味着临床出现交叉耐药性的可能性较小。因此利奈唑胺能够用于耐甲氧西林的金黄色葡萄球菌，耐万古霉素的金黄色葡萄球菌、肠球菌，耐青霉素的肺炎链球菌等耐药型革兰氏阳性菌的治疗。

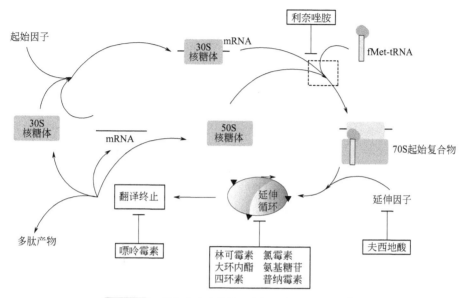

图 14-15　利奈唑胺及其他一些抗生素的作用位点[38]

14.6　利奈唑胺的药物动力学和临床使用

14.6.1　利奈唑胺的药物动力学

利奈唑胺成功上市的一个重要原因就是其在人体内口服生物利用度非常高，口服效果近似于静脉注射。人体药动学研究结果显示[34]，健康人口服利奈唑胺后吸收快速且完全，生物利用度 100%，血浆蛋白结合率约为 31%。口服给药达峰时间为 1~2h，口服与胃肠外给药，其谷-峰浓度和时间-曲线下面积（AUC）等参数近似。每 12h 口服 600mg 利奈唑胺，血清峰浓度和谷浓度分别为 16~18μg/mL 和 3.5~3.8μg/mL，即所有时间间隔内，其体内浓度均大于几乎所有革兰氏阳性菌的 MIC 值。利奈唑胺在药物动力学上的另一个特点就是进食对于利奈唑胺发挥药效影响很小[39]。服药后进食（特别是高脂饮食）可使血清峰浓度稍降低，T_{max} 从 1.5h 推迟到 2.2h，C_{max} 降低 17%，但 AUC 不变。在成年人中，年龄对药物吸收没有影响，女性的药物分别容积较男性低，但并不具有重要意义。利奈唑胺主要在血浆和组织内通过吗啉环氧化，即非酶途径代谢，与细胞色素 P450 酶系统无关。主要代谢产物为两种羟酸，即氨基乙酯酸代谢物和羟酰甘氨酸代谢物，均无抗菌活性，通过尿、粪途径排泄。

14.6.2　利奈唑胺的临床使用

目前已经对利奈唑胺口服和静脉给药治疗皮肤/软组织感染、获得性肺炎以及其他包括多药耐药革兰氏阳性菌引起的感染进行了多项临床研究。2010 年完成的一项 IV 期临床研究表明[40]，在 1225 例主要由耐甲氧西林的金黄色葡萄球菌引起的医院获得性肺炎病人中，用 600mg（bid）剂量利奈唑胺给药治疗的病人的成功率为 57.6%；在 812 例主要由耐甲氧西林的金黄色葡萄球菌引起的皮肤/软组织感染的住院病人或者社区病人中，用利奈唑胺治疗病人的成功率为 90%；对 87 例患糖尿病足部溃疡病人的治疗或改善率达到 85.1%；对 596 例由万古霉素耐药屎肠球菌和粪肠球菌，甲氧西林耐药和敏感细菌引起的各种革兰氏阳性菌感染的临床治愈率为 75.3%。利奈唑胺仍然是目前唯一一个可以口服给药的用于治疗由耐甲氧西林金黄色葡萄球菌和耐万古霉素肠球菌引起的感染性疾病的药物。同时，利奈唑胺还可以用于儿童和新生儿，只是由于在儿童身上具有更高的消除率，需要调整剂量到每日三次。

适应证：在美国，利奈唑胺被批准的适应证包括以下感染的治疗：

① 耐万古霉素的肠球菌感染，包括并发性感染；

② 由金黄色葡萄球菌（包括甲氧西林耐药菌株）或肺炎链球菌（包括多药耐药菌株）引起的医院获得性肺炎；

③ 由肺炎链球菌（包括耐药菌株）或者金黄色葡萄球菌（只针对甲氧西林敏感菌）引起的社区获得性肺炎；

④ 由金黄色葡萄球菌（包括甲氧西林耐药菌株）、生脓链球菌或者无乳链球菌引起的复杂皮肤及皮肤结构感染（cSSSI）；

⑤ 由金黄色葡萄球菌（只针对甲氧西林敏感菌）或者生脓链球菌引起的非复杂皮肤和皮肤结构感染（uSSSI）。

用法和剂量：简单的皮肤和皮肤结构感染的成年人每 12h 口服 400mg，其他感染的成年人每 12h 口服或注射 600mg。耐万古霉素肠球菌感染的病人一般治疗时间是 14～28 天，其他细菌感染的病人是 10～14 天。儿科使用推荐剂量是 10mg/（kg·12h）。肾功能不全或者轻度到中度肝功能不全者用药时无需调节剂量。注射用药时，不能与其他抗生素混合使用。

不良反应及药物相互作用：一般来说，利奈唑胺临床应用中耐受性良好，常见的不良反应为头痛、恶心、腹泻（发生率 10%～15%），呕吐、头晕、失眠、乏力、皮疹以及注射引起的静脉炎（发生率 5%～10%）。比较少见的还有连续用药两周以上会出现贫血与血小板减少症（2.4%），停止用药后可恢复，这与利奈唑胺对线粒体蛋白合成的抑制有关[41]，另外还会出现骨髓抑制以及神经病变等副作用。值得一提的是，最近的研究表明，第一代噁唑烷酮类抗菌药最大的副作用是单胺氧化酶（MAO）抑制作用。利奈唑胺是一种可逆的非选择性 MAO-A 抑制剂，对内源及外源生物活性单胺有氧化去氨基作用，若与肾上腺素类药物合用，会促进血中去甲肾上腺素蓄积，使血压升高，导致高血压危象；与 5-羟色胺重摄取抑制剂合用时，有可能诱发 5-羟色胺综合征；利奈唑胺可抑制 MAO，使体内酪胺不能及时分解，发生大量蓄积，从而导致高血压反应，因此，口服利奈唑胺的患者会被建议避免进食富含酪胺的食物和饮料。

14.7　第一个合成的噁唑烷酮抗菌药上市的意义和启示

　　利奈唑胺的批准上市是感染性疾病治疗领域的一个重要里程碑，从 2008 年开始，利奈唑胺每年的全球销售额已经超过了 10 亿美元，使其成为为数不多的几个能够取得这么大商业成功的抗菌药物之一。从 20 世纪 80 年代末普强公司成立噁唑烷酮项目组，到 2000 年利奈唑胺成功上市，这 12 年的研发历程中有诸多亮点与特色值得在新药研发中学习和借鉴。

　　① 普强公司的研发人员从筛选得到先导化合物 U-82965，到后期对噁唑烷酮的结构优化过程中除了运用经典的药物化学结构-活性关系研究方法，还建立并成功应用了非经典的基于结构-毒性关系研发药物的新模式。U-82965 和 DuP-721（仅是环酮和甲基酮的区别）的毒性对比试验证实了这类化合物存在结构-毒性关系，药物化学家敏锐认识到噁唑烷酮类化合物的毒性是可以操控并进行结构优化的，因此针对毒性改造将噁唑烷酮类化合物成功开发为新型抗菌药物。这其中药理学家成功设计并建立了大鼠的 30 天毒性评价模型，为噁唑烷酮抗菌药的研发提供了有效的"安全"保障。

　　② 手性噁唑烷酮类化合物的高效合成方法的建立，加速了噁唑烷酮抗菌药的研发进程。在普强公司建立噁唑烷酮项目组初期，是采用消旋体的形式来考察其抗菌活性的，而这对于快速地评价这些早期结构骨架的构效关系具有重要意义。在成功发现化合物 U-82965 具有良好的安全性以后，普强公司需要能够快速有效地制备光学活性的噁唑烷酮类化合物来进行其药效学的评价，化学合成部门对此付出了很多努力。在普强公司设计的构建噁唑烷酮的策略中，他们最初尝试以 NaH 做碱来合成噁唑烷酮环，但反应很杂。在他们以为要重新使用早期的制备方法时，Peter Manninen 尝试了以正丁基锂为碱，发现反应效果很好，而且直接得到了酯基水解的产物 5-羟甲基噁唑烷酮，这一方法的建立使得普强公司能够快速制备各种取代苯基的噁唑烷酮化合物，迅速成为这一研究领域的领头羊。目前从事噁唑烷酮抗菌药研究的很多公司和科研机构均采用 Manninen 的方法来制备噁唑烷酮类化合物。这说明在发现某一类有研究潜力的先导化合物后，集中力量开发其快速高效的制备方法是非常有必要和事关全局的。

　　③ 利奈唑胺优异的药代动力学性质也使得它从众多在研噁唑烷酮化合物中脱颖而出。利奈唑胺有口服加静脉注射两种剂型，并且口服生物利用度 100%，这既保证了治疗中静注给药向口服的转化，降低了成本，同时也确保了病人出院后无需调整剂量。

　　④ 噁唑烷酮类抗菌药独特的作用机制，使得它能够有效治疗许多由革兰氏阳性菌包括 MRSA、VRE 等多药耐药菌导致的严重感染性疾病。在目前抗生素的耐药性愈来愈严重的"后抗生素时代"，研发具有新作用机制、新结构类型的抗菌药是开发下一代抗菌药物的必然选择和努力方向。

⑤ 纵观利奈唑胺的研发全过程，此项目研发周期短，各个阶段工作安排得当。在普强公司建立噁唑烷酮项目组后，不断有各学科的顶尖科学家加入，合成化学家、药理学家、毒理学家以及从事机理研究的生物工作者通力协作，使得噁唑烷酮类抗菌药仅仅通过 12 年的研究就得到了美国 FDA 的批准上市用于治疗革兰氏阳性菌引起的感染。新药开发属于多学科的交叉领域，需要多学科、多领域的协力合作，这就要求我国的科研工作者在进行自主新药研发的过程中，也要加强合作，集中各学科的优势力量研究可能出现的各种相关问题，加速开发具有自主知识产权新药的研究进程。

参考文献

［1］Fleming A. On the antibacterial action of cultures of a penicillium, with special reference to their use in the isolation of B. Influenza. Br J Exp Path, 1929, 10: 226-236.

［2］Domagk G. Ein Beitrg zur Chemotherapie der bakteriellen Infektionen. Dtsch Med Wschr, 1935, C1: 250-253.

［3］Brötz-Oesterhelt H, Sass P. Postgenomic strategies in antibacterial drug discovery. Future Microbiol, 2010, 5 (10): 1553-1579.

［4］Schatz A, Bugie E, Waksman S A. Streptomycin, a substance exhibiting antibiotic activity against gram-positive and gram-negative bacteria. Proc Soc Exptl Biol Med, 1944, 55: 66-69.

［5］Brumfitt W, Hamilton-Miller J M T. The challenge of Methicillin-resistant Staphylococcus aureus. Drugs Exp Clin Res, 1994, 20 (6): 215-224.

［6］Appelbaum P C. Antimicrobial resistance in Streptococcus pneumoniae. Clin Infect Dis, 1992, 15 (1): 77-83.

［7］Low D E, Willey B M, Mcgeer A J. Mutidrug-resistant Enterococci: a threat to the surgical patient. Am J Surg, 1995, 169 (5A Suppl): S8-S12.

［8］Cohn D L, Bustreo F, Raviglione M C. Drug-Resistant Tuberculosis: Review of the Worldwide Situation and the WHO/IUATLD Global Surveillance Project. Clinical Infectious Diseases, 1997, 24 (Supplement 1): S121-S130.

［9］Bülent B, Peter C A. Oxazolidinones: activity, mode of action, and mechanism of resistance. Int J Antimicrob Agents, 2004, 23 (2): 113-119.

［10］Fugitt R B, Luckenbaugh R W. 5-Halomethyl-3-phenyl-2-oxazolidin-ones. U S Patent 4 128 654, 1978.

［11］Gregory W A. p-Oxooxazolidinylbenzene compounds as antibacterial agents. U S Patent 4 461 773, 1984.

［12］Slee A M, et al. Oxazolidinones, a new class of synthetic antibacterials: in vitro and in vivo activities of DuP 105 and DuP 721, abstr 244. In Abstr 27th Intersci Conf Antimicrob Agents Chemother. New York, 1987.

［13］Brickner S J. Oxazolidinone antibacterial agents. Curr Pharm Des, 1996, 2: 175-194.

［14］Park C H, Brittelli D R, Wang C L-J, Marsh F D, Gregory W A, Wuonola M A, McRipley R J, Eberly V S, Slee A M, Forbes M. Antibacterials. Synthesis and structure-activity studies of 3-aryl-2-oxooxazolidines. 4. Multiply-substituted aryl derivatives. J Med Chem, 1992, 35: 1156-1165.

［15］Piper R C, Platte T F, Palmer J R. Data on File. Pharmacia and Upjohn Company, Kalamazoo, Michigan, 1989.

［16］ Wang C L J，Wuonola M A. Preparation of 5-（aminomethyl）-3-phenyl-2-oxazolidinone Derivatives and Antibacterial Pharmaceuticals Containing Them. US Patent 4 801 600，1989.

［17］ Gleave D M，Brickner S J. Oxazolidinone Antibacterial Agents. An Enantioselective Synthesis of the ［6，5，5］ Tricyclic Fused Oxazolidinone Ring System and Application to the Synthesis of a Rigid DuP721 Analogue. J Org Chem，1996，61：6470-6474.

［18］ Gleave D M，Brickner S J，Manninen P R，Allwine D A，Lovasz K D，Rohrer D C，Tucker J A，Zurenko G E，Ford C W. Synthesis and antibacterial activity of ［6，5，5］ and ［6，6，5］ tricyclic fused oxazolidinones. Bioorg Med Chem Lett，1998，8：1231-1236.

［19］ Brickner S J，Manninen P R，Ulanowicz D A，Lovasz K D，Rohrer D C. Abstracts of Papers，206th National Meeting of the American Chemical Society，Chicago，IL. Washington DC：American Chemical Society，1993.

［20］ Carlson R K，Park C H，Gregory W A. Aminomethyloxooxazolidinyl Arylbenzene Derivatives Useful as Antibacterial Agents. US Patent 4 948 801，1990.

［21］ Brickner S J，Hutchinson D K，Barbachyn M R，Manninen P R，Ulanowicz D A，Garmon S A，Grega K C，Hendges S K，Toops D S，Ford C W，Zurenko G E. Synthesis and Antibacterial Activity of U-100592 and U-100766，Two Oxazolidinone Antibacterial Agents for the Potential Treatment of Multidrug-Resistant Gram-Positive Bacterial Infections. J Med Chem，1996，39：673-679.

［22］ Chu D T W，Fernandes P B. Structure-activity relationships of the fluoroquinolones. Antimicrob. Agents Chemother，1989，33：131-135.

［23］ Barbachyn M R，Toops D S，Grega K C，Hendges S K，Ford C W，Zurenko G E，Hamel J C，Schaadt R D，Stapert D，Yagi B H，et al. Synthesis and antibacterial activity of new tropone-substituted phenyloxazolidinone antibacterial agents 2. Modification of the phenyl ring-the potentiating effect of fluorine substitution on *in vivo* activity. Bioorg Med Chem Lett，1996，6：1009-1014.

［24］ Gregory W A，Brittelli D R，Wang C L J，Wounola M A，McRipley R J，Eustice D C，Eberly V S，Bartholomew P T，Slee A M，Forbes M. Antibacterials. Synthesis and Structure-Activity Studies of 3-Aryl-2-oxooxazolidines. 1. The "B" Group. J Med Chem，1989，32：1673-1681.

［25］ Manninen P R，Brickner S J. Org Syn，2004，81：112-120.

［26］ Pearlman B A，Perrault W R，Barbachyn M R，Manninen P R，Toops D S，Houser D，Fleck T J. Process to Prepare Oxazolidinones. US Patent 5 837 870，1998.

［27］ Lohray B B，Chatterjee M，Jayamma Y. A practical approach to the synthesis of dianhydro sugars. Synthetic Communications，1997，27（10）：1711-1724.

［28］ Lohray B B，Baskaran S，Rao B S，Reddy B Y，Rao I N. A short synthesis of oxazolidinone derivatives linezolid and eperezolid：A new class of antibacterials. Tetrahedron Lett，1999，40：4855-4856.

［29］ Madhusudhan G，Om Reddy G，Rajesh T，Ramanatham J，Dubey P K. Stereoselective synthesis of novel（R）- and（S）-5-azidomethyl-2-oxazolidinones from（S）-epichlorohydrin：a key precursor or the oxazolidinone class of antibacterial agents. Tetrahedron Lett，2008，49：3060-3062.

［30］ Narina S V，Sudalai A. Short and practical enantioselective synthesis of linezolid and eperezolid via proline-catalyzed asymmetric a-aminooxylation. Tetrahedron Lett，2006，47：6799-6802.

［31］ Moran-Ramallal R，Liz R，Gotor V. Regioselective and Stereospecific Synthesis of Enantiopure 1，3-Oxazolidin-2-ones by Intramolecular Ring Opening of 2-（Boc-aminomethyl）aziridines. Preparation of the Antibiotic Linezolid. Org Lett，2008，10：1935-1938.

［32］ Tucker J A，Allwine D A，Grega K C，Barbachyn M R，Klock J L，Adamski J L，Brickner S J，Hutchinson D K，Ford C W，Zurenko G E，et al. Piperazinyl Oxazolidinone Antibacterial Agents Containing a Pyridine，Diazene，or Triazene Heteroaromatic Ring. J Med Chem，1998，41：3727-3735.

［33］ Barbachyn M R，Ford C. W. Oxazolidinone Structure-Activity Relationships Leading to Linezolid. Angew Chem Int Ed，2003，42：2010 - 2023.

［34］ Stalker D J，Jungbluth G L. Clinical pharmacokinetics of linezolid，a novel oxazolidinone antibacterial. Clin Pharmacokinet，2003，42：1129-1140.

［35］ Colca J R，McDonald W G，Waldon D J，Thomasco L M，Gadwood R C，Lund E T，Cavey G S，Mathews W R，Adams L D，Cecil E T，et al. Cross-linking in the Living Cell Locates the Site of Action of Oxazolidinone Antibiotics. J Biol Chem，2003，278：21972-21979.

［36］ Ippolito J A，Kanyo Z F，Wang D，Franceschi F G，Moore P B，Steitz T A，Duffy E M. Crystal structure of the oxazolidinone antibiotic linezolid bound to the 50S ribosomal subunit. J Med Chem，2008，51：3353-3356.

［37］ Horation B F，Harold L K，Babatunde O O. Linezolid：an oxazolidinone antimicrobial agent. Clin Ther，2001，23：356-391.

［38］ Zurenko G E，Gibson J K，Shinabarger D L，Aristoff P A，Ford C W，Tarpley W G. Oxazolidinones：a new class of antibacterials. Curr Opin Pharmacol 2001，1：470-476.

［39］ Welshman I R，Stalker D J，Wajszczuk C P. Assessment of absolute bioavailabilty and evaluation of the effect of food on oral bioavailablity of linezolid. Antiinfective Drugs Chemotherapy，1998，16（Abstracts，suppl 1）.

［40］ http：//clinicaltrials. gov/ct2/show/results/NCT00084266.

［41］ De Vriese A S，Van Coster R，Smet J，Seneca S，Lovering A，Van Haute L，Vanopdenbosch L J，Martin J J，Groote C C，Vandecasteele S，Boelaert J R. Linezolid Cause Lactic Acidosis by Inhibiting Mitochondrial Protein Synthesis. Clin Infect Dis，2006，42：1111-1117.

第15章

普瑞巴林（Pregabalin）

胡永洲　刘滔

目　录

普瑞巴林研发大事记

1981 年	美国西北大学的 Silverman 博士开始设计合成系列新型 5′-磷酸吡多醛依赖的 GABA-AT 抑制剂并进行抗惊厥活性研究
1988 年	Silverman 及其合作者首次合成了消旋的 3-异丁基 GABA，同年，该课题组用化学-酶法制备了其 S-异构体，即普瑞巴林
1989 年	Silverman 将这项发明提交，作为西北大学的技术转移项目
1990 年	帕克-戴维斯制药公司发现 Silverman 课题组合成的化合物具有抗小鼠强直伸肌痉挛作用
1990 年	帕克-戴维斯制药公司的母公司 Warner-Lambert 和西北大学签订许可协议并申请专利
1991 年	Warner-Lambert 和西北大学签订专利选择权协议
1992 年	完成普瑞巴林的药代动力学实验
1994 年	完成普瑞巴林的毒理学研究
1995 年	临床试验申请被批准
1996～1998 年	开展普瑞巴林的 I 期临床试验
1999～2003 年	开展普瑞巴林的 II / III 期临床试验
2000 年	辉瑞公司因购买 Warner-Lambert 公司而拥有了开发普瑞巴林的专有权
2003 年	辉瑞公司向 FDA 提交了新药上市申请
2004 年	普瑞巴林首先在英国上市，用于治疗部分性癫痫发作和外周神经痛；同年，FDA 批准普瑞巴林用于治疗糖尿病性周围神经性疼痛及疱疹后神经痛
2005 年	FDA 批准普瑞巴林辅助治疗成人部分性癫痫发作
2006 年	欧盟批准普瑞巴林用于治疗广泛性焦虑障碍和社交焦虑障碍
2007 年	FDA 批准普瑞巴林用于治疗纤维肌痛综合征
2011 年	辉瑞制药提出了普瑞巴林控释片（每日 1 次）临床试验申请，已获 SFDA 批准
2018 年	普瑞巴林专利到期

15.1 癫痫及其发病机理

癫痫是由多种病因引起脑局部病灶神经元突发性的异常高频放电，并向周围扩散引起的大脑功能短暂失调的慢性脑部疾病，具突发性、反复性的特点，可表现为临床症状和脑电图（electroencephalogram，EEG）的异常或二者同时出现[1]。严重的癫痫导致患者缺乏自理能力及认知能力，经常受伤或突然无故死亡。癫痫患者的生命质量差，活动受限制，常有精神方面疾病共存。全世界有 1‰～2‰ 的人在某种程度上具有癫痫症状[2]，每年大约有两百万人被诊断患有癫痫[3]。

根据临床和脑电图特点，1981 年国际抗癫痫联盟将癫痫发作分为部分性发作、全身性发作、不能分类的癫痫发作三大类。根据意识丧失与否，部分性发作又可分为单纯部分性发作和复杂性癫痫。不论是哪一类部分性发作都会进一步发展为继发性全身发作。

近几年随着分子学、遗传学以及动物模型的快速发展，癫痫的发病机理正在一步步被揭开[3,4]。由于癫痫不是单一诱因的疾病，它的发生可由遗传因素[3,5]、脑内癫痫性病理改变[6]和促发因素三者共同作用所产生，虽然引起癫痫的原因有很多，但原因之一是脑内 γ-氨基丁酸（GABA）与 L-谷氨酸浓度的失衡，当大脑中 GABA 的浓度下降时，就会导致惊厥的发生。

15.2 抗癫痫药物的作用机制[7]

目前已证实临床上常用的抗癫痫药物主要涉及如下作用机制，某些药物可同时具有多种机制：①调节 Na^+ 通道——该类药物选择性作用于 Na^+ 通道，通过延缓 Na^+ 通道从灭活状态恢复到静止状态，从而减少了神经元的持续高频重复放电；②调节抑制性神经递质和兴奋性神经递质——GABA 是中枢神经系统的抑制性递质，谷氨酸是中枢神经系统中最重要的兴奋性神经递质，凡能增加 GABA 含量或延长作用时间或增加其敏感性者及阻断谷氨酸的释放或拮抗谷氨酸受体的物质，均有抗癫痫作用；③调节 Ca^{2+} 通道——电压门控的 Ca^{2+} 通道可调控 Ca^{2+} 进入细胞、神经递质的释放和调控神经元的放电。某些抗癫痫药物可与 Ca^{2+} 通道的 α_2-δ 亚基结合，抑制 Ca^{2+} 通道调控的 Ca^{2+} 流或神经元的放电[8~10]。

15.3 作用于钙离子通道 α_2-δ 亚基的抗惊厥药物——普瑞巴林的发现

普瑞巴林（**1**，Pregabalin，商品名 Lyrica）是由 Warner-Lambert 公司开发的新型钙离子通道 α_2-δ 亚基的配体，属于 GABA 类似物。2003 年 8 月由辉瑞（Pfizer）公司提出注册申请，用于治疗部分性癫痫发作和外周神经痛，2004 年首先在英国上市；同年 12 月，美国食品及药物监督管理局（FDA）批准普瑞巴林作为治疗糖尿病性周围神经痛和带状疱疹神经痛的药物上市，是 FDA 认可的第一个同时适用于治疗上述两种疼痛的药物[11,12]。2005 年 6 月，普瑞巴林获 FDA 批准用于辅助治疗成人部分性癫痫发作[13]，2007 年 6 月，FDA 批准普瑞巴林作为治疗纤维肌痛药物，临床应用得到进一步扩展。2007 年，普瑞巴林被美国《时代》周刊评为"2007 年度十大医学进步"之一。目前普瑞巴林已在欧洲、美国等60 多个国家获准用于治疗神经性疼痛和癫痫。

普瑞巴林(**1**)

自 2004 年上市以来，普瑞巴林的销售业绩突出。2005 年全球销售额为 2.91亿美元，2006 年达 11.56 亿美元，2007 年上升到 18.29 亿美元，2010 年突破 30亿美元，2011 年高达 36.93 亿美元，被视为辉瑞公司的又一个重磅炸弹型产品。据估算，从上市至今，普瑞巴林为辉瑞带来了 150 多亿美元的收入。

15.3.1 γ-氨基丁酸氨基转移酶抑制剂的研究及普瑞巴林的发现[14]

作为抗癫痫药物的作用机制之一，凡能提高脑内 GABA 浓度的化合物应具有抗惊厥活性。由于 GABA 不能透过血脑屏障[15]，因此，不能采用口服或静注的给药方式来改善症状。而提高脑内 GABA 浓度，达到抗惊厥作用的方法之一是设计一种既能透过血脑屏障，又能抑制脑内唯一可降解 GABA 的 γ-氨基丁酸氨基转移酶（GABA-AT）的化合物。基于上述设想，自 1981 年始，美国西北大学的 Silverman 博士开始了他的研究项目——新型 5'-磷酸吡多醛（PLP）依赖的 GABA-AT 抑制剂的研究，该课题组设计、合成了不同系列的 GABA 衍生物及类似物，包括 4-氨基-5-卤代戊酸[16]、3-卤代 GABA[17]、E-3-(1-氨基环丙基) 丙烯酸[18]、3-取代苯基 GABA[19] 等及其光学异构体（图 15-1），发现它们具不同程度的 GABA-AT 竞争性抑制作用，且作用强度具立体选择性，同时也研究了不同化合物与酶的作用方式。

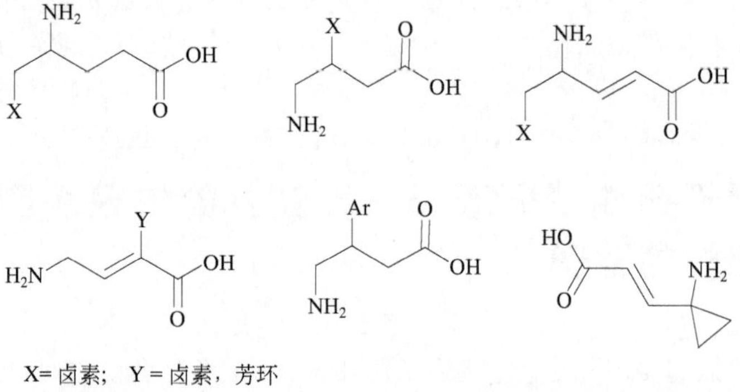

X= 卤素； Y = 卤素，芳环

图 15-1　Silverman 课题组早期发现的 GABA-AT 抑制剂

在一系列基于机制的 GABA-AT 抑制剂研究的基础上，Silverman 课题组发现，在设计新型抗惊厥化合物时，化合物的高选择性［即对 GABA-AT 有抑制作用，而不抑制 L-谷氨酸脱羧酶（GAD）］十分重要，因为 GAD 是 PLP 依赖性酶，能将兴奋性神经递质 L-谷氨酸转化为抑制性神经递质 GABA。

为了提高抗惊厥药物透过血脑屏障的能力，必须提高化合物的脂溶性。1988 年，Silverman 要求来自 Gdansk 工业大学的访问学者——Ryszard Andruszkiewicz 博士合成一系列 3-烷基 GABA 和 3-烷基谷氨酸类似物，并测试其对 GABA-AT 和 GAD 的抑制活性，从而衡量具高脂溶性的化合物是否能选择性地与 GABA-AT 结合而不与 GAD 结合。Andruszkiewicz 博士合成了 14 个 3-烷基 GABA 类似物（包括 2 个立体异构体）、4-甲基 GABA 及其两个光学异构体[20]、7 个 3-烷基谷氨酸类似物。结果发现所有的 GABA 类似物都是 GABA-AT 的底物。令人意外的是，GAD 抑制实验结果表明，这些化合物非但不是 GAD 的抑制剂，反而具有激活 GAD 的活性，说明这些化合物能增加 GABA 的生成速率，这是以前在同类研究中从未获得的实验结果。Silverman 博士当时就认为这类化合物可以作为抗惊厥药，因它可能具有一种新的抗惊厥机制，即可以通过激活 GAD 从而增加脑内的 GABA 水平。

1989 年，Silverman 博士将这项发明提交给西北大学作为该校的技术转移项目，在与多家公司接触之后，得到了两家公司——普强制药公司（Upjohn Pharmaceuticals）

和帕克-戴维斯制药公司（Parke-Davis Pharmaceuticals）的积极回复。但普强制药公司只打算研究"活性最优的"化合物，即 3-甲基 GABA 的药效，研究人员测试了该化合物对小鼠的抗惊厥活性，结果只显示了很弱的抗惊厥作用，该公司就终止了该项研究。相反，帕克-戴维斯制药公司则测试了所有化合物的活性，他们的研究结果表明，当所有 14 个化合物以 100mg/kg 剂量给药时，均有不同程度的抗小鼠强直伸肌痉挛作用，而 3-异丁基 GABA 以 14.4mg/kg 剂量给药时，几乎可以完全抑制由电击诱发的小鼠惊厥反应（表 15-1），但该化合物的 GAD 激动活性不强。进而研究人员分别测定了 3-异丁基 GABA 的 S-（＋）-异构体和 R-（－）-异构体的活性，结果表明，3-异丁基 GABA 的 S-（＋）-异构体，即普瑞巴林，不仅抗惊厥活性较其消旋体强，而且其在大鼠和小鼠的最大电击休克模型、戊四氮诱发的癫痫发作模型以及其他临床前模型等均能显著地阻止癫痫发作，其产生活性作用的剂量比加巴喷丁低 3～10 倍，明显优于加巴喷丁，而 R-（－）-异构体的活性仅为 S-（＋）-异构体的 1/10。于是在 1990 年帕克-戴维斯制药公司邀请 Silverman 博士去做相关的报告，进一步商讨这些化合物的后续研究方案。

表 15-1 　3-烷基 GABA 类似物的抗惊厥效果

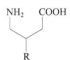

化　合　物	R	剂量 （iv）/（mg/kg）	抗惊厥效果（保护百分率）/%
2	R,S-甲基	100	60
3	R-甲基	100	50
4	S-甲基	100	50
5	3,3-二甲基	100	80
6	乙基	100	100
7	正丙基	100	30
8	异丙基	100	60
9	正丁基	100	20
10	异丁基	14.4	90
11	仲丁基	30	20
12	叔丁基	100	50
13	正戊基	100	40
14	异戊基	100	0

　　鉴于普瑞巴林在测试化合物中具最强的抗惊厥活性，在小鼠实验中，和其他化合物一样，具有剂量依赖的强直伸肌痉挛的预防作用，且不出现运动失调等副作用。帕克-戴维斯制药公司的母公司 Warner-Lambert 和西北大学签订了一项许可协议，并于 1990 年末申请了专利，随后于 1991 年签订了专利选择权协议。1992 年，帕克-戴维斯制药公司耗时 6 个月完成了化合物在动物体内的药代动力

学实验，随后两年完成了毒理学研究，并开发了 $S\text{-}(+)\text{-}3$-异丁基 GABA 的大规模生产工艺。

1995 年底，普瑞巴林的临床试验申请被批准，Ⅰ期临床试验持续了 2.5 年，Ⅱ/Ⅲ期临床试验在 1999—2003 年间进行。针对癫痫、神经痛和广泛性焦虑障碍，开展了由 10000 多例患者参与的 100 多次不同的临床试验。2000 年，辉瑞公司购买了 Warner-Lambert 公司，使得他们拥有了开发普瑞巴林的专有权。2003年 10 月，辉瑞公司向 FDA 提交了新药上市申请。

15.3.2 普瑞巴林的合成研究

文献报道的普瑞巴林合成路线很多，归纳起来主要可分为两类：一是先合成消旋的目标化合物，然后进行拆分；二是经不对称合成或拆分得到单一手性中间体，再直接合成普瑞巴林。现将普瑞巴林的主要合成路线简单总结如图 15-2所示。

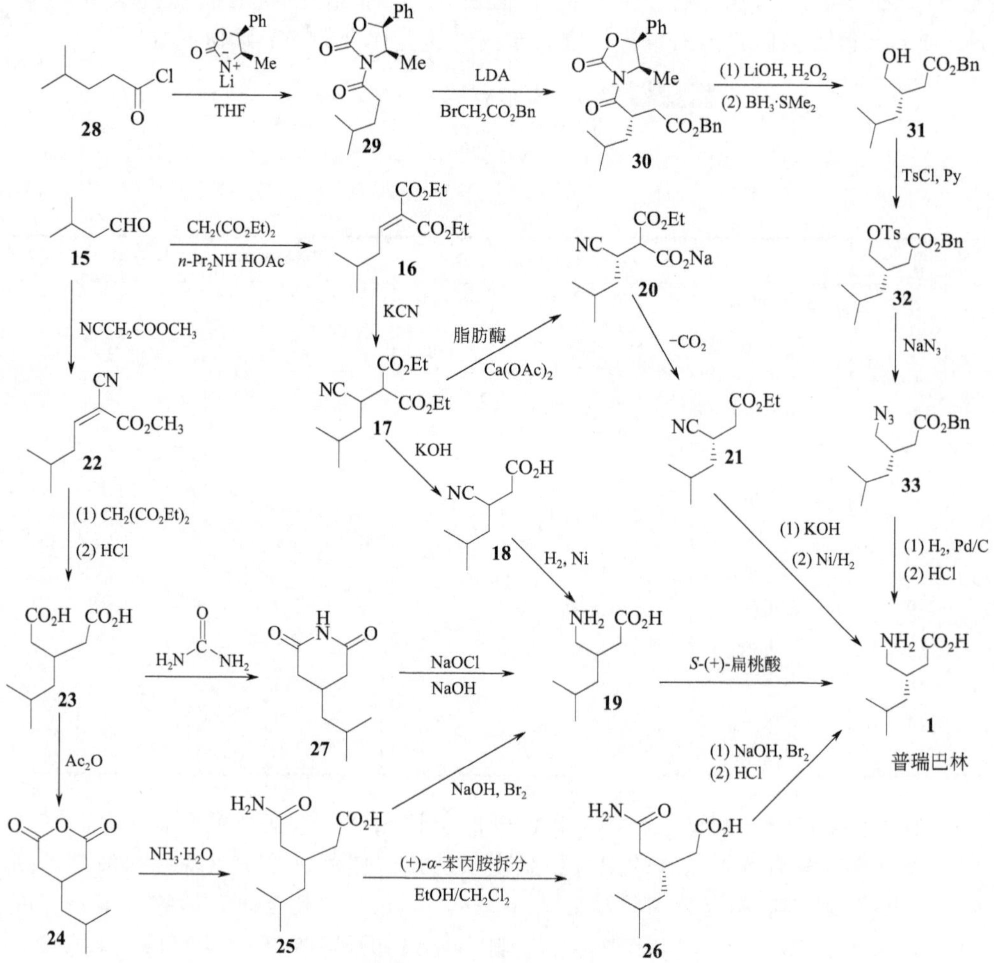

图 15-2 普瑞巴林的合成路线

1996 年，Huckabee 等[21]以异戊醛（**15**）和氰乙酸甲酯为原料，经 Knoevenagel 缩合反应得到化合物 **22**，再与丙二酸二乙酯发生 Michael 加成、水解脱羧生成 3-异丁基戊二酸（**23**），用乙酸酐脱水环化生成 3-异丁基戊二酸酐（**24**），后者在氨水中水解生成 3-（氨甲酰甲基）-5-甲基己酸（**25**），经 α-苯丙胺拆分得到 S-化合物 **26**，最后经 Hoffmann 重排，得到普瑞巴林（**1**），光学纯度为 99.8%。

2004 年，Chen 等[22]将该方法进行了工艺改进，先将化合物（**25**）经 Hoffmann 重排得到消旋普瑞巴林（**19**），然后用 S-（＋）-扁桃酸拆分得到目标产物普瑞巴林（**1**），总收率为 16.1%。在该法合成的基础上，2007 年，Zhang 等[23]将制得的化合物 **23** 无需纯化直接与尿素反应得 3-异丁基戊二酰亚胺（**27**），然后经 Hoffmann 重排得到消旋的普瑞巴林（**19**），最后用 S-（＋）-扁桃酸拆分得到普瑞巴林（**1**）。改进后的方法缩短了合成路线，使反应的总收率提高到 33.0%。在上述方法中，Hoffmann 降解是合成普瑞巴林的关键，2009 年 Ahirrao 等[24]对 Hoffmann 降解工艺进行了改进和优化，使操作更简便易行，HPLC 测定消旋普瑞巴林纯度达 99.2%。

1996 年，Grote 等[25]报道了异戊醛（**15**）与丙二酸二乙酯缩合得到化合物 **16**，与氰化钾发生 Michael 加成、水解和脱羧得到化合物 **18**，再经催化氢化得到消旋的普瑞巴林（**19**），最后通过 S-（＋）-扁桃酸拆分得到普瑞巴林（**1**）。但在上述反应中使用剧毒的氰化钾，为了降低 CN^- 的含量，2010 年 Sarin 等[26]进行了改进，使 CN^- 含量$<50×10^{-6}$，经 HPLC 测定纯度 99.9%。Martinez 等[27]报道了以外消旋的 2-乙氧羰基-3-氰基-5-甲基己酸乙酯（**17**）作为酶水解底物，用 *Thermomyces lanuginosus* 脂肪酶催化其选择性水解合成普瑞巴林的路线。**17** 在脂肪酶催化作用下其 S-构型异构体选择性水解成 **20**，再通过加热脱羧、水解和氢化还原等步骤得到目标产物普瑞巴林（**1**），纯度达 99.5%。

在用化学拆分方法制备普瑞巴林时，发展廉价易得的手性拆分试剂，对降低成本具有重要意义。2009 年 Konakanchi[28]和 Core 小组[29]等报道了使用对甲苯甲酰基-L-酒石酸对消旋普瑞巴林进行拆分，ee 值可达 99.9%。同年，Xu 等[30]报道了使用苯磺酰基-L-谷氨酸或对甲苯磺酰基-L-谷氨酸作为拆分剂拆分普瑞巴林，丰富了普瑞巴林的合成。

除了用化学拆分方法制备普瑞巴林外，文献报道的制备方法尚有：去对称化反应合成法[31]、手性源途径合成法[32]及不对称合成法[33,34]等。

在普瑞巴林的各种合成方法中，生物催化法目前还难以达到化学法的生产规模，化学拆分的方法虽然反应周期长、原料的利用率低，但这种方法比较成熟，工业生产大都使用这种方法。近年来，随着手性技术的发展，不对称合成已成为普瑞巴林合成研究的热点，寻找高光学纯度、低成本与高产率的不对称合成方法是当前化学工作者研究的重点，不对称合成方法将成为合成普瑞巴林的主要方法。

15. 3. 3   普瑞巴林的作用机制[35,36]

普瑞巴林精确的作用模式至今尚未被阐明,但已知其主要的作用位点是在广泛分布于外周和中枢神经系统的突触前电压依赖性钙离子通道的 α_2-δ 亚基[35]。利用 R271A 变异小鼠进行普瑞巴林结合位点的研究发现,当 α_2-δ 亚基 217 位-精氨酸被替换为丙氨酸时,可引起亚基构象的改变,从而减少了普瑞巴林与 α_2-δ 亚基的结合,镇痛作用也因此减弱。该结论支持了普瑞巴林是通过与电压门控钙离子通道的 α_2-δ 亚基结合发挥镇痛作用的假说[37]。

普瑞巴林可依靠 L-氨基酸转运体进入中枢神经系统,并通过结合电压门控的钙离子通道 α_2-δ 亚基,减少神经细胞的钙离子内流,从而减少各种兴奋性神经递质(谷氨酸盐、去甲肾上腺素、P 物质等)的释放而发挥作用。此外普瑞巴林能显著增加 GABA 在体内的水平,增加普瑞巴林服用剂量可以显著地增强谷氨酸脱羧酶的活性。

普瑞巴林在 $GABA_A$ 和 $GABA_B$ 受体上表现无活性,也不能代谢性地转变为 GABA 或成为 GABA 拮抗剂,因此不能改变 GABA 的上调和下调[38~40]。

15.4   普瑞巴林的临床研究及安全性评价

15. 4. 1   药代动力学研究[41]

在健康志愿者上普瑞巴林的药代动力学研究结果见表 15-2。禁食患者接受单剂量或多剂量给药,普瑞巴林快速吸收,大约 1h 达到最大血药浓度,吸收首先发生在近侧结肠。各种给药剂量的口服生物利用度均大于 90%,而 C_{max} 和 AUC 的值与剂量成正比。食物摄取量不影响普瑞巴林的吸收、AUC 和消除半衰期,但是会使 C_{max} 降低 $25\%\sim30\%$,而且将达峰时间延迟约 3h。单剂量给药,普瑞巴林的分布体积为 42.1L,因普瑞巴林不与血浆蛋白结合,容易穿过血脑屏障。98% 的普瑞巴林可在尿中以原型消除,0.9% 在肾中以 N-甲基化衍生物形式消除,0.4% 以不确定的衍生物形式消除,少于 0.1% 的普瑞巴林通过粪便消除。各剂量的普瑞巴林消除半衰期约 6h(范围 4.6~6.8h)。在初始治疗的 2 天内即可达到稳态血药浓度,普瑞巴林的口服消除率为 56.5mL/min,而且不受性别、种族和更年期状态的影响。然而普瑞巴林的总消除率和分布度在老年患者中偏低,至少在一定程度上说明与年龄相关的肾功能减退有关。

表 15-2   普瑞巴林在正常肾功能患者中的药代动力学特征

参数/指标	结　果
生物利用度	$\geqslant 90\%$
蛋白结合	最小限度
达峰时间	1.3h
分布体积	42.1L

续表

参数/指标	结　　果
口服消除率	56.5mL/min
稳态浓度时间	≤2d
代谢	微量的肝脏代谢
消除	肾消除：98％原型
消除半衰期	约 6h

15.4.2　临床研究

2004 年 7 月，普瑞巴林作为治疗部分性癫痫发作的辅助药物首先在英国上市。随着对其作用机制及药效学的深入研究，其临床适应证不断扩大，普瑞巴林还可用于糖尿病性周围神经痛和带状疱疹后神经痛、纤维肌痛及广泛性焦虑障碍和社交恐惧症等的治疗。

15.4.2.1　部分性癫痫发作的辅助治疗

在一项为期 12 周的临床随机对照研究中，453 例患者每日 2 次或 3 次给药，结果显示随机给予普瑞巴林 50mg/d、150mg/d、300mg/d 和 600mg/d，癫痫发作频率分别降低 12％、34％、44％和 54％，安慰剂组仅降低 7％，应答率分别为15％、31％、40％和 51％，安慰剂组为 14％。用本品开始治疗一周内，患者的癫痫发作已减少 51％，耐受性良好[42]。

在另外两项分别有 287 名和 312 名部分性癫痫发作患者参与的为期 12 周的多中心、双盲、安慰剂对照的临床试验中取得了类似的结果[43,44]。与临床上已有的抗癫痫药物标准剂量相比，普瑞巴林在 300mg/d 和 600mg/d 剂量下显示出更好的疗效，能够有效降低成年部分性发作癫痫患者的发作频率。

15.4.2.2　糖尿病性周围神经痛（DPN）

约 50％的糖尿病患者可能患有糖尿病性外周神经痛，其中 3％～20％的患者症状比较严重。

在一项为期 5 周的临床随机对照研究中，将 338 例 DPN 引起疼痛的患者随机分组，分别给予普瑞巴林 75mg/d、300mg/d 和 600mg/d，并设安慰剂对照组。普瑞巴林 300mg/d 和 600mg/d 治疗组比安慰剂组明显降低平均疼痛分值，显著改善睡眠和生活质量。普瑞巴林两种高剂量对治疗有效率约为 47％，安慰剂组仅为 18％。该研究发现，普瑞巴林可早期和持续地改善疼痛，且对睡眠有益[45]。

在另一项为期 8 周的含 146 例 DPN 患者的双盲临床试验中，普瑞巴林组减轻疼痛比安慰剂组更有效且耐受性好[46]。另一组 300mg/d（分 3 次给药）与安慰剂随机双盲研究中，结果显示普瑞巴林组与安慰剂组的平均疼痛分值分别降低 2.5和 0.8(p＝0.0001)。在治疗一周后，普瑞巴林组平均疼痛分值已降低 2.2，而安慰剂降低 0.4(p＝0.0001)。患者疼痛减轻，睡眠质量得到改善，且一直延续至研究结束[47]。

在一项 15 个月（5 个疗程）的随机双盲的临床试验中，对 81 名患有顽固性神经疼痛且常规药物治疗无效的患者长期给药。在试验的前 3 个月，患者接受普瑞巴林 150～600mg/d 治疗，接下来的 3～28 天停止服药。在每个疗程前 3 个月里，患者疼痛明显降低，而在停止服药的时间内疼痛指数迅速回升至基线水平。因而认为，普瑞巴林在治疗顽固性神经疼痛上有疗效[48]。

15.4.2.3 带状疱疹后神经痛（PHN）

带状疱疹后神经痛是带状疱疹感染的并发症之一，可引起持续的刺痛、灼热痛以及电击样痛。10%～15% 的带状疱疹患者伴有 PHN。PHN 的其他症状包括疼痛、瘙痒、触痛、感觉异常、痛觉过敏、感觉过敏和痛觉超敏。PHN 患者常在疱疹消失后会感到急性神经痛，这种神经痛至少持续 3 个月，严重影响患者的睡眠质量、心理健康、日常起居及社交活动。约 50%PHN 患者在发病一年后相应的痛觉症状才会消失。现有的治疗药物主要有曲马多、三环抗抑郁药和加巴喷丁等，但疗效有限，并伴有严重不良反应。

一项多中心随机双盲试验治疗 173 例 PHN 患者，分别给予普瑞巴林 300mg和 600mg，并与安慰剂进行对照，研究结果显示，普瑞巴林治疗的患者疼痛平均分值降至 3.68 和 5.29（$p=0.0001$）。McGill 疼痛调查表明显改善，平均疼痛分值降低 63% 和 25%（$p=0.001$），睡眠质量也明显改善[49]。

另一项随机双盲研究是将加巴喷丁治疗无效的患者 238 例分为 3 组，比较普瑞巴林 150mg/d（$n=81$）、300mg/d（$n=76$）及安慰剂组（$n=81$），治疗 8 周，结果普瑞巴林组比安慰剂组平均疼痛分值显著降低，治疗 1 周，普瑞巴林组疼痛已缓解，并且一直持续至临床研究结束，明显改善睡眠质量[50]。

15.4.2.4 纤维肌痛综合征（FMS）

FMS 属于风湿病的一种，特征是弥漫性疼痛和睡眠障碍，常伴有多种非特异性症状，典型的症状是患者身体的某些特定部位有显著的压痛。纤维肌痛综合征的形成原因不明，但患者之前可有躯体或精神创伤史。纤维肌痛综合征目前尚无有效的治疗药物。对 529 例 FMS 患者采用随机双盲与安慰剂对照试验，给予普瑞巴林 150mg/d、300mg/d 和 450mg/d，与安慰剂比较，只有普瑞巴林的最大剂量（450mg/d）能明显改善疼痛症状，比治疗前减少 50%。此外，还能明显改善患者睡眠质量和疲劳症状[51]。

15.4.2.5 广泛性焦虑障碍（GAD）和社交恐惧症（SAD）

广泛性焦虑障碍（GAD）是一种以过度担忧和忧虑为特征的精神疾病，它可以导致严重的痛苦和精神损伤。GAD 的发病较为普遍，据估计，其在人群中的年流行率为 3%～5%，终身流行率为 4%～7%。此外，GAD 在人群中具有高复发率。现有治疗广泛性焦虑障碍和社交性焦虑障碍的药物主要是地西泮和选择性 5-羟色胺重摄取抑制剂等，然而这类药物的副作用和潜在的成瘾性限制了它们的广泛应用。

社交恐惧症（SAD）在人群中的终身流行率为 13%～14%；患者因害怕在社

交场合被他人仔细观察从而远离公共场合，以致影响其社会、职场和人际交往。苯二氮杂䓬类、单胺氧化酶抑制剂和选择性 5-羟色胺重摄取抑制剂可用于 SAD 的治疗，但是仅有 35%～65% 的病人能对这些药物产生应答。

在一项为期 4 周的临床试验中，对 276 例 GAD 患者，采用随机双盲安慰剂对照，比较普瑞巴林 600mg/d、150mg/d 或劳拉西泮 6mg/d 和安慰剂的疗效。结果表明普瑞巴林高剂量组和劳拉西泮组比安慰剂组的抗焦虑作用强[52]。Ⅱ期和Ⅲ期临床试验显示，与文法拉辛和阿普唑仑相比，普瑞巴林对改善 GAD 的精神和躯体焦虑症状的效果更好[53]。

15.4.3 安全性评价

临床试验中普瑞巴林的耐受性通常良好，大多数患者的不良反应均为轻到中度。最常见的不良反应为头晕、嗜睡和共济失调等，较高剂量时头晕发生率更高些。一项双盲、安慰剂对照试验发现[42]，165 例部分性癫痫发作原有治疗基础上加用普瑞巴林治疗（剂量为 50mg/d、100mg/d、150mg/d、300mg/d 和 600mg/d，每日 2 次），最大剂量时大部分患者的耐受性良好。最常见的不良反应是头晕和嗜睡，600mg/d 剂量组的发生率高，头晕为 42%，嗜睡为 29%。而安慰剂组这 2 种不良反应的发生率均为 11%，且大部分为轻中度。8 例患者因不良反应退出试验，均为 300mg/d 和 600mg/d 剂量组的患者。在 GAD 和 SP（标准化）[54]患者所进行的临床试验，也发现头晕和嗜睡是最常出现的不良反应。普瑞巴林用药也可能出现外周浮肿、体重增加、头痛、恶心、口干及视力模糊等，但这些不良反应并不常见，且呈剂量相关性[46]。有报道称，服用普瑞巴林后，少数患者出现垂直及水平眼球活动减慢，身体摇晃[55]，需引起注意。

15.5 作用于钙离子通道α₂-δ亚基药物的研究进展[36]

目前已经发现多种氨基酸对电压门控的钙离子通道 α_2-δ 亚基具亲和力，总结如下。

15.5.1 γ-氨基酸类

Bryans 等报道，某些 γ-氨基酸对电压门控的钙离子通道 α_2-δ 亚基具有强亲和力[56]，这些化合物往往都具有加巴喷丁（**34**）和普瑞巴林（**1**）结构中所含的氨基酸片段，如化合物 **35** 和 **36**[57,58]。这一结构修饰仍然保留对 L-亮氨酸转运体的亲和能力，该亲和能力被认为是化合物转运进入中枢神经系统的重要因素。因此，**36** 在动物的神经性疼痛、癫痫和焦虑模型中表现出强劲的活性。

加巴喷丁(**34**)　　**35**　　**36**　　XP13512(**37**)

为提高加巴喷丁（**34**）的生物利用度，Xenoport 生物制药公司设计了其氨基甲酸酯前药——XP13512（**37**）。临床前研究表明，XP13512 在大鼠体内的活性比加巴喷丁高 17 倍，对猴子的活性比加巴喷丁高 34 倍[59]。Xenoport 公司已与 GlaxoSmithKline 公司达成协议，共同开发化合物 XP13512，2011 年已完成该化合物治疗不宁腿综合征（Restless Legs Syndrome）的Ⅲ期临床试验及治疗偏头痛的Ⅱ期临床试验，2012 年分别完成了治疗糖尿病性外周神经痛及带状疱疹后神经痛的Ⅱ期临床试验[60]。

15.5.2　β-氨基酸类

Bryans 等将加巴喷丁羧酸的 α 位和氨基之间经亚甲基相连成限制性环状结构，发现该 β-氨基酸衍生物的 R-异构体 **38** 对 α_2-δ 有强的亲和力，而 S-异构体对 α_2-δ 无作用[61]。普瑞巴林的 β-脯氨酸类似物 **39** 也采用了同样的策略[62]。

加巴喷丁(**34**)　　　　**38**　　　　**39**　　　　Imagabalin 盐酸盐
PD0332334(**40**)

由辉瑞公司开发的 β-氨基酸衍生物 Imagabalin 盐酸盐（**40**，PD0332334）是选择性作用于 α_2-δ 亚基的药物，已于 2012 年完成用于治疗广泛性焦虑障碍的Ⅲ期临床试验[60]。

15.5.3　α-氨基酸类

Abbott 公司的研究人员发现一些 α-氨基酸对 α_2-δ 蛋白也具有亲和力，如 **41** 和 **42**[63]。

41　　　　**42**　　　　**43**

Rawson 等设计了一系列 4-苄基脯氨酸类衍生物，其中化合物 **43** 不仅对 α_2-δ 蛋白亲和力强，而且药代动力学性质优良，现已作为治疗神经痛的口服药物进入临床试验[64]。

15.5.4　羧酸的生物电子等排体

Burgos-Lepley 等采用电子等排原理，发现当用四氮唑或噁二唑酮取代普瑞巴林的羧基时，化合物对 α_2-δ 蛋白有一定的亲和力，如化合物 **44**[65]。

Schwarz 等设计了一系列 β-氨基四氮唑衍生物，其中 2-乙基丁基取代的氨基四氮唑化合物 **45** 与 α_2-δ 亲和力最强，同时也表现出较强的体内抗惊厥活性[66]。用 γ-氨基四氮唑取代得到的化合物 **46**（α_2-δ IC_{50}＝100nmol/L），其对神经源性疼痛模型的作用与普瑞巴林相似。

44　　　　　**45**　　　　　**46**

15.6　普瑞巴林成功的启示

　　从 20 世纪 80 年代初 Silverman 博士开始启动新型 GABA-AT 抑制剂的研究，到帕克-戴维斯公司发现 3-异丁基 GABA 的 S-（＋）-异构体（即普瑞巴林）具有抗小鼠强直伸肌痉挛作用，随后相继完成普瑞巴林的系统临床前研究和临床试验，直至 2004 年分别被英国和美国批准用于治疗部分性癫痫发作以及用于治疗糖尿病性周围神经性疼痛及疱疹后神经痛。这是现代新药研发从基础科学研究到重磅炸弹式药物的经典案例，审视其研发的全过程，确有很多地方值得学习和借鉴。

　　（1）意外发现仍是获得先导化合物/药物的有效途径之一　　虽然这是早期药物发现的主要途径，但到了科学技术高度发展的当今，该方法仍然有其重要作用。

　　尽管普瑞巴林的发现源于基础科学研究，但是该药物研发的历程中最不寻常的特点是它真正的作用机制与早期活性的发现及其推测的机制是不一致的。普瑞巴林最初是作为 GABA-AT 的抑制剂被设计出来的，却意外地被发现具有激活 GAD 的活性。虽然这两种机制均能提高抑制性神经递质 GABA 的浓度而发挥抗惊厥作用，但进一步的研究却表明，普瑞巴林激活 GAD 的活性与它的抗惊厥活性并无相关性。后来，帕克-戴维斯公司的科研人员发现普瑞巴林与他们之前发现的加巴喷丁一样，均能选择性地与电压门控的钙离子通道中的 α_2-δ 亚基蛋白相结合，该结合减少了神经元的 Ca^{2+} 内流，从而抑制了 P 物质和谷氨酸等兴奋性氨基酸的释放。事实上，降低兴奋性神经递质的浓度或者升高抑制性神经递质的浓度，同样可以达到抗惊厥效果。普瑞巴林的设计是以 GABA-AT 为靶点，但却发现其是通过结合到蛋白——电压门控的钙离子通道 α_2-δ 亚基而发挥作用的，因此，循着"基于假设——实验设计——验证假设——深入探究"的研究方法和思路，最终导致普瑞巴林的发现。

　　（2）"产学研"有机结合是新药研发的助推剂　　普瑞巴林的发现是"产学研"结合的一个典型例子。在 20 世纪 80 年代，美国西北大学的 Silverman 博士首先开始 GABA-AT 抑制剂的设计、合成及活性研究，旨在发现新型的抗惊厥药物。当获得初步的出乎意料的实验结果后，Silverman 博士没有简单地否定，而是觉得该类化合物可能具有新的抗惊厥机制。随即将这项发现提交给西北大学作为该校的技术转移项目，依靠大学的平台资源，积极寻求与制药公司的合作。最后由帕克-戴维斯制药公司主导了普瑞巴林的系统临床前研究及后续的临床研究，最终将该药物成功推上市场。从普瑞巴林成功的轨迹看，高等院校和制药公司"强强联合、优势互补",高等院校、科研机构处于新药研发链的初始阶段,着重于基础研究,其研究成果可通过技术转让的方式,由制药公司跟进并进行后续研究及产业化,承担临床研究和产业化所需的费用。结合我国目前的新药研发现状,作为新药研发主体的国内制药公司没有必要,也不可能独立完成整个新药研发链上的所有工作,而只需要完成其中有限的环节,如承担新药研发阶段中后期的临床研究及产业化等环节,就能为"产学研"合作模式的持续发展提供保障。"产学研"相结合的新药研发模式,在我国制药企业技术创新能力相对薄弱的今天,具有现实的可行性且尤为重要。

(3)注重知识产权,维护自身利益 美国西北大学是一所著名的私立研究型大学,非常注重科研活动的开展、知识产权的保护及后续的成果转化。据统计,2008年,共提交了184项发明和158个专利申请,其中32个专利获批准,成立了九个公司,通过许可协议赢得了7.76亿美元的收入,其中包括2007年将普瑞巴林的专利(US 6197819,2001年)以七亿美元的高价出售给辉瑞公司,这是历史上售价最高的专利[67]。

知识经济的成长必然伴随激烈的竞争,要想在竞争中立于不败之地,必须要有自主知识产权为基础和保障的自主创新能力,因而知识产权已成为保持竞争力的重要资源。而高等院校现今已成为我国知识产权的重要生长点和辐射源,显然,对其有效的利用和保护亦将成为高等院校以知识换取回报的重要途径。从项目选题立项开始就应加强自身的法律保护意识,关注知识产权问题,在获得相关基础研究成果后应及时申请专利,而不是急于发表研究性论文导致技术机密被公开,便于日后科研成果的推广转化过程得以顺利进行,防止自身的知识产权受到侵犯。

参考文献

[1] Vajda F J. Pharmacotherapy of epilepsy: new armamentarium, new issues. J Clin Neurosci, 2007, 14: 813-823.

[2] Locke C J, Williams S N, Schwarz E M, Caldwell G A, Caldwell K A. Genetic interactions among cortical malformation genes that influence susceptibility to convulsions in C. elegans. Brain Res, 2006, 1120: 23-34.

[3] Bialer M, White H S. Key factors in the discovery and development of new antiepileptic drugs. Nat Rev Drug Discov, 2010, 9: 68-82.

[4] Dichter M A. Basic mechanisms of epilepsy: targets for therapeutic intervention. Epilepsia, 1997, 38: S2-S6.

[5] Siniatchkin M, Koepp M. Neuroimaging and neurogenetics of epilepsy in humans. Neuroscience, 2009, 164: 164-173.

[6] Boison D. Adenosine kinase, epilepsy and stroke: mechanisms and therapies. Trends Pharmacol Sci, 2006, 27: 652-658.

[7] 金振波, 孙文辉. 癫痫病药物治疗新进展. 中国新药杂志, 2005: 38-41.

[8] Coulter D A, Huguenard J R, Prince D A. Characterization of ethosuximide reduction of low-

threshold calcium current in thalamic relay neurons. Ann Neurol，1989，25：582-593.

［9］ Huguenard J R. Low-threshold calcium currents in central nervous system neurons. Annu Rev Physiol，1996，58：329-348.

［10］ Sankar R，Holmes G L. Mechanisms of action for the commonly used antiepileptic drugs：relevance to antiepileptic drug-associated neurobehavioral adverse effects. J Child Neurol，2004，19：S6-S14.

［11］ FDA approval letter of pregabalin for the management of postherpetic neuralgia. Department of Health and Human Services ［2006-1-3］. www. fda. gov/cder/foi/appletter/2004/217231tr. pdf.

［12］ FDA approval letter of pregabalin for the management of neuropathic pain associated with diabetic peripheral neuropathy. Department of Health and Human Services ［2006-1-3］. www. fda. gov/cder/foi/ appletter/2004/214461tr. pdf.

［13］ FDA approval letter of pregabalin as adjunctive therapy for adult patients with partial onset seizures. Department of Health and Human Services ［ 2006-1-3 ］. www. fda. gov/cder/foi/ appletter/2005/ 0217241tr. pdf.

［14］ Silverman R B. From basic science to blockbuster drug：the discovery of Lyrica. Angew Chem Int Ed Engl，2008，47：3500-3504.

［15］ Begley D J. Enhancement in Drug Delivery//Touitou E，Barry B W. Structure and Function of the Blood-Brain Barrier. CRC：Boca Raton，2007：575-592.

［16］ Silverman R B，Levy M A. Mechanism of inactivation of gamma-aminobutyric acid-alpha-ketoglutaric acid aminotransferase by 4-amino-5-halopentanoic acids. Biochemistry，1981，20：1197-1203.

［17］ Silverman R B，Levy M A. Substituted 4-aminobutanoic acids. Substrates for gamma-aminobutyric acid alpha-ketoglutaric acid aminotransferase. J Biol Chem，1981，256：11565-11568.

［18］ Silverman，R B，Invergo B J，Mathew J. Inactivation of gamma-aminobutyric acid aminotransferase by (S, E) -4-amino-5-fluoropent-2-enoic acid and effect on the enzyme of (E)-3-(1-aminocyclopropyl)-2-propenoic acid. J Med Chem，1986，29：1840-1846.

［19］ Silverman R B，Invergo B J，Levy M A，Andrew C R. Substrate stereospecificity and active site topography of gamma-aminobutyric acid aminotransferase for beta-aryl-gamma-aminobutyric acid analogues. J Biol Chem，1987，262：3192-3195.

［20］ Silverman R B，Andruszkiewicz R，Nanavati S M，Taylor C P，Vartanian M G. 3-Alkyl-4-aminobutyric acids：the first class of anticonvulsant agents that activates L-glutamic acid decarboxylase. J Med Chem，1991，34：2295-2298.

［21］ Huckabee B K，Sobieray D M. Method of making (S)-3-(aminomethyl)-5-methylhexanoic acid. WO 9638405，1996.

［22］ 陈敖，张建军. 普瑞巴林的合成. 中国医药工业杂志，2004：3-4.

［23］ 张桂森，杨相平，刘笔锋. 普瑞巴林的合成. 中国医药工业杂志，2007：617-618.

［24］ Ahirrao V D，Narani C P，Bondge S P，Khunt M D，Pradhan N S，Sharadchandra V J. Improved process for preparing pregabalin. WO 2009147528，2009.

［25］ Grote，T. M.；Huckabee，B. K.；Mulhern，T.；Sobieray，D. M.；Titus，R. D. Method of making (S)-3-(aminomethyl)-5-methylhexanoic acid. WO 9640617，1996.

［26］ Sarin G S，Saini M，Chidambaram V S，Wadhwa L. Process to prepare highly pure (S)-pregabalin. WO 2010061403，2010.

［27］ Martinez C A，Hu S，Dumond Y，Tao J，Kelleher P，Tully L. Development of a chemoenzymatic manufacturing process for pregabalin. Org Process Res Dev，2008，12：392-398.

［28］ Konakanchi D P，Pilli R，Pula S R，Gongalla B，Sikha K B，Venkaiah C N. Novel resolution process for pregabalin. WO 2009044409，2009.

[29] Gore V, Datta D, Gadakar M, Pokharkar K, Mankar V, Wavhal S. Novel process. WO 2009122215, 2009.

[30] Xu J, Zhang D, Ye M, Chen J, Guo H, Hu Y. New resolution process of (S)-3-aminomethyl-5-methylhexanoic acid. WO 2009082861, 2009.

[31] Hedvati L, Gilboa E, Avhar-Maydan S. Processes for the preparation of (R)-(+)-3-(carbamoyl methyl)-5-methylhexanoic acid and salts thereof. WO 2007139933, 2007.

[32] Wu B, Zhang T, Du D. Lyrica preparation method. CN 101585778, 2009.

[33] Rodriguez-Soria V, Quintero L, Sartillo-Piscil F. A novel stereoselective tin-free radical protocol for the enantioselective synthesis of pyrrolidinones and its application to the synthesis of biologically active GABA-derivatives. Tetrahedron, 2008, 64: 2750-2754.

[34] Gaitonde A, Datta D, Manojkumar B, Phadtare S. Process to pregabalin. US 2010324139, 2009.

[35] Gajraj N M. Pregabalin: Its pharmacology and use in pain management. Anesth Analg, 2007, 105: 1805-1815.

[36] Field M J, Li Z, Schwarz J B. Ca^{2+} channel alpha2-delta ligands for the treatment of neuropathic pain. J Med Chem, 2007, 50: 2569-2575.

[37] Field M J, Cox P J, Stott E, Melrose H, Offord J, Su T Z, Bramwell S, Corradini L, England S, Winks J, Kinloch R A, Hendrich J, Dolphin A C, Webb T, Williams D. Identification of the alpha2-delta-1 subunit of voltage-dependent calcium channels as a molecular target for pain mediating the analgesic actions of pregabalin. Proc Natl Acad Sci USA, 2006, 103: 17537-17542.

[38] Bialer M, Johannessen S I, Kupferberg H J, Levy R H, Loiseau P, Perucca E. Progress report on new antiepileptic drugs: a summary of the fourth Eilat conference (EILAT IV). Epilepsy Res, 1999, 34: 1-41.

[39] Welty D, Wang Y, Busch J, Taylor C, Vartanian M, Radulovic L. Pharmacokinetics and pharmacodynamics of CI-1008 (pregabalin) and gabapentin in rats with maximal electroshock [abstract]. Epilepsia, 1997, 388: Abstract 1. 110.

[40] Lanneau C, Green A, Hirst W, Wise A, Brown J, Donnier E, Charles K, Wood M, Davies C, Pangalos M. Gabapentin is not a GABAB receptor agonist. Neuropharmacology, 2001, 41: 965-975.

[41] Tassone D M, Boyce E, Guyer J, Nuzum D. Pregabalin: a novel gamma-aminobutyric acid analogue in the treatment of neuropathic pain, partial-onset seizures, and anxiety disorders. Clin Ther, 2007, 29: 26-48.

[42] French J A, Kugler A R, Robbins J L, Knapp L E, Garofalo E A. Dose-response trial of pregabalin adjunctive therapy in patients with partial seizures. Neurology, 2003, 60: 1631-1637.

[43] Arroyo S, Anhut H, Kugler A R, Lee C M, Knapp L E, Garofalo E A, Messmer S. Pregabalin add-on treatment: a randomized, double-blind, placebo-controlled, dose-response study in adults with partial seizures. Epilepsia, 2004, 45: 20-27.

[44] Beydoun A, Uthman B M, Kugler A R, Greiner M J, Knapp L E, Garofalo E A. Safety and efficacy of two pregabalin regimens for add-on treatment of partial epilepsy. Neurology, 2005, 64: 475-480.

[45] Lesser H, Sharma U, LaMoreaux L, Poole R M. Pregabalin relieves symptoms of painful diabetic neuropathy: a randomized controlled trial. Neurology, 2004, 63: 2104-2110.

[46] Rosenstock J, Michael T B, LaMoreaux L, Sharma U. Pregabalin for the treatment of painful diabetic peripheral neuropathy: a double-blind, placebo-controlled trial. Pain, 2004, 110: 628-638.

[47] Richter R W, Portenoy R, Sharma U, Lamoreaux L, Bockbrader H, Knapp L E. Relief of painful diabetic peripheral neuropathy with pregabalin: a randomized, placebo-controlled trial. J Pain, 2005, 6: 253-260.

[48] Stacey B R, Dworkin R H, Murphy K, Sharma U, Emir B, Griesing T. Pregabalin in the treatment of refractory neuropathic pain: results of a 15-month open-label trial. Pain Med, 2008, 9:

1202-1208.

［49］Dworkin R H，Corbin A E，Young J P，Sharma U，LaMoreaux L，Bockbrader H，Garofalo E A，Poole R M. Pregabalin for the treatment of postherpetic neuralgia-A randomized，placebo-controlled trial. Neurology，2003，60：1274-1283.

［50］Sabatowski R，Galvez R，Cherry D A，Jacquot F，Vincent E，Maisonobe P，Versavel M. Pregabalin reduces pain and improves sleep and mood disturbances in patients with post-herpetic neuralgia：results of a randomised，placebo-controlled clinical trial. Pain，2004，109：26-35.

［51］Crofford L J，Rowbotham M C，Mease P J，Russell I J，Dworkin R H，Corbin A E，Young J J，LaMoreaux L K，Martin S A，Sharma U. Pregabalin for the treatment of fibromyalgia syndrome：results of a randomized，double-blind，placebo-controlled trial. Arthritis Rheum，2005，52：1264-1273.

［52］Pande A C，Crockatt J G，Feltner D E，Janney C A，Smith W T，Weisler R，Londborg P D，Bielski R J，Zimbroff D L，Davidson J，Liu-Dumaw M. Pregabalin in generalized anxiety disorder：A placebo-controlled trial. Am J Psychiatry，2003，160：533-540.

［53］Feltner D E，Crockatt J G，Dubovsky S J，Cohn C K，Shrivastava R K，Targum S D，Liu-Dumaw M，Carter C M，Pande A C. A randomized，double-blind，placebo-controlled，fixed-dose，multicenter study of pregabalin in patients with generalized anxiety disorder. J Clin Psychopharmacol，2003，23：240-249.

［54］Pande A C，Feltner D E，Jefferson J W，Davidson J R，Pollack M，Stein M B，Lydiard R B，Futterer R，Robinson P，Slomkowski M，DuBoff E，Phelps M，Janney C A，Werth J L. Efficacy of the novel anxiolytic pregabalin in social anxiety disorder：a placebo-controlled，multicenter study. J Clin Psychopharmacol，2004，24：141-149.

［55］Remi J，Axtner P，Huttenbrenner A，Schuller K，Won K，Noachtar S. Objective neurophysiological side effects of new antiepileptic drugs. Epilepsia，2007，48（S3）：11.

［56］Bryans J S，Wustrow D J. 3-substituted GABA analogs with central nervous system activity：a review. Med Res Rev，1999，19：149-177.

［57］Bryans J S，Davies N，Gee N S，Dissanayake V U，Ratcliffe G S，Horwell D C，Kneen C O，Morrell A I，Oles R J，O'Toole J C，Perkins G M，Singh L，Suman-Chauhan N，O'Neill J A. Identification of novel ligands for the gabapentin binding site on the alpha2delta subunit of a calcium channel and their evaluation as anticonvulsant agents. J Med Chem，1998，41：1838-1845.

［58］Belliotti T R，Capiris T，Ekhato I V，Kinsora J J，Field M J，Heffner T G，Meltzer L T，Schwarz J B，Taylor C P，Thorpe A J，Vartanian M G，Wise L D，Zhi-Su T，Weber M L，Wustrow D J. Structure-activity relationships of pregabalin and analogues that target the alpha（2）-delta protein. J Med Chem，2005，48：2294-2307.

［59］Cundy K C，Annamalai T，Bu L，De Vera J，Estrela J，Luo W，Shirsat P，Torneros A，Yao F，Zou J，Barrett R W，Gallop M A. XP13512 ［（＋/－）-1-（［（alpha-isobutanoyloxyethoxy）carbonyl］aminomethyl）-1-cyclohexane acetic acid］，a novel gabapentin prodrug：Ⅱ. Improved oral bioavailability，dose proportionality，and colonic absorption compared with gabapentin in rats and monkeys. J Pharmacol Exp Ther，2004，311：324-333.

［60］www. clinicaltrials. gov.

［61］Bryans J S，Horwell D C，Ratcliffe G S，Receveur J M，Rubin J R. An *in vitro* investigation into conformational aspects of gabapentin. Bioorg Med Chem，1999，7：715-721.

［62］Ling R，Ekhato I V，Rubin J R，Wustrow D J. Synthesis of 4-alkyl-pyrrolidine-3-carboxylic acid stereoisomers. Tetrahedron，2001，57：6579-6588.

［63］Mortell K H，Anderson D J，Lynch J R，Nelson S L，Sarris K，McDonald H，Sabet R，Baker S，Honore P，Lee C H，Jarvis M F，Gopalakrishnan M. Structure-activity relationships of alpha-amino acid ligands for the alpha2delta subunit of voltage-gated calcium channels. Bioorg Med Chem Lett，2006，16：1138-1141.

[64] Rawson D J，Brugier D，Harrison A，Hough J，Newman J，Otterburn J，Maw G N，Price J，Thompson L R，Turnpenny P，Warren A N. Part 3：Design and synthesis of proline-derived alpha2delta ligands. Bioorg Med Chem Lett，2011，21：3771-3773.

[65] Burgos-Lepley C E，Thompson L R，Kneen C O，Osborne S A，Bryans J S，Capiris T，Suman-Chauhan N，Dooley D J，Donovan C M，Field M J，Vartanian M G，Kinsora J J，Lotarski S M，El-Kattan A，Walters K，Cherukury M，Taylor C P，Wustrow D J，Schwarz J B. Carboxylate bioisosteres of gabapentin. Bioorg Med Chem Lett，2006，16：2333-2336.

[66] Schwarz J B，Colbry N L，Zhu Z，Nichelson B，Barta N S，Lin K，Hudack R A，Gibbons S E，Galatsis P，DeOrazio R J，Manning D D，Vartanian M G，Kinsora J J，Lotarski S M，Li Z，Dickerson M R，El-Kattan A，Thorpe A J，Donevan S D，Taylor C P，Wustrow D J. Carboxylate bioisosteres of pregabalin. Bioorg Med Chem Lett，2006，16：3559-3563.

[67] College cashes in on diabetes pain drug. ABC News，2007-12-19.

第16章

西地那非（Sildenafil）

陈旭星　杨春皓

目　录

西地那非研发大事记

1986 年	辉瑞公司成立研究小组寻找选择性 PDE5 抑制剂
1989 年	UK-92480（即后来的西地那非）被选为治疗心血管疾病的候选药
1990 年	Ignarro 等人证实在性刺激下，海绵体神经释放神经递质 NO
1991 年	辉瑞研究人员 Ellis 和 Terrett 认为 PDE5 抑制剂有治疗 ED 的可能
1991 年	健康志愿者单剂量服药，进行了针对心绞痛的早期临床 I 期研究
1991~2000 年	多份基础研究报告报道了 PDE5 在肺血管中的潜在作用；在肺循环高压的实验模型中研究扎普司特和其他 PDE5 抑制剂
1992 年	健康志愿者连续多次服药，发现西地那非有引起阴茎勃起的副作用
1992 年	进行了首次针对心绞痛的 II 期临床研究，西地那非只有微弱的血流动力学效应
1993 年	作为治疗心血管疾病的药物，西地那非的临床研究正式宣告失败
1993 年	在英国布里斯托尔进行针对 ED 的小规模临床研究
1994 年	针对 ED 的第二次初步临床研究证实单次服用西地那非也有治疗作用
1994 年	辉瑞公司获得了西地那非用于治疗 ED 的专利
1994 年	辉瑞研究人员确证阴茎海绵体组织中存在 PDE5 以及西地那非治疗 ED 的作用机制
1994~1997 年	开展了 21 个独立的总共超过 4500 名受试者的临床研究
1998 年	美国 FDA 批准西地那非上市，用于 ED 的治疗，商品名为 Viagra®
1998~2000 年	进行了一次编号为 Pfizer study 1024 的小规模临床研究，评价不同剂量的西地那非肺循环高压的治疗效果
2000 年	报道了一名患有特发性 PAH（肺动脉高压）病人长期服用西地那非成功治疗的案例
2002 年	进行了针对 PAH 的随机临床 III 期研究（SUPER-1）
2005 年	美国 FDA 批准西地那非用于 PAH 的治疗，商品名为 Revatio®
2012 年	西地那非用于治疗 ED 的专利过期

16.1 研究背景

20 世纪 80 年代，辉瑞（Pfizer）欧洲研究中心的科研人员一直致力于寻找用于治疗包括心绞痛在内的几种心血管疾病的新方法。当时，硝酸酯类化合物是心绞痛发作短期治疗的有效药物，但是其在治疗开始之后的较短时间内即可产生耐受性，从而限制了硝酸酯类化合物长期治疗心绞痛的临床应用价值。

与此同时，硝酸酯类化合物的作用机制已经被阐明，作为一氧化氮（NO）外源性供体，硝酸酯类化合物在平滑肌细胞内经由谷胱甘肽转移酶催化释放出 NO，NO 与鸟苷酸环化酶（GC）结合并激活其活性，催化三磷酸鸟苷（GTP）转变为环磷酸鸟苷（cGMP），增加细胞内第二信使 cGMP 的含量，进而减少细胞内 Ca^{2+} 释放和细胞外 Ca^{2+} 内流，从而松弛血管平滑肌，降低心脏的前、后负荷，也可改善心肌的供血量（图 16-1）。此外，硝酸酯类化合物

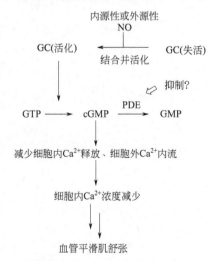

图 16-1 治疗心绞痛新机制的探索

产生的 NO 可抑制血小板聚集、黏附，也有利于心绞痛的治疗。

　　硝酸酯类化合物容易产生耐受性，因此寻找到无快速耐受性可用于心绞痛和高血压长期治疗的药物成了当时一个重要的课题。科研人员试图通过阻断第二信使 cGMP 的降解达到治疗心绞痛的目的。当时人们已经认识到环核苷酸是由磷酸二酯酶（PDE）降解的，目前发现磷酸二酯酶（PDE）超家族至少有 11 个家族成员[1~3]（表 16-1），而在 20 世纪 80 年代中期，已经有 5 个 PDE 家族成员被发现，其所起的生物学功能也已被较清楚地认识[4]，其中 PDE3、PDE4 催化降解环磷酸腺苷（cAMP），PDE5 催化降解 cGMP，PDE1、PDE2 同时催化降解 cAMP 和 cGMP。PDE5 是由 Francis 等人在 1980 年首次从大鼠的肺中分离纯化得到的[5]。由于当时已经知道 PDE5 集中分布于血管平滑肌和血小板中，选择性抑制 PDE5 可以同时起到血管舒张和抗血小板凝集的作用，因此，PDE5 成为了治疗心绞痛发作的理想靶标。1986 年，辉瑞公司成立了一个研究小组，尝试寻找选择性 PDE5 抑制剂。

表 16-1　PDE 家族成员特异性底物与组织分布[1~3]

PDE 家族成员	特异性底物	组　织　分　布
1	cGMP，cAMP	大脑，心脏，肾脏，肝脏，骨骼肌，血管和内脏平滑肌
2	cAMP，cGMP	肾上腺皮质，大脑，海绵体，心脏，肾脏，肝脏，内脏平滑肌，骨骼肌
3	cAMP，cGMP	海绵体，心脏，血小板，血管和内脏平滑肌，肝脏，脂肪组织，肾脏
4	cAMP	肾脏，肺，肥大细胞，大脑，心脏，骨骼肌，血管和内脏平滑肌，甲状腺，睾丸
5	cGMP	海绵体，血小板，血管和内脏平滑肌
6	cGMP	视网膜杆状和锥状细胞
7	cAMP	骨骼肌，心脏，淋巴细胞
8	cAMP	分布广泛：睾丸、卵巢、小肠、结肠中高度分布
9	cGMP	分布广泛：脾脏、小肠、大脑中高度分布
10	cAMP，cGMP	壳核，尾状核，睾丸，甲状腺
11	cAMP，cGMP	海绵体，阴茎血管，平滑肌细胞，睾丸，垂体，肝脏，肾脏，前列腺，心脏

16.2　西地那非的发现与活性研究[6]

西地那非(1)

在此之前，很少有选择性 PDE5 抑制剂的报道，世界上第一个被报道的 PDE5 抑制剂是扎普司特（表 16-2，Zaprinast，化合物 **2**）。扎普司特起初作为抗过敏药物而被开发[7]，但是利用从兔血小板分离出来的 PDE5 筛选发现其具有舒张血管的作用。扎普司特与 PDE5 具有微弱的亲和力，与 PDE1 相比，其对 PDE5 具有一定的选择性。

表 16-2　　苗头化合物的发现

化合物	IC$_{50}$/（nmol/L）		
	PDE1	PDE3	PDE5
2	9400	—	2000
3	3300	—	330

注："—" 表示 IC$_{50}$＞100 μmol/L。

为了提高扎普司特的活性和选择性，辉瑞公司的药物化学家合成了一系列 2-烷氧基苯基取代的杂环化合物，其中母核为吡唑并 [4，3-*d*] 嘧啶-7-酮类化合物的活性和选择性有了明显的提高，例如化合物 **3**（表 16-2）。该类化合物的母核与 cGMP 中的碱基鸟嘌呤具有相似的形状、大小和偶极矩，推测该类化合物通过模拟 cGMP 竞争性结合 PDE5。因此，在 3 位引入较大的取代基可能会填充至 PDE 活性中心原先被核糖占据的空间，考虑到 cGMP 与 PDE 活性中心相结合时的构象，在苯环 5′位引入取代基可能将替代磷酸酯在结合时所起的角色。按照这一思路，科研人员开始对吡唑并 [4，3-*d*] 嘧啶-7-酮进行改造，具体构效关系如下（表 16-3）：

表 16-3　　吡唑并 [4，3-*d*] 嘧啶-7-酮类化合物的构效关系

化合物	R^1	R^2	R^3	IC$_{50}$/（nmol/L）		
				PDE1	PDE3	PDE5
4	Me	OEt	H	790	—	27
5	H	OEt	H	860	—	82

续表

化合物	R^1	R^2	R^3	$IC_{50}/$ （nmol/L）		
				PDE1	PDE3	PDE5
6	Me	H	H	ND	6300	4500
7	Me	OH	H	ND	—	1000
8	Me	（环丙基甲氧基结构）	H	ND	47000	960
9	Me	NO_2	H	ND	—	4400
10	Me	$NHSO_2Me$	H	ND	83000	780
1	Me	OEt	（N-甲基哌嗪磺酰基结构，O_2S-N-piperazine-N-Me）	260	65000	3.6
11	Me	OEt	（羟乙基哌嗪磺酰基结构，O_2S-N-piperazine-CH₂CH₂OH）	460	62000	1.9
12	Me	OEt	（哌啶磺酰基结构，O_2S-N-piperidine-$CONH_2$）	110	34000	2.1
13	Me	OEt	（哌嗪磺酰基结构，O_2S-N-piperazine-NH）	390	—	5.7

注："—"表示 $IC_{50} > 100 \mu mol/L$，"ND"表示未确定。

　① 与化合物 **3** 相比，将 3 位的甲基换成正丙基时（化合物 **4**），对 PDE5 的抑制活性提高 12 倍，选择性提高近 3 倍；去掉吡唑上 1 位甲基时（化合物 **5**），活性降低；

　② 苯环上 2′位乙氧基换成氢原子时（化合物 **6**），活性下降约 200 倍；2′位为羟基、环丙基甲氧基、硝基或者是甲磺酰氨基时（化合物 **7～10**）活性均下降；构效关系以及单晶 X 射线衍射表明，2′位烷氧基上的氧与嘧啶酮中—NH—的氢形成氢键从而维持苯环与吡唑并嘧啶酮形成平面结构；

　③ 苯环上 5′位取代基可以有较大的变化范围，当 5′位上为磺酰氨基时（化合物 **1**、**11～13**），活性进一步增加，并且水溶性增加。

　综合酶水平活性、选择性、溶解度以及体内活性等方面的评价，辉瑞公司选择化合物 **1** 为候选药物，编号为 UK-92480，即为后来的西地那非（Sildenafil）。西地那非的合成相对简单（图 16-2），通过几步转化就可得到中间体 **21**，中间体 **21** 在碱性条件下环化生成西地那非，值得一提的是，大部分中间体以及终产物都不需要经柱层析分离纯化[8, 9]。

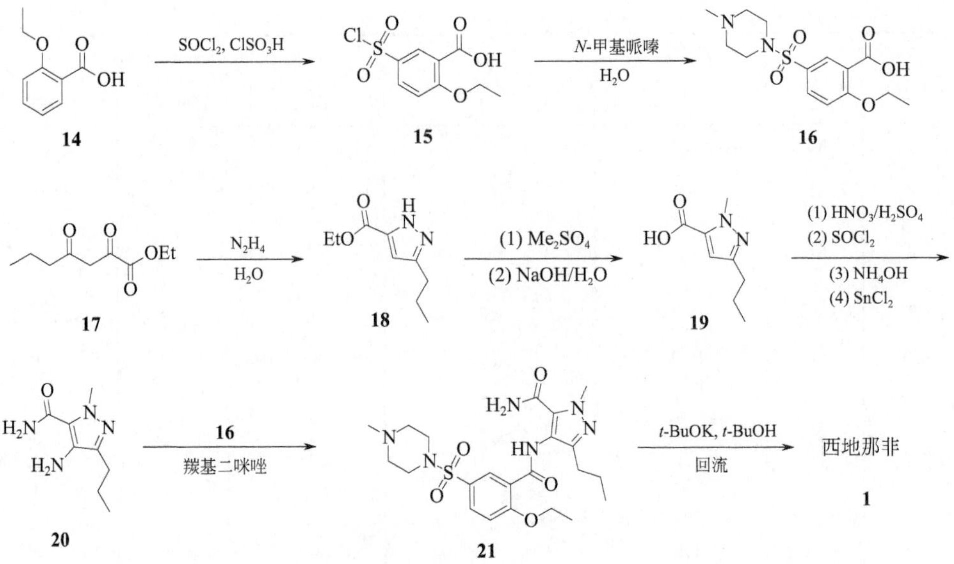

图 16-2　西地那非的合成路线

16.3　西地那非与男性阴茎勃起障碍[10, 11]

　　1989 年，西地那非以其枸橼酸盐的形式被推入全面临床前研究，并在 1991 年进入临床研究，用于治疗高血压和心绞痛。在这一阶段，辉瑞的研究人员认为西地那非与硝酸甘油具有相似的药理作用，可以升高 cGMP 的水平，舒张血管平滑肌，抑制血小板凝集。并且，西地那非不直接产生 NO 而是作用于 NO 的下游通路，因此，西地那非被认为将不会具有与直接升高 NO 水平而产生的以及自由基相关的副作用，从而避免硝酸酯类化合物易产生快速耐受性的缺点。临床前研究表明，西地那非确实能够同时舒张动、静脉血管，抑制血小板凝集[12, 13]。

16.3.1　西地那非的早期临床研究[14, 15]

　　在 1991～1992 年间进行的临床研究发现，西地那非口服吸收迅速，服药后约 1h 就可达到血浆浓度峰值（C_{max}），绝对口服生物利用度因为首关效应明显而只有 41％。药-时曲线下面积（AUC）随 25～200mg 剂量的不同近似成比例增加，具有简单的线性药代动力学性质。食物可以略微减少人体对西地那非的吸收速率和程度，但不具有明显的临床意义。该药进入人体后经细胞色素 P450 同工酶 CYP2C9 和 CYP3A4 去甲基化而很快代谢，口服给药的平均半衰期（$t_{1/2}$）为 4h，用 ^{14}C 标记的西地那非做代谢物和物料平衡研究，表明西地那非及其代谢物的血浆蛋白结合率约为 67％，主要以其代谢物的形式经尿和粪便途径排出体外。

　　此外还发现，西地那非具有一定的血管舒张作用，可以温和地降低健康受试者的血压，但与硝酸甘油相比，作用较弱[12]。初步研究发现，该药能够降低缺血性心脏病患者的肺动脉血压（静息时降低 27％，运动时降低 19％）和心输出量

（静息时降低 9％，运动时降低 11％）。该药与硝酸甘油联用时能够增强其降血压的作用，增加了该药开发的复杂性。该药半衰期相对较短，降血压效果持续时间较短，且没有明显的剂量关系，与治疗心绞痛的一线药物硝酸甘油相比，西地那非无论在疗效还是药代动力学性质方面都有明显的缺陷。因此，1993 年年中，作为治疗心血管疾病的药物，西地那非的临床研究正式宣告失败。但是，其中一项副作用引起了研究人员的注意。该项副作用在 1992 年进行的旨在分析长期服用西地那非的药代动力学的临床研究中被报道。健康的年轻男性志愿者连续 10 天每天口服三次不同剂量的西地那非或安慰剂，在一些服用剂量相对较高的志愿者当中，出现了比服药之前阴茎勃起频率较多或持续时间较长的现象。刚开始，这项报道并未引起足够重视，因为此副作用在单次服药的临床试验中，即使服药量达到 200mg 时也没有被发现。而且，只有在连续服用该药几天之后才出现这一作用，患者服用该药的意愿性也会大打折扣。再者，此次的受试者都是年轻的健康男性，即使西地那非具有协助勃起的作用，对于同时患有高血压、心脏病或者糖尿病的中老年阴茎勃起障碍患者是否同样有效还是个未知数。

尽管如此，辉瑞公司还是及时申请了相关专利[16]，此次临床试验观察到的现象也直接改变了临床前和临床研究的研究方向。为了解释这一现象，科研人员提出假设：PDE5 也存在于阴茎海绵体平滑肌中。这一假说在随后的人类阴茎样品体外实验中被证实[17]。在 1990 年，Ignarro 等人就已经证实 NO 是参与阴茎勃起过程中的重要信号分子[18]。辉瑞研究小组成员假定如果 PDE5 在阴茎海绵体平滑肌的生理过程中起着重要作用的话，那么很有可能服用西地那非后可以促进对性刺激的勃起响应。在性兴奋状态下，阴茎神经及血管内皮释放 NO，随后扩散至海绵体平滑肌细胞中，增加 cGMP 水平，西地那非抑制 PDE5，减少 cGMP 的降解，海绵体平滑肌舒张，充血量增加。所以，在缺少性刺激时，即使服用西地那非，由于 NO 释放不足，也无法形成有效浓度的 cGMP。

早在 20 世纪 80 年代，对勃起功能障碍（Erectile Dysfunction，ED）的诊断和治疗就已经取得了一定进展。当时，许多医生认为 ED 是一种比较难以治疗的疾病，主要是由于心理原因造成的。然而，一些致力于研究 ED 的泌尿科医生已经开始在海绵体内注射血管舒张药（如罂粟碱和前列腺素 E1 等），通过调节 cAMP 的水平治疗 ED。尽管这些方法是可行的，但是缺点也很明显，注射这种给药方式不可避免地会对身体造成物理性损伤，人工诱导的勃起往往会在性交之后持续很长时间，会增加局部出血、瘀伤和阴茎异常勃起的风险。毫无疑问，寻找到口服有效治疗 ED 的药物将是一个重大的突破。于是在 1993 年年底，他们开展了一项将该药用于治疗 ED 的初步临床试验。然而在研究开始之前，他们就遇到了急需解决的难题：在性刺激的情况下，如何衡量该药的作用效果。研究小组成员咨询了英国布里斯托尔市 Southmeads 医院长期致力于研究 ED 的泌尿科医生 Clive Gingell，最终，他们决定采用 Rigiscan 检测仪监测勃起程度。

此次初步临床研究招募了 16 名患有心理性 ED 患者，患者每天口服西地那非或安慰剂三次，连续服药 7 天，实验结果证实西地那非具有增强勃起功能的作用。毫无疑问，如果单次服用该药就能迅速起作用，那么西地那非的潜在价值将会大大提高。为了评价西地那非单次服药是否有效，在 1994 年上半年，研究小组开展了第二次初步临床研究[19]。采用随机、双盲、交叉方案，12 名心理性 ED 患者单次服用 10mg，25mg，50mg 的西地那非或安慰剂。结果显示，经视听觉刺激后，服用不同剂量的西地那非均有促进勃起的效果，而且具有明显的量效关系。在随后的研究中发现，服用该药后患者能够改善性生活质量。

服用西地那非后，受试者会出现头痛、头晕、消化不良、视觉异常等不良反应，这些不良反应来源于它对人体其他部位 PDE 的抑制作用，大多数都和相应的平滑肌舒张有关，但持续时间较为短暂。

16.3.2 西地那非的全面临床研究

初步临床研究结果预示着西地那非可能会成为 ED 治疗的突破性药物，但是还存在许多需要解答的问题[10]。首先，前两次初步临床研究的 28 名患者全部都来自布里斯托尔市的一个医学中心，大规模临床研究是否同样有效；这 28 名患者都没有发生明显的器质性病变，对于由血管病变、神经损伤等其他原因引起的 ED 病人是否也有治疗效果；大规模临床研究是否需要招募由特定原因引起的 ED 患者；长期服用西地那非是否会产生快速耐受性；尽管 Rigiscan 检测仪可以准确记录治疗效果，但如何客观、准确地记录西地那非在患者正常生活时所起的效果；监管机构是否认可采用问卷调查的形式评价西地那非治疗 ED 的效果等等。

很显然，只有在病人熟悉和私密的家庭环境中才能最好地评价病人的性功能，所以研究人员决定采用病人及其性伴侣自我报告的方式评价西地那非的治疗效果。研究人员邀请外部专家作为顾问，发展出一套科学、可信的调查问卷和日记记录形式。其中最具代表的是有 15 条调查问卷的国际勃起功能指数（International Index of Erectile Function，IIEF)[20]。监管机构接受并认可 IIEF 评价治疗效果的可靠性，不仅如此，IIEF 还成为了 ED 临床研究中评价疗效的黄金标准。

为了研究西地那非对其他原因引起的 ED 病人是否同样有效，研究人员开展了一次为期 12 周的临床研究[21]。此次临床研究在 32 个临床研究中心举行，共招募 514 名男性患者，其中 32％为器质性 ED 患者，25％为心理性 ED 患者，43％为混合型 ED 患者。研究结果表明，西地那非对不同原因引起的 ED 都有较好的治疗效果。值得一提的是，在得知此次临床试验即将结束时，部分病人及其性伴侣并不愿意停止治疗。最后，研究小组决定继续对所有参加临床试验的病人进行长期治疗，直至上市或者因不可知的原因而不得不停止。

口服西地那非能够使病人的勃起功能趋于正常化[22, 23]。事实上，不单单是对于相对健康的病人，对于患有糖尿病[24]、心血管疾病[25]、多发性硬化症[26]、脊髓损伤[27]甚至是前列腺癌根治术[28]的患者均有效，临床有效率通常保持在 70％或以上，对于前列腺切除后（临床有效率约为 40％～50％）或者糖尿病患者（临床有效率约为 60％）临床有效率有所降低。

截至 1997 年，共开展了 21 个独立的超过 4500 名受试者的临床试验，结果表明，西地那非在不同的患者人群中都有效果，主要的与剂量相关的副作用包括短暂的头痛、潮红、消化不良和视觉障碍等。辉瑞公司同时向美国食品药品监督管理局（FDA）和欧洲药品评价局（EMEA）提交注册申请。1998 年的 3 月和 9 月，FDA 和 EMEA 分别批准枸橼酸西地那非上市，商品名为 Viagra®（中文名万艾可，俗名伟哥），用于 ED 的治疗。西地那非的推荐使用剂量是 50mg，在性生活前 1h 口服。万艾可上市之后，立刻在 ED 治疗领域掀起了一场风暴，唤起了人们对性健康的认识和重视，迅速成为 ED 治疗的一线药物。在美国上市之后短短几周时间，就有超过 1 百万患者接受了该药的治疗。2011 年，万艾可的销售额已经达到 19.81 亿美元。西地那非长期安全性良好，McMurray 等人在对服用该药的患者进行为期四年的随访中发现总体的不良反应发生率仅为 3.8％[29]。虽然偶有服用该药后出现心肌梗死、中风和猝死案例的报道，但是广泛的临床试验和流行病学研究表明，并没有明确的证据证明西地那非会引起心肌梗死或中风。自 2000 年以来，也有服用西地那非后患者出现非动脉炎性前部缺血性视神经病变（Non-arteritic Anterior Ischaemic Optic Neuropathy，NAION）症状的报道，但其间的关联度并不确定。在 2006 年出版的临床实验数据分析中，Gorkin 等人统计了服用该药后 NAION 的发病率，为每 10 万人 2.8 例，这与该病在美国 50 岁以上的男性人群中的发病率一致（每 10 万人 2.5～11.8 例）[30]。Purvis 等人评估了口服单剂 100mg 西地那非对健康男性精液参数的影响[31]。结果显示，西地那非对精子活力、精子存活数、精子密度、畸形精子率、精液量及黏稠度的影响无统计学意义，测量结果均在正常范围内。上市后的临床跟踪发现，西地那非的不良反应还包括结膜充血和鼻出血等，2007 年 10 月 FDA 警告西地那非等 PDE5 抑制剂可能导致突然的听力丧失。

16.4　西地那非与肺动脉高压[10, 11]

西地那非上市之后，辉瑞公司的科研人员开始转向寻找该药潜在的其他用途。Sanchez 等人观察到在肺循环高压肺中 PDE5 基因表达上调的现象[32]。研究还发现，扎普司特、E4021，双嘧达莫（Dipyridamole，对 PDE5 有抑制活性的非选择性 PDE 抑制剂）可以改善肺循环高压[33~37]。作为一个活性和选择性都更好的 PDE5 抑制剂，西地那非很快就被应用于肺循环高压的治疗研究之中。在 1998～2000 年间进行的第一次安慰剂对照的小规模临床研究（研究编号：Pfizer study 1024）中，评价静脉注射不同剂量西地那非的疗效。结果显示，西地那非可以选择性降低肺动、静脉高压或肺缺氧性高压患者的肺部血压和肺血管阻力。

肺循环高压（Pulmonary Hypertension，PH）的发病机制尚不明确，肺血管阻力进行性增高，预后差，常常导致右心功能衰竭甚至死亡。根据病理生理学、组织学和预后特性的不同，慢性肺循环高压可以分为五种类型，其中有一种类型为肺动脉高压（Pulmonary Arterial Hypertension, PAH），包括特发性 PAH（又叫初级 PAH）和结缔组织疾病、先天性心脏病引起的 PAH，其发病机制部分与血管内皮功能减退和 NO 生成减少有关。PAH 患者通常无显著的左心脏、肺部或者慢性血栓栓塞性疾病，并且满足特定的血流动力学标准，即平均肺动脉血压高于 25mmHg，毛细血管楔压或左心室舒张末压低于 15mmHg，肺血管阻力大于 3 伍德（Wood）。持续注射前列环素（Prostacyclin）是第一个被批准用于治疗重度 PAH 的方法，该方法能够延长患者的生存期和提高运动能力。但因为前列环素很容易代谢，为了维持该药的治疗浓度，需要安置中心静脉导管持续给药，尤其是对于儿童患者，治疗十分不方便。为了避免该方法的缺陷性，伊洛前列素（Iloprost）的喷雾剂被开发应用于 PAH 的治疗中，然而，它的使用也很麻烦，需要多次精确地吸入该药（通常每天需要 6～9 次）。第一个口服有效的 PAH 治疗药物是非选择性内皮素受体拮抗剂波生坦（Bosentan），但因其具有肝毒性，限制了该药的临床应用。因此，人们一直致力于寻找高效、肺选择性、服用方便和副作用少的肺血管扩张剂。PDE5 抑制剂西地那非的出现使人们看到了寻找这种理想药物的希望。

2000 年 Prasad 及其合作者报道了将高剂量的西地那非长期应用于重度 PAH 患者的治疗中，其结果预示着西地那非代替吸入性 NO 治疗成人呼吸窘迫综合征（Adult Respiratory Distress Syndrome, ARDS）的可能性[38]。口服西地那非成功用于儿童重度 PAH 的治疗更是引起极大的关注[39]。在一次单中心较大规模的临床试验中观察到西地那非呈剂量依赖性减少 PAH 患者肺血管阻力，而且，其扩血管的作用仅仅局限在肺循环中，作用强度也远远大于只吸入 NO 和伊洛前列素[40]。1998～2001 年间各种临床研究均证实口服西地那非治疗 PAH 的有效性，于是辉瑞公司设计并开展了一次大规模、随机、双盲、安慰剂对照、多国家研究的临床研究，研究编号为 SUPER-1（Sildenafil Use in Pulmonary HypERtension）。该项研究开始于 2002 年，278 名 PAH 患者每天服用 20mg、40mg 或 80mg 的西地那非或安慰剂，连续服用 12 周。在所有服用西地那非组，患者的运动能力、心脏功能和血流动力学均有改善。此外，在结束双盲阶段后，259 名患者进入为期一年的无对照额外治疗期（SUPER-2），西地那非也呈现出良好的治疗效果[41]。

因此，在 2005 年，FDA 和 EMEA 分别批准西地那非上市用于治疗肺动脉高压，商品名为 Revatio®，每天口服 3 次，每次 20mg。Revatio® 上市之后，迅速成为治疗轻度 PAH 的首选药物。对中、重度 PAH 病人，可联合应用西地那非和内皮素受体拮抗药或西地那非和前列环素类似物。在 PAH 的治疗药物中，西地那非占有重要的位置，2011 年，Revatio® 的销售额达到 5.35 亿美元，并呈上升趋势。

16.5 西地那非的其他临床效应

NO 的作用几乎遍布机体各个系统，其介导产生的 cGMP 在调控机体生理功能和引发病理生理机制方面起着重要作用。西地那非在治疗 ED 和 PAH 的临床应用中取得巨大成功，进一步激发了研究者对西地那非其他药理作用的研究热情，并且获得了令人欣喜的结果。研究结果显示，西地那非对多种心血管疾病、神经退行性疾病、消化道疾病等都有一定的治疗作用（表 16-4），有兴趣的读者可以参考相关综述文献[42，43]。

表 16-4 西地那非的其他临床效应

疾 病	组 织	西地那非临床效应
高原性肺水肿，高原性低氧血症与高原性肺循环高压	肺血管	预防高原性肺循环高压，改善气体交换，运动能力↑
女性性功能不全	生殖器血管	阴蒂、阴唇、尿道和阴道血液↑，性唤起改善
女性不孕	子宫内膜、动脉	子宫动脉血流↑，内膜增厚，妊娠率↑
胎儿生长受限	子宫胎盘	子宫胎盘血流量↑
贲门失弛缓症，食道痉挛性动力性疾病	食道肌肉组织	食道下端括约肌张力↓，残留压↓，蠕动幅度↓
胃十二指肠动力性疾病	参与消化的胃肠	抑制十二指肠蠕动，延缓胃排空
糖尿病性胃病	幽门括约肌	幽门括约肌松弛，增强胃排空
内皮功能不全	血管内皮	血流介导的血管扩张↑
心力衰竭	窦房结细胞	静息时心率↓，活动时，心率增加↓，活动能力↑
心肌缺血	血管内皮	对缺血/再灌注损伤有保护作用
雷诺氏综合征	血管内皮	指端溃疡↓，症状↓
中风和神经退行性疾病	脑组织	脑血流↑，神经再生↑，血管再生↑，突触再生↑，记忆、认知等功能↑

注：↑=增加；↓=减少。

总之，西地那非对多种疾病的疗效令人鼓舞，为研究某些难治性疾病提供了新的思路，给人们带来新的期待，期待进一步研究和循证医学的验证，给患者带来福音。

16.6 西地那非与 PDE5 结合模式分析

PDE5 的 N 端含有两个 GAF 结构域（GAF A 和 GAF B）和 C 端含有 Zn^{2+} 的催化结构域。所谓的 GAF 结构域指的是在 cGMP 调节的磷酸二酯酶（cGMP-regulated phosphodiesterases），腺苷酸环化酶（adenyl cyclases，AC）和细菌转录因子 FhlA 三个蛋白中都存在的一段结构域，GAF 结构域可以结合 cGMP，调节酶的活性。cGMP 与 PDE5 的 GAF 结构域结合后，PDE5 中的 92 位丝氨酸残基磷酸化，增加 PDE5 和 cGMP 的亲和力，产生一系列生物学效应[44]。

PDE5 与西地那非复合物的晶体结构（PDB ID：1TBF）证实了当初的设想：西地那非竞争性结合 PDE5 的催化结构域。如图 16-3 所示，西地那非与 PDE5 之间以疏水作用为主，只与 Gln817 形成一对氢键，N1 上的甲基指向由 Leu765，Ala767 和 Ile768 形成的疏水性口袋。吡唑并嘧啶酮与 Phe820 上的苯环 π-π 堆积，而在另一面，与 Val782 形成疏水作用。3 位上的丙基取代基则与 Val782、Phe786 和 Tyr612 形成良好的范德华作用。Phe786、Leu804 则通过疏水作用和西地那非上的苯环相结合。烷氧基占据着 Ala779、Phe786、Ala783、Val782、Leu804、Ile813、Met816 和 Gln817 形成的疏水性口袋。亲水性的磺酰氨基指向活性口袋的开口。

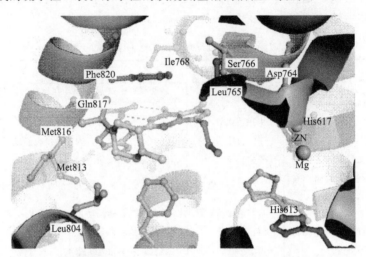

图 16-3 西地那非与 PDE5 催化结构域结合示意图

16.7 其他选择性 PDE5 抑制剂

由于在非 ED 治疗领域的广泛应用，西地那非半衰期短的特点已经不能满足长期临床应用的需求。而且，在西地那非发现之后，又有其他 PDE 家族成员（PDE7～PDE11）被发现，从而对 PDE5 抑制剂的选择性提高了要求。同时，西地那非的巨大成功又进一步激发 PDE5 抑制剂的研究。目前，除西地那非外，已经有三个 PDE5 抑制剂被美国 FDA 批准上市，分别是伐地那非（Vardenafil，化合物 **22**），他达拉非（Tadalafil，化合物 **23**）和阿伐那非（Avanafil，化合物 **24**）（图 16-4）。尽管这些药物都具有相似的作用机制，与 PDE5 的结合部位也相同，

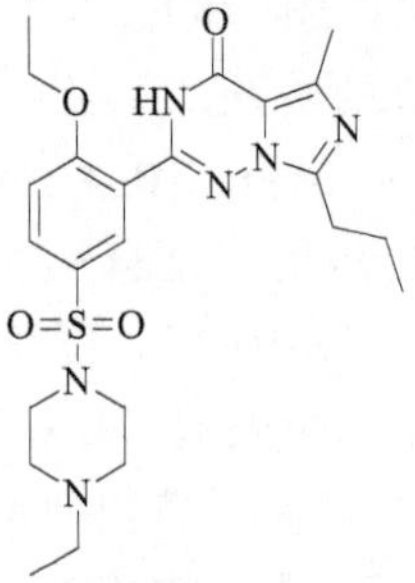

伐地那非(**22**) 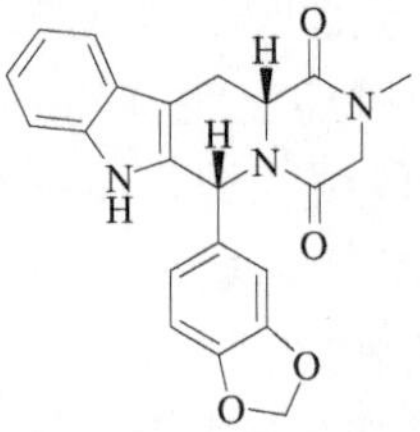　　　　　他达拉非(**23**) 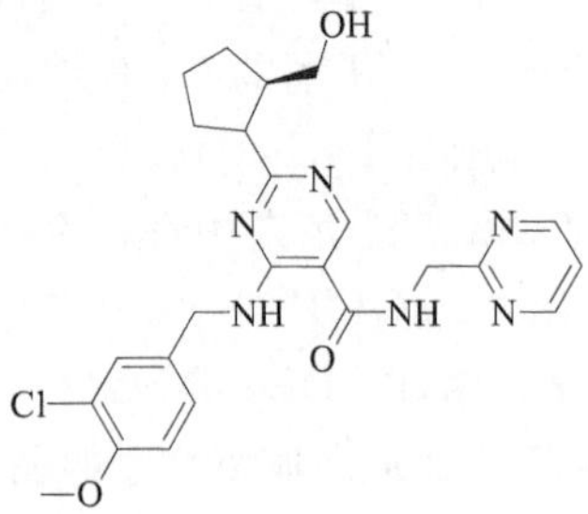　　　　　阿伐那非(**24**)

图 16-4 第二代 PDE5 抑制剂

然而却有不同的药代动力学性质、PDE 同工酶的选择性（表 16-5）和与 PDE5 的结合模式。以他达拉非为例，其半衰期长达 17.5h，对 PDE11 也有一定抑制活性。与西地那非不同，他达拉非具有相对刚性的骨架结构，从而会因为熵的减少而增加结合能，也有利于与 Phe820 形成 π-π 堆积。此外，他达拉非还是第一个被批准用于治疗前列腺增生的 PDE5 抑制剂。

表 16-5　几种药物对 PDE 同工酶的选择性[45]

| PDE | IC$_{50}$［相对于 PDE5 选择性］/（μmol/L） | | | |
	西地那非	伐地那非	他达拉非	阿伐那非
1	0.6 [375]	0.085 [1012]	42 [10500]	53 [10192]
2	63 [39375]	23 [273810]	>100 [>25000]	51 [9808]
3	26 [16250]	2.2 [26190]	>100 [>25000]	>100 [>19231]
4	5 [3125]	1.2 [14286]	59 [14750]	5.7 [1096]
5	0.0016	0.000084	0.004	0.0052
6	0.025 [16]	0.0018 [21]	2.2 [550]	0.63 [121]
7	22 [13750]	1.5 [17857]	>100 [>25000]	27 [5192]
8	>100 [>62500]	84 [1000000]	>100 [>25000]	12 [2308]
9	3.6 [2250]	1.4 [16667]	>100 [>25000]	>100 [>19231]
10	5.4 [3375]	1.5 [17857]	35 [8750]	6.2 [1192]
11	7.8 [4875]	0.5 [5952]	0.1 [25]	>100 [>19231]

16.8　西地那非所引发的思考和借鉴

西地那非最初用于治疗心血管疾病，却因意外发现而发展成第一个口服有效的 ED 治疗药物，随后又被批准用于 PAH 的治疗，其成功经验是一笔宝贵财富，值得深思与借鉴。

（1）临床前或临床观察到的副作用是发现药物的重要线索　以西地那非的发现为例，通过对抗过敏药物扎普司特的合理改造，增强了其抑制 PDE5 的作用。事实上，大多数药物除了治疗作用外都具有副作用，当副作用表现出治疗效果时，可有计划地将主作用和副作用分离，增强副作用，降低和消除原来的主作用。西地那非抗 ED 作用的发现则更加极端和偶然，其期望的主作用几乎没有，而意外发现的副作用则有很好的治疗效果。这说明，偶然性仍然是药物发现过程中重要的因素之一，利用观察到的毒副作用等信息开发新药，往往不依赖常规药理模型，具有创新性，然而即使最初的发现纯属偶然，后续系统合理的研究也是十分必要的。

（2）"老药"新用可缩短开发周期，扩大药物的临床应用价值　如果发现了一味老药新的临床治疗作用，并且有足够的活性，那么该药则有可能直接用于新的适应证。已经上市的药物因为药动学和毒理学等方面的研究都较为成熟，所以老药新用的开发一般具有费用低、周期短的特点，非常适合我国药物研发的发展现状。同时，西地那非的研发案例还提醒人们，在新药研发过程中要注重扩大适应证的研究，使药物的价值最大化。

（3）合理临床方案在药物研发中的重要性　临床方案中诸如病人的选择、用药剂量、用药时间等常规因素对临床研究的重要性不言而喻，近年来，又有一些新的因素直接关系着临床研究的成败。在进行西地那非抗 ED 作用的全面临床研究之前，辉瑞公司邀请基础医学、临床医学、心理学和法学等方面的专家，共同制定了治疗 ED 临床评价的黄金标准 IIEF，因此，才使临床研究和注册上市得以顺利进行。事实上，由于大多数疾病病因的复杂性以及大批新药和新靶点的出现，临床试验明显滞后。在这种情况下，建立一套客观、标准化的临床评价手段将会是药物研发中越来越重要的一个环节。

（4）药物研发促进相关领域的基础研究　生命基础学科的发展为药物研发提供了理论基础和研究方法，同时药物研究不断地对基础学科提出新的课题，促进对生命现象更加深刻的认识。机体某一生理或病理现象机制的新认识，某一受体、酶或基因的新发现也能为新药的研发提供更加广阔的思路，甚至是直接发现新药。另一方面，一个创新性新药面世，必然会促进相关领域的基础研究。以西地那非为例，由于它的成功上市，大大促进了 PDE 家族酶功能与抑制剂的研究，其中最显著的进展就是 PDE4 的研究[46]。短短数年 PDE4 选择性抑制剂罗氟斯特（Roflumilast，商品名 Daxas®）就于 2010 年和 2011 年分别在欧洲和美国批准上市，用于治疗慢性阻塞性肺病（Chronic Obstructive Pulmonary Disease，COPD）。从药物研发角度来说，当众多亚型中的一种成为一个成功的药物靶标，那么其他亚型极有可能成为新一代的药物靶标。作为该领域的药物化学家，如果能时时跟踪相关领域的最新进展，并在该靶标的各个亚型上下工夫，其成功的概率会有所增高。

参考文献

[1] Rybalkin S D，Yan C，Bornfeldt K E，Beavo J A，Cyclic GMP phosphodiesterases and regulation of smooth muscle function. Circ Res 2003，93：280-291.

[2] Lin C S，Xin Z C，Lin G，Lue T F，Phosphodiesterases as therapeutic targets. Urology，2003，61：685-691.

[3] Francis S H，Turko I V，Corbin J D，Cyclic nucleotide phosphodiesterases：relating structure and function. Prog Nucleic Acid Re，2000，65：1-52.

［4］ Beavo J A, Cyclic nucleotide phosphodiesterases: functional implications of multiple isoforms. Physio Rev, 1995, 75: 725-748.

［5］ Francis S H, Lincoln T, Corbin J, Characterization of a novel cGMP binding protein from rat lung. J Biol Chem, 1980, 255: 620-626.

［6］ Terrett N K, Bell A S, Brown D, Ellis P, Sildenafil（Viagra）, a potent and selective inhibitor of type 5 CGMP phosphodiesterase with utility for the treatment of male erectile dysfunction. Bioorg Med Chem Lett, 1996, 6: 1819-1824.

［7］ Holland A, Jackson D, Chaplen P, Lunt E, Marshall S, Pain D, Wooldridge K, Antiallergic activity of 8-azapurin-6-ones with heterocyclic 2-substituents. Eur J Med Chem - Chim Ther, 1975, 10: 447-449.

［8］ Bell A S, Brown D, Terrett N K, EP0463756, 1992.

［9］ Dunn P J, Wood A S, EP0812845, 1999.

［10］ Osterloh I H., The discovery and development of Viagra（sildenafil citrate）// Sildenafil. U Dunzendorfer, Ed. Basel Birkhäuser Verlag, 2004: 1-13.

［11］ Ghofrani H A, Osterloh I H, Grimminger F. Sildenafil: from angina to erectile dysfunction to pulmonary hypertension and beyond. Nat Rev Drug Discovery, 2006, 5: 689-702.

［12］ Jackson G, Benjamin N, Jackson N, Allen M J, Effects of sildenafil citrate on human hemodynamics. Am J Cardiol, 1999, 83: 13-20.

［13］ Wallis R M, Corbin J D, Francis S H, Ellis P, Tissue distribution of phosphodiesterase families and the effects of sildenafil on tissue cyclic nucleotides, platelet function, and the contractile responses of trabeculae carneae and aortic rings *in vitro*. Am J Cardiol, 1999, 83: 3-12.

［14］ Muirhead G J, Rance D J, Walker D K, Wastall P, Comparative human pharmacokinetics and metabolism of single-dose oral and intravenous sildenafil. Brit J Clin Pharmaco, 2002, 53: S13-S20.

［15］ Nichols D J, Muirhead G J, Harness J A. Pharmacokinetics of sildenafil after single oral doses in healthy male subjects: absolute bioavailability, food effects and dose proportionality. Brit J Clin Pharmaco, 2002, 53: S5-S12.

［16］ Ellis P Terrett N K. WO9428902, 1994.

［17］ Ballard S A, Gingell C J, Tang K I M, Turner L A, Price M E, Naylor A M, Effects of sildenafil on the relaxation of human corpus cavernosum tissue *in vitro* and on the activities of cyclic nucleotide phosphodiesterase isozymes. J Urol, 1998, 159: 2164-2171.

［18］ Ignarro L J, Bush P A, Buga G M, Wood K S, Fukuto J M, Rajfer J. Nitric oxide and cyclic GMP formation upon electrical field stimulation cause relaxation of corpus cavernosum smooth muscle. Biochem Bioph Res Co, 1990, 170: 843-850.

［19］ Morales A, Gingell C, Collins M, Wicker P, Osterloh I. Clinical safety of oral sildenafil citrate （Viagra）in the treatment of erectile dysfunction. Int J Impot Res 1998, 10: 69.

［20］ Rosen R C, Riley A, Wagner G, Osterloh I H, Kirkpatrick J, Mishra A, The international index of erectile function（IIEF）: a multidimensional scale for assessment of erectile dysfunction. Urology, 1997, 49: 822-830.

［21］ Montorsi F, McDermott T E D, Morgan R, Olsson A, Schultz A, Kirkeby H J, Osterloh I H, Efficacy and safety of fixed-dose oral sildenafil in the treatment of erectile dysfunction of various etiologies. Urology, 1999, 53: 1011-1018.

［22］ Goldstein I, Lue T F, Padma-Nathan H, Rosen R C, Steers W D, Wicker P A, Oral sildenafil in the treatment of erectile dysfunction. New Engl J Med, 1998, 338: 1397-1404.

［23］ Dinsmore W W, Hodges M, Hargreaves C, Osterloh I H, Smith M D, Rosen R C. Sildenafil citrate （viagra）in erectile dysfunction: near normalization in men with broad-spectrum erectile dysfunction compared with age-matched healthy control subjects. Urology, 1999, 53: 800-805.

[24] Rendell M S, Rajfer J, Wicker P A, Smith M D, Sildenafil for treatment of erectile dysfunction in men with diabetes. JAMA: J Am Med Assoc, 1999, 281: 421-426.

[25] Olsson A Persson C A. Efficacy and safety of sildenafil citrate for the treatment of erectile dysfunction in men with cardiovascular disease. Int J Clin Pract, 2001, 55: 171-176.

[26] Fowler C, Miller J, Sharief M, Hussain I, Stecher V, Sweeney M, A double blind, randomised study of sildenafil citrate for erectile dysfunction in men with multiple sclerosis. J Neurol Neurosur Ps, 2005, 76: 700-705.

[27] Derry F, Dinsmore W, Fraser M, Gardner B, Glass C, Maytom M, Smith M. Efficacy and safety of oral sildenafil (Viagra) in men with erectile dysfunction caused by spinal cord injury. Neurology, 1998, 51: 1629-1633.

[28] Ogura K, Ichioka K, Terada N, Yoshimura K, Terai A, Arai Y, Role of sildenafil citrate in treatment of erectile dysfunction after radical retropubic prostatectomy. Int J Urol, 2004, 11: 159-163.

[29] McMurray J G, Feldman R A, Auerbach S M, DeRiesthal H, Wilson N. Long-term safety and effectiveness of sildenafil citrate in men with erectile dysfunction. Therapeut Clin Risk Manag, 2007, 3: 975.

[30] Gorkin L, Hvidsten K, Sobel R, Siegel R. Sildenafil citrate use and the incidence of nonarteritic anterior ischemic optic neuropathy. Int J Clin Pract, 2006, 60: 500-503.

[31] Purvis K, Muirhead G J, Harness J A, The effects of sildenafil on human sperm function in healthy volunteers. Brit J Clin Pharmaco, 2002, 53: S53-S60.

[32] Sanchez L S, De La Monte S M, Filippov G, Jones R C, Zapol W M, Bloch K D. Cyclic-GMP-binding, cyclic-GMP-specific phosphodiesterase (PDE5) gene expression is regulated during rat pulmonary development. Pediatr Res, 1998, 43: 163-168.

[33] Ichinose F, Adrie C, Hurford W E, Zapol W M, Prolonged pulmonary vasodilator action of inhaled nitric oxide by Zaprinast in awake lambs. J Appl Physiol, 1995, 78: 1288-1295.

[34] Thusu K G, Morin F C, Russell J A, Steinhorn R H. The cGMP phosphodiesterase inhibitor zaprinast enhances the effect of nitric oxide. Am J Resp Crit Care, 1995, 152: 1605-1610.

[35] Ichinose F, Adrie C, Hurford W E, Bloch K D, Zapol W M, Selective pulmonary vasodilation induced by aerosolized zaprinast. Anesthesiology, 1998, 88: 410-416.

[36] Ziegler J W, Ivy D D, Wiggins J W, Kinsella J P, Clarke W R, Abman S H. Effects of dipyridamole and inhaled nitric oxide in pediatric patients with pulmonary hypertension. Am J Resp Crit Care, 1998, 158: 1388-1395.

[37] Nagamine J, Hill L L, Pearl R G. Combined therapy with zaprinast and inhaled nitric oxide abolishes hypoxic pulmonary hypertension. Crit Care Med, 2000, 28: 2420-2424.

[38] Prasad S, Wilkinson J, Gatzoulis M A, Sildenafil in primary pulmonary hypertension. New Engl J Med, 2000, 343: 1342-1343.

[39] Abrams D, Schulze-Neick I, Magee A. Sildenafil as a selective pulmonary vasodilator in childhood primary pulmonary hypertension. Heart, 2000, 84: e4.

[40] Ghofrani H A, Wiedemann R, Rose F, Olschewski H, Schermuly R T, Weissmann N, Seeger W, Grimminger F. Combination therapy with oral sildenafil and inhaled iloprost for severe pulmonary hypertension. Ann Intern Med, 2002, 136: 515-522.

[41] Galiè N, Ghofrani H A, Torbicki A, Barst R J, Rubin L J, Badesch D, Fleming T, Parpia T, Burgess G, Branzi A, Sildenafil citrate therapy for pulmonary arterial hypertension. New Engl J Med, 2005, 353: 2148-2157.

[42] Cremers B, Böhm M. Non erectile dysfunction application of sildenafil. Herz, 2003, 28: 325-333.

［43］Kukreja R C，Salloum F N，Das A，Koka S，Ockaili R A，Xi L. Emerging new uses of phosphodiesterase-5 inhibitors in cardiovascular diseases. Exp Clin Cardiol，2011，16：e30-e35.

［44］Corbin J D，Turko I V，Beasley A，Francis S H，Phosphorylation of phosphodiesterase-5 by cyclic nucleotide-dependent protein kinase alters its catalytic and allosteric cGMP-binding activities. Eur J Biochem，2000，267：2760-2767.

［45］Kotera J，Mochida H，Inoue H，Noto T，Fujishige K，Sasaki T，Kobayashi T，Kojima K，Yee S，Yamada Y，Kikkawa K，Omori K，Avanafil，a potent and highly selective phosphodiesterase-5 inhibitor for erectile dysfunction. J Urol，2012，188：668-674.

［46］Michalski J，Golden G，Ikari J，Rennard S，PDE4：A novel target in the treatment of chronic obstructive pulmonary disease. Clin Pharmacol Ther，2011，91：134-142.

第17章

多奈哌齐（Donepezil）

白东鲁　成名

目　录

多奈哌齐研发大事记

1983 年	日本卫材公司发现新型的 N-苄基哌嗪类化合物具有 AChE 抑制活性
1987 年	卫材公司首次合成多奈哌齐盐酸盐
1988 年	卫材公司在美国获得多奈哌齐化合物专利
1995 年	卫材公司和美国辉瑞公司达成共同开发多奈哌齐的合作协议
1996 年	多奈哌齐获得美国 FDA 上市批准，用于轻中度阿尔茨海默症
1997 年	多奈哌齐首先在美国上市
1999 年	日本厚生省批准多奈哌齐在日本上市
2004 年	多奈哌齐口服速崩剂型在日本上市，适用于吞咽困难者
2005 年	多奈哌齐口服速崩剂型在美国上市
2006 年	美国 FDA 批准多奈哌齐用于治疗重度阿尔茨海默症
2008 年	卫材公司在日本递交多奈哌齐冻胶剂型的申请，用于吞咽困难者
2008 年	卫材公司和辉瑞公司完成了多奈哌齐对患有唐氏综合征儿童的随机临床 II 期研究
2009 年	美国 Teikoku 公司和卫材公司签订了开发每周一次的透皮贴剂的协议
2009 年	多奈哌齐的临床数据表明患者从轻度阿尔茨海默症开始服用多奈哌齐效果最佳
2010 年	美国专利到期；该年全球销售额呈下降趋势，为 33.16 亿美元；多奈哌齐在中国上市
2011 年	卫材公司在日本开始进行多奈哌齐对路易体失智症的临床 III 期研究
2012 年	Actavis 集团在欧洲推出第一个多奈哌齐仿制药

17.1 阿尔茨海默症及其发病机理

阿尔茨海默症（Alzheimer's disease，AD）是由德国精神病和神经病理学家 Alois Alzheimer 在 1906 年首次报道，故此病用他的姓阿尔茨海默命名。是一种早老性痴呆症，属神经退行性疾病，多发生于 60 岁以上但也见于中年人群。2006 年全球患者有 2660 万人，在 65 岁、75 岁和 85 岁人群中患此病的比例分别为 0.9%、4.2% 和 14.7%。根据预测模型推断，2050 年全球患病人数将增加 4 倍，达到 1 亿 680 万[1]。此病早期症状是对近期事物记忆的衰退，接着出现烦躁、易怒、情绪改变、语言障碍，直至丧失记忆、认知功能和日常活动功能，最后导致死亡。不少病人在诊断之前已患病多年，此病平均生存期为 7 年，亦有少数可达 14 年[2]。由于 AD 病因复杂，发病机理不清楚，至今尚无有效的能终止或逆转病程的治疗药物或其他措施。目前临床用药只能改善症状，推迟病情的发展。随着物质生活水平的提高，医疗卫生条件的改善和教育的普及，人类平均寿命大大延长，人口的老龄化使全球正面临 AD 流行的严峻挑战。由于对病人的护理成本非常高昂，对其家属更是一种沉重的精神负担，因此对此病在治疗和预防措施上的每一进展，即使只能改善症状和推迟此病的发生和发展，也能显著减轻全社会为此付出的经济上和精神上的沉重负担。

目前对 AD 的病因和发病机理已有多个假说[3]。传统的胆碱能假说的根据是 AD 病人大脑中合成乙酰胆碱的胆碱乙酰转移酶和基底前脑胆碱能神经元明显减少。动物模型中胆碱能神经元的丢失和去功能化也导致动物丧失记忆和认知功能。此假说认为中枢胆碱能系统与认知记忆功能密切相关。20 世纪 90 年代，对 AD 的病因提出了淀粉样蛋白假说。人们发现淀粉样蛋白在脑内神经细胞内外的沉积是重要的病理特征。淀粉样前体蛋白（amyloid precursor protein，APP）在神经元和神经胶质上表达合成后分别通过 α-分泌酶、β-分泌酶和 γ-分泌酶水解，最后形成 β-淀粉样蛋白（amyloid β-protein，Aβ）。Aβ 可聚集成多聚体、初原纤维和纤维而富集在细胞表面产生毒性和使神经细胞因子发炎。Aβ 多聚体斑块导致记忆力减退、神经细胞凋亡。针对 APP 水解过程和 Aβ 聚集各环节可作为开发 AD 新药的一个新途径。在 2004 年，人们发现淀粉样蛋白斑块与神经元丢失并无很好的相关性，提出了 Tau 蛋白假说。此蛋白是低分子量的微管相关蛋白，若被过度磷酸化，Tau 蛋白从微管表面脱落而聚集产生神经纤维缠结。在 AD 病人中此种神经纤维缠结比淀粉样蛋白沉积更明显。由此开发与磷酸化有关的选择性的激酶抑制剂，以阻止 Tau 蛋白的聚集也是设计新药的一个新方向。此外大脑髓磷脂衰竭、自由基氧化、金属离子失调等可能也与 AD 发病有关。

17.2　中枢胆碱能假说与乙酰胆碱酯酶抑制剂

20 世纪 70 年代，人们发现在 AD 病人大脑皮层中合成乙酰胆碱的胆碱乙酰转移酶的活性下降，并与病人认知功能损伤程度相关。据此提出中枢胆碱能系统与 AD 病人认知功能相关的假说。试用乙酰胆碱酯酶（AChE）抑制剂阻止脑内乙酰胆碱的水解，提高中枢乙酰胆碱水平来激活胆碱能系统，以改善病人认知功能的缺损[4]。首个用于 AD 病人的胆碱酯酶抑制剂是毒扁豆碱（1，Physostigmine），因半衰期很短和外周副作用等，Ⅱ、Ⅲ 期临床结果并不满意。另一胆碱酯酶抑制剂他克林（2，Tacrine）在大规模安慰剂对照的临床试验中表明对中轻度 AD 病人有改善记忆的功效，但有肝脏毒性，引起肝酶谷丙转氨酶的升高和显著的外周副作用[5]。毒扁豆碱和他克林及它们的类似物的临床试验结果推动了基于胆碱能假说的对 AD 药物的研发。理论上可用于提高 AD 病人中枢胆碱能水平的化合物共有 6 类，包括 AChE 抑制剂、胆碱前体化合物、突触乙酰胆碱释放剂、覃毒碱受体相关亚型的激动剂、拮抗剂以及烟碱受体激动剂[6]。目前 AChE 抑制剂仍是用于减缓 AD 症状最有效的措施，而多奈哌齐（Donepezil）是其中的佼佼者。

毒扁豆碱(1)　　　　他克林(2)　　　　多奈哌齐(3)

17.3　多奈哌齐的发现

继他克林之后，多奈哌齐（3）是 1996 年 FDA 批准的用于治疗轻中度，以后又用于重度 AD 的又一只 AChE 抑制剂。它作用持久、耐受性好、无肝脏毒性，对中枢神经系统和 AChE 均有很好的选择性。现已用 Aricept 商品名行销全球 90 余个国家和地区。2010 年全球销售额达 35.7 亿美元，是目前 AD 治疗的首选药物。

17.3.1　苗头化合物的发现和构效关系研究[7~9]

　　日本卫材公司（Eisai Co., Ltd.）早期与多奈哌齐相关的研发可回溯至 1983 年。当时一个研究组拟开发他克林的衍生物，但发现均有与他克林相似的毒性。在以后的随机筛选中，他们从为抗动脉硬化而设计合成的化合物中发现 N-苄基哌嗪化合物 **4**，其抗 AChE 的活性虽不高（IC_{50} 12.6μmol/L）但化学结构新颖。他们决定以 **4** 作为种子化合物，先后合成了 700 个衍生物和类似物。经筛选发现 **4** 中哌嗪环用哌啶环取代后，化合物 **5** 的 AChE 抑制活性提高近 40 倍（IC_{50} 0.34μmol/L）。当 **5** 中的 OCH_2 用 CONH 取代后，化合物 **6** 的活性又比 **5** 提高近 6 倍（IC_{50} 55nmol/L）。当 **6** 的苯环对位 NO_2 去除后，化合物 **7** 的活性下降 10 倍。然而当 **6** 中 NO_2 改换成 $C_6H_5CH_2SO_2$，同时 CONH 中的 H 用甲基取代后，化合物 **8** 的 AChE 抑制活性比母体化合物 **4** 提高了 21000 倍，然而生物利用度很差，作用时间很短。为提高化合物的代谢稳定性和对中枢神经系统的选择性，卫材公司人员在对苯甲酰胺 **7** 进行结构优化时，发现 **7** 中的 CONH 键中的 H 被苯环取代后，活性提高 16 倍。用 MNDO 量子化学方法分析 **7** 中 CONH 键的构型，发现几乎完全以反式体存在。而当 CONH 键中的 H 被烷基取代后，顺式构型则较稳定。QSAR 分析表明 **7** 和 **8** 中 CONH 的顺式构型是活性构型，苯环对位的取代则可提高活性（图 17-1）。当 **7** 中的 CONH 变换成 $COCH_2$ 时，化合物 **9** 的活性保持不变。当 **7** 中的 CONH 变成内酰胺环结构时，化合物 **10** 的活性提高。当 **10** 中的内酰胺 N 换成 C 后，所得化合物 **11** 的活性有所下降，但作用时间延长。从顺式是活性构型的假说出发，卫材公司人员最后以用 C 取代内酰胺中的 N 的二氢茚酮化合物 **11** 作为先导物开始了新一轮的结构改造。

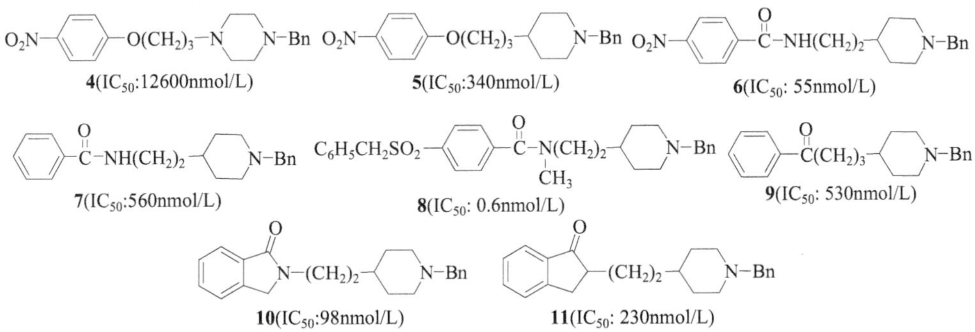

O_2N—⬡—$O(CH_2)_3$—N◯N—Bn
4(IC_{50}:12600nmol/L)

O_2N—⬡—$O(CH_2)_3$—N◯—Bn
5(IC_{50}:340nmol/L)

O_2N—⬡—$\overset{O}{\overset{\|}{C}}$—$NH(CH_2)_2$—N◯—Bn
6(IC_{50}: 55nmol/L)

⬡—$\overset{O}{\overset{\|}{C}}$—$NH(CH_2)_2$—N◯—Bn
7(IC_{50}:560nmol/L)

$C_6H_5CH_2SO_2$—⬡—$\overset{O}{\overset{\|}{C}}$—$\underset{CH_3}{N}(CH_2)_2$—N◯—Bn
8(IC_{50}: 0.6nmol/L)

⬡—$\overset{O}{\overset{\|}{C}}$$(CH_2)_3$—N◯—Bn
9(IC_{50}: 530nmol/L)

⬡⬡—N—$(CH_2)_2$—N◯—Bn
10(IC_{50}:98nmol/L)

⬡⬡—$(CH_2)_2$—N◯—Bn
11(IC_{50}: 230nmol/L)

图 17-1　多奈哌齐由苗头化合物 **4** 演变成先导物 **11** 的历程

17.3.2　先导物的发现和结构优化[10~12]

化合物 **11** 作为多奈哌齐的先导物，在分子结构上可依次分成四个单元（图 17-2）。

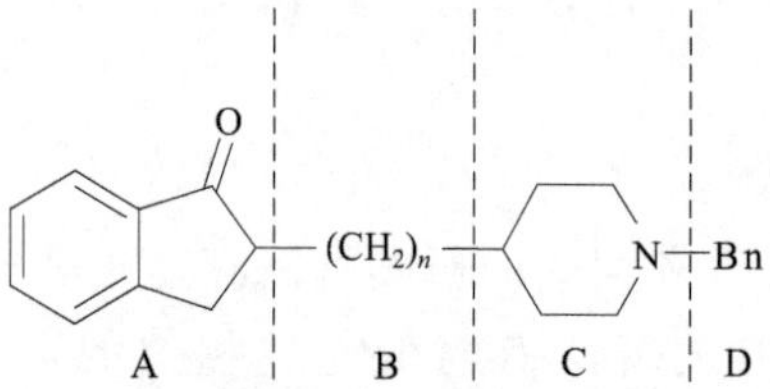

图 17-2　多奈哌齐先导物 **11** 的四个结构单元

第一单元 A 是二氢茚酮结构，第二单元 B 是连接 A 和 C 单元的碳链，第三单元 C 是哌啶环，第四单元 D 是苄基。卫材公司人员对这四个单元的结构修饰和苯环上的取代作了精心的设计。他们综合运用定量构效关系研究和计算机辅助设计的方法和技术，合成了四个系列的衍生物，并用经典的 Ellman 方法测定对大鼠脑匀浆中 AChE 的抑制活性。因 A 结构单元中有一手性中心，相关的衍生物在测定时用外消旋体。

（1）A 单元的结构修饰　用不同的稠环取代 A 的二氢茚酮，合成了 1-四氢萘酮、1-苯并环庚酮、5,6-二甲氧基-1-二氢茚酮、5,6-二甲氧基-1-二氢茚醇和 5,6-二甲氧基茚化合物，活性测试结果见表 17-1。此类化合物中环酮由五元（**12**）扩大为六、七元环（**13**、**14**）时，活性显著下降。在五元环酮 **12** 的 5,6-位引入两个甲氧基后，化合物 **3** 即多奈哌齐的活性比母体化合物 **12** 提高 26 倍。**3** 中的羰基是必须的，当它被还原或去除后所得的茚醇 **15** 和茚 **16** 的活性则下降。当二氢茚酮（A）苯环上用甲氧基在不同位置进行取代后，得到的化合物（**17~24**）的活性都有不同程度的提高，其中 R^2 和 R^3 为甲氧基取代的化合物 **3** 即多奈哌齐活性最高（表 17-2）。

表 17-1　先导物中二氢茚酮（A）用其他稠环代替的类似物和活性

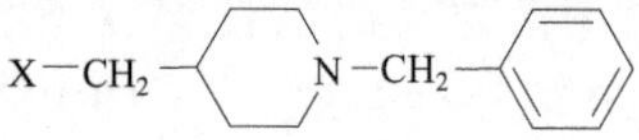

$$X-CH_2 \diagdown N-CH_2 \diagup$$

化合物	X	抑制活性 AChE IC_{50}/(nmol/L)	化合物	X	抑制活性 AChE IC_{50}/(nmol/L)
12	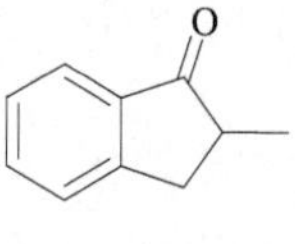	150	3	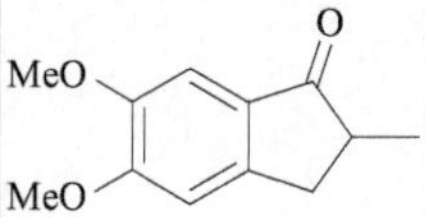	5.7
13	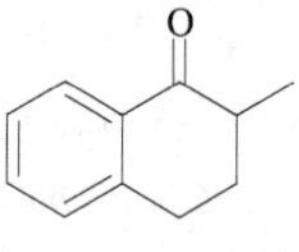	2100	15	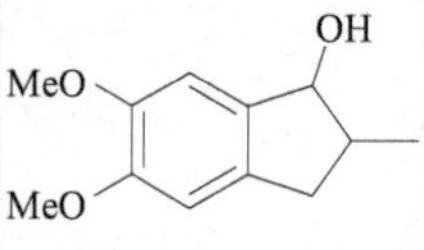	300
14	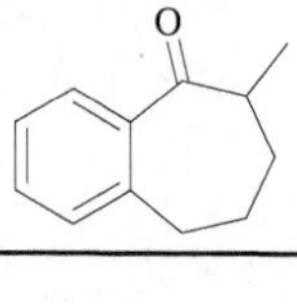	15000	16	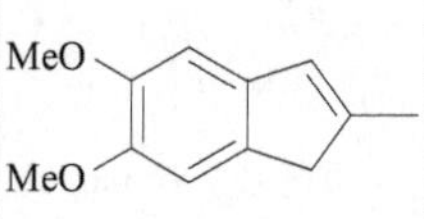	4400

表 17-2 先导物中二氢茚酮（A）苯环上有甲氧基取代的类似物和活性

化合物	R^1	R^2	R^3	R^4	抑制活性 AChE IC$_{50}$/(nmol/L)	化合物	R^1	R^2	R^3	R^4	抑制活性 AChE IC$_{50}$/(nmol/L)
12	H	H	H	H	150	20	OMe	OMe	H	H	85
17	H	OMe	H	H	81	21	OMe	H	OMe	H	25
18	H	H	OMe	H	6.4	22	OMe	H	H	OMe	36
19	H	H	H	OMe	12	23	H	OMe	OMe	H	20
3	H	OMe	OMe	H	5.7	24	OMe	OMe	OMe	H	13

（2）B单元的结构修饰 对连接A和C两个结构单元的B链，卫材公司人员也制备了不同链长和含双键的类似物（表17-3）。以 **3** 作为母体化合物，当分子中A单元与C单元直接连接时（**25**）活性大大下降，用＝CH或CH＝连接A和C时活性也下降（**26**，**27**）。用饱和碳链连接时，活性较高的化合物是一个碳的多奈哌齐（**3**），两个碳时（**28**）活性下降，三个碳时（**29**）上升，四个碳时（**30**）活性又下降，用五个碳的链（**31**）连接时活性又上升。出现奇数碳链的化合物（**3**，**29**，**31**）活性高，偶数碳链（**28**，**30**）活性低的现象（表17-3）。

表 17-3 先导物中连接链（B）的同系物及活性

化合物	Y	抑制活性 AChE IC$_{50}$/(nmol/L)	化合物	Y	抑制活性 AChE IC$_{50}$/(nmol/L)
3	CH$_2$	5.7	28	CH$_2$CH$_2$	30
25	—	3300	29	CH$_2$CH$_2$CH$_2$	1.5
26	＝CH	13	30	CH$_2$CH$_2$CH$_2$CH$_2$	35
27	CH＝	90	31	CH$_2$CH$_2$CH$_2$CH$_2$CH$_2$	14

（3）C单元的结构修饰 当哌啶环氮原子与茚酮甲基相连而苄基（D）与哌啶4位连接时，所得化合物 **32** 活性下降84倍。当哌啶环换成1,4-哌嗪环（**33**）时活性下降16倍（表17-4）。

表 17-4 先导物中哌啶环 (C) 的取代物及活性

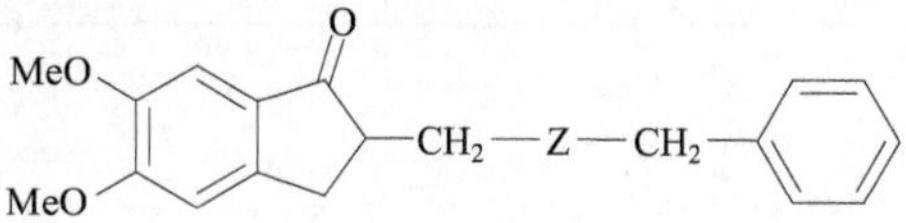

化合物	Z	抑制活性 AChE IC$_{50}$/ (nmol/L)
3	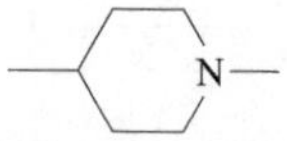 —⟨4位N哌啶⟩—	5.7
32	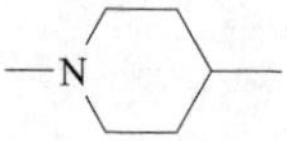 —N⟨哌啶⟩—	480
33	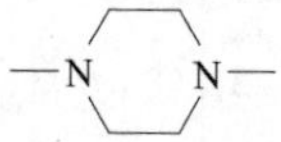 —N⟨哌嗪⟩N—	94

（4）D 单元的结构修饰 对苄基部分（D）的结构修饰包括苯环上不同位置的甲基和硝基取代，用苯甲酰基、环己甲基、苯乙基和 2-萘甲基代替苄基（表 17-5）。用单甲基取代（**34～36**）和单硝基取代（**38～40**）的苄基化合物中，间位取代物（**35,39**）均比各自的邻、对位取代物（**34,36,38,40**）活性高。在此系列中，供电子甲基与吸电子硝基对化合物的活性影响不大。用苯甲酰基取代苄基（**37**）后，几乎丧失活性。去除苄基的化合物（**41**）活性大大下降。环己甲基化合物（**42**）活性与苄基相仿。用苯乙基和 2-萘甲基代替苄基（**43,44**）时活性下降。

表 17-5 先导物中苄基 (D) 取代物及活性

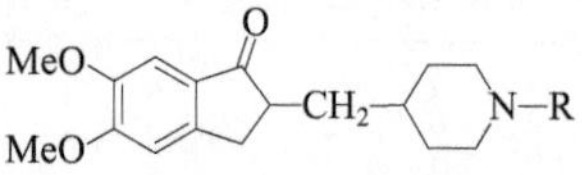

化合物	R	抑制活性 AChE IC$_{50}$ /(nmol/L)	化合物	R	抑制活性 AChE IC$_{50}$ /(nmol/L)	化合物	R	抑制活性 AChE IC$_{50}$ /(nmol/L)
3	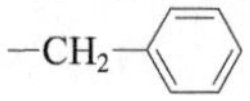 —CH$_2$⟨苯基⟩	5.7	37	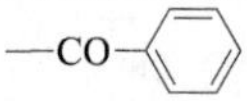 —CO⟨苯基⟩	>1000	41	H	5400
34	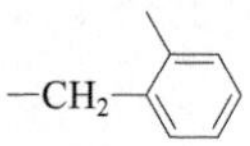 —CH$_2$⟨邻甲苯基⟩	10	38	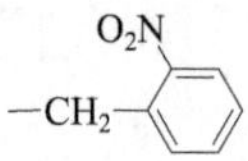 —CH$_2$⟨邻硝基苯基, O$_2$N⟩	160	42	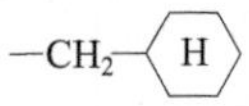 —CH$_2$⟨环己基, H⟩	8.9
35	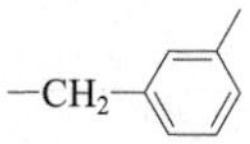 —CH$_2$⟨间甲苯基⟩	2.0	39	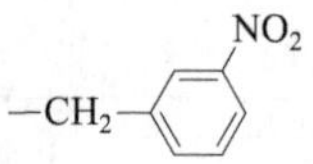 —CH$_2$⟨间硝基苯基, NO$_2$⟩	4.0	43	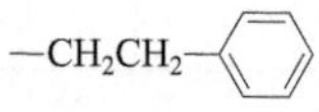 —CH$_2$CH$_2$⟨苯基⟩	180
36	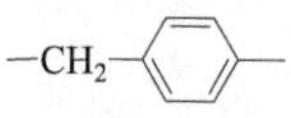 —CH$_2$⟨对甲苯基⟩	40	40	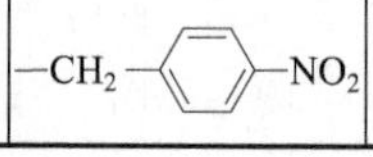 —CH$_2$⟨对硝基苯基, NO$_2$⟩	100	44	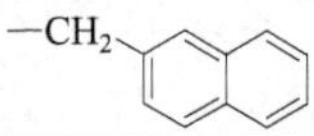 —CH$_2$⟨2-萘基⟩	2900

　　在对先导物 **11** 的四个结构单元分别进行系统的类似物、衍生物的设计、合成和对 AChE 抑制活性的筛选后，确定了含 *N*-苄基哌啶和二氢茚酮结构单元的化合物 **3** 即多奈哌齐盐酸盐，是一类新的可逆的、对中枢有选择性和外周副作用低的 AChE 抑制剂。结合作用时间、生物利用度和外周副作用等多种成药性因素，卫材公司决定以 **3** 作为 AD 的候选药物进入临床前的各项研究。多奈哌齐（**3**）分子中含一手性中心，对 *R*-和 *S*-两个对映体的生物活性和光学纯的两个对映体的合成均未见公开详细的报道[13]。只在该药的主要发明人之一 Hachiro Sugimoto[12] 的一篇综述中提及 *R*-和 *S*-多奈哌齐展示几乎相同的药理作用，包括对 AChE 的抑制活性。由于两个对映体在水溶液中通过酮-烯醇互变相互转化，在 37℃经 77.7h 后即外消旋化，因此卫材公司在临床前和临床研究中使用 **3** 的外消旋体。

　　事实上卫材公司人员在发现多奈哌齐（**3**）后，根据上述的大量结构修饰物的结构活性关系资料，开始了新一轮的计算机辅助分子设计。其他研究组也设计合成了多奈哌齐各种生物电子等排体，用比较分子力场分析研究此类化合物的三维定量构效关系。与卫材公司研发多奈哌齐同时，日本武田公司也发现一个化学结构很类同的化合物 TAK-147（Zanapezil）。这也是一个对中枢胆碱能系统和 AChE 有高选择性的可逆的 AChE 抑制剂，已在临床做了多年试验，但未见上市的报道。

17.3.3　多奈哌齐外消旋体的合成

　　文献中早期报道的多奈哌齐的合成路线主要的有三条（图 17-3）。图 17-3 中左侧的路线是卫材公司最先报道的。他们用 1-苄基-4-哌啶酮做原料与甲氧甲基三苯基氯化鏻以丁基锂为碱进行 Wittig 反应，生成 1-苄基-4-甲氧亚甲基哌啶（**45**）（图 17-3），再经酸水解得到关键中间体 1-苄基-4-甲酰基哌啶（**46**）（图 17-3）。**46** 与 5,6-二甲氧基二氢-1-茚酮（**47**）在丁基锂和二异丙胺存在下在－78℃缩合，粗产物 **48** 经柱层析纯化得盐酸盐。其中的双键用 10％钯炭催化氢化后，再经柱层析纯化和成盐生成目标产物 **3**，总产率为 27.4％[14]。此条路线由原料 **46** 和 **47** 开始只需两步反应即生成目标产物，但显然存在不足之处。首先是使用危险性试剂丁基锂和不宜在大生产中使用的 HMPA 等溶剂；其次生产中需要－78℃的无水干燥条件；最后还有中间体 **48** 和产物 **3** 均需经柱层析纯化。因此这第一条报道的合成路线并不适合大规模生产。多奈哌齐上市后市场前景很好，不少研究组对其合成路线和工艺进行了创新和改进。胡永洲等对卫材的路线做了多处改进。他们革除了中间体 **46** 合成中使用丁基锂的 Wittig 反应，改用碘化三甲亚砜在氢氧化钠溶液中与 1-苄基-4-哌啶酮反应先生成环氧化物 **49**，再用溴化镁开环生成 **46**，两步产率 81％（图 17-3）。在 **46** 与 **47** 的缩合反应中用氢氧化钠代替二异丙胺基锂。中间体 **48** 和氢化还原的最终产物 **3** 均可用重结晶纯化。这两步的产率分别为 93％和 95％（图 17-4）[15]。稍后 Rao 等报道了 **46** 和 **47** 缩合时可用碳酸钾在水-甲醇中进行，中间体 **48** 和产物 **3** 可用重结晶纯化，两步产率分别为 77% 和 65%[16]。

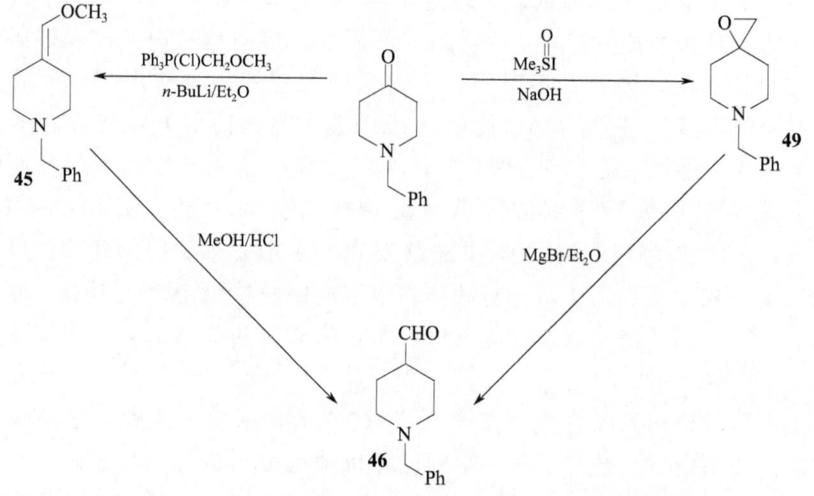

图 17-3   关键中间体 *N*-苄基-4-甲酰基哌啶（**46**）的合成路线

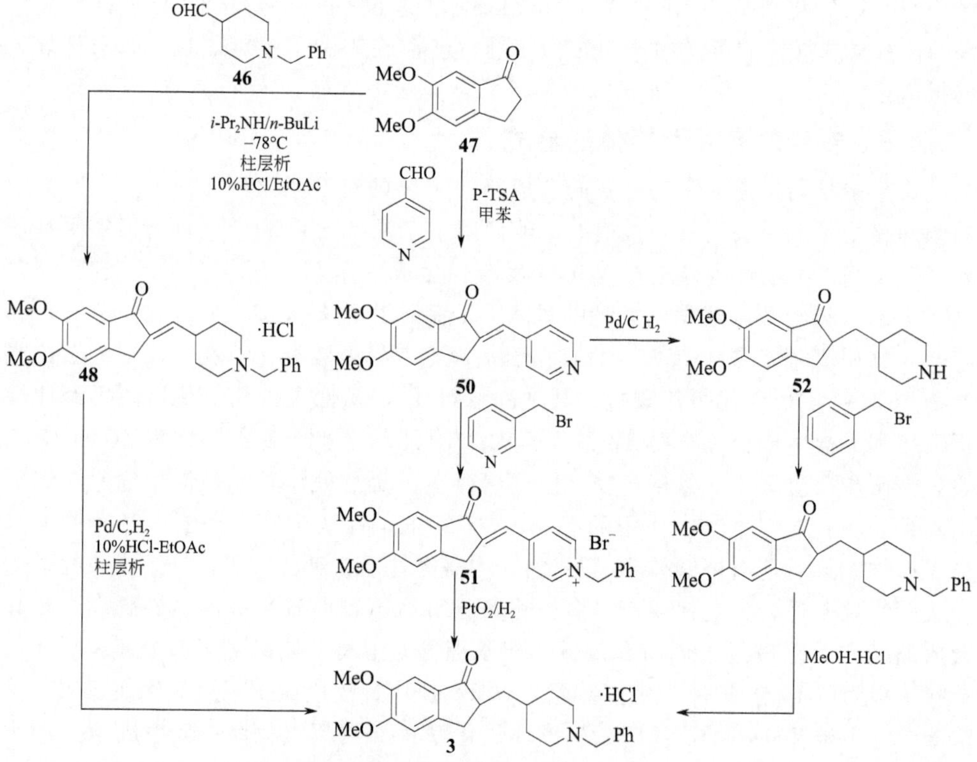

图 17-4   多奈哌齐的主要合成路线

由于 1-苄基-4-甲酰基哌啶（**46**）合成不易、成本高，为避免使用此中间体，文献中已报道过多条工艺路线。图 17-4 中间的路线是二氢茚酮 **47** 与 4-甲酰基吡啶在对甲苯磺酸存在下缩合生成 **50**，再用溴苄与后者的吡啶氮原子形成季铵盐 **51**，最后经氧化铂催化氢化，使吡啶环和共轭双键同时被还原生成最终产物 **3**[17]。图 17-4 右侧路线是将缩合物 **50** 先经钯碳低压氢化，还原吡啶环和共轭双键后，所得哌啶化合物 **52** 再与溴苄反应生成多奈哌齐游离碱，最后转化成盐酸盐 **3**[18]。这两条路线也存在反应步骤增加、形成新的杂质，使用贵重的催化剂和大规模生产时不够安全等缺点。

2008 年印度 Mathad 研究组报道了对卫材路线的新改进。他们用溴化四丁铵为相转移催化剂，在二氯甲烷中用氢氧化钠水溶液进行 **46** 和 **47** 的缩合，产物 **48** 用甲苯-丙酮混合溶剂重结晶纯化，公斤级产率为 88%。**48** 的钯碳催化氢化在二氯甲烷-甲醇混合溶剂中进行，终产物粗品用盐酸和氢氧化铵溶液反复处理。成盐酸盐时用二氯甲烷提取，游离碱时用甲苯提取。经此法纯化后的多奈哌齐游离碱可溶于乙醇-水中用盐酸调 pH 至 2.0～2.5，然后溶液冷却并加入二异丙醚后即得到盐酸盐 **3**，此步反应的公斤级产率为 63%。此条路线革除了丁基锂和 HMPA，不需低温反应条件和柱层析纯化中间体和产物的步骤。缩合物 **48** 的游离碱和多奈哌齐盐酸盐 **3** 经重结晶后的纯度均大于 99%[19]。

多奈哌齐的化合物专利保护期已过，作为当前治疗 AD 的明星药物，新的合成路线和工艺改进依旧是作为普药的多奈哌齐的研究热点。制药公司在生产中实际应用的合成路线和工艺往往和他们发表的论文和申请的专利中报道的不同，或已有了重大的工艺改进或已使用全新的合成路线。

17.4 多奈哌齐临床前药理研究

在开发多奈哌齐的临床用途前，卫材研究人员用他克林和毒扁豆碱作为对照物，对其胆碱酯酶特别是中枢胆碱能系统的胆碱酯酶的抑制活性作了深入系统的研究。

17.4.1 对胆碱酯酶的抑制作用

用大鼠血浆制作丁酰胆碱酯酶（BuChE），大鼠脑匀浆制作 AChE，多奈哌齐、他克林和毒扁豆碱分别在不同浓度与 AChE 和 BuChE 培养后，用 IC_{50} 值表示抑制活性和对两种胆碱酯酶中的 AChE 的选择性（表 17-6）。三者中多奈哌齐对 AChE 的抑制活性强，选择性也最高，达到 1200 倍。他克林对 AChE 和 BuChE 没有选择性。毒扁豆碱在三者中虽有最高的抑制活性，对 AChE 的选择性却只有 23.9 倍[20]。酶动力学研究表明多奈哌齐是可逆的非竞争性的 AChE 抑制剂[21]。用 Wistar 大鼠做的体内实验中，给药鼠脑匀浆中 AChE 的抑制呈现剂量相关性，多奈哌齐在三者中活性最高[22]。用大鼠口服实验测定这三个抑制剂对大脑和外周组织胆碱酯酶的抑制作用时，多奈哌齐比他克林和毒扁豆碱对脑内的 AChE 有更好的选择性。多奈哌齐对不同来源的 AChE，例如电鳐、大鼠脑匀浆和人红细胞中的 AChE 有类同的抑制活性[20]。另一大鼠口服实验显示多奈哌齐抑制脑组织 AChE 的 IC_{50} 的剂量为 2.6mg/kg，而他克林为 9.5mg/kg，前者的活性比后者高 3~4 倍。多奈哌齐对大鼠血浆中的 AChE 的 IC_{50} 的剂量为 37mg/kg，比对脑中 AChE 的 IC_{50} 的剂量高出 14 倍。多奈哌齐能很好地透入脑组织、脑中浓度比血浆的高出 6~7 倍。多奈哌齐在明显抑制脑中 AChE 剂量时并不抑制心脏、小肠和胸肌中的胆碱酯酶，而他克林和毒扁豆碱却对脑部和外周组织中的胆碱酯酶有同等的抑制。对胆碱酯酶的组织选择性源于对 AChE 和 BuChE 的选择性，因脑中的胆碱酯酶主要是 AChE 而在外周组织中则以 BuChE 为主[23,24]。

表 17-6 多奈哌齐、毒扁豆碱、他克林对 AChE 和 BuChE 的体外抑制活性

化 合 物	$IC_{50}/(nmol/L)$		对 AChE 选择性 (BuChE IC_{50}/AChE IC_{50})
	AChE	BuChE	
多奈哌齐	6.7±0.35	7400±130	1252.0
毒扁豆碱	0.67±0.015	16±0.65	23.9
他克林	77±1.4	69±1.4	0.9

17.4.2 对脑内乙酰胆碱水平的影响

大鼠口服多奈哌齐 1h 后处死，用 HPLC 测定大脑皮层、海马和纹状体中 ACh 浓度，发现在这三个部位均呈现剂量依赖性的升高（表 17-7）。用微透析技术和 HPLC 测定多奈哌齐腹腔给药后，大鼠大脑皮层细胞外的 ACh 水平有剂量相关的升高。用神经毒素鹅膏蕈氨酸、1-乙基-1-β-羟乙基氮丙啶三硝基苯磺酸季铵盐（AF64A）和胆碱能神经阻滞剂东莨菪碱引发大鼠大脑皮层胆碱能损伤或阻断后，所引起的 ACh 水平下降现象可用口服多奈哌齐来逆转或预防。这表明多奈哌齐对大脑胆碱能功能低下的动物模型也能提高脑内 ACh 水平[25~28]。

表 17-7 多奈哌齐对大鼠大脑皮层、海马和纹状体中 ACh 浓度的影响

口服/（mg/kg）	动 物 数	ACh 浓度/（nmol/g）		
		皮 层	海 马	纹 状 体
0	6	15.8±0.79	23.5±0.74	67.7±3.52
5	6	20.4±0.69	25.6±0.78	87.8±3.99
20	6	21.8±1.44	28.7±1.14	99.3±8.95

17.4.3 对胆碱能功能受损动物行为的作用

对用东莨菪碱引起记忆损伤的大鼠进行八臂迷宫实验时，若是给动物口服多奈哌齐或他克林，然后再用东莨菪碱处理大鼠，则动物在与空间记忆相关的迷宫实验中的表现比单用东莨菪碱的组有所改善。从计量出错次数和总的完成时间比较，多奈哌齐作用比他克林强（表 17-8）。另一实验应用神经毒素鹅膏蕈氨酸引

起胆碱能缺损的大鼠的被动躲避模型。这些记忆受损大鼠在训练前分别口服多奈哌齐、他克林和生理盐水。经训练后再测定各组动物记忆保留时间。发现多奈哌齐组的保留时间最长并有统计学显著性，他克林其次但无统计学意义，而对照组保留训练中获得的记忆时间最短[29,30]。在猴模型上多奈哌齐能改善由中枢胆碱能系统受损引起的学习记忆障碍也有报道[31]。另外卫材人员发现多奈哌齐对谷氨酸化合物引起的大鼠皮层神经细胞的毒性有保护效应[32]。多奈哌齐改善认知功能的动物实验报道很多，限于篇幅请参见文献 [12] 和 [33]。

表 17-8 多奈哌齐和他克林对用东莨菪碱处理的大鼠在八臂迷宫实验中的出错次数和总的完成时间的影响

处 理		动物数	出错次数	总的完成时间/s
多奈哌齐	只用生理盐水	10	0.7±0.3	65.6±6.78
	生理盐水/东莨菪碱	10	7.5±1.57	194.1±18.62
	多奈哌齐 (0.25mg/kg)/东莨菪碱	10	5.2±1.29	147.5±21.12
	多奈哌齐 (0.5mg/kg)/东莨菪碱	10	3.3±0.67	127.5±18.33
他克林	只用生理盐水	13	0.5±0.14	47.2±5.85
	生理盐水/东莨菪碱	13	7.0±1.17	194.5±21.40
	他克林 (1.0mg/kg)/东莨菪碱	13	5.3±1.53	154.8±22.68
	他克林 (2.0mg/kg)/东莨菪碱	13	4.5±1.28	123.5±18.88

17.5 多奈哌齐的临床研究[12,32～35]

多奈哌齐从 20 世纪 80 年代末进入临床试验，至 1996 年获得 FDA 批准上市，用于轻中度 AD 的治疗。1999 年日本厚生省批准在日本上市。目前该药有 5mg 和 10mg 的包衣片及相同含量的速崩片，两种片剂的药动学参考相同、生物等效，速崩片用于吞咽困难的患者。另有冻胶型、溶液、缓释剂和透皮贴膜剂型问世，以供不同病情的患者选用。

17.5.1 临床药代动力学研究

临床药动学研究表明该药相对口服生物利用度达 100%，服药后 3～4h 达到血浆峰值 (C_{max})。血浆浓度和曲线下面积 (AUC) 随 1～10mg 不同剂量成比例升高。最终处置半衰期 ($t_{1/2}$) 约 70h。多次给药后多奈哌齐在血浆中可积蓄 4～7 倍量并在 15 天内达到稳态。食物和服药时间对其吸收速率和程度无影响。服药后有 96% 药物与血浆蛋白结合，尿中以原型物排泄。该药经人体代谢后有四个主要代谢产物，经细胞色素 450 同工酶 2D6 和 3A4 代谢并发生葡萄糖醛酸化。多奈哌齐苯环上脱甲基后的羟基物与葡萄糖醛酸结合，哌啶环上脱苄基，和苄基对位的羟基化是主要的代谢途径 (图 17-5)[13]。用 ^{14}C 标记的多奈哌齐做代谢物和物料平衡研究，表明血浆中主要是原型物和同样有活性的 6-O-脱甲基多奈哌齐。放射物有 57％ 从尿中，15％ 从粪中回收[34]。

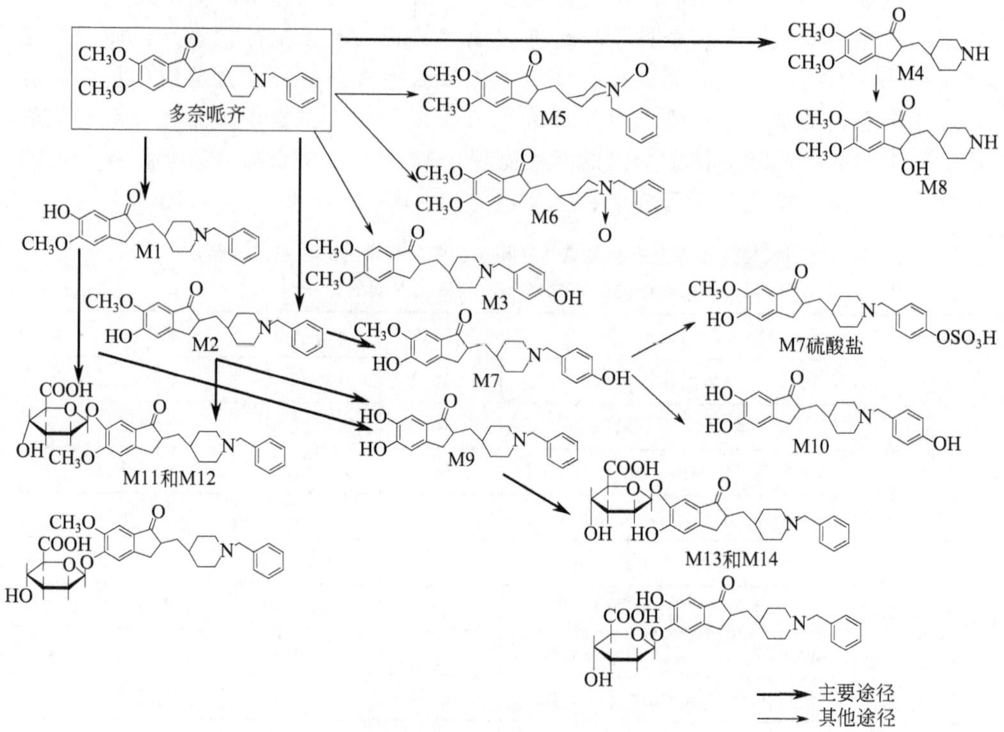

图 17-5 多奈哌齐的代谢途径

17.5.2 临床试验

在完成Ⅰ期和Ⅱ期临床试验后，多奈哌齐已在轻中度、中重度和重度 AD 病人中分别做过多次Ⅲ期和Ⅳ期临床试验，对轻中度血管性痴呆病人也进行过试验。早期在美国进行的双盲、安慰剂对照、随机和多中心临床研究中，为期 12 周的 1mg，3mg 和 5mg 剂量的Ⅱ期试验用 ADAS-cog（Alzheimer's Disease Assessment Scale cognitive subscale）和 MMSE（Mini-Mental State Examination）指南和方法对症状改善作评估时，未见疗效。在 15 周的Ⅲ期试验每日 5mg 和 10mg 的试验中，应用 ADAS-cog 和 CIBIC-Plus（Clinician's Interview-Based Impression Change-Plus）指南和方法评估时，才发现了该药的疗效，在以后 30 周的 5mg 和 10mg Ⅲ期试验中，其疗效得以证实[12]。

在日本，此药从 1989 年开始Ⅰ期临床试验。在首批的临床观察中，其疗效未被发现。在后来的Ⅲ期试验中应用两个主要的端点评估方法 ADAS-J cog（日本版的 ADAS-cog）和 J-CGIC（日本版的 Clinical Global Impression of Change）才成功地发现其疗效。Ⅰ～Ⅱ期临床研究用了 18 个月，接着花去两年半时间完成Ⅲ期试验（表 17-9）。按 DSM-Ⅳ（Diagnostic and Statistical Manual of Mental Disorders 4th ed.）中的 MMSE 和日本版的 ADAS-J cog 的指南和方法对病人进行打分，结合 CT 或 MRI 成像技术诊断和选定病例。经 24 周和 52 周的试验，对病人症状改善的评估主要使用 ADAS-J cog 和 J-CGIC 的指导原则和方法进行打分。在对轻中度病人研究中取得肯定的症状改善的结论后，又开展了对重度患者和血管型痴呆病人的Ⅲ期试验，也取得肯定的结果。经过对病人的认知能力测试和生活质量评估，每日 5mg 多奈哌齐使 AD 症状有显著改善并能缓解病情的进展。该药在临床应用的剂量时是安全、有效、耐受性好。在每日 5mg 和 10mg 剂量组间，观察结果并无统计学差异。临床中常见副作用有恶心、呕吐、腹泻、失眠、乏力、厌食和肌肉痉挛。5mg 组中少于 1% 病例因副作用退出试验而在 10mg 组中则有少于 3% 病例退出。临床上轻中度 AD 病人每日口服 5mg，重症患者每日 10mg[12,35]。

表 17-9　多奈哌齐在日本的各期临床试验[34]

临床试验	1989	1990	1991	1992	1993	1994	1995	1996	1999
Ⅰ 期	1—3 单剂量								
1989.1～1989.7	3 ——— 7 多剂量								
		5 ——— 4 膳食的影响			8 — 10 膳食的影响				
药代动力学研究									
1989.9～1994.12		9 ——— 9 老年人群				10 — 12 生物等效性的研究			
Ⅱ 期									
1990.5～1995.1		5 ————————————————— 1 确定剂量（1～5mg）							
Ⅲ 期									
1996.9～1999.1						安慰剂对照双盲试验（5mg）9 ——— 1			
									10 月份批准上市

17.6　多奈哌齐与靶标的相互作用

17.6.1　与电鳐乙酰胆碱酯酶复合物的 X 射线晶体分析

由于人乙酰胆碱酯酶（hAChE）与配体分子复合物的晶体结构尚未见文献报道，对多奈哌齐的研究一般都基于加利福尼亚电鳐乙酰胆碱酯酶（TcAChE）和多奈哌齐分子复合物的晶体结构[36,37]。如图 17-6 所示，TcAChE 的活性口袋是一个中间狭窄，两端开阔的不规则空穴。它存在着两个重要的结构域，即由 Ser200、His440 和 Glu327 组成的三合一催化位点（catalytic triad）以及 Trp279 为中心的外周阴离子位点（PAS）。在酶的活性口袋底部，多奈哌齐苄基苯环的其中一面与 Trp84 的吲哚环发生 π-π 堆积，而另一面则和周围的水分子形成氢键，有趣的是多奈哌齐苄基苯环并没有直接和催化位点发生氢键作用。在酶活性口袋中间狭窄区域，哌啶环上质子化的氮原子与 Phe330 的芳香环发生阳离子-π

作用，并且和周围水分子产生氢键作用。据文献报道[38]，乙酰胆碱上的四级氮原子主要是通过和 AChE 的活性口袋底部 Trp84 结合而发生作用，而多奈哌齐哌啶环上质子化的氮原子作用部位却在 AChE 活性口袋的中间，哌啶氮原子在连接 AChE 的两个重要结构域，即三合一催化位点和外周阴离子位点上起到了重要的作用。在酶活性口袋的入口处，多奈哌齐茚酮环和 Trp279 的吲哚环产生 π-π 堆积，由于 BuChE 中并没有包含 Trp279 和 Phe330 这两个氨基酸残基，多奈哌齐可以选择性地抑制 AChE 很可能归功于多奈哌齐和 Trp279、Phe330 的特异性结合。

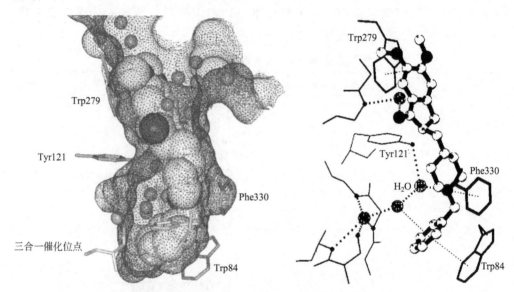

图 17-6　多奈哌齐和 TcAChE 活性部位结合示意图

17.6.2　与电鳐乙酰胆碱酯酶的对接研究

Kawakami 等人对多奈哌齐以及它的衍生物进行了分子对接研究[39]，结果表明这些化合物和 TcAChE 的结合模式有两个共同的特征：

① 在酶活性口袋底部，化合物的苄基苯环会与 Trp 84 的吲哚环发生 π-π 堆积作用。

② 在酶活性口袋中间狭窄区域，与化合物哌啶氮原子相结合的活性部位最主要由 Tyr70，Asp72，Tyr121 以及 Tyr334 四个氨基酸残基组成。

分子对接表明，R-多奈哌齐与 TcAChE 的作用通过五个关键结合（KBI）来完成，如图 17-7 所示，即多奈哌齐茚酮环和酶活性口袋入口处 Trp279 吲哚环的 π-π 堆积作用；以水为介导的茚酮环甲氧基与 Arg289 羰基的氢键作用；茚酮环羰基与 Tyr70 或者 Tyr121 上羟基的氢键作用；质子化的哌啶氮原子与 Asp72、Tyr121 的静电作用，或者是与 Phe330 芳香环的阳离子-π 作用；苄基苯环与 Trp84 的吲哚环的 π-π 堆积作用。虽然 R-多奈哌齐与 S-多奈哌齐在分子总体结构

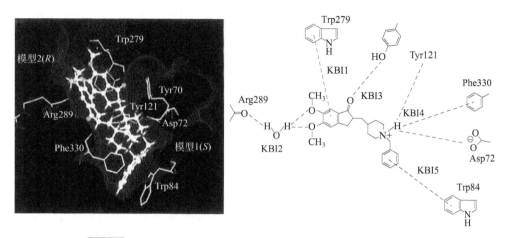

图 17-7　多奈哌齐盐酸盐（*R* 型）和 TcAChE 活性口袋的结合示意图

上极其相似，但在分子对接中 S 构型只存在茚酮环羰基与 Tyr70 羟基的氢键作用。在多奈哌齐盐酸盐的活性构型中茚酮环和哌啶环是相互垂直的[10]。多奈哌齐分子与酶活性口袋底部的三合一催化位点没有直接的作用。

17.7　外消旋体多奈哌齐成功上市的启示

20 世纪 80 年代中期日本卫材公司启动多奈哌齐项目，由种子或苗头化合物开始历经 10 余年的研发，最终经 FDA 批准于 1997 年上市。这是现代新药研发的一个很好案例，审视其全过程和每一阶段的工作，确有不少值得借鉴之处。此药研发中的一些亮点可归纳如下。

① AD 病因复杂，药物治疗涉及多个靶点，临床上现有几个药物只能改善症状和延缓疾病的发展。至今在实验室还未建立能反映人类 AD 发病机理的动物模型，要寻找到能治疗此病而非仅改善症状的药物还任重道远。多奈哌齐虽是对症治疗的药物，它在 1997 年上市后与当时另一 ChE 抑制药他克林相比，在疗效上两者类同，然而他克林有肝脏毒性和显著的胃肠道副作用，在药物耐受性和毒性方面，多奈哌齐胜过他克林。对老年 AD 病人和他们的家属或护理人员来说，多奈哌齐一天一次口服用药也比他克林一天四次的要方便得多。多奈哌齐上市几年后，迅速占领了他克林的市场，而后者其实也是上市不久的新药。一个新药上市后的寿命决定于它和已有药物在疗效、安全性、给药方式和价格等多方面的比较，当这些方面的综合优势渐失，则该药退出临床和市场就在所难免。

② 此项目研发周期较短，各期工作安排得当。其中一个重要原因是卫材公司在研发中期即建立与辉瑞公司的战略合作，由后者推动该药在美国的临床试验和注册。卫材公司本身是一个大制药公司，但若不与辉瑞公司合作，此药不可能短期内在美国首先上市。跨国大公司正面临近 15 年来新药研发的困境，为节省资金和加速研发步伐，他们向中小制药公司、大学和研究所通过各种技术转让手段

取得新的先导物、临床前和临床中的新药。大公司往往以接力赛方式推动这些先导物和试验药物转化成上市的新药。我国自主研发的新药要走出国门，除了应选择适当的时间节点先申请专利，接着就要寻找一家国外制药公司，作为合作伙伴安排国外的临床试验和注册上市事宜。这是一条适合我国国情的走向国际化的捷径。

③ 在 20 世纪 80～90 年代研发的多奈哌齐是个手性药物，按 FDA 对手性药物的管理规范，理应分别完成两种对映异构体和外消旋体共三套药学、药理、毒理等资料后，再选定其中一个对映体或外消旋体本身进入临床试验。这会使研发成本和工作量增加，周期延长。卫材人员在早期的化学研究中发现多奈哌齐两个对映体在体内可互相转化，因此选用纯的单一对映体已无意义。使用外消旋体可使该药的临床前研发进程加快，药物成本下降。这是手性药物研发的重要策略之一，即先做两个对映体的化学转化的体外和体内的实验，一旦发现两者在体内有转化发生，即可用外消旋体作为研究的化学实体。

④ 多奈哌齐化合物专利保护过期后，全球销售额已呈下降趋势。有关公司及时推出液体制剂、冻胶剂、缓释剂和透皮贴膜等适合不同病程患者使用的各种新剂型。卫材公司在临床试验中也将适应证由轻中度的扩大至重度 AD、血管性痴呆症和其它认知功能障碍有关的疾患。推出新剂型和扩大适应证是新药研发中采用的策略以延长药物的寿命和保持市场销售额。

⑤ 综观多奈哌齐的研发全过程，卫材公司科研人员在寻找苗头化合物、先导物和候选药物中运用了 20 世纪 80～90 年代药物分子设计的各种技术、方法和平台，包括定量的构效关系、物化性质与成药性、量子化学计算、靶标-配体对接和 X 射线靶标蛋白或与配体复合物的晶体分析。他们在选定候选药物后又将临床前的一些工作与临床试验同步进行。这些措施缩短了多奈哌齐的研发周期。当从药物化学角度审视多奈哌齐的研发时，发现此药的分子设计仍是沿用传统的设计方法，一些理性的药物设计和靶标-配体复合物的结构生物学方法未能在后续的研发中找到胜过多奈哌齐的其他候选药物。这说明药物化学家个人的经验积累、灵感和偶然性仍是新分子发现的不可或缺的重要因素。

⑥ 多奈哌齐成了治疗轻、中度和重度 AD 的首选药物后，全球一些研究组以它为先导物，运用药效片段拼合原理，期望设计的这些由不同的药效团或药效片段杂化和拼合的新分子可同时作用于与 AD 相关的药物靶标，包括 AChE、BuChE、单胺氧化酶和 Aβ 分泌酶等。这方面的报道不少，但成药性堪忧。最新的实例可见参考文献［40］及其中所引的相关文献。

参考文献

［1］ Brookmeyer R，Johnson E，Ziegler-Graham K，Arrighi M H. Forecasting the global burden of Alzheimer's disease. Alzheimer's and dementia，2007，3（3）：186-191.

［2］ Waldemar G，Dubois B，Emre M，Georges J，McKeith I G，Rossor M，Scheltens P，Tariska P，

Winblad B. Recommendations for the diagnosis and management of Alzheimer's disease and other disorders associated with dementia: EFNS guideline. Eur J Neurol, 2007, 14: e1-e26.

［3］Bozyczko-coyne, D, Williams, M, Neurodegeneration Taylor J B, Triggle D J. ed. Comphrehensive Medicinal Chemistry Ⅱ. 2006, Vol 6: 196-212, Elsevier.

［4］Bartus RT, Dean R L, A S, Lippa B B. The cholinergic hypothesis of geriatric memory dysfunction. Science, 1982, 217: 408-417.

［5］Farlow M, Gracon S I, Hershey L A, Lewis K W, Sadowsky C H, Dolan-Ureno J. The tacrine study group: A controlled trial of tacrine in Alzheimer's disease, JAMA, 1992, 268: 2523-2529.

［6］Brufani M, Filocamo L, Lappa S, Maggi A. New acetylcholinesterase inhibitors. Drugs Future, 1997, 22: 397-410.

［7］Sugimoto H, Tsuchiya Y, Sugumi H, Higurashi K, Karibe N, Iimura Y, Sasaki A, Kawakami Y, Nakamura T. Novel piperidine derivatives. Synthesis and anti-acetylcholinesterase activity of 1-benzyl-4- ［2- (N-benzoylamino) ethyl］ piperidine derivatives. J Med Chem, 1990, 33: 1880-1887.

［8］Sugimoto H, Tsuchiya Y, Sugumi H, Higurashi H, Karibe N, Iimura Y, Sasaki A, Araki S, Yamanishi Y, Yamatsu K. Synthesis and struture-activity relationships of acetylcholinesterase inhibitors: 1-benzyl-4- (2-phthalimidoethyl) piperidine and related derivatives. J Med Chem, 1992, 35: 4542-4548.

［9］Sugimoto H, Iimura Y, Yamanishi Y, Yamatsu K. Synthesis and structure-activity relationships of acetylcholinesterase inhibitors: 1-benzyl-4- ［ (5,6-dimethoxy-1-oxoindan-2-yl) methyl］ piperidine hydrochloride and related compounds. J Med Chem, 1995, 38: 4821-4829.

［10］Cardozo M G, Kawai T, Iimura Y, Sugimoto H, Yamanishi Y, Hopfinger A J. Conformational analyses and molecular-shape comparisons of a series of indanone-benzylpiperidine inhibitors of acetylcholinesterase. J Med Chem, 1992, 35: 590-601.

［11］Kryger G, Silman I, Sussman J L. Three-dimensional structure of a complex of E2020 with acetylcholinesterase from Torpedo californica. J, Physiol Paris, 1998, 92: 191-194.

［12］Sugimoto H, Yamanishi Y, Iimura Y, Kawakami Y. Donepezil hydrochloride (E2020) and other acetylcholinesterase inhibitors. Curr Med Chem, 2000, 7: 303-339.

［13］Matsui K, Oda Y, Ohe H, Tanaka S, Asakawa N. Direct determination of E2020 enantiomers in plasma by liquid chromatography-mass spectrometry and column-switching techniques. J Chromatogr A, 1995, 694: 209-218.

［14］Sugimoto H, Tsuchiya Y, Higurashi K, et al. U S Patent 5100901, 1992.

［15］盛荣，胡永洲. 多奈哌齐的合成研究. 中国药学杂志, 2005, 40 (18): 1421-1423.

［16］Rao R J R, Rao A K S B, Murthy Y L N. Efficient and industially viable synthesis of donepezil. Synth Commun, 2007, 37: 2847-2853.

［17］Stephen L. US Patent 5606064, 1997.

［18］Yoichi I. US Patent 6252081, 2001.

［19］Niphade N, Mali A, Jagtap K, Ojha R C, Vankawala P J, Mathad V T. An improved and efficient process for the production of donepezil hydrochloride: substitution of sodium hydroxide for n-Butyl lithium via phase transfer catalysis. Org Proc Res Develop, 2008, 12: 731-735.

［20］Ogura H, Kosasa T, Kuriya Y, Yamanishi Y. Comparison of inhibitory activities of donepezil and other cholinesterase inhibitors on acetylcholinesterase and butyrylcholinesterase in vitro. Methods Find Exp Clin Pharmacol, 2000, 22: 609-613.

［21］Nochi S, Asakawa N, Sato T. Kinetic study on the inhibition of acetylcholinesterase by 1-benzyl-4- ［ (5, 6-dimethoxy-1-indanon) -2-yl］ methylpiperidine hydrochloride (E2020). Biol Pharm Bull, 1995, 18: 1145-1147.

［22］Yamanishi Y，Ogura H，Kosasa T，Uchikoshi K，Sawa Y，Yamatsu K. Inhibitory-action of E2020，a novel acetylcholinesterase inhibitory，on cholinesterase in aged rats. Eur J Pharmacol，1990，183：1935.

［23］Kosasa T，Kuriya Y，Matsui K，Yamanishi Y. Inhibitory effect of orally administered donepezil hydrochloride (E2020)，a novel treatment for Alzheimer's disease，on cholinesterase activity in rats. Eur J Pharmacol，2000，389：173-179.

［24］Kosasa T，Kuriya Y，Matsui K，Yamanishi Y. Inhibitory effects of donepezil hydrochloride (E2020) on cholinesterase activity in brain and peripheral tissues of young and aged rats. Eur J Pharmacol，1999，386：7-13.

［25］Kosasa T，Kuriya Y，Matsui K，Yamanishi Y. Inhibitory effects of donepezil hydrochloride (E2020) on basal concentration of extracellular acetylcholine in the hippocampus of rats. Eur J Pharmacol，1999，380：101-107.

［26］Kosasa T，Kuriya Y，Yamanishi Y. Effect of donepezil hydrochloride (E2020) on extracellular acetylcholine concentration in the cerebral cortex of rats. Jpn J Pharmacol，1999，81：216-222.

［27］Giacobini E，Zhu X -D，Williams E，Sherman K A. The effect of the selective reversible acetylcholinesterase inhibitor E2020 on extracellular acetylcholine and biogenic amine levels in rat cortex. Neuropharmacology，1996，35：205-211.

［28］Kawashima Koichiro，Sato Akio，Yoshizawa Masayuki，Fujii Takeshi，Fujimoto Kazuko，Suzuki Takeshi. Effects of the centrally acting cholinesterase inhibitors tetrahydroaminoacridine and E2020 on the basal concentration of extracellular acetylcholine in the hippocampus of freely moving rats. Naunyn Schmiedeberg's Arch Pharmacol 1994，350：523-528.

［29］Rogers S L，Yamanishi Y，Yamatsu K. E2020-The pharmacology of a piperidine cholinesterase inhibitor // Becker R，Giacobini E，Eds. Cholinergic basis for Alzheimer therapy. Boston：Birkhäuser，1991：314-320.

［30］Ogura H，Kosasa T，Kuriya Y，Yamanishi Y. Donepezil，a centrally acting acetylcholinesterase inhibitor，alleviates learning deficits in hypocholinergic models in rats. Methods Find Exp Clin Pharmacol，2000，22：89-95.

［31］Rupniak N M J，Tye S J，Field M J. Enhanced performance of spatial and visual recognition memory tasks by the selective acetylcholinesterase inhibitor E2020 in rhesus monkeys. Psychopharmacology，1997，131：406-410.

［32］Takada Y，Yonezawa A，Kume T，Katsuki H，Kaneko S，Sugimoto H，Akaike A. Nicotinic acetylcholine receptor-mediate neuroprotection by donepezil against glutamate neurotoxicity in rat cortical neurons. JPET，2003，306：772-777.

［33］Sugimoto H，Ogura H，Arai Y，Iimura Y，Yamanishi Y. Research and development of donepezil hydrochloride，a new type of acetylcholinesterase inhibitor. Jpn J Pharmacol，2002，89：7-20.

［34］Eisai Inc. Aricept：Product Monograph by Eisai Inc (1997)，2007 revised.

［35］Thomson Reuters Pharma Drug Report：Donepezil，2013.

［36］Sussman J L，Harel M，Frolow F，Oefner C，Goldman A，Toker L，Silman I. Science，1991，253：872-879.

［37］Kryger G，Silman I，Sussman J L. Three-dimensional structure of a complex of E2020 with acetylcholinesterase from Torpedo californica. J Physiol Paris，1998，92：191-194.

［38］Harel M，Quinn D M，Nair H K，Silman I，Sussman J L. The X-ray structure of a transition state analog complex reveals the molecular origins of the catalytic power and substrate specificity of acetylcholinesterase. J Am Chem Soc，1996，118：2340-2346.

［39］Inoue A，Kawai T，Wakita M，Iimura Y，Sugimoto H，Kawakami Y. The simulated binding of （±）-2，3-dihydro-5，6-dimethoxy-2- ［［1-（phenylmethyl）-4-piperidinyl］ methyl］ -1*H*-inden-1-one hydrochloride（E2020）and related inhibitors to free and acylated acetylcholinesterases and corresponding structure-activity analyses. J Med Chem，1996，39：4460-4470.

［40］Bolea I，Juárez-Jiménez J，de los Ríos C，Chioua M，Pouplana R，Luque F J，Unzeta M，Marco-Contelles J，Samadi A. Synthesis，biological evaluation and molecular modeling of donepezil and *N*- ［（5-（Benzyloxy）-1-methyl-1H-indol-2-yl）methyl］ -N-methylprop-2-yn-1-amine hybrids as new multipotent cholinesterase/monoamine oxidase inhibitors for the treatment of Alzheimer's disease. J Med Chem，2011，54：8251-8270.

第18章

塞来考昔（Celecoxib）

孟　韬　沈竞康

塞来考昔研发大事记

1988 年	杨伯翰大学的 Simmons 博士发现环氧合酶-2
1996 年	GD Searle 公司（后 Pharmacia 公司，现 Pfizer 公司）以 DuP697 为先导化合物，通过结构优化获得塞来考昔。与 Yamanouchi 公司（现 Astellas 公司）签订合作协议，并同意 Yamanouchi 公司在日本优先开发塞来考昔
1999 年	GD Searle 公司以 DuP697 为先导化合物，通过结构优化获得塞来考昔。经 FDA 批准在美国上市，用于风湿性关节炎和骨关节炎治疗
1999 年	塞来考昔在美国批准用于家族性大肠息肉的辅助治疗
2000 年	塞来考昔在英国和德国上市，用于风湿性关节炎和骨关节炎治疗
2004 年	塞来考昔销售额达到 33 亿美元
2004 年	美国辉瑞公司宣布大量服用塞来考昔可能使病人患心脏病的风险增大

18.1 研究背景

18.1.1 非甾体抗炎药（NSAIDs） 简介

关节炎是一种常见多发病，在美国大约有 1/6 的人遭受各种关节炎的痛苦。发病时关节肿胀、发红发热、疼痛，严重者可导致部分或全部劳动力丧失，风湿性关节炎（rheumatoid arthritis）和骨关节炎（osteoarthritis）是其中最常见的两种[1]。早期人们多使用糖皮质激素类抗炎药物（SAID）来治疗关节炎，这类药物能有效控制感染性炎症和非感染性炎症，有效消除炎症造成的功能性障碍，但长期使用发现该类药物易引起肾上腺皮质功能衰退等并发症。非甾体抗炎药是目前用来治疗此类疾病的常用药，具有抗炎、抗风湿作用，在化学结构上与抗炎、抗风湿的肾上腺皮质激素（甾体）完全不同。非甾体抗炎药物有解热止痛作用，其不良反应比甾体药物要小得多。从全球药物市场看，无论是非处方药还是处方药，非甾体抗炎药都是使用最广的一类。

非甾体抗炎药的鼻祖要属阿司匹林了，在古希腊及古罗马，人们用柳树皮的浸出液治疗炎症、疼痛及发热，后来证明其中起作用的成分是水杨酸。1897 年第一个人工合成的抗炎药阿司匹林（Aspirin）出现，这是最早使用的非甾体抗炎药，具有很好的抗炎、解热和镇痛效果，广泛用于风湿性关节炎和骨关节炎的治疗。到了 20 世纪 50 年代，出现了吡唑啉酮类药物如保泰松（Butadion），因其抗炎和止痛作用强，曾风行临床 20 余年。因发现其对骨髓和其他系统有严重毒性，近年被提议慎用或废弃。20 世纪 60 年代上市的吲哚乙酸类药物如吲哚美辛（Indomethacin），亦具有强抗炎、止痛和解热作用，但其有严重的不良反应，特别是对胃肠、肝和肾。20 世纪 70 年代推出的丙酸类药物如布洛芬（Ibuprofen）、萘普生（Naproxen），苯乙酸类药物如双氯芬酸（Diclofenac），还有以吡咯昔康（Piroxicam）为代表的苯并噻嗪类等；80 年代的新产品有舒林酸（Sulindac）、阿西美辛（Acemetacin）和萘丁美酮（Nabumetone）；90 年代推出的针剂酮咯酸（Ketorolac）等（图 18-1）。这些传统的非甾体抗炎药虽都有很好的疗效，但都没有明显改善胃肠道毒副作用[2,3]。

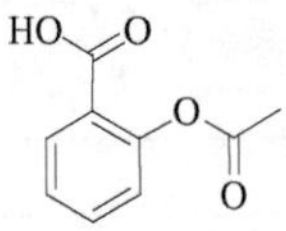

阿司匹林 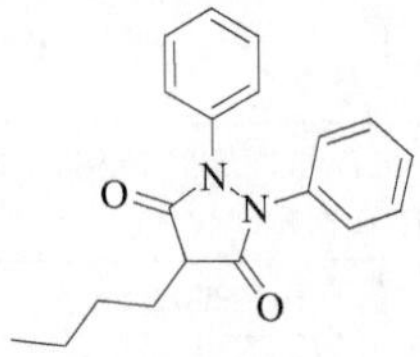　保泰松 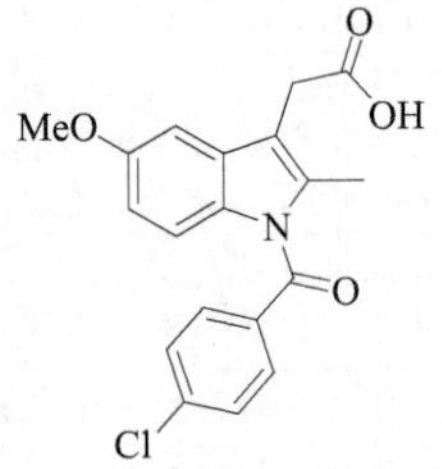　吲哚美辛

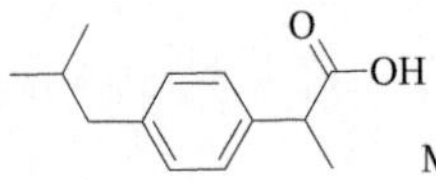

布洛芬 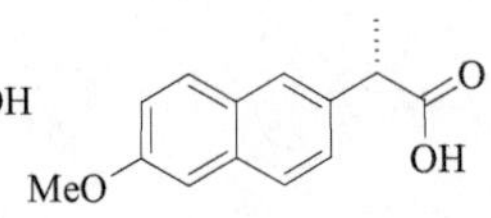　萘普生 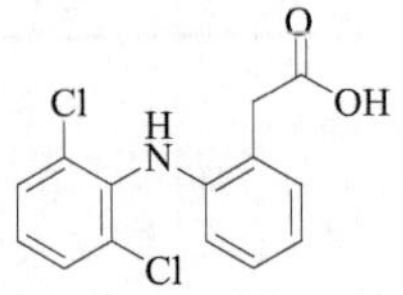　双氯芬酸 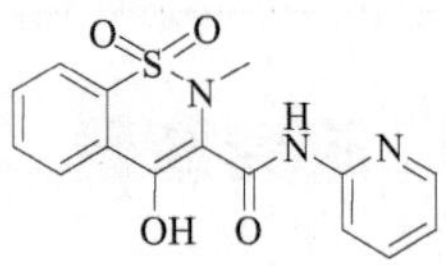　吡罗昔康

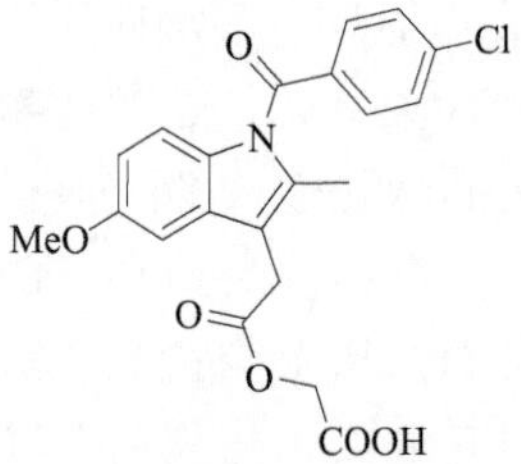

阿西美辛 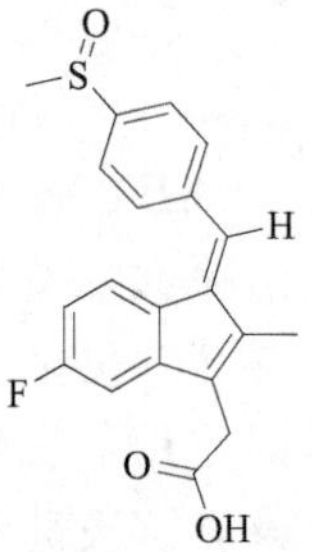　舒林酸 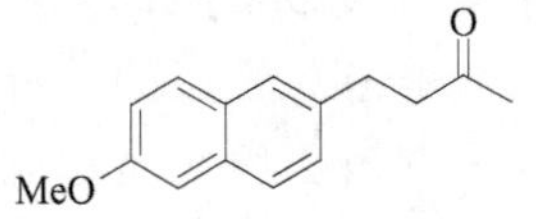　萘丁美酮 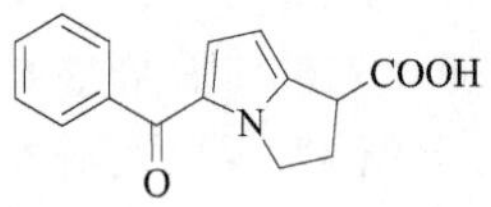　酮咯酸

图 18-1　几种代表性的传统非甾体抗炎药

　　为了消除或减轻非甾体抗炎药的胃肠道及肾毒性，人们曾采取了以下几种应对策略：①将非甾体抗炎药与胃肠道保护剂共用，以抵消前列腺素的生物合成被抑制导致的副作用[4]，但是这种共用疗法却又带来了药物代谢动力学方面的问题；②在非甾体抗炎药中引入一氧化氮释放基团，希望通过一氧化氮的血管扩张作用减轻非甾体抗炎药的致溃疡性。但是最近的一些研究表明，关节炎的发病机制可能涉及一氧化氮，一氧化氮释放基团的引入可能导致组织坏死等人们所不期望的副作用[5,6]。

　　非甾体抗炎药的主要作用机理是通过对环氧合酶（Cyclooxygenase，COX）的抑制，减少前列腺素的生成而产生治疗作用[2]。但后来人们发现阿司匹林会产生严重的胃肠道毒副作用，其他非甾体抗炎药在前列腺素的生物合成被抑制的同时亦产生相应的毒副作用，特别是可能导致胃肠道损伤、溃疡以及肾损伤。此类严重的毒副作用是非甾体抗炎药在应用中面临的主要问题。因此，寻找无胃肠道毒副作用的非甾体抗炎药成为抗炎药物研究中的热点。

18.1.2　非甾体抗炎药的作用机制研究

非甾体抗炎药的疗效在临床上早已得到公认，但是，其治疗作用的机理直到 1971 年才由 Vane 和他的同事发现。在炎症过程中伴随着很多炎性因子的释放，如前列腺素、白三烯（Leukotrienes，LTs）、白介素（IL-1，IL-6 等）、缓激肽（Bradykinin）等。传统非甾体抗炎药可抑制环氧合酶的活性，阻断花生四烯酸（Arachidonic acid，AA）转换为前列腺素（Prostaglandins，PGs），从而达到治疗炎症的目的（图 18-2）。

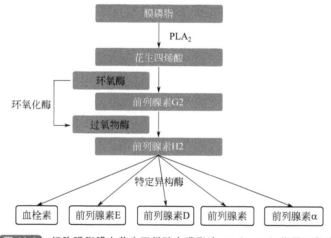

图 18-2　细胞磷脂膜上花生四烯酸在磷脂酶 A2（PLA2）作用下释放以及经 COX 酶作用的代谢过程

1991 年，Needleman 和 Xie 等人发现环氧合酶有两种同工酶：环氧合酶-1（COX-1）和环氧合酶-2（COX-2）[7, 8]，两者的分布有很大不同。环氧合酶-1 属固有型表达，在正常条件下环氧合酶-1 几乎存在于所有组织器官内（包括胃、肠、肝、肺、脾、肾、心、脑等），催化生成的前列腺素主要参与维持胃肠道、肾脏、血小板等正常的生理功能；环氧合酶-2 属诱导型表达，主要在炎症细胞如组织损伤后的滑膜细胞、巨噬细胞、内皮细胞等细胞中表达，催化生成的前列腺素主要参与炎症反应[9]。

1994 年，J. R. Vane[10] 提出非甾体抗炎药若抑制环氧合酶-2 能有效治疗炎症，而同时抑制环氧合酶-1 则可能引起不良反应。这就很好地解释了传统非甾体抗炎药造成胃肠、肾及凝血方面的毒副作用的原因。传统非甾体抗炎药为非选择性 COX 抑制剂，不仅抑制了 COX-2 的活性，也抑制了维持正常生理作用的环氧合酶-1 的活性。表 18-1 中列举了几个典型的传统非甾体抗炎药对 COX-1、COX-2 的抑制活性及选择性数据[2, 11]。由此，提出选择性地抑制 COX-2 可能有效治疗炎症，避免或减轻由于抑制维持人正常生理功能的环氧合酶-1 而导致的副作用。

表 18-1 几个典型的传统非甾体抗炎药的活性和选择性

抑 制 剂	COX-1 $IC_{50}/(\mu mol/L)$	COX-2 $IC_{50}/(\mu mol/L)$	COX-2/COX-1
双氯芬酸	0.14 ± 0.03	0.05 ± 0.01	0.35
吲哚美辛	0.16 ± 0.01	0.46 ± 0.06	2.9
酮咯酸	0.33 ± 0.05	0.86 ± 0.14	2.6
吡咯昔康	0.76 ± 0.05	8.99 ± 1.36	11.8
萘普生	7.76 ± 0.83	73.74 ± 3.12	9.5
布洛芬	4.75 ± 0.50	>30	>6.3
阿司匹林			5.25/163
舒林酸			36.6/100

注：体外人全血模型（对内毒素诱导 PGE_2 产生的抑制）。

鼠源的环氧合酶-2（COX-2）基因最早由 UCLA 大学的 Herschman 博士克隆得到，1988 年谢伟林等在 Simmons 博士的带领下发现了环氧合酶-2，Simmons 博士立刻意识到这个发现的重要意义，随即解析并记录下了 COX-2 的氨基酸序列和研究过程，这个记录成为了后来因与辉瑞公司不愉快合作而诉诸公堂的证据。

研究发现，人体的前列腺素（PGs）有多种生理功能，其中包括保护胃黏膜免受胃酸和消化液的损伤。体内的 PGs 是由花生四烯酸生成的，第一步反应由两种酶催化：即环氧合酶-1 和环氧合酶-2（图 18-3）。虽然 COX-1 和 COX-2 催化同样的生化反应，但它们的组织分布、生理功能和氨基酸组成（同源性只有 60%）却有显著不同。环氧合酶-1 被认为是"构成性"酶，因为它稳定地表达于组织器官中，例如在胃中，起到保护胃黏膜的作用。反之，由于 COX-2 通常表达水平较低，且长期应用非甾体抗炎药（COX-1/COX-2 抑制剂）的患者大约有 1% 发生胃溃疡和严重的胃出血，因而研究者着手研究选择性 COX-2 抑制剂，以减少黏膜前列腺素的生物合成，从而减轻胃肠道毒性。

环氧合酶-2 通过催化生成前列腺素诱导炎症反应，前列腺素家族中的"前列腺素 I_2（PGI_2）"似乎具有保护动脉血管壁免受损伤以及抑制血小板聚集的功能；所有的环氧合酶-2 的抑制剂均能够减少 PGI_2 的生成。正常情况下，前列腺环素（PGI）与血栓素 A（TxA）平衡调节着血管平滑肌和血小板功能，即维持血压和正常的血凝状态传统的非甾体抗炎药大都引起消化道损伤，高选择性 COX-2 抑制剂易产生心血管事件，分别是因为过分抑制 COX-1 和 COX-2，造成体内前列腺素的失衡，即 PGI 与 TxA 失衡。近来又有证据表明，在炎症反应过程后期，COX-2 被诱导表达后产生的是具有抗炎作用的 PGD_2、$PGF_{2\alpha}$、15-deoxy-PGJ，而不是具有炎症介导作用的 PGE_2，因而在炎症过程的早期，COX-2 可能介导炎症的发生，但是在炎症后期，产生具有抗炎作用的前列腺素类化合物则可以使炎症消退。尤其是近年来由于长期大剂量使用 COX-2 选择性抑制剂引发严重的心脏疾病，引起人们的关注，因而寻找新型的抗炎药物仍然具有重要意义。

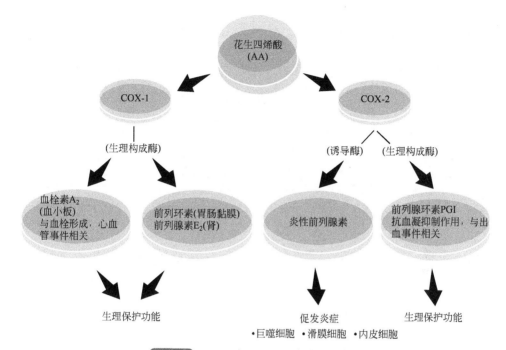

图 18-3 COX-1 与 COX-2 正常生理学功能

    COX 主要由三部分组成，N 端的表皮生长因子（EGF）区、膜结合区和 C 端的酶催化区（包括环氧化和过氧化两个活性位点）。比较 COX-1 和 COX-2 的结构发现[12]，二者的氨基酸序列具有 65% 的同源性，空间结构亦非常相似。其主要区别在于，在 COX-2 的活性区域内有一个体积较大的边袋，此边袋由 Val523 界限，而在 COX-1 中相同位置是位阻较大的 Ile523；另外 COX-2 的 Val424（环氧合酶-1 为 Ile424）的位阻变化可使附近的 Phe518 打开，以便进一步深入边袋；此外，His513(COX-1) 变为 Arg513(COX-2)，虽然没改变结合区域的形状，但加强了与极性部分的结合能力（图 18-4）。这些因素导致 COX-1 和 COX-2 的结构差异，为设计选择性 COX-2 抑制剂提供了依据[13]。COX 抑制剂-COX 结合位点和 AA-COX 结合位点相同，COX 抑制剂与 COX 竞争性结合，从而阻断了 AA 与 COX 结合。此作用位点是一个疏水性通道，Arg120 位于通道入口处，它附近有 Glu524，这是通道中仅有的两个极性残基，它们可在入口处形成盐桥。传统的 NSAID 一般含有 COOH，可和 Arg120 的胍基作用，导致其缺乏选择性。

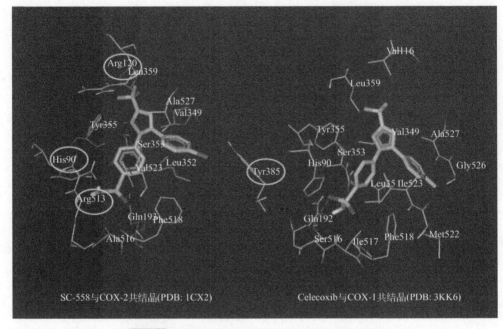

图 18-4　COX-2 抑制剂与 COX-1 和 COX-2 的共结晶

18.2　从概念到新药的发现

18.2.1　塞来考昔的发现及构效关系研究

　　最初发现的 COX-2 选择性抑制剂主要分为两类，第一类为 Futaki 与 Li 等报道的甲磺酰氨类结构的化合物 NS-398[14]与 L-745337[15]，第二类结构为三环类的化合物，包括 DuP697[16]、SC-57666[17]与 SC-58125[18]。

NS-398

L-745337

DuP697

SC-57666

SC-58125

　　DuP697 为邻二芳基噻吩类化合物，对于 COX-2 具有较高的选择性（COX-2，$K_i=0.3\mu mol/L$；COX-1，$K_i=5.3\mu mol/L$），动物实验结果同样显示 DuP697 的体内抗炎活性较好，其抑制大鼠佐剂关节炎和足趾肿胀的 ED_{50} 分别为 0.18mg/kg 和 0.03mg/kg，且胃肠道耐受性很好。但临床实验结果表明在人体内 DuP697 的半衰期（$t_{1/2}=242h$）过长，可能会导致潜在的蓄积毒性，故对该类结构未进一步开发。但此后所发展的二芳香基杂环类化合物，如 SC-57666 与 SC-58125 仍然是以 DuP697 为基础所发展的。

　　Searle Research 研究小组在 SC-58125 的基础上进行结构改造。初步研究表明，吡唑 1-位的对甲磺酰氨基苯基（化合物 **1**）活性较对甲氧基苯基（化合物 **2**）重要，此外，含有对甲砜基苯基的化合物 **4** 同样也具有一定的 COX-2 抑制活性，但较对甲磺酰氨基苯基弱约 2～3 倍，在甲磺酰上引入甲基后化合物活性丧失（化合物 **5**）[19]（表 18-2）。

表 18-2　1，5-二芳基吡唑体外 COX-1 与 COX-2 活性数据（一）

化 合 物	X	Y	$IC_{50}/(\mu mol/L)$	
			COX-1	COX-2
1	OMe	OMe	0.018	0.75
2	SO_2NH_2	OMe	2.58	0.008
3	SO_2NH_2	F	25.5	0.041
4	SO_2CH_3	F	＞1000	0.10
5	SO_2NHCH_3	F	＞100	＞100

　　在吡唑 3-位的取代三氟甲基和二氟甲基为保持体外活性与选择性的必须基团，如将其变为单氟甲基或甲基后活性下降（数据未列出）。吡唑 4-位的取代基大小对于活性影响较为明显（表 18-3），如 R^2 基团从甲基增加至丙基，活性依次降低（化合物 **12**～**14**），氯或氟取代时使其 COX-2 活性明显提高（化合物 **15**～**16**），但在这个位置上进行改造相对比较困难，因为缺乏明确的构效关系信息来说明哪一个组合是最好的。

　　研究表明，该先导化合物吡唑 5-位的取代芳基相对具有可改造性，对于 COX-2 抑制活性影响较其他部分小，通过在吡唑 5-位的改造，有可能改善化合物的理化性质，包括水溶解性、lg$p$、pK_a、离子化程度等。因此，主要的结构优化放在吡唑 5-位的苯环取代上。由表 18-4 可以看出，在吡唑 5-位苯环的邻位与对位引入取代基通

表 18-3　1，5-二芳基吡唑体外 COX-1 与 COX-2 活性数据 （二）

化 合 物	R¹	R²	X	IC$_{50}$/(μmol/L)	
				COX-1	COX-2
12	CF$_3$	Me	Cl	0.93	0.022
13	CF$_3$	Et	Cl	29.8	0.028
14	CF$_3$	n-Pr	F	>100	>100
15	CF$_3$	Cl	Cl	0.065	0.0053
16	CF$_3$	F	H	0.83	0.0017

常较其间位取代的 COX-2 选择性和活性更高，引入吸电子取代基的化合物对 COX-1 与 COX-2 的活性均大幅下降（如腈基化合物 **20**），但引入供电子取代基如甲氧基（化合物 **21**，COX-1 IC$_{50}$＝0.83μmol/L）提高了 COX-1 的活性，但使化合物选择性下降；引入较大位阻的取代基，如 4-乙基取代（化合物 **11**，COX-2 IC$_{50}$＝0.86μmol/L）导致化合物活性下降；而引入卤素或甲基取代则使化合物表现出较好的 COX-2 抑制活性与环氧合酶-1 选择性（化合物 **10**，**17**，**19**，**22**）。在保持苯环对位有取代基的情况下，二取代化合物 **24** 与 **25** 同样具有较好的 COX-2 抑制活性（表 18-5）。

表 18-4　1，5-二芳基吡唑体外 COX-1 与 COX-2 活性数据 （三）

化 合 物	R¹	R²	IC$_{50}$/(μmol/L)	
			COX-1	COX-2
6	H	CH$_3$	>100	62.8
7	H	CF$_3$	55.1	0.032
8	H	CHF$_2$	33.7	0.013
9	H	CH$_2$F	33.7	0.13
10	4-Me	CF$_3$	15.0	0.040
11	4-Et	CF$_3$	29.0	0.86

续表

化 合 物	R¹	R²	IC₅₀/(μmol/L)	
			COX-1	COX-2
17	2-F	CF₃	29.5	0.058
18	3-F	CF₃	>100	7.73
19	4-F	CF₃	25.5	0.041
20	4-CN	CHF₂	>100	29.7
21	4-OMe	CHF₂	0.83	0.015
22	4-Cl	CF₃	17.8	0.01
23	4-OMe	CF₃	<0.001	0.0067

表 18-5　1，5-二芳基吡唑体外 COX-1 与 COX-2 活性数据 （四）

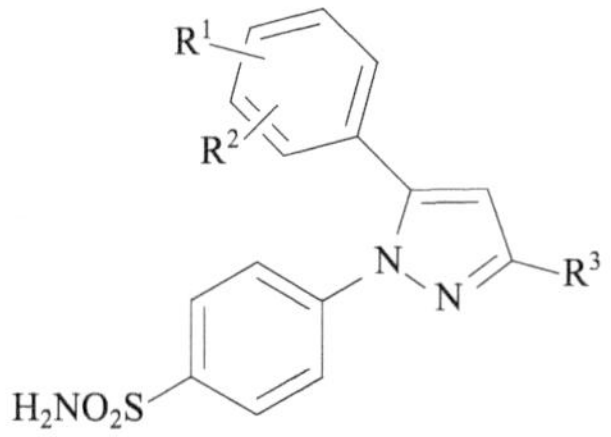

化 合 物	R¹，R²	R³	IC₅₀/(μmol/L)	
			COX-1	COX-2
24	3-氟代-4-甲氧基	CHF₂	36.0	0.05
25	3-氯代-4-甲氧基	CHF₂	27.6	0.027

　　选择其中对 COX-2 抑制活性较高，选择性较好的化合物 **10**、**22**、**23**、**24** 进行进一步的 ADME（体外药物吸收、分布、代谢与排泄）测试，发现当 R¹ 基团为对位氯取代时（化合物 **22**，表 18-6），有非常长的血浆半衰期，其值达到了 117h，这样过长的半衰期有可能会导致药物在体内蓄积时间过长。但将氯原子替换为甲基或甲氧基取代的化合物（化合物 **10**、**23**），血浆半衰期缩短至 3～6h 之间，而这正是对于本类药物较为理想的半衰期（表 18-6）。

表 18-6　部分吡唑化合物在雄性大鼠体内药代数据

化 合 物	剂量/(mg/kg)	给 药 方 式	血浆半衰期/h
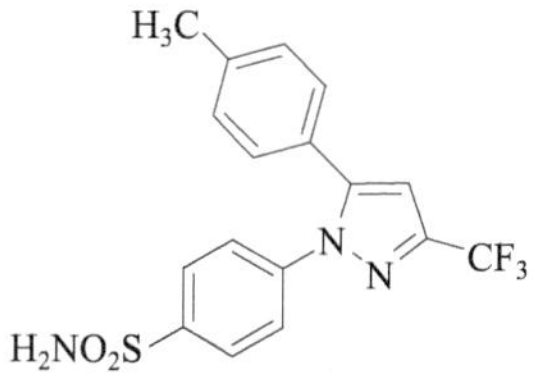 **10**(塞来考昔)	10	静脉	3.5

续表

化 合 物	剂量/(mg/kg)	给 药 方 式	血浆半衰期/h
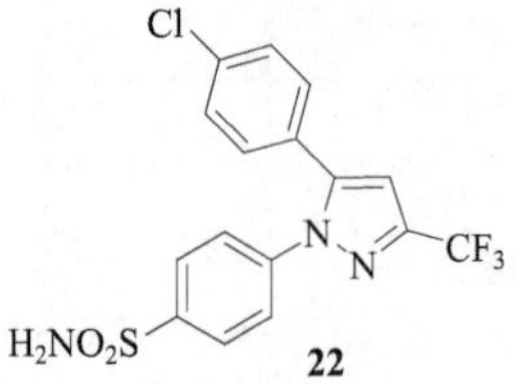 (化合物 22)	20	口服	117
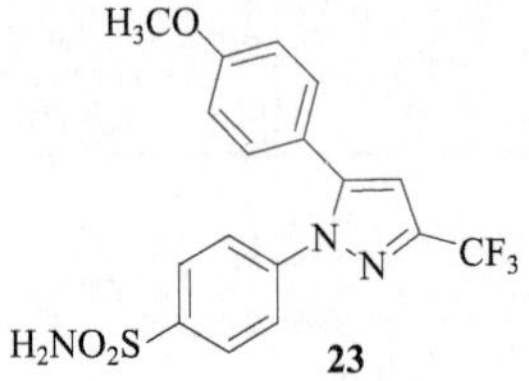 (化合物 23)	10	口服	5.6
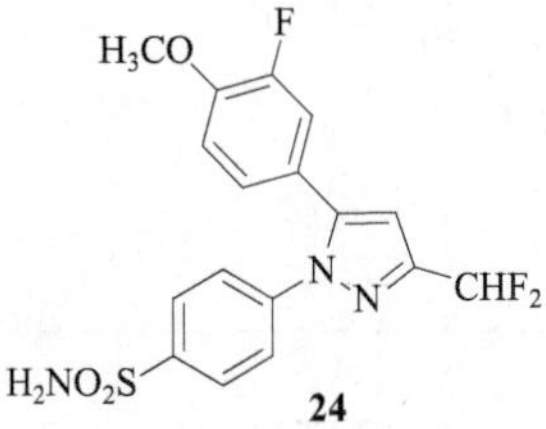 (化合物 24)	10	静脉	3.5

体内药效学评价，包括大鼠足跖肿胀模型（Rat carrageenan-induced foot pad edema model）、大鼠佐剂性关节炎模型（Rat adjuvant-induced arthritis model）以及大鼠角叉菜胶诱导痛觉过敏模型（Rat carrageenan-induced hyperalgesia model），同时包括胃肠道毒性检测，如表 18-7 所示，多数吡唑类化合物较传统非甾体抗炎药同样具有较好的体内活性，同时在 200mg/kg 剂量组下没有明显的胃肠道反应，而传统的非甾体抗炎药相比之下有明显的胃肠道反应，如吡罗昔康的 UC_{50} 达到了 2.9mg/kg。

表 18-7 部分吡唑化合物体内药效学活性评价

化 合 物	$ED_{50}/(mg/kg)$			大鼠胃损害模型溃疡率 (@200mg/kg)/%
	大鼠佐剂性关节炎模型	大鼠足跖肿胀模型	鼠角叉菜胶诱导痛觉过敏模型	
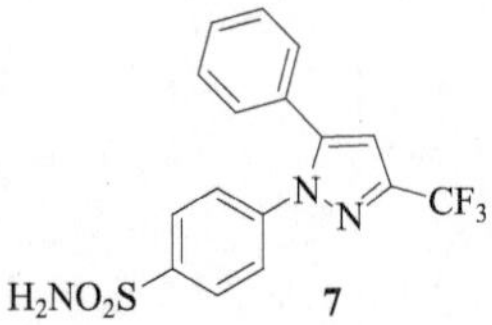 (化合物 7)	0.29	50% @30		0

续表

化　合　物	ED_{50}/(mg/kg)			大鼠胃损害模型溃疡率（@200mg/kg）/%
	大鼠佐剂性关节炎模型	大鼠足跖肿胀模型	鼠角叉菜胶诱导痛觉过敏模型	
22	0.07	5.4	6.6	0
10(塞来考昔)	0.37	7.1	34.5	0
21	0.01	13.7	36.0	100
24	0.05	18.6	33.0	0
吲哚美辛	0.11	1.15	4.1	$UC_{50} = 7mg/kg$
吡罗昔康	0.15	2.4	52% @10	$UC_{50} = 2.9mg/kg$
萘普生	0.94	1.6	66% @10	$UC_{50} = 255mg/kg$

　　综合分析上述所有的化合物生物学性质，在多个抗炎动物实验模型下，塞来考昔均表现出非常好的抗炎活性和低毒性，在 600mg/(kg·d) 连续给药 10 天未发现明显的胃肠道毒副反应，塞来考昔（化合物 **10**）最终被选为临床候选药物。

　　1997 年，Lipsky 等对塞来考昔进行临床实验，给风湿性关节炎病人分别服用安慰剂和塞来考昔进行对照研究，发现服用大剂量塞来考昔的患者并未发现明显胃肠道损伤[20]。1999 年该药被美国 FDA 批准上市用于治疗类风湿性关节炎、骨关节炎、急性疼痛和痛经，成为第一个 COX-2 抑制剂。

塞来考昔的血药浓度达峰时间为 2h，消除半衰期大约为 12h，血浆蛋白结合率 97％。塞来考昔的体内代谢主要是通过 CYP450 的 2C9 进行三步代谢，甲基被氧化羟基化后进一步被氧化为酸，最终与葡萄糖结合后通过粪便（57％）和尿液（27％）进行排泄（代谢途径如图 18-5 所示）。

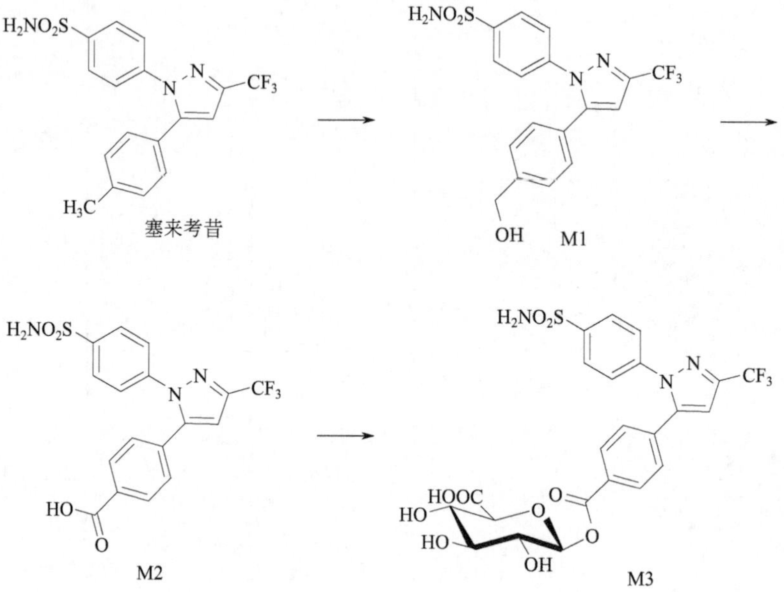

图 18-5 塞来考昔的代谢途径

18.2.2 塞来考昔和相关抑制剂的类药性质比较分析

DuP697 被作为先导化合物进行结构优化，使邻二芳基杂环类化合物成为研究颇多的选择性 COX-2 抑制剂。自 1998 年以来，几乎每年都有此类化合物的新药上市（表 18-8）。根据中间环的结构，这类化合物又可分为多种类型[21~23]。如：吡咯（pyrazole）、噻唑（thiazole）、噁唑（oxazole）、呋喃（furane）、咪唑（imidazole）、异噁唑（isoxazole）、嘧啶（pyrimidine）、噻吩（thiophene）等，而吡唑（pyrazole）和五元内酯环（cyclopentenone）是研究最多的两类。此类化合物的结构特征是：中间为杂环或碳环，相邻位置由二芳基取代。其中一个芳环对位被甲磺酰基（—SO_2CH_3）或磺酰胺基（—SO_2NH_2）取代，这是具有 COX-2 选择性的主要特征，因为苯磺酰胺或苯甲磺酰基部分可以深入到 COX-2 活性区域的边袋内，而无法进入位阻较大的 COX-1 活性部位。当用磺酰胺基取代甲磺酰基时，尽管 COX-2 选择性有所降低，但生物利用度和体内活性有所提高[23]。

表 18-8 最近几年上市的 COX-2 抑制剂

名 称	上 市 时 间	公 司	适 应 证
Celecoxib(Celebrex) 塞来昔布	1998 年 FDA 批准	Pharmacia/Pfizer	骨关节炎、风湿性关节炎、急性疼痛、月经痛
Rofecoxib(Vioxx) 罗非昔布	1999 年 FDA 批准 2004 年撤市	Merk&Co.	骨关节炎、急性疼痛、月经痛
Valdecoxib(Bextra) 戊地昔布	2002 年 FDA 批准 2005 年撤市	Pharmacia/Pfizer	骨关节炎、风湿性关节炎、月经痛
Parecoxib 帕瑞昔布	2002 年欧洲上市	Pharmacia	急性疼痛
Etoricoxib(Acroxia) 依托昔布	2002 年欧洲上市	Merk&Co.	骨关节炎、风湿性关节炎、急性疼痛、月经痛

此外，对于上市的 COX-2 抑制剂的 lg$p$、分子量（MW）、环的数目、可旋转键以及氢键的受体（HA）和供体（HD）数目作图，可以看出以下规律（图 18-6）：通过对于 DuP697 的改造，所有的上市药物分子量与 lg$p$ 均有不同程度的下降，而环的数目均未发生变化，帕瑞昔布为戊地昔布的前药形式，提高了戊地昔布的水溶性，可用于注射给药。此外，所有上市药物的氢键受体与供体的数目较 DuP697 而言均有增加，使化合物能更好地与酶结合，从而提高化合物的活性与选择性（图 18-6）。

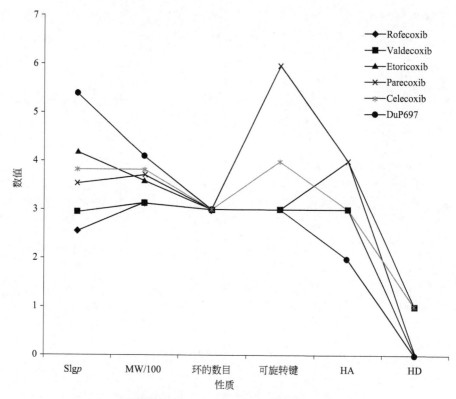

图 18-6 上市昔布类药物 ADME 性质比较

18.2.3 塞来考昔的化学合成

迄今已经有数个小组对塞来考昔的合成进行了报道[24]。在最初构效关系研究阶段，塞来考昔的合成是通过商业可得的二酮中间体（**26**）与 4-甲磺酰氨基苯肼（**25**）进行缩合得到（图 18-7），然而该方法的缺点是反应区域选择性较差，得到两种吡唑环的异构体，大量合成时分离困难[19, 25]。Reddy 等人对于该路线进行了优化，将反应溶剂改为乙酸乙酯：水＝1：1后可高选择性地获得目标关环产物（收率 84％，HPLC 纯度 99.97％）[26]。

此外，通过 4-甲磺酰氨基苯肼（**25**）与酮炔（**27**）进行 Michael 加成反应后环合也可避免反应区域选择性问题[24]。Oh 等人还报道了通过 **28** 与 **29** 的 1，3-偶极加成反应高收率地获得塞来考昔（图 18-7）[27]。

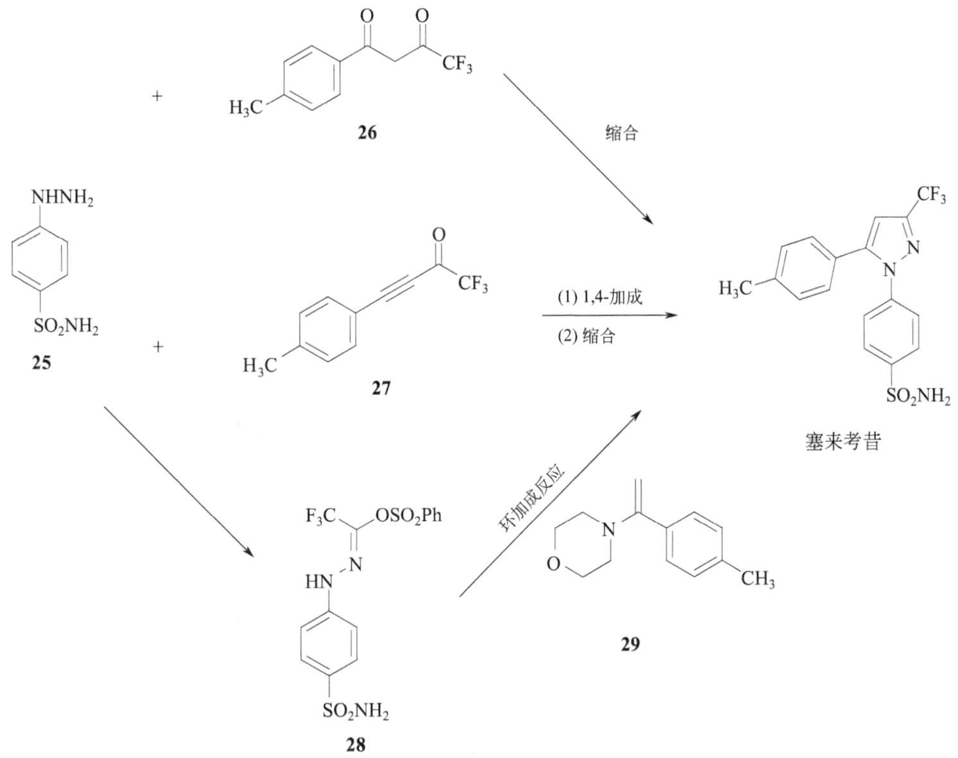

图 18-7　塞来考昔的化学合成研究

18.3　塞来考昔的专利纠纷

塞来考昔最初由 G. D. Searle & Company 发现，并于 1998 年 12 月 31 日经美国 FDA 批准上市。孟山都公司（原 Searle 公司）和辉瑞制药共同开发塞来考昔，商品名为西乐葆。后孟山都与法玛西亚合并后，公司的医学研究部分又被辉瑞公司收购，最终辉瑞公司拥有了西乐葆的所有权。该药上市后引发了数起专利风波，首先，2004 年罗切斯特大学起诉 Searle 公司（后并入辉瑞公司），关于专利 USP6048850 一文中声称抑制人 COX-2 的化合物中并未披露该化合物可能是塞来考昔，要求法院裁定专利无效。此后，Brigham Young 大学的 Daniel L. Simmons 团队起诉辉瑞公司，该团队 1989 年发现了 COX-2 酶，提出由于该发现才最终导致塞来考昔的产生，并提出 10 亿美元的赔偿，而届时该药物已经为辉瑞公司创造了 30 亿美元的利润，该起诉最终于 2012 年 4 月达成和解。

塞来考昔和罗非昔布一上市，就取了巨大的成功。2004 年塞来考昔销售额达到 33 亿美元，罗非昔布销售额也曾达到 25 亿美元。然而研究发现，长期使用罗非昔布（万络）会使心脏病和中风的患病风险增加一倍，该年罗非昔布的制造商默克公司召回了这一广为使用的抗炎药物。受该事件的影响，2005 年塞来考昔销售额也大跌近 50％。随着塞来考昔后期疗效和安全性得到认可，销量逐步恢复，2010 年销售额为 23.7 亿美元（图 18-8）。

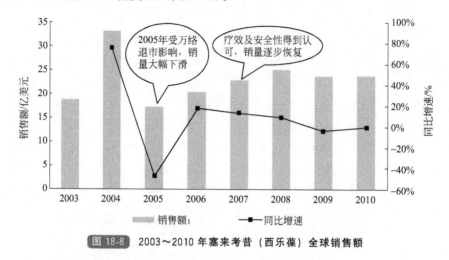

2005年受万络退市影响，销量大幅下滑

疗效及安全性得到认可，销量逐步恢复

销售额；   同比增速

图 18-8　2003～2010 年塞来考昔（西乐葆）全球销售额

18.4　选择性 COX-2 抑制剂的其他作用及隐忧

18.4.1　"万络"事件

1999 年 5 月 21 日，FDA 批准默克制药公司的罗非昔布（Vioxx，万络）上市，万络的 2003 年销售额高达 25 亿美元。但研究资料表明，长期使用罗非昔布会使心脏病和中风的患病风险增加一倍，2004 年 9 月 30 日，默克公司宣布在全世界范围召回万络[28，29]。在 2004 年 11 月的国会听证会上，作为 FDA 药品安全性的评论专家，David J. Graham 估计，可能有高达 5.5 万美国人遭遇万络这一镇痛药物的风险。

对万络的召回可能也是制药工业的一个转折点。以前，制药公司是面对大批的消费者粗放式地研制开发药物，未来，制药公司将会研制开发针对特定患者群体的特定药物。美国宾夕法尼亚大学医学院的一位研究 COX-2 抑制剂的专家 Garret A. FitzGerald 说，如果将万络的使用者限定于有胃肠疾病病史，但属于心血管疾病低危人群的人，万络则可以继续在市场上保留。他说："有些药物在特定人群中非常有效，但如果粗放地使用，它的效用就会被潜在的危险所掩盖"。

18.4.2　COX-2 的适当抑制概念与艾瑞昔布的发现

郭宗儒教授领导的研究团队在进行环氧合酶-2 抑制剂研究的过程中，基于已有 COX-2 抑制剂的结构构建了药效团，并根据药效团特征及其分布，设计了以不饱和吡咯烷酮为骨架的 COX-2 抑制剂，并且在体外评价了化合物对 COX-2 和 COX-1 的抑制活性。为了避免 COX-2 高选择性抑制剂引起心血管事件的风险，他们提出了对 COX 酶适度抑制的策略，在抑制引起炎症的 COX-2 酶的前提下，不对其过分抑制，以保持 COX-2 和 COX-1 在体内功能上的平衡，以此作为优化和选择候选化合物的原则，进而通过动物抗炎模型试验、耐受性试验和大鼠的药代动力学试验，综合评价两个候选化合物的药效学、药代动力学、物理化学性质和制备成本等因素，选定艾瑞昔布（Imrecoxib，图 18-9）为进一步开发阶段的候选药物，经临床前的药学和生物学的全面试验，进行了临床Ⅰ、Ⅱ和Ⅲ期试验研究，证明艾瑞昔布是治疗人骨关节炎的安全有效的药物，遂于 2011 年 5 月获得 SFDA 的批准，在中国上市。

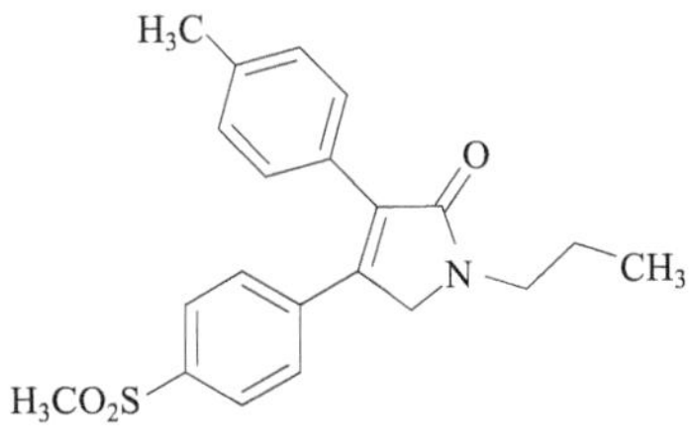

图 18-9　艾瑞昔布结构

18.5　塞来考昔的其他临床应用

环氧合酶是前列腺素合成过程中的一个重要限速酶，目前认识到环氧合酶除了与炎症相关，还与细胞生长发育、凋亡，细胞恶性转化有关，同时它还参与多种生理过程，并在一些病理过程中起重要作用。

在肺癌中，COX-2 在许多非小细胞肺癌较邻近的正常支气管上皮中高表达，特别是在腺癌（尤其是分化较好的腺癌）和非典型性腺瘤样增生中，而在鳞状细胞癌中的表达则较低，在小细胞肺癌和良性肿瘤中低表达甚至缺失。此外，Williams 等发现植入 Lewis 肺癌细胞的肿瘤在 C57BL/6 小鼠中生长迅速，将这种细胞植入 COX-2 基因敲除的 C57BL/6 小鼠后，肿瘤细胞虽能生长，但与对照组相比，肿瘤体积减小、生长明显缓慢，而植入 COX-1 敲除的小鼠后，肿瘤生长速度和体积与对照组没有显著差异。由 COX-2 诱导所产生的代谢产物 PGE2 可抑制 Th1 细胞因子 IL-1、IFN-γ 和 TNF-α 产生，上调 IL-6 表达，在非小细胞肺癌肿瘤中产生的可溶性介质和 PGE2，并增加外周血淋巴细胞 Th2 细胞因子 IL-10 的转录和合成，减低 IL-12 表达。这种改变使非小细胞肺癌呈现 Th2 为主的免疫反应，下调并抑制细胞免疫介导的抗肿瘤免疫反应，从而提高肿瘤的免疫耐受。COX-2 持续过渡表达时，肿瘤细胞中前列腺素产物 PGE2 增加，增强肿瘤细胞的侵袭能力。

研究发现，COX-2 抑制剂可使表达 COX-2 的 Lewis 肺癌血管密度减低，肿瘤生长变缓，同时发现这种血管密度的减低归因于血管内皮生长因子（VEGF）产生的减少。塞来考昔是其中研究最多的一种，常常与放化疗药物多烯紫杉醇、顺铂、卡铂联用，用于非小细胞肺癌，目前相关临床Ⅱ期研究正在进行中[30~34]。

18.6　塞来考昔研发的启示

18.6.1　分子靶向策略的困惑及启示

在生物技术和信息革命的推动下，药物的研究从概念到实际动作都发生了巨大的变化，特别是基于分子靶标的策略的出现，为新药的研制开辟了新的道路。从药物化学的角度来看，针对某一靶点发现高活性和高选择性的化合物是研究的目的，然而在实际研究过程中往往过分强调某一生物分子在病理过程中的作用，而忽视了整个有机体对疾病和药物的关系，这就导致所获得的活性候选化合物或是体现出长期毒性，或是易产生耐药性。从疾病本身来看，人类多数疾病并不是由单一基因或靶点导致的疾病，单一靶基因异常导致的疾病仅占少数。从药物靶标来看，药物靶标并不是疾病所独有的，多数具有多重生物功能，或者与其他功能蛋白相互影响。过分抑制或激活体内某一生物分子，在干预其本身生物功能的同时，有可能影响与其相关的生物分子的功能，从而使原来不平衡的体系更加不平衡，进而作用于该靶标的药物有潜在的意想不到的不良反应。此外，目前分子靶向技术对于技术设备要求较高，消耗费用巨大，为一般国内中小型制药企业所不能承受。而在一些有能力的研究企业和科研院所，由于盲目追求高速度，一些拟定的分子靶标在病理过程中的作用尚不明确，也增加了药物开发的风险。

目前，工业界和学术界也在积极地寻找解决办法，如应用反向分子靶标策略、多分子靶标策略，结合网络生物学、生物信息学等技术，应用于新药研发，开发出疗效好、不良反应低的新药，将是新药研发人员所面临的重大课题。

18.6.2　主动防范药品安全风险

非甾体类抗炎药物是全世界范围内使用最广泛的一类处方药，我国也是世界上使用非甾体类抗炎药物最多的国家之一。万络的生产者默克公司主动将其撤出市场，让我国医药界深刻认识到，加强药物上市后的不良反应的监测，最大限度地避免药物对患者的损伤是势在必行的。

虽然 FDA 专家委员会最近一致肯定了环氧合酶-2 抑制剂的临床价值，同时建议在环氧合酶-2 抑制剂和传统非类甾体类抗炎药物的说明书上，添加心血管危险的警示。但从上述分析可以看出，如果默沙东公司在"万络"药品说明书中加入相关警示性说明，一旦发生药品使用过程中发生相关的伤害事件诉讼，那么法院的判决结果将发生根本的改变。

参考文献

[1] Lawrence R C, Helmick C G, Arnett F C, Deyo R A, Felson D T, Giannini E H, Heyse S P, Hirsch R, Hochberg M C, Hunder G G, Liang M H, Pillemer S R, Steen V D, Wolfe F. Estimates of the prevalence of arthritis and selected musculoskeletal disorders in the United States. Arthritis Rheum, 1998, 41: 778-799.

[2] Dannhardt G, Kiefer W. Cyclooxygenase inhibitors-current status and future prospects. Eur J Med Chem, 2001, 36: 109-126.

[3] Hawkey C J. Non-steroidal anti-inflammatory drugs and peptic ulcers. BMJ, 1990, 300: 278-284.

[4] Fornai M, Natale G, Colucci R, Tuccori M, Carazzina G, Antonioli L, Baldi S, Lubrano V, Abramo A, Blandizzi C, Del Tacca M. Mechanisms of protection by pantoprazole against NSAID-induced gastric mucosal damage. Naunyn-Schmiedeberg's Arch Pharmacol, 2005, 372: 79-87.

［5］Del Soldato P, Cirino G, Wallace J L. No-NSAID: A novel class of anti-inflammatory drugs with reduced gastrointestinal and renal toxicity. Cell Injury and Protection in the Gastrointestinal Tract, 1997: 25-32.

［6］Konturek S J, Brzozowski T, Konturek P C, Stachura J, Drozdowicz D, Pajdo R, Hahn E G. Nistric oxide (NO) -releasing NSAID (NO-NSAID) exhibit gastroprotective activity against topical irritants but fail to alter ulcer healing. Gastroenterology, 1999, 116: A220-A220.

［7］Xie W L, Chipman J G, Robertson D L, Erikson R L, Simmons D L. Expression of a Mitogen-Responsive Gene Encoding Prostaglandin Synthase Is Regulated by Messenger-Rna Splicing. Proc Natl Acad Sci USA, 1991, 88: 2692-2696.

［8］Kujubu D A, Fletcher B S, Varnum B C, Lim R W, Herschman H R. TIS10, a phorbol ester tumor promoter-inducible mRNA from Swiss 3T3 cells, encodes a novel prostaglandin synthase/cyclooxygenase homologue. J Biol Chem, 1991, 266: 12866-12872.

［9］Fiorucci S, de Lima O M Jr, Mencarelli A, Palazzetti B, Distrutti E, McKnight W, Dicay M, Ma L, Romano M, Morelli A, Wallace J L. Cyclooxygenase-2-derived lipoxin A4 increases gastric resistance to aspirin-induced damage. Gastroenterology, 2002, 123: 1598-1606.

［10］Vane J. Towards a better aspirin. Nature, 1994, 367: 215-216.

［11］Osiri M, Moreland L W. Specific cyclooxygenase 2 inhibitors: a new choice of nonsteroidal anti-inflammatory drug therapy. Arthritis care and research : the official journal of the Arthritis Health Professions Association, 1999, 12: 351-362.

［12］Kurumbail R G, Stevens A M, Gierse J K, McDonald J J, Stegeman R A, Pak J Y, Gildehaus D, Miyashiro J M, Penning T D, Seibert K, Isakson P C, Stallings W C. Structural basis for selective inhibition of cyclooxygenase-2 by anti-inflammatory agents. Nature, 1996, 384: 644-648.

［13］Filipponi E, Cecchetti V, Tabarrini O, Bonelli D, Fravolini A. Chemometric rationalization of the structural and physicochemical basis for selective cyclooxygenase-2 inhibition: toward more specific ligands. J Comput Aided Mol Des, 2000, 14: 277-291.

［14］Futaki N, Takahashi S, Yokoyama M, Arai I, Higuchi S, Otomo S. NS-398, a new anti-inflammatory agent, selectively inhibits prostaglandin G/H synthase/cyclooxygenase (COX-2) activity *in vitro*. Prostaglandins, 1994, 47: 55-59.

［15］Li C S, Black W C, Chan C C, Ford-Hutchinson A W, Gauthier J Y, Gordon R, Guay D, Kargman S, Lau C K, Mancini J, et al. Cyclooxygenase-2 inhibitors. Synthesis and pharmacological activities of 5-methanesulfonamido-1-indanone derivatives. J Med Chem, 1995, 38: 4897-4905.

［16］Gans K R, Galbraith W, Roman R J, Haber S B, Kerr J S, Schmidt W K, Smith C, Hewes W E, Ackerman N R. Anti-inflammatory and safety profile of DuP 697, a novel orally effective prostaglandin synthesis inhibitor. J Pharmacol Exp Ther, 1990, 254: 180-187.

［17］Reitz D B, Li J J, Norton M B, Reinhard E J, Collins J T, Anderson G D, Gregory S A, Koboldt C M, Perkins W E, Seibert K, et al. Selective cyclooxygenase inhibitors: novel 1, 2-diarylcyclopentenes are potent and orally active COX-2 inhibitors. J Med Chem, 1994, 37: 3878-3881.

［18］Seibert K, Zhang Y, Leahy K, Hauser S, Masferrer J, Perkins W, Lee L, Isakson P. Pharmacological and biochemical demonstration of the role of cyclooxygenase 2 in inflammation and pain. Proc Natl Acad Sci USA, 1994, 91: 12013-12017.

［19］Penning T D, Talley J J, Bertenshaw S R, Carter J S, Collins P W, Docter S, Graneto M J, Lee L F, Malecha J W, Miyashiro J M, Rogers R S, Rogier D J, Yu S S, Anderson G D, Burton E G, Cogburn J N, Gregory S A, Koboldt C M, Perkins W E, Seibert K, Veenhuizen A W, Zhang Y Y, Isakson P C. Synthesis and biological evaluation of the 1,5-diarylpyrazole class of cyclooxygenase-2 inhibitors: identification of 4- ［5- （4-methylphenyl） -3- （trifluoromethyl） -1H-pyrazol-1-yl］ benze nesulfonamide （SC-58635, celecoxib）. J Med Chem, 1997, 40: 1347-1365.

［20］ Simon L S, Weaver A L, Graham D Y, Kivitz A J, Lipsky P E, Hubbard R C, Isakson P C, Verburg K M, Yu S S, Zhao W W, Geis G S. Anti-inflammatory and upper gastrointestinal effects of celecoxib in rheumatoid arthritis - A randomized controlled trial. Jama-J Am Med Assoc, 1999, 282: 1921-1928.

［21］ Houston A M, Teach S J. COX-2 inhibitors: A review. Pediatr Emerg Care, 2004, 20: 396-399.

［22］ Ramalho T C, Rocha M V J, da Cunha E F F, Freitas M P. The search for new COX-2 inhibitors: a review of 2002-2008 patents. Expert Opin Ther Pat, 2009, 19: 1193-1228.

［23］ Zarghi A, Arfaei S. Selective COX-2 Inhibitors: A Review of Their Structure-Activity Relationships. Iran J Pharm Res, 2011, 10: 655-683.

［24］ Dadiboyena S, Hamme A T. Synthesis of Celecoxib and Structural Analogs- A Review. Curr Org Chem, 2012, 16: 1390-1407.

［25］ Abdellatif K R, Chowdhury M A, Dong Y, Velazquez C, Das D, Suresh M R, Knaus E E. Diazen-1-ium-1, 2-diolated nitric oxide donor ester prodrugs of 5- （4-hydroxymethylphenyl） -1- （4-aminosulfonylphenyl） -3-trifluoromethyl-1H-pyrazole and its methanesulfonyl analog: synthesis, biological evaluation and nitric oxide release studies. Bioorg Med Chem, 2008, 16: 9694-9698.

［26］ Reddy A R, Sampath A, Goverdhan G, Yakambaram B, Mukkanti K, Reddy P P. An Improved and Scalable Process for Celecoxib: A Selective Cyclooxygenase-2 Inhibitor. Org Process Res Dev, 2009, 13: 98-101.

［27］ Oh L M. Synthesis of celecoxib via 1, 3-dipolar cycloaddition. Tetrahedron Lett, 2006, 47: 7943-7946.

［28］ Dorey E. COX-2 market to shrink in wake of Vioxx. Chem Ind （London）, 2004, 6.

［29］ Bolten W W, Reiter S. Cardiovascular risk of COX-2-inhibitors - Statement on the market retraction of Rofecoxib, on the cease of distribution of Valdecoxib and on current therapeutic constraints. Z Rheumatol, 2005, 64: 286-289.

［30］ Komaki R, Wei X, Allen P K, Liao Z, Milas L, Cox J D, O'Reilly M S, Chang J Y, McAleer M F, Jeter M, Blumenschein G R Jr Kies M S. Phase I study of celecoxib with concurrent irinotecan, Cisplatin, and radiation therapy for patients with unresectable locally advanced non-small cell lung cancer. Frontiers in oncology, 2011, 1: 52.

［31］ Mutter R, Lu B, Carbone D P, Csiki I, Moretti L, Johnson D H, Morrow J D, Sandler A B, Shyr Y, Ye F, Choy H. A phase Ⅱ study of celecoxib in combination with paclitaxel, carboplatin, and radiotherapy for patients with inoperable stage Ⅲ A/B non-small cell lung cancer. Clin Cancer Res, 2009, 15: 2158-2165.

［32］ Schneider B J, Kalemkerian G P, Kraut M J, Wozniak A J, Worden F P, Smith D W, Chen W, Gadgeel S M. Phase Ⅱ study of celecoxib and docetaxel in non-small cell lung cancer （NSCLC） patients with progression after platinum-based therapy. J Thorac Oncol, 2008, 3: 1454-1459.

［33］ Gadgeel S M, Wozniak A, Ruckdeschel J C, Heilbrun L K, Venkatramanamoorthy R, Chaplen R A, Kraut M J, Kalemkerian G P. Phase Ⅱ study of docetaxel and celecoxib, a cyclooxygenase-2 inhibitor, in elderly or poor performance status （PS2） patients with advanced non-small cell lung cancer. J Thorac Oncol, 2008, 3: 1293-1300.

［34］ Lilenbaum R, Socinski M A, Altorki N K, Hart L L, Keresztes R S, Hariharan S, Morrison, M. E.; Fayyad, R, Bonomi, P. Randomized phase Ⅱ trial of docetaxel/irinotecan and gemcitabine/irinotecan with or without celecoxib in the second-line treatment of non-small-cell lung cancer. J Clin Oncol, 2006, 24: 4825-4832.

第19章

多西他赛（Docetaxel）

肖　凯　侯晓丽

多西他赛研发大事记

1966 年	Wall 和 Wani 从太平洋红豆杉树皮中分离得到紫杉醇，1971 年确定结构
1979 年	Schiff 和 Horwitz 发现紫杉醇独特抗癌机理
1981 年	Rhone-Poulenc Rorer（RPR）开始支持 Pierre Potier 团队研发紫杉烷类似物
1986 年	Pierre Potier 团队发现多西紫杉醇（Docetaxel，即多西他赛），由 10-DAB 半合成而来
1987 年	RPR 选择多西他赛进行临床研究并申请欧洲和美国专利
1989 年	RPR 被授予美国专利
1990 年	RPR 被授予欧洲专利；多西他赛开始 I 期临床研究
1992 年	多西他赛进入 II 期临床研究；同年 FDA 批准紫杉醇上市，用于治疗卵巢癌
1994 年	RPR 开始对多西他赛进行 III 期临床研究
1994 年	RPR 率先在墨西哥和南非获得上市批准，用于治疗常规治疗失败的晚期乳腺癌
1995 年	多西他赛获得在巴西、加拿大、乌拉圭及澳大利亚的上市批准，用于治疗初次蒽环类抗生素治疗失败的晚期乳腺癌；同年获准在欧盟 15 国上市
1996 年	FDA 批准多西他赛在美国上市，用于治疗晚期乳腺癌
1997 年	日本批准多西他赛在日本上市，用于治疗乳腺癌和非小细胞肺癌（NSCLC）
1999 年	FDA 批准多西他赛用于治疗晚期原发或者转移性 NSCLC
2000 年	日本批准多西他赛用于治疗头颈部肿瘤与胃癌
2001 年	多西他赛在中国获得批准上市
2004 年	日本批准其用于治疗食管癌；FDA 批准其与强的松合用治疗晚期转移性前列腺癌
2006 年	FDA 批准多西他赛与顺铂及 5-氟尿嘧啶合用，用于治疗胃部的腺癌，次年又批准此用于治疗头颈不能手术的局部晚期鳞状上皮细胞癌
2010 年	一瓶包装制剂在美国与欧洲上市；年销售额达到 21 亿欧元；11 月美国专利到期
2010 年	Boryung 在韩国推出第一个多西他赛仿制药，接着 Actavis 公司在欧洲推出

19.1 前言

癌症与病毒性疾病、老年性疾病并称为现代医学的三大挑战，是危害人类健康，导致人类死亡的主要疾病。据世界卫生组织统计资料表明，2008 年全世界癌症发病约 1270 万人，死亡约 760 万人，已成为仅次于心血管疾病的第 2 号杀手[1]；在我国，癌症死亡率也仅次于心血管疾病。随着人口老龄化的加重、环境污染的加剧和人们工作压力的增加，癌症患者人数预计将进一步增加，对人类的生命和健康构成严重的威胁。癌症病因复杂，与遗传、生活方式和生活环境等因素密切相关，攻克癌症已成为全世界医药工作者亟待解决的一大课题，世界各国长期以来为此进行了不懈的努力。

抗肿瘤药物一直是多年来的研究热点。自 1946 年氮芥用于治疗恶性淋巴瘤以来，肿瘤的化学治疗已经走过了半个多世纪的历程，药物研发与临床治疗已经有了很大进展。来自于植物的天然产物在抗肿瘤药物的发展当中扮演了非常重要的角色，它们经常具有独特的化学结构与作用机理。主要代表有：长春花生物碱类似物、表鬼臼毒素类似物、喜树碱类似物、紫杉烷类似物等，其中紫杉烷类似物的研发是一个持续的热点。紫杉醇（Paclitaxel，**1**，图 19-1；施贵宝公司该产品的商标名是 Taxol®）和多西他赛 [Docetaxel，**2**，目前临床上应用最多的是赛诺菲（Sanofi）的产品，商标名 Taxotere®]是目前临床上治疗多种肿瘤的一线药物，例如转移性的乳腺癌、晚期卵巢癌、非小细胞肺癌与 Kaposi's 肉瘤等。2010 年，同类药物卡巴他赛（Cabazitaxel，Jevtana®）在美国上市。紫杉醇和多西他赛在抗肿瘤药物的发展中可谓是里程碑式的药物，在多个方面都对新药的研发具有启示意义。其中多西他赛 2009 年和 2010 年销售额超过 21 亿欧元，已成为当今全球市值最高的抗肿瘤化学药物。

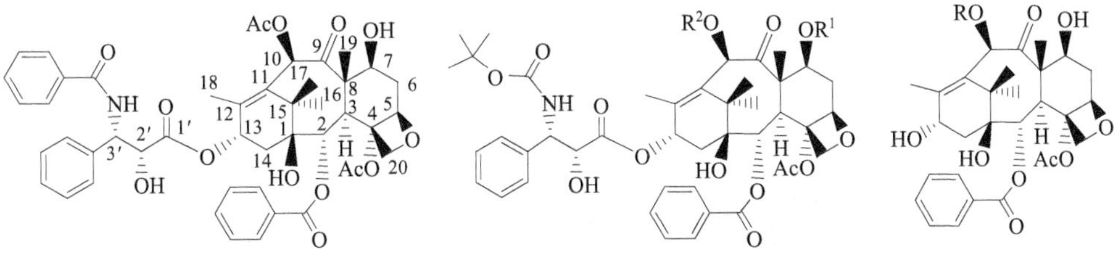

(−)-紫杉醇 **(1)**

多西他赛 **(2)** $R^1 = R^2 = H$
卡巴他赛 **(3)** $R^1 = R^2 = CH_3$

10-DABⅢ**(4)**　R = H
巴卡亭Ⅲ**(5)**　R = Ac

图 19-1　紫杉醇、多西他赛等结构

19.2　多西他赛的前身——紫杉醇

19.2.1　紫杉醇的来源和发现

19.2.1.1　太平洋紫杉与红豆杉属植物

紫杉醇最初发现于太平洋紫杉（Pacific yew），即短叶红豆杉（*Taxus brevifolia*，图 19-2），其在植物分类学上归属于裸子植物亚门松杉纲红豆杉目红豆杉科（Taxaceae）下的红豆杉属（*Taxus L.*）植物，拉丁文名称 *Taxus* 可能源于希腊文字 toxicon，是毒的意思。红豆杉是远古第 4 纪冰川后遗留下来的 56 种濒危物种植物中最珍稀的药用植物之一，在地球上已有 250 万年的历史，被称为植物王国的"活化石"。红豆杉属植物为常绿乔木或灌木，全世界共 11 种，除了澳洲的 *Austrataxus spicata* 产于南半球外，主要零散分布在北半球的温带至亚热带地区。在北美，常见的为太平洋紫杉（*T. brevifolia*）、加拿大紫杉（*T. canadensis*）和英国紫杉（*T. baccata*）；在欧洲，更为常见的是英国紫杉；在中国则有中国红豆杉（*T. chinensis*）、云南红豆杉（*T. yunnanensis*）、东北红豆杉（*T. cuspidata*）和西藏红豆杉（*T. wallichiana*）等 4 种及一变种南方红豆杉（*T. chinensis* var *mairei*），还有后来从北美引种的曼地亚红豆杉（*T. Madia*）。

红豆杉因果实红色诱人，常引起小孩误食中毒，家畜误吃了它的叶子也会中毒，故据早期文献记载，欧洲广泛分布的英国紫杉（*T. baccata*）在人们的眼中应用价值不高，甚至被当作"垃圾树（trash tree）"。红豆杉枝叶中的有毒成分早在 1856 年就被分离出来，当时鉴定为一种白色的生物碱类成分，并将其命名为"taxine"，100 多年以后才发现它其实是一个混合物，其包括 2～3 个主要成分以及若干微量成分，其中量大的几个化合物经鉴定发现都是紫杉烷类（taxanes）二萜，只不过在结构中 C-5 位上连有不同含氮原子的侧链而已，被分别命名为 taxine A、taxine B 等。此后紫杉烷类二萜又被研究了几十年，不过依然还被认为是很普通的一类天然产物。

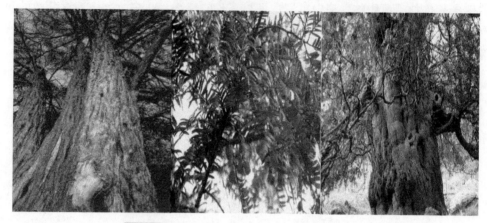

图 19-2　太平洋紫杉（左、中）和英国紫杉（右）

19.2.1.2　紫杉醇的发现

在 20 世纪 50 年代，为了寻找安全有效的抗肿瘤新药，科学家将目光投入到自然界中的天然产物。1955 年，美国国家癌症研究所（National Cancer Institute，NCI）成立了癌症化疗国家服务中心来为 NIH 以外来源的化合物提供抗肿瘤筛选服务。开始筛选的大部分为合成的化合物，包括很多公司的染料等。后来在有机化学家 Jonathan Hartwell 的推动下，1960 年 NCI 委托美国农业部的植物学家每年向 CCNSC 提供 1000 种植物供抗癌药物筛选。至 20 世纪 80 年代，NCI 为寻找有效的抗癌药物，曾对世界上 35000 多种植物的提取物进行了活性评价，紫杉醇就是这一宏大筛选计划的产物。

1962 年 8 月，植物学家 Arthur S. Barclay 在华盛顿州的森林中从一棵太平洋紫杉即短叶红豆杉（*T. brevifolia*）的树上采集了样品，1964 年 5 月，NCI 的初步筛选确证了树皮提取物对于 KB 细胞有很强的细胞毒活性。后来，北卡三角研究院（Research Triangle Institute）的 Monroe E. Wall 实验室开始利用 Walker-256 小鼠肿瘤模型进行活性跟踪分离，Wall 和其同事 Wani 在 1966 年分离得到了活性组分，命名此化合物为紫杉醇（Taxol），并于 1967 年在美国化学会迈阿密会议上做了报告。接下来他们将紫杉醇甲醇解成 10-去乙酰基巴卡亭Ⅲ（10-deacetyl baccatin Ⅲ，10-DAB，**4**）和 β-苯基异丝氨酸甲酯，在杜克大学 A. McPhail 的帮助下，他们用 X 射线衍射确定了裂解产物结构，结合 NMR 分析，确定了紫杉醇的结构，并于 1971 年发表[2]。紫杉醇结构复杂，属于四环二萜类化合物，分子由 3 个主环构成二萜母核，上连 1 个苯基异丝氨酸侧链，有 11 个手性中心，有许多功能基和立体化学特征。在当时，许多紫杉烷骨架的化合物被分离出来，但是当时只发现紫杉醇具有抗白血病与抗癌活性。

但在研究过程中，紫杉醇含量少这一特点成为限制其后续研究和生产的主要原因之一。紫杉醇在树皮中含量约为 0.004%，并且含量随季节、产地及采集部位的不同而波动。20 世纪 70 年代前半期，紫杉醇几乎被雪藏，首先是由于含量的关系，制备紫杉醇费时费力，采集样本也颇为不易，另外在体内实验中（肺肿瘤 LL 与黑色素瘤 B16），紫杉醇的效果不太稳定，对白血病小鼠则疗效一般。所以尽管在 1975 年体内试验达到 NCI 的进一步研究的要求，但是紫杉醇并未受到重视。直到 1977 年，由于 NCI 的 M. Suffness 及 Wall 等科学家的一再坚持，NCI 才同意对紫杉醇进行进一步的研究。1978 年研究发现紫杉醇对裸鼠异体移植肿瘤（包括裸鼠异体移植乳腺癌 SRC MX-1 和结肠瘤 CX-1）有效，连同前面 B16 的活性，使得紫杉醇达到了 NCI 进一步研究的标准，并在同其他化合物的比较中脱颖而出，因为当时 NCI 开始对于黑色素瘤及乳腺癌这类生长缓慢并成为主要死亡原因的肿瘤更为关注。同年 NCI 的 D. Fuchs 和 R. Johnson 发现紫杉醇具有抗有丝分裂活性，但活性比美登木素及长春花生物碱弱；而 1979 年爱因斯坦医学院的 Susan B. Horwitz 的小组则进一步发现了紫杉醇促进微管聚合的独特作用机理（请见机理部分）[3, 4]，这种新型的作用机理重新唤起了人们对紫杉醇的兴趣和投入。同时由于紫杉醇难以获得，不易溶解，存在制剂困难，也引起了相关研究人员的兴趣。1980 年紫杉醇的制剂研究成功，采用聚氧乙基化蓖麻油（Cremophor EL）作为辅料。动物毒理学实验在 1982 年完成，同年 NCI 进行新药申请（investigational new drug application，INDA）并得到批准，可以进行临床实验。

19.2.1.3　紫杉醇原料供应及关于环境的争议

紫杉醇 I 期临床研究始于 1984 年，次年开始 II 期临床试验。此时为保证研究的进行需要至少 60000lb（1lb=0.45359237kg）的树皮，引起了当地政治家与林务人员对于该项目的不安和担忧，从而首次引发了人们对于紫杉的生态关注。II 期临床试验的结果于 1988 年首次公布，表明紫杉醇对患黑色素瘤的病人有效，并且对于复发的卵巢癌有效率达到 30%，这在当时引起了广泛关注，因为当时对于复发的卵巢癌尚无有效药物。1989 年因应用范围的扩大，又采集了 60000lb 太平洋红豆杉树皮用于提取紫杉醇。人们开始认真关注起紫杉醇的原料供应问题，据 Gordon Cragg 计算，每年美国需要约 90kg 紫杉醇用于治疗黑色素瘤和卵巢癌病人，相当于毁坏 360000 棵紫杉树。因为紫杉醇在红豆杉属植物中含量很低，加之红豆杉生长缓慢，天然更新能力差，树皮剥去后不能再生，树木将死亡，且该树种数量稀少，生长缓慢，因此收获紫杉树皮就意味着对森林的毁坏，同时长有紫杉的森林是濒临灭绝的猫头鹰的栖息地。环保人士想要挽救树木而癌症病人和肿瘤专家却渴望能够获得药物，他们之间的斗争持续了多年。救人还是保树，成为当时媒体和学术界争论的一个热点问题。20 世纪 80 年代末期到 90 年代初期，关于紫杉醇和紫杉的新闻报道比比皆是，完全超越了科研学术的范畴，而成了敏感的政治事务。

同时由于资金的问题，NIH 开始寻找公司共同参与后续的研究开发。根据合作研究与开发协议（Cooperative Research and Development Agreement，CRADA），NIH 选择美国施贵宝公司（Bristol-Myers Squibb Co.，BMS）作为合作伙伴，授予其紫杉醇药品研究与开发专有权。1990 年，BMS 将 Taxol 申请注册为紫杉醇商标名，1991 年提出上市申请，1992 年底获 FDA 批准。尽管紫杉醇没有专利，但 BMS 根据 Waxman-Hatch 法案而取得五年的市场专营权。选择 BMS 在后来引起了较大的争议，国会为此在 1991 年和 1992 年两次召开听证会。BMS 将 Taxol 申请注册为商标名后，也引起了持续的争议，后来 Paclitaxel 成为紫杉醇的通用名。施贵宝的紫杉醇销售于 2000 年达到最高峰，约 16 亿美元。

19.2.2 紫杉醇的生物活性及作用机理

紫杉醇作为一个具有抗癌活性的二萜生物碱类化合物，其新颖复杂的化学结构、显著的生物活性、全新独特的作用机制、奇缺的自然资源使其受到了植物学家、化学家、药理学家、分子生物学家的极大青睐，使其成为 20 世纪下半叶举世瞩目的抗癌新星。

但紫杉醇在 1979 年之前在 NCI 未受到应有的重视，真正的转机来自于艾伯特·爱因斯坦医学院的 Susan B. Howitz 的研究成果。实际上 1978 年 NCI 的 D. Fuchs 和 R. Johnson 已经发现紫杉醇具有抗有丝分裂活性，但他们认为其活性不如美登木素及长春花生物碱而未做进一步研究；Horwitz 和她的学生深入研究后发现，紫杉醇具有一种全新的抗癌作用机理，可以诱导和促进微管蛋白聚合，促进微管装配，同时紫杉醇类药物还有一个特点，即可以在缺少鸟苷磷酸（GTP）与微管相关蛋白（microtubule associated proteins，MAP）的条件下诱导形成无功能的微管，而且使微管不能解聚，进而导致抑制肿瘤细胞纺锤体的形成，阻止有丝分裂的完成，使得细胞停留在 G2/M 期，诱导细胞凋亡从而起到抗癌作用。

微管（microtubule）是存在于所有真核细胞中的动态多聚物结构，参与多种细胞活动，在维持正常细胞功能，包括细胞形态的控制、有丝分裂过程中染色体的移动、细胞形成的调控、激素分泌、细胞膜上受体的固定、细胞能动性细胞器和细胞其他部分的胞内转运等方面，具有重要地位。微管由两个结构相似的蛋白质亚基即 α-微管蛋白（α-tubulin）和 β-微管蛋白（β-tubulin）的异二聚体组装而成，这两种微管蛋白具有相似的三维结构，均含有大约 450 个氨基酸，分子质量约 55kDa[5]。在细胞内微管蛋白异二聚体在微管相关蛋白的保护下形成长链即原丝（protofilament）并进一步组装成含有 13 根原丝、螺旋状的微管。这种管状结构不断以不对称方式在一端生长（正极），在另一端解离（负极），此外微管家族中还有含量较少的 γ-微管蛋白，对微管的装配、微管的取向等起重要的调节作用。细胞的正常功能需要微管与微管蛋白单体维持动态平衡，任何打破这种平衡的化合物都可能成为细胞毒药物。微管动力在细胞分裂间期很慢，但在有丝分裂期会增加 10~100 倍[6]。肿瘤细胞的重要特点是无限制的快速繁殖，作为细胞分裂的重要过程，微管骨架的解聚和纺锤体的形成在紫杉醇发现后便成为抗肿瘤化疗药物筛选的重要靶标。当时已知的其他抗癌药物（如长春碱、美登木素等）抑制微管蛋白装配成微管，紫杉醇与它们的作用机理都不相同，是发现的第一个能够促进微管聚合的化合物，这种新型的作用机理重新吸引了人们的关注。

紫杉醇在微管上的功能结合位点已经被定位于 β 亚单位上，或者说其作用靶标为 β-微管蛋白[7]。其 3′ 位与 β-tubulin N 末端的 1～31 氨基酸残基结合，2 位与 217～233 氨基酸结合，7 位与 Arg282 结合[8]。Blagosklonny 等发现紫杉醇可以诱导 Bcl-2 磷酸化使其失去抗凋亡能力，其机制尚不清楚，推测可能是磷酸化 Bcl-2 与 Bax 的结合能力下降，使得游离的 Bax 与 Bax 同源二聚体浓度升高，导致细胞凋亡[9]。另外，最近的研究发现，紫杉醇可直接跟 Bcl-2 结合，促使凋亡的启动，其与 β-微管蛋白及 Bcl-2 的结合位点结构非常相似，故而猜测紫杉醇可能能够模拟体内某个内源性多肽配体的功能，例如 Nur77[10]。紫杉醇的抗癌作用与诱导细胞凋亡的作用直接相关（图 19-3），但是紫杉醇的作用位点在微管蛋白上，与微管蛋白结合后如何启动凋亡信号的传递，以及凋亡信号的传递迄今为止尚不清楚，它所引起的细胞周期阻断与细胞凋亡这两个细胞学效应之间有何联系，尚需进一步研究。

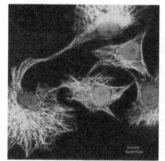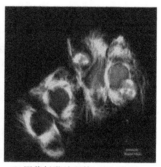

(a) 正常MCF-7细胞，
显示径向排列的间期微管

(b)用紫杉醇处理的MCF-7细胞，
显示过度聚合的微管成束的片状模式

图 19-3 MCF-7 细胞免疫显微照相[11]

19.2.3 紫杉醇的合成与生产

由于天然来源的紫杉数量有限，紫杉醇的开发利用一度成为极有争议的话题。所以多途径地解决紫杉醇的来源困境，是紫杉醇生产所面临的重要课题。

19.2.3.1 紫杉醇的全合成研究

紫杉醇在 20 世纪八九十年代吸引了全世界化学家的眼光。一方面由于严重的资源与环境问题，促生了化学合成的必要性和紧迫性。同时由于其结构非常特殊，本身也对化学家产生了吸引力，促使他们产生全合成的动力。当时世界范围内有超过 30 个研究小组加入了这场合成的竞争，包括有机化学领域的著名科学家 K. C. Nicolaou、S. Danishefsky、G. Stork、L. Paquette、P. Wender 及 T. Mukaiyama 等，后来 B. Sharpless（2001 年诺贝尔化学奖获得者）及 E. Jacobsen 也加入到紫杉醇的侧链合成中，从而使得这个竞争变成了一个有机化学的全明星赛。最后 R. A. Holton 教授终于在 1993 年底取得突破，率先完成全合成，他立即将文章投给美国化学会会志（Journal of American Chemical Society），并于 1994 年发表。

但最后冲线的还有 Nicolaou，尽管他加入竞争较晚，但他是天然产物有机合成领域的权威人物，研究小组力量很强，所以进展很快，虽然合成完成稍晚于 Holton，但其投稿的 Nature 杂志审稿与发表周期短，故论文面世反而早于 Holton 的论文。然而紫杉醇首次全合成的荣誉应该属于 Holton，并且他的路线每一步反应产率都趋于完善。下面谨简介 Holton 和 Nicolaou 的全合成路线，其他合成方法，可参阅相关的书籍与文献。

(1) Holton 路线　Holton 的研究小组从 1983 年开始进行紫杉醇全合成研究，历经十二年，于 1994 年首次成功完成了全合成[12, 13]。他采用的是由 A 环开始到 AB 环、然后到 C 环、最后到 D 环的线性合成战略。经逆合成分析，Holton 认为可以用绿叶烯环氧化物（**8**）为起始原料，其含有构建紫杉醇母核骨架 20 个碳原子中的 15 个。而化合物 **8** 可通过简便的反应从绿叶烯（Patchoulene）、藿香醇（Patchoulol）或龙脑（Borneol，**6**）得到。化合物 **6** 经历重排、环氧化等得到 **7**，**7** 经过环氧化等生成绿叶烯环氧化物（**8**），后者经重排与消除等反应得到醇 **9**，进而构建成具有 AB 环系统的化合物 **10**，然后经过加成与 Swern 氧化等反应生成酮 **11**，再经 Chan 重排等转化为 **12**，然后发生 Dieckman 缩合反应后形成六元 C 环（**13**），后将 7 位保护基换为 BOM（benzyloxymethyl），经氧化及格氏反应加上环上最后一个碳，与 Burgess 试剂反应形成环外双键（**14**），再通过一系列常规反应合成 D 环（**15**），接着得到 7-BOM-baccatin Ⅲ（**16**），与 Ojima β-内酰胺（β-lactam，**17**）发生 Ojima-Holton 反应接上侧链、脱保护基后而得到终产物紫杉醇（图 19-4）。如果不计引入侧链反应而从起始物 **8** 计，此路线历经 41 步，产率约为 4%～5%。在此路线中，Chan 重排是最关键的反应。

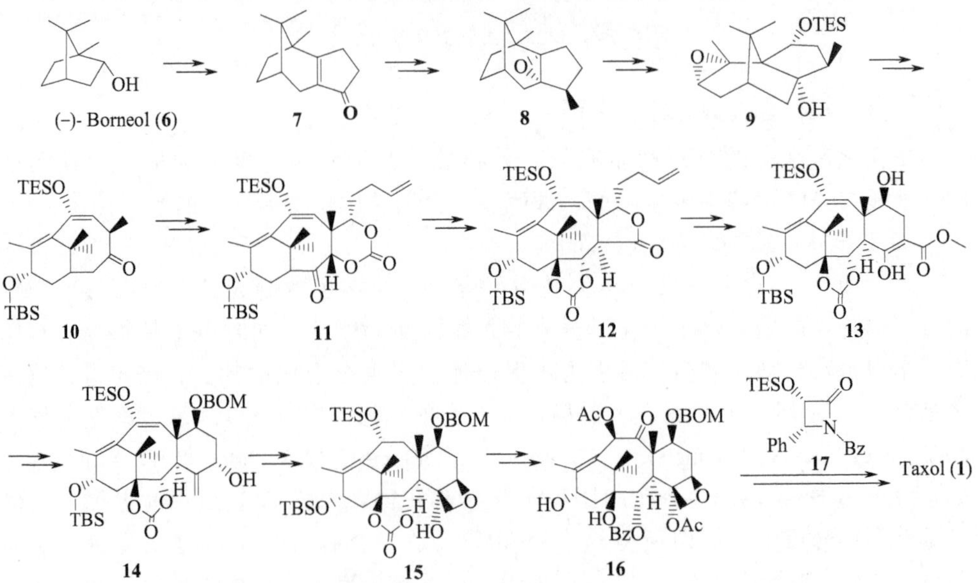

图 19-4　Holton 紫杉醇全合成路线

（2）Nicolaou 路线 Nicolaou 教授领导的研究小组的全合成的路线共 51 步反应[14]。经过逆合成分析，Nicolaou 认为可以将侧链的连接、13 位的氧化与 B 环的形成放在最后来完成。Nicolaou 合成路线是会聚式合成法的一个很好的例子，先分别得到含 A 环和 C 环的化合物，然后通过 Shapiro 和 McMurray 偶联反应将 A 环与 C 环连接起来并形成八元 B 环，这样就得到了含有 ABC 环的化合物，最后完成 D 环的构建并连接上侧链。他的 A 环合成以 Diels-Alder 反应开始，用二烯起始原料（**18**）与 2-氯丙烯氰（**19**）反应生成环己烯骨架（**20**），经一系列反应转化为腙 **21** 再制成锂合物 **22**，以备后面的 Shapiro 反应。C 环的合成也始于 Diels-Alder 反应（**23** 和 **24**，苯硼酸催化）而生成化合物 **25**，经过一系列反应成为醛 **26**。化合物 **22** 与 **26** 通过 Shapiro 反应完成 A 环与 C 环的连接（**27**），将 C-9 和 C-10 氧化成二醛（**28**）后，经 McMurray 偶联反应得到了含 ABC 环结构的化合物 **29**，形成 D 环（**30**）后，再转化为 7-TES-baccatin（**31**），与 Ojima 内酰胺 **17** 反应及脱保护基后生成终产物 **1**。此合成路线最关键的步骤是形成 B 环时的 Shapiro 反应和 McMurray 偶联反应（图 19-5），最终产率约为 0.01%。

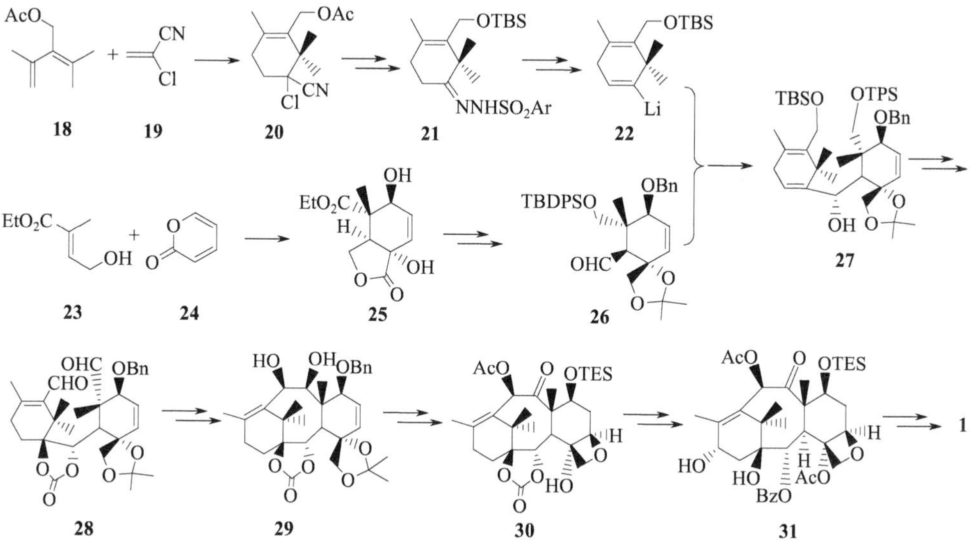

图 19-5 Nicolaou 紫杉醇全合成路线

后来 Danishefsky（1995，47 步反应）[15]、Wender（1996，37 步）[16]、Kuwajima（1998，47 步）[17]、Mukaiyama（1998，38 步）[18] 等都陆续完成了紫杉醇的全合成。紫杉醇母核结构的全合成策略主要有两种：①线性策略，即由 A 环到 ABC 环或由 C 环到 ABC 环；②会聚策略，即由 A 环和 C 环会聚合成 ABC 环。Holton、Wender 和 Mukaiyama 选择了直线法合成路线，Nicolaou、Danishefsky 和 Kuwajima 则选择了会聚法合成路线。除 Mukaiyama 外，所有的合成路线都是通过若干步反应后得到 7 位保护的 Baccatin Ⅲ，最后再与 Ojima 内酰胺（β-lactam，**17**）进行偶联反应加上侧链、脱保护，最终得到紫杉醇；Mukaiyama 则采用噁唑烷羧酸型侧链连接的方法。2006 年 Takahashi 采用类似于 Nicolaou 的策略合成了 Baccatin Ⅲ，大部分反应在自动反应器帮助下完成，B 环构建时的关键分子内烷化反应由于采用了微波照射，极大缩短了反应时间（从 16h～15min）[19]。

　　总体上看，6 条全合成路线虽然各异，但都具有优异的合成策略，把天然有机合成化学提高到一个崭新的水平，是化学史上具有里程碑式的标志性事件。全合成过程中独到的合成策略与反应创新对有机合成化学以及有机反应理论起到重要的发展和推动，并对以后紫杉醇的结构改造打下了坚实基础。结合紫杉醇结构的复杂性、优异的临床效果、相关于其来源的巨大争议、参与竞争的空前激烈性，使得紫杉醇在化学与药物学史上独树一帜，影响深远。但紫杉醇的化学全合成方法路径太长、合成步骤太多（最短 37 步反应），不仅需要使用昂贵的化学试剂，而且反应条件要求苛刻，极难控制，总体收率也很低（最高产率不超过 2%），目前尚不能用于紫杉醇的工业化生产。

19.2.3.2　半合成研究[20~22]

　　紫杉醇发现以后，化学家着手全合成研究，主要是从创造化学知识，挑战合成难度的角度出发，而非为了实际生产。相反法国 CNRS 的 Pierre Potier 小组则很快意识到了紫杉醇的来源问题。他的实验室周围有很多英国紫杉，可方便地得到大量针叶，到 1981 年底，他经实验证实能够很容易地分离 10-去乙酰基巴卡亭Ⅲ（10-deacetyl baccatin Ⅲ，10-DAB，**4**），含量比紫杉醇高得多，每公斤鲜叶可分得 10-DAB 约 1g[20, 23]，而每公斤同种干树皮则只能提取到紫杉醇 100～150mg。10-DAB 具有与紫杉醇相似的紫杉烷骨架，但缺少 C-13 位的侧链。Potier 与 A. Greene 合作，以 10-DAB 为原料，先将 10-DAB 中 C-7 位和 C-10 位羟基保护（**31**），再在吡啶基碳酸酯（DPC）-DMAP 作用下与侧链衍生物 **32** 偶联成 **33**，最后经酸化处理得紫杉醇，总产率约 53%[20]（图 19-6）。

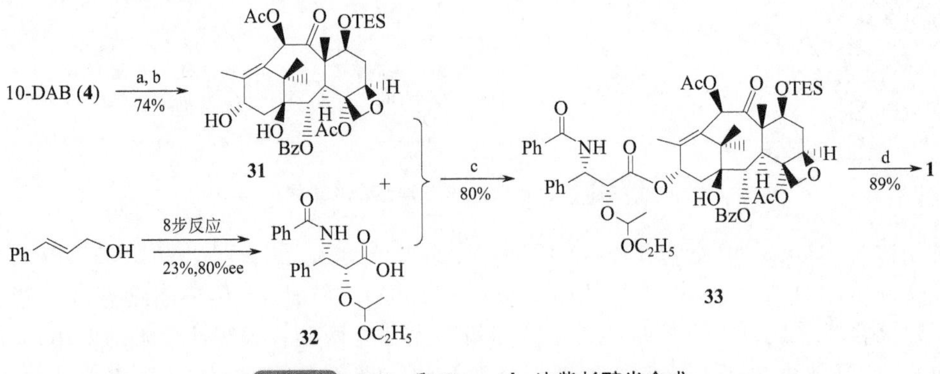

图 19-6　Potier 和 Greene's 法紫杉醇半合成

a. Et₃SiCl, py, 23℃, 20h;　　b. AcCl, py, 0℃, 48h;　　c. 吡啶基碳酸酯（DPC），DAMP, PhMe, 73℃, 100h; d. 0.5% HCl, EtOH/H₂O, 0℃, 30h

　　后来，Holton 意识到半合成制备方法的重要性，故 1989 年他发展了一个半合成的方法，1992 年又进一步改进，将产率提高到 80％（图 19-7）。他以 10-DAB 为原料生成衍生体 **31**，与 β-内酰胺 **17** 偶联，水解后半合成了紫杉醇。因其侧链前体 β-内酰胺 **17** 的合成方法由 Ojima 等发展而来[24]，故此又称为 Holton-Ojima 法。该法特点是步骤少、收率高。佛罗里达州立大学同施贵宝签订了合同，1994 年施贵宝开始用此方法，以 10-DAB 为起始原料生产紫杉醇。同样 Commercon、Ojima 等人的合成方法也具有很高的实用性[21]。

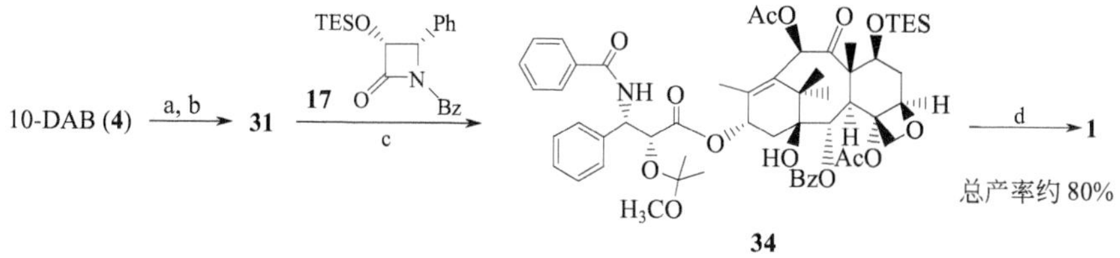

10-DAB (**4**) $\xrightarrow{a, b}$ **31** $\xrightarrow[c]{17}$ **34** $\xrightarrow{d}$ **1**　总产率约 80％

图 19-7　Holton 法紫杉醇半合成
a. TESCl，咪唑；b. LHMDS，Ac_2O；c. LHMDS；d. HF 或 HCl

　　南鹏娟等亦报道了经不对称双羟化反应合成紫杉醇的一种方法。该方法在可回收非支载型手性配体的催化作用下，通过不对称双羟化反应合成紫杉醇 C-13 侧链，对侧链的羟基和氨基进行保护后进而和 7-TES Baccatin Ⅲ（**31**）缩合，去保护基获得紫杉醇，总产率为 30％[25]。

19.2.3.3　紫杉醇的生物合成

　　在 1993 年，研究者发现紫杉醇是由生活在紫杉上的一种内生真菌 *Taxomyces andreanae* 产生的[26]，可以在特定的培养基中产生紫杉醇及相关烃合物由此揭开了其生物合成的研究，发现了一系列能够产生紫杉醇的内生真菌。但用此方法产生的紫杉醇含量很低，难以达到商业化生产的要求。

　　关于其生物合成的途径，20 世纪 80 年代人们对于紫杉醇的生合成途径的研究仅限于假设，没有对化学合成及组织培养紫杉醇的研究起到很好的推动作用。但进入 20 世纪 90 年代，Rodney Croteau 等相继确定了紫杉醇三环骨架合成的第一步反应和该合成酶的 DNA 序列。同时紫杉醇 C-13 侧链的生物合成路径也基本明确。紫杉醇属二萜类化合物，其骨架主要是以植物体内的香叶基香叶基焦磷酸（geranylgeranyl diphosphate，GGPP）为起始物，通过甲羟戊酸途径合成（见图 19-8）。而其结构中乙酰基则来源于乙酸，C-13 位酯基侧链来自苯丙氨酸。尽管目前对生物合成途径已经有了相当深入的理解[27, 28]，但现在尚不能用生物技术将所有必须的相关基因都克隆并在一个合适的宿主中表达出来，所有的研究和技术都还处在实验室阶段[29]。然而这些理论成果的出现推动了紫杉醇组织培养研究的迅速发展。

19.2.3.4　紫杉醇的生产

　　从 1967～1993 年，几乎所有的紫杉醇都是从太平洋紫杉的树皮中分离。紫杉醇类化合物主要存在部位为树皮、树叶、根和种子，而且紫杉醇类化合物的含量也会受诸多因素的影响，如植物的部位、生长环境、贮藏加工方法等。通过对包括短叶红豆杉在内的几种红豆杉中紫杉醇含量的测定，结果表明树皮中含量最高，根次之。现有资料表明，短叶红豆杉树皮中紫杉醇类化合物的含量最高，但也仅为 0.003％～0.069％。由于含量低，且剥掉树皮之后树就会死掉，所以用自然来源方式来获取临床所需的紫杉醇将给红豆杉属植物带来极大的威胁。

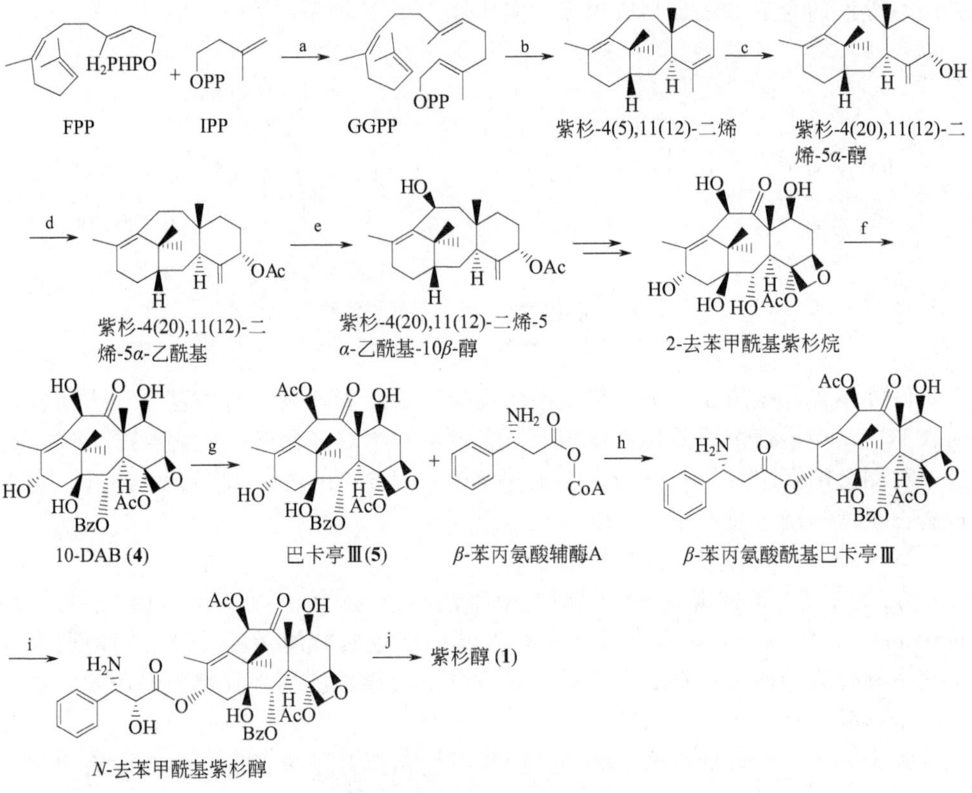

图 19-8　紫杉醇简要生物合成途径

a. 香叶基香叶基焦磷酸合成酶；b. 紫杉二烯合成酶；c. 细胞色素 P450 紫杉二烯-5α-羟化酶；d. 紫杉-4 (20)，11 (12)-二烯-5α-羟基-O-乙酰基转移酶；e. 细胞色素 P450 紫杉烷 10β-羟化酶；f. 紫杉烷 2α-O-苯甲酰基转移酶；g. 10-去乙酰基巴卡亭Ⅲ-10-O-乙酰基转移酶；h. 巴卡亭Ⅲ-13-O-苯丙酰转移酶；i. 细胞色素 P450 羟化酶；j. 紫杉烷 N-苯甲酰基转移酶；FPP—法尼基焦磷酸（farnesyl diphosphate）；IPP—异戊烯基焦磷酸（isopentenyl diphosphate）

自 1994 年始，施贵宝公司开始使用 Holton 改进的半合成方法来生产紫杉醇，即采用从紫杉中分离的 10-DAB Ⅲ（**4**）为起始原料，先保护 C-7 位羟基，利用 β-内酰胺与之反应后经脱保护而生成紫杉醇（图 19-7）。1993 年施贵宝宣布它到 1995 年即可停止应用太平洋紫杉树皮，也实现了当时（1989 年）竞争 CRADA 时寻找替代来源的承诺。自此，围绕紫杉醇所引起的生态学争论和政治压力慢慢平息，而太平洋紫杉也退出了美国的政治生活。

现在施贵宝公司生产的紫杉醇都是通过植物细胞发酵培养的技术获得的，该技术由 Phyton Biotech 公司开发，利用一种特别的红豆杉细胞系，在水性基质中与一种内生真菌 *Penicillium raistrickii* 共同大量培养。然后提取紫杉醇，进行色谱分离，结晶得到纯品。同半合成相比，生产过程中避免了使用许多有害化学品，可节省很多能量[30]。

19.3 多西他赛的发现

19.3.1 多西他赛与紫杉醇的渊源

多西他赛是法国国家科研中心（Centre National de la Recherche Scientifique，CNRS）天然产物化学研究所 Potier 小组于 1986 年发现的。在 20 世纪 70 年代，Potier 博士在研究抗癌药物的过程中，特别是 Horwitz 小组关于紫杉醇作用机理的文章发表后，对紫杉醇产生了兴趣，在他研究所周围即有欧洲紫杉（又名英国紫杉），并且刚好一些紫杉树因为道路拓宽需要而被砍伐，尽管已知道此树种当中紫杉醇含量极微，但 Potier 认为其中可能含有浓度较高的其他成分，可以作为起始原料来合成紫杉醇或者具有抗癌活性的紫杉醇类似物。于是他们就地搜集材料研究，用微管蛋白模型跟踪其中活性成分，发现欧洲紫杉的主要活性成分为 10-DAB（**4**），含量可达到 0.1％，在新鲜的针叶中的含量是干树皮中含量的 10 倍。他们于 1981 年发表了这个重要的结果[23]。在此期间，法国罗那普朗克公司［Rhone-Poulenc Rorer（RPR），后来 RPR 与德国赫斯特公司合并成安万特公司（Aventis），再后来与赛诺菲合并为赛诺菲-安万特公司（Sanofi-Aventis），现在称赛诺菲公司（Sanofi）］与 CNRS 达成协议，共同开发研究紫杉烷类似物。10-DAB 具有与紫杉醇同样的骨架，要合成紫杉醇还需要侧链，于是 Potier 与同一个研究所的 Andrew Greene 合作来合成侧链。1987 年他们申请了紫杉醇半合成的专利，1988 年发表了相关论文[20]。1986 年，在研究由 10-DAB 的 C-13 肉桂酸衍生物开始半合成紫杉醇的过程中，得到了一个衍生物 RP56976（即多西他赛，Docetaxel），此时距离终产物紫杉醇还有两步反应。秉承一贯的严谨作风，Potier 等人对这些中间产物也都测定了活性，从而意外发现了其结合微管蛋白的活性比紫杉醇还强两倍，于是他们进一步研发，1987 年申请了专利，同年 RPR 挑选多西他赛进行后续研发，1990 年开始临床研究，1992 年 Taxotere® 被注册为多西他赛的商标，1996 年在美国上市。

多西他赛与紫杉醇具有相似的母核，其保持了紫杉醇 $2'R$，$3'S$ 的构型，结构上与紫杉醇相比有两点不同：一是紫杉醇母核 C-10 位上的乙酰氧基被羟基取代，二是侧链 C-3′ 位的 N-苯甲酰基被 N-叔丁氧羰基取代。相较于紫杉醇多西他赛水溶性稍大。

19.3.2 多西他赛的合成[21]

因结构复杂，受多官能团和多手性中心等因素的制约，多西他赛全合成难度同紫杉醇一样具有挑战性，且不具备商业价值，所以提取 10-DAB 然后半合成是生产多西他赛最有效的化学方法。

在进行紫杉醇的制备时，Potier 首先提取 10-DAB，在 C-7 与 C-10 保护后，用肉桂酰进行酰化，然后利用 Sharpless 邻位羟基氨基化反应得到紫杉醇。尽管该反应的立体选择性和区域选择性较差，但是，他们却利用该反应从 10-DAB 合成了紫杉醇衍生物多西他赛，此为多西他赛的首次合成（图 19-9）[31]。

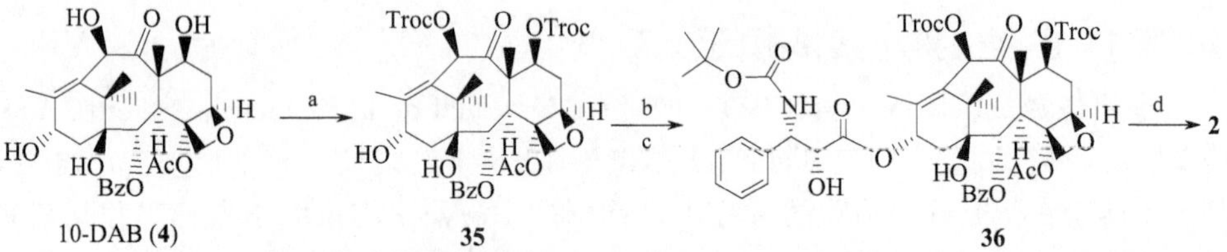

图 19-9　Potier 法多西他赛合成

a. ClCO$_2$CCl$_3$，pyr；b. 肉桂酰氯，AgCN/甲苯，80℃；c. OsO$_4$（1%），AgNO$_3$，t-BuOOCNClNa；
d. Zn/AcOH-MeOH，Troc=COOCH$_2$CCl$_3$

到目前为止，半合成多西他赛的所有的前体化合物皆使用 10-DAB，所不同的是保护基的选择。而 C-13 侧链前体的类型则有两大类：具备光学活性的直线型侧链前体和环状侧链前体。常见的环状侧链有 β-内酰胺型、噁唑烷型（包括噁唑烷羧酸型、噁唑啉羧酸型等）、噁嗪酮型等。有人认为，直线型侧链前体在与母核进行酯化反应时，存在一些不利因素，如反应条件苛刻、转化率低、形成差向异构体等；环状侧链前体在一定程度上避免了上述缺点，已成为目前多烯紫杉醇半合成的首选（图 19-10）[32]。

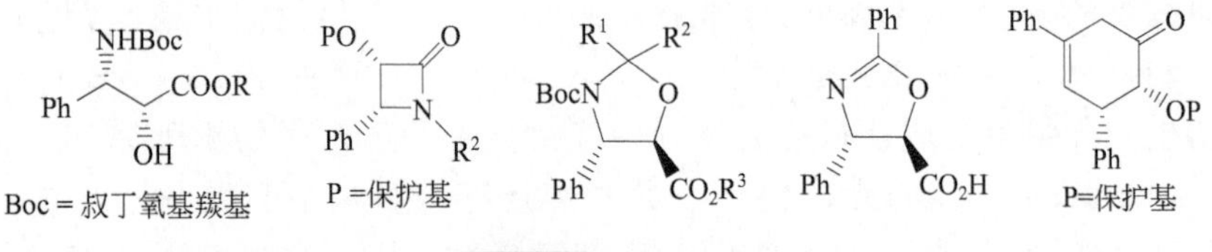

图 19-10　侧链类型

已有大量的研究来进行多西他赛的侧链合成以及与 10-DAB 的连接方法的改进。关于直线型侧链，Greene 等做过很多研究[33~36]，图 19-11 所示为其中一个改进的方法[35]。

最近 Córdova 小组报道了一种侧链的合成方法[37]，可高度立体选择性地催化生成所需的 β-氨基-α-羟基酸侧链 45，所需的对映体拆分率 >19:1，ee 值 99%（图 19-12）。

在环状侧链中，Ojima 的 β-内酰胺合成子的方法是一个经典方法[24,38]，被广泛应用于紫杉醇、多西他赛及其他紫杉烷类衍生物的合成中（图 19-13）[39]。

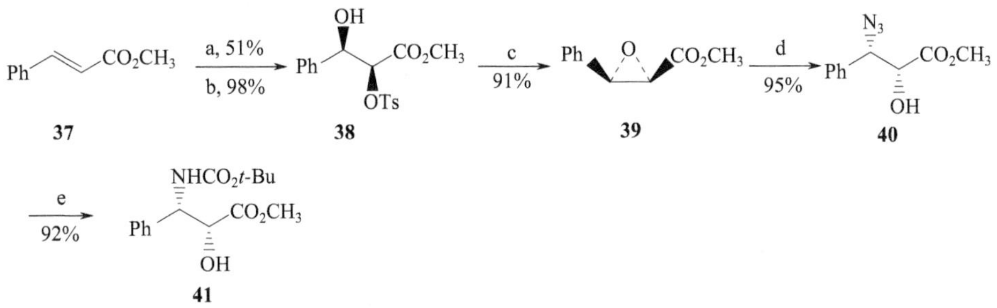

图 19-11　Greene 多西他赛侧链合成改进

a. 二氢奎尼丁 4-氯苯甲酰酯（DQCB），N-甲基吗啉-N-氧化物（NMMO），OSO₄，CH₃COCH₃-H₂O；
b. TsCl，(C₂H₅)₃N；c. K₂CO₃，H₂O，DMF；d. NaN₃，HCO₂CH₃，CH₃OH-H₂O；
e. ((CH₃)₃COCO)₂，Pd-C，CH₃CO₂C₂H₅

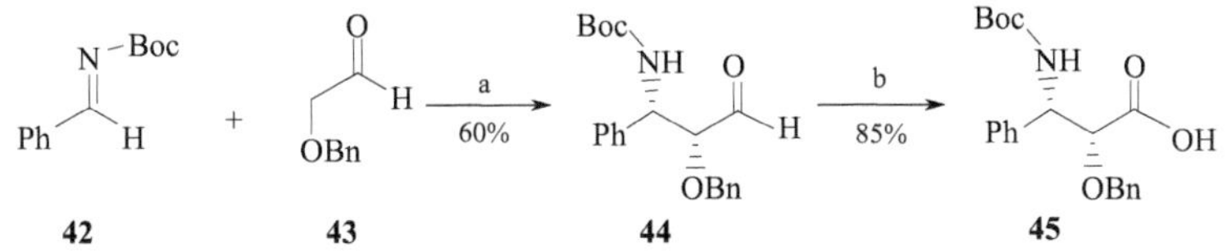

图 19-12　侧链催化合成

a. R-proline（摩尔分数 20%），CH₃CN，rt，16h；b. NaClO₂，异丁烯，KHPO₄，t-BuOH/H₂O 2∶1

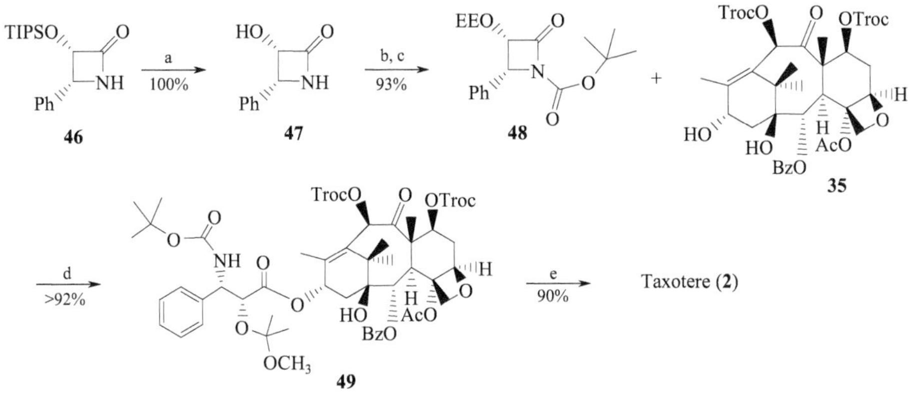

图 19-13　Ojima 法多西他赛半合成

a. NB₄F，THF；b. EVE，H⁺，100%；c. (t-BuOCO)₂O，Et₃N，DAMP，CH₂Cl₂，93%；
d. NaHMDS，THF，−30℃，10min；e. Zn，AcOH，MeOH，60℃ 1h；TIPS—三异丙基
硅烷基（triisopropylsilyl）；EE—乙氧基乙基（ethoxyethyl）；Troc—COOCH₂CCl₃

　　噁唑烷型侧链研究也较多。最近，Lee 等改进了以 2R，3S-苯基异丝氨酸为
起始原料的方法，可用于大规模生产。该法用 1，1-二氯丙酮来保护苯基异丝氨
酸，三溴乙酰氯保护 10-DAB，用 AcONH₄ 脱保护基，总产率达到 60%，纯度
99.4%（图 19-14）[40]。孙晓莉等以反式肉桂酸乙酯为原料，经不对称双羟化、环氧
化、重氮化及氢化反应得到多西他赛手性 C-13 侧链 **60**，侧链合成总收率为 69%，
光学纯度为 99%，对接及去保护 3 步反应总收率为 64%，且对价格昂贵的金鸡纳

生物碱衍生物配体进行了回收和再利用，并避免了柱层析分离（图 19-15）[41]。李鹏等则以顺式肉桂酸乙酯为起始原料，经不对称环氧化、叠氮开环、氢化等反应制备噁唑烷羧酸型侧链，将该侧链与选择性保护的 10-DAB 连接，经酯化、脱保护基而得到多西他赛。C-13 手性侧链的收率为 66%，酯化及脱保护反应的收率为 60%[32]。国内学者还有不少路线改进及优化的相关研究（文献［32］、［42］、［43］及其引用文献）。

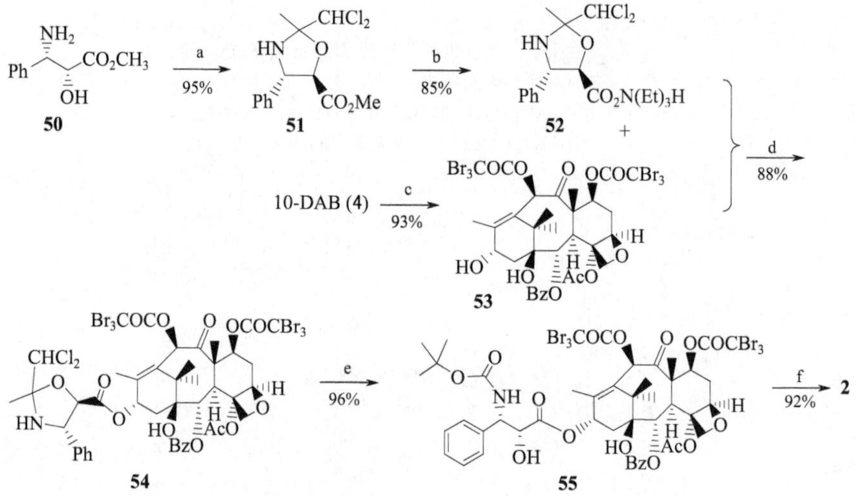

图 19-14　Lee 法多西他赛合成

a. CH₃COCHCl₂，PPTS，甲苯，3h；b. LiOH，MeOH，rt，0.5h，然后 Et₃N；c. CBr₃COCl，pyr，CHCl₃，0℃～rt，3h；d. DCC，DMAP，甲苯/DMF，0℃～rt，3h；e. c-HCl，EtOAc，rt，20min～12h，然后 NaHCO₃ 与（t-Boc）₂O，rt，2.5～3h；
f. AcONH₄，MeOH/THF（1∶1），rt，3h

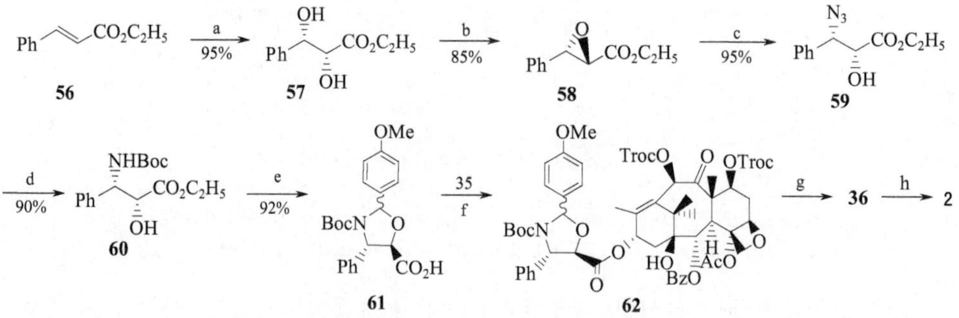

图 19-15　孙晓莉法多西他赛合成

a. OsO₄，配体；b. 吡啶对甲苯磺酸盐（PPTS），CH₃COBr；c. NaN₃，HCOOC₂H₅，MeOH-H₂O；d.（Boc）₂O，Pd-C，CBr₃COCl，H₂，CH₃CO₂Et；e. P-MeO-PhCHO，PPTS，甲苯，NaOH（aq）；MeOH，HCl；f. DCC，DMAP，C₆H₅CH₃；g. 对甲基苯磺酸（PTSA），MeOH；h. Zn，EtOH，MeOH；Troc—COOCH₂CCl₃

19.4 多西他赛的临床前药理研究[44]

19.4.1 多西他赛结合微管蛋白的活性

多西他赛作用机理与紫杉醇类似，通过促进微管二聚体装配成微管，同时防止微管解聚，使微管稳定，阻滞细胞于 G2 和 M 期，抑制细胞进一步分裂，从而诱导细胞凋亡的启动[45]，这一过程为 Bcl-2 的磷酸化所增强，因多西他赛能够引起 Bcl-2 的磷酸化，而 Bcl-2 可以阻断凋亡[46]。其促进微管聚合的活性比紫杉醇稍高，抑制解聚的活性大约为紫杉醇的 2 倍。其动力学同紫杉醇类似，并且在 β-微管蛋白的结合位点相同，与聚合的微管蛋白结合的化学计量数为 1∶1，但多西他赛在结合位点的亲和力为紫杉醇的 1.96 倍。二者都可以降低微管聚合所需最低浓度，多西他赛可降低 GDP-微管蛋白的最低浓度比紫杉醇低两倍多。二者所产生的聚合物结构有所不同，多西他赛诱导形成的微管原丝为 13.4 根，直径平均直径 24.2nm ±0.4nm，是紫杉醇形成的微管直径的 1.12 倍，紫杉醇产生的每个微管原丝为 12 根[47]。但同正常微管比较，二者产生的微管都可以发生折叠与波浪形的不正常改变。

19.4.2 紫杉醇与多西他赛构象分析及作用机制[29,48]

由于目前尚未得到紫杉醇、多西他赛与微管蛋白复合物的结晶，所以需要用各种间接办法来研究紫杉醇与多西他赛的构象及其微管蛋白的相互作用，例如分子模拟、合成及 NMR 技术等。早年用 NMR 研究紫杉醇的溶液构象发现，在非极性溶剂中，紫杉醇以"非极性"的构象存在，N-苯甲酰基与 2-苯甲酰基相近[49]；而在极性溶剂中它则呈现为"极性"构象，$3'$-苯基朝向 2-苯甲酰基[50~52]。鉴于很多合成的模拟"非极性"与"极性"构象的化合物的活性都不高，所以 Ojima 等认为这些构象可能都不是紫杉醇与微管蛋白结合的构象[48]。第一个紫杉醇结合的用 Zn^{2+} 稳定的 α，β-微管蛋白二聚体的电子晶体结构（$cryo$-EM）（1TUB）于 1998 年报道，用多西他赛的晶体结构显示，分辨率 3.7Å 1Å＝10^{-10} m，从而为紫杉烷类化合物的结构生物学和药物化学开启了新的时代。1TUB 结构 2001 年优化为 3.5Å 的 1JFF 结构，但由于衍射水平太低，仍不足以确定侧链的构象。2001年，Snyder 等通过分析紫杉醇-微管蛋白复合物的电子晶体结构以及紫杉醇的分子动力学和 NAMFIS NMR 分析，认为侧链上的两个苯基距离 C-2 苯甲酰基大致相等，从而紫杉醇的构象应为 T 形构象。在 β-微管蛋白表面附近有一个很深的疏水裂缝，当中可能有三个潜在的氢键以及一些疏水作用来结合紫杉醇和多西他赛[7,53]。但上述研究未明确哪个构象代表了紫杉醇或者多西他赛与微管蛋白结合的构象；旋转回波双共振（rotational-echo double resonance，REDOR）NMR 技术解决了这一问题。利用标记的紫杉醇衍生物，Kingston 小组提供了紫杉醇与 β-tubulin 结合时呈现 T 形构象的证据[54]，详细的模型分析也表明 T 形构象与电子晶体结构最为契合[55]，Ojima 则认为 REDOR 构象是最合理的构象，而此构象与

T 形构象相近[48, 49]，二者的区别在于 2'-OH 的朝向，T 形构象中 2'-O 与 Gly370 骨架上的 NH 形成氢键，REDOR 构象中，2'-OH 作为供氢者与 His229 形成氢键（图 19-16）。应用已经测得的五个关键原子间的分子距离来检视所有提出的紫杉醇构象，只有 T 形构象与 REDOR 构象最为符合[48, 53]。此构象分析已被成功用于药物设计思路中[48]。总结到目前为止的研究，紫杉醇与多西他赛的晶体结构（图 19-17）、以及以前研究所建议的"极性"或者"非极性"溶液构象，都不是紫杉醇或者多西他赛与 β-微管蛋白结合的构象。T 形构象与 REDOR 构象同 SAR 等比较符合，但二者都需要进一步优化与完善[48]。大环衍生物 SBT-2053（**63**）与 SBT-2054（**64**）是迄今为止在构象上最为接近紫杉醇的化合物（图 19-18），因而其活性也相当[39]。最近计算生物学与 NMR 的研究表明，多西他赛结合微管蛋白后会经历细微的构象变化，并且除了以前的电子晶体结构证明的微管腔结合位点外，还有一个位于微管孔上的结合位点，并认为这应该是首先发生的配体-蛋白识别，发生在其他的结合之前[56]。

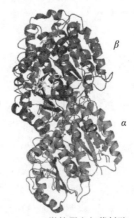

(a) α, β-微管蛋白与紫杉醇

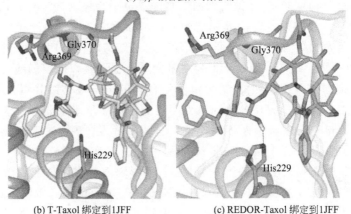

(b) T-Taxol 绑定到 1JFF　　　　(c) REDOR-Taxol 绑定到 1JFF

图 19-16　紫杉醇与 β-微管蛋白结合构象

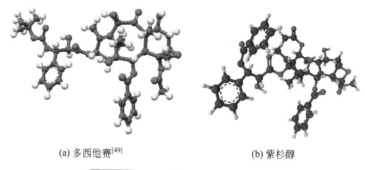

(a) 多西他赛[49]　　　　　　　(b) 紫杉醇

图 19-17　多西他赛与紫杉醇晶体结构

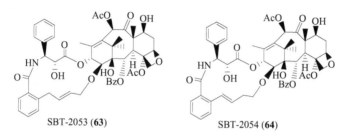

SBT-2053 (**63**)　　　　　　SBT-2054 (**64**)

图 19-18　与多西他赛及紫杉醇构象相近的代表性大环化合物

19.4.3　多西他赛的体外抗肿瘤作用

在长期生长的肿瘤细胞的细胞毒试验中，多西他赛在体外的细胞毒作用是紫杉醇的 1.3～12 倍（表 19-1）。在新移植的细胞中，临床相关剂量的多西他赛与紫杉醇都对肿瘤细胞集落显示了细胞毒作用，但更多的样品对多西他赛更为敏感。并且在紫杉醇抵抗的细胞株中，多西他赛仍然有效。在一些细胞株中，多西他赛的浓度比紫杉醇高 3 倍，并在细胞内滞留时间长，半衰期为后者的三倍。多西他赛在卵巢腺癌细胞中累积浓度比在肾癌细胞中高，可能为其对于卵巢癌疗效更好的原因。

表 19-1　紫杉醇与多西他赛针对不同肿瘤细胞株的体外细胞毒作用比较

细胞株	IC_{50}[①] /（ng/mL）		［IC_{50}（紫杉醇）］/［IC_{50}（多西他赛）］
	多西他赛	紫杉醇	
P388 小鼠白血病[②]	35	180	5.1
SV1Ras4 小鼠纤维肉[②]	35	300	8.6
Calc18 人乳腺癌[②]	5	30	6.0
HCT116 人结肠癌[②]	7	9	1.3
T24 人膀胱癌[②]	4	8	2.0
KB 人表皮样癌[②]	8	75	9.3
KB 人表皮样癌[③]	1500	18000	12.0
N417 人小细胞肺癌[②]	150	1700	11.3

① 使细胞存活率减少 50% 所需要的药物浓度。

② 液体基质中培养。

③ 琼脂中移生培养。

19.4.4 多西他赛的体内抗肿瘤作用

在体内的抗肿瘤试验中，多西他赛也显示了很好的效果。在鼠同源可移植的15 个肿瘤模型上，多西他赛显示了广谱的抗瘤效果，有 13 个有效。其中对于快速生长的 B16 黑色素瘤最有效，肿瘤生长延迟达 12.2 天，而紫杉醇为 4.7 天。在其他皮下肿瘤模型中，多西他赛对早期的胰导管腺癌（PO3）和结肠腺癌（C38）有 100% 的治愈率，晚期的彻底治愈率也大于 80%；对于其他一些模型例如皮下移植的结肠腺癌小鼠模型 C51 及乳腺癌模型 MA16/C 与 MA13/C 等也显示了很好的疗效。另外，对于腹膜内移植的肿瘤如白血病、L1210 和 P388 对多西他赛也很敏感；但多西他赛对组织细胞肉瘤（M5076）和乳腺癌（MA17）模型无效。静脉注射与腹腔注射给药有效，表明多西他赛可以通过一些生理屏障，但其口服无效，可能与胃酸能够使 C-13 位脱酯化有关。

在小鼠的人体移植瘤模型中，多西他赛同样显示了良好的效果，对 14 个当中的 13 个有效。22～33mg/kg 的剂量可使得早期移植 OVCAR-3 卵巢癌的小鼠延长寿命。在晚期肿瘤小鼠模型中，多西他赛可显著抑制肿瘤生长，包括 LX-1肺癌、Calc18 乳腺癌以及两个结肠癌模型 KM20L2 和 CX-1。而在 MX-1、SKMEL-2 模型中则可 100% 抑制生长。在最大耐受剂量 15～20mg/kg（iv，两次，每周一次），多西他赛对于多数皮下移植的卵巢癌模型有效（5 个当中的 4 个）；对于对顺铂敏感的 OvPe 肿瘤也有效。

关于耐药性，紫杉烷耐药可能跟 P-糖蛋白（P-glycoprotein, Pgp）过度表达或者微管蛋白的改变有关。一些耐药细胞株如 CalclS/TXT，过度表达 MDR1 基因，β-微管蛋白 mRNA 水平下降，对多西他赛敏感性降低 15 倍，同时对于长春花碱高度交叉耐药。但总的来说，其与顺铂、5-FU、长春新碱、依托泊苷等的交叉耐药性比较小或者没有。虽然与紫杉醇结构相似，但其仍可抑制对紫杉醇耐药的 J774.2 小鼠巨噬细胞复制。

关于与其他药物的联合应用也做了相应的探讨，例如在体外的人乳腺细胞SKBR-3 上，先用依达曲沙（Edatrexate）后再用多西他赛显示了协同效果，但若顺序调换则发生拮抗；研究还显示在 HL-60 细胞上多西他赛具有放射增敏作用，可能与其能够将细胞捕获在 G2/M 期有关，这两个期对于放射最敏感。在体内的研究则发现，与长春新碱、去甲长春碱、依托泊苷、环磷酰胺、丝裂霉素、5-FU（氟尿嘧啶）等分别具有较好的协同效果，其中同长春新碱的联合毒性系数最低，即最安全。

19.5 多西他赛的临床研究

多西他赛从 1990 年开始 I 期临床研究，1992 年进行 II 期临床研究，1994 年开始 III 期临床研究，1994 年率先在墨西哥和南非得到批准，1995 年在欧盟上市，用于治疗常规治疗失败的晚期乳腺癌，FDA1996 年批准在美国上市。多西他赛开始由赛诺菲公司生产，现在专利到期后，有多家公司的产品。赛诺菲公司生产的多西他赛剂型为针剂，每盒装有一瓶多西他赛注射浓缩液与一瓶多西他赛溶剂。辅料为吐温-80，有 20mg 与 80mg 两种规格，所用溶剂为含 13％乙醇的生理盐水[57]。以前为两个小瓶包装，2010 年一瓶包装得到了批准。

19.5.1　多西他赛的药代动力学研究[57, 58]

多西他赛静脉给药后迅速被吸收，生物利用度为 100％，单独给药口服生物利用度为 6％～8％，与环孢霉素联合用药生物利用度可增加至 90％ ± 44％。静注是为了增加剂量的准确性。成人剂量研究从 5～145mg/m²，儿童从 55～235mg/m²。Ⅱ期、Ⅲ期临床试验药代动力学研究给药方案为 100mg/m²，静脉滴注 1～4h，每三周一次。在此给药方案中，多西他赛的分布可用三室模型描述，α、β、γ 室半衰期平均分别为 4.5min、38.3min 和 12.2h。其分布呈线性，AUC 随剂量增加而增加。多西他赛在组织中广泛分布，平均分布体积为 74L/m²，与紫杉醇一样，多西他赛不能通过血脑屏障。多西他赛的血浆蛋白结合率＞90％，其平均总体消除率大约为 22L/（h·m²），本品主要经过肝细胞色素 P450 系统（CYP3A4 和 CYP3A5）代谢，主要的代谢途径是在叔丁基侧链进行氧化，然后通过胆汁和肠道的 P-糖蛋白运输而排出体外，大部分的代谢物与少于 10％的原型从粪便排出（占总量的 75％），从尿排出的量少于总量的 10％；以原型排出的仅有少部分，这种代谢途径与紫杉醇极其相似。其主要代谢物为 M1-M4（**65～68**，图 19-19），其中 M4 的含量较高，它们细胞毒性都大幅度下降；未见有葡萄糖醛酸等结合物。当病人血浆胆红素和或者转氨酶水平升高时，多西他赛消除率会下降 12％～27％，故应该减量给药。肝功能对于多西他赛的消除影响很大，肝功能不全则会导致消除减少，中毒风险上升；当年龄、α₁-酸性糖蛋白、白蛋白浓度上升，体表面积减少时，消除率明显下降。研究中未发现多西他赛同其他经由 CYP3A4 代谢的药物有相互作用，但与 CYP3A4 抑制剂应该小心伍用，例如红霉素、酮康唑和环孢霉素等。最近小鼠模型和临床研究都证实的，伍用环孢菌素等药物时，多西他赛的口服表观生物利用度会有很大提高，说明首关效应为肠道和口服吸收很差的主要原因[58]。多西他赛终末半衰期为 86h。

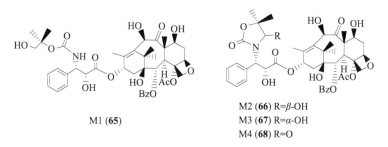

M1 (**65**)

M2 (**66**) R=β-OH
M3 (**67**) R=α-OH
M4 (**68**) R=O

图 19-19　多西他赛人体内主要代谢产物

19.5.2　临床试验与应用

多西他赛的抗肿瘤作用已被多项对照或者非对照随机实验所证实。多西他赛Ⅰ期临床在欧洲美国等的癌症中心进行了 6 项试验，主要对毒性进行了研究，根据研究结果推荐了Ⅱ、Ⅲ期临床研究所用的剂量方案为每三周给药 $100mg/m^2$；持续静脉滴注 1h。对于肝损伤患者的应用剂量为 $75mg/m^2$。在多西他赛的Ⅱ期临床研究中，不仅考察了其治疗各种癌症的疗效，同时对其副作用进行了进一步研究。Ⅲ期临床研究也已积累了大量资料，并在Ⅲ期临床中与阿霉素、长春花碱＋丝裂霉素、紫杉醇等进行了比较，结果显示多西他赛具有更强的抗癌效果。在美国，多西他赛被用于治疗局部晚期或者先前化疗失败的转移性性乳腺癌，与阿霉素及环磷酰胺合用辅助性治疗可手术的淋巴结阳性乳腺癌，单一用药治疗局部晚期或者转移性先期铂治疗失败的非小细胞肺癌（NSCLC），与顺铂联用治疗先期化疗无效的不可手术的局部晚期或者转移性 NSCLC；与强的松联用治疗激素不应性转移性前列腺癌，与顺铂及 5-FU 联用治疗晚期胃腺癌及头颈部鳞状细胞癌等。在欧洲，多西他赛还同阿霉素及环磷酰胺联用辅助治疗可手术的淋巴结阴性乳腺癌，与顺铂联用治疗未接受化疗不可手术的局部晚期或者转移性 NSCLC。在日本多西他赛还被用于治疗卵巢癌的治疗。下面举几个主要的适应证来说明。

19.5.2.1　多西他赛的主要适应证

(1) 乳腺癌　目前为止尚无针对以前化疗失败的转移性乳腺的最优临床方案，但在以前用烷化剂和蒽环类药治疗失败的转移性乳腺癌患者中，单用多西他赛治疗中数存活时间为 10.4～16.0 月，客观响应率（ORR）为 30.0%～47.8%，肿瘤恶化时间（time to tumor progression，TTP）4.4～6.5 月，在直接对比中，其单用效果至少与阿霉素、紫杉醇、5-FU 联用长春瑞宾相当，而比甲氨蝶呤联用 5-FU 或者丝裂霉素联用长春花碱疗效更好。作为对比，多西他赛和紫杉醇中数存活时间分别为 15.4 月与 12.7 月，TTP 分别为 5.7 月与 3.6 月，响应持续时间分别为 7.5 月与 4.6 月，有显著差别（$p<0.03$）。与健康相关的生活质量影响则差别不明显。但关于跟紫杉醇疗效的比较，目前还有不同的看法，有人认为二者无明显差异[59]。在Ⅲ期临床试验中，还考察了多西他赛与蒽环类抗肿瘤抗生素及口服卡培他滨联合用药的疗效。结果显示，多西他赛与一个蒽环类抗肿瘤抗生素（阿霉素或者表柔比星）联用，其生存期与对照组（如阿霉素加环磷酰胺）的疗效至少相当[46,60]。

(2) 非小细胞肺癌（NSCLC）　一项国际性多中心、随机的包括 1218 例病人的Ⅲ期临床试验（TAX 326）证实[61]，多西他赛合用顺铂一线治疗非小细胞肺癌相比长春瑞宾加顺铂能够获得更高的响应率和生存率。多西他赛加顺铂治疗患者的客观响应率 31.6%，1 年和 2 年存活率分别为 46% 和 21%；长春瑞宾加顺铂组的相应数值分别是 24.5%、41% 和 14%。即多西他赛加顺铂 2 年的存活率提高达 50%。实验还证实，多西他赛加顺铂组的耐受性和患者生活质量也显著优于对照组，说明多西他赛合用顺铂是一个较好的治疗晚期或者转移性 NSCLC 的方案，故其相继被欧美批准用作 NSCLC 一线疗法。

(3) 前列腺癌　一项大型国际性的Ⅲ期试验（TAX 327）于 2004 年完成，共有 1006 例非雄激素依赖性即激素不应性转移性前列腺癌病人参加该实验，他们随机分配接受多西他赛加强的松或者米托蒽醌（Mitoxantrone）加强的松治疗，结果显示，两组中数存活时间分别为 18.9 月对 16.5 月，即前者的死亡风险较后者低 24%；另外血清前列腺特异性抗原至少减少 50% 以上的患者比例更高（35% 对 22%）、疼痛响应改善率更高（35% 对 22%）、生活质量也有提高（22% 对 13%）；并且耐受性也更好，其最常报告副反应仅是脱发、疲劳和恶心等[62]。

19.5.2.2　不良反应与耐受性[46,63]

中性粒细胞减少是最常见的血液学不良反应，可发生于大部分病人，约 1/8 的病人会发生热性中性粒细胞减少。尽管事前用皮质类固醇预防，仍然会有 6.5% 的患者发生剂量累积性的严重水液潴留。其他的三级或者四级毒副反应包括无力、口腔炎、感染、过敏反应、皮肤及皮下组织异常、胃肠道不适、神经系统异常、指甲改变、无感染的高热、肌痛、超敏反应、心脏异常、肝胆系统异常、脱发与眼部异常等。

尽管有诸如中性粒细胞减少症之类的严重毒副反应，但大部分病人对于多西他赛的耐受性尚可接受。现在的给药方案倾向于每周给予 $25\sim100\,\mathrm{mg/m^2}$ 的剂量，治疗效果相当但骨髓抑制减少，代价是流泪增加、皮肤与指甲毒性、生活质量降低，所以有很多医生又恢复了以前的用药方案。

19.5.2.3　多西他赛临床应用中的主要问题及解决办法

多烯紫杉醇抗瘤谱广、抗肿瘤疗效突出，但仍然存在一定问题。除了药物本身的毒副反应外，药源问题和水溶性差这两个缺点仍限制其临床应用，尽管相比紫杉醇已有很大改进。目前上市品种仅为多西他赛注射液，需要以乙醇为溶剂加聚山梨醇-80（吐温-80）提高其溶解度和制剂稳定性，易引起较多不良反应，且使用前要使用抗过敏药物，给患者带来了极大的不便和痛苦。这些不良反应在人的临床实验可以十分严重，有死亡报道。因此吐温-80 是一种具有潜在不安全性的辅料，使用不当会对人的健康造成很大影响。由于多西他赛水溶性差，现行的制剂又存在诸多问题，研制具有良好水溶性的多西他赛新制剂也一直是研究者关注的热点。随着相关领域科学技术的发展进步，抗癌药物剂型的研究向高效、低毒、靶向、智能化的方向发展，理想的剂型具有剂量小、毒性小、副作用小等优势，近年来以缓释、控释、靶向为代表的新型药物传输系统已经展现出良好的发展前景。为了提高多西他赛的治疗效果，解决现行制剂存在的问题，科学家们探索了多种多西他赛药物输送系统，目前报道了许多新剂型，包括脂质体、纳米乳剂、亚微乳，将药物与抗体或血清结合制成酶促降解性结合物，还可以制成微囊、微球以及用环糊精包合或将其制成水溶性前药等。

多西他赛药源问题的解决主要集中在半合成收率的提高和成本的降低方面。另外利用植物组织培养、红豆杉栽培法、真菌培养法等拓宽多西他赛半合成原料来源，利用先进的化学工艺提高提取分离效率也是一个方向。

另外，近年来发现肿瘤对于多西他赛的耐药性也越来越严重。因此最近科学家正进行构效关系研究，已经设计合成了性能更优的一系列紫杉烷类抗癌药物（见下面构效关系讨论）。

19.6 紫杉烷类化合物的构效关系及最新研发进展

19.6.1 紫杉烷类化合物的构效关系总结

理解先导化合物与靶点的相互作用特点对于新药的研发至关重要。由于紫杉醇和多西他赛的活性与应用前景，其构效关系已经被众多学者所研究和总结，尤其是20世纪90年代后，人们进一步研究了紫杉醇类化合物各环上官能团的变化对抗肿瘤活性的影响，结合分子立体构象的研究，以寻求活性更好的类似物，甚至设计出全新的替代物。综合前人研究与总结，将紫杉烷类化合物的构效关系总结如下（图19-20）[29,64,65]。

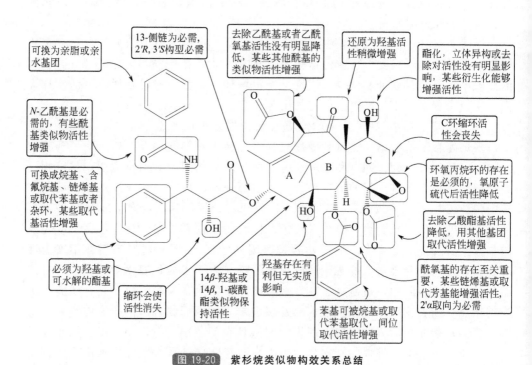

图 19-20　紫杉烷类似物构效关系总结

① 关于整个骨架与侧链：初步研究中已经发现，紫杉醇6/8/6环系及C-2′位的未取代羟基对于活性很重要。C-13的侧链对于活性是必需的，如果移除侧链会导致化合物抗有丝分裂与抗微管活性彻底丧失。侧链上的C-3′酰胺基中的苯甲酰

基可以被其他酰基取代而不丧失活性，C-3′ 的苯基亦可置换为烷基而提高活性。C-2′ 羟基为必需基团，或者可以设计为前药。对于侧链修饰成功代表之一的即是多西他赛[66]。

② A 环。对 A 环 13 位及 14 位取代基的研究结果表明，C-13β 取代及 C-14-OH 取代物的活性均下降。双键对 A 环构象形成有一定的影响。C-1 位羟基存在利于活性的保持，但影响有限。

③ B 和 C 环。C-2 位的酰氧基是必需的，其构型对维持活性也很重要。而此处间位取代苯基可使活性增强。C-4 位的乙酰基去掉则活性下降，用其他基团取代可能使活性提高。C-7、C-9、C-10 位的取代基影响不是很大。

④ D 环的存在是必需的。

19.6.2　紫杉烷类化合物的最新研发进展

多西他赛和紫杉醇的发现是抗肿瘤化学治疗药物研发史上重要的里程碑式的事件。经过多西他赛和紫杉醇的发现，β-微管蛋白成为抗肿瘤化疗药物筛选的重要靶标，而紫杉烷类化合物也成为目前抗肿瘤药物研发中最为活跃的领域。到现在为止，FDA 共批准三个紫杉烷类化学实体上市，除紫杉醇、多西他赛外，赛诺菲的卡巴他赛（Cabazitaxel，Jevtana®，**3**）注射剂已经于 2010 年在美国上市，与强的松联合用于治疗激素不应性转移性前列腺癌[67]，另外紫杉醇的白蛋白结合的前药 Abraxane® 也已经上市。目前针对多西他赛与紫杉醇的剂型改进及衍生物研究以及各种联合用药的研究正在如火如荼地进行。包括各种纳米制剂、靶向给药制剂、口服剂型等、各种前药的研究，增加溶解性的结构修饰、各种下一代紫杉醇衍生物的研究等，不胜枚举。

多药耐药（MDR）是目前紫杉醇和多西他赛的一个主要问题。MDR 指细胞对一种药物产生耐药性的同时，对未接触过的、结构无关的、机制各异的其他抗肿瘤药物也具有交叉耐药性。导致肿瘤细胞产生 MDR 现象的机制很多，如 MDR 基因（MDR-1）的过表达、靶分子（微管蛋白）的突变、凋亡途径及有丝分裂关卡蛋白的改变、近来发现的脂质成分的改变及白细胞介素 6（IL-6）潜在的过表达等。其中由 MDR-1 编码的 Pgp 过表达介导的 MDR 是目前公认的一种主要的耐药机制。最近有关于紫杉烷抗 MDR 构效关系的研究进展总结[68,69]。很多大学的实验室以及制药工业的研究人员正在进行紫杉烷类化合物的研究与开发。在他们的努力下，近几十年来，成千上万的紫杉烷类化合物被设计合成出来，有许多具有比多西他赛和紫杉醇更好的活性，但只有很少的一些能够进入临床研究。例如 Ojima 等在深入研究紫杉烷类化合物的构效关系与分析紫杉醇溶液构象的基础上，主要对于对侧链 C-3′ 位、C-10 位及 C-2 苯甲酰基的苯环进行修饰，合成了一系列下一代紫杉烷衍生物（**69～78**），有的活性超出紫杉醇和多西他赛几个数量级，且对多药耐药肿瘤的抑制活性显著提高（表 19-2、表 19-3），有几个已经进入临床研究[39,68]。

表 19-2   Ojima 小组合成的一些下一代紫杉烷衍生物结构

化 合 物	R^1	R^2	R^3	X	Y
SBT-1213 (69)	$Me_2C\!=\!CH$	t-BuO	EtCO	H	H
SBT-1214 (70)	$Me_2C\!=\!CH$	t-BuO	c-PrCO	H	H
SBT-1216 (71)	$Me_2C\!=\!CH$	t-BuO	Me_2NCO	H	H
SBT-11033 (72)	Me_2CHCH_2	t-BuO	EtCO	MeO	H
SBT-121303 (73)	$Me_2C\!=\!CH$	t-BuO	EtCO	MeO	H
SBT-121313 (74)	$Me_2C\!=\!CH$	t-BuO	EtCO	MeO	MeO
SBT-121602 (75)	$Me_2C\!=\!CH$	t-BuO	Me_2NCO	Me	H
SBT-12823-3 (76)	CF_3	t-BuO	Me_2NCO	Cl	H
SBT-12854 (77)	$F_2C\!=\!CH$	t-BuO	Me_2NCO	H	H
SBT-12855-1 (78)	$F_2C\!=\!CH$	t-BuO	MeOCO	MeO	H

表 19-3   下一代紫杉烷衍生物针对人肿瘤细胞的细胞毒性（IC_{50}）单位：nmol/L

化 合 物	MCF-7[1]	HT-29[2]	CFPAC-1[3]	DLD-1[4]	LCC6-MDR[5]	NCI/ADR[6]
紫杉醇 (1)	1.7	12	68	300	346	550
多西他赛 (2)	1.0	—	—	—	120	723
SBT-1213 (69)	0.18	0.37	4.6	3.9	—	4.0
SBT-1214 (70)	0.20	0.73	0.38	3.8	—	3.9
SBT-1216 (71)	0.13	0.052	0.66	5.4	—	7.4
SBT-11033 (72)	0.36	—	—	—	—	0.61
SBT-121303 (73)	0.36	—	0.89	—	0.90	0.79
SBT-121313 (74)	0.30	3.6	0.025	13	—	—
SBT-121602 (75)	0.08	0.003	0.31	0.46	—	—
SBT-12823-3 (76)	0.17	0.45	—	—	—	1.9
SBT-12854 (77)	0.18	0.46	0.35	0.25	—	4.3
SBT-12855-1 (78)	0.11	—	—	—	—	0.92

① 乳腺癌细胞株（Pgp—）。
② 结肠癌细胞株（Pgp—）。
③ 胰腺癌细胞株。
④ 结肠癌细胞株（Pgp+）。
⑤ 乳腺癌细胞株（Pgp+）。
⑥ 卵巢癌细胞株（Pgp+）。

除上面所提到的相关结构外，还有多种紫杉烷类化合物在研发或者临床试验阶段。图 19-21 所列举的结构（79～96）为目前正处于或者曾经进入临床研究的紫杉烷类药物候选分子[68,70]。它们要么具有更好的水溶性与口服生物利用度，要么没有 MDR，特别是没有与 Pgp 的相互作用。它们的结构修饰大多集中于侧链

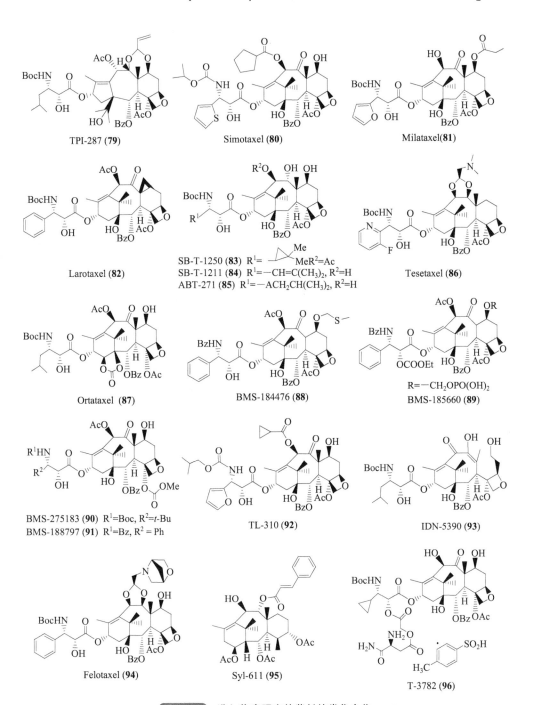

TPI-287 (**79**)

Simotaxel (**80**)

Milataxel(**81**)

Larotaxel (**82**)

SB-T-1250 (**83**) R¹=
SB-T-1211 (**84**) R¹=—CH=C(CH₃)₂, R²=H
ABT-271 (**85**) R¹=—ACH₂CH(CH₃)₂, R²=H

Tesetaxel (**86**)

Ortataxel (**87**)

BMS-184476 (**88**)

R=—CH₂OPO(OH)₂
BMS-185660 (**89**)

BMS-275183 (**90**) R¹=Boc, R²=t-Bu
BMS-188797 (**91**) R¹=Bz, R² = Ph

TL-310 (**92**)

IDN-5390 (**93**)

Felotaxel (**94**)

Syl-611 (**95**)

T-3782 (**96**)

图 19-21 进入临床研究的紫杉烷类化合物

C-3′位、C-7 位、C-10 位等。Larotaxel（RPR-109881A，**82**）作用与多西他赛及卡巴他赛（**3**）类似，也是 Pgp 弱的底物且易透过血脑屏障，对耐药细胞株的活性比卡巴他赛稍弱，目前正处于Ⅲ期临床研究。TPI-287（ARC-100，**79**）为第三代紫杉烷衍生物，与β-微管蛋白结合机制灵活，克服了Pgp介导的药物外排泵作用，正处于Ⅲ期临床研究阶段。Ⅱ期研究阶段的Milataxel（MAC-321，**81**）、Tesetaxel（DJ-927，**86**）、TL-310（**92**）、Ortataxel（BAY-59-8862，IDN-5109，SB-T-101131，**87**）、BMS-275183（**90**）均口服有效，其中Ortataxel（**87**）在小鼠体内口服生物利用度可达50.4%。我国恒瑞医药公司研发的Felotaxel（**94**）也已经进入Ⅰ期临床研究。Syl-611（**95**）也是我国科学家研发的新结构，为一个缺失C-3位侧链的abeo紫杉烷结构，目前正准备进入临床研究。IDN-5390（**93**）则是首个进入临床研究的开环紫杉烷。随着构象与构效关系的进一步研究，设计和研发更加高效、低毒、结构简单、且不易产生耐药性的新一代紫杉烷类药物已经成为可能。可以肯定的是后续的类似药物很难具有像紫杉醇那样的明星效应，但在疗效上和耐药性上却有可能取得突破。

19.7　多西他赛的研发启示

从1962年植物学家A. Barclay在华盛顿州采集鲜为人知的太平洋紫杉开始，经30余年的研发，到1995年多西他赛首次上市，1996年获美国FDA批准进入美国市场，这是现代新药研发从天然产物中发现药物先导化合物和结构改造的一个很经典的案例。仔细分析多西他赛的研发历程，确有很多值得借鉴之处，可为后来的药物研究与开发带来一些思路或启示。此药研发中的一些亮点可大致归纳如下：

① 关于天然药物资源与环境保护的冲突。紫杉醇的开发初期带来了非常严重的环境破坏，并引起了很大的政治争议。为减少对野生红豆杉资源的破坏，科学家与企业密切合作，施贵宝先采用半合成的方法合成紫杉醇，在后来采用细胞培养的方法生产紫杉醇，对于环境的巨大压力与社会争议也随之而解。安万特公司则应用英国紫杉的针叶来提取10-DAB而进一步用半合成的方式生产多西他赛，由于针叶是可以再生的资源，这就避免了紫杉醇此前所面对的困扰，解决了来源的问题，消除了针对环境的压力与社会忧虑。这也说明，无论为了什么目的的发展，包括新药研发在内，一定要做好前瞻研究，来源与工艺要做到环境友好，要尽量使用可再生资源而避免使用不可再生资源以保护环境，这样才能做到持续与和谐发展，真正有益于社会。

② 自然界是药物研发的源泉。植物在其漫长的进化过程中合成了许许多多结构各异的次生代谢天然产物，这些次生代谢产物不仅具有不同的生物活性，而且还可能拥有不同甚至完全相反的作用机制，所以天然产物一直是发现新药和药物先导化合物的重要途径之一，很多抗癌药物都是直接或间接来源于天然产物。再加上天然产物本身具有结构新颖、复杂以及多样化的优势，所以天然产物可以一直作为发现新的抗癌药物特别是新的抗癌药物先导化合物的重要源泉。紫杉醇与多西他赛结构复杂，其紫杉烷结构很难合成，多年来研究者致力于合成能够模拟

其构象而简化结构的化合物，但到目前为止还远未成功，也从一个侧面说明了自然界造化的伟大。紫杉醇与多西他赛开发的成功，源于对于植物资源的深入研究。中草药在我国有着悠久的历史和丰富的临床经验，用现代的方法研究其活性成分及其作用机制是研制开发新型抗癌药物的一条捷径。紫杉醇与多西他赛的研发成功在这方面可以给研发人员以很好的启示，诠释了中草药在新药研发方面还具有巨大的潜力。

③ 作为新药的研发，知识产权的问题一直是一个值得关注的问题。例如紫杉醇开始没有进行专利申请，后来的 CRADA（合作研究和开发协议）合伙人的选择，Taxol® 商标的申请等产生了一系列的争议，并导致了国会听证及诉讼。而多西他赛由于研发者 Potier 等一开始就非常注意知识产权的保护，所以多西他赛的专利保护非常到位，后期没有相关争议，开发与上市都很顺利。在紫杉醇仅仅上市 3 年，多西他赛即成功上市，并于 1996 年于美国上市，且销售额后来远超紫杉醇，取得了令人瞩目的成功。这一方面是由于前面有紫杉醇的多年积累和铺垫，另一方面是由于 Potier 以敏锐的目光，发现了问题所在，在前期研发中他选择更加直接更能说明问题的 β-微管蛋白模型来筛选紫杉烷类化合物，而非美国同行普遍采用的细胞毒模型，前者既快又准，而后者则需要更长的测试与评价时间，并且重现性不稳定。由于 Potier 选题精准，所以切入进展迅速，效果良好。而当时的其他课题组则正在进行紫杉醇的全合成研究，目的是在化学上创造知识、克服挑战。所以在新药开发中，选题的切入点非常重要，即使是跟踪研究，只要研发者善于发现关键问题，聚焦能量，迅速行动，也可以别开洞天，取得显著成功。

④ 关于新靶点新作用机理的探索对于寻找新的抗肿瘤药物非常重要，这有赖于生物学家与化学家的密切合作。紫杉醇后期研发的突破即在于其独特作用机理的发现。肿瘤的防治仍然任重道远，机理尚未完全清楚。寻找新作用机理的药物不但能够提高药效，增加联合用药的选择，还有可能克服目前的耐药性瓶颈。所以要坚持不懈地推进多学科的联合或者交叉研究。近年来通过计算化学、NMR、化学生物学、结构生物学等领域的持续联合攻关，紫杉醇的构象研究最近有了很大的进展。这有助于设计结构更加简单高效及抗耐药的化合物。例如 Ojima 课题组即在此领域多年耕耘，在比较深入地理解紫杉醇构象的基础上，高效地合成出了一系列第二、第三代紫杉烷类化合物，很多都远远超过紫杉醇和多西他赛的抗肿瘤活性并具有抗耐药性。

⑤ 多西他赛是在合成紫杉醇的过程当中出现的中间体，Potier 等人对于这些中间产物也都测定了活性，从而意外发现了多西他赛的抑制微管蛋白的活性比紫杉醇还强两倍，然后申请专利，带来了后来多西他赛的成功。多西他赛在 Potier 实验室发现不是偶然的，该实验室自从 1960 年建立后就有一贯的细致作风。Potier 博士的管理风格、对于知识产权的重视、信念与干劲、向产业的转向、建立团队的能力、为获得机会而改变方向的灵活性以及贯穿全程的专注度都对于多西他赛的研发起到了重要作用。他既具有机化学背景，又有药理学背景，这对于

后期相应药理模型的确定与建立，以及数据阐释都有不可估量的潜在影响。所以团队的建设、专业的交叉非常重要，特别是作为主要的研发科学家，应该尽可能具有不同背景的专业知识，以利于思维的发散与真正有价值研究方向的凝聚。

⑥ 纵观紫杉醇与多西他赛的开发历程，也可以发现两种新药研发体制对于这两个药物的影响。美国当时把攻克癌症当作一个战争，开始由政府主导，其科研体制倾向于选择支持个体或者小组的科学家的短期研究计划，而法国则倾向于长期支持某个研究所（在此例中 CNRS）。后期的产业化，由于紫杉醇开始并无此机制，转让给施贵宝后引起了一系列的争议，而多西他赛一开始即由 RPR 介入，产业化过程一帆风顺。所以在新药的研发中，一定要重视团队的组织，国家需要在公平的前提下加强对于重点科学家、团队与研究所的重点支持，以利于富于创新精神的新药研发团队的培养、壮大和稳定。

参考文献

[1] WHO. http：//www. who. int/mediacentre/factsheets/fs350/en/.

[2] Wani M C，Taylor H L，Wall M E，Coggon P，McPhail A T. Plant antitumor agents. Ⅵ. Isolation and structure of taxol，a novel antileukemic and antitumor agent from Taxus brevifolia. J Am Chem Soc，1971，93：2325-2327.

[3] Schiff P B，Fant J，Horwitz S B. Promotion of microtubule assembly *in vitro* by taxol. Nature，1979，277：665-667.

[4] Horwitz S B. Mechanism of action of taxol. Trends in Pharmacol Sci，1992，13：134-136.

[5] Nogales E，Wolf S G，Downing K H. Structure of the $\alpha\beta$ tubulin dimer by electron crystallography. Nature，1998，393：199-202.

[6] Jordan M，Wilson L. Microtubules as a target for anticancer drugs. Nat Rev Cancer，2004，4：253-265.

[7] Snyder J P，Nettles J H，Cornett B，Downing K H，Nogales E. The binding conformation of Taxol in beta-tubulin：a model based on electron crystallographic density. Proc Natl Acad Sci USA，2001，98：5312-5316.

[8] He L，Orr G A，Horwitz S B. Novel molecules that interact with microtubules and have functional activity similar to Taxol™. Drug Discov Today，2001，6：1153-1164.

[9] Blagoskionny M V，Giannakakou P，El-Deiry W S，Kingston D G I，Riggs P I，Neckers L，Fojo T. Raf-1/bcl-2 phosphorylation：a step from microtubule damage to cell death. Cancer Res，1997，57：130-135.

[10] Ferlini C，Cicchillitti L，Raspaglio G，Bartollino S，Cimitan S，Bertucci C，Mozzetti S，Gallo D，Persico M，Fattorusso C，Campiani G，Scambia G. Paclitaxel directly binds to Bcl-2 and functionally mimics activity of Nur77. Cancer Res，2009，69：6906-6914.

[11] Stanton R A，Gernert K M，Nettles J H，Aneja R. Drugs that target dynamic microtubules：a new molecular perspective. Med Res Rev，2011，31：443-481.

[12] Holton R A，Somoza C，Kim H-B，Liang F，Biediger R J，Boatman P D，Nadizadeh M，Suzuki Y，Tao C，Vu P，Tang S，Zhang P，Murthi K K，Gentile L N，Liu J H. First total synthesis of taxol，1：functionalization of the B ring. J Am Chem Soc，1994，116：1597-1598.

[13] Holton R A，Kim H-B，Carmen Somoza，Liang F，Biediger R J，Boatman P D，Shindo M，Smith C C，Kim S，Nadizadeh H，Suzuki Y，Tao C，Vu P，Tang S，Zhang P，Murthi K K，Gentile L N，Liu J H.

First total synthesis of taxol. 2. Completion of the C and D rings. J Am Chem Soc，1994，116：1599-1600.

［14］Nicolaou K C，Yang Z，Liu J J，Ueno H，Nantermet P G，Guy R K，Claiborne C F，Renaud J，Couladouros E A，Paulvannan K，et al. Total synthesis of taxol. Nature，1994，367：630-634.

［15］Danishefsky S，Masters J，Young W，Link J，Snyder L，Magee T，Jung D，Isaacs R，Bornmann W，Alaimo C，Coburn C，Di Grandi M. Total synthesis of baccatin Ⅲ and taxol. J Am Chem Soc，1996，118：2843-2859.

［16］Wender P A，Badham N F，Conway S P，Floreancig P E，Glass T E，Houze J B，Krauss N E，Lee D，Marquess D G，McGrane P L，Meng W，Natchus M G，Shuker A J，Sutton J C，Taylor R E. The pinene path to taxanes. 6. A concise stereocontrolled synthesis of taxol. J Am Chem Soc，1997，119：2757-2758.

［17］Morihira K，Hara R，Kawahara S，Nishimori T，Nakamura N，Kusama H，Kuwajima I. Enantioselective total synthesis of taxol. J Am Chem Soc，1998，120：12980-12981.

［18］Mukaiyama T，Shiina Ⅰ Iwadare H，Saitoh M，Nishimura T，Ohkawa N，Sokoh H，Nishimura K，Tani Y，Hasegawa M，Yamada K，Saitoh K. Asymmetric total synthesis of taxol. Chem Eur J，1999，5：121-161.

［19］Doi T，Fuse S，Miyamoto S，Nakai K. Sasuga，D，Takahashi T. A formal total synthesis of taxol aided by an automated synthesizer. Chem Asian J，2006，1，370-383.

［20］Denis J N，Greene A E，Guénard D，Guéritte-Voegelein F，Mangatal L，Potier P. A highly efficient，practical approach to natural taxol. J Am Chem Soc，1988，110：5917-5919.

［21］Holton R A，Biediger R J，Boatman P D. Semisynthesis of taxol and taxotere. //Suffness M，Ed. Taxol：Science and applications，Boca Raton，FL：CRC Press，1995；97-121.

［22］Nicolaou K C，Dai W-M，Guy R K. Chemistry and biology of taxol. Angew Chem Int Ed Engl，1994，33：15-44.

［23］Chauvière G，Guénard D，Picot F，Sénilh V，Potier P. Analyse structurale et étude biochimique de produits isolés deiIf. Comptes rendus de lAcadémie des Sciences de Paris，Série Ⅱ，1981，293：501-503.

［24］Ojima I，Habus I，Zhao M，Zucco M，Park Y H，Sun C M，Brigaud T. New and efficient approaches to the semisynthesis of taxol and its C-13 side chain analogs by means of β-Lactam synthon method. Tetrahedron，1992，48：6985-7012.

［25］南鹏娟，何炜，王巧峰，景临林，孙晓莉. 经不对称双轻化反应合成紫杉醇的新途径. 中国药学杂志，2006，42：709-712.

［26］Stierle A，Strobel G，Stierle D. Taxol and taxane production by Taxomyces andreanae，an endophytic fungus of Pacific yew. Science，1993，260：214-216.

［27］Croteau R，Ketchum R E，Long R M，Kaspera R，Wildung M R. Taxol biosynthesis and molecular genetics. Phytochem Rev，2006，5：75-97.

［28］Malik S，Cusidó R M，Mirjalili M H，Moyano E，Palazón J，Bonfill M. Production of the anticancer drug taxol in Taxus baccata suspension cultures：A review. Process Biochem，2011，46：23-34.

［29］Kingston D G I. The shape of things to come：Structural and synthetic studies of taxol and related compounds. Phytochemistry，2007，68：1844-1854.

［30］Leistner E. Drugs from nature. The biology of taxane. Pharm Unserer Zeit，2005，34：98-103.

［31］Mangatal L，Adeline M T，Guénard D，Guéritte-Voegelein F，Potier P. Application of the vicinal oxyamination reaction with asymmetric induction to the hemisynthesis of taxol and analogues. Tetrahedron，1989，45：4177-4190.

［32］李鹏，李春香，李想. 多烯紫杉醇的合成工艺研究. 中国药物化学杂志，2009，19：356-360.

［33］Denis J-N，Correa A，Greene A E. An improved synthesis of the taxol side chain and of RP 56976. J Org Chem，1990，55：1957-1959.

［34］Kanazawa A M, Correa A, Jean-Noël Denis, Luche M-J, Greene A E. A short synthesis of the taxotere side chain through dilithiation of boc-benzylamine. J Org Chem, 1993, 58: 255-257.

［35］Denis J-N, Correa A, Greene A E. Direct, highly efficient synthesis from （S）-（+）- phenylglycine of the taxol and taxotere side chains. J Org Chem, 1991, 56: 6939-6942.

［36］Kanazawa A M, Denis J-N, Greene A E. Higly stereocontrolled and efficient preparation of the protected esterification-ready docetaxel (taxotere) side chain. J Org Chem, 1994, 59: 1238-1240.

［37］Dziedzic P, Vesely J, Córdova A. Catalytic asymmetric synthesis of the docetaxel (Taxotere) side chain: organocatalytic highly enantioselective synthesis of esterification-ready α-hydroxy-β-amino acids. Tetrahedron Lett, 2008, 49: 6631-6634.

［38］Ojima I, Sun C M, Zucco M, Park Y H, Duclos O, Kuduk S. A highly efficient route to taxatere by the β-lactam synthon method. Tetrahedron Lett, 1993, 34: 4149-4152.

［39］Kamath A, Ojima I. Advances in the chemistry of β-lactam and its medicinal applications. Tetrahedron, 2012, 68: 10640-10664.

［40］Heo J H, Park S J, Kang J H, Lee I S, Lee J S, Park Y J, Kim K S, Lee J Y. Development of new efficient synthetic methods for docetaxel. Bull Korean Chem Soc, 2009, 25: 25-26.

［41］景临林, 金瑛, 张生勇, 孙晓莉. 抗癌药物多烯紫杉醇的合成. 中国药物化学杂志, 2006, 16: 292-295.

［42］解红武. 多西他赛的合成及临床应用进展. 天津药学, 2008, 20: 68-71.

［43］施丽蓓, 张丽春, 牛海滨, 冯俊杰. 多西他赛的生产工艺研究及其产业化. 上海医药, 2012, 33: 41-43.

［44］Wang Z M, Kolb H C, Sharpless K B. Large-scale and highly enatioselective synthesis of taxol C-13 side chain through asymmetric dihydroxylation. J Org Chem, 1994, 59: 5104-5105.

［45］Yvon A-M C, Wadsworth P, Jordan M A. Taxol suppresses dynamics of individual microtubules in living human tumor cells. Mol Biol Cell, 1999, 10: 947-959.

［46］Lyseng-Williamson K A, Fenton C. Docetaxel: a review of its use in metastatic breast cancer. Drugs, 2005, 65: 2513-2531.

［47］Andreu J M, Diaz J F, Gil R, de Pereda J M, Garcia de Lacoba M, Peyrot V, Briand C, Towns-Andrews E, Bordas J. Solution structure of Taxotere-induced microtubules to 3-nm resolution. The change in protofilament number is linked to the binding of the taxol side chain. J Biol Chem, 1994, 269: 31785-31792.

［48］Sun L, Simmerling C, Ojima I. Recent advances in the study of the bioactive conformation of taxol. ChemMedChem, 2009, 4: 719-731.

［49］Dubois J, Guenard D, Gueritte-Voeglein F, Guedira N, Potier P, Gillet B, Betoeil J-C. Conformation of taxotere and analogues determined by NMR spectroscopy and molecular modeling studies. Tetrahedron, 1993, 49: 6533-6544.

［50］Vander Velde D G, Georg G I, Grunewald G L, Gunn C W, Mitscher L A. "Hydrophobic collapse" of taxol and taxotere solution conformations in mixtures of water and organic solvent. J Am Chem Soc, 1993, 115: 11650-11651.

［51］Paloma L G, Guy R K, Wrasidlo W, Nicolaou K C. Conformation of a water-soluble derivative of taxol in water by 2D-NMR spectroscopy. Chem Biol, 1994, 1: 107-112.

［52］Ojima I, Chakravarty S, Inoue T, Lin S, He L, Horwitz S B, Kuduk S D, Danishefsky S J. A common pharmacophore for cytotoxic natural products that stabilize microtubules. Proc Natl Acad Sci, 1999, 96: 4256-4261.

［53］Paik Y, Yang C, Metaferia B, Tang S, Bane S, Ravindra R, Shanker N, Alcaraz A A, Snyder J P, Schaefer J, O'Connor R D, Cegelski L, Kingston D G I. REDOR NMR distance measurements of the tubulinbound paclitaxel conformation. J Am Chem Soc，2007，129：361-370.

［54］Li Y，Poliks B，Cegelski L，Poliks M，Cryczynski Z，Piszczek G，Jagtap P G，Studelska D R，Kingston D G I，Schaefer J，Bane S. Conformation of microtubule-bound paclitaxel determined by fluorescence spectroscopy and REDOR NMR. Biochemistry，2000，39：281-291.

［55］Johnson S A，Alcaraz A A，Snyder J P. T-taxol and the electron crystallographic density in b-tubulin. Org Lett，2005，7：5549-5552.

［56］Canales A，Rodriguez-Salarichs J，Trigili C，Nieto L，Coderch C，Andreu J M，Paterson I，Jimenez-Barbero J，Diaz J F. Insights into the interaction of discodermolide and docetaxel with tubulin. Mapping the binding sites of microtubule-stabilizing agents by using an integrated NMR and computational approach. ACS Chem Biol，2011，6：789-799.

［57］Clarke S J，Rivory L P. Clinical pharmacokinetics of docetaxel. Clin Pharmacokinet，1999，36：99-114.

［58］Baker S D，Sparreboom A，Verweij J. Clinical pharmacokinetics of docetaxel. Recent developments. Clin Pharmacokinet，2006，45：235-252.

［59］Araque Arroyo P，Ubago Perez R，Cancela Diez B，Fernandez Feijoo M A，Hernandez Magdalena J，Calleja Hernandez M A. Controversies in the management of adjuvant breast cancer with taxanes：review of the current literature. Cancer Treat Rev，2011，37：105-110.

［60］Jones S. Head-to-head：docetaxel challenges paclitaxel. EJC Supplements，2006，4：4-8.

［61］Fossella F，Pereira J R，von Pawel J，Pluzanska A，Gorbounova V，Kaukel E，Mattson K V，Ramlau R，Szczesna A，Fidias P，Millward M，Belani C P. Randomized，multinational，phase Ⅲ study of docetaxel plus platinum combinations versus vinorelbine plus cisplatin for advanced non-small-cell lung cancer：the TAX 326 study group. J Clin Oncol，2003，21：3016-3024.

［62］Tannock I F，Wit R d，Berry W R，Horti J，Pluzanska A，Chi K N，Oudard S，Théodore C，James N D，Turesson I，Rosenthal M A，Eisenberger M A. Docetaxel plus prednisone or mitoxantrone plus prednisone for advanced prostate cancer. N Engl J Med，2004，351：1502-1512.

［63］Baker J，Ajani J，Scotté F，Winther D，Martin M，Aapro M S，Minckwitz G V. Docetaxel-related side effects and their management. Eur J Oncol Nurs，2009，13：49-59.

［64］李晓宁，王于方，韩春，张嫂丽，顾玉诚，史清文. 紫杉醇构效关系研究进展. 天然产物研究与开发，2009，21：535-544.

［65］Wang Y-F，Shi Q-W，Dong M，Kiyota H，Gu Y-C，Cong B. Natural taxanes：developments since 1828. Chem Rev，2011，111：7652-7709.

［66］Gueritte-Voegelein F，Guenard D，Lavelle F，Le Goff M T，Mangatal L，Potier P. Relationships between the structure of taxol analogues and their antimitotic activity. J Med Chem，1991，34：992-998.

［67］Villanueva C，Bazan F，Kim S，Demarchi M，Chaigneau L，Thiery-Vuillemin A，Nguyen T，Cals L，Dobi E，Pivot X. Cabazitaxel：a novel microtubule inhibitor. Drugs，2011，71：1251-1258.

［68］Ojima I，Das M. Recent advances in the chemistry and biology of new generation taxoids. J Nat Prod，2009，72：554-565.

［69］于跃，王军飞，王长云，李英霞. 抗多药耐药紫杉烷类抗肿瘤药物研究进展. 中国现代应用药学，2012，29：16-23.

［70］Ferlini C，Gallo D，Scambia G. New taxanes in development. Expert Opin Investig Drugs，2008，17：335-347.

第20章

伊马替尼（Imatinib）

刘杨　胡有洪

目录

伊马替尼研发大事记

1990 年	其先导化合物苯胺基嘧啶类被发现有蛋白激酶 C 的抑制活性
1992 年	由苯胺基嘧啶类衍生而来的伊马替尼系列的化合物首次被合成
1996 年	伊马替尼作为 Bcr-Abl 酪氨酸激酶的选择性抑制剂进入临床前研究
1997 年	发现伊马替尼对于 c-Kit 和 PDGFR 具有很好的抑制活性
1998 年	慢性粒细胞白血病（CML）及胃肠道间质瘤（GISTs）的临床 I 期试验开始
1999 年	慢性粒细胞白血病（CML）及胃肠道间质瘤（GISTs）的临床 II 期试验开始
2000 年	CML 的临床 III 期试验在北美、欧洲和澳大利亚开始；GISTs 的临床 III 期试验在欧洲开始
2001 年	作为 CML 的治疗药物在美国和欧洲上市
2002 年	作为手术无法治愈或已扩散的 GISTs 的治疗药物在美国和欧洲上市
2003 年	作为手术无法治愈的 GISTs 的治疗药物在日本上市
2005 年	作为转移性非小细胞肺癌（NSCLC）治疗药物的临床 II 期试验开始
2006 年	伊马替尼在美国和欧洲应用在初步诊断的费城染色体阳性的成人急性淋巴性白血病（ALL）的联合用药，易复发和顽固性的费城染色体阳性 ALL 的单独用药和某些罕见病的治疗
2006 年	作为黏膜黑素瘤和 Kit 阳性的急性粒细胞性白血病治疗药物的临床 II 期试验开始
2007 年	作为转移性头颈部癌症治疗药物的临床 II 期试验开始
2008 年	伊马替尼在美国应用于手术完全移除的 Kit 阳性 GIST 一年期辅助治疗
2009 年	伊马替尼在欧洲应用于手术后 GIST 的辅助治疗
2010 年	作为侵袭性纤维瘤病/硬纤维瘤治疗药物的临床 II 期试验开始
2011 年	伊马替尼在日本应用于费城染色体阳性 ALL 的治疗
2012 年	伊马替尼在美国和欧洲应用于 Kit 阳性 GIST 手术后期三年的延长治疗
2012 年	作为肺动脉高压（PAH）治疗药物的临床 III 期试验在全球范围内开始
2014 年	日本化合物专利将到期
2015 年	美国化合物专利将到期
2016 年	欧洲化合物专利将到期

20.1 肿瘤药物研发的现状及趋势

癌症（恶性肿瘤）是严重威胁人类健康的重大疾病之一。据世界卫生组织统计，每年约有 760 万人因癌症而死亡（约占当年全部死亡人数的 14%）[1]。早期发现并进行有效的治疗，可降低癌症病人的死亡率。因此抗肿瘤药物在癌症病人的早期和术后治疗占有重要的地位。随着半个多世纪的发展，对肿瘤发生发展的深入研究和一些早期抗肿瘤药物作用机制的陆续阐明，明确针对肿瘤细胞生存密切相关的细胞信号转导通路中的关键酶作为药物的作用靶标，开发出特异性强、高效低毒的新型抗肿瘤药物成为热点。抗肿瘤药物的研发经历了烷化试剂-金属铂络合物-抗代谢类药物及天然产物提取物-小分子靶向药物的过程（图 20-1）。

从 20 世纪末本世纪初，以伊马替尼为代表，激酶作为抗肿瘤靶标的小分子靶向药物登上了抗肿瘤药物的历史舞台。经过近十年的发展，已经有十几个小分

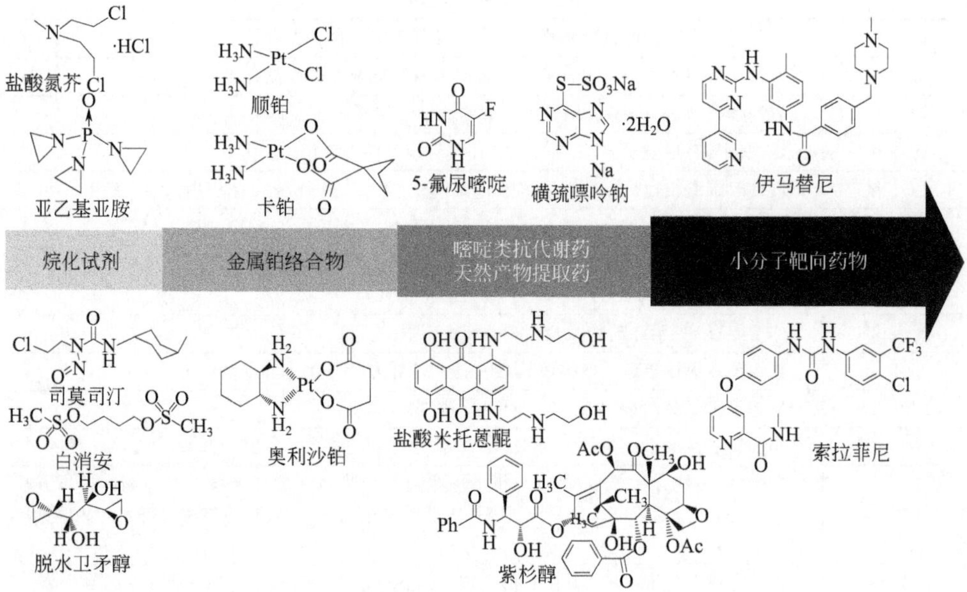

图 20-1 抗肿瘤药物的研发历程

子靶向药物通过美国 FDA 批准上市（表 20-1）[2]，成为某些肿瘤治疗的一线用药（比如肾癌、慢性粒细胞白血病、多发性骨髓瘤等），开始了小分子靶向肿瘤治疗药物的时代。

表 20-1 近十年通过 FDA 批准而上市的小分子靶向抗肿瘤药物

通用名	上市年份	公司	适 应 证	靶 标
伊马替尼	2001	诺华	慢性粒细胞白血病	Abl, c-Kit, PDGFRα/β
吉非替尼	2003	阿斯利康	非小细胞肺癌	EGFR
厄罗替尼	2004	Genetech, OSI	非小细胞肺癌，胰腺癌	EGFR
索拉菲尼	2005	拜耳，Onyx	肝癌，肾癌	Raf, VEGFR2/3, c-Kit, PDGFRβ
舒尼替尼	2006	辉瑞	胃肠道间质瘤，肾癌	c-Kit, VEGFR, PDGFR, FLT3
达沙替尼	2006	百时施贵宝	慢性粒细胞白血病	Abl, c-Kit, PDGFR, Src
尼洛替尼	2007	诺华	慢性粒细胞白血病	Abl, c-Kit, PDGFR, Src, Ephrin
拉帕替尼	2007	葛兰素史克	乳腺癌	EGFR, ErbB2
帕唑帕尼	2009	葛兰素史克	肾癌	VEGFR, PDGFRα/β, c-Kit
凡德他尼	2011	阿斯利康	甲状腺癌	VEGFR, EGFR, RET
威罗菲尼	2011	罗氏，Plexxicon	慢性粒细胞白血病	Abl, c-Kit, PDGFR, Src, Ephrin
克唑替尼	2011	辉瑞	非小细胞肺癌（ALK ＋ve）	ALK, MET
Ruxolitinib	2011	Incyte	骨髓纤维化	JAK1/2
阿西替尼	2012	辉瑞	肾癌	VEGFR, PDGFRβ, c-Kit

20.2　酪氨酸激酶为抗肿瘤药物的重要靶标

作为抗肿瘤药物靶标的酪氨酸激酶有两类[3]，一类是受体酪氨酸激酶（RTKs），另一类是非受体酪氨酸激酶（NRTKs）。其中作为抗肿瘤药物靶标的 RTKs 是一种生长因子受体，其本质为跨膜蛋白，胞外结构域负责与生长因子结合，胞内结构域含有激酶活性。当 RTKs 与生长因子结合后，胞内的激酶活性被激活，继而使底物蛋白的酪氨酸残基磷酸化，被磷酸化的蛋白质再引发多种信号通路的传导和进一步的基因转录，调节靶细胞的生长与分化（图 20-2）[4,5]。按照其结合的不同生长因子，可以将 RTKs 分为多种类型，主要包括表皮生长因子受体家族、血小板衍生因子受体家族、成纤维细胞生长因子受体家族、胰岛素样生长因子受体家族、血管内皮生长因子受体家族等。

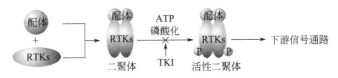

图 20-2　受体酪氨酸激酶（RTKs）的胞内信号转导途径

和 RTKs 不同，NRTKs 不与配体结合[3,6]，但是当其他受体与配体结合后，NRTKs 将被激活，后者再激活下游的信号转导途径，诱导类似 RTKs 的反应。NRTKs 能够促进细胞增殖，抑制细胞凋亡，从而促进肿瘤发生和发展（图 20-3）。与细胞生存和增殖相关的 NRTKs 有 Src 家族[6]，如 Src、Abl、Lck 等以及其他酪氨酸激酶，如 JAK、FAK 和 Ack 等。第一个上市的小分子酪氨酸激酶抑制剂——伊马替尼，首先发现为非受体酪氨酸激酶类的 Bcr-Abl 蛋白激酶抑制剂。

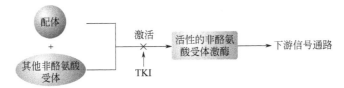

图 20-3　非受体酪氨酸激酶（NRTKs）的胞内信号转导途径

20.3　伊马替尼的发现历程

20. 3. 1　先导化合物的发现

伊马替尼的发现与组合化学的发展和人们对化合物成药性的总结是密不可分的。一个有望成为药物的化合物不但要具有相当的药理活性，也应同时具有合理的其他理化性质，如吸收、分布、代谢、排泄和可接受的药理毒性。因此在早期对活性化合物进行这些方面的评价可大大降低药物研发的成本。其中一个得到相对认可的理论就是"Lipinsky"五规则，而这些规则也在随着人们对化合物成药性认识的提升而不断被修改[7,8]。Teague 等人也总结了一些已经成药化合物的结构及其理化性质，并将组合化学建立优势结构分子库的理念融入其中，提出了设计构建类药性化合物分子库的理论[9]。在这些理论的指导下，伊马替尼的母核结构-苯胺基嘧啶类 A 具有较强的类药性，可较容易和广泛地进行衍生化和构建分子库。其嘧啶环 4 位引入吡啶基团的 B 最初被发现具有较强的蛋白激酶 C（PKC）的抑制活性[10]，进一步优化发现，当 3′-吡啶嘧啶氨基苯的苯环上引入氨基时，该类化合物 C 又同时具有 PDGF-R、c-Src 等酪氨酸激酶的抑制活性[11,12]（图 20-4），作为先导化合物值得进一步优化。

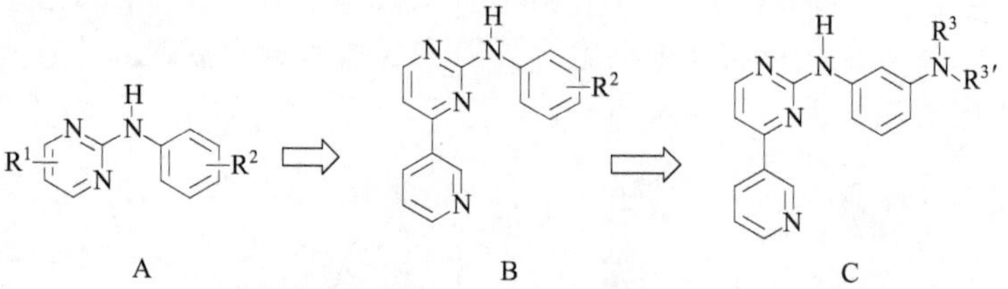

图 20-4　伊马替尼先导化合物的发现

20.3.2　构效关系研究及结构优化

1992 年诺华公司在对 3′-吡啶嘧啶氨基苯类化合物分子库进行的酪氨酸激酶抑制活性的筛选过程中，发现了活性化合物 D[13]，并对其进行了结构优化（图 20-5）。经过一系列衍生物的合成，发现将化合物 D 的咪唑环用酰胺来代替，可大大提升活性，从而得到一系列的化合物 E；在对化合物 E 的构效关系研究中，发现在苯环的 6 位引入一个甲基（该策略在 18 年后又被运用于 Crizotinib 的结构改造中）而得到的化合物 F 能够屏蔽掉该类化合物对于 PKC 的抑制活性，而对于 PDGF-R 激酶的抑制活性则保持或有所提升，提高了化合物对于酪氨酸激酶作用的选择性（表 20-2）[14]。针对 F 的聚焦分子库的合成和构效关系的研究发现

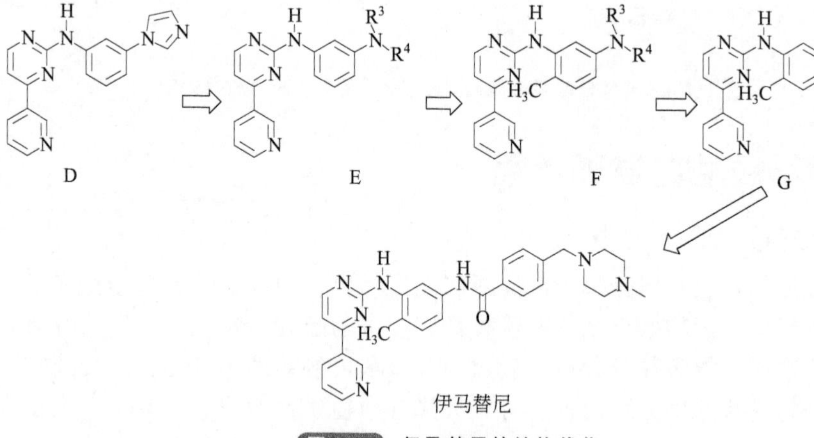

图 20-5　伊马替尼的结构优化

R^4 位置的取代基与活性密切相关，引入脂溶性基团，提高了对细胞膜的穿透性，使分子水平和细胞水平的活性一致。但该系列化合物都存在着口服生物利用度低，水溶性差等特点。在化合物 G 的 R^5 取代基处引入了恰当的水溶性较强的侧链，最终发现了伊马替尼（表 20-3）[15, 16]。

表 20-2　化合物 E，F 的构效关系研究①

序号	R^1	R^2	R^3	R^4	PDGF-R IC$_{50}$ /(μmol/L)	EGF-R IC$_{50}$ /(μmol/L)	c-Src IC$_{50}$ /(μmol/L)	PKC-α IC$_{50}$ /(μmol/L)	PKC-δ IC$_{50}$ /(μmol/L)	PKA IC$_{50}$ /(μmol/L)
1	3-吡啶基	H	H	$C(O)C_6H_5$	5	>50	15.7	1.2	23	>500
2	3-吡啶基	CH$_3$	H	H	>10	>100	>100	>100	>500	>500
3	3-吡啶基	CH$_3$	H	$C(O)C_6H_5$	0.1	>100	>100	72	>500	>500
4	3-吡啶基	CH$_3$	H	$C(O)-(o-OCH_3)C_6H_4$	0.3	>100	>100	>100	>500	>500
5	3-吡啶基	CH$_3$	H	$C(O)-(p-CH_3)C_6H_4$	0.01	>100	>100	>100	>500	>100
6	3-吡啶基	CH$_3$	H	$C(O)-(p-Cl)C_6H_4$	0.01	>100	>100	>100	>500	>100
7	3-吡啶基	CH$_3$	H	$C(O)CH_3$	50	>100	>100	>100	>500	>500
8	3-吡啶基	CH$_3$	H	C(O)-2-萘基	0.05	>100	>100	>100	>500	>100
9	3-吡啶基	CH$_3$	$C(O)C_6H_5$	$C(O)C_6H_5$	2.5	75	>100	>100	>100	>500
10	3-吡啶基	CH$_3$	CH$_3$	H	>10	>100	n. d.	71	>100	>500
11	3-吡啶基	CH$_3$	CH$_3$	$C(O)C_6H_5$	>100	49	n. d.	85	>100	>500
12	3-吡啶基-N-氧化物	CH$_3$	H	$C(O)C_6H_5$	>10	>100	n. d.	>100	>100	>500
13	3-吡啶基	Cl	H	$C(O)C_6H_5$	0.15	>100	n. d.	>100	>100	>500
14	3-吡啶基	OCH$_3$	H	$C(O)C_6H_5$	>10	>100	n. d.	10	>100	>500

表 20-3　化合物 G 的构效关系研究及伊马替尼的发现

序号	R^1	R^2	R^5	v-Abl-K IC_{50} /(μmol/L)	PDGF-R IC_{50} /(μmol/L)	EGF-R IC_{50} /(μmol/L)	c-Src IC_{50} /(μmol/L)	PKC-α IC_{50} /(μmol/L)	PKC-δ IC_{50} /(μmol/L)	PKA IC_{50} /(μmol/L)
1	3-吡啶基	H	3-吡啶基	0.15	50	>100	9	1.7	17	>500
2	3-吡啶基	H	正戊基	0.2	0.6	>100	3.7	2.0	19	n. d.
3	3-吡啶基	H	4-氟苯基	0.2	3	>50	>100	n. d.	n. d.	>500
4	3-吡啶基	H	2-噻吩基	0.3	20	>50	3	n. d.	n. d.	>500
5	3-吡啶基	H	苯基	0.4	5	>50	15.7	1.2	23	>500
6	3-吡啶基	H	环己基	0.45	0.8	>100	46	n. d.	n. d.	>500
7	3-吡啶基	H	4-吡啶基	0.5	>100	>100	78	1.3	24	>500
8	3-吡啶基	H	4-甲基苯基	1.0	0.8	>100	>100	n. d.	n. d.	>500
9	3-吡啶基	H	4-氰基苯基	1.3	1.5	>100	>100	0.35	>500	>500
10	3-吡啶基	H	2-甲氧基苯基	1.9	1.0	100	>100	0.32	>500	>500
11	3-吡啶基	H	2-羧基苯基	2.0	>100	n. d	44	n. d	n. d	>500
12	3-吡啶基	H	2-吡啶基	3.8	>100	n. d	90	n. d	n. d	>500
13	3-吡啶基	H	4-[(4-甲基哌嗪-1-基)甲基]苯基	0.1	0.2	>100	7.8	n. d.	n. d.	475
14	3-吡啶基	CH_3	4-[(4-甲基哌嗪-1-基)甲基]苯基	0.038	0.05	>100	>100	>100	>100	>500
15	3-吡啶基	CH_3	4-甲基苯基	0.2	0.01	>100	>100	>100	>500	>100
16	3-吡啶基	CH_3	2-萘基	0.2	0.05	>100	>100	>100	>500	>100

续表

序号	R¹	R²	R⁵	v-Abl-K IC₅₀ /(μmol/L)	PDGF-R IC₅₀ /(μmol/L)	EGF-R IC₅₀ /(μmol/L)	c-Src IC₅₀ /(μmol/L)	PKC-α IC₅₀ /(μmol/L)	PKC-δ IC₅₀ /(μmol/L)	PKA IC₅₀ /(μmol/L)
17	3-吡啶基	CH_3	苯基	0.4	0.1	65	>100	72	>500	>500
18	3-吡啶基	CH_3	2-甲氧基苯基	0.8	0.3	>100	>100	80	>100	>500
19	3-吡啶基	CH_3	4-氯苯基	0.8	0.01	>100	>100	>100	>100	>100
20	3-吡啶基	CH_3	甲基	5.8	50	>100	>100	500	>500	>500

伊马替尼的构效关系可归纳如下（图 20-6）：

① 苯胺嘧啶母核类药性强，便于衍生化，理化性质优良；

② 嘧啶环 4 位的吡啶 3′ 位取代基为其多种激酶抑制活性所必需，且有利于细胞水平活性；

③ 母核苯环上的苯酰胺取代基为酪氨酸酶抑制活性所必需；

④ 母核苯环 6 位的甲基的引入，屏蔽了 PKC 的抑制活性，使得化合物选择性进一步提升；

⑤ 水溶性侧链的引入有利于改善化合物的口服生物利用度及水溶性。

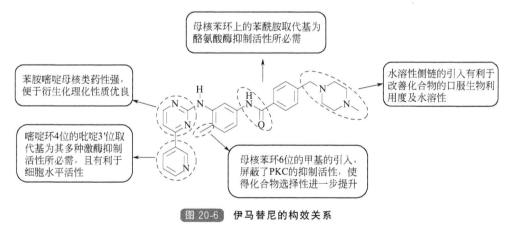

图 20-6 伊马替尼的构效关系

20.3.3 伊马替尼的合成工艺

伊马替尼的合成方法有许多种[17]，而在工业上比较常用的合成路线为图 20-7 所示：以原料 A 出发，经过 H_2SO_4/HNO_3 混合酸硝化得到中间体 B；中间体 B 和 50% 氰胺水溶液反应，随后加入硝酸得到胍啶硝酸盐中间体 C；原料 D 与 N, N-二甲基甲酰胺二乙基缩醛经过缩合反应得到中间体 E；中间体 C 和 E 的正丁醇溶液在 NaOH 的条件下关环得到中间体 F；中间体 F 在六水合氯化铁的催化下，经水合肼（80％）-乙醇的氢化还原体系将硝基还原得到中间体 G；中间体 G 在二氯甲烷溶液中以三乙胺（TEA）做碱，与氯甲基苯甲酰氯缩合成酰胺得到中间体 H；中间体 H 在 DMF 溶液中，在催化量的碘化钾的存在下与 N-甲基哌嗪反应，之后与甲磺酸成盐最终得到伊马替尼甲磺酸盐。该合成路线中的每一步中间体的纯化都可以通过过滤或重结晶完成，无需柱层析提纯。

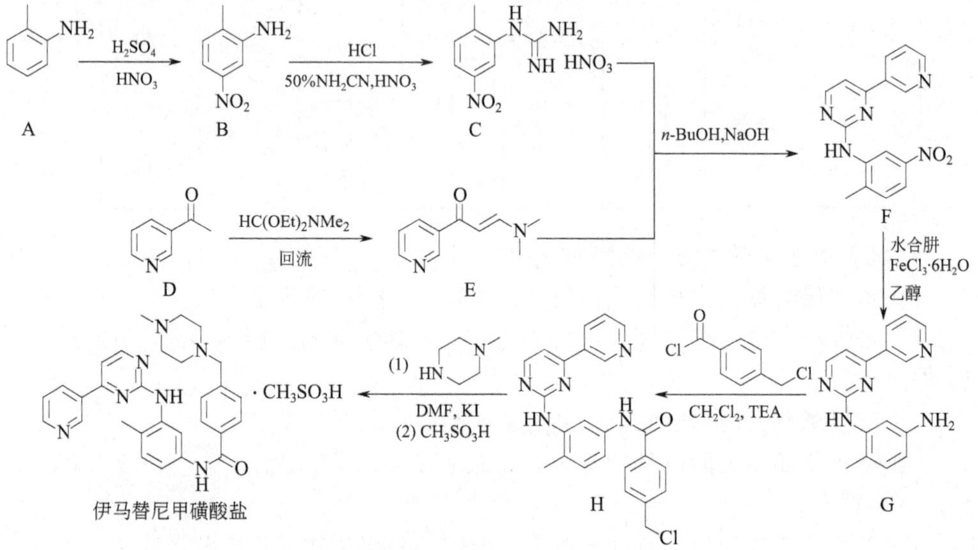

图 20-7 伊马替尼的合成路线

20.4 伊马替尼的作用靶标和机理

伊马替尼是一种具有选择性 NRTKs 抑制剂，其目前明确的作用靶标如下[7]：
① 抑制 CML 癌细胞中的 Bcr- Abl 酪氨酸激酶的活性；
② 抑制 GIST 癌细胞中的干细胞因子受体 c-Kit；
③ 抑制血小板源生长因子受体 PDGFR。

伊马替尼通过抑制以上三个靶标来切断相应的肿瘤细胞赖以生存的关键信号通路，进而导致肿瘤细胞的死亡，达到治疗癌症的目的。

（1）选择性靶向 Bcr-Abl bcr-Abl（breakpoint cluster region-Abelson）是一种融合蛋白，属于非受体型酪氨酸激酶，通过信号通路介导异常的细胞增殖、分化、凋亡等生命活动[18]。Bcr-Abl 融合基因普遍见于费城染色体（Philadelphia chromosome，Ph）阳性的白血病，包括 95％以上的慢性粒细胞白血病（chronic myelogenous leukemia，CML）、20％～30％的成人急性淋巴性白血病（acute lymphoblastic leukemia，ALL）和 5％～10％的儿童急性淋巴性白血病患者[19]。Bcr-Abl 融合基因是由 9 号染色体长臂 3 区 4 带（q34）上的 Abelson（Abl）原癌基因与 22 号染色体长臂上 1 区 1 带的断裂点簇集（breakpoint cluster region，

Bcr）相互易位所致，核型为 t（9；22）（q34；q11）（图 20-8）。含有该核型的染色体为 Ph 染色体[20]。Bcr-Abl 融合基因的编码产物为 Bcr-Abl 融合蛋白。根据 Bcr 断裂位点的不同，Bcr-Abl 融合基因主要有 3 种，分别为：m 型（Minor）、M 型（Major）和 μ 型（Micro）。3 种基因表达的蛋白产物相应为 p190、p210 和 p230，其以前两者为主，p230 比较少见，并且 p190 主要见于急性淋巴性白血病，p210 主要见于慢性粒细胞白血病（＞95％）[21, 22]。

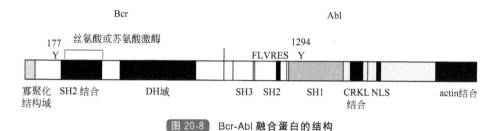

图 20-8　Bcr-Abl 融合蛋白的结构

Bcr-Abl 融合蛋白引起 Ph 阳性白血病的发病机制主要有以下两点：

① Bcr-Abl 融合蛋白破坏了 Abl 的自身抑制机制：Abl 蛋白激酶包括多个结构域，如 N 端的 SH3、SH2、SH1 结构域，SH1 即为 Abl 的酪氨酸激酶区。除此之外，在 N 端顶端还含有一个重要的、长约 80 个氨基酸残基的序列，称为"帽子"结构（图 20-9）。该结构域具有一定的抑制 Abl 活化的功能，偏向于将 Abl 固定于非活化状态[22~24]。这种自身抑制作用的机制可能是：Abl 蛋白的 SH2 与激酶区形成一种稀有的二级结构—PPⅡ螺旋（polyproline helix），该螺旋可以与 SH3 结构域结合，这种结合又使得"帽子"结构域与激酶区在空间上相靠近，从而为"帽子"结构域对激酶区的抑制提供了可能。Bcr-Abl 融合蛋白在结构上表现为 Bcr 取代了 Abl 蛋白的"帽子"结构，破坏了 Abl 蛋白的自身抑制机制，使得 Abl 处于持续的活化状态，具有异常增高的酪氨酸激酶活性。而伊马替尼的作用位点也就是其酪氨酸激酶的活性部位[25]。

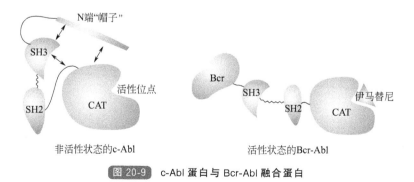

图 20-9　c-Abl 蛋白与 Bcr-Abl 融合蛋白

② Bcr-Abl 融合蛋白异常增高对多条细胞信号通路都有重要的影响（图 20-10）。Abl 属于非受体型酪氨酸激酶，分布于细胞核和细胞质中，参与多条信号通路的

调节，包括：Ras/MAPK，PI3K/Akt，JAK/STAT 等。因此 Bcr-Abl 融合蛋白异常增高的酪氨酸激酶活性必将影响正常的信号转导途径，再加上干细胞、早期祖细胞对高度磷酸化的信号分子非常敏感，信号途径的异常将严重干扰正常造血细胞的增殖分化[26,27]。

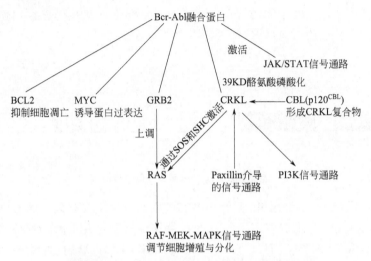

图 20-10　Bcr-Abl 融合蛋白所涉及的下游信号通路

由于 Bcr-Abl 氨酸激酶活性异常增高是 Ph 阳性白血病发病的主要分子机制，开发 Bcr-Abl 激酶抑制剂已经成为治疗 Ph 阳性白血病的一条可行途径。表 20-4 中列出了以伊马替尼为开端的已经上市或进入临床研究的小分子 Bcr-Abl 激酶抑制剂。

表 20-4　已经上市或进入临床的小分子 Bcr-Abl 激酶抑制剂

药物名称	研发公司	研发状态	适应证（上市或临床开始时间）	药物作用的具体靶标
伊马替尼	诺华	上市	慢性粒细胞白血病（2001） 肠胃癌（2005） 肾细胞癌（2006）	Bcr-Abl
达沙替尼	施贵宝	上市	急性淋巴性白血病（2006） 慢性粒细胞白血病（2006）	Bcr-Abl；Btk；Fyn；Lck；Src；Tec
尼罗替尼	诺华	上市	慢性粒细胞白血病（2007）	Bcr-Abl；Kit；PDGFR
博舒替尼	惠氏	Ⅲ期临床	慢性粒细胞白血病（2007）	Bcr-Abl；Src；DNA 促旋酶
AT-9283	Astex	Ⅱ期临床	血液疾病（2006）；	Bcr-Abl；Flt3；JAK2；Aurora 蛋白激酶 1、2
Danusernib	Nerviano Medical Sciences	Ⅱ期临床	慢性粒细胞白血病（2007） 粒细胞白血病（2008） 肺癌（2009）	Bcr-Abl；FGFR-1；Ret；Aurora 蛋白激酶；TrkA 受体

续表

药物名称	研发公司	研发状态	适应证（上市或临床开始时间）	药物作用的具体靶标
DCC-2036	Deciphera	Ⅱ期临床	急性或慢性粒细胞白血病（2009）	Bcr-Abl；Src；Raf B；Flt3；Kit；VEGFR-2
LS-104	Acgera	Ⅱ期临床	骨髓增生异常（2007）	Bcr-Abl；Flt3；AKT；JAK2；STAT-5
KW-2449	协和发酵麒麟	Ⅱ期临床	急性粒细胞白血病（2009）	Bcr-Abl；Flt3；FGFR-1
NPB-001-056	Piramal Life Sciences	Ⅱ期临床	慢性粒细胞白血病（2007）	Bcr-Abl
HE-3235	Hollis-Eden	Ⅱ期临床	前列腺癌（2008）	*Caspase* 基因；*ABCG2* 基因；*Bcl-2* 基因；ERK-1；MEK；Raf；Src
Adaphostin	Mayo Clinic Array	Ⅰ期临床	慢性粒细胞白血病（2005）	Bcr-Abl
ARRY-614	BioPharma	Ⅰ期临床	癌症（2008）	Bcr-Abl；p38；Tek；Bcr-Abl
巴非替尼	CytRx	Ⅰ期临床	白血病（2008） 实体瘤（2009）	Bcr-Abl；Lyn
XL-228	Exelixis	Ⅰ期临床	急性淋巴性白血病（2007） 慢性粒细胞白血病（2007）	Bcr-Abl；Src；IGF-1R
AP-24534	ARIAD	Ⅰ期临床	血液疾病（2008）	Bcr-Abl；Src
AN-019	Natco	Ⅰ期临床	慢性粒细胞白血病（2009）	Bcr-Abl；*VEGF* 基因；Erbb2

伊马替尼通过占据于非活性构象 Bcr-Abl 融合蛋白的 Abl 部位激酶的活性位点，使得 ATP 不能正常地进入活性口袋结合并发挥其磷酸化的作用，进而降低 Bcr-Abl 融合蛋白的酪氨酸磷酸化活性，达到阻止下游信号传导、诱导细胞生长阻滞和凋亡的效果（图 20-11）[28, 29]。伊马替尼分子上的杂原子与结合位点部位蛋白的氨基酸残基形成六个氢键（图 20-12），将伊马替尼与 Bcr-Abl 融合蛋白牢牢地结合在一起，进而阻止 ATP 进入到活性位点[14, 30]。六个氢键分别是：

① 吡啶环上的"N"原子与结合部位 Met-318 的"NH"形成氢键；

② 氨基嘧啶的"NH"与结合部位 Thr-315 侧链上的"OH"形成氢键；

③ 酰胺基的"NH"与结合部位 Glu-286 的"COOH"形成氢键；

④ 酰胺基的羰基与结合部位 Asp-381 侧链上的"NH"形成氢键；

⑤ 质子化的"N"甲基哌嗪部位分别与结合部位 Ile-360 和 His-361 的"COOH"各形成一个氢键。

除了上述的六个氢键之外，还有一些范德华力参与了伊马替尼与活性位点的结合[30]。此外在伊马替尼"N"甲基哌嗪基团的周围由 Ile-293，Leu-298，Leu-

354 和 Val-379 这四个氨基酸残基还形成了一个亲水口袋加固了伊马替尼与活性位点的结合，并提高了伊马替尼对作用靶标的选择性[29]。

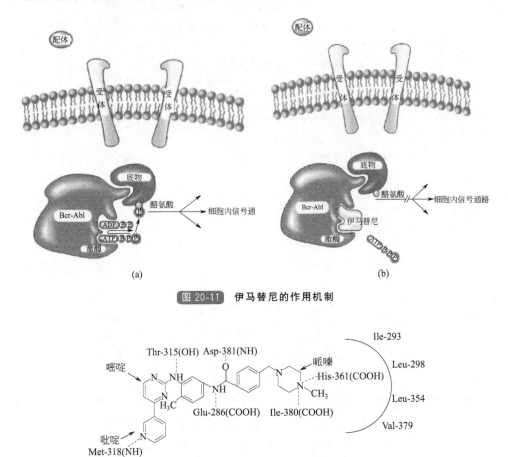

图 20-11　伊马替尼的作用机制

图 20-12　伊马替尼在活性口袋的结合位点

（2）选择性靶向干细胞因子受体 c-Kit　干细胞因子（stem cell factor，SCF）为作用于最早期造血干细胞的造血细胞因子，在维持造血细胞存活，促进造血细胞增殖和分化，调控各系造血细胞的生长发育中起着重要作用。SCF 作用的发挥需依赖于特定的受体（c-Kit）形成配基受体二聚体复合物，从而启动相应信号转导通路，调控细胞的各种生物学行为。c-Kit 作为Ⅲ型跨膜蛋白酪氨酸激酶受体蛋白家族成员之一，现已发现其在配子形成、造血、肥大细胞发育及功能、黑色素生成等方面均发挥着重要的作用[31，32]。近年来的研究也表明 SCF/c-Kit 信号转导通路的异常激活与各类细胞的异常增殖有密切关系。

c-Kit 的功能缺失性突变和功能获得性突变，均与其本身的基因序列突变有密切关系。功能获得性突变疾病中较为常见的为胃肠道间质瘤（gastrointestinal stromal tumors，GIST）、AML 及肥大细胞性白血病等。近几年发现一系列致病相关性突变，例：JMD 区中 FC522 突变可引起受体自发磷酸化而激活，从而导致非配基依赖性信号转导的发生。而此类病例对于小分子酪氨酸激酶抑制剂伊马替尼极为敏感。研究结果表明，伊马替尼通过抑制 c-Kit 的磷酸化，有效抑制下游信号传递，从而抑制恶性细胞的分裂增殖[33]。

（3）选择性靶向血小板源生长因子 PDGF　1973 年 Balk 等人报道了[34]在体外实验中血清有促进鸡成纤维细胞增长的能力，而血浆则没有这种活性。该实验暗示了血清中有促进血细胞增长的血清增长因子。随后的实验证明血小板正是这种血清增长因子的起源，而血小板源生长因子也随之被人们发现[35]。起初血小板源生长因子（PDGF）被发现由两条同源度高达 60% 的 A 链及 B 链组成，这使 PDGF 具有三种形式的二聚体结构，即 PDGF-AA，PDGF-BB 及 PDGF-AB。在最近几年，人们又发现了 PDGF 的另外两条链：C 链及 D 链[36~38]。目前的研究仅发现 C 链和 D 链以 PDGF-CC，PDGF-DD 两种形式的同源二聚体存在。PDGF必须与细胞膜上的相应酪氨酸激酶受体结合后才能发挥其生物学效应。PDGF 的酪氨酸激酶受体是一种跨膜糖蛋白，由两种亚单位 α 及 β 以同源或异源二聚体的形式存在于细胞膜上并发挥其功能。α 及 β 这两种亚单位与 PDGF 结合力相差很大，α 亚单位与 PDGF 的 A 链及 B 链有较高的亲和力，而 β 亚单位仅与 B 链有高亲和力。所以 α 亚单位可与 PDGF-AA、PDGF-AB 及 PDGF-BB 结合，β 亚单位仅与 PDGF-BB 及 PDGF-AB 结合。图 20-13[39]中的实线箭头所示的二者相互作用是在体内实验已经得到了证明；虚线箭头所示的二者相互作用则是目前在体外细胞环境中已经得到了证明。PDGFRα 或 PDGFRβ 受体具有酪氨酸蛋白激酶活性，由细胞外 N 端与 PDGF 特异识别的结构域、单链顺序跨膜的中间疏水结构域和细胞内 C 端具有酪氨酸蛋白激酶活性的肽段结构域组成。PDGF 和 PDGFR 结合后，诱导受体二聚化引起受体的自动磷酸化，从而导致受体活化，为底物蛋白与之结合提供了结合位点，这些底物蛋白均有一个保守的结构片段，即同源片段 2（SH2）。SH2 是一段大约含有 100 个氨基酸残基的保守序列，其在介导受体信号传导中起重要作用。结合的含 SH2 结构域的信号分子（如 c-Src、PLC-γ1、PI3K和 Grb2/Sos 复合物）聚集到特殊的磷酸化酪氨酸残基上，从而激活细胞内的信号转导通路，控制细胞的分裂增殖。从图 20-13 中，可以看到由 PDGF 与其受体相作用后所激活的下游信号通路包括 Ras-MAPK 信号通路，PI3K-Akt 信号通路，JNK-SAPK 信号通路等。由于 PDGF 与 PDGFR 异常所引起的相关疾病（图 20-14）可概括为[40]：

A. PDGFR α 过表达而引起的成胶质细胞瘤；

B. PDGFR α 活化位点突变而引起的胃肠道间质瘤；

C. PDGFR α 或 PDGFR β 易位而引起的骨髓细胞增殖性疾病；

D. PDGFR α 的中间缺失而引起的嗜酸细胞增多症综合征；

E. PDGF-B 的易位而引起的隆突性皮肤纤维肉瘤。

由于以上原因，PDGFR 成为了抗肿瘤药物研发的潜力靶标之一。此外，

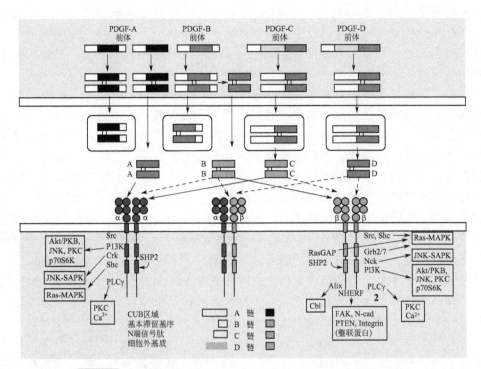

图 20-13　血小板源生长因子（PDGF）的组成及其相关下游信号通路

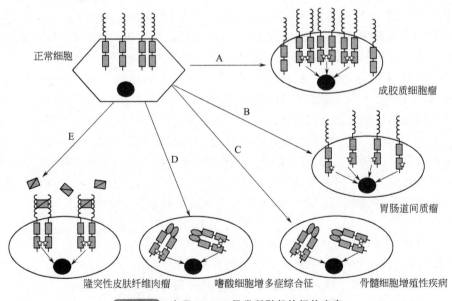

图 20-14　由于 PDGFR 异常所引起的相关疾病

PDGFR 的过度活化对提高肿瘤组织间质液压（interstitial fluid pressure，IFP）

起着极为关键的作用[41]。较高的 IFP 导致肿瘤细胞对抗肿瘤药物的低摄量降低，从而减少了肿瘤细胞死亡，降低了药效[42]。因此 PDGFR 作为与其他抗肿瘤药物联合用药的辅助靶标，也越来越被人们所关注。人们发现伊马替尼对于 PDGFR α 和 PDGFR β 均有较强的抑制作用。在体内和体外的实验表明，伊马替尼通过抑制 PDGF-PDGFR 信号通路而对人成胶质细胞瘤 U343 和 U87 这两类肿瘤株有明显的抑制作用。而其抑制肿瘤的机制主要是通过维持肿瘤细胞的形态，限制其增长，而不是通过诱导肿瘤细胞凋亡而实现的[43]。但是在 PDGF-B 的易位而引起的隆突性皮肤纤维肉瘤的体内和体外实验中，伊马替尼则是通过诱导肿瘤细胞凋亡而起到抗肿瘤效果[44]。同时伊马替尼对 PDGF-PDGFR 有很好的抑制作用，使得伊马替尼具有降低肿瘤细胞 IFP 而增加其他化疗药物药效的功效。这样一来伊马替尼在联合用药的抗肿瘤治疗方案中也得了广泛的应用。例如伊马替尼在结肠癌大鼠模型上增强了 5-氟尿嘧啶（5-fluorouracil, 5-FU，通用名氟尿嘧啶）的抗肿瘤作用；在 SCID 小鼠甲状腺癌的皮下移植瘤模型上，当伊马替尼与埃博霉素 EPO906 同时给药时，EPO609 的抗肿瘤作用得到了加强[45]，这一增强的功效与肿瘤 IFP 的降低相关，并且肿瘤中 EPO609 的浓度增加了 3 倍。重要的是在临床上肝、肾和组织间质系统 EPO609 的水平并没有显著增加，而且 EPO609 的耐受性也没有降低。因此这种联合用药策略与传统治疗相比可以增强药效而不增加其毒性。

20.5　伊马替尼的临床实验及药代动力学研究

由于上述的三个靶标对于肿瘤细胞的增长都有着至关重要的作用，伊马替尼作为一个出色的候选药物进入了临床试验。但是在众多的肿瘤中，肿瘤的发生机制都比较复杂，可能会涉及多个致癌基因或多条信号通路。相比较而言，慢性粒细胞白血病被认为是为数不多的主要由于一条信号通路变异而引起的恶性肿瘤；与固体肿瘤相比，通过对血液中白细胞数目的测量来对慢性粒细胞白血病药效的评价也更为简单而精确。因此，慢性粒细胞白血病作为伊马替尼的首个适应证而进行了临床试验。

慢性粒细胞白血病是一种慢性疾病，由最开始的 4～6 年的慢性期到最终的 3～6 个月的急变期（类似于急性白血病）等三个连续阶段组成（图 20-15）。根据最新的统计，以干扰素作为主要治疗手段慢性粒细胞白血病病人平均的存活时间为 5～6 年。伊马替尼对于慢性粒细胞白血病的 I 期临床试验开始于 1998 年 7 月，所涉及的主要是对于干扰素治疗无效的慢性期和急变期的病人，目的是确定最大耐受剂量及其疗效[46～48]。首先伊马替尼以口服给药的方式、15～1000mg/d 的给药剂量，对经 α-干扰素治疗无效或不能耐受的慢性粒细胞白血病慢性期患者进行为期 28 天的实验。实验结果发现伊马替尼的口服吸收和耐受性都很好，而且没有发现剂量限制性毒性，当剂量大于 750mg 时会出现 3～4 级的不良反应；给药剂量达到 300mg 时，血药浓度达到体内有效浓度 1μmol/L。给药剂量达到 400mg

时依据量效关系的数学模型所确定的最佳给药方式（图 20-16，即现在治疗 CML 的标准剂量），血药浓度从峰值约 $4.6\mu mol/L$ 降到谷值约 $2.13\mu mol/L$ 的半衰期为 19.3h，次剂量可以对激酶进行充分而连续的抑制。在给药四周之后，参与实验的 54 个受试者中的 53 人（98％）出现了完全血液学缓解-白细胞和血小板计数达正常水平；29 人（54％）获得了细胞遗传学缓解，其中 17 人（31％）为显著细胞遗传学缓解（即至少有 66％间期骨髓细胞的费城染色体消失），7 人（13％）为完全细胞遗传学缓解（即所有细胞处于费城染色体阴性状态）。与 α-干扰素比较，从开始治疗到获得细胞遗传学缓解的时间，伊马替尼要比 α-干扰素显著缩短。从安全性方面来看，病人出现轻微的或中度的不良反应如恶心、腹泻、眼眶水肿和皮疹等，而且减少剂量或停止用药又能恢复正常。此次实验中仅有一例没有产生血液学缓解的疗效，其原因是该患者在服用伊马替尼的同时，服用了苯妥因而导致伊马替尼的血药浓度过低。伊马替尼是细胞色素 P-450 酶系 CYP3A4 和 CYP2D6 的竞争性抑制剂，而其自身也会被 CYP3A4 代谢掉[49]。一些药物如苯妥因能增强 CYP3A4 的活性，进而导致伊马替尼的血药浓度低于体内起效浓度而达不到疗效。相反，如果同时服用了具有抑制 CYP3A4 活性的药物，则可抑制伊马替尼的代谢，但其后果则是由于伊马替尼血药浓度过高而导致其毒性的增加。

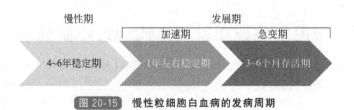

图 20-15　慢性粒细胞白血病的发病周期

在对 CML 慢性期患者Ⅰ期临床实验取得了令人兴奋的结果之后，人们又将Ⅰ期临床试验的范围拓展到骨髓性或淋巴性 CML 急变期患者和复发或顽固性费城染色体阳性急性淋巴细胞白血病的患者中。Druker 等人报道了这次试验的结果[46]：58 例急变期白血病患者和复发或顽固性费城染色体阳性的急性淋巴细胞白血病患者接受剂量间于 $300\sim1000mg/d$ 的用药治疗，用药时间为四周以上；有 46 人（79％）的患者用药一周就使得外周白血病肿瘤细胞减少一半以上；对于骨髓性和淋巴性慢性白血病急变患者的有效率分别为 55％和 70％；在由 38 名慢性粒细胞白血病急变患者组成的一个小组中，有 4 人（11％）获得完全缓解，17 人（45％）获得部分血液学缓解；另外在由 20 名淋巴性慢性白血病急变患者和费城染色体阳性的急性淋巴细胞白血病患者组成的一个小组中，4 人获得完全血液学缓解，10 人获得部分血液学缓解。

伊马替尼用于治疗白血病的临床Ⅱ期试验开始于 1999 年末，所针对的对象是对于干扰素治疗未见理想疗效的 CML 三个阶段的患者。从图 20-17 所示的试

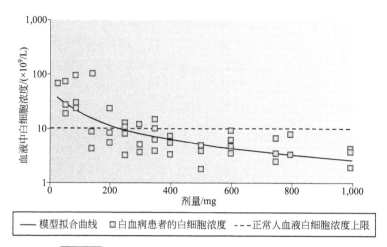

图 20-16　**CML 慢性期患者 I 期临床试验的量效关系**[50]

验结果可知[51]，对于 524 位慢性期晚期的 CML 患者，经过给予 400mg/d 三个月的治疗获得血液学缓解的有效率高达 95％，细胞遗传学缓解的有效率为 60％；对于 181 位加速期的 CML 患者，经过给予 600mg/d 的治疗获得血液学缓解的有效率达 69％，细胞遗传学缓解的有效率为 24％；对于 229 位急变期的 CML 患者，经过给予 600mg/d 的治疗获得血液学缓解的有效率为 30.6％，细胞遗传学缓解的有效率为 16.2％。更值得人们欣慰的是，在伴随着显著的血液学和细胞遗传学药效的同时，伊马替尼提高了 CML 患者的存活质量和停药治疗存活率。人们发现慢性期 CML 患者在确诊之日起 32 个月内接受伊马替尼治疗后，有 89.2％可能性其无恶化生存期达一年半之久。在临床 II 期试验中出现的不良反应有轻微的恶心、呕吐、水肿和肌肉痉挛，但是也发现几例比较严重的副作用如肝毒性和体液潴留综合征等。此外，中性粒细胞和血小板减少症是加速期 CML 患者在给予伊马替尼后出现的比较常见的症状。

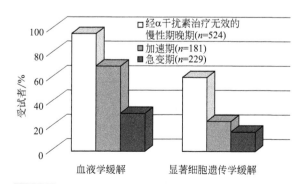

图 20-17　**伊马替尼对于 CML 治疗的 II 期临床试验的结果**

2000 年开始对伊马替尼进行临床 III 期试验。首先以完全血液学缓解（CHR）、显著细胞遗传学缓解（MCR）、完全细胞遗传学缓解（CCR）和无恶化生存期（progression-free survival）这四个指标对初治的 553 名 CML 患者进行 400mg/d 的伊马替尼给药和 α 干扰素加小剂量阿糖胞苷联合给药的疗效进行比较。结果发现（在接受治疗的 19 个月内），相对于 α 干扰素和阿糖胞苷的联合用药，伊马替尼在上述的四项指标中显示出了极大的优越性（表 20-5）。除了这四项指标之外，给予伊马替尼治疗的患者的生活质量明显提高[52]。

表 20-5　伊马替尼和 α 干扰素加小剂量阿糖胞苷联合给药的疗效对比

项　　目	CHR/%	MCR/%	CCR/%	无恶化生存期 （14 个月）/%
伊马替尼（n=553）	95.3	85.2	73.8	92.1
α 干扰素＋阿糖胞苷（n=553）	55.5	22.1	8.5	73.5
p	0.001	0.001	0.001	0.001

伊马替尼临床Ⅲ期的另一个目标就是开发新的伊马替尼高剂量的用药方案和如何将伊马替尼与其他化疗药物如 α 干扰素、阿糖胞苷和高三尖杉碱酯等联合使用。治疗效果的评价指标通常是完全细胞遗传学缓解（CCR）等指标。将伊马替尼与阿糖胞苷联合用药而产生 3 或 4 级的血液学毒性的概率为 53%，而伊马替尼单独用药则只有 20%；但三个月后有 70% 的给予联合用药的患者得到了显著细胞遗传学缓解（MCR），而单独用药的患者则有 60% 得到了显著细胞遗传学缓解。然而联合用药的优势会随着给药时间的变长而减弱，2 个月后联合用药与单独用药患者之间的差距基本变为零：分别有 83% 和 84% 的患者获得了显著细胞遗传学缓解[53]。另一项对干扰素顽固性的白血病患者的试验表明，将伊马替尼的给药剂量由标准的 400mg/d 增加到 800mg/d，会使获得完全细胞遗传学缓解（CCR）的患者人数由之前的 41% 增加到 89%[54, 55]。虽然种种试验结果表明提高剂量或联合用药与伊马替尼的标准治疗相比会增加疗效，得到较高的完全细胞遗传学缓解（CCR）率或较长的无恶化生存期（progression-free survival），但是完成整体的用药安全性评价而得到新的治疗方案却仍需时日。在历经了 3 年的临床试验之后伊马替尼分别于 2001 年的 5 月和 11 月在美国、欧洲和日本上市用于 CML 的治疗。

在人体代谢研究中[49]，健康受试者口服 C^{14} 标记的伊马替尼 200mg/31.9μCi（1Ci＝37GBq）后发现伊马替尼及其代谢物有 77% 存在于人体血浆中，23% 存在于血红细胞中；对血浆中的伊马替尼及其代谢物通过放射性色谱进行分析发现血浆中 70% 为伊马替尼原型，10% 为其哌嗪侧链去甲基的产物，另外还有其他多种代谢物被检测出来（图 20-18），包括 N 氧化、甲基单羟基化、N 去甲基哌嗪环和哌嗪环氧化。在给药后收集 0～7 日的粪样及尿样发现，伊马替尼及其代谢物有 60%～71% 经粪便排出，有少量（12%～16%）经尿排出。

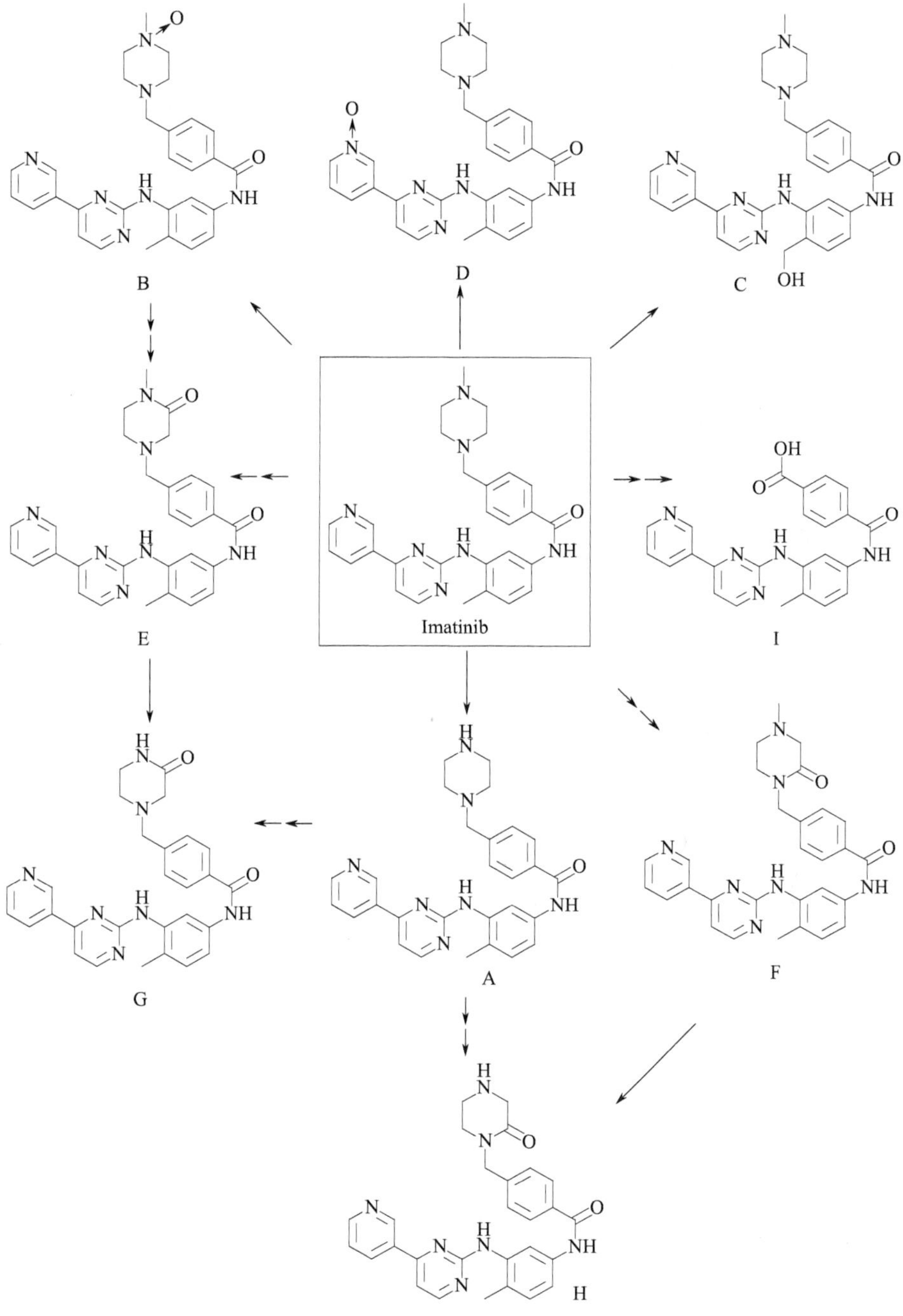

图 20-18 伊马替尼人体内的代谢途径

20.6　伊马替尼在治疗多种肿瘤及其他疾病方面的应用

20.6.1　慢性粒细胞白血病的治疗

　　慢性粒细胞白血病的治疗方法主要有骨髓移植和药物治疗两种。伊马替尼作为一线药物被用于 CML 的治疗，其治疗目的是达到细胞遗传学缓解（即 Ph 阳性细胞消失率）和分子生物学缓解（即 BCR-ABL 融合基因转阴率），再有就是争取患者获得长期的无病生存。针对于 CML 各个阶段的患者，伊马替尼的用药标准

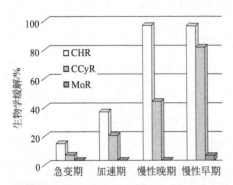

图 20-19　**伊马替尼对不同阶段 CML 患者的疗效**
CHR—完全血液学缓解；CCyR—完全细胞
遗传学缓解；MoR—分子生物学缓解

也不同：对于慢性期的 CML 患者，伊马替尼的给药方案为 400mg，一天一次给药；对于加速期或急变期的 CML 患者，伊马替尼的给药方案为 600mg，一天一次或 400mg，一天两次。伊马替尼对于 CML 各个阶段的疗效也有很大区别（图 20-19）：对于慢性期 CML 的早期或晚期患者的疗效显著，有着很高的完全血液学缓解率和完全细胞遗传学缓解率；对于加速期的 CML 患者的疗效则为中等偏下；对于急变期的 CML 患者的疗效较差，同时加速期和急变期的 CML 患者对

于伊马替尼产生耐药性的概率远远高于慢性期的 CML 患者[52,56~58]。因此伊马替尼是慢性期 CML 的首选药物。

20.6.2　胃肠道间质瘤的治疗

　　胃肠道间质瘤（gastrointestinal stromal tumors，GIST）是起源于胃肠道间叶组织，以梭形细胞为主要成分的间叶肿瘤，其治疗方式分为外科手术治疗和药物辅助治疗。其中外科手术是治疗 GIST 唯一有效的方法。大多数学者认为完整切除 GIST 是治疗的关键；完全切除的 GIST 患者术后 5 年生存率远远优于不完全切除者。但由于 GIST 瘤体通常质地较脆，往往有较广泛的瘤内出血或坏死，容易出现肿瘤破裂出血和肿瘤腹腔播散。近十年来的病理学转化性研究发现 c-Kit 或 PDGFRα 基因的突变和 Kit 蛋白 CD117 的高表达是引起 GIST 发生和发展的重要原因[59]。由于伊马替尼对 c-Kit 和 PDGFRα 都有很好的抑制作用，因此 2002 年 2 月起伊马替尼作为转移复发或不可切除 GIST 的标准一线治疗药物在美国、欧洲和日本等被批准地上市。伊马替尼的起始治疗剂量为 400mg/d，起效时间为 12~15 周，有效性可达到 65%~70%，但是中断治疗将导致疾病加速进展。如果疾病治疗中发生进展，可增加伊马替尼的剂量至 600~800mg/d，但同时也会增加不良反应的发生率[60]。但总的来看，伊马替尼的使用给 GIST 患者带来了福音。如果没有使用伊马替尼，GIST 手术切除后复发患者的标准中位生存时间仅

为 15 个月；而在使用伊马替尼后，转移性 GIST 患者的中位生存时间达到了 5年。因此 2006 年伊马替尼作为手术完全移除的 Kit 阳性 GIST 患者的术后一年期辅助治疗药物在美国开始使用，2012 年美国和欧洲又将其辅助治疗延长为三年。

20.6.3　其他应用进展

2006 年美国和欧洲分别将伊马替尼与其他一些化疗药物联合用药的方式用于初期诊断的费城染色体阳性的成人急性淋巴性白血病（ALL），并以单独给药的方式用于易复发和顽固性的费城染色体阳性 ALL 的患者。此外，伊马替尼还被批准用于一些罕见病的治疗如侵袭性系统性肥大细胞增生症（ASM）、隆突性皮肤纤维肉瘤（DFSP）、骨髓增生异常综合征（MDS）和/或骨髓增生性疾病（MPD）、嗜酸细胞过多综合征（HES）和/或慢性嗜酸粒细胞白血病（CEL）伴有 FIP1L1-PDGFRα 融合激酶的治疗[61]。

正在进行的临床试验有：2005 年 1 月，伊马替尼作为转移性非小细胞肺癌治疗药物的临床Ⅱ期试验开始，并于 2012 年 1 月完成；2006 年 1 月，伊马替尼作为 Kit 阳性的急性粒细胞性白血病（AML）治疗药物的临床Ⅱ期试验开始，并于 2011 年 12 月得到初步试验结果；2007 年 1 月，伊马替尼作为转移性头颈部癌症治疗药物的临床Ⅱ期试验开始，并于 2010 年 3 月完成；伊马替尼作为黏膜黑色素瘤治疗药物（2006 年开始）和侵袭性纤维瘤病/硬纤维瘤治疗药物（2010 年开始）的临床Ⅱ期试验仍在进行之中。除了在治疗癌症方面的应用，伊马替尼作为肺动脉高压（PAH）治疗药物的临床Ⅲ期试验也于 2012 年在全球范围内展开。

20.7　伊马替尼的耐药性及对策

伊马替尼产生耐药性的机制总的可分为两大类，即 Bcr-Abl 依赖性耐药和 Bcr-Abl 非依赖性耐药。Bcr-Abl 依赖性耐药主要是因为某些原因而导致 Bcr-Abl 信号通路被重新激活，使得肿瘤继续发展。主要包括：

① Bcr-Abl 基因的扩增或 Bcr-Abl 融合蛋白的过表达：Gorre 等人在其试验中[62]发现 9 个对伊马替尼产生耐药性的患者中，3 名患者的 Bcr-Abl 基因水平显著提高；在随后的一项报道中也表明[63]，37 个对伊马替尼耐药患者中的 4 名患者 Bcr-Abl 的 mRNA 数量有所增加；以上两者最终导致 Bcr-Abl 融合蛋白过表达，从而激活了 Bcr-Abl 信号通路。

② Bcr-Abl 融合蛋白的点突变：Bcr-Abl 融合蛋白的点突变而导致伊马替尼与激酶区域的结合力下降是继发性耐药的主要原因，已发现 57 个氨基酸残基中的 90 余种突变类型。突变位点分布主要在 Bcr-Abl 激酶的 P-环簇（P-loop）、T315 近侧簇、与 SH2 结合并参与磷酸化的 M315 近侧簇以及 A-环簇（A-loop）上（图 20-20）[48]。各种突变产生的耐药强度不同，其中以 P-loop 和 T315 近侧簇突变产生的耐药性最强。P-loop 是 ATP 磷酸结合环，当其与伊马替尼作用后构

象会发生向下的位移而不能继续与 ATP 相互作用。P-loop 与伊马替尼之间的结合主要通过水分子介导的与氨基酸残基 Y253 和 N322 形成的氢键以及 P-loop 的疏水区与伊马替尼分子上的疏水部分相互作用来加以稳定。此部位的突变会大大降低该部位在酶水平和细胞水平上对伊马替尼的识别敏感性；其中 Y253 的突变会破坏伊马替尼与 N322 残基之间氢键的生成，从而降低与 P-loop 的结合力度，令伊马替尼的作用失效[64,65]。T315 侧链上的"OH"会与伊马替尼氨基嘧啶的"NH"部位形成氢键而稳定结合。T315 近侧簇的突变不但会使该氢键遭到破坏而降低与伊马替尼的结合强度，还会引起酶的构象变化而影响与药物的作用。T315 近侧簇的突变对当今已上市的和多数在研究中小分子靶向激酶抑制剂都有较强的抗药性[65,66]。M351 与 ABL 蛋白的 SH2 区域相互作用，有利于稳定 ABL 蛋白的非活性构象。M351 近侧簇的突变有利于 ABL 蛋白活性构象的形成，进而阻止伊马替尼与靶蛋白的结合[67]。A-loop 的作用是调节激酶的活性，其氨基末端存在一个高度保守的（Asp-Phe-Gly）DFG 结构单元。当需要激酶活性时，A-loop 会侧移让出激酶的催化中心，使激酶进入活性构象与 ATP 相互作用而发挥酪氨酸激酶的活性。A-loop 的突变有利于激酶活性构象的维持，使得伊马替尼无法与靶标蛋白结合而显示出中等的耐药性[64,65,68]。

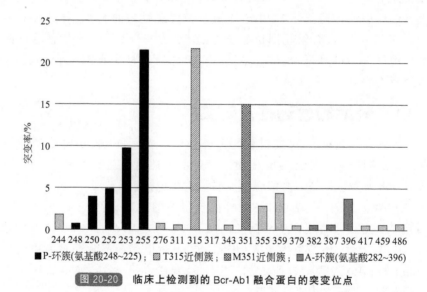

图 20-20　临床上检测到的 Bcr-Ab1 融合蛋白的突变位点

　　Bcr-Abl 信号通路的非依赖性耐药主要见于少数患者。在 Bcr-Abl 信号通路没有激活的条件下出现耐药性的原因主要有：

　　① 伊马替尼与血浆中的某些蛋白结合而导致血药浓度不足：如血浆 α1 酸性糖蛋白（AGP）过高等会中和血浆中的伊马替尼，阻止伊马替尼到达细胞内的蛋白靶标，从而降低疗效[69]。

　　② 伊马替尼的细胞外排：伊马替尼是多药耐药性相关蛋白 P-糖蛋白的底物，

当细胞内 P-糖蛋白浓度过高时，伊马替尼会发生细胞外排，进而导致细胞内伊马替尼的浓度下降而降低疗效[70]。

③ 有机阳离子转运蛋白 OTC-1 活性过低：有机阳离子转运蛋白 OTC-1 的表达水平对伊马替尼的治疗效果起决定性的作用[71]，伊马替尼耐药 CML 患者的有机阳离子转运蛋白 OTC-1 表达水平仅是伊马替尼敏感患者的 1/8[72]。White 等[73]报道在伊马替尼治疗 24 个月后，有机阳离子转运蛋白 OTC-1 高表达的 CML 患者有 85% 能够达到显著细胞遗传学缓解（MCR）。

④ 位于 Bcr-Abl 信号通路下游或能引起白血病却与 Bcr-Abl 信号通路无关的其他信号通路被激活：例如 SFK s 信号转导通路的激活。SFK s 家族包括 Src，Blk，Fgr，Fyn，Hck，Lck，Lyn 和 Yes 等成员，具有调节细胞增殖、分化和存活的作用，其表达具有组织特异性。研究表明 CML 的发病机制与 SFKs 有关。Bcr-Abl 激酶能够活化 Lyn，Hck 和 Fgr，从而活化 STAT5，上调细胞周期蛋白 D1，促进细胞分裂，加速 bcr-2 转录[74]。其中 Lyn 激酶的高表达可能与伊马替尼的耐药有关[87]。Hck 和 Lyn 不仅影响 CML 的疾病进程，而且在 Bcr-Abl 没有突变的 CML 中能够保持组成性活化而影响细胞对伊马替尼的敏感性[75, 76]。

⑤ 克隆演变：克隆演变是遗传不稳定的体现，与 CML 疾病进程密切相关。CML 急变期出现克隆演变与 Bcr-Abl 突变有关。克隆演变的患者在经伊马替尼治疗后 Bcr-Abl 突变的概率增大。最常见的克隆演变导致的遗传学改变为 trisomy 8（34%）、等臂染色体 17（20%）和 Ph 染色体的扩增（38%）[77]。

针对伊马替尼的耐药性，人们采取了相应的策略来克服：

① 增加伊马替尼的用药剂量：对于产生中等或中等偏下的伊马替尼耐药性的患者，增加剂量可以获得相应的改善[78]。但对于 P-loop 及 T315 突变而产生较强耐药性的患者无效[79]。

② 联合用药[80]：其中包括与治疗 CML 的传统细胞毒药物（如 α 干扰素、糖胞苷、羟基脲等）联合用药；与其他酪氨酸激酶抑制剂（如 Src 激酶抑制剂）联合用药[81]；与具有下调 Bcr-Abl 蛋白活性的药物（如 Hsp90 抑制剂）联合用药[82]；与其他信号通路抑制剂（表 20-6）联合用药。

表 20-6 Bcr-Abl 信号下游的其他信号通路抑制剂

靶 标	化 合 物	对伊马替尼耐药株的活性	临床试验
FTase	洛那法尼，替吡法尼	有	有
MEK1	PD98059	有	无
RAF-1	索拉菲尼	有	有
PI3K	LY294002，渥曼青霉素	有	无
mTOR	雷帕霉素	有	有
CDK	Favopiridol	有	有

20.8 讨论与展望

伊马替尼被 Science 杂志评为"癌症治疗领域的里程碑",并与人类基因工程并列为 2001 年世界十大科技突破之一。伊马替尼是第一个只以Ⅰ、Ⅱ期临床结果为基础而向美国 FDA 提出上市申请,并通过"绿色通道"的快速审批机制在两个半月之后而成功上市的新药。伊马替尼的成功研发具有重大意义:

① 伊马替尼的上市标志针对肿瘤细胞增殖的作用机理,合理设计和开发小分子靶向抗肿瘤药物的成功。伊马替尼被誉为"癌症治疗领域的里程碑",正是因为其打开了以激酶为抗肿瘤靶标,开发单靶标或多靶标小分子靶向药物治疗癌症的大门。20 世纪 90 年代前,多数制药公司对激酶抑制剂的开发并没有很大兴趣。由于人体细胞内存在结构类似的多种激酶,这给开发针对某种酶的抑制剂,同时又需要避免产生严重副作用的药物的工作带来很大的难度。然而随着对激酶结构的进一步深入研究,人们发现不同的激酶之间,其 ATP 结合口袋存在一定的差异。针对结构差异,开发特异性激酶抑制剂便成为了可能。因此,伊马替尼的成功与人们对其靶标 Bcr-Abl 融合蛋白结构的深入了解密不可分。自此,人们对蛋白质结构解析及激酶信号通路的基础研究掀起了热潮,以激酶为靶标开发靶向小分子抗癌药物也成为各大制药公司在抗肿瘤领域的工作重点。目前为止,人们继伊马替尼之后又成功开发上市了 13 个分子靶向抗肿瘤药物(表 20-1),处于临床研究的分子靶向抗癌药物也不计其数。

② 伊马替尼的发现表明类药性骨架分子库的构建是新药研发的源头。过去组合化学的特点是能以简单的方法在较短的时间内合成大量的实体化合物库。但经过药物高通量筛选而得到的成药性强的化合物却很少,基于类药性母核苯胺基嘧啶类发展而来的伊马替尼说明在合理的小分子药物设计初期就需考虑到化合物成药性。

③ 抗肿瘤药物研发的个体化治疗和肿瘤标志物紧密相关。临床研究证实了肿瘤的个体化特征,不仅发生在不同个体、不同部位、不同病理类型和不同病期的恶性肿瘤生物学行为表现不同,即使是同一部位、同一病理类型和病期的肿瘤,其生物学行为也存在很大的差异。在今后的肿瘤病人治疗中,发现其标志物,对症下药,将是药物学家和临床医学相结合的发展趋势。

④ 伊马替尼后期发现的耐药性问题表明,在后期抗肿瘤药物的发展方向,应不局限于单一疗法,联合用药是主要方向,现在各大公司正将细胞毒药物和激酶抑制剂有效地结合,克服存在的耐药性问题,提高肿瘤病人的生存期和生活质量。

经过科学家对人类激酶组的解析,目前人们共发现有 500 多个激酶可以作为治疗癌症的靶标。由这些激酶所组成的细胞信号通路与肿瘤生长之间关系的复杂程度也远远超乎研究人员的想象。药物学家在研究作用于新激酶靶标的药物的同时,一些因突变而产生耐药性的老激酶靶标也在促使他们不断地去开发下一代的激酶抑制剂。因此人类与激酶之间的博弈将会长期持续下去。

参考文献

［1］ World Health Organization. World Cancer Day 2012 "Together it is possible" ［2012-2-4］. http：//www. who. int/cancer/events/world _ cancer _ day2012/en/.

［2］ Barf T，Kaptein A. Irreversible protein kinase inhibitors：balancing the benefits and risks. J Med Chem，2012，55：6243-6262.

［3］ Robinson D R，Wu Y M，Lin S F. The protein tyrosine kinase family of the human genome. Oncogene，2000，19：5548-5557.

［4］ Hubbard S R，Miller W T. Receptor tyrosine kinases：mechanisms of activation and signaling. Curr Opin Cell Biol，2007，19：117-123.

［5］ Zwick E，Bange J，Ullrich A. Receptor tyrosine kinase signalling as a target for cancer intervention strategies. Endocr Relat Cancer，2001，8：161-173.

［6］ Roskoski R. Src protein-tyrosine kinase structure and regulation. Biochem Biophys Res Commun，2004，324：1155-1164.

［7］ Capdeville R，Buchdunger E，Zimmermann J，Matter A. Glivec（STI571，imatinib），a rationally developed，targeted anticancer drug. Nat Rev Drug Discov，2002，1：493-502.

［8］ Lipinski C A. Drug-like properties and the causes of poor solubility and poor permeability. J Pharmacol Toxicol Methods，2000，44：235-249.

［9］ Teague S J，Davis A M，Leeson P D，Oprea T. The design of leadlike combinatorial libraries. Angew Chem Int Ed，1999，38：3743-3748.

［10］ Zimmermann J，Caravatti G，Mett H，Meyer T，Muller M，Lydon N B，Fabbro D. Phenylamino-pyrimidine（PAP）derivatives：A new class of potent and selective inhibitors of protein kinase C（PKC）. Arch Pharm（Weinheim），1996，329：371-376.

［11］ Buchdunger E，Zimmermann J，Mett H，Meyer T，Muller M，Regenass U，Lydon N B. Selective-inhibition of the platelet-derived growth-factor signal-transduction pathway by a protein-tyrosine kinase inhibitor of the 2-phenylaminopyrimidine class. Proc Natl Acad Sci USA，1995，92：2558-2562.

［12］ Buchdunger E，Zimmermann J，Mett H，Meyer T，Muller M，Druker B J，Lydon N B. Inhibition of the abl protein-tyrosine kinase *in vitro* and *in vivo* by a 2-phenylaminopyrimidine derivative. Cancer Res，1996，56：100-104.

［13］ Mandal S，Moudgil M N，Mandal S K. Rational drug design. Eur J Pharmacol，2009，625：90-100.

［14］ Zimmermann J，Buchdunger E，Mett H，Meyer T，Lydon N B，Traxler P. Phenylamino-pyrimidine（PAP）-derivatives：a new class of potent and highly selective PDGF-receptor autophosphorylation inhibitors. Bioorg Med Chem Lett，1996，6：1221-1226.

［15］ Paul R，Hallett W A，Hanifin J W，Reich M F，Johnson B D，Lenhard R H，Dusza J P，Kerwar S S，Lin Y，Pickett W C，Seifert C M，Torley L W，Tarrant M E，Wrenn S. Preparation of substituted N-phenyl-4-aryl-2-pyrimidinamines as mediator release inhibitors. J Med Chem，1993，36：2716-2725.

［16］ Zimmermann J，Buchdunger E，Mett H，Meyer T，Lydon N B. Potent and selective inhibitors of the Abl-kinase：phenylamino-pyrimidine（PAP）derivatives. Bioorg Med Chem Lett，1997，7：187-192.

［17］ Fu L，Wang P，Cheng M，Zhao D. Graphical synthetic routes of imatinib mesylate. Chin J Pharm，2008，39：786-788.

［18］ Warmuth M，Danhauser-Riedl S，Hallek M. Molecular pathogenesis of chronic myeloid leukemia：implications for new therapeutic strategies. Ann Hematol，1999，78：49-64.

［19］ Fei F, Stoddart S, Muschen M, Kim Y M, Groffen J, Heisterkamp N. Development of resistance to dasatinib in Bcr/Abl-positive acute lymphoblastic leukemia. Leukemia, 2010, 24: 813-820.

［20］ Zheng X, Oancea C, Henschler, R, Moore, M. A, Ruthardt, M. Reciprocal t (9; 22) Abl/Bcr fusion proteins: leukemogenic potential and effects on B cell commitment. PLoS ONE 2009, 4: e7661.

［21］ Manley P W, Cowan-Jacob, S W Mestan J. Advances in the structural biology design and clinical development of Bcr-Abl kinase inhibitors for the treatment of chronic myeloid leukaemia. Biochim Biophys Acta, 2005, 1754: 3-13.

［22］ Pluk H, Dorey K, Superti-Furga G. Autoinhibition of c-Abl. Cell, 2002, 108: 247-259.

［23］ Nagar B, Hantschel O, Young M A, Scheffzek K, Veach D, Bornmann, V, Clarkson B, Superti-Furga G, Kuriyan J. Structural basis for the autoinhibition of c-Abl tyrosine kinase. Cell, 2003, 112: 859-871.

［24］ Gu J J, Ryu J R, Pendergast A M. Abl tyrosine kinases in T-cell signaling. Immunol Rev, 2009, 228: 170-183.

［25］ Sawyers C L. Disabling Abl - perspectives on Abl kinase regulation and cancer therapeutics. Cancer Cell, 2002, 1: 13-15.

［26］ Jagani Z, Singh A, Khosravi-Far R. FoxO tumor suppressors and BCR-ABL-induced leukemia: A matter of evasion of apoptosis. Biochimica Et Biophysica Acta-Reviews on Cancer, 2008, 1785: 63-84.

［27］ Pasternak G, Hochhaus A, Schultheis B, Hehlmann R. Chronic myelogenous leukemia: molecular and cellular aspects. J. Cancer Res Clin Oncol, 1998, 124: 643-660.

［28］ Kurzrock R, Kantarjian H M, Druker B J, Talpaz M. Philadelphia chromosome-positive leukemias: From basic mechanisms to molecular therapeutics. Ann Intern Med, 2003, 138: 819-830.

［29］ Asaki T, Sugiyama Y, Hamamoto T, Higashioka M, Umehara M, Naito H, Niwa, T. Design and synthesis of 3-substituted benzamide derivatives as Bcr-Abl kinase inhibitors. Bioorg Med Chem Lett, 2006, 16: 1421-1425.

［30］ Eck M J, Manley P W. The interplay of structural information and functional studies in kinase drug design: insights from BCR-Abl. Curr Opin Cell Biol, 2009, 21: 288-295.

［31］ Marquette A, Bagot M, Bensussan A, Dumaz N. Recent discoveries in the genetics of melanoma and their therapeutic implications. Arch Immunol Ther Exp (Warsz), 2007, 55: 363-372.

［32］ Ulivi P, Zoli W, Medri L, Amadori D, Saragoni L, Barbanti F, Calistri D, Silvestrini R. c-kit and SCF expression in normal and tumor breast tissue. Breast Cancer Res Treat, 2004, 83: 33-42.

［33］ Beghini A, Bellini M, Magnani I, Colapietro P, Cairoli R, Morra E, Larizza L. STI 571 inhibition effect on KITAsn822Lys-mediated signal transduction cascade. Exp Hematol. 2005, 33: 682-688.

［34］ Balk S D, Whitfield J F, Youdale T, Braun A C. Roles of calcium serum plasma and folic acid in the control of proliferation of normal and rous sarcoma virus-infected chicken fibroblasts. Proc Natl Acad Sci USA, 1973, 70: 675-679.

［35］ Ross R Glomset J, Kariya B, Harker L. A platelet-dependent serum factor that stimulates the proliferation of arterial smooth muscle cells in vitro. Proc Natl Acad Sci USA, 1974, 71: 1207-1210.

［36］ Li, X, Ponten A, Aase K, Karlsson L, Abramsson A, Uutela M, Backstrom G, Hellstrom M, Bostrom H, Li, H, Soriano P, Betsholtz C, Heldin C H, Alitalo K, Ostman A, Eriksson U. PDGF-C is a new protease-activated ligand for the PDGF alpha-receptor. Nat Cell Biol 2000, 2: 302-309.

［37］ Bergsten E, Uutela M, Li X, Pietras K, Ostman A, Heldin C H, Alitalo K, Eriksson U. PDGF-D is a specific protease-activated ligand for the PDGF beta-receptor. Nat Cell Biol, 2001, 3: 512-516.

［38］ LaRochelle W J, Jeffers M, McDonald W F, Chillakuru R A, Giese, N A, Lokker N A, Sullivan C, Boldog F L, Yang M, Vernet C, Burgess C E, Fernandes E, Deegler L L, Rittman B, Shimkets J, Shimkets R A, Rothberg J M, Lichenstein H S. PDGF-D a new protease-activated growth factor. Nat Cell

Biol, 2001, 3: 517-521.

[39] Basciani, S, Mariani S, Spera G, Gnessi L. Role of platelet-derived growth factors in the testis. Endocr Rev, 2010, 31: 916-939.

[40] Ostman A. PDGF receptors-mediators of autocrine tumor growth and regulators of tumor vasculature and stroma. Cytokine. Growth Factor Rev, 2004, 15: 275-286.

[41] Reed R K, Berg A, Gjerde E A B, Rubin K. Control of interstitial fluid pressure: Role of beta (1) -integrins. Semin Nephrol, 2001, 21: 222-230.

[42] Jain R K. Transport of molecules in the tumor interstitium - a review. Cancer Res, 1987, 47: 3039-3051.

[43] Kilic T, Alberta J A, Zdunek, P R, Acar M, Iannarelli P, O'Reilly T, Buchdunger E, Black P M, Stiles C D. Intracranial inhibition of platelet-derived growth factor-mediated glioblastoma cell growth by an orally active kinase inhibitor of the 2-phenylaminopyrimidine class. Cancer Res, 2000, 60: 5143-5150.

[44] Sjoblom T, Shimizu A, O'Brien K P, Pietras K, Dal Cin P, Buchdunger E, Dumanski J P, Ostman A, Heldin C H. Growth inhibition of dermatofibrosarcoma protuberans tumors by the platelet-derived growth factor receptor antagonist STI571 through induction of apoptosis. Cancer Res, 2001, 61: 5778-5783.

[45] Pietras K, Stumm M, Hubert M, Buchdunger E, Rubin K, Heldin C H, McSheehy P, Wartmann M, Ostman A. STI571 enhances the therapeutic index of epothilone B by a tumor-selective increase of drug uptake. Clin Cancer Res, 2003, 9: 3779-3787.

[46] Druker B J, Sawyers C L, Kantarjian H, Resta D J, Reese S F, Ford J M, Capdeville R, Talpaz M. Activity of a specific inhibitor of the Bcr-Abl tyrosine kinase in the blast crisis of chronic myeloid leukemia and acute lymphoblastic leukemia with the philadelphia chromosome. N Engl J Med, 2001, 344: 1038-1042.

[47] Druker B J, Talpaz M, Resta D J, Peng B, Buchdunger E, Ford J M, Lydon N B, Kantarjian H, Capdeville R, Ohno-Jones S, Sawyers C L. Efficacy and safety of a specific inhibitor of the Bcr-Abl tyrosine kinase in chronic myeloid leukemia. N Engl J Med, 2001, 344: 1031-1037.

[48] Deininger M, Buchdunger E, Druker B J. The development of imatinib as a therapeutic agent for chronic myeloid leukemia. Blood, 2005, 105: 2640-2653.

[49] Gschwind H P, Pfaar U, Waldmeier F, Zollinger M, Sayer C, Zbinden P, Hayes M, Pokorny R, Seiberling M, Ben-Am M, Peng B, Gross G. Metabolism and disposition of imatinib mesylate in healthy volunteers. Drug Metab Dispos, 2005, 33: 1503-1512.

[50] Peng B, et al. Clinical investigation of the PK/PD relationship for Glivec (STI571): a novel inhibitor of signal transduction. Proc Am Soc Clin Oncol, 2001, 20: 280.

[51] Kantarjian H Sawyers, C, Hochhaus A, Guilhot F, Schiffer C, Gambacorti-Passerini C, Niederwieser D, Resta D, Capdeville R, Zoellner U, Talpaz M, Druker B, Goldman J, O'Brien S. G, Russell N, Fischer T, Ottmann O, Cony-Makhoul P, Facon T, Stone R, Miller C, Tallman M, Brown R, Schuster M, Loughran T, Gratwohl A, Mandelli F, Saglio G, Lazzarino M, Russo D, Baccarani M, Morra E, International STICMLSG. Hematologic and cytogenetic responses to imatinib mesylate in chronic myelogenous leukemia. N Engl J Med, 2002, 346: 645-652.

[52] O'Brien S G, Guilhot F, Larson R. A, Gathmann I, Baccarani M, Cervantes F, Cornelissen J J, Fischer T, Hochhaus A, Hughes T, Lechner K, Nielsen J L, Rousselot P, Reiffers, J, Saglio G, Shepherd J, Simonsson B, Gratwohl A, Goldman J M, Kantarjian H, Taylor K, Verhoef G, Bolton A E, Capdeville R, Druker B J, Investigators I. Imatinib compared with interferon and low-dose cytarabine for newly diagnosed chronic-phase chronic myeloid leukemia. N Engl J Med, 2003, 348: 994-1004.

[53] Gardembas M, Rousselot P, Tulliez M, Vigier M, Buzyn A, Rigal-Huguet F, Legros L, Michallet M, Berthou C, Cheron N, Maloisel F, Mahon F X, Facon T, Berthaud P, Guilhot J, Guilhot F, Grp C F.

Results of a prospective phase 2 study combining imatinib mesylate and cytarabine for the treatment of philadelphia-positive patients with chronic myelogenous leukemia in chronic phase. Blood, 2003, 102: 4298-4305.

[54] Baccarani M, Martinelli G, Rosti G, Trabacchi E, Testoni N, Bassi S, Amabile M, Soverini S, Castagnetti F, Cilloni D, Izzo B, de Vivo A, Messa E, Bonifazi F, Poerio A, Luatti S, Giugliano E, Alberti D, Fincato G, Russo D, Pane F, Saglio G, Myelo GWPC. Imatinib and pegylated human recombinant interferon-alpha 2b in early chronic-phase chronic myeloid leukemia. Blood, 2004, 104: 4245-4251.

[55] Cortes J, Giles F, O'Brien S, Thomas D, Garcia-Manero G, Rios MB, Faderi S, Verstovsek S, Ferrajoli A, Freireich EJ, Talpaz M, Kantarjian H. Result of high-dose imatinib mesylate in patients with Philadelphia chromosome-positive chronic myeloid leukemia after failure of interferon-alpha. Blood, 2003, 102: 83-86.

[56] Sawyers CL, Hochhaus A, Feldman E, Goldman JM, Miller CB, Ottmann OG, Schiffer CA, Talpaz M, Guilhot F, Deininger MWN, Fischer T, O'Brien S G, Stone RM, Gambacorti-Passerini C B, Russell N H, Reiffers J J, Shea T C, Chapuis B, Coutre S, Tura S, Morra E, Larson R A, Saven A, Peschel C, Gratwohl A, Mandelli F, Ben-Am M, Gathmann I, Capdeville R, Paquette RL, Druker BJ. Imatinib induces hematologic and cytogenetic responses in patients with chronic myelogenous leukemia in myeloid blast crisis: results of a phase II study. Blood, 2002, 99: 3530-3539.

[57] Kantarjian H, Sawyers C, Hochhaus A, Guilhot F, Schiffer C, Gambacorti-Passerini C, Niederwieser D, Resta D, Capdeville R, Zoellner U, Talpaz M, Druker B, Grp ISCS. Hematologic and cytogenetic responses to imatinib mesylate in chronic myelogenous leukemia. N Engl J Med, 2002, 346: 645-652.

[58] Talpaz M, Silver R T, Druker B J, Goldman J M, Gambacorti-Passerini C, Guilhot F, Schiffer C A, Fischer T, Deininger M W N, Lennard A L, Hochhaus A, Ottmann O G, Gratwohl A, Baccarani M, Stone R, Tura S, Mahon F X, Fernandes-Reese S, Gathmann I, Capdeville R, Kantarjian H M, Sawyers C L. Imatinib induces durable hematologic and cytogenetic responses in patients with accelerated phase chronic myeloid leukemia: results of a phase 2 study. Blood, 2002, 99: 1928-1937.

[59] DeMatteo R P. The GIST of targeted cancer therapy: A tumor (Gastrointestinal stromal tumor) a mutated gene (c-kit) and a molecular inhibitor (STI571). Ann Surg Oncol, 2002, 9: 831-839.

[60] Demetri G D, von Mehren M, Blanke C D, Van den Abbeele A D, Eisenberg B, Roberts P J, Heinrich M C, Tuveson D A, Singer S, Janicek M, Fletcher J A, Silverman S G, Silberman S L, Capdeville R, Kiese B, Peng B, Dimitrijevic S, Druker B J, Corless C, Fletcher C D M, Joensuu H. Efficacy and safety of imatinib mesylate in advanced gastrointestinal stromal tumors. N Engl J Med, 2002, 347: 472-480.

[61] http://www.thomson-pharma.com/ (drug report by 2012/9).

[62] Gorre M E, Mohammed M, Ellwood K, Hsu N, Paquette R, Rao P N, Sawyers C L. Clinical resistance to STI-571 cancer therapy caused by Bcr-Abl gene mutation or amplification. Science, 2001, 293: 876-880.

[63] Hochhaus A, Kreil S, Corbin A S, La Rosee P, Muller M C, Lahaye T, Hanfstein B, Schoch C, Cross N C, Berger U, Gschaidmeier H, Druker B. J, Hehlmann R. Molecular and chromosomal mechanisms of resistance to imatinib (STI571) therapy. Leukemia, 2002, 16: 2190-2196.

[64] Schindler T, Bornmann W, Pellicena P, Miller W T, Clarkson B, Kuriyan J. Structural mechanism for STI-571 inhibition of abelson tyrosine kinase. Science, 2000, 289: 1938-1942.

[65] La Rosee P, Corbin A S, Stoffregen E P, Deininger M W, Druker B J. Activity of the Bcr-Abl kinase inhibitor PD180970 against clinically relevant Bcr-Abl isoforms that cause resistance to imatinib mesylate (imatinib, STI571). Cancer Res, 2002, 62: 7149-7153.

［66］Gorre M E, Mohammed M, Ellwood K, Hsu N, Paquette R, Rao P N, Sawyers C L. Clinical resistance to STI-571 cancer therapy caused by Bcr-Abl gene mutation or amplification. Science, 2001, 293: 876-880.

［67］Nagar B, Hantschel O, Young M A, Scheffzek K, Veach D, Bornmann W, Clarkson B, Superti-Furga G, Kuriyan J. Structural basis for the autoinhibition of c-Abl tyrosine kinase. Cell, 2003, 112: 859-871.

［68］Roumiantsev S, Shah N P, Gorre M E, Nicoll J, Brasher B B, Sawyers C L, Van Etten R A. Clinical resistance to the kinase inhibitor STI-571 in chronic myeloid leukemia by mutation of Tyr-253 in the Abl kinase domain P-loop. Proc Natl Acad Sci USA, 2002, 99: 10700-10705.

［69］Gambacorti-Passerini C, Zucchetti M, Cleris L, Rossi F, Pogliani E, Corneo G, Formelli F, D' Incalci M. Alpha 1 acid glycoprotein (AGP) binds to STI571 and alters its tissue distribution and intracellular concentrations. Blood, 2000, 96: 98a.

［70］List A F, Kopecky K J, Willman C L, Head D R, Slovak M L, Douer D, Dakhil S R, Appelbaum F R. Cyclosporine inhibition of p-glycoprotein in chronic myeloid leukemia blast phase. Blood, 2002, 100: 1910-1912.

［71］Thomas J, Wang L, Clark R E, Pirmohamed M. Active transport of imatinib into and out of cells: implications for drug resistance. Blood, 2004, 104: 3739-3745.

［72］Wang L, Giannoudis A, Lane S, Williamson P, Pirmohamed M, Clark R E. Expression of the uptake drug transporter hOCT1 is an important clinical determinant of the response to imatinib in chronic myeloid leukemia. Clin Pharmacol Ther, 2008, 83: 258-264.

［73］White D L, Saunders V A, Dang P, Engler J, Venables A, Zrim S, Zannettino A, Lynch K, Manley P W Hughes T. Most CML patients who have a suboptimal response to imatinib have low OCT-1 activity: higher doses of imatinib may overcome the negative impact of low OCT-1 activity. Blood, 2007, 110: 4064-4072.

［74］Hu Y G, Liu Y H, Pelletier S, Buchdunger E, Warmuth M, Fabbro D, Hallek M, Van Etten R A, Li, S G. Requirement of Src kinases Lyn Hck and Fgr for Bcr-Abl1-induced B-lymphoblastic leukemia but not chronic myeloid leukemia. Nat Genet, 2004, 36: 453-461.

［75］Donato N J, Wu J Y, Stapley J, Gallick G, Lin H, Arlinghaus R, Talpaz M. Bcr-Abl independence and LYN kinase overexpression in chronic myelogenous leukemia cells selected for resistance to STI571. Blood, 2003, 101: 690-698.

［76］Dai Y, Rahmani M, Corey S J, Dent P, Grant S. A Bcr/Abl-independent Lyn-dependent form of imatinib mesylate (STI-571) resistance is associated with altered expression of Bcl-2. J Biol Chem, 2004, 279: 34227-34239.

［77］Quintas-Cardama A, Cortes J E. Chronic myeloid leukemia: diagnosis and treatment. Mayo Clin Proc, 2006, 81: 973-988.

［78］Kantarjian H M, Talpaz M, O'Brien S, Giles F, Garcia-Manero G, Faderl S, Thomas D, Shan J Q, Rios M B, Cortes J. Dose escalation of imatinib mesylate can overcome resistance to standard-dose therapy in patients with chronic myelogenous leukemia. Blood, 2003, 101: 473-475.

［79］Corbin A S, La Rosee P, Stoffregen E P, Druker B J, Deininger M W. Several Bcr-Abl kinase domain mutants associated with imatinib mesylate resistance remain sensitive to imatinib. Blood, 2003, 101: 4611-4614.

［80］La Rosee P, O'Dwyer M E, Druker B J. Insights from pre-clinical studies for new combination treatment regimens with the Bcr-Abl kinase inhibitor imatinib mesylate (Imatinib/Glivec) in chronic myelogenous leukemia: a translational perspective. Leukemia, 2002, 16: 1213-1219.

［81］Cowan-Jacob S W, Guez V, Fendrich G, Griffin J D, Fabbro, D, Furet P, Liebetanz J, Mestan J,

Manley P W. Imatinib（STI571）resistance in chronic myelogenous leukemia: Molecular basis of the underlying mechanisms and potential strategies for treatment. Mini-Rev Med Chem，2004，4：285-299.

[82] Gorre M E，Ellwood-Yen K，Chiosis G，Rosen N，Sawyers C L. Bcr-Abl point mutants isolated from patients with imatinib mesylate-resistant chronic myeloid leukemia remain sensitive to inhibitors of the Bcr-Abl chaperone heat shock protein 90. Blood，2002，100：3041-3044.

第21章

氯吡格雷（Clopidogrel）

刘　滔　胡永洲

目录

氯吡格雷研发大事记

1972 年	Maffrand 等在研发噻吩并吡啶类抗炎药时，意外发现部分化合物具有抗血小板及抗血栓形成的活性
1978 年	第一代抗血小板药物噻氯匹定在法国上市，用于预防和治疗因血小板高聚集状态引起的心、脑及其他动脉循环的障碍性疾患
1978~1979 年	发现化合物 PCR4099（氯吡格雷的消旋体）具有比噻氯匹定更高的活性和更好的耐受力，Ⅱ临床试验证明其对血栓性患者有较强的抗血小板作用
1987 年	赛诺菲公司在法国递交了将 PCR4099 拆分得到其右旋体——氯吡格雷的工艺专利申请
1987 年	开展对硫酸氢氯吡格雷的临床前研究
1991 年	噻氯匹定在美国上市
1998 年	硫酸氢氯吡格雷（商品名：波立维，Plavix）首先在美国上市
2000 年	氯吡格雷的活性代谢物被分离确证
2001 年	ADP 的 $P2Y_{12}$ 受体被确认为氯吡格雷的作用靶点
2001 年	硫酸氢氯吡格雷在中国上市
2002 年	FDA 正式批准氯吡格雷的一项新的适应证——防治急性冠状动脉综合征
2006 年	Apotex 公司的仿制药氯吡格雷正式在美国销售
2007 年	法院裁定 Apotex 公司的氯吡格雷仿制药侵犯了赛诺菲的专利权
2009 年	FDA 发布有关氯吡格雷的早期安全性信息公告
2010 年	氯吡格雷的销售额排名世界第二，达 94 亿美元
2010 年	FDA 要求氯吡格雷在药品说明书中以"黑框警示"的形式阐述其安全信息
2012 年	氯吡格雷专利到期

21.1 氯吡格雷的发现——从实验室到病房之路

氯吡格雷（Clopidogrel，商品名：波立维，Plavix）是由赛诺菲（Senofi）和百时美施贵宝（Bristol Myers Squibb）公司合作开发的抗血小板凝集药物，属噻吩并吡啶类衍生物，其通过抑制血小板腺苷二磷酸（ADP）受体 $P2Y_{12}$ 而发挥抗血小板作用。临床上主要用于预防动脉粥样硬化患者的血管缺血性事件的发生和急性冠状动脉综合征等。2009 年该药在全球近 110 个国家销售，其销售额高达 66 亿美元。2010 年，其销售额排名世界第二，达 94 亿美元。

21.1.1 追溯起源[1]

抗血小板药物的发现始于抗炎药的研究（图 21-1）。1970 年，日本吉富制药公司（Yoshitomi company）报道噻吩并吡啶类化合物替诺立定（**1**，Tinoridine）具有抗炎和止痛作用。1972 年，Maffrand 和 Eloy 博士打算在此基础上开发替诺立定的类似物作为新型抗炎药。在这一思想指导下，他们合成了一系列化合物[2]，并在不同动物模型上进行筛选，结果发现没有一个化合物具有抗炎或止痛作用。幸运的是，采用小鼠灌胃给药，部分化合物意外地表现出抗血小板及抗血栓形成的活性，随后就挑选了活性最好的一个化合物——噻氯匹定（**2**，Ticlopidine）进行进一步的临床验证，主要是针对因血小板与创面相互作用所导致的血栓性并发症，包括对采用体外循环的心脏手术或血液透析病人。1978 年，噻氯匹定在法国上市，商品名为 Ticlid。随后的临床实验证明噻氯匹定对高风险的血栓病人有较好疗效，尤其适用于先前有过短暂的缺血性损伤、中风、外周性动脉疾病或缺血性心脏病的患者。

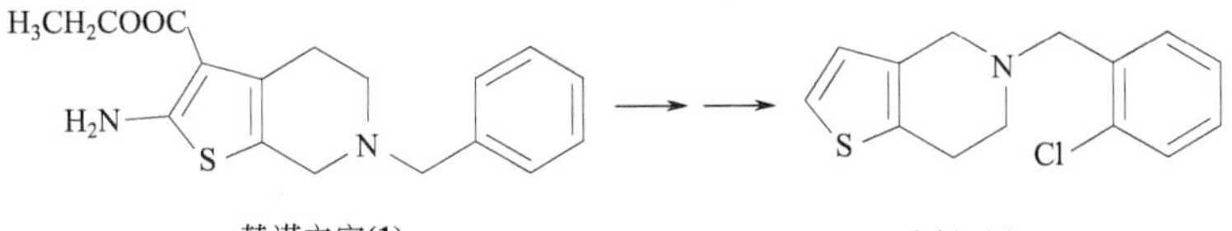

替诺立定(1)　　　　　　　　　　噻氯匹定(2)

图 21-1　抗血小板药研发的起源

21.1.2　演变过程[1]

噻氯匹定于法国上市的数月后，发现部分病人用药 3 个月就出现了严重的血液疾病，如白细胞减少症、血小板减少症、粒细胞缺乏症和全血细胞减少症等。随后的临床试验及上市后的药物作用监测均证实，噻氯匹定可引起上述严重的副作用。因此，卫生部门对噻氯匹定的安全使用做了严格的规定。事实上，在噻氯匹定被选为候选药物进行临床前研究的同时，Maffrand 和 Eloy 博士继续合成了超过 1000 个噻氯匹定类似物作为备份，希望能从中找到在动物模型上具更佳的活性/毒性比值、人体内有更高的利益/风险比值的化合物。通过动物模型抗血小板及抗血栓形成活性的测试等系统临床前研究，挑选了八个化合物进入 I 期临床试验，最终只有一个化合物 PCR-4099（3）显示出了比噻氯匹定更高的活性和更好的耐受力。进一步的 II 期临床试验证明了该化合物对已有血栓形成的病人具较强的抗血小板作用。

PCR-4099 是一外消旋化合物，有两个对映体。鉴于以 ADP 受体为靶点的第一个上市抗血小板药噻氯匹定严重的毒副作用，Maffrand 博士等尝试将 PCR-4099 进行拆分，期望某一异构体具有更高的活性/毒性比值。在经历多次失败后，终于找到了可工业化的拆分方法[3]。实验结果显示，只有 S-（＋）-异构体——氯吡格雷（4）具抗血小板及抗血栓形成活性，而 R-（－）-异构体 5 则活性很差。随后，停止了 PCR-4099 的临床研究，并于 1987 年开始进行硫酸氢氯吡格雷的临床前研究。大约经历 10 余年的研发及临床研究后，该药于 1998 年在世界范围内上市。

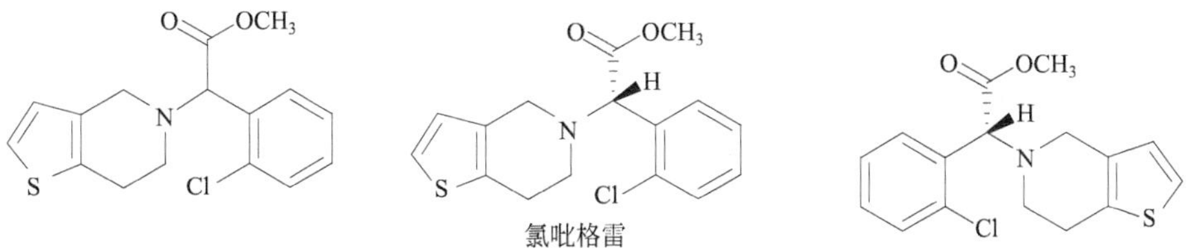

PCR-4099 (3)　　　　　　氯吡格雷　　　　　　　　　R-(−) SR-25989 (5)
外消旋体　　　　　S-(+) SR-25990 (4)

2个光学异构体

21.1.3 硫酸氢氯吡格雷的合成

文献中报道的氯吡格雷合成路线很多，归纳起来主要有两种思路：其一是先合成氯吡格雷，经拆分得到单一手性药物；其二是先拆分得到手性中间体，进而合成氯吡格雷。其中合成过程又可细分为先缩合再环合和先环合再缩合两种方法。现将国内外氯吡格雷的合成路线总结如图 21-2 所示。

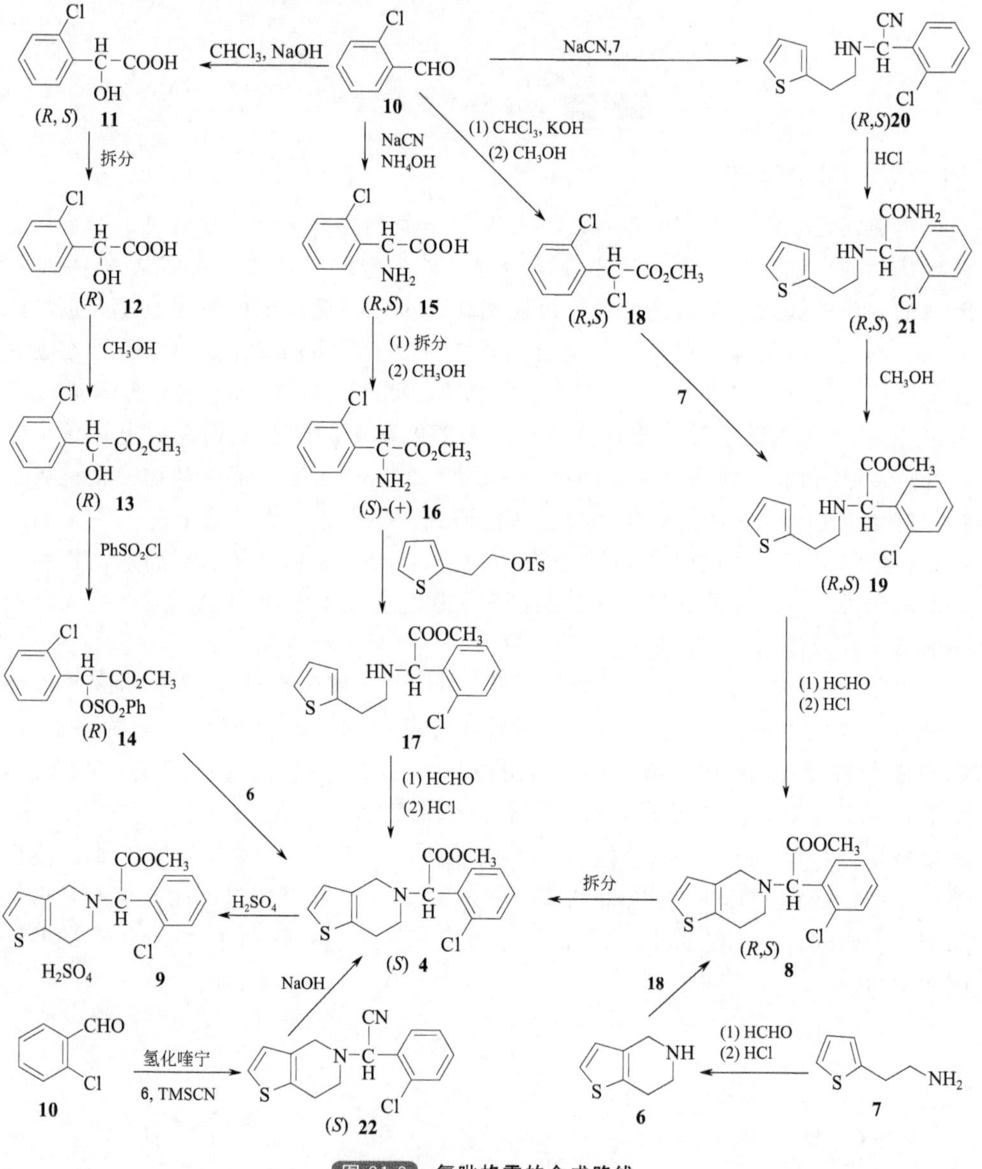

图 21-2 氯吡格雷的合成路线

图 21-2 中左侧的 2 条路线采用的是先拆分后合成的方法，由赛诺菲公司最先报道。

① 2-氯苯甲醛经 Carbene 反应得 2-氯扁桃酸（**11**）[4]，进而用（－）-麻黄碱拆分得 R-型中间体 **12**[5]，依次经两次酯化，再与四氢噻吩并吡啶 **6** 反应发生构型翻转得氯吡格雷（**4**）[6]，该路线中甲酯化、磺酸酯化和最后一步的亲核取代反应，每步收率均在 90％以上；且前两步反应基本无消旋化现象，最后一步的光学纯度超过 90％。

② 2-氯苯甲醛与 NaCN、氨水反应得 2-氯苯甘氨酸（**15**）[7]，经（＋）-樟脑-10-磺酸拆分后甲酯化得 S-型中间体 **16**[8]，再与 2-（2-噻吩）乙醇的苯磺酸酯反应，进而用甲醛环合得氯吡格雷（**4**）[8~10]。在该路线中要得到单一的对映体，溶剂的选择非常重要，在大多数溶剂中都会发生非对映体消旋化；另外，反应时间较长（40h），收率也低（50％）。Ferraboschi 等改进了此方法，采用交联的固定化枯草杆菌蛋白酶（Alcalase-CLEA®）拆分 N-Boc-2-氯苯甘氨酸，再经类似反应制备了氯吡格雷（**4**），该法具酶可重复套用、产物光学纯度高等优点[11]。

右侧的 2 条路线采用的是先合成后拆分的方法，也由赛诺菲公司报道。

③ 2-氯苯甲醛经 Carbene 反应再甲酯化得 **18**[12, 13]，与 **7** 反应，再与甲醛缩合并在酸性条件下环合得 **8**[8, 9]，拆分得氯吡格雷（**4**）[14, 15]。

④ 2-氯苯甲醛与 NaCN 和 **7** 反应，再依次经过水解、醇解，进而与甲醛环合得 **8**[8~10]。

最近，Sadhukhan 等报道了利用不对称 Strecker 反应合成氯吡格雷（**4**）的新方法：以氢化喹宁为手性催化剂，在三甲基氰硅烷存在下，2-氯苯甲醛与四氢噻吩并吡啶（**6**）缩合得 α-氨基腈，收率 92％，ee 值 78％，再经水解、成盐得硫酸氢氯吡格雷。该法合成步骤少，收率高，但光学纯度欠佳[16]。

21.1.4　氯吡格雷的衍生化

噻吩并吡啶类 P2Y$_{12}$受体拮抗剂是临床抗血小板治疗的一线药物。自噻氯匹定、氯吡格雷上市以来，针对这两个药物在临床应用中暴露出的缺点，如：噻氯匹定可引起严重的粒细胞或血小板减少症、氯吡格雷的疗效存在个体差异等，人们一直在对噻吩并吡啶类化合物进行结构优化。现将近年对噻吩并吡啶类抗血小板药物的结构修饰做一简要总结。

21.1.4.1　噻吩并吡啶母核的结构修饰

Koike 等[17]用呋喃并吡啶、吡咯并吡啶取代噻吩并吡啶母核，或在噻吩并吡啶母核 2，3-位引入不同类型的取代基，同时改变连接链和苯环上的取代基，合成了系列衍生物，发现其具有不同程度的血小板聚集抑制活性，其中普拉格雷（**23**，Prasugrel）的疗效优于氯吡格雷。普拉格雷于 2009 年在欧洲上市，用于预防已接受急诊和将进行延迟经皮冠脉干预术的急性冠脉综合征患者的动脉粥样硬化性血栓形成事件。与氯吡格雷一样，普拉格雷也是一个前药，经细胞色素 P450 酶系代谢转化成活性代谢物 R-138727，后者能选择性、不可逆地与血小板 P2Y$_{12}$ 二磷酸腺苷受体结合，从而抑制由 ADP 介导的血小板聚集作用。普拉格雷的作用比氯吡格雷强约 10 倍，且生物利用度高、起效快、个体差异较小、非应答率低，能有效降低心血管死亡、心脏病发作或脑卒中概率，但出血的危险性有所增加[18]。

普拉格雷 **(23)**　　　　　　　　　　　　　R-138727(活性代谢物)**(24)**

刘颖等以氯吡格雷为先导，保持其主要结构不变，仅将母核结构中吡啶环上的 N 原子由 5 位移到 6 位，即将噻吩并[3,2-*c*]吡啶母核替换为噻吩并[2,3-*c*]吡啶，血小板聚集抑制活性研究表明，其抗血小板活性没有明显提升，与氯吡格雷相当[19]。

中国药科大学孙宏斌课题组[20]根据氯吡格雷的代谢活化机制，设计合成了一系列 2-位酯类前药，其抗血小板聚集活性数据（表 21-1）表明，大部分酯类前药的活性均高于氯吡格雷，其中化合物 **25** 在 SD 大鼠中的口服生物利用度是氯吡格雷的 6 倍，从而可降低用药剂量，提高药物安全性，起效更快。该化合物目前正进行系统的临床前评价。

表 21-1　氯吡格雷酯类前药的抗血小板活性

化　合　物	R	血小板聚集率/%
氯吡格雷		73.7±5.2
25	—CH$_3$	34.6±13.5
26	—C$_2$H$_5$	46.7±15.4
27	—CH$_2$CH$_2$CH$_3$	52.8±7.7
28	—C(CH$_3$)$_3$	63.4±16.2
29	—OC$_2$H$_5$	53.0±11.6
30	—N(CH$_3$)$_2$	67.7±17.7
31	—OCH(CH$_3$)$_2$	50.2±9.3
32	—OMe	38.6±9.1
33	—C(CH$_3$)$_2$CH$_2$CH$_3$	70.0±23.0
34	(苯基)	60.1±11.9

续表

化　合　物	R	血小板聚集率/%
35	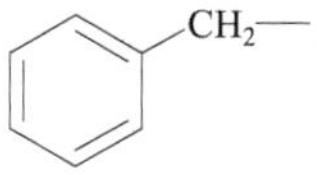	53.8±10.4
36	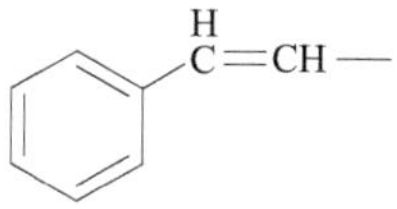	84.7±8.7
37	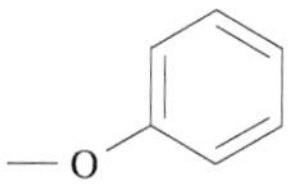	72.2±10.5
38	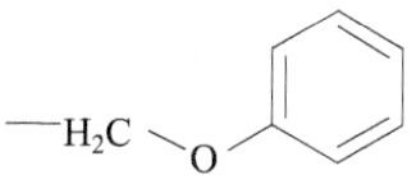	75.4±4.5

21.1.4.2　苯环取代基的结构修饰[21]

陈宜鸿等设计合成了 9 个噻氯匹定苯环不同取代的衍生物，采用 ADP 诱导大鼠血浆血小板聚集方法，测定化合物对血小板聚集的抑制率。结果表明，9 个化合物均具有较好的抑制血小板聚集作用，抑制率在 40%～50% 左右。

亦有研究小组以氯吡格雷为先导，通过改变苯环上取代基的种类及取代位置，设计合成了一系列化合物，但它们对血小板聚集的抑制率都低于氯吡格雷[22]。

21.1.4.3　羧酸酯部分的结构修饰

与噻氯匹定相比，氯吡格雷在连接链上多了一个甲氧羰基，正是由于这个取代基的存在，氯吡格雷的抗血小板活性比噻氯匹定高 6 倍，亦有研究表明，与噻氯匹定相比，氯吡格雷可以使缺血性事件的发生率、死亡率下降，安全性大大提高[23]。可见连接链的改变是一个重要的修饰位点。Cazenave 等报道了连接链的长度、不同取代酯基对活性的影响（图 21-3）。结果表明，仅一个化合物的活性略高于氯吡格雷[24]。

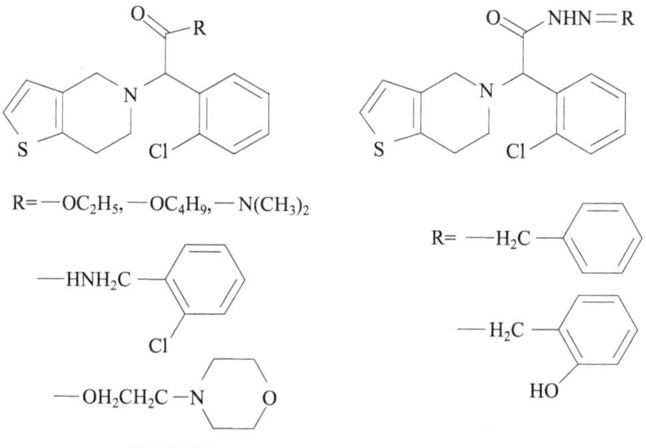

图 21-3　部分氯吡格雷衍生物的结构

刘昌孝课题组设计合成了系列氯吡格雷酰肼类衍生物（图 21-3），但其抗血小板聚集活性均不如氯吡格雷[22]。

21.2　氯吡格雷的作用机制及临床研究

21.2.1　作用机制[25~28]

氯吡格雷是一个前药（prodrug），在体内大约 85％的药物可被血液中的酯酶水解为无活性的羧酸衍生物 **39**，仅 15％的药物在 CYP450 酶家族成员的共同参与下，经三个有序的生物转化步骤转化成活性代谢物次磺酸衍生物 **43**。首先，氯吡格雷经 CYP3A4 氧化成 2-氧氯吡格雷（**41**），其次，经 CYPs 催化氧化生成环状亚砜中间体 **42**，进而自发水解成高活性的次磺酸代谢物 **43**，该代谢物可与血小板 ADP 的 $P2Y_{12}$ 受体胞外结构域表面的半胱氨酸残基（cys17 和/或 cys120）形成共价的二硫键，从而使受体保持长久的失活状态，发挥其抗血小板作用（图 21-4）。

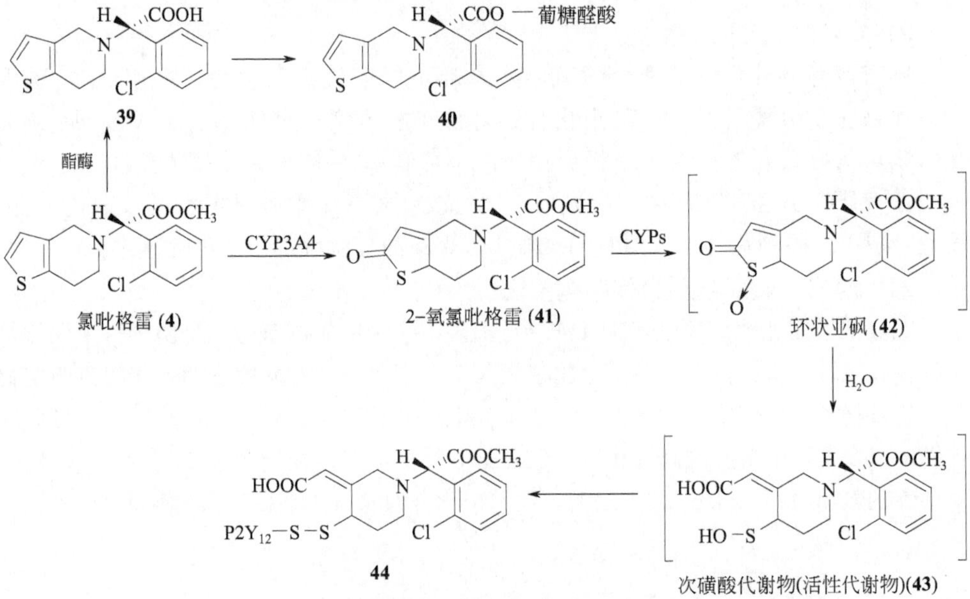

图 21-4　氯吡格雷的作用机制

21.2.2　临床研究

21.2.2.1　药效学研究

氯吡格雷的活性代谢物能选择性地抑制 ADP 与血小板 $P2Y_{12}$ 受体的结合，随后活化 ADP-介导的糖蛋白 GPⅡb/Ⅲa 复合物，从而抑制血小板聚集。氯吡格雷抑制 ADP 诱导的血小板聚集作用在一定范围内与剂量相关。24 例健康志愿者分别服用氯吡格雷 25mg，50mg，100mg，150mg 或安慰剂（均 4 次/d），16d 后氯吡格雷组 ADP（5μmol/L）诱导的血小板聚集均显著受抑制，且呈一定的剂量依赖性。临床常用剂量的氯吡格雷（≥75mg/d，≥4d）可选择性、不可逆地抑制 ADP 诱导的血小板聚集，此作用在首次给药后 2h 内即可观测到，重复给药 3～7d 后达到稳态，此时血小板聚集抑制率平均可达 40%～60%。停药后，一般于 5～8d 内血小板聚集性（和出血时间）逐渐恢复至基线水平[29]。另一项研究中，10 例健康男性分别服用单剂量氯吡格雷 100～600mg/d，结果显示，其抑制血小板聚集作用在 400mg 以下呈剂量相关，而服用 600mg 者并未进一步增强[30]。首剂给予氯吡格雷负荷剂量（300～400mg/d），继以 75mg/d 维持，其作用可提前至给药 30min 内出现，2h 内达到稳态水平，且耐受良好，尤其适用于紧急状况（如急性心梗、支架植入术后）时。在一项随机研究中，冠脉内支架植入术后首日，氯吡格雷 300mg 负荷剂量组的抑制血小板作用较噻氯匹定 500mg 组和氯吡格雷 75mg 组均显著增强（$p \leqslant 0.01$）（均同时合用阿司匹林 300mg/d），提示其可能有助于减少早期急性血栓形成性事件的发生。氯吡格雷还可轻至中度地抑制凝血酶和胶原诱导的血小板聚集，这可能是由于血小板受诱导活化后脱颗粒产生的 ADP 引发的放大效应被氯吡格雷所阻断[31]。氯吡格雷可抑制动、静脉内血栓形成，或使形成血栓的体积减小，并抑制血小板脱颗粒反应。氯吡格雷可延长出血时间。以 75mg/d（分 4 次/d）连续服药≥4d 并达到稳态时，出血时间延长分数为 1.5～2.2，但剂量加大至 100mg/d 和 150mg/d，稳态时此分数可达 3.5～5.5。单剂量口服氯吡格雷 400～600mg/d，5h 后此分数不超过 2.85，平均为 1.7。停药 8 天后，出血时间可恢复至正常[32]。

21.2.2.2　药动学研究

氯吡格雷口服后能快速被吸收，根据其代谢物的尿排泄情况可知氯吡格雷的吸收达 50% 以上。原型药物的血浆平均达峰时间大约在单次口服给药 75mg 后的 45min，其达峰浓度为 2.2～2.5ng/mL，其生物利用度不受食物影响。主要药动学参数见表 21-2。

表 21-2　氯吡格雷的主要药动学参数

参　　数	C_{max}/（ng/mL）	$t_{1/2}$/h	$AUC_{0\sim\infty}$/（ng·h/L）
单剂量平均值	2.2～2.5	6	2.7

在体外，氯吡格雷和主要的无活性代谢物均可逆地与血浆蛋白结合，其结合率分别为 98% 和 94%。

氯吡格雷在体内大部分被酯酶迅速水解为无效的羧酸代谢物，其血浆半衰期为 8h。口服 2h 后无法在血浆中检测出母药[33]。少量氯吡格雷（约 15%）经 CYP450 酶转化成次磺酸活性代谢产物，进而与 ADP 受体形成二硫键。由于能不可逆共价结合于受体，该药半衰期长达 11d。体外研究发现，参与该代谢途径的主要是 CYP3A4、CYP2C19、CYP1A2 和 CYP2B6 等代谢酶。

单次服用氯吡格雷 300mg/d，其活性代谢物的 C_{max} 是每天负荷剂量为 75mg，连续给药 4 天后的 2 倍。C_{max} 出现的时间大约在给药后的 30～60min。

健康志愿者的放射性标记研究表明：给药 5 天后，大约 50% 和 46% 的 ^{14}C 标记氯吡格雷分别经尿和粪便排泄。大约 2% 的放射性标记物，排泄非常缓慢，为与血小板结合的活性代谢物[34]。

对于老年人或具有肾或轻度肝功能不全的患者，剂量无需调整。然而，对于有重度肝功能不全及有出血症状的患者，应避免使用氯吡格雷。

健康志愿者经单次口服给药，氯吡格雷以剂量依赖的方式抑制 ADP 诱导的血小板聚集，一次口服给药 400mg 后，抑制率为 40%～50%。2h 后检测到血小板聚集抑制活性，并在 48h 后达到相对稳定[35]。健康志愿者每天重复给药 50～100mg，在治疗的第二天显示 ADP 诱导的血小板聚集抑制活性（20%～30%），并在 4～7d 后达到稳定（50%～60%）。另一项健康受试者的研究表明，每天给药 75mg，共给药 300mg 的一个疗程可提供更快速的作用，以及持续稳定血小板抑制状态[36]。然而，600mg 剂量可更快达到稳定状态并更强烈快速地抑制血小板的激活和聚集。最近一项研究表明，给予患者 600mg 负荷剂量的氯吡格雷而不持续治疗，其抑制血小板聚集的效果与每日给予 75mg 的长期治疗相当[37]。此外，对于进行 75mg/d 长期治疗的患者给予 600mg 负荷剂量会进一步抑制血小板活性。停药后，血小板功能会在 5～7d 内恢复。

21.2.2.3 遗传药理学

CYP2C19 主要参与活性代谢物和 2-氧氯吡格雷中间代谢物的形成。体外血小板聚集分析测试所得的氯吡格雷活性代谢物的药动学和抗血小板效应完全不同于 CYP2C19 的基因型个体。其他 CYP450 酶系的遗传性变异也影响氯吡格雷的活性代谢物。

含 CYP2C19 * 1 等位基因的个体具完全的功能代谢，而 CYP2C19 * 2 和 CYP2C19 * 3 个体则是非功能性的，这些个体代表了大部分功能低下的白种人（85%）和亚洲人的弱代谢群体（99%）。其他等位基因的缺失（并不限于 CYP2C19 * 4、CYP2C19 * 5、CYP2C19 * 6、CYP2C19 * 7 和 CYP2C19 * 8）和较弱的代谢情况较少见。具弱代谢特征的患者往往具有上述 2 条丧失功能的等位基因。报道的弱 CYP2C19 代谢人群在白种人中的突变频率约为 2%，在黑人中为 4%，中国人为 14%。

21.2.2.4 临床评价

一项大规模的Ⅲ期临床研究（CAPRIE 研究）[38]比较了氯吡格雷 75mg/d 和阿司匹林 325mg/d 在治疗动脉粥样硬化疾病（表现为近期缺血性中风、近期心梗或症状性外周动脉疾病）的疗效和安全性方面的差异。按多中心、前瞻性、随机双盲设计进行，受试者共 19185 例，平均随访期为 1.91 年，首要终点为缺血性中风、心梗和血管性死亡的总体发生率。入选患者被随机分为两组，分别服用阿司匹林 325mg/d 或氯吡格雷 75mg/d。结果显示，氯吡格雷组有 939 例患者，阿司匹林组有 1021 例患者经历了主要终点事件中的一项。阿司匹林组的相对危险下降了 25%，而氯吡格雷组在此基础上相对危险又额外下降 8.7%（$p=0.043$）；在脑卒中发生率方面，氯吡格雷组低于阿司匹林组，脑卒中危险降低 5.2%。同时氯吡格雷具有良好的安全性和耐受性，与阿司匹林相比，其胃肠道安全性更好，具体表现为胃肠道出血的发生率较低（$p<0.002$），因胃肠道出血而停药的事件明显比阿司匹林少。而且，与阿司匹林相比，氯吡格雷并未出现更多的中性粒细胞减少，显示了其血液学方面的安全性更佳。氯吡格雷至少与中等剂量的阿司匹林一样安全。根据得到的良好疗效及安全性，可以认为氯吡格雷是一种治疗动脉粥样硬化血栓性疾病有效的新型抗血小板药物。

另一项 CURE[39] 研究中，12562 例急性冠脉综合征（包括不稳定型心绞痛和非 S2T 段抬高的心肌梗死）患者在常规药物治疗同时，随机分组分别接受氯吡格雷（300mg 负荷剂量＋75mg/d）或安慰剂以及阿司匹林治疗，平均 9 个月的随访结果显示：氯吡格雷组中心血管性死亡、非致死性心梗和非致死性中风的总体发生率较安慰剂组减少 20%（$p<0.00005$），计入难治性缺血，则总体事件发生率减少 14%（$p<0.004$），此效益早至治疗第一天起就已出现并长期保持。

随机临床试验和一些观察性研究证实，氯吡格雷在冠脉内支架植入术后预防支架内再狭窄和血栓性并发症方面具有至少与噻氯匹定相同的临床疗效，如 CLASSICS[40] 研究中，1020 例受试者在接受冠脉内支架植入术后，分别服用氯吡格雷 75mg/d（或首日 300mg 继以 75mg/d）＋阿司匹林 325mg/d 与噻氯匹定 0.25g/d，bid＋阿司匹林 325mg/d，共 4 周。结果显示，严重不良心脏事件（心源性死亡、心肌梗死、靶病变再次血管成形术）3 组均较低（分别为 1.5%、1.2%和 0.9%），且无显著差异，6 个月后亦无差异。此外，在这些研究中均一致地显示出氯吡格雷较噻氯匹定在安全性及耐受性方面显著的优越性。

21.3　氯吡格雷药物相互作用

临床上氯吡格雷主要可用于防治心肌梗死、缺血性脑血栓、闭塞性脉管炎和动脉粥样硬化及血栓栓塞引起的并发症。应用于有过近期发生的中风、心肌梗死或确诊外周动脉疾病的患者，治疗后可减少动脉粥样硬化事件的发生（心肌梗死、中风和血管性死亡）。

在某种程度上，氯吡格雷是经 CYP2C19 代谢为活性代谢物而发挥疗效的。如氯吡格雷与能抑制 CYP2C19 的药物合用，可导致氯吡格雷活性代谢物的血浆浓度降低，减弱血小板抑制作用，因此，在临床使用氯吡格雷时应特别注意。

21.3.1　氯吡格雷与他汀类药物

临床上，氯吡格雷和他汀类药物是治疗急性冠脉综合征的两类重要药物，两者合用是否存在竞争性抑制作用一直存在争议。有研究表明，经 CYP3A4 代谢的他汀类药物（阿托伐他汀、辛伐他汀、洛伐他汀和氟伐他汀）可干扰氯吡格雷的临床疗效，如阿托伐他汀可阻碍氯吡格雷抑制血小板聚集的作用，它们间的相互作用十分复杂，似乎是依赖于共同给药的持续时间，而瑞舒伐他汀和普伐他汀则不影响后者的疗效[41, 42]。在体外，阿托伐他汀临床常用的剂量会以剂量依赖的方式抑制氯吡格雷的抗血小板效应，但提高氯吡格雷的浓度则可减弱或克服这种拮抗作用，如给予高剂量（600mg）氯吡格雷时，其对血小板聚集的抑制作用不会因阿托伐他汀和其他经 CYP3A4 代谢的他汀类药物而改变[43]。但也有研究结果表明，他汀类药物不影响氯吡格雷的抗血小板作用[42, 44~48]。

尽管仍存在意见分歧，但证据更倾向于支持氯吡格雷与他汀类药物的相互作用似乎不具有任何的临床意义。因此，不能充分建议在临床实践中避免合用这些常用药物。

21. 3. 2 氯吡格雷与质子泵抑制剂

临床应用氯吡格雷常引起胃肠道不适或增加消化系出血风险。为了预防氯吡格雷引起的胃肠道损害事件，常同时合用质子泵抑制剂，近年来，在冠状动脉介入术后氯吡格雷与质子泵抑制剂合用已成为常规。2003 年美国一项大规模的注册研究结果表明，在所有的出院患者中，质子泵抑制剂的处方率达 5.6%[49]。但近来许多研究发现，质子泵抑制剂合用氯吡格雷会增加患者心血管不良事件的风险，这引起了临床医师的普遍关注。2007 年美国心脏病学会（ACC）、美国心脏学会（AHA）发表指南指出，既往有消化系出血病史者，在单独或联用阿司匹林和氯吡格雷时，可加用质子泵抑制剂以降低再出血风险。Schreiner 等[50]对纳入4162 名急性冠脉综合征患者的 PROVEIT-TIMI22 试验研究发现，在接受抗凝治疗和/或有胃肠道病史等高危患者中，质子泵抑制剂能够降低胃肠道出血风险。CREDO 试验结果提示，氯吡格雷和阿司匹林联用抗血小板治疗患者中，合用质子泵抑制剂不增加不良心血管事件（死亡、心梗、中风）的风险。另一项大型随机临床试验 TRITON-TIMI38 研究结果进一步表明，经常被用于降低消化系统出血风险的质子泵抑制剂并未影响抗血小板药物氯吡格雷的临床疗效[51]。该试验对预行冠脉内支架植入术治疗的 13608 名急性冠脉综合征患者随机给予普拉格雷（$n=6813$）或氯吡格雷（$n=6795$）治疗，其中 4529 名患者在随机分组时服用质子泵抑制剂，经过调整可能的混杂因素后，在氯吡格雷组或普拉格雷组均未发现合用质子泵抑制剂与心血管死亡、非致命性心肌梗死及非致命性卒中之间存在明显关联性。

但 Gilard 等[52]人发现，氯吡格雷与质子泵抑制剂之间存在潜在的相互作用。Juurlink D. N. 等的研究发现，与单独使用氯吡格雷相比，联合使用质子泵抑制剂（奥美拉唑、兰索拉唑、雷贝拉唑），90d 内心肌再梗死的发生率可升高 40%，而氯吡格雷与泮托拉唑联合使用，发生心肌再梗死的危险仅升高 7.4%[53]。美国 FDA 对长期应用质子泵抑制剂的临床数据进行了回顾以确定这类药物的风险/获益比，于2010 年初发布信息，警告氯吡格雷和奥美拉唑之间的相互作用。

21. 3. 3 氯吡格雷与其他药物

氯吡格雷是一种前药，主要经 CYP3A4 氧化成活性代谢物，因此，CYP3A4 的代谢活性与氯吡格雷抵抗相关。CYP3A4 诱导剂利福平可增强氯吡格雷抗血小板效果，而红霉素等可以竞争性抑制氯吡格雷代谢，使其在肝脏内转化的活性代谢物减少，从而削弱其疗效。其他药物如胺碘酮、地拉夫定、地尔硫草、茚地那韦、依曲康唑、萘法唑酮、氟哌酸、维拉帕米等 CYP3A4 酶拮抗剂，会直接作用于 CYP3A4 酶，降低该酶的活性，导致氯吡格雷抗血小板聚集作用降低，造成氯吡格雷抵抗[53]。

21.4　漫漫研发路上的小风波

21.4.1　原研药公司与仿制药公司之争

氯吡格雷最初由赛诺菲公司研制，百时美施贵宝公司获得该药在美国市场的销售权，作为"重磅炸弹"药物，仅 2006 年就为两家公司带来 58 亿美元的销售收入。该药专利在 2011 年 11 月到期，FDA 又将该专利保护期延长了 6 个月，至 2012 年 5 月[54,55]。

在其销售过程中，该药物受到了加拿大仿制药生产企业 Apotex 公司非专利药的威胁。Apotex 公司认为氯吡格雷基本化合物专利 US4847265 无效，并向 FDA 递交简略新药申请，希望获批生产和销售氯吡格雷通用名药。2006 年 1 月，FDA 宣布批准 Apotex 公司的氯吡格雷通用名药片剂（规格：75mg/片）上市，2006 年 3 月，百时美施贵宝和赛诺菲公司与 Apotex 公司私下达成协议，由两家公司向 Apotex 支付至少 4000 万美元，Apotex 公司则将其氯吡格雷通用名药推迟到 2011 年上市。同年 7 月，上述不当协议败露，美国司法部宣布对百时美施贵宝公司涉嫌合谋推迟氯吡格雷通用名药上市一事展开刑事调查，导致百时美施贵宝股价狂跌，公司执行总裁 Dolan 被迫下台，该公司缴纳罚金 100 万美元。2006 年 8 月，赛诺菲和百时美施贵宝公司向联邦地方法院递交初步禁令申请，要求美国地方法院禁止 Apotex 公司继续销售氯吡格雷通用名药，并召回已售产品。虽法院接受了两家公司的诉讼请求，但 Apotex 公司拒绝召回已售药品。2007 年 1 月，法庭开始审理三家公司围绕氯吡格雷专利的诉讼纠纷，同年 6 月，美国联邦地方法院纽约南部法院裁定 Apotex 公司的氯吡格雷仿制药侵犯了赛诺菲 US4847265 的专利权，并禁止 Apotex 公司在氯吡格雷专利期满前在美国销售该药品。虽然该诉讼案以 Apotex 医药公司的败诉而终结，但百时美施贵宝公司损失了约 5.25 亿～6.00 亿美元的销售收入[56]。

21.4.2　药品安全黑框警示

2009 年，FDA 曾发布有关氯吡格雷的早期安全性信息公告。报告称发现一些患者使用氯吡格雷的疗效不如其他患者。引起药效不同的原因可能是因为基因的差异导致患者体内氯吡格雷的代谢不同，或同时使用了干扰氯吡格雷代谢的药物。基于数据的不充分性，2009 年 5 月 FDA 仅以警示信息的形式在药品说明书中表达。

2010 年，FDA 要求氯吡格雷在药品说明书中以黑框警示的形式增加安全性信息，提醒患者和医护人员注意，对于体内无法将氯吡格雷代谢转化为具有生物活性药物形式的患者，该药可能无效。

21.4.3　氯吡格雷抵抗背后的真相

氯吡格雷是目前最有效的抗血小板药物，但其临床应用中也存在一些问题，即使用氯吡格雷的支架植入患者仍可能出现支架内血栓形成[57]。有三个可能的原因导致了阿司匹林和氯吡格雷未能防止血栓形成。第一个原因是由于低剂量，使用氯吡格雷的建议都倾向于提高负荷剂量来延长治疗周期[58]。第二个潜在的问题是抗血小板药物的耐受性。有证据表明有些人尽管使用阿司匹林治疗，但是对阿司匹林不应答，仍具有正常的血小板功能，氯吡格雷也有类似的现象。一些患者对这两类抗血小板药物均有耐受性。第三个原因是其作用机制。阿司匹林抑制环氧合酶，而氯吡格雷抑制 ADP 受体。但是，非 COX 和非 ADP 介导的事件也会发生。凝血酶将以不依赖 COX 的方式激活血小板，且不需要 ADP 的作用。因此，当凝血酶生成时，现有的抗血小板药物将是无效的[59]。

21.5 氯吡格雷的最新进展

尽管阿司匹林——氯吡格雷联合使用似乎是针对"阿司匹林抵抗"最有效的治疗方法，但是该疗法的广泛应用也让人们意识到了"氯吡格雷抵抗"甚至是"阿司匹林——氯吡格雷合用抵抗"的存在，从而推动了寻找更有效、化学结构更特异的血小板 P2Y$_{12}$ 受体抑制剂的研发。目前多种新型 P2Y$_{12}$ 受体拮抗剂已应用于临床，包括普拉格雷（23，Prasugrel）、替卡格雷（45，Ticagrelor）。如何合理用药以获得最佳的疗效和安全性，对于提高治疗效果以及减少不良事件的发生，临床意义很大。除此之外，还有坎格雷洛（46，Cangrelor）和伊诺格雷（47，Elinogrel）正在进行临床试验以进一步评价其有效性与安全性。

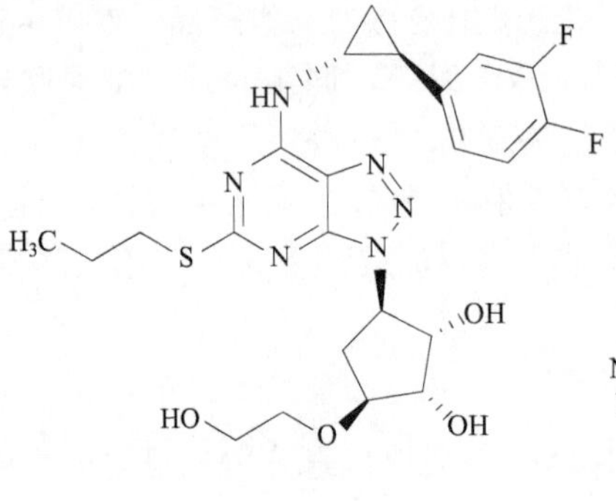

替卡格雷(45)

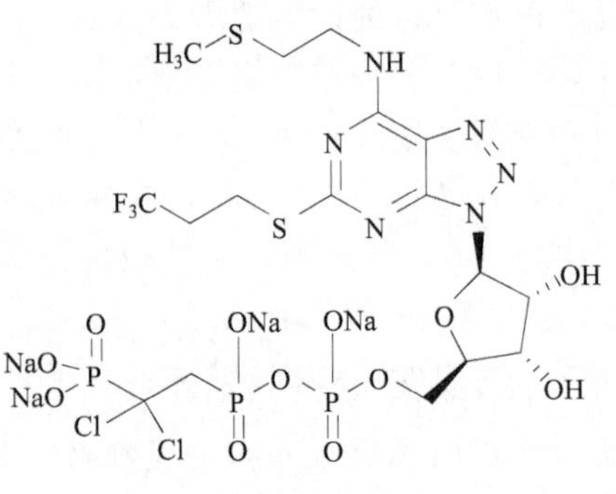

坎格雷洛(46)

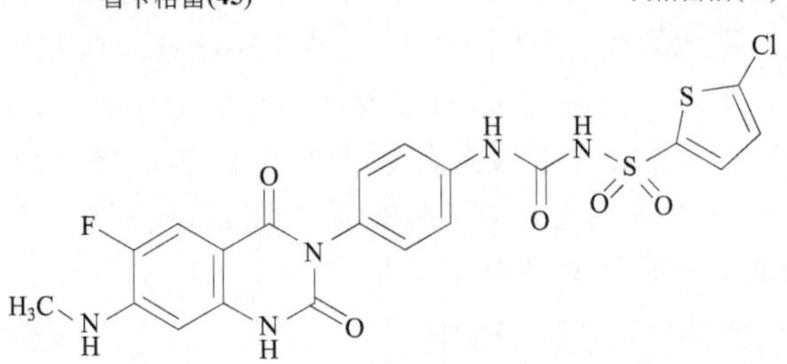

伊诺格雷(47)

上述药物中，对于急需进行血小板干预的患者，选择起效迅速的普拉格雷和替卡格雷，可有效抑制血小板聚集，但往往带来较高的出血风险，因此对于有高血栓事件风险和低出血风险的患者，普拉格雷和替卡格雷的疗效优于氯吡格雷。普拉格雷可用于一些特殊人群，尤其是伴有糖尿病的患者。2011 年，欧洲心脏病学会建议将替卡格雷作为抗血小板治疗的药物之一，并指出该药可用于有中等出血风险的各类患者。

此外，还有一些新型 $P2Y_{12}$ 受体拮抗剂，如坎格雷洛和伊诺格雷。前者是三磷酸腺苷的类似物，需静脉注射，但与此相关的两项 Ⅲ 期临床试验结果表明，其疗效不如氯吡格雷。后者是可逆性的 $P2Y_{12}$ 受体拮抗剂，可口服或静脉注射，Ⅱ期临床试验结果显示，相比于氯吡格雷，注射伊诺格雷起效迅速，无严重出血事件，目前该药处在 Ⅲ 期临床试验阶段。

不同 $P2Y_{12}$ 受体拮抗剂具有不同的药物特性，这使其在药物疗效和安全性上各有优势。临床上应针对不同的患者，综合考虑药物特性、个体差异、药物的疗效及安全性等因素，适度调整抗血小板的治疗方案，最大限度地让患者受益[60,61]。

21.6　氯吡格雷研发的启示

赛诺菲公司自 20 世纪 70 年代初研制抗炎药开始，到 1978 年发现第一代的抗血小板药噻氯匹定，90 年代末第二代的抗血小板药氯吡格雷上市，是一个漫长的过程，而在整个新药研究过程中有很多的研发经验和教训值得借鉴和反思。

① 应该将体内外表型筛选（phenotypic screening）技术和基于靶点的筛选技术有机地结合，取长补短。

与基于靶点的筛选相比，表型筛选虽然存在筛选效率低、化合物用量大、实验动物的使用涉及经费及伦理方面等问题，但由于实验结果更可靠而有利于具不同机制的新候选药物的发现。如氯吡格雷为前药，其活性代谢物非常不稳定，无法合成得到，也无法存储，因此，氯吡格雷只能通过体内模型的筛选才能发现。如果仅依赖合理药物设计、高通量筛选、基于靶点的筛选技术，就有可能无法发现氯吡格雷，至少它的发现会被推迟。

Swinney 等[62]分析了从 1999—2008 年间美国 FDA 批准上市的 259 个药物。这 259 个药物中，有 75 个是首次发现、有新作用机制的新药（first-in-class drugs），这 75 个药物中 50 个是小分子药物。其中，28 个药物是通过表型筛选技术得到的，仅 17 个药物是通过基于靶点的筛选得到的。因此，过于重视基于靶点的筛选技术而忽视分子的作用机制研究，是导致新药研发成功率低的重要原因之一。这就提醒人们如何将现代的药物研发技术与传统的、却更为可靠的筛选方法有机结合，使其更好地服务于新药研发，显著提高创新药物的发现效率和候选药物的命中率。

② 在新药研发过程中不要轻易放弃候选药物，需要理性地综合评价候选药物

的缺陷是否能被克服，除此之外，尚需考虑使用该药后，患者的利益/风险比。

即使现在能幸运地发现氯吡格雷，作为主流的药物研发公司也可能会因为该药物在体内较强的代谢转化带来的副作用及对血小板的不可逆作用而不愿意去开发。因为氯吡格雷很容易被代谢，且代谢物能和蛋白质结合，另外其活性代谢产物是在酶催化下形成的，在使用中很有可能受合用药物的代谢酶诱导或抑制而引发潜在、有害的药物-药物相互作用，因此，在研发过程中应综合分析、考虑。

③氯吡格雷的专利纠纷引发的思考：为抢占市场，仿制药生产厂商挑战重磅级畅销药物专利的案例屡见不鲜，其中关于氯吡格雷的 Apotex 公司挑战专利和赛诺菲及百时美施贵宝公司维权案例引人关注。这是一起有关外消旋体和单一对映体的专利保护案例。Apotex 公司在递交的 ANDA 申请的第 4 段申明中指出 US4847265 无效。也许是赛诺菲公司的应对措施不利，使得氯吡格雷通用名药获批上市，于是有了后来被动与 Apotex 公司谈判、向联邦地方法院递交禁止 Apotex 公司继续销售氯吡格雷通用名药的禁令申请以及法院裁定 Apotex 公司的氯吡格雷仿制药侵权的故事。这是一个挑战专利失败的例子。从以上的案例分析可知，三家公司争论的焦点在于对已申请消旋体专利的化合物能否进一步申请单一对映体专利。为确保专利的独享性，制药公司应该在发现消旋体的同时提供单一对映体明确的分离技术，并始终将手性药物专利的生命周期最大化作为常用的一种策略。我国作为仿制药大国，如何把仿制药研究做得更出色，从而顺利进军更高端的市场，都可以通过这些案例的研究，获得值得借鉴的经验。

参考文献

［1］Maffrand J P. The story of clopidogrel and its predecessor, ticlopidine: Could these major antiplatelet and antithrombotic drugs be discovered and developed today? C R Chim, 2012, 15: 737-743.

［2］Maffrand J P, Eloy F. Synthesis of thienopyridines and furopyridines of therapeutic interest. Eur. J Med Chem, 1974, 9: 483-486.

［3］Badorc A, Frehel D, Badore A. New methyl tetrahydrothieno-pyridyl-chlorophenyl-acetate isomer useful as thrombocyte aggregation inhibitor. US 4847265, 1989.

［4］肖敏，王树信，胡芳. 环糊精与季盐协同增效羟基苯乙酸的相转移催化合成. 化学试剂，1997, 19: 270-272.

［5］Valente E J, Miller C W, Zubkowski J, Eggleston D S, Shui X. Discrimination in resolving system Ⅱ: Ephedrine-substituted mandelic acids. Chirality, 1995, 7: 652-676.

［6］Andre B, Andree M. Hydroxyacetic ester derivatives, namely (R) -methyl-2- (sulfonyloxy) -2 - (chlorophenyl) acetates, preparation method, and use as synthesis intermediates for clopidogrel. WO 9918110, 1990.

［7］Castro B, Dormoy J R, Previero A. Improved method for preparating 2-thienylethylamine derivatives, including an intermediate for clopidogrel. WO 9839322, 1998.

［8］Descamps M, Radisson J. Preparation of methyl α- [4, 5, 6, 7-tetrahydrothieno [3, 2-c] pyrid-5 - yl] -2'-chlorophenyl acetate. EP 466569, 1992.

［9］Bakonyi M, Csatari N M, Molnar L, Gajary A, Alattyani E. New process for preparation of methyl (2-halophenyl) (6, 7-dihydro-4H-thieno [3, 2-c] pyridin-5-yl) acetate with antithrombotic activity. WO

9851689，1998.

［10］Bakonyi M，Csatarine N M，Molnar L M，Makovi Z，Jobb P，Bai T. New 2- ［（2-thienyl） ethylamino］（2-halo-phenyl）acetamide intermediates for clopidogrel and analogs and process for their preparation. WO 9851681，1998.

［11］Ferraboschi P，Maria De Mieri P，Galimberti F. Chemo-enzymatic approach to the synthesis of the antithrombotic clopidogrel. Tetrahedron：Asymmetry，2010，21：2136-2141.

［12］Bouisset M，Adisson J. Process for the preparation of phenylacetic derivatives of thienopyridines and intermediates alpha-bromo-phenylacetic acids. EP 420706，1991.

［13］Edward L，Compere J R. Synthesis *of* α-hydroxyaryl acetic acids from bromoform，arylaldehydes，and potassium hydroxide with lithium chloride catalyst. J Org Chem，1968，33：2565-2566.

［14］Bousquet A，Calet. S，Heymes A. Isopropyl 2-thienyl glycidate，process for its preparation，and its use as synthetic intermediate for ticlodine and cloidogrel. EP 465358，1992.

［15］SANOFI. Preparation of *d*-α-5-（4，5，6，7-tetrahydro［3，2-*c*］thienopyridyl）-2- (chlorophenyl) acetic acid methyl ester as antithrombotic. JP 63203684，1988.

［16］Sadhukhan A，Saravanan S，Khan N H，Rukhsana K，Abdi S，Bajaj H C. Modified asymmetric Strecker reaction of aldehyde with secondary amine：A protocol for the synthesis of S-clopidogrel（an antiplatelet agent）. J Org Chem，2012，77：7076-7082.

［17］Koike H，Asai F，Sugidachi A，Kimura T，Inoue T，Nishio S，Tsuzaki Y. Tetrahydrothienopyridine derivatives，furo and pyrrolo analogs thereof and their preparation and uses for inhibiting blood platelet aggregation. US 5288726，1994.

［18］Armani A M. Prasugrel：an afficacy and safety review of a new antiplatelet therapy option，Crit Pathw Cardiol，2010，9：199-202.

［19］刘颖，刘登科，成碟. 噻吩并吡啶的酯类衍生物、其制备方法和用途. CN 200910071006，2010.

［20］Shan J Q，Zhang B Y，Zhu Y Q，Jiao B，Zheng W Y，Qi X W，Gong Y C，Yuan F，Lv F S，Sun H B. Overcoming clopidogrel resistance：discovery of vicagrel as a highly potent and orally bioavailable antiplatelet agent. J Med Chem，2012，55：3342-3352.

［21］陈宜鸿，王家钰，张志萍. 噻氯匹定衍生物的合成及其抗血小板聚集率试验. 中国药学杂志，2000，35：570-571.

［22］Cheng D，Liu D K，Liu M，Liu Y，Xu W R，Liu C X. Synthesis and activity evaluation of some novel derivatives of 4，5，6，7-tetrahydrothieno［3，2-c］pyridine. Chinese Chem Lett，2008，19：689-692.

［23］Cadroy Y，Bossavy J P，Thalamas C，Sagnard L，Sakariassen K，Boneu B. Early potent antithrombotic effect with combined aspirin and a loading dose of clopidogrel on experimental arterial thrombogenesis in humans. Circulation，2000，101：2823-2828.

［24］Cazenave J P，Herbert J. Use of tetrahydrothienopyridine derivatives as inhibitors of angiogenesis. EP 499544，1992.

［25］Pereillo J M，Maftouh M，Andrieu A，Uzabiaga M F，Fedeli O，Savi P，Pascal M，Herbert J M，Maffrand J P，Picard C. Structure and stereochemistry of the active metabolite of clopidogrel. Drug Metab Dispos，2002，30：1288-1295.

［26］Clarke T A，Waskell L A. The metabolism of clopidogrel is catalyzed by human cytochrome P450 3A and is inhibited by atorvastatin. Drug Metab Dispos，2003，31：53-59.

［27］Ding Z R，Kim S，Dorsam R T，Jin J G，Kunapuli S P. Inactivation of the human P2Y$_{12}$ receptor by thiol reagents requires interaction with both extracellular cysteine residues，Cys17 and Cys270. Blood，2003，101：3908-3914.

［28］Savi P，Zachayus J L，Delesque-Touchard N，Labouret C，Herve C，Uzabiaga M F，Pereillo J M，

Culouscou J M, Bono F, Ferrara P, Herbert J M. The active metabolite of clopidogrel disrupts P2Y$_{12}$ receptor oligomers and partitions them out of lipid rafts. P Natl Acad Sci USA, 2006, 103: 11069-11074.

［29］Thebault J J, Kieffer G, Lowe G D, Nimmo W S, Cariou R. Repeated-dose pharmacodynamics of clopidogrel in healthy subjects. Semin Thromb Hemost, 1999, 25: S9-S14.

［30］Thebault J J, Kieffer G, Carious R. Single-dose pharmacodynamics of clopidogrel. Semin Thromb Hemost, 1999, 25: S3-S8.

［31］Herbert J M, Savi P, Maffrand J P. Biochemical and pharmacological properties of clopidogrel : a new ADP receptor antagonist. Eur Heart J, 1999, 20: S31-S40.

［32］倪唤春, 范维琥. 中国新药杂志, 2001, 10: 888-891.

［33］Caplain H, Donat F, Gaud C, Necciari J. Pharmacokinetics of clopidogrel. Semin Thromb Hemost, 1999, 25: S25-S28.

［34］Lins R, Broekhuysen J, Necciari J, Deroubaix X. Pharmacokinetic profile of C-14-labeled clopidogrel. Semin Thromb Hemost, 1999, 25: S29-S33.

［35］Herbert J M, Frehel D, Vallee E, Kieffer G, Gouy D, Berger Y, Necciari J, Defreyn G, Maffrand J P. Clopidogrel, a novel antiplatelet and antithrombotic agent. Cardiovasc Drug Rev, 1993, 11: 180-198.

［36］Savcic M, Hauert J, Bachmann F, Wyld P J, Geudelin B, Cariou R. Clopidogrel loading dose regimens: Kinetic profile of pharmacodynamic response in healthy subjects. Semin Thromb Hemost, 1999, 25: S15-S19.

［37］Kastrati A, Von Beckerath N, Joost A, Pogatsa-Murray G, Gorchakova O, Schömig A. Coronary heart disease: Loading with 600 mg clopidogrel in patients with coronary artery disease with and without chronic clopidogrel therapy. Circulation, 2004, 110: 1916-1919.

［38］CAPRIE Steering Committee. A randomized , blinded , trial of clopidogrel versus aspirin in patients at risk of ischaemic events (CAPRIE). Lancet, 1996, 348: 1329-1339.

［39］Harrington R A. Clinical trials report. Clopidogrel in unstable angina to prevent recurrent isthmic events. Curr Cardiol Rep, 2001, 3: 346-347.

［40］Bertrand M E, Rupprecht H J, Urban P, Gershlick A H. Double blind study of the safety of clopidogrel with and without a loading dose in combination with aspirin compared with ticlopidine in combination with aspirin after coronary stenting: the clopidogrel aspirin stent international cooperative study (CLASSICS). Circulation, 2000, 102: 624-629.

［41］Bellosta S, Paoletti R, Corsini A. Atherosclerosis: evolving vascular biology and clinical implications: safety of statins: focus on clinical pharmacokinetics and drug interactions. Circulation, 2004, 109: S50-S57.

［42］Neubauer H, Günesdogan B, Hanefeld C, Spiecker M, Mügge A. Lipophilic statins interfere with the inhibitory effects of clopidogrel on platelet function-a flow cytometry study. Eur Hear J, 2003, 24: 1744-1749.

［43］Müller I, Besta F, Schulz C, Li Z, Massberg S, Gawaz M. Brief rapid communications: Effects of statins on platelet inhibition by a high loading dose of clopidogrel. Circulation, 2003, 108: 2195-2197.

［44］Mitsios J V, Papathanasiou A I, Rodis F I, Elisaf M, Goudevenos J A, Tselepis A D. Brief rapid communications: atorvastatin does not affect the antiplatelet potency of clopidogrel when it is administered concomitantly for 5 weeks in patients with acute coronary syndromes. Circulation, 2004, 109: 1335-1338.

［45］Serebruany V L, Malinin A I, Callahan K P, Gurbel P A, Steinhubl S R. Statins do not affect platelet inhibition with clopidogrel during coronary stenting. Atherosclerosis, 2001, 159: 239-241.

［46］Saw J, Steinhubl S, Berger P, Kereiakes D, Serebruany V, Brennan D, Topol E. For CREDO Investigators. Lack of adverse clopidogrel-atorvastatin clinical interaction from secondary analysis of a randomized, placebo-controlled clopidogrel trial. Circulation, 2003, 108: 921-924.

[47] Wienbergen H, Gitt A K, Schiele R, Juenger C, Heer T, Meisenzahl C, Limbourg P, Bossaler C, Senges J, MITRA PLUS Study Group. Comparison of clinical benefits of clopidogrel therapy in patients with acute coronary syndromes taking atorvastatin versus other statin therapies. Am J Cardio, 2003, 92: 285-287.

[48] Serebruany V L, Midei M G, Malinin A I, Oshrine B R, Lowry D R, Sane D C, Tanguay J F, Steinhubl S R, Berger P B, O'Connor C M, Hennekens C H. Absence of interaction between atorvastatin or other statins and clopidogrel: results from the interaction study. Arch Intern Med, 2004, 164: 2051-2057.

[49] Trifirò G, Corrao S, Alacqua M, Moretti S, Tari M, UVEC group, Caputi A P, Arcoraci V. Interaction risk with proton pump inhibitors in general practice: significant disagreement between different drug-related information sources. Br J Clin Pharmacol, 2006, 62: 582-590.

[50] Schreiner G C, Laine L, Murphy S A, Cannon C P. Evaluation of proton pump inhibitor use in patients with acute coronary syndromes based on risk factors for gastrointestinal bleed. Crit Pathw Cardiol, 2007, 6: 169-172.

[51] O'Donoghue M L, Braunwald E, Antman E M, Murphy S A, Bates E R, Rozenman Y, Michelson A D, Hautvast R, W, Ver Lee P N, Close S L, Shen L, Mega J L, Sabatine M S, Wiviott S D. Pharmacodynamic effect and clinical efficacy of clopidogrel and prasugrel with or without a proton-pump inhibitor: an analysis of two randomised trials. Lancet, 2009, 374: 989-997.

[52] Gilard M, Arnaud B, Cornily J C, Gal G L, Lacut K, Calvez L G, Mansourati J, Mottier D, Abgrall J F, Boschat J. Influence of omeprazole on the antiplatelet action of clopidogrel associated with aspirin. J Am Coll Cardiol, 2008, 51: 256-260.

[53] Juurlink D N, Gomes T, Ko D T, Szmitko P E, Austin P C, Tu J V, Henry D A, Kopp A, Mamdani M M. A population-based study of the drug interaction between proton pump inhibitors and clopidogrel. Can Med Assoc J, 2009, 180: 713-718.

[54] U. S. judge upholds Bristol, Sanofi patent on Plavix. Reuters 2007-06-19 [2007-09-05]. http: // www. reuters. com/article/2007/06/19/us-bristolmyers-plavix-patent-idusn1931607820070619.

[55] FDA givesPlavix a 6 month extension-patent now expires on May 17, 2012, 2011-01-26 [2012-01-12]. http: //en. wikipedia. org/wiki/Clopidogrel.

[56] 张修宝. 耐人寻味的氯吡格雷专利纠纷. 世界临床药物, 2007, 28: 702-704.

[57] Iakovou I, Schmidt T, Bonizzoni E, Ge L, Sangiorgi G M, Stankovic G, Airoldi F, Chieffo A, Montorfano M, Carlino M, Michev I, Corvaja N, Briguori C, Gerckens U, Grube E, Colombo A. Incidence, predictors, and outcome of thrombosis after successful implantation of drug-eluting stents. J Am Med Assoc, 2005, 293: 2126- 2130.

[58] Kastrati A, Von Beckerath N, Joost A, Pogatsa-Murray G, Gorchakova O, Schomig A. Loading with 600 mg clopidogrel in patients with coronary artery disease with and without chronic clopidogrel therapy. Circulation, 2004, 110: 1916-1919.

[59] Cox D. The search for novel anti-thrombotic drug targets. Curr Pharm Design, 2007, 13: 2638-2639.

[60] 刘胜男, 赵志刚. 血小板 P2Y$_{12}$受体拮抗剂临床研究进展. 中国新药杂志, 2012, 21: 1241-1247.

[61] Postu M, Akram S, Akram F. Current problems, new opportunities and future directions of antiplatelet therapy-increasing role of novel antiplatelet agents in cardiovascular diseases. Recent Pat Cardiovasc Drug Discov, 2009, 4: 55-60.

[62] Swinney D C, Anthony J. How were new medicines discovered? Nat Rev Drug Disco, 2011, 10: 507-519.

第22章

蒿甲醚（Artemether）

郭俊峰， 宋子兰， 张翱

目 录

蒿甲醚研发大事记

1967 年	我国开始从中草药中筛选新型抗疟药
1971 年	黄花蒿的乙醚提取物经动物实验证明是抗疟的有效成分
1972 年	黄花蒿的乙醚提取物在海南进行小规模的临床试验，显示出高效、速效的抗疟活性
1973 年	黄花蒿的抗疟有效单体被分离纯化，即"青蒿素"
1974 年	青蒿素在山东、云南进行扩大治疗恶性疟和间日疟，疗效良好，但有易复燃的缺点
1975 年	青蒿素的分子结构和化学结构被相继测定，次年完成其绝对构型的测定
1976 年	中科院上海药物研究所对青蒿素进行结构改造，经筛选获得蒿甲醚；经动物实验证明，蒿甲醚抗疟活性比青蒿素高数倍
1978 年	蒿甲醚油针剂在海南进行临床试验，其抗疟效果超过青蒿素
1981 年	在上海召开"疟疾治疗药蒿甲醚鉴定会"
1987 年	蒿甲醚油针剂作为一类新药批准生产
1990 年	中国科学家发明复方蒿甲醚（蒿甲醚-本芴醇），并向中国专利局申请了相应的工艺专利
1991 年	中国为复方蒿甲醚申请 PCT 专利，随后向全球 60 余个国家和地区递交了专利申请
1992 年	复方蒿甲醚被批准生产
1994 年	瑞士诺华公司买走复方蒿甲醚在中国以外的销售权
1997 年	蒿甲醚油针剂被 WHO 列入第 9 版"基本药物目录"
1998 年	复方蒿甲醚以商品名"Coartem"首次在加蓬共和国注册成功
2002 年	复方蒿甲醚被 WHO 列入第 12 版"基本药物目录"
2009 年	美国 FDA 批准复方蒿甲醚上市，这是 FDA 批准的首个我国原创专利药

22.1　疟疾及抗疟药物

疟疾俗称"打摆子"，在云南西双版纳又称之为"琵琶鬼"，它是由雌性按蚊叮咬人体并将其体内寄生的疟原虫传入人体而引起的疾病。疟疾是危害人体健康最频繁发生的传染病之一，全球约有 40％的人口仍受疟疾威胁，每年约有 3 亿～5 亿人感染这一疾病并造成超过 100 万人死亡，其中大部分发生在热带和亚热带地区，尤其是非洲[1]。据世界卫生组织（WHO）统计[2]，仅 2010 年，全球就有 106 个疟疾流行国家和地区，共有 2.16 亿疟疾病例，死亡 65.5 万人，其中 86％的受害者是 5 岁以下的儿童。因此，即便是在医药卫生条件大为改善的今天，疟疾仍是世界上虫媒传染病中发病率和死亡率最高的疾病之一。

在与疟疾这一古老疾病几千年的抗争历程中，人们最初均是采用当地各种传统医学方法或民间中草药来认识和治疗疟疾，但疗效欠佳。现代抗疟药的发现，极大地改善了这一状况，在治疗和抢救疟疾病人中发挥了极为重要的作用。目前，临床上使用较广的抗疟药主要包括喹啉类和青蒿素类衍生物两大类。

（1）喹啉类抗疟药物　早在几百年前的南美洲的秘鲁，当地印第安人发现使用"金鸡纳"（Cinchona）树的树皮研磨冲服，能很快治愈疟疾。直到 1817 年，法国科学家 Pierre 和 Joseph[3]才从金鸡纳树皮中成功地分离到抗疟疾的有效单体——金鸡纳碱，即奎宁（Quinine，**1**）。由此开启了科学界对奎宁的化学合成、

活性测试以及结构改造等研究，并相继合成出了抗疟母星、阿的平、氯喹
（Choroquine，**2**）、伯氨喹等喹啉类新的抗疟疾药物，其中抗疟原虫效果最好的是
氯喹。氯喹等喹啉类药物的临床使用一度有效抑制了疟疾的传播，减少了全球的
疟疾发病率和死亡率。然而，20 世纪 60 年代初，越南战争期间东南亚地区的恶
性疟原虫泛滥，对氯喹产生了严重的耐药性。据报道，1967—1970 年期间，将近
80 万美国士兵感染疟疾，氯喹治疗效果相当有限，死亡率极高。在此情况下，美
国科学家继续对奎宁分子结构进行改造并筛选新的抗疟药，最终发现了甲氟喹
（Mefloquine，**3**）和卤泛曲林（Halofantrine，**4**）两个新的衍生物并最终推上市
场，临床上对各种疟疾，尤其是抗氯喹恶性疟疾有较好的疗效（图 22-1）。然而
仅过了五年，甲氟喹的耐药疟原虫也被发现；加之神经精神性副作用，因此，甲
氟喹的临床使用受到了限制。卤泛曲林对抗氯喹恶性疟虽也有效，但后来其心脏
毒性也有报道[4]。

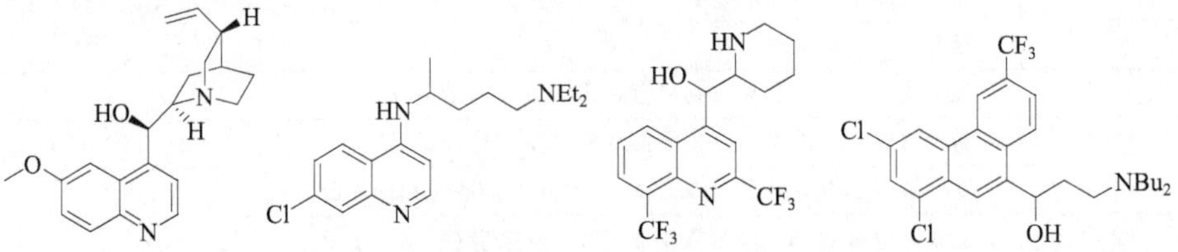

奎宁(**1**)　　　　　氯喹(**2**)　　　　　甲氟喹(**3**)　　　　　卤泛曲林(**4**)

图 22-1　喹啉类抗疟药物

（2）青蒿素类抗疟药物　在 20 世纪 60 年代，由于恶性疟原虫对氯喹等早期喹
啉类抗疟药物产生抗药性，促使各国科学家进行新型抗疟药物的研发。我国科学家
在对我国历史上报道的具有抗疟作用的上百种民间中草药进行大量的筛选和验证的
基础上，经过不懈的努力，最终从菊科植物黄花蒿（*Artemisia annua* L）中提取出
了有效的抗疟原虫单体化合物——青蒿素（Artemisinin，**5**）。青蒿素是一种含过氧
桥的新型倍半萜类化合物，结构十分独特，对疟原虫具有高效、速效的杀灭作用并
显示了较低的毒性。1986 年中国实施《药品管理法》以后，青蒿素成为我国第一个
抗疟新药。而后，蒿甲醚（Artemether，**7**）、青蒿琥酯（Artesunate，**9**）、双氢青蒿
素（Dihydroartemisinin，DHA，**6**）和蒿乙醚（Arteether，**8**）等青蒿素衍生物作为
抗疟药也被陆续开发上市（图 22-2）。青蒿素类抗疟药和喹啉类抗疟药相比，治
疗疟疾更高效、低毒，对氯喹耐药的虫株也有效，曾被世界卫生组织评价为"治
疗恶性疟疾的唯一真正有效的药物"。

（3）其他抗疟药物　除了上述两大类抗疟药物外，还有些天然或非天然药物
也显示出较好的抗疟活性，包括阿奇霉素和阿托喹酮等。阿奇霉素属于大环内酯
类抗生素，主要用于对疟疾的化学预防，其临床研究显示有一定的毒性[5]。阿托
喹酮属于抗叶酸代谢的药物，常与氯胍联合用于多药抗性的恶性疟疾的化学治疗
和预防。氯胍作为环氯胍的前体，属于二氢叶酸还原酶抑制剂，二者合用可明显

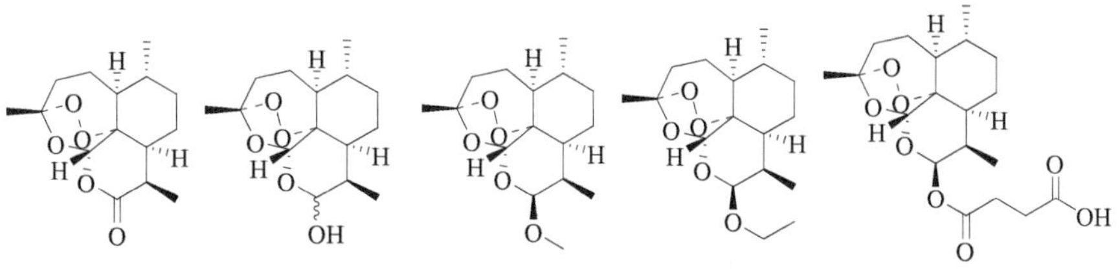

青蒿素(**5**)　　双氢青蒿素(**6**)　　蒿甲醚(**7**)　　蒿乙醚(**8**)　　青蒿琥酯(**9**)

图 22-2　**青蒿素类抗疟药物**

缩短原虫的清除时间和退热时间。

22.2　青蒿及青蒿素的发现

22.2.1　青蒿及其抗疟活性

青蒿为我国常用中药，是一年生菊科植物黄花蒿的干燥地上部分。中药青蒿具有清虚热、解暑热、截疟、退黄之功效，在中国作为民间用药已有两千多年的历史。最早在公元前 168 年，《五十二病方》中记载青蒿用于治疗痔疮。青蒿具有抗疟功效首见于东晋时期葛洪所著的《肘后备急方》，其中写道："青蒿一握，以水二升渍，绞取汁，尽服之"。之后各代的医药书籍和药用处方均有记载，如李时珍的《本草纲目》中称青蒿可治"疟疾寒热"。在民间，青蒿用作抗疟也早已使用[6,7]。近代以来，中药青蒿除以传统饮片复方配伍应用外，也有不少含有青蒿的中成药面世。

22.2.2　青蒿素的发现

20 世纪 60 年代，越南战争爆发后，热带地区的抗药性疟疾肆虐流行，士兵大量死亡，极大地削弱了交战双方的军事力量。应越南政府的要求，中国政府与军队成立了以军事医学科学院牵头，集全国医药界专家组成的攻关小组，开展新型抗疟药物的研究与探索，时称"523 项目"，并成立了"全国疟疾防治研究领导办公室"（简称"523 办公室"）。1969 年，我国中医研究院正式参加"523 项目"。

在收集整理历代医籍和本草的基础上，经过不懈努力，"523 项目"研究人员从 2000 余方药中筛选出 640 余方为主的《抗疟单验方集》进行进一步的筛选和实验。最初的实验显示胡椒提取物对疟原虫抑制率高达 84％，而青蒿提取物对疟疾的抑制率仅为 68％，不如胡椒效果好。在第二轮的实验中，青蒿提取物只有 40％甚至 12％的抑制率，实验结果不稳定。最后研究人员重新对《肘后备急方》中的文字描述进行分析，从中受到启发，认为高温可能影响疗效，因此改用低沸点的乙醚进行提取。其中，中性提取物用于鼠疟治疗的抑制率达到 100％，并能重复结果[8]。但中国不同地区的青蒿所含成分也不一样，只有"黄花蒿"含有有效的抗疟成分。进一步的研究表明，这种抗疟的活性成分只能用低沸点的乙醚、石油醚或丙酮等提取，当用其他溶剂如热水、乙醇或苯提取，均无抗疟活性[6,9]。这种活性成分经乙醚重结晶可得到单一化合物，后来被命名为"青蒿素"。

从黄花蒿中分离得到有效单体青蒿素后，科学家们立即展开了青蒿素的化学结构鉴定研究和相关生物学和药物化学研究。中国科学院上海有机化学研究所和中医研究院中药研究所通过元素分析和质谱，确定青蒿素的分子量为282，分子式为 $C_{15}H_{22}O_5$，是一种新型倍半萜类化合物；经[13]C-NMR 确定青蒿素化学结构中含有羰基，再根据[1]H-NMR 推测其应含有 O—CH—O 的结构片段，但是其余的氧原子如何分布在当时有限的分析条件下很难确定。1975 年上半年，另一个天然产物鹰爪甲素（Yingzhaosu A）的结构被测定，其分子中含有过氧基团这一新颖结构使得青蒿素研究人员推测青蒿素可能也具有这一片段，他们随即通过定性和定量的方法证明了青蒿素中确实也含有一个过氧基团。1976 年，中国科学院生物物理研究所用 X 射线晶体衍射法最终确证了青蒿素的化学结构；其后科研人员[10]通过旋光色散和氧原子的反常散射确定了青蒿素的绝对构型。

22.2.3 青蒿素的合成及衍生化

22.2.3.1 青蒿素的合成

由于物种和地理环境的差异，青蒿素通常在干燥的黄花蒿叶中的含量从 0.1%～1.5% 不等，因此从植物中提取青蒿素的成本较高。为解决这个问题，一些生物合成、半合成和全合成的方法被陆续开发出来。但同酶催化和基因工程等[11,12]生物合成取得的进展相比，青蒿素的全合成目前仍不具备商业价值。目前已报道的青蒿素的化学合成路线已超过 10 种，基本上都是从光学活性的单萜或倍半萜开始的半合成。

青蒿素最主要的结构特点是含有一个三氧杂环己烷结构，这也是青蒿素抗疟活性的关键片段。因此，合成青蒿素的关键步骤是构建这个三氧杂环己烷。如图 22-3 所示，基于构建该环的策略不同，可以把现有青蒿素的合成路线分为三类，包括：a. 光氧化烯醇酯化合物 **10** 或 **11** 为关键步骤的合成策略；b. 臭氧化双氢青蒿酸 **12** 为关键步骤的合成策略；c. 臭氧化乙烯基硅烷化合物 **13** 为关键步骤的合成策略（图 22-3）。具体步骤如下：

（1）以光氧化烯醇酯为关键步骤的合成策略 1983 年，罗氏公司的 Hofheinz 等[13]首次报道了青蒿素的全合成路线（图 22-4）。以天然的异胡薄荷醇（**14**）为原料，首先经 5 步反应得到中间体 **15**，收率为 28%；**15** 同过量的三甲基硅基甲氧基甲基锂反应，以 89% 的产率得到主产物为 **16** 的亲核加成产物；进一步经脱苄、PCC 氧化得到内酯化合物 **18**，两步收率为 67%；**18** 经间氯过氧苯甲酰氯化，以 72% 的收率得到酮化合物 **19**；**19** 在四丁基氟化铵存在下，脱去硅烷保护基得到烯醇醚化合物 **20**，收率为 95%；烯醇醚 **20** 经单线态的氧光氧化，再经甲酸处理即得到青蒿素 **5**。该路线以异胡薄荷醇（**14**）为起始原料，经 12 步反应制得青蒿素，总收率 3.8%。

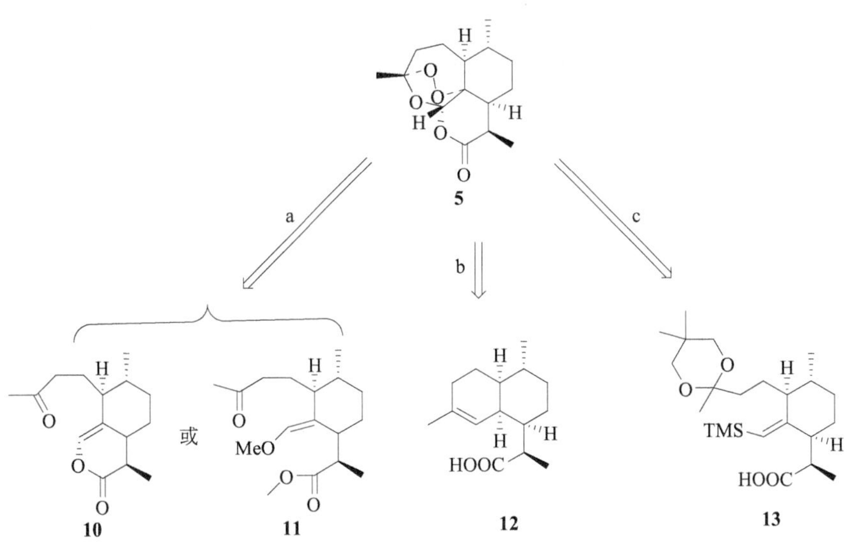

图 22-3　青蒿素的合成策略

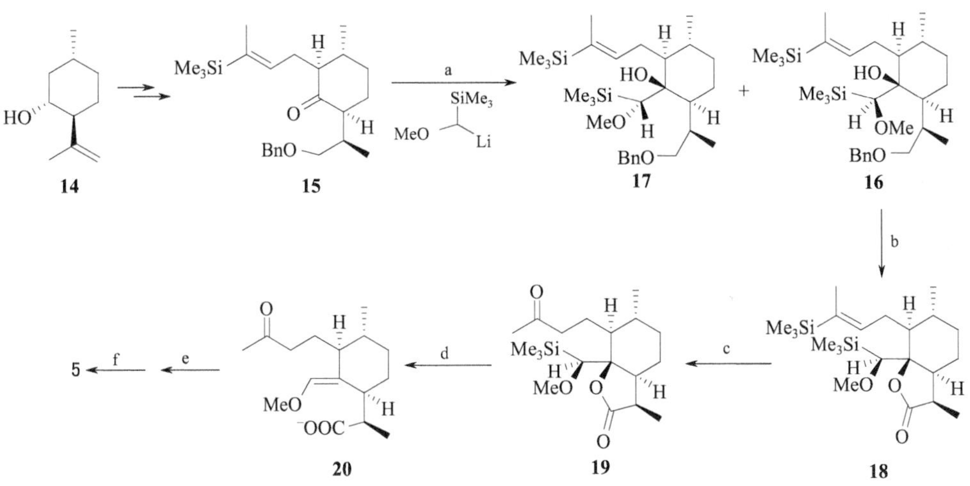

图 22-4　Hofheinz 等的青蒿素全合成路线

a. THF，−78℃；b. Li，NH₃；PCC，CH₂Cl₂；c. m-CPBA，CH₂Cl₂；TFA，CH₂Cl₂，0℃；
d. TBAF，THF，rt；e. O₂，亚甲基蓝，hv，MeOH，−78℃；f. HCOOH，CH₂Cl₂，0℃

　　同年，上海有机化学研究所的许杏祥等[14,15] 报道了以青蒿酸（Arteannuic acid，**21**）为原料制备青蒿素的合成路线（图 22-5）。青蒿酸是另一种从黄花蒿中分离得到的天然产物，但它在黄花蒿中的含量高于青蒿素，它被认为是植物合成青蒿素的前体生物，因此如何从青蒿酸制备青蒿素吸引了不少合成化学家的关注。许杏祥等首先从青蒿酸 **21** 出发，经甲酯化得到相应的酯，再经 NaBH₄/NiCl₂ 还原双键得到化合物 **22**；**22** 经臭氧化得到醛-酮化合物 **23**，选择性保护酮基生成二噻烷 **24**；**24** 同原甲酸三甲酯反应得到烯醇醚化合物 **25**，经脱保护得到 **26**；

最后依次经 O_2 光氧化、$HClO_4$ 氧化得到青蒿素 **5**，总收率为 5.6%。随后，该小组又报道了由廉价易得的（＋）-香茅醛合成青蒿酸 **21** 的路线。这是青蒿素的第二条全合成路线。

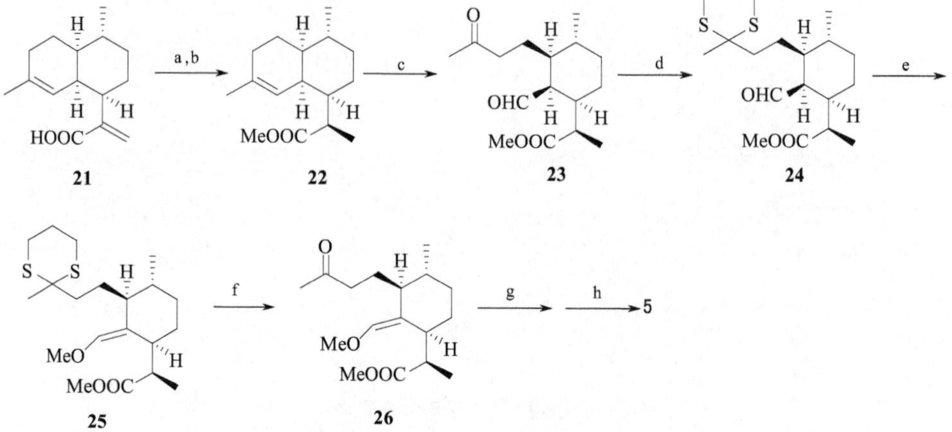

图 22-5 许杏祥等的青蒿素合成路线

a. CH_2N_2-Et_2O；b. $NaBH_4$，$NiCl_2$，MeOH，$-15℃$；c. O_3，CH_2Cl_2-MeOH；
d. HS(CH_2)SH，BF_3Et_2O；e. HC$(OMe)_3$，TsOH；加热，二甲苯；
f. $HgCl_2$，$CaCO_3$，CH_3CN；g. O_2，MeOH，玫瑰红，
$h\nu$，$-78℃$；h. $HClO_4$，THF-H_2O

1990 年，上海有机化学研究所的吴毓林等[16]报道了由青蒿酸合成青蒿素的改进路线（图 22-6）。该路线由青蒿酸经 8 步合成青蒿素，最后一步采用三氯化铑和高碘酸钠氧化环醚成内酯，大大改进了使用光氧化的收率，总收率高达 38%。

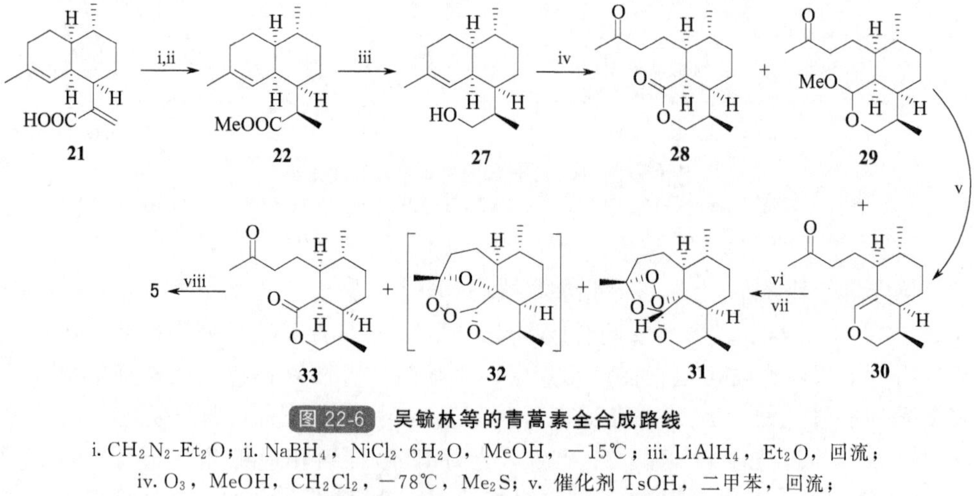

图 22-6 吴毓林等的青蒿素全合成路线

i. CH_2N_2-Et_2O；ii. $NaBH_4$，$NiCl_2·6H_2O$，MeOH，$-15℃$；iii. $LiAlH_4$，Et_2O，回流；
iv. O_3，MeOH，CH_2Cl_2，$-78℃$，Me_2S；v. 催化剂 TsOH，二甲苯，回流；
vi. O_2，亚甲基蓝，$h\nu$，MeOH，$-78℃$；vii. TMSOTf；
viii. $RuCl_3$-$NaIO_4$，MeCN-H_2O-CCl_4

在 1992 年和 1998 年，纽约州立大学的 Nowak 等[17,18]报道了由青蒿乙素（Arteanniun B，**35**）制备青蒿素的路线（图 22-7）。青蒿乙素也是来源于植物黄花蒿，但其在黄花蒿中的含量约为青蒿素的两倍。该小组由青蒿乙素出发，经 10 步反应，以 9.6％的总收率得到目标产物青蒿素。该合成策略也适用于由青蒿酸制备青蒿素。

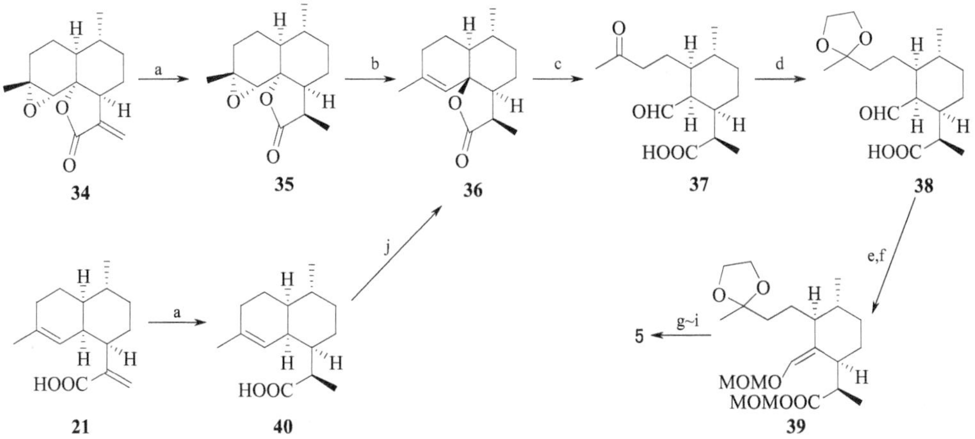

图 22-7　Nowak 等的青蒿素合成路线

a. H$_2$，(PPh$_3$)$_3$RhCl，1：1 PhH/EtOH；b. WCl$_6$，BuLi，THF，−78℃；c. O$_3$，1：1 MeOH/CH$_2$Cl$_2$，−78℃；Me$_2$S；d. (TMSOCH$_2$)$_2$，TMSOTf，CH$_2$Cl$_2$，−78℃；e. NaNaph，−25℃；f. MOMCl，Et$_3$N，−25℃～rt；g. O$_2$，CD$_3$OD，玫瑰红，$h\upsilon$，−78℃；h. TMSOTf，CH$_2$Cl$_2$，−78℃；i. CSA，CH$_2$Cl$_2$，H$_2$O，rt；j. CrO$_3$-3，5-二甲基吡啶，CH$_2$Cl$_2$，−20～−10℃

Hiremath 和 Sabitha[19,20]也报道了类似策略，以单线态氧氧化烯醇醚作为关键步骤合成青蒿素的路线。

（2）以光氧化双氢青蒿酸为关键步骤的合成策略　Roth 和 Acton[21,22]在 1989 年首次报道了由青蒿酸经低温光氧化制备青蒿素，总收率约为 17％。关键步骤包括由青蒿酸 **21** 首先经环外双键还原得到双氢青蒿酸 **40**，然后 **40** 在氧气/亚甲基蓝存在下光照 90min，最后在空气中室温反应 4 天得到青蒿素。反应机理包括双氢青蒿酸与单线态氧发生 ENE 反应，进一步经单线态氧氧化，经过若干中间体最终得到青蒿素（图 22-8）。

Jung 等也报道了采用类似策略由青蒿酸转化为脱氧青蒿素 **44** 的反应。首先将青蒿酸还原成醇 **42**，然后经单线态氧氧化开环得到 **43**，再用 Dowex 强酸阳离子交换树脂处理得到脱氧青蒿素 **44**。**44** 是合成青蒿素的一个关键中间体，再经若干步反应即可得到青蒿素。其他经该策略制备青蒿素的路线也有报道[23,24]，但总收率仍不理想。

（3）以臭氧化乙烯基硅烷化合物为关键步骤的合成策略　Avery 等[25,26]在 1987 年和 1992 年报道了通过氧化乙烯基硅烷中间体，再经重排、环合等关键步骤实现青蒿素的全合成（图 22-9）。该路线以（＋）-长叶薄荷酮 **45** 为原料，首先

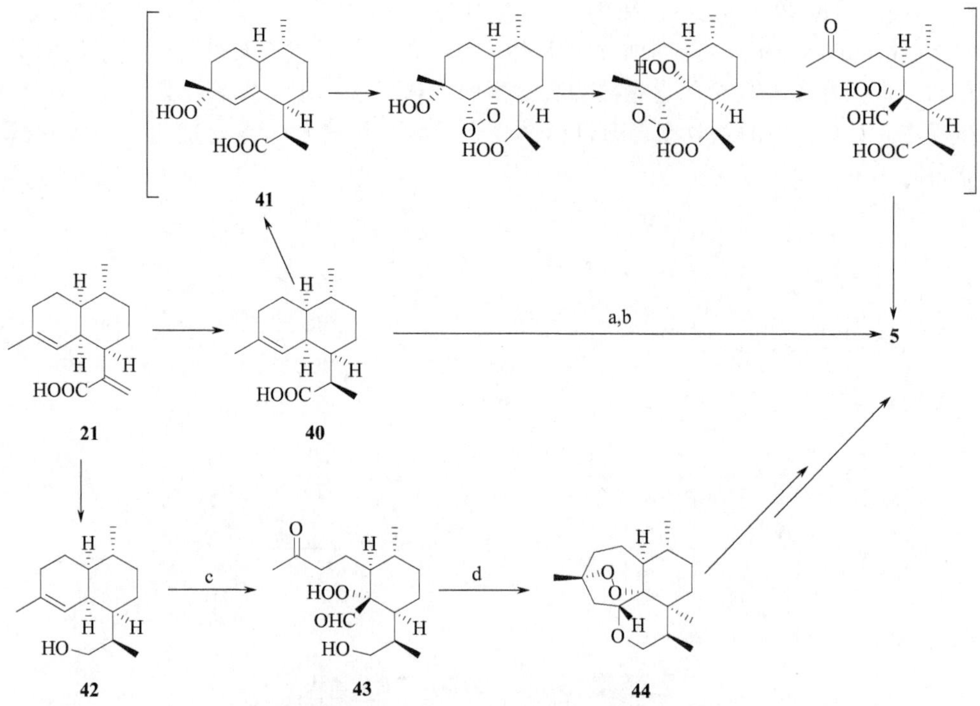

图 22-8　Roth 和 Acton 等的青蒿素合成路线

a. O_2，亚甲基蓝，$h\upsilon$，MeOH，$-78℃$，90min；b. 石油醚，rt，4 天，空气；
c. O_2，亚甲基蓝，$h\upsilon$，MeOH，$-78℃$；d. Dowex 树脂，rt

经三步反应生成亚砜化合物 **46**，再经烷化和脱磺化得到 **48**；**48** 和对甲苯磺酰肼反应得相应的腙 **49**；**49** 和过量的丁基锂反应，得到不饱和醛 **50**，再与三甲硅铝发生硅烷化，经乙酸酐猝灭得到单一异构体 **51**；**51** 经 Claisen 重排、烷基化得到关键中间体 **52**；**52** 最后经臭氧化，用硫酸处理得到青蒿素。该路线由（＋）-长叶薄荷酮出发，经 10 步反应以 3.4％的总收率得到青蒿素。

目前，青蒿素的全合成只适用于实验室研究，尚未显示出大规模生产的价值；但这些方法为青蒿素类似物的更优化制备和进一步结构优化提供了很有价值的参考。

22.2.3.2　青蒿素的结构衍生化

青蒿素对所有的疟原虫均有较强的杀灭作用，对耐氯喹的恶性疟原虫也有效，但由于其水溶性和脂溶性差，临床应用受到限制，因此，在保留抗疟活性的前提下开发溶解性好的青蒿素衍生物成为青蒿素后续研究的热点。最初研究显示，青蒿素的抗疟活性与其结构中的过氧桥基团密切相关，因此，对青蒿素的结构改造基本都是在保留过氧桥键的基础上进行的。根据青蒿素结构中的修饰位置不同，青蒿素衍生物可以大致分为 C-10 结构修饰、C-9 位取代、C-9 位和 C-10 位双取代及其他位置修饰等几大类。

（1）C-10 位青蒿素衍生物　双氢青蒿素（DHA，**6**）是制备 C-10 位取代青蒿

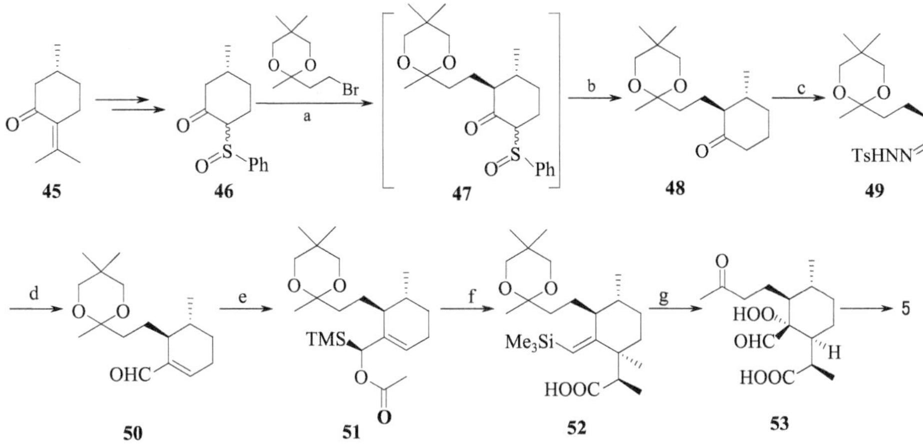

图 22-9 Avery 等的青蒿素全合成路线

a. LDA，HMPT 或 DMTP，THF，−35℃；b. Al/Hg，THF；c. TsNHNH₂（纯），1mmHg；

d. 4 eq. BuLi，TMEDA，0℃；DMF；e.（Me₃Si）₃Al·Et₂O，Et₂O，−78℃；Ac₂O，

DMAP；f. 2 eq. LDEA，THF，−78〜23℃；2.0 eq. LDA，0〜45℃；

MeI，−78℃〜rt；g. O₃，−78℃；SiO₂；H₂SO₄

素衍生物最常用的前体，它可以与醇类、酚、硅烷化合物、炔烃、芳香化合物等反应，从而生成一系列 C-10 位 O-、C-或者 N-取代的青蒿素衍生物（图 22-10）。

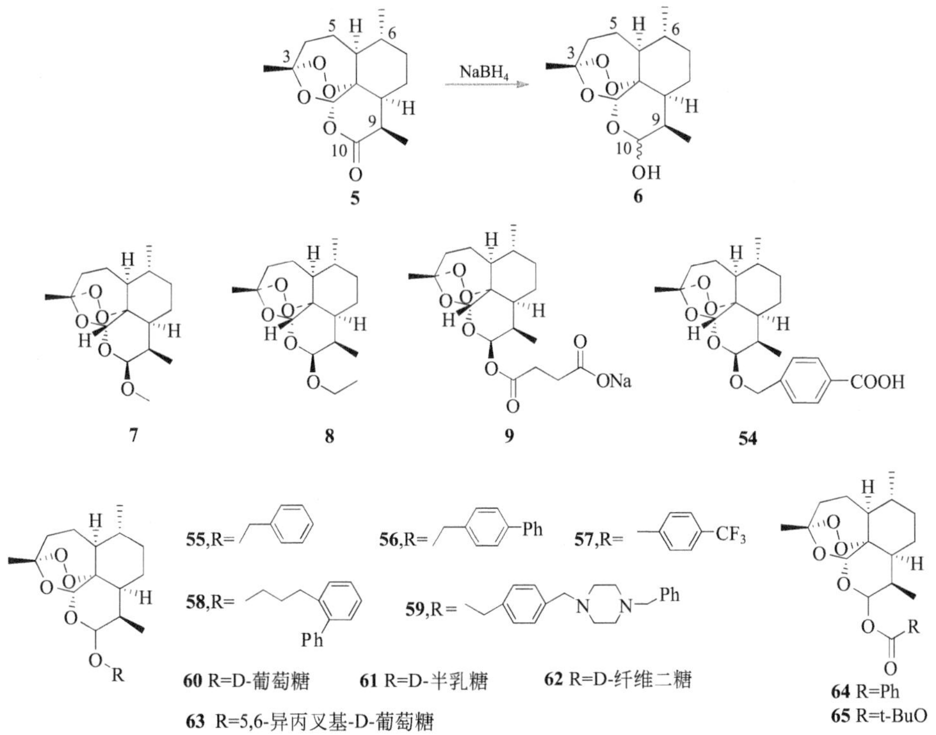

图 22-10 代表性的青蒿素的醚、酯和碳酸酯衍生物

典型的 C-10 位氧取代衍生物有蒿甲醚（**7**）、蒿乙醚（**8**）和青蒿琥酯钠（**9**），它们均是由 DHA 经醚化或酯化得到，属于第一代青蒿素衍生物，目前已成为临床上使用的抗疟药。蒿甲醚和蒿乙醚是较早研发的青蒿素衍生物，它们的脂溶性好，但体内生物利用度较差，且动物实验表明其可能有慢性神经毒性[27]。青蒿琥酯钠是水溶性的青蒿素衍生物，可通过肌内注射治疗耐药疟原虫引起的疟疾，临床上通常与甲氟喹联用。青蒿素衍生物的抗疟活性一般具有如下规律：青蒿素＜醚衍生物＜酯衍生物＜碳酸酯衍生物。虽然这些第一代的半合成青蒿素衍生物的抗疟活性强于青蒿素，但其半衰期较短（30min），容易引起疟疾的复燃。因此，世界卫生组织建议青蒿素类抗疟药应与其他半衰期较长的抗疟药如甲氟喹和哌喹等联合使用，以防止疟疾的复燃。

此外，其他青蒿素的 C-10 位醚衍生物也有许多报道，代表性化合物如化合物 **55～63**。其中，化合物 **55** 对 W2 型的耐氯喹的恶性疟原虫株（*P. falciparum*）的活性较好，IC_{50} 值为 $0.25～250ng/mL$。Singh 实验室[28]报道了一系列可口服、对多重耐药疟原虫有效的青蒿素衍生物，其中 α 异构体的抗疟活性大都强于 β 异构体；小鼠实验表明，化合物 **56** 和 **58** 的活性最强，以 12mg/kg 的剂量给药 4 天，对疟原虫感染的小鼠有效率达 100％。O'Neill 等[29]报道了具有抗疟活性的 10 位芳基醚衍生物，在对耐氯喹的 K1 虫株的体外试验中，该类化合物的活性均优于青蒿素和蒿甲醚，且化合物 **57** 对抗伯氏鼠疟（*P. berghei*）的体内活性优于蒿甲醚、双氢青蒿素和青蒿琥酯钠。为了克服青蒿素水溶性差的缺点，Lin 等[30]合成了一系列青蒿素糖基化衍生物 **60～63**，该类化合物对 W-2 和 D6 型疟原虫株显示了很好的体外活性，且与已知的抗疟药不存在交叉耐药性。C-10 位苯甲酸酯衍生物 **64** 和青蒿琥酯相比，也显示出强的抗疟活性，并且可能是目前抗 W-2 和对氯喹敏感的 D6 虫株活性最强的化合物[31]。碳酸酯衍生物 **65** 的体外抗疟活性显示[32]对恶性疟原虫 K1 和 FN54 的 IC_{50} 分别为 $0.15ng/mL$ 和 $0.44ng/mL$；在小鼠试验中，皮下注射 10mg/kg 该化合物对疟原虫的抑制率达 99.97％。

研究表明，青蒿素的 C-10 位取代基用碳原子代替氧原子，可以增强稳定性并延长半衰期。随后，一些研究小组通过合成或半合成的方法制备了青蒿素 C-10 位碳取代的类似物。抗疟活性测试显示，化合物 **66** 的体内、体外抗疟活性均优于蒿甲醚和青蒿琥酯[33]。Haynes[34～37]和 Posner[38]小组报道了一系列 C-10 芳基和杂环取代的青蒿素衍生物 **67～69**。苯基取代的化合物 **67** 对 W2 和 D6 型恶性疟原虫株的 IC_{50} 值分别为 $0.31ng/mL$ 和 $0.73ng/mL$；4-氟或氯苯基取代的化合物 **68** 对氯喹敏感的或耐氯喹的恶性疟原虫均有较强的活性。比较化合物 **70** 和 **71** 的活性可以发现，9R，10R-构型的化合物 **70** 抗伯氏鼠疟的活性更强，而异构体 **71** 的活性较差[39]（图 22-11）。

近年来，青蒿素的二聚体衍生物也不断有报道，代表性化合物如 **72～79**（图 22-11）。这些二聚体和青蒿素单体相比，大都具有较强的抗疟活性与稳定性。酮化合物 **74** 和醇 **75**、**76** 的抗疟活性比青蒿素强 10 倍，IC_{50} 值分别达到

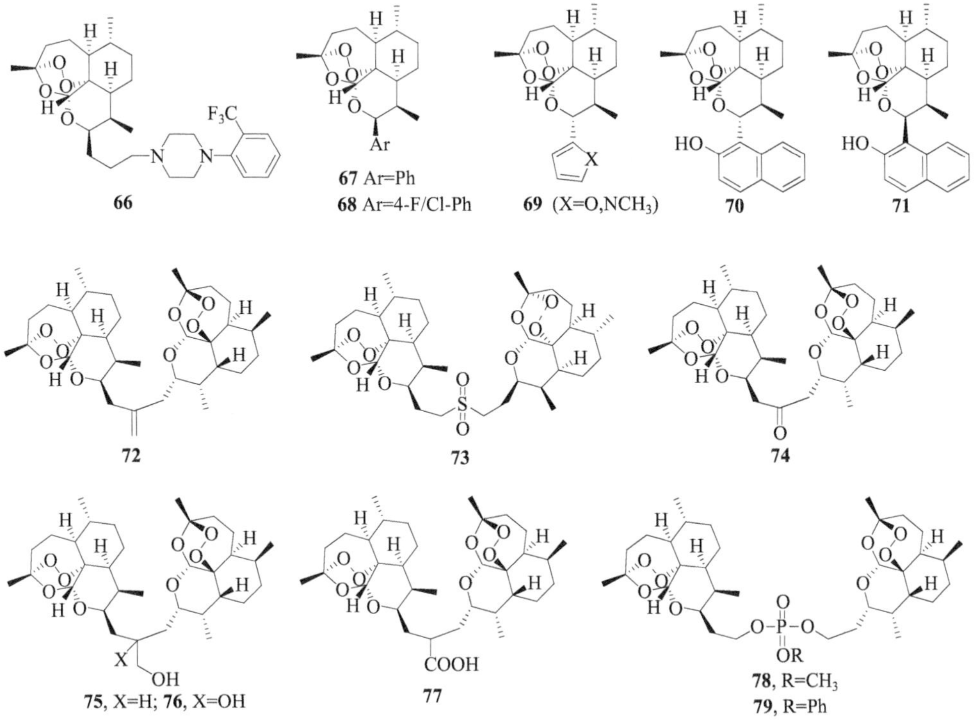

图 22-11 代表性青蒿素 C-10 烷基和芳基化衍生物

0.87nmol/L、0.59nmol/L 和 0.91nmol/L；含羧基的化合物 **77** 的治疗指数比青蒿琥酯高 6 倍，且安全性好；磷酸酯类化合物 **78** 和 **79** 是口服有效的抗疟化合物，对耐氯喹的 K1 恶性疟原虫的 IC$_{50}$ 值分别为 0.2nmol/L 和 0.5nmol/L（青蒿素为 12.3nmol/L）。

采用不同的氨基片段取代 C-10 位羟基，可以得到一系列 C-10 位 N-连接的青蒿素衍生物，从而可以制成盐以增强其水溶性。C-10 位氨基衍生物的合成一般均是先由 DHA 经活化成活性酯（OMs，OTs 等），再经伯胺或仲胺亲核取代得到。Haynes 研究组[37] 合成了一系列的 C-10 芳香氨基或烷基氨基的 DHA 衍生物，其中化合物 **80～88**（图 22-12）对氯喹敏感或耐氯喹的恶性疟原虫均有很强的活性，且都强于青蒿琥酯。化合物 **81** 对恶性疟原虫的活性达到皮摩尔级，经过对氯喹敏感的伯氏鼠疟和耐氯喹的约氏疟原虫筛选发现，这些化合物若通过皮下给药，其活性比青蒿琥酯强 3～26 倍不等；若经口服给药，活性大约是青蒿琥酯的 3～7 倍。且在疟原虫感染的小鼠试验中，该类化合物的活性优于已有的其他青蒿素衍生物。化合物 **82** 和 **83** 的活性比青蒿琥酯强 20 倍，但是试验中显示出神经毒性。化合物 **87** 对药物敏感或耐药的恶性疟原虫都有很强的活性，并与喹啉类抗疟药联合使用具有协同增效作用，与现有抗疟药物相比活性强且神经毒性小。

为了寻找更稳定的抗疟活性的青蒿素衍生物，Ziffer 等[40] 合成了 C-10 含氟取

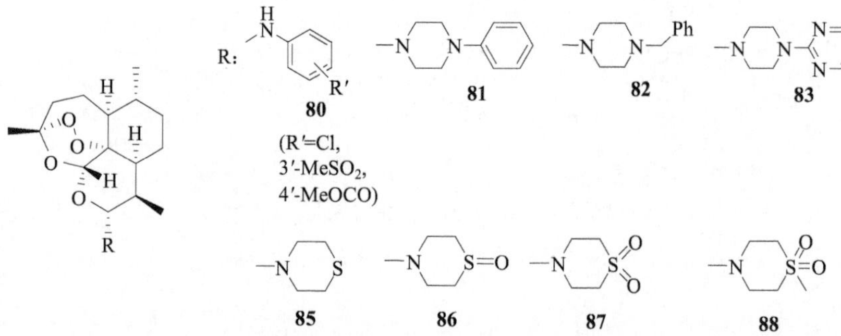

图 22-12 代表性的 C-10 氨基取代的青蒿素衍生物

代的青蒿素衍生物 **89～92**（图 22-13）。该类化合物体外抗疟活性较好，但对体内活性研究的报道较少。化合物 **91** 对耐药性的恶性疟原虫株 D6 和 W2 的体外活性强于蒿甲醚和青蒿琥酯；其体内试验显示，对抗伯氏鼠疟的活性也好于青蒿琥酯。化合物 **92** 是 **91** 的醚化物，在模拟的胃酸环境中，其稳定性比蒿甲醚强 33 倍；对抗伯氏鼠疟的 ED_{50} 达到 1.25mg/kg，小于蒿甲醚的 2.5mg/kg。

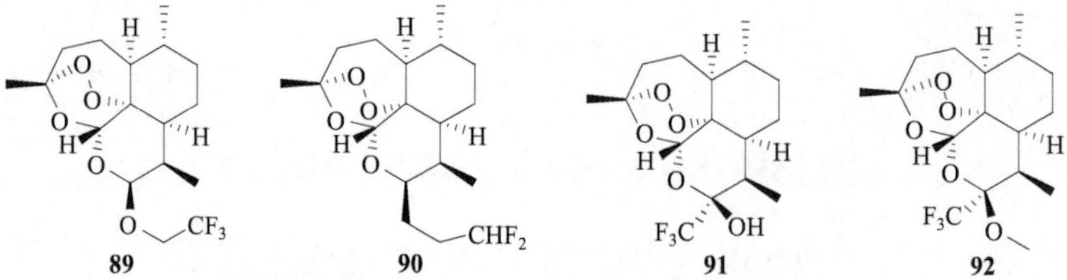

图 22-13 代表性的 C-10 氟取代的青蒿素衍生物

（2）C-9 位、C-9 和 C-10 位双取代的青蒿素衍生物　与众多的 C-10 位衍生物相比，C-9 位衍生物的报道相对较少，代表性的该类化合物如图 22-14 所示。该类化合物的合成通常是先由青蒿素制备青蒿烯 **93**，再经加成反应得到。Li 等[41] 报道了几个 C-9 位杂环取代的青蒿素衍生物 **94a～94c** 和 **95a～95c**，并测试了其在动物体内的抗疟活性。化合物 **94a** 和 **95a** 对抗伯氏鼠疟的活性是青蒿素的 9 倍，其他化合物的抗疟活性也都强于或接近于青蒿素。化合物 **96** 对不同耐药疟原虫亚型的 IC_{50} 值为 7.6～21.6ng/mL。化合物 **97a～97f** 是一类对疟原虫和利什曼原虫有双重抑制活性的化合物，且对耐氯喹的 W2 株和耐甲氟喹的 D6 株的活性都高于青蒿素[42,43]。含芳基的化合物 **99** 和 **100** 对 W2 株也有很强的抑制活性；含有哌嗪醇侧链的青蒿素衍生物 **101** 在对恶性疟原虫感染的小鼠试验中，连续给药 4 天对疟原虫的抑制率达 100%，其抗疟活性高于青蒿琥酯，且口服生物利用度大大高于蒿甲醚[44]。

（3）其他衍生物　Ziffer 等[45] 报道了一系列 C-6 或 C-7 取代的蒿乙醚衍生物（图 22-15）。对恶性疟原虫 W2 和 D6 株的体外活性分析发现，氟取代的衍生物

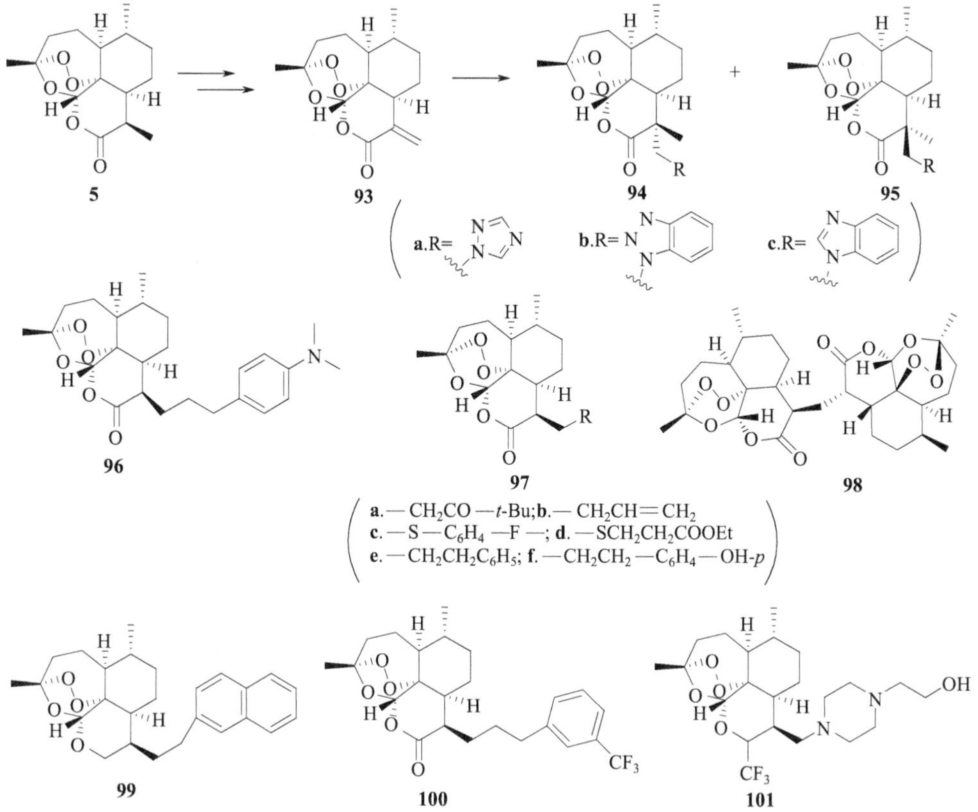

a.R= （三唑基结构） **b.**R= （苯并三唑基结构） **c.**R= （苯并咪唑基结构）

（
a.— CH₂CO — *t*-Bu;**b.**— CH₂CH＝CH₂
c.— S — C₆H₄ — F —; **d.**— SCH₂CH₂COOEt
e.— CH₂CH₂C₆H₅; **f.**— CH₂CH₂ — C₆H₄ — OH-*p*
）

图 22-14 代表性的青蒿素的 C-9 位取代和 C-9、C-10 位双取代衍生物

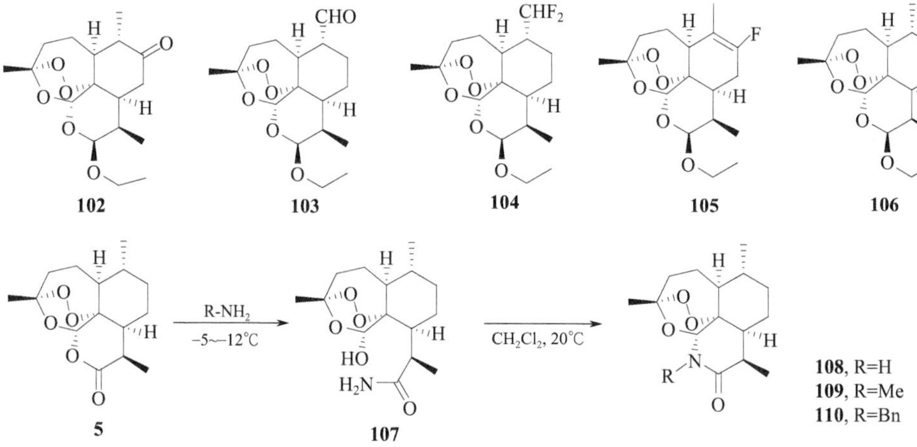

108, R=H
109, R=Me
110, R=Bn

图 22-15 代表性 C-6、C-7 取代和 C-11 氮杂青蒿素衍生物

（化合物 **104**，**105** 和 **106**）活性略强于含羰基的衍生物（化合物 **102** 和 **103**）。研究发现，若把青蒿素的内酯结构换成内酰胺，依然具有较好的抗疟活性。Ziffer

等[46,47]将青蒿素氨解得到 11-氮杂青蒿素 **108**，进一步经取代得到化合物 **109** 和 **110**。化合物 **108** 对恶性疟原虫 W2 和 D6 株的 IC_{50} 值分别为 1.73ng/mL 和 2.60ng/mL；化合物 **109** 和 **110** 的抗疟活性也强于青蒿素。和相应的青蒿素内酯衍生物相比，化合物 **109** 和 **110** 稳定性好，且不会被代谢生成 DHA，因此半衰期较长。

基于对青蒿素构效关系的研究，目前已有许多具有明显抗疟活性的青蒿素衍生物不断被发现，其中蒿甲醚由于其良好的药代动力学特性和较高的抗疟活性成为临床上广泛使用的青蒿素衍生物类抗疟药物之一。

22.3 蒿甲醚的合成及抗疟活性研究

22.3.1 蒿甲醚的发现

青蒿素的出现使全球的疟疾发病率得到了较好的控制，但是其水溶性和油溶性较差，也限制了它的临床应用。为了寻找溶解性好、抗疟活性高的青蒿素衍生物，人们对青蒿素的结构及其可能发生的反应进行了大量的研究，其中包括还原、酸水解、碱水解、热分解反应等。青蒿素用不同的方法还原，得到的产物也不同。如用钯碳催化氢化还原可得到脱氧青蒿素 **111**，但实验证明该化合物无抗疟原虫活性，这也说明了过氧基团是抗疟的必需基团；若用硼氢化钠还原可以得到 DHA（**6**），其抗疟活性则强于青蒿素。中国科学院上海药物研究所的李英等以 DHA 为中间体，在酸和碱的催化下与各种醇、羧酸酐和氯甲酸酯反应，得到一系列青蒿素醚类、羧酸酯类和碳酸酯类衍生物，并对其抗疟活性进行了筛选（图 22-16）。结果发现，醚类化合物与青蒿素相比，有较好的脂溶性，其中以 β 构型青蒿素甲醚（即蒿甲醚）的活性最强，是一种疗效极好、并具有良好工业化生产前景的抗疟疾新药。

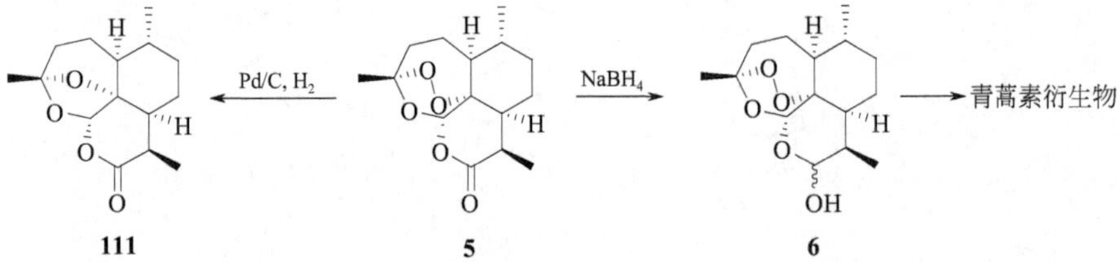

图 22-16 青蒿素的反应

经国务院全国疟疾防治领导小组指定，昆明制药厂于 1979 年参加了蒿甲醚的合作开发。直到 1987 年，蒿甲醚的化学、药理、毒理、临床实验等基础研究工作才陆续完成，被证明是高效、低毒、对抗氯喹虫株有效且复燃率低的新型抗疟药。随后进一步完成了蒿甲醚的中试放大，最终形成了符合工业化生产的蒿甲醚的制备工艺。1987 年 6 月蒿甲醚注射液获得了国家一类新药的新药证书和生产批文。随后，WHO 对蒿甲醚的药效进行了严格的验证，认定该药为目前世界上最好的抗疟药品，推荐全世界医疗机构作为一线抗疟药使用，蒿甲醚随即成为中国第一个国际注册的新药。

22.3.2 蒿甲醚的抗疟活性及作用机制

蒿甲醚有着良好的体外抗疟原虫活性，其 IC_{50} 值为 $0.1 \sim 10ng/mL$，比青蒿素的抗疟活性更强，并且对其他对抗疟药产生耐药性的疟原虫株也有效。蒿甲醚在体内经代谢形成 DHA，也具有良好的抗疟活性。由于具备良好的脂溶性，蒿甲醚可以做成注射液用于肌内注射给药，通常剂量是 3 天给药 $0.24 \sim 0.64g$。当然，疟原虫的消除率依赖于给药剂量。据计算，480mg 蒿甲醚的治疗效果大约等于 900mg 剂量的青蒿素油溶液或悬浊液。

蒿甲醚等青蒿素类衍生物具有良好的抗疟活性和药代性质引起了世界范围的关注，对于青蒿素作用机制的研究也随之展开。基于青蒿素骨架和 1,2,4-三噁烷环，药物化学家们随后设计了一系列的含有这一骨架的结构简化的青蒿素衍生物。其中，部分化合物的抗疟活性和稳定性均强于青蒿素，但部分化合物的结构和青蒿素截然不同。该类化合物的共同特点是均含有一个过氧桥，但过氧桥结构消除，则活性消失。因而，普遍认为青蒿素结构中的双氧桥是关键的药效团，与抗疟活性息息相关。但迄今为止，对于青蒿素类化合物的抗疟机制尚无明确的定论。目前认为的可能机制是青蒿素首先形成活性中间体（如自由基、碳正离子和活性氧等），活性中间体通过与疟原虫作用（如发生烷基化、干扰线粒体、破坏细胞膜等）杀死疟原虫。

实验表明，青蒿素等药物的抗疟作用可能与铁介导的过氧桥裂解产生自由基有关[48]。血红蛋白被疟原虫吞噬后，在虫体血红蛋白酶催化下被降解，释放出血红素和少量游离的二价铁离子。二价铁离子催化青蒿素等药物的过氧桥裂解，产生大量自由基和活性氧，这些活性中间体可能通过烷基化血红素、破坏疟原虫生物膜结构或直接破坏蛋白质等作用，最终导致疟原虫死亡。

近年来的研究还表明[49]，青蒿素的抗疟作用与特异性地抑制恶性疟原虫的肌浆内质网钙 ATP 酶（PfATP6）有关。PfATP6 是疟原虫体内唯一的肌浆网钙泵（SERCA）型钙离子（Ca^{2+}）调节酶，它的作用是调节虫体内的 Ca^{2+} 浓度。当它停止工作时，可导致细胞内 Ca^{2+} 浓度过高，钙超载激活磷脂酶，磷脂分解造成线粒体氧化磷酸化作用减弱或停止，最终导致细胞死亡。青蒿素可在不影响其他正常细胞 Ca^{2+} 排出的情况下，通过阻断疟原虫所在细胞 PfATP6 酶的活动，引起细胞死亡，从而达到治疗疟疾的目的。

22.3.3 蒿甲醚的临床研究

蒿甲醚的抗疟功效已经被若干对照和非对照的随机试验所证明[50~52]。Sowunmi 和 Oduola 等对 144 名非洲的非脑疟疟疾儿童进行蒿甲醚治疗，包括 53名对氯喹耐药和 27 名对乙胺嘧啶耐药的儿童。结果显示，非脑疟儿童的疟原虫清除时间和退热时间分别为 $35.4h \pm 8.0h$ 和 $18.6h \pm 6.3h$；对氯喹耐药的分别为

36.3h±7.9h 和 15.6h±3.8h；对乙胺嘧啶耐药的分别为 36.8h±8.8h 和 16.5h±4.2h。给药 14 天后，全组的治愈率达 100％，且除了轻微的注射疼痛和两名儿童的心动过缓外，均无其他不良反应。另一项随机、对照试验中，Sowunmi 和 Oduola 等比较了分别用蒿甲醚和氯喹治疗疟疾患者的效果，结果显示两者的退热时间无显著性差异，但蒿甲醚治疗组患者的疟原虫清除时间明显短于氯喹组，且无明显不良反应。Pittler 等[53]搜寻已报道的蒿甲醚和奎宁对照的随机临床试验，采用整合分析方法计算蒿甲醚对几种疟疾的真实临床疗效。经过对各文献的数据进行统一化处理，最终 9 项临床试验证明，蒿甲醚和奎宁在死亡率上无显著性差异；东南亚地区的统计数据显示，蒿甲醚更有效，尤其是在对奎宁耐药的疟疾地区。有七项临床试验对蒿甲醚的不良反应进行研究，其中三项未发现蒿甲醚有不良反应，证明蒿甲醚有着良好的安全性。

目前已报道的蒿甲醚的不良反应有低血糖、局部注射疼痛、QT 间歇延长等，而后者与心律不齐无关。和奎宁的不良反应相比，蒿甲醚的不良反应较少，且大多较温和。

22.3.4　蒿甲醚的其他生物活性

随着对青蒿素类药物的深入研究，近年来相继报道了蒿甲醚的其他生物活性，包括抗血吸虫、抗肿瘤、抗弓形虫、抗组织纤维化等。

(1) 抗血吸虫活性　20 世纪 80 年代初我国学者[54]即发现包括蒿甲醚和青蒿琥酯在内的青蒿素及其衍生物有抗血吸虫活性，尤其具有抗血吸虫童虫的作用，并最终经过一系列的实验将蒿甲醚开发成为血吸虫病预防药物[55]。大量动物实验证明，蒿甲醚具有较好的抗血吸虫童虫的作用；人体试验结果也表明，口服蒿甲醚可降低血吸虫感染率，防止急性血吸虫病发生，并且服药安全，无明显不良反应。蒿甲醚对寄生人体的日本血吸虫、曼氏血吸虫和埃及血吸虫均有效，且以童虫期较敏感。因此，蒿甲醚的出现填补了血吸虫病预防药物的空白。

(2) 抗肿瘤活性　蒿甲醚等青蒿素衍生物对体外培养的多种肿瘤细胞均具有良好的生长抑制作用等。对实体瘤的治疗研究显示，蒿甲醚对胶质瘤细胞 U251、鼻咽癌细胞 SUNE-1 和 CNE-1、喉癌细胞 HeP-2、乳腺癌细胞 HTB27 和 MCF-7、肺腺癌细胞 A549 等均有较强的抑制活性；对于 P_{388}、U_{937}、K_{562}、HL-60 及 Mol-t 4 等白血病细胞株也均有明显的抑制或诱导凋亡作用。Singh 等[56]用蒿甲醚治疗 1 例垂体大腺瘤患者，每日 1 次口服蒿甲醚 40mg，12 个月后患者临床症状明显改善，受损的视力、听力逐渐恢复。且 CT 扫描显示瘤体密度明显降低，肿瘤体积减小。由此可见，体内、外试验均证明青蒿素类衍生物具有确切的抗肿瘤作用，值得进一步开发。

(3) 抗弓形虫活性　刘杨等[57]采用大鼠肾细胞培养，在体外证实蒿甲醚能抑制弓形虫的繁殖，且具有杀灭作用。刘翠梅等[58]通过小鼠的体内试验证实，蒿甲醚具有较好的抗弓形虫作用，200mg/kg 的疗效与乙胺嘧啶 50mg/kg 相似。其他体内外实验也证明，蒿甲醚具有抗弓形虫的作用，有望成为新型治疗弓形虫病的药物。

（4）**抗组织纤维化** 近年来，一些学者也开展了蒿甲醚抗组织纤维化的实验研究。马捷等[59]报道，蒿甲醚、双氢青蒿素对预防性治疗博莱霉素导致的硬皮病小鼠有一定的疗效，可使模型小鼠的皮肤厚度和胶原含量减少，皮肤硬化程度得到一定的改善。

（5）**其他作用** 除此之外，也有文献报道蒿甲醚等青蒿素衍生物还具有抗炎、放疗增敏等作用，但这些结果还比较早期，有必要通过进一步实验进行验证。

22.4 蒿甲醚研发的启示

蒿甲醚的研发是我国医药工业自主创新的典型范例，其成功经验对我国新药研发提供了十分有意义的启示，主要表现在：

（1）**立足我国传统中医药，开发符合国际标准的新药是我国新药研发的重要途径** 我国的现代新药开发起步较晚，规模和能力等均无法和国际制药行业相提并论，但蒿甲醚的成功经验表明，运用现代科学技术手段，对中华传统医药进行再开发不失为一条成功之路。我国传统中医药历史悠久，品种众多，是一笔无法估计的财富。数千种植物、动物和矿物药的疗效已经过长久的验证；且多为天然产物，毒、副作用较少，现在中药已受到全世界越来越多的重视。从传统中药中发掘其有效成分，目的性强，资源优势明显，开发技术相对简单，这刚好可以弥补我国医药企业研发实力较弱的缺点。青蒿素类抗疟药正是在对我国中医药进行筛选的基础上，进行再开发所发现的。

（2）**新药研发应以市场为导向，加强新药研发机构与企业的联合** 市场是实现新药价值的途径，能否实现经济效益，是检验新药是否成功的标准。蒿甲醚最初的研发目的是解决疟原虫耐药的问题，当时热带地区的抗药性疟疾流行，新型抗疟药亟须研发。在此情况下，青蒿素类抗疟药的出现及时挽救了无数人的生命，蒿甲醚由于其优良的抗疟效果，被成功推向国际市场，获得巨大的成功。因此，现代新药开发必须以市场为导向，考虑是否有广阔市场以及能否开拓市场。

目前我国的医药企业普遍缺乏基础研究能力，科研院所仍然是新药研发的主体。因此，在新药研究和开发的过程中，企业必须加强与有关科研院所、高校的合作，取长补短，共同开发。同时，新药研发机构也应加强与生产企业的联合，实现研究成果的尽早转化，完成新药研发的最终目的。因此，产、学、研一体化是我国新药研发成功的有效模式。蒿甲醚的研发成功也正是多部门、多单位合作的结果。

（3）**新药自主创新需要政府强有力的支持** 青蒿素类抗疟药的发现，是国家领导、各科研机构、医药企业共同努力的结果；政府投入了大量的财力、物力，是青蒿素类抗疟药研发成功的保障。新药研发属于高投入、高风险和高收益的行业，而我国的医药行业在整体的资本积累和利润积累上与国外有较大的差距，从而在研发上的投入差距就更加明显。目前政府在新药研发方面主要以资助科研院所为主，对企业则注重效益快的品种开发；同时，社会资金对国内新药研发不重视，无论科研院所还是企业均难以获得足够的支持进行新药研发。因此，我国的新药自主创新仍需要政府的大力支持，比如资金投入、发展风险投资和加大对新药研发的奖励政策等。

另外，为制药企业营造良好的发展环境，建立符合制药企业利益的法律法规也是支持制药企业发展的策略。完善新药研发的法律体系和知识产权的保护措施、维护正常的市场秩序等也是能够加速我国新药研发进程的措施。

（4）知识产权在新药研发中的重要性 青蒿素类抗疟药研发成功既是我国医药学界的骄傲，也是我国的遗憾。20 世纪 70 年代，我国尚未实施药品专利法及与国际接轨的药品管理规范，也没有对发明成果进行专利保护的意识。因此，我国原本拥有完全自主知识产权，并且市场前景广阔的青蒿素药物就此变成了非专利药物，并导致国外制药企业纷纷进行青蒿素的仿制及后续研发。外国同类产品陆续问世并利用申请的专利占领了国际抗疟药物的大半市场，使得药物发明人的权益受到极大损害，开拓国外市场也变得举步维艰。例如，国外研发的蒿乙醚抗疟药，其药效并不优于现有的青蒿素，但是其研制目的就是可以申请专利，从而达到知识产权保护的目的。从青蒿素类抗疟药研发的艰辛历程和因知识产权法律不健全而失去核心专利的教训不难看出，知识产权对新药研发的重要性。

尽管青蒿素基本药物失去了专利保护，但由于青蒿素优良的抗疟活性，我国科学家仍不断探索着其衍生物和复方制剂。随着我国药品专利法的不断完善和国人专利意识的增强，我国在青蒿素衍生物和其复方制剂的研究成果上纷纷申请了专利，其中作为我国青蒿素类药物专利申请中最重要的一份，同时也是第一份国际申请是对复方蒿甲醚的保护。该专利的复方药品为蒿甲醚和本芴醇的复方制剂，克服了青蒿素类单方药品抗疟易复燃的缺陷。由于复方蒿甲醚优异的抗疟活性，吸引了瑞士诺华公司的合作，诺华公司买走了复方蒿甲醚在中国市场以外的销售权。经诺华公司的努力，蒿甲醚和本芴醇联合用药制剂陆续在多国合法批准上市。而中国的发明原创单位从该发明专利上获得的收益已超过 6000 万元人民币，这对中国原创药品来说是相当罕见的。2002 年，复方蒿甲醚被列入世界卫生组织（WHO）基本药物目录，目前已成为 WHO 推荐用药的首选。2009 年，美国 FDA 批准了复方蒿甲醚（Coartem）上市，这是 FDA 批准的首个我国原创的专利药。

因此，创新药物要想竞争国际市场，创造应有的社会和经济效益，必须树立知识产权意识。诺华公司正是看中了复方蒿甲醚遍布全球的专利，才选择和我国进行专利合作，使该发明成果推广至全球市场，产生巨大的经济效益。

参考文献

[1] http://www.unicef.org/supply/index_ecd_malaria.html [2012-03-20].

[2] http://www.who.int/malaria/world_malaria_report_2011/9789241564403_eng.pdf. World Malaria Report 2011. WHO Global Malaria Program, World Health Organization [2012-03-20].

[3] Kyle R A, Shampe M A. Discoverers of quinine. J Am Med Assoc, 1974, 229: 462.

[4] Gundersen S G, Rostrup M, vonder Lippe E, Platou E S, Myrvang B, Edwards G. Halofantrine-associated ventricular fibrillation in a young woman with no predisposing QTc prolongation. Scand J Infect Dis, 1997, 29: 207-208.

[5] Puri S K, Singh N. Azithromycin: antimalarial profile against blood- and sporozoite-induced infections in mice and monkeys. Exp Parasitol, 2000, 94: 8-14.

[6] Klayman D L. Qinghaosu (artemisinin): an antimalarial drug from China. Science, 1985, 228: 1049-1055.

[7] White N J. Qinghaosu (artemisinin): the price of success. Science, 2008, 320: 330-334.

[8] 李英. 从青蒿素类抗疟药的开发历程谈创制新药的体会. 国外医学植物药分册, 1999, 14: 102-107.

[9] Klayman D L, Lin A J, Acton N, Scovill J P, Hoch J M, Milhous W K, Theoharides A D, Dobek A S. Isolation of artemisinin (qinghaosu) from Artemisia annua growing in the United States. J Nat Prod, 1984, 47: 715-717.

[10] 刘静明，倪慕云，樊菊芬，屠呦呦，吴照华，吴毓林，周维善. 青蒿素（Arteannuin）的结构和反应. 化学学报, 1979, 37: 129-141.

[11] Bouwmeester H J, Wallaart T E, Janssen M H, van Loo B, Jansen B J, Posthumus M A, Schmidt C O, De Kraker J W, Konig W A, Franssen M C. Amorpha-4, 11-diene synthase catalyses the first probable step in artemisinin biosynthesis. Phytochemistry, 1999, 52: 843-854.

[12] Wang H, Ye H C, Liu B Y, Li Z Q, Li G F. Advances in molecular regulation of artemisinin biosynthesis. Sheng Wu Gong Cheng Xue Bao, 2003, 19: 646-650.

[13] Schmid G, Hofheinz W. Total synthesis of qinghaosu. J Am Chem SOC, 1983, 105: 624-625.

[14] Xu X X, Zhu J, Huang D Z, Zhou W S. Studies on structure and syntheses of arteannuin and related compound. 17. The stereocontrolled total synthesis of methyl dihydroarteannuate - the total synthesis of Arteannuin. Acta Chim Sinica, 1984, 42: 940-942.

[15] Xu X X, Zhu J, Huang D Z, Zhou W S. Studies on structure and syntheses of arteannuin and related compound. 10. The stereocontrolled syntheses of arteannuin and deoxyarteannuin from arteaneuic acid. Acta Chim Sinica, 1983, 41: 574-576.

[16] Ye B, Wu Y L. An efficient synthesis of qinghaosu and deoxoqinghaosu from arteannuic acid. J Chem Soc Chem Comm, 1990, 10: 726-727.

[17] Lansbury P T, Nowak D M. An efficient partial synthesis of (＋)-artemisinin and (＋)-deoxoartemisinin. Tetrahedron Letters, 1992, 33: 1029-1032.

[18] Nowak D M, Lansbury P T. Synthesis of (＋)-artemisinin and (＋)-deoxoartemisinin from arteannuin B and arteannuic acid. Tetrahedron, 1998, 54: 319-336.

[19] Ravindranathan T, Kumar M A, Menon R B, Hiremath S V. Stereoselective synthesis of artemisinin. Tetrahedron Letters, 1990, 31: 755-758.

[20] Yadav J S, Babu R S, Sabitha G. Stereoselective total synthesis of (＋)-artemisinin. Tetrahedron Letters, 2003, 44: 387-389.

[21] Acton N, Roth R J. On the conversion of dihydroartemisinic acid into artemisinin. Org Chem, 1992, 57: 3610-3614.

[22] Roth R J, Acton N. A simple conversion of artemisinic acid into Artemisinin. J Nat Prod, 1989, 52: 1183-1185.

[23] Liu H J, Yeh W L, Chew S Y. A total synthesis of the antimalarial natural product (＋)-

qinghaosu. Tetrahedron Letters, 1993, 34: 4435-4438.

[24] Constantino M G, Beltrame M, daSilva G V J. A novel asymmetric total synthesis of (+) - artemisinin. Synthetic Commun, 1996, 26: 321-329.

[25] Avery M A, Jenningswhite C, Chong W K M. The total synthesis of (+) -artemisinin and (+) - 9-desmethylartemisinin. Tetrahedron Letters, 1987, 28: 4629-4632.

[26] Avery M A, Chong W K M, Jenningswhite C. Stereoselective total synthesis of (+) -artemisinin, the antimalarial constituent of *Artemisia-Annua* L. J Am Chem Soc, 1992, 114: 974-979.

[27] Brewer T G, Grate S J, Peggins J O, Weina P J, Petras J M, Levine B S, Heiffer M H, Schuster B G. Fatal neurotoxicity of arteether and artemether. Am J Trop Med Hyg, 1994, 51: 251-259.

[28] Singh C, Chaudhary S, Puri S K. New orally active derivatives of artemisinin with high efficacy against multidrug-resistant malaria in mice. J Med Chem, 2006, 49: 7227-7233.

[29] O'Neill P M, Miller A, Bishop L P, Hindley S, Maggs J L, Ward S A, Roberts S M, Scheinmann F, Stachulski A V, Posner, G H, Park B K. Synthesis, antimalarial activity, biomimetic iron (Ⅱ) chemistry, and *in vivo* metabolism of novel, potent C-10-phenoxy derivatives of dihydroartemisinin. J Med Chem, 2001, 44: 58-68.

[30] Lin A J, Li L Q, Andersen S L, Klayman D L. Antimalarial activity of new dihydroartemisinin derivatives. 5. Sugar analogues. J Med Chem, 1992, 35: 1639-1642.

[31] Kingston H R, Wai-Lun L, Ho-Wai C, Hing-Wo T. Artemisinin derivatives as anti-infective agent. EP0974594, 2000.

[32] Li Y, Wang F D, Zhang Y, Sui Y. Sythesiss and preliminary antitumor activity of new artemisinin derivatives. ZL02128494, 2001.

[33] Hindley S, Ward S A, Storr R C, Searle N L, Bray P G, Park B K, Davies J, O'Neill P M. Mechanism-based design of parasite-targeted artemisinin derivatives: synthesis and antimalarial activity of new diamine containing analogues. J Med Chem, 2002, 45: 1052-1063.

[34] Haynes R K, Fugmann B, Stetter J, Rieckmann K, Heilmann H D, Chan H W, Cheung M K, Lam W L, Wong H N, Croft S L, Vivas L, Rattray L, Stewart L, Peters W, Robinson B L, Edstein M D, Kotecka, B, Kyle D E, Beckermann B, Gerisch M, Radtke M, Schmuck G, Steinke W, Wollborn U, Schmeer K, Romer A. Artemisone—a highly active antimalarial drug of the artemisinin class. Angew Chem Int Ed Engl, 2006, 45, 2082-2088.

[35] Schmuck G, Haynes R K. Establishment of an *in vitro* screening model for neurodegeneration induced by antimalarial drugs of the artemisinin-type. Neurotox Res, 2000, 2: 37-49.

[36] Haynes R K, Monti D, Taramelli D, Basilico N, Parapini S, Olliaro P. Artemisinin antimalarials do not inhibit hemozoin formation. Antimicrob Agents Chemother, 2003, 47: 1175-1175.

[37] Haynes R K. Artemisinin and derivatives: the future for malaria treatment? Curr Opin Infect Dis, 2001, 14: 719-726.

[38] Posner G H, Jeon H B, Ploypradith P, Paik I H, Borstnik K, Xie S, Shapiro T A. Orally active, water-soluble antimalarial 3-aryltrioxanes: short synthesis and preclinical efficacy testing in rodents. J Med Chem, 2002, 45: 3824-3828.

[39] Wang D Y, Wu Y K, Wu Y L, Li Y, Shan F. Synthesis, iron (Ⅱ) -induced cleavage and *in vivo* antimalarial efficacy of 10- (2-hydroxy-1-naphthyl) -deoxoqinghaosu (-deoxoartemisinin). J Chem Soc Perk T 1, 1999: 1827-1831.

[40] Pu Y M, Torok D S, Ziffer H, Pan X Q, Meshnick S R. Synthesis and antimalarial activities of several fluorinated artemisinin derivatives. J Med Chem, 1995, 38: 4120-4124.

[41] Liao X B, Han J Y, Li Y. Michael addition of artemisitene. Tetrahedron Letters, 2001, 42:

2843-2845.

［42］Avery M A，Alvim-Gaston M，Vroman J A，Wu B，Ager A，Peters W，Robinson B L，Charman W. Structure-activity relationships of the antimalarial agent artemisinin. 7. Direct modification of（＋）- artemisinin and *in vivo* antimalarial screening of new，potential preclinical antimalarial candidates. J Med Chem，2002，45：4321-4335.

［43］Avery M A，Muraleedharan K M，Desai P V，Bandyopadhyaya A K，Furtado M M，Tekwani B L. Structure-activity relationships of the antimalarial agent artemisinin. 8. Design，synthesis，and CoMFA studies toward the development of artemisinin-based drugs against leishmaniasis and malaria. J Med Chem，2003，46：4244-4258.

［44］Hindley S，Ward S A，Storr R C，Searle N L，Bray P G，Park B K，Davies J，O'Neill P M. Mechanism-based design of parasite-targeted artemisinin derivatives：Synthesis and antimalarial activity of new diamine containing analogues. J Med Chem，2002，45：1052-1063.

［45］Pu Y M，Torok D S，Ziffer H，Pan X Q，Meshnick S R. Synthesis and antimalarial activities of several fluorinated artemisinin derivatives. J Med Chem，1995，38：4120-4124.

［46］Torok D S，Ziffer H，Meshnick S R，Pan X Q，Ager A. Synthesis and antimalarial activities of *N*-substituted 11-azaartemisinins. J Med Chem，1995，38：5045-5050.

［47］Torok D S，Ziffer H. Synthesis and reactions of 11-azaartemisinin and derivatives. Tetrahedron Letters，1995，36：829-832.

［48］Meshnick S R，Yang Y Z，Lima V，Kuypers F，Kamchonwongpaisan S，Yuthavong Y. Iron-dependent free-radical generation from the antimalarial agent artemisinin（qinghaosu）. Antimicrob Agents Ch，1993，37：1108-1114.

［49］Tahar R，Ringwald P，Basco L K. Molecular epidemiology of malaria in cameroon. ⅩⅩⅧ. *in vitro* activity of dihydroartemisinin against clinical isolates of plasmodium falciparum and sequence analysis of the P. falciparum ATPase 6 gene. American Journal of Tropical Medicine and Hygiene，2009，81：13-18.

［50］Sowunmi A，Oduola A M J. Efficacy of artemether in severe falciparum malaria in African children. Acta Tropica，1996，61：57-63.

［51］Simooya O，Mutetwa S，Chandiwana S，Neill P，Mharakurwa S，Stein M. A comparative-study of the schizontocidal efficacy and safety of artemether versus chloroquine in uncomplicated malaria. Central African Journal of Medicine，1992，38：257-263.

［52］Myint P T，Shwe T，Soe L，Htut Y，Myint W. Clinical-study of the treatment of cerebral malaria with artemether（qinghaosu derivative）. T Roy Soc Trop Med H，1989，83：72.

［53］Pittler M H，Ernst E. Artemether for severe malaria：A meta-analysis of randomized clinical trials. Clinical Infectious Diseases，1999，28：597-601.

［54］乐文菊，尤纪青，杨元清等. 蒿甲醚治疗动物血吸虫病的实验研究. 药理学报，1982，17：187-193.

［55］汪天平，操治国，林丹丹等."十二五"期间我国血吸虫病科学研究重点和方向. 中国血吸虫病预防杂志，2011，23：111-113.

［56］Singh N P，Panwar V K. Case report of a pituitary macroadenoma treated with artemether. Integr Cancer Ther，2006，5：391-394.

［57］刘杨，张永浩，李哲等. 蒿甲醚体外抗弓形虫作用的实验研究. 中国寄生虫学与寄生虫病杂志，1997，15：366-369.

［58］刘翠梅，欧阳颗. 蒿甲醚治疗实验型弓形虫病. 湖南医学，1998，15：264-266.

［59］马捷，陈丽华，廖荣等. 蒿甲醚、双氢青蒿素对小鼠硬皮病模型的影响. 中国中药杂志，2009，34：204-207.

第23章

地氯雷他定（Desloratadine）

钟大放　朱云婷

地氯雷他定研发大事记

1984 年	美国塞普拉柯（Sepracor）公司在美国获得氯雷他定体内活性代谢物——地氯雷他定的化合物专利（US04659716）
1997 年	Sepracor 公司与美国先灵葆雅（Schering-Plough）公司就地氯雷他定达成专利转让协定，将有关地氯雷他定的药品专利和市场经营权转让给先灵葆雅公司
1999 年	先灵葆雅向美国 FDA 及欧盟 EMEA 提交地氯雷他定的新药上市许可申请
2000 年	美国变态反应、气喘和免疫学学会（AAAAI）召开年会，对地氯雷他定的药理活性和治疗效果进行了陈述与探讨
2001 年	地氯雷他定片剂获得欧盟 EMEA 批准，率先在英国和德国上市，用于 12 岁及以上患者过敏性鼻炎和慢性特发性荨麻疹的疾病治疗
2002 年	地氯雷他定片剂获得美国 FDA 批准在美国上市
2002 年	先灵葆雅的氯雷他定专利期满，FDA 批准氯雷他定作为非处方药销售
2002 年	地氯雷他定糖浆剂在欧洲上市，用于缓解儿童的过敏性鼻炎症状、治疗慢性特发性荨麻疹和不明原因的荨麻疹
2003 年	地氯雷他定获中国国家食品药品监督管理局批准在中国上市
2004 年	地氯雷他定糖浆剂获 FDA 批准，在美国上市
2005 年	美国 FDA 批准先灵葆雅公司的地氯雷他定复方缓释剂（地氯雷他定 5mg＋硫酸伪麻黄碱 240mg）上市
2006 年	临床数据显示地氯雷他定的中枢副作用发生率远低于左西替利嗪，仅为其 1/6
2007 年	地氯雷他定口服速崩片及口服液获欧盟批准上市
2009 年	受金融风暴影响，美国制药巨头默克（Merck）公司并购同行先灵葆雅
2011 年	默克公布地氯雷他定 2011 年的全球销售额为 6.21 亿美元

23.1　过敏性鼻炎与抗组胺药物

　　过敏性鼻炎是一种常见的呼吸性过敏症，是机体在接触外界环境中的过敏原后产生的一系列炎症反应，一般分为季节性和常年性两类。常见的过敏原包括花粉、尘螨、昆虫、霉菌以及气候变化、空气污染等。过敏性鼻炎的典型症状是鼻塞、鼻痒、流涕、打喷嚏、鼻出血等。医学上来讲，过敏性鼻炎不会导致生命危险，但患者往往苦于喷嚏不断、流涕不止、鼻痒难忍等不适症状，生活质量和社交质量都受到了严重影响。据统计，美国每年因过敏性鼻炎导致 550 万个工作日或学习日缺勤。随着现代社会的环境变化和污染，过敏性鼻炎的患病人数还在进一步增加。因此，及时采取有效的药物控制，对过敏性鼻炎的治疗、减轻症状和预防并发症都至关重要。

　　过敏性鼻炎的发病机制属免疫球蛋白 E（IgE）介导的 I 型变态反应[1]。当机体吸入过敏原后，产生的特异性 IgE 抗体会结合在鼻黏膜上，使机体致敏。当机体再次接触同一过敏原时，这些吸入的过敏原就会与附着的 IgE 结合，引起肥大细胞和嗜碱细胞释放组胺（**1**，Histamine）、激肽、白三烯等多种炎症介质，这些介质通过与鼻黏膜血管、神经末梢上的受体结合引发过敏反应。组胺是引起过敏性鼻炎症状的最主要物质，在过敏性鼻炎发病的多个环节中都具有主导作用，通过直接作用于鼻黏膜血管、腺体以及神经末梢上的组胺 H1 受体，引起鼻黏膜水肿、分泌物增加、鼻呼吸阻力增加等疾病症状。因此，目前针对过敏性鼻炎治疗的一线用药即为抗组胺药（Antihistamine）。

　　抗组胺药又称为组胺 H1 受体阻滞剂，多数与组胺有共同的乙胺基团：X—CH$_2$—CH$_2$—N，通过与组胺竞争靶细胞的组胺 H1 受体来阻滞其产生的生物学效应[2]。抗组胺药最早诞生于 20 世纪 30 年代，第一代以苯海拉明（**2**，Diphenhydramine）和氯苯那敏（**3**，Chlorpheniramine）为代表，主要为组胺的结构类似物，虽具有较强的 H1 受体拮抗活性，但中枢神经抑制作用明显，会引起嗜睡、困倦等不良反应，影响用药者的日常生活与工作。20 世纪 70 年代开发的第二代抗组胺药物从根本上改变了药物的结构，增大了药物分子的极性，使之选择性作用于外周组胺 H1 受体，难以通过血脑屏障，从而大幅降低了药物的中枢镇静作用，逐渐取代了第一代抗组胺药物的使用。但近年来，部分第二代抗组胺药被证实有较明显的心脏毒性，易诱发心律失常，如特非那定（**4**，Terfenadine）、阿司咪唑（**5**，Astemizole）、氯雷他定（**6**，Loratadine）等。随着对抗组胺药引起心脏毒性的机制研究不断深入，第三代抗组胺药相继问世，它们大多为第二代抗组胺药物的活性代谢产物，避免了第二代原型药物在体内代谢受到抑制的情况下，因蓄积而导致的心脏毒性，这些药物包括非索非那定（**7**，Fexofenadine）、去甲阿司咪唑（**8**，Norastemizole）、地氯雷他定（**9**，Desloratadine）等[3]（图 23-1）。

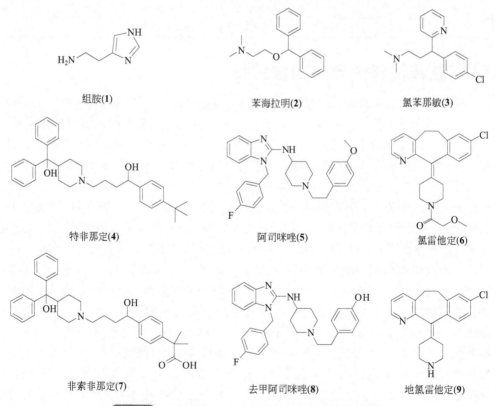

组胺(**1**)　　　　　苯海拉明(**2**)　　　　　氯苯那敏(**3**)

特非那定(**4**)　　　　　阿司咪唑(**5**)　　　　　氯雷他定(**6**)

非索非那定(**7**)　　　　　去甲阿司咪唑(**8**)　　　　　地氯雷他定(**9**)

图 23-1　组胺及第一、二、三代抗组胺药物的代表药物

目前，世界范围内抗组胺药的研发重点集中在第三代药物的开发上，即从第二代抗组胺药的活性代谢产物或光学异构体中筛选出疗效好，不良反应少，不具有心脏毒性和中枢神经抑制作用的新型抗组胺药。目前已上市的第三代抗组胺药相较于其母体药物，均表现出更高的安全性、更强的组胺受体亲和力以及更优的抗组胺活性，部分药物还具有其母体药物所没有的药理活性。

23.2　从氯雷他定到地氯雷他定

23.2.1　抗组胺药物的心脏毒性

第二代抗组胺药物上市以后，因其不产生中枢神经系统抑制作用，很快便成为了治疗过敏性疾病的首选药物。但随着临床应用的扩大，尤其是 20 世纪 90 年代之后，世界各地相继出现了第二代抗组胺药物在服用过程中引起晕厥和尖端扭转型室性心动过速的病例报告，这使得人们开始关注这些药物的心脏安全性问题。

1986—1996 年，世界卫生组织（WHO）在 17 个国家对第二代抗组胺药的不良反应病例报告进行了分析，其中引起心脏毒性最为严重的药物是特非那定，共出现 98 例患者死亡；服用氯雷他定的患者中有 106 例出现了不同类型的心律失常，13 例发生猝死[4]。1992 年，英国药物安全性委员会共收到 94 份第二代抗组胺药物阿司咪唑的心血管不良反应报告[5]，英国媒体也对第二代抗组胺药特非那定和阿司咪唑在临床应用中引起心脏病的不良事件进行了大量报道。美国 FDA 于 1992 年提出要求，特非那定的生产厂商应在药品外包装上添加有关其心脏毒性的警示标志，之后对阿司咪唑的生产厂商也提出了同样的要求。目前，在美国等一些国家，特非那定和阿司咪唑已被列为"禁用药物"，撤出临床使用。

对第二代抗组胺药物诱发心脏毒性的机制进行深入研究后，科学家们发现，这些药物在高浓度下能对心肌钾离子通道产生阻滞作用，从而导致了心室细胞动作电位复极化的延迟，引起心律失常，具体表现为 QTc 间期延长、尖端扭转性室性心动过速[6]。在所有不良反应的病例报告中，肝功能异常或者同时服用酮康唑、红霉素等干扰肝脏代谢酶系统药物的患者，更易出现心律失常等严重不良反应。对此，研究人员认为是这些患者体内的细胞色素 P450 酶受到了不同程度的抑制，阻碍了抗组胺药物的代谢清除，导致药物在体内蓄积，血液中药物的含量相对较高，使得触发心脏反应的可能性增加[7]。进一步的研究发现，这些药物对心肌细胞钾离子通道的阻滞作用往往呈频率依赖性和浓度依赖性，如特非那定和氯雷他定[8,9]，所以第二代抗组胺药物在实际应用中有时需要及时监控药物在血浆中的浓度水平，以防止药物浓度过高而导致严重的不良反应。

23.2.2　抗组胺新药的研发思路

在了解了第二代抗组胺药物产生心脏毒性的机制之后，研究人员受到启发，寻找能够保留良好的抗组胺活性，同时不会产生浓度依赖性的心肌钾离子通道阻滞作用的药物成为了抗组胺新药研制的主要方向。由于血液中药物浓度过高一般是由药物的过量服用、肝功能不良或者是药物之间的相互作用所引起，而这些往往都与药物的代谢性质直接相关，所以研发人员首先想到在第二代抗组胺药的体内代谢产物中进行活性筛选，若活性保留，高浓度下不具有钾离子通道阻滞作用，或者是肝脏代谢程度小、代谢过程不受药物-药物相互作用影响的活性代谢产物，即可能发展成为新一代更安全并且有效的抗组胺药物。

　　一系列的第三代抗组胺药物由此应运而生。特非那定在体内广泛代谢为非索非那定，经活性测试，非索非那定具有与特非那定类似的抗组胺活性，最重要的是，其对心脏的钾离子通道和电生理活性都不会造成阻滞。拥有这些良好的药效学性质，被寄予厚望的非索非那定迅速进行了临床前研究和临床研究。作为特非那定的代谢产物，非索非那定新药申报需要的数据资料远远少于一个结构全新的化合物，这极大地降低了开发所需要的成本和时间，使得非索非那定的申报上市得以快速推进。事实上，它只用了3年不到的时间就获得了FDA的批准上市，成为首个第三代抗组胺药物[3]。

　　由于开发已上市药物的代谢产物具有疗效上和经济上的双重优势，所以继非索非那定之后，又相继开发上市了去甲阿司咪唑（阿司咪唑的代谢产物），地氯雷他定（氯雷他定的代谢产物），左西替利嗪等。其中，地氯雷他定作为第二代抗组胺药物氯雷他定的脱乙酯基代谢产物，最先由美国Sepracor公司研制，后由先灵葆雅（Schering-Plough）公司开发，是一种长效三环类的抗组胺药物（图23-2）。早期的研究表明，地氯雷他定不仅抗组胺活性比氯雷他定高，同时还具有良好的抗炎活性，是一种可多途径拮抗过敏性炎症的抗过敏药物[10]。另外，地氯雷他定对心脏无毒性作用，无中枢神经抑制作用[11]，这使得用药的安全性大幅提高。地氯雷他定于2001年1月获欧盟EMEA批准上市，2002年获FDA批准在美国上市。

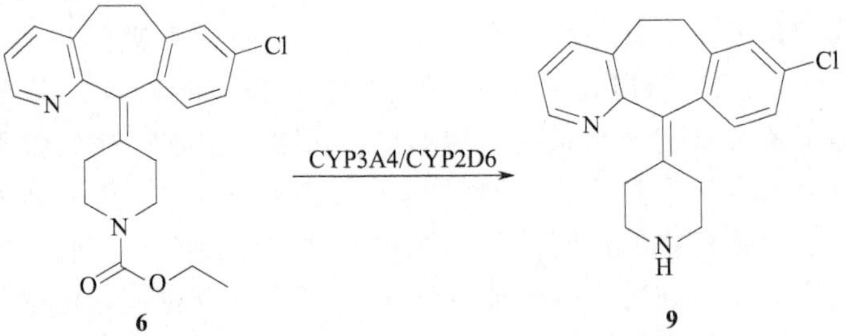

图 23-2　氯雷他定（6）与活性代谢物地氯雷他定（9）

23.2.3　地氯雷他定的研发

　　第二代抗组胺药物氯雷他定上市以来，因其良好的治疗效果，一直是抗过敏药物排行中的畅销药物。起初，人们认为氯雷他定即使高剂量使用也不会出现QTc间期延长，联合使用红霉素等CYP450酶抑制剂时药物相互作用也较小[12]。

但在临床使用的过程中，却陆续发生了氯雷他定诱发心脏毒性的不良反应病例[4]，虽然其不良反应的发生率低于特非那定和阿司咪唑，但不良反应几乎均为严重的心律失常，甚至是致死病例，这主要和药物依赖肝脏 CYP450 酶代谢及其药动学性质有关。

从药物-药物相互作用来看，不同于特非那定和阿司咪唑只能通过 CYP3A4 代谢，氯雷他定在肝中通常主要经 CYP3A4 代谢，少部分会经 CYP2D6 代谢，当与酮康唑等 CYP3A4 抑制剂同服时，氯雷他定则主要通过 CYP2D6 代谢，避免了药物在体内的蓄积，所以氯雷他定不良反应的发生率低于单一酶代谢的特非那定和阿司咪唑。但氯雷他定与 CYP3A4 和 CYP2D6 的共同抑制剂如西咪替丁同时服用时，血浆中氯雷他定的浓度还是会明显升高，诱发心脏毒性[13]。

从肝脏 P450 酶的特点来看，由于氯雷他定部分经 CYP2D6 代谢，而 CYP2D6 是目前发现的最具有遗传多态性特征的代谢酶，慢代谢型（Poor metabolizer，PM）患者的比例相对其他代谢酶较高，增加了药物在体内蓄积和诱发心脏毒性的风险。肝药酶的活性差异使得不同个体对氯雷他定的代谢程度不同，活性代谢产物的转化率也不尽相同，成年志愿者氯雷他定有 1%～60% 未被转化，这种活性差异还会导致同种药物在不同人体内的药动学参数也存在巨大差异，如氯雷他定的半衰期（$t_{1/2}$）范围 3～20h。代谢的个体差异会影响药物在人群中的有效性和安全性，尤其是对于治疗窗较窄的药物。对于氯雷他定，不同个体服用同种剂量的药物后血药浓度的差异往往较大，因此肝功能不全或是肝功能损害者须禁用此药，以防止血药浓度过高引起严重的不良反应[14]。

综上，为了避免氯雷他定的心脏毒性，借鉴非索非那定的成功经验，研究人员将目光放在了氯雷他定的代谢产物身上。氯雷他定在人体内至少有 14 种Ⅰ相和Ⅱ相代谢产物，其中地氯雷他定是其最主要的代谢产物，为保留三环结构并脱去乙酯基的活性代谢产物[15]。研究发现，地氯雷他定体外对 H1 受体的作用强度约为氯雷他定作用强度的 15 倍[10]。口服 10mg 氯雷他定后，作为其代谢物，地氯雷他定的血浆暴露约是氯雷他定的 5 倍（图 23-3）[16]。氯雷他定的血浆蛋白结合率为 97%～99%，而地氯雷他定为 82%～87%。说明当两者血浆暴露（总浓度）相等时，游离药物浓度可能相差的 30 倍，而体外作用强度是根据游离药物浓度测得的。因此，可认为氯雷他定是地氯雷他定的前药，口服氯雷他定后，发挥抗组胺作用的主要是地氯雷他定。进一步评价地氯雷他定和氯雷他定在类药性、药效学、药动学方面的差异，考察其

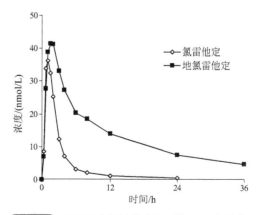

图 23-3　中国健康男性受试者口服 10mg 氯雷他定后，原型药物和主要活性代谢物的平均血浆浓度-时间曲线（$n = 20$）[16]

是否能成为氯雷他定的换代产品，总结出地氯雷他定在以下方面具有明显优势：

① 从类药性分析，地氯雷他定比氯雷他定的碱性强、水溶性好（在水中的溶解度约为氯雷他定的 7 倍），这些性质有利于地氯雷他定在体内的溶出与吸收。地氯雷他定的亲脂性较弱，不易透过血脑屏障而产生中枢抑制[17]。

② 地氯雷他定对中枢神经系统的抑制作用小于氯雷他定。地氯雷他定是外排转运体 P-糖蛋白（P-glycoprotein，P-gp）的底物，受到血脑屏障 P-gp 的外排作用，难以从血管渗透入脑，避免了中枢神经系统副作用的产生[18,19]。

③ 地氯雷他定对心脏的毒副作用低。在多种动物模型中，高浓度的地氯雷他定不会阻滞心脏钾离子通道[11]；在临床试验中，服用 9 倍剂量的地氯雷他定也不会影响血压、心率、心电图等各项指标[20]，心脏毒副作用发生率远低于氯雷他定。

④ 研究结果表明，地氯雷他定的抗组胺活性优于氯雷他定，前者与外周 H1 受体的亲和力约为后者的 15 倍[10]。

⑤ 地氯雷他定具有多种抗炎机制，包括不依赖于组胺 H1 受体独特的抗炎活性，如抑制核转录因子激活黏附分子的表达，稳定肥大细胞等[21]。由于地氯雷他定能在过敏级联的多个位点上阻滞炎症介质的释放，因此在减轻过敏症状方面表现突出，特点是能有效缓解患者的鼻充血、鼻塞症状且效果持续，而氯雷他定不具有此功效[22]。

⑥ 地氯雷他定在体内起效快，且药效长久，药动学优于氯雷他定。地氯雷他定口服 30min 内起效，为起效时间最短的抗组胺药，半衰期为 27h 左右；而氯雷他定起效时间约为 1h，半衰期为 3～20h[23]。

⑦ 氯雷他定的首关代谢较强，地氯雷他定的首关代谢程度低于氯雷他定。口服氯雷他定后，血浆中氯雷他定和地氯雷他定浓度之和约占总放射性的 7%；口服地氯雷他定后，血浆中地氯雷他定浓度约占总放射性的 10%[15,24]。

⑧ 地氯雷他定本身具有活性，可不经肝脏代谢直接起效，血浆中主要以地氯雷他定原型及 3-OH 代谢产物形式存在[21]。CYP3A4 及 CYP2D6 的抑制试验结果表明，这些酶在地氯雷他定的代谢中并不重要[25,26]，故 CYP450 抑制剂对地氯雷他定的代谢无明显影响，药物相互作用大大减少，药物的安全性得到提高。

⑨ 年龄、种族、性别等因素对地氯雷他定的体内药代动力学无明显影响，临床上不需因此而调整给药剂量，地氯雷他定对 2～5 岁的儿童患者也是安全的[21]。

⑩ 地氯雷他定的临床使用剂量仅为氯雷他定的一半，5mg 即可发挥良好治疗效果，尤其在症状减轻方面的效果显著，能有效缓解鼻塞、鼻痒、打喷嚏等不适，提高患者的生活质量[21]。

综上所述，地氯雷他定在诸多方面具有比氯雷他定更好的药效学或药动学性质，其良好的抗组胺活性、抗炎活性和缓解充血作用，不具有中枢神经系统副作用和心脏毒性的特点使其拥有了良好的开发应用前景。早期对氯雷他定代谢物活性的研究不够充分，后来随着药物代谢研究整体水平的提高，对地氯雷他定的活性研究、安全性评价越发深入，使其具备了发展为氯雷他定换代产品的研究基础。在经历了一系列的申报和审批之后，2001 年，美国先灵葆雅公司开发的 Clarinex（活性成分为地氯雷他定）率先在欧洲上市，成为第二个批准上市的第三代抗组胺药物，上市剂型包括糖浆剂和速崩片两种，主要用于常年性和季节性过敏鼻炎的治疗以及缓解慢性特发性荨麻疹症状。作为 Claritin（活性成分是氯雷他定）的活性代谢产物，也是即将面临专利期满的 Claritin 的第二代产品，Clarinex 上市之后很快成为了又一个抗组胺类的畅销药物，2011 年的全球销售额为 6.21 亿美元。

23. 2. 4 地氯雷他定的合成路线

文献中报道的地氯雷他定的合成路线主要有两条（图 23-4）。先灵葆雅报道的合成路线是以氯雷他定的制备路线为基础，进一步脱羧制得地氯雷他定，主要包括 Ritter 反应、烷基化、氰基化、格氏反应、环合、脱甲基等 7 个反应步骤。合成路线以 2-氰基-3-甲基吡啶（**10**）为原料，首先在浓硫酸的作用下与叔丁醇发生 Ritter 反应，反应条件为 75℃，生成 N-叔丁基甲酰胺（**11**），之后在 n-BuLi 的脱质子作用下，与 3-氯苄基氯发生烷基化反应，生成 N-叔丁基-3-［2-(3-氯苯基) 乙基］吡啶-2-甲酰胺（**12**），在 POCl₃ 中回流 3h 后重新生成氰基产物（**13**），再通过与格氏试剂 N-甲基哌啶溴化镁的进一步缩合，得到含羰基的中间产物（**14**），在超强酸 HF-BF₃ 的作用下发生环合，生成环庚烯的结构（**15**），产率为 92%。**15** 与氯甲酸乙酯在 80℃条件下反应 2.5h 后得到对应的氨基甲酸乙酯产物即氯雷他定（**6**），最后在 KOH 或 NaOH 的作用下脱羧即得到地氯雷他定（**9**）。

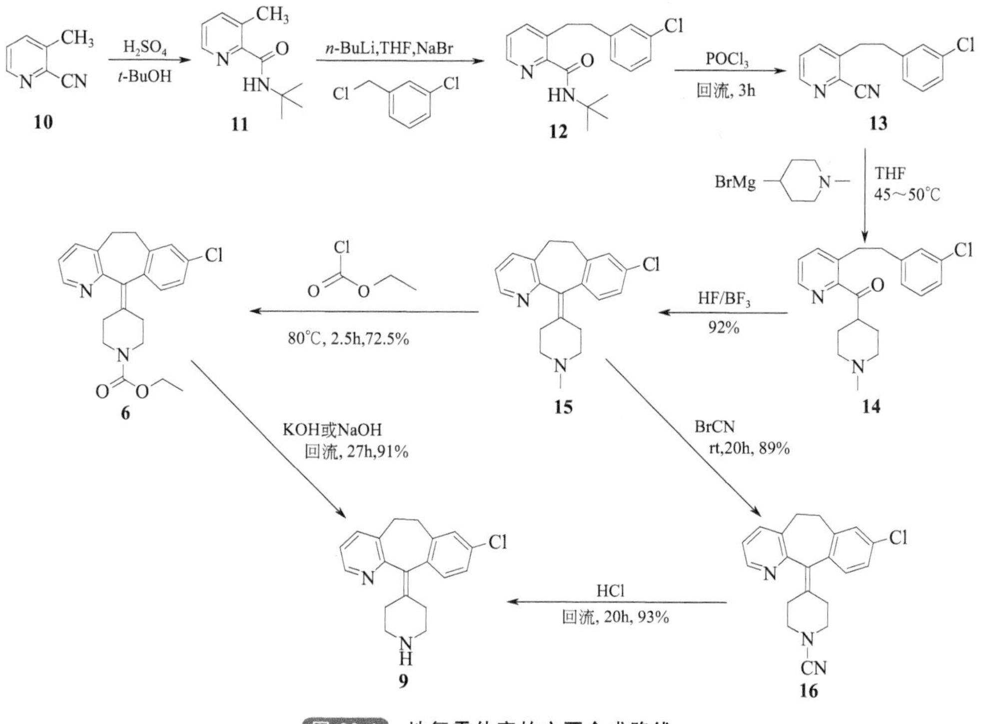

图 23-4 地氯雷他定的主要合成路线

另一条合成路线前 5 步反应都与先灵葆雅的合成路线相同，仅对最后两步反应进行了改进，考虑到原来的合成路线中 **15** 合成氯雷他定（**6**）的收率较低，仅为 72.5%，不利于工业化大量制备，该路线将此步反应替换为 von Braun 反应，即通过将 **15** 与溴化氰反应得到 N-氰基化合物（**16**），再通过 HCl 的酸性水解得到地氯雷他定（**9**），两步反应的收率分别可达到 89% 和 93%，更适合于工业化制备生产[27]。

23.3 地氯雷他定的安全性评价

23.3.1 中枢神经系统作用

抗组胺药物对中枢神经系统（CNS）产生的副作用主要来源于部分药物能通透过血脑屏障，与中枢神经系统的 H1 受体结合，从而导致嗜睡乏力、共济失调等多种中枢抑制的不良反应[11]。第一代抗组胺药由于分子量小并具有亲脂性，不易被血脑屏障内皮细胞上的 P-gp 外排转运体识别并泵出，加上药物对中枢 H1 受体有较高的亲和力等因素，所以中枢不良反应多见，后逐渐被第二代非镇静类抗组胺药所取代。由于中枢抑制会导致抑郁、疲乏等症状，影响患者正常的生活、学习及工作，所以，开发抗组胺药物必须要考虑药物的血脑屏障通透程度以及对中枢神经系统产生的作用。

分析地氯雷他定的结构（图 23-2），发现其具有类似中枢神经系统药物的结构特点，例如脂溶性较强、含有碱性胺基、分子量小于 400、结构的空间旋转性小等，这些性质都被认为是有利于提高化合物的血脑屏障通透性并能有效提高药物在脑组织中的暴露，自然也有利于地氯雷他定的 CNS 渗透，因此从结构推测地氯雷他定可能产生一定程度的中枢抑制，但从药物临床前及临床研究的结果来看，地氯雷他定在多个动物模型及临床受试者体内均无明显的中枢抑制作用。动物试验结果：小鼠给药剂量 300mg/kg 时小鼠的反应、活动肌张力等无明显改变；大鼠给药剂量 12mg/kg 对大鼠的行为反应、自主神经系统调节不产生影响；豚鼠腹腔注射地氯雷他定 6mg/kg 对脑内 ^{3}H-美吡拉敏结合 H1 受体无抑制作用，而相同情况下给予氯苯那敏 2mg/kg 就可抑制 50%，说明地氯雷他定不易透过血脑屏障并与脑部的 H1 受体发生作用[11]。大量的临床试验也证明地氯雷他定对人体无明显中枢抑制作用，对行为认知或意识清醒均无明显影响，服用后也不会影响驾驶员的驾驶技能和刹车反应[28]。以上试验结果均表明，地氯雷他定对中枢神经系统的副作用程度很小，属于非镇静类抗组胺药物，这与根据其结构做出的推测不符，合理的推断是可能存在有效的外排机制使药物在到达脑细胞之前就被外排出去，重新进入体循环，降低了药物在脑组织中的暴露。

血脑屏障最主要的外排转运体为 P-糖蛋白（P-gp），是由多药耐药基因 1（人 *MDR*1，啮齿类 *mdr*1a 和 *mdr*1b）所编码的蛋白，广泛存在于多种正常组织中，如肠上皮细胞、肝脏胆小管和大脑内皮细胞。血脑屏障内皮细胞在其顶侧（血管

侧）表达 P-gp，其功能是将多种不同结构的异源物泵出大脑，从而减少不良 CNS
副作用，被认为是限制药物入脑的最主要外排机制，因此，科学家们首先需要考
察地氯雷他定是否为 P-gp 的底物从而发生由 P-gp 介导的外排。

Wang 等[29]最先于 2001 年对地氯雷他定和氯雷他定与 P-gp 之间的相互作用
进行了报道，采用了两种不同的实验方法，通过向含有基因工程细胞 3T3 G185
（能够表达人 MDR1 编码的 P-gp）与荧光柔红霉素（P-gp 底物）的体系中分别加
入氯雷他定、地氯雷他定及阳性对照药，再比较三者的荧光测定结果。作者推断
氯雷他定是 P-gp 底物，能显著抑制柔红霉素的外排，而地氯雷他定对柔红霉素
的竞争抑制作用很小，说明其与 P-gp 的相互作用很弱，推测是由于地氯雷他定
的极性较强，导致与 P-gp 结合位点的亲和力弱。另外，由于 P-gp 是一种 ATP 依
赖性外排泵，在与其底物结合时需要两个 ATP 分子发生水解，诱导蛋白构型发
生变化而开放通道，所以通过测定 ATP 酶活性也辅助证明氯雷他定是 P-gp 的底
物，能使酶活显著增加，而加入地氯雷他定未能观察到 ATP 酶活性的增加，认
为其不是 P-gp 的底物。

之后，Chen 等[18]于 2002 年采用 $mdr1a/1b$ 基因敲除（KO）小鼠和人源
MDR1 转染的马丁达比犬肾上皮（MDCK）细胞为材料，考察了 P-gp 对抗组胺
药物的血-脑处置及跨膜转运。结果表明，KO 小鼠中氯雷他定和地氯雷他定的脑
/血浆 AUC 比值分别比野生型（WT）小鼠高 2 倍和 14 倍，虽然两种品系小鼠的
血浆药物浓度相近，但 KO 小鼠脑内药物浓度远高于 WT 小鼠；另外，地氯雷他
定在 MDR1-MDCK 细胞中的外排率相比母本 MDCK（不含 MDR1 表达产物）的
外排率要高出 6.6 倍，说明 P-gp 对地氯雷他定的外排活性较强，故认为地氯雷他
定是 P-gp 的底物。该文章得出的结论上与上述 Wang 等[29]报道的实验结果相反，
作者认为 Wang 等采用的 ATP 酶分析是无机磷释放的一个通用读数，并不直接
测量药物转运，可能产生假阴性结果，例如已知 P-gp 底物柔红霉素在 MDR1-
MDCK 细胞中的外排率高达 14.2 倍，而在 ATP 酶分析中结果却模棱两可。由于
P-gp 的结合和外排具有种属差异，因此以人 P-gp 表达基因转染而来的 MDR1-
MDCK 细胞，对于预测药物在体内的 P-gp 外排作用可信度较高。

在 2007 年 Obraovic 等[30]的实验中，对氯雷他定及其他第二代抗组胺药采用
MDR1-MDCK 细胞考察了 P-gp 的外排影响。结果显示，第二代非镇静类抗组胺
药物均发生由 P-gp 介导的外排转运，但在 P-gp 抑制剂存在时，氯雷他定和特非
那定的摄取方向渗透远高于其他药物，在未加入 P-gp 抑制剂时，氯雷他定的摄
取方向渗透达到了特非那定的 7 倍左右，这表示相比于其他非镇静类抗组胺药
物，氯雷他定的中枢渗透能力更强，P-gp 对其外排活性较弱，可能会产生一定程
度的 CNS 副作用。Uchida 等[31]在 2011 年发表的文章中也考察了多种被认为是
P-gp 底物的药物对血脑屏障的通透程度，氯雷他定是所有药物中外排转运程度最
小的，结论是即使氯雷他定是 P-gp 的底物，其外排活性也相对较弱。

在 2012 年 Crowe 等[19]发表的文献中，采用了人 Caco-2 细胞建立体外血脑屏

障系统，用于评价 P-gp 外排对总共 11 种镇静或非镇静类的抗组胺药物吸收产生的影响。实验中，氯雷他定在 Caco-2 细胞单层两侧的双向渗透速率基本一致，没有显示出明显的外排，而地氯雷他定基底侧向顶膜侧的渗透远远大于相反方向的渗透，比值约为 7 倍，显示出明显的外排作用。加入 P-gp 特异性抑制剂后，地氯雷他定基底侧向顶膜侧的渗透速率降低，而相反方向的渗透速率提高，两者比值接近 1，表明 P-gp 能与地氯雷他定结合并产生外排作用。由于 P-gp 还广泛分布于人体的胃肠道系统，所以实验还通过降低顶膜侧的 pH 来模拟胃肠道的 P-gp 外排情况。在 pH 梯度的环境中，氯雷他定的吸收未受到 P-gp 外排的抑制，渗透速率没有明显变化，而地氯雷他定由低 pH 向高 pH 方向即吸收方向的渗透速率显著降低，外排与摄取的速率比增大至 40 倍左右，这表明地氯雷他定在小肠的吸收会受到 P-gp 外排的影响，这可能是导致地氯雷他定口服给药后 T_{max} 长达 3～8h，而氯雷他定的 T_{max} 仅为 1.5～2h 的原因。该文的结论认为氯雷他定不是 P-gp 的底物，而地氯雷他定是 P-gp 的底物。而对于氯雷他定临床上中枢副作用小的原因，作者认为可能是由于氯雷他定的血浆蛋白结合率高（97%～99%），血浆中游离药物浓度极低，能进入中枢的药物非常少，而且氯雷他定与中枢 H1 受体的结合能力也较弱。

从 2001 年 Wang 等人的研究至今，不同的文献对氯雷他定和地氯雷他定是否为 P-gp 的底物报道了不同的结论。早期测定 ATP 酶活性的实验方法由于不是直接测定药物与 P-gp 之间的作用，被认为可靠性较低，更适合用来评价药物对 P-gp 的抑制作用，而且体外实验的药物浓度过高，可能会使 P-gp 发生饱和，观察不到外排作用，导致对体内 P-gp 的作用产生错误判断。其后的研究结果都认为地氯雷他定是 P-gp 的底物且外排活性较强，虽然地氯雷他定的血浆蛋白结合率（82%～87%）小于氯雷他定，导致血液中游离药物的浓度较高，但 P-gp 的外排活性使其在中枢的暴露很低，P-gp 的外排机制被认为在避免地氯雷他定产生 CNS 副作用方面起着重要作用。

23.3.2 心脏毒副作用

对新型抗组胺药的研发需求始于第二代抗组胺药物在临床使用过程中陆续显现的心脏毒性，其中又以服用特非那定或阿司咪唑引发尖端扭转型室型心动过速并导致心脏猝死的发生率最高，现已在多个国家撤市。对于药物引发心脏毒性的机制，目前认为和药物阻滞心肌细胞细胞膜的钾离子通道，延长心肌细胞的复极过程有关。该类药物通过阻滞心肌细胞快速激活延迟整流钾通道（Ikr），导致心室细胞动作电位复极延迟，动作电位和 QTc 间期延长，部分病人可能因此出现尖端扭转型室性心动过速，而这种心律失常可导致死亡[4]。通过对长 QTc 间期综合征患者心肌细胞细胞膜的离子通道进行研究，发现 $hERG$ 和 $KVLQT1/minK$ 两个基因分别负责编码两种心肌钾离子通道，而其中，编码 Ikr 的 $hERG$ 基因正是具有心脏毒性的第二代抗组胺药物作用的一个靶点，一旦该通道被阻滞，机体就会自发启动导致心律失常的机制[32]。

在过去，该种心律失常只有在药物已经上市，并且经过大量患者人群使用后才能被发现，如特非那定和阿司咪唑等。自从引起这种心律失常的机制被阐明以来，FDA 要求就该潜在问题对新药申请进行仔细审评。通过克隆 hERG 基因，并在非洲蟾蜍卵母细胞上进行表达，研究人员得到了可直接用于评价抗组胺药物对钾离子通道作用的体外模型。目前已观察到的抗组胺药心脏毒性反应均呈剂量相关性，因此，当药物被过量服用或联合服用抑制代谢的药物、病人有心脏病史或药代动力学发生改变（如老年人）时，诱发心脏毒性的风险会大幅增加。

体外、动物及临床试验结果均表明，地氯雷他定对心肌钾离子通道没有明显阻滞作用。采用重组爪蟾卵母细胞体外表达 hERG 通道蛋白评价地氯雷他定对心肌钾离子通道的阻滞作用，结果表明地氯雷他定在多个浓度下（$10 \sim 100$ 倍于治疗剂量）都不会对心肌钾离子通道产生抑制作用，而作为对照药的美吡拉敏和苯海拉明在 $100 \mu mol/L$ 的浓度下就产生明显抑制作用（$25.0\% \pm 2.9\%$，$17.3\% \pm 0.7\%$）[11]。在对小鼠、豚鼠和猴子进行的地氯雷他定心脏毒性试验中，剂量分别为小鼠 4mg/kg 和 12mg/kg，豚鼠 25mg/kg，猴子 12mg/kg，口服给药后分别检测血压、心率以及心电图（PR，QRS，QTc 间期）等相关指标，结果显示三个动物种属的各项指标均无明显变化。临床试验结果也表明，当地氯雷他定用药量达常规剂量的 9 倍（45mg/d）并连续服用 10 天后，与对照组相比健康志愿者的各项心电图指标均无异常改变，表明地氯雷他定的心脏安全性良好[20]。

地氯雷他定与其他药物之间的相互作用少，安全性高。由于地氯雷他定在体内的代谢过程对 CYP450 酶的依赖程度较小，所以同时服用酮康唑、氟西汀等具有 CYP 抑制作用的药物不会对地氯雷他定的体内代谢产生明显的影响，血药浓度仅有小幅升高，不易诱发 hERG 阻滞[33]。相比而言，氯雷他定在体内需经过 CYP3A4 和 CYP2D6 的催化，生成主要活性代谢产物地氯雷他定从而发挥其疗效，由于该代谢过程经 CYP450 介导，所以同服具有 CYP 抑制作用的药物，或是肝功能低下者服用氯雷他定，都极易引起体内血药浓度的大幅升高[34]，这种药物-药物相互作用或者肝功能的个体差异也是心脏不良反应的重要诱发因素。

与母体药物氯雷他定相比，地氯雷他定的心脏安全性更好。早期研究中，氯雷他定被认为是第二代抗组胺药物中心脏毒性较小安全性较高的药物。在豚鼠、大鼠体内均未发现心肌钾离子通道的阻滞；在体外试验中，氯雷他定产生 hERG 阻滞的最小浓度为 $10 \mu mol/L$，远远高于药物特非那定和阿司咪唑的所需浓度[35]。但氯雷他定上市销售之后，却陆续出现关于其心脏不良反应的报道。WHO 在 $1986 \sim 1996$ 年间在 17 个国家共收到 106 例有关于氯雷他定心脏毒性的不良反应报告，其中包括心律不齐、心脏骤停、心室纤颤、QTc 间期延长、尖端扭转型室性心动过速等严重不良反应[4]。这些始料未及的不良反应使得科学家们再一次关注氯雷他定对心肌钾离子通道的阻滞作用。Crumb 等[36]采用人心肌细胞和 HEK293 细胞系（表达 hERG 基因）考察特非那定和氯雷他定对钾离子通道的阻滞，试验结果表明这两种药物对 hERG 通道的阻滞行为相似，IC_{50}（半数最大抑制浓度）分别为 204nmol/L（特非那定）和 173nmol/L（氯雷他定），这与之前文献［37］中报道氯雷他定不会产生心脏毒性的结论不一致，Crumb 认为试验结果的差异主要来源于实验条件的不一致，之前报道的文献未采用生理条件作为其实验条件，而他们的试验是完全模拟生理条件下进行的，这对于药物在人体内对心肌钾离子通道的作用更具有预测意义。另外，Ikr 通道蛋白的种属差异也可能是导致实验结果不一致的原因，例如人与牛的 Ikr 通道蛋白序列仅存在一个氨基酸的微小差异，但多非利特对这两种通道的阻滞活性却相差 100 倍[38]。Delpón 等[9] 通过在小鼠细胞中克隆表达人心室钾离子通道，考察了氯雷他定对该通道的阻滞作用。在其实验条件下氯雷他定能产生浓度依赖、电压依赖以及时间依赖的 hERG 通道阻滞，实验中还观察到，当膜电位为 $-30\sim0$mV 时，氯雷他定对通道的阻滞急剧增加，暗示药物倾向于与开放的离子通道发生结合并抑制，当电位达到 0mV 时，阻滞作用又会逐渐减小，呈现电压依赖的阻滞。但文章最后指出，只有当氯雷他定的浓度远远高于治疗剂量下的血药浓度时才会引发心肌钾离子通道的阻滞。

　　从上市后的不良反应发生情况来看，地氯雷他定的心脏毒副作用发生率低于氯雷他定。英国 Yellow Card（黄卡）不良反应报告系统自 1989 年至今共收到691 份有关氯雷他定的不良反应报告，其中 152 份有关心脏毒性，占不良反应总数的 22%，地氯雷他定自 2001 年上市至今共收到 275 份不良反应报告，其中 47份有关心脏不良反应，占不良反应总数的 17%，可以看到地氯雷他定的心脏毒性引发率低于氯雷他定。美国 FDA 不良反应事件报告系统数据显示，2011 年第四季度共报告 110 例因服用氯雷他定而引起的不良反应，其中心脏不良反应事件有13 例，占总数的 12%，最常见为心室纤颤，而同一季度因服用地氯雷他定引发的不良反应事件只有 12 例，并且没有心脏毒性反应的相关报告，这说明地氯雷他定的安全性大大优于氯雷他定。另外，eHealth 网站结合 FDA 不良反应事件监测系统的数据及网站用户报告的不良反应，统计得出氯雷他定自 1998 年至今共发生 8538 例不良反应，其中心脏不良反应共有 128 例，占了 1.5%，而地氯雷他定自 2001 年上市起共收到不良反应 1698 例，心脏不良反应为 12 例，占 0.71%，心脏毒性诱发率仅为氯雷他定的 1/2。以上数据均反映出，地氯雷他定的心脏毒副作用低，治疗剂量下相对安全，适合作为氯雷他定的替代药物。

23.4　地氯雷他定的临床前药理研究

23.4.1　组胺 H1 受体结合能力

　　地氯雷他定能高效结合组胺 H1 受体，拮抗组胺结合 H1 受体后发挥的一系列生物学效应。体外实验结果表明，地氯雷他定与外周 H1 受体的亲和力约为氯雷他定的 15 倍，为特非那定的 $10\sim20$ 倍[10]。Anthes 等[39] 选用重组表达人组胺H1 受体的中国仓鼠卵巢细胞（CHO）进行放射性配体结合试验，发现地氯雷他定与组胺 H1 受体的结合具有特异性和持续性，标记的地氯雷他定与 H1 受体的解离缓慢，加入未标记地氯雷他定 6h 后仅有 37％的结合标记物被置换。在 17 种受试药物中，地氯雷他定的 H1 受体结合能力强于第二代抗组胺药阿司咪唑和特非那定。此实验结果显示，地氯雷他定与组胺 H1 受体的持续结合是其发挥 24h 疗效的重要机制。

23.4.2　组胺 H1 受体选择性

多项研究结果表明，地氯雷他定与组胺 H1 受体的结合具有高度选择性。通过检测其对体内 100 余种受体和酶的亲和力，研究人员证明了其对组胺 H1 受体的高亲和力，相同条件下约为 H2 受体和毒蕈碱受体（M1、M2、M4 和 M5）亲和力的 15～20 倍，而且其对多巴胺、单胺氧化酶、胆碱酯酶、γ-氨基丁酸和缓激肽受体均无亲和能力。小鼠体内试验结果也显示，口服 300mg/kg 的地氯雷他定无法逆转胆碱能拮抗剂毒扁豆碱造成的致死反应，而同为抗组胺药物的阿扎他丁 ED_{50} 仅为 2.2mg/kg，说明地氯雷他定对于胆碱能受体的亲和力非常低，在体内仅对组胺 H1 受体具有特异性[10]。

23.4.3　抗炎活性

除可特异性阻滞组胺与 H1 受体结合外，地氯雷他定还具有其他的抗炎活性，主要表现为抑制 IgE 和非 IgE 介导嗜碱性粒细胞和肥大细胞合成白介素 IL-4、IL-13、IL-6 和 IL-8 的能力；稳定肥大细胞等炎性细胞，抑制组胺、前列腺素等炎性介质的释放；抑制一些黏附分子表达等。地氯雷他定主要通过 H1 受体依赖性抑制核转录因子的表达和非 H1 受体依赖性的细胞膜稳定作用这两种方式来实现抗炎的作用。体外实验表明，地氯雷他定浓度为 100nmol/L～10μmol/L 时，能抑制 IgE 或非 IgE 介导的 IL-4、IL-13 的产生[10]，浓度为 300nmol/L～100μmol/L 时，能抑制嗜碱细胞释放组胺[40]，浓度为 10fmol/L～10μmol/L 时，能抑制嗜碱细胞和肥大细胞释放促炎细胞因子[41]。

23.5　地氯雷他定的临床药动学研究

23.5.1　药动学性质

单剂量和多剂量药动学试验结果表明，地氯雷他定容易被机体吸收，30min 内即可发挥抗组胺功效，约 3h 后血浆药物达到峰浓度（C_{max}），血浆蛋白结合率为 85％左右，消除半衰期约为 27h[42]。地氯雷他定在 5～20mg 的剂量范围内，药时曲线下面积（AUC）和 C_{max} 的增加与剂量呈良好的比例关系，即具有线性药动学特征[43]。每日口服给药 5mg 地氯雷他定，连续服药 7 天后，血药浓度达到稳态，血液中可检测到原型药物地氯雷他定及其主要代谢产物 3-OH 地氯雷他定，其中原型药物的含量更高，连续给药不会发生有临床相关意义的药物蓄积，具体药动学参数如表 23-1 所示。地氯雷他定比氯雷他定的代谢途径简单（图 23-5），主要为 3-OH 代谢产物进一步与葡萄糖醛酸结合后排出体外[24]。尚未确定是哪种酶将地氯雷他定转化为 3-OH 地氯雷他定，但可能不是 CYP450 酶。

表 23-1 健康受试者口服 5mg 地氯雷他定达稳态后的药动学参数 （$n = 112$）

药 物	$C_{max}/(\text{ng/mL})$	T_{max}/h	$AUC_{0-24}/(\text{ng} \cdot \text{h/mL})$	$t_{1/2}/\text{h}$
地氯雷他定	3.98	3.17	56.9	26.8
3-OH 地氯雷他定	1.99	4.76	32.3	36.0

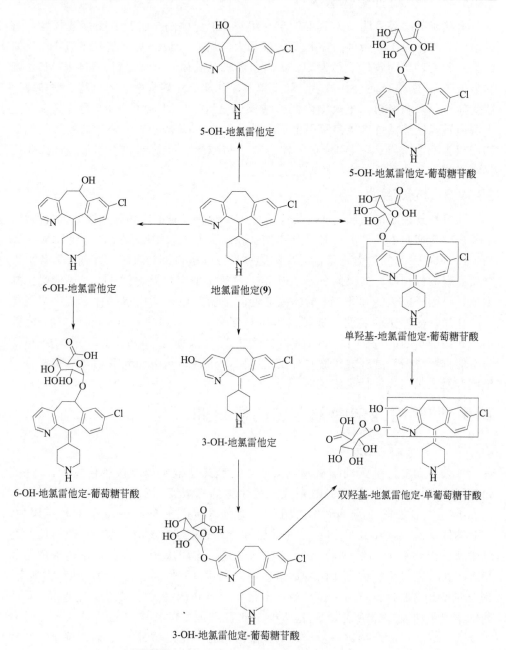

图 23-5 地氯雷他定在健康人体内的代谢途径[24]

23.5.2　药物-药物相互作用

评价潜在的药物-药物相互作用对于安全用药，避免不良反应的发生是至关重要的，对于已发生数百起因药物-药物相互作用诱发心脏毒性的抗组胺药物来说，评价药物-药物相互作用的程度更是不可缺少的重要研究内容。

临床试验表明，地氯雷他定联合服用 CYP3A4 抑制剂红霉素或酮康唑不会产生明显的药物间相互作用，AUC 和 C_{max} 仅轻微增加，血压、心率以及心电图（PR，QRS，QTc 间期）等各项指标均无明显变化[25,26]；而氯雷他定的药物-药物相互作用明显，与酮康唑联合服用时血药浓度会显著升高，对 QTc 间期产生一定影响[34]。由于肝脏 CYP450 酶不是地氯雷他定代谢过程中最主要的代谢酶，所以 CYP450 抑制剂对其代谢的影响较小。其他类似的试验也考察了不同剂量的地氯雷他定与红霉素或酮康唑联用后对地氯雷他定代谢产生的影响，均未发生血药浓度的显著增加和心脏毒副作用，认为地氯雷他定无明显的药物-药物相互作用，安全性较高。

23.5.3　在不同人群中的药动学

在不同人群中进行的地氯雷他定药动学试验结果表明，年龄、种族、性别等因素对地氯雷他定的药动学有一定影响，但影响较小，不具有临床意义[21]。65～70 岁的患者服用地氯雷他定后的 C_{max} 和 AUC 约为 65 岁以下患者的 80%，半衰期延长 30%，这种差异在临床上被认为是可以接受的，不需要进行剂量调整[44]。类似地，性别和种族对地氯雷他定药动学的影响一般也不需要特殊的剂量调整。试验结果还表明，地氯雷他定在儿童体内的药动学过程与成人类似，被认为也是安全有效的[45]。

肝功能不全的患者服用地氯雷他定后，体内暴露量约为肝功能正常患者的 3 倍，慢代谢者体内的药物暴露量约为代谢正常患者的 6 倍；地氯雷他定在肾功能低下患者体内的暴露量也达到了普通患者的 2 倍。虽然研究表明当用药量为常规剂量的 9 倍时，地氯雷他定也不会引起心脏毒性，但以上药学数据仍提示肝肾功能不全者在使用地氯雷他定时应当进行适度的剂量调整，以避免发生不良反应[42]。

23.6　地氯雷他定临床应用

地氯雷他定在临床上用于快速缓解过敏性鼻炎（季节性、常年性及伴随哮喘）和慢性特发性荨麻疹的相关症状，单次口服剂量为 5mg（一片），每日一次，进食不影响服药效果。

剂量研究结果表明，2.5mg 地氯雷他定疗效与安慰剂相比无显著差别，5mg 地氯雷他定疗效与 7.5mg，10mg，20mg 疗效相比无显著差别[46]。这可能与胃肠道系统的 P-gp 外排转运体有关，在低剂量下，外排转运体使吸收减少，达不到有效的血药浓度；而在稍高的剂量下，外排转运体被饱和，吸收受到的影响相对较小。因此，一般采用 5mg 作为地氯雷他定的临床治疗剂量，仅为氯雷他定临床所需剂量的 1/2。与地氯雷他定相比，氯雷他定的首关效应强，受体亲和力弱，而且人群中慢代谢者比例颇高，临床有效治疗剂量需要 10mg 而地氯雷他定的体内药动学受年龄、性别、种族等因素的影响小，药物-药物相互作用少，临床治疗时不需要对特殊人群进行剂量调整，12 岁及以上患者每日一次，每次 5mg（一片），儿童剂量减半。

临床试验结果表明，地氯雷他定能够有效缓解鼻塞、鼻痒、流涕等鼻部不适症状，对于由炎症反应导致的非鼻部症状，如双眼灼痛、流泪、红肿等，也能通过抑制炎症级联路线的多个环节，起到减轻症状的良好效果。既往的研究结果显示，多数抗组胺药缓解鼻塞症状作用较弱，而地氯雷他定在多项临床试验中均具有缓解鼻充血、减轻鼻塞症状的作用且效果显著。在一项随机双盲对照研究中，1300 例患者口服地氯雷他定（5mg/d 或 7.5mg/d）或安慰剂，连续服用 2 周后对症状的减轻程度打分，相对于安慰剂，地氯雷他定能显著减轻鼻部充血和鼻塞症状（地氯雷他定 5mg、7.5mg 相比安慰剂，分别为 $p=0.02$ 和 0.01），其他抗组胺药物如西替利嗪在临床试验中的缓解鼻充血作用与安慰剂类似，非索非那定也未表现出明显的减少充血作用[22]。

23.7　地氯雷他定成功上市的启示

地氯雷他定是先灵葆雅公司推出的第三代抗组胺药，作为氯雷他定的主要活性代谢产物，地氯雷他定的研发过程既关注了一些新药研发的共性问题，又包含其自身特殊而重要的研究内容。现总结其成功上市过程中的亮点与关键因素，对于今后的新药研发，尤其是通过药物代谢研究开发新药具有一定的借鉴意义：

① 地氯雷他定是氯雷他定的体内活性代谢产物，早期对代谢物的活性研究不够充分，对氯雷他定本身的安全性评价也缺乏深入研究，以原型药物氯雷他定为主成分推出了药品 Claritin，上市后暴露出来的心脏安全性问题促使制药公司开始了对代谢物地氯雷他定的深入研究和开发。从代谢产物中寻找先导化合物长期以来一直是新药研发中的常用方法之一，原型药物与其代谢物因具有相似的分子结构或共同的基团特征，易产生类似的药理活性和疗效，但其结构上的差异可能对其在体内毒副作用的产生具有很大影响。例如，氯雷他定与地氯雷他定在中枢神经系统的副作用与它们的结构是否为 P-gp 的底物有关。临床用药应尽可能选择疗效好而毒性小的药物，通过综合比较和权衡原型药物及代谢物之间在体内疗效和毒副作用上的差异，能帮助研发人员对适宜开发的候选化合物做出正确的选择，这不仅有利于降低研发成本、缩短研发周期、避免不必要的人力和财力上的损失，更为重要的是，能使真正有效且毒性小的药物早日应用于临床，治疗病患。

② 多数 H1 受体阻滞剂在治疗剂量下可一定程度地抑制中枢神经系统，产生镇静、嗜睡等中枢不良反应，这主要是由于药物渗透入脑并与中枢神经系统的 H1 受体发生了作用。由于药物渗透入脑的最主要屏障为血脑屏障，所以在新药研发过程中评价药物的血脑屏障通透程度对于预测化合物在脑中的暴露具有重要意义。药物的脑通透程度一般取决于化合物自身的结构及物化性质、血浆蛋白结

合率以及 P-gp 介导的外排。脂溶性高、分子量小的碱性化合物血脑屏障渗透率高，血浆中游离药物的浓度升高也有利于药物的血脑屏障渗透。P-gp 是分布在大脑内皮细胞的外排转运蛋白，其底物范围非常宽，是多数化合物血脑屏障渗透的最主要限制因素。一般在中枢神经系统药物或者具有潜在中枢毒副作用药物的开发过程中，P-gp 对化合物的外排潜力都是重要的研究内容。

③ 第二代抗组胺药物的心脏毒性主要是由于这些药物在高浓度时能特异性阻滞心肌钾离子通道，从而引发一系列严重的不良反应。而导致血药浓度过高的常见原因一般包括药物的过量服用、联合服用能够抑制代谢的药物以及病人肝肾功能异常，其中又以因联合用药导致的药物-药物相互作用最为多见。因此，在新药研发的过程中，必须重视可能由药物-药物相互作用引发的药物安全性问题。在初期的研发阶段要考察药物代谢途径中主要参与的代谢酶，通过抑制性实验等多种方法验证是否存在药物-药物之间的代谢抑制，这对于规避药物的不良反应、提高临床用药的安全性具有重要意义。

④ 地氯雷他定的成功开发体现出药物代谢研究在药物研发产业链中的重要作用。在药物发现过程中，通过考察化合物的代谢性质、体外试验评估吸收、药动学行为，能帮助研发人员剔除性质不佳的候选化合物，高效而准确地筛选出适宜继续开发的候选化合物，这对于提高新药研发的成功率、缩短研发周期都具有重要意义。在临床前开发阶段，进行实验动物体内的代谢研究，以评估进一步开发的价值和方向，在临床开发阶段，通过药物代谢与药物动力学研究，为实现临床上安全、有效、合理用药提供科学依据。在整个新药研发过程中，至少必须要关注的药物代谢性质包括：首关代谢程度，药物-药物相互作用，主要代谢酶功能的个体差异，原型药物与代谢产物的活性比较等。

⑤ 先灵葆雅公司早年开发的 Claritin（活性成分为氯雷他定）凭借持久的疗效和副作用小的特点，一直以来是抗组胺药品市场中最为畅销的药物，但由于 Claritin 在早期研发中出现较多问题，1993 年被 FDA 批准上市时其专利有效时间仅剩下 5 年。为持续占领抗组胺药的市场份额，先灵葆雅加速推进了 Clarinex（活性成分为地氯雷他定）的研发，并且为 Claritin 申请到了专利期的延长，至 2002 年 12 月。作为 Claritin 的换代产品，先灵葆雅希望能在 Claritin 专利到期之前推出疗效更好、安全性更高的 Clarinex，在不丢失市场的前提下完成新老产品的更替。在如今创新药开发难度大、风险高、成功率低的情况下，产品的推陈出新、升级换代是新药开发中维持市场份额的一种常见手段，通过提供更好治疗效果的同时，保证公司在相关药品市场的地位[47]。

参考文献

[1] Baraniuk J N. Mechanisms of allergic rhinitis. Curr Allergy Asthma Rep 2001，1：207-217.

[2] Presa I J. H1 Antihistamines：a review. Alergol Inmunol Clin，1999，14：300-312.

[3] Handley D A. Advancement of the third generation of antihistamines. Pediatric Asthma，Allergy &

Immunology, 1999, 13: 163-168.

［4］Lindquist M, Edwards I R. Risks of non-sedating antihistamines. Lancet, 1997, 349: 1322.

［5］Griffin J P, Darcy P F. A manual of adverse drug interaction (fifth edition). Elsevier, 1997: 268-271.

［6］Yap Y G, Camm A J. Potential cardiac toxicity of H1-anthistamines. Clin Allergy Immunol, 2002, 17: 389-419.

［7］Nicolas J M. The metabolic profile of second-generation antihistamines. Allergy, 2000, 55: 46-52.

［8］Fermini B, Fossa A A. The impact of drug-induced QT interval prolongation on drug discovery and development. Nat Rev Drug Discov, 2003, 2: 439-447.

［9］Delpón E, Valenzuela C, Gay P, Franqueza L, Snyders D J, Tamargo J. Block of human cardiac Kv1.5 channels by loratadine: voltage-, time-and use-dependent block at concentrations above therapeutic levels. Cardiovasc Res, 1997, 35: 341-350.

［10］Kreutner W, Hey J A, Anthes J, Barnett A, Young S, Tozzi S. Preclinical pharmacology of desloratadine, a selective and nonsedating histamine H1 receptor antagonist. 1st communication: receptor selectivity, antihistaminic activity, and antiallergenic effects. Arzneimittel-Forschung, 2000, 50: 345-352.

［11］Kreutner W, Hey J A, Chiu P, Barnett A. Preclinical pharmacology of desloratadine, a selective and nonsedating histamine H1 receptor antagonist. 2nd communication: lack of central nervous system and cardiovascular effects. Arzneimittel-Forschung, 2000, 50: 441-448.

［12］Woosley R L. Cardiac action of antihistamines. Annu Rev Pharmacol Toxicol, 1996, 36: 233-252.

［13］Yumibe N, Huie K, Chen K J, Snow M, Clement R P, Cayen M N. Identification of human liver cytochrome P450 enzymes that metabolize the nonsedating antihistamine loratadine. Biochem Pharmacol, 1996, 51: 165-172.

［14］Yin O Q, Shi X J, Tomlinson B, Chow M S. Effect of CYP2D6 * 10 allele on the pharmacokinetics of loratadine in Chinese subjects. Drug Metab Dispos, 2005, 33: 1283-1287.

［15］Ramanathan R, Reyderman L, Kulmatycki K, Su A D, Alvarez N, Chowdhury S K, Alton K B, Wirth M A, Clement R P, Statkevich P, Patrick J E. Disposition of loratadine in healthy volunteers. Xenobiotica, 2007, 37: 753-769.

［16］Zhang Y F, Chen X Y, Zhong D F, Dong Y M. Pharmacokinetics of loratadine and its active metabolite descarboethoxyloratadine in healthy Chinese subjects. Acta Pharmacolol Sin, 2003, 24: 715-718.

［17］DuBuske L M. Pharmacology of desloratadine: special characteristics. Clin Drug Invest, 2002, 22 (suppl 2): 1-11.

［18］Chen C, Hanson E, Watson J W, Lee J S. P-glycoprotein limits the brain penetration of nonsedating but not sedating H1-antagonists. Drug Metab. Dispos, 2003, 31: 312-318.

［19］Crowe A, Wright C. The impact of P-glycoprotein mediated efflux on absorption of 11 sedating and less-sedating antihistamines using Caco-2 monolayers. Xenobiotica, 2012, 42: 538-549.

［20］Banfield C, Padhi D, Glue P, Herron J M, Statkevich P, Affrime M B. Electrocardiographic effects of multiple high doses of desloratadine. J Allergy Clin Immunol, 2000, 104 (1 Pt 2): 383.

［21］Geha R S, Meltzer E O. Desloratadine: a new, nonsedating, oral antihistamine. J Allergy Clin Immunol, 2001, 107: 752-762.

［22］Bachert C. Decongestant efficacy of desloratadine in patients with seasonal allergic rhinitis. Allergy, 2001, 56: 14-20.

［23］Bachert C. Pharmacological and clinical properties of desloratadine vs. loratadine: an evidence-based differentiation. Allergologie, 2006, 29: 274-278.

［24］Ramanathan R, Reyderman L, Kulmatycki K, Su A D, Alvarez N, Chowdhury S K, Alton K B,

Wirth, M A, Clement R P, Statkevich P, Patrick J E. Disposition of desloratadine in healthy volunteers. Xenobiotica, 2007, 37: 770-787.

[25] Affrime M B, Banfield C, Glue P, Keung A, Herron J M, Padhi D. Desloratadine and ketoconazole: pharmacokinetics and electrocardiographic pharmacodynamic effects. J Allergy Clin Immunol, 2000, 104 (1 Pt 2): 386.

[26] Glue P, Banfield C, Affrime M B, Statevich P, Reyderman L, Padhi D. Desloratadine and erythromycin: pharmacokinetics and electrocardiographic pharmacodynamic effects. J Allergy Clin Immunol, 2000, 104 (1 Pt 2): 387.

[27] Li J J, Johnson D S, Sliskovic D R, Roth B D. Contemporary Drug Synthesis. Hoboken, N J: Wiley-Interscience, 2004.

[28] Vuurman E, Ramaeckers J G, Rikken G, De Halleux F. Desloratadine does not impair actual driving performance: a 3-way crossover comparison with diphenhydramine and placebo. Allergy, 2000, 55: 263-264.

[29] Wang E, Casciano C N, Clement R P, Johnson W W. Evaluation of the interaction of loratadine and desloratadine with p-glycoprotein. Drug Metab Dispos, 2001, 29: 1080-1083.

[30] Obradovic T, Dobson G G, Shingaki T, Kungu T, Hidalgo I J. Assessment of the first and second generation antihistamines brain penetration and role of P-glycoprotein. Pharm Res 2007, 24: 318-327.

[31] Uchida Y, Ohtsuki S, Kamiie J, Terasaki T. Blood-brain barrier (BBB) pharmacoproteomics: reconstruction of *in vivo* brain distribution of 11 P-glycoprotein substrates based on the BBB transporter protein concentration, *in vitro* intrinsic transport activity, and unbound fraction in plasma and brain in mice. J Pharmacol Exp Ther, 2011, 339: 579-588.

[32] Suessbrich H, Waldegger S, Lang F, Busch A E. Blockade of HERG channels expressed in Xenopus oocytes by the histamine receptor antagonists terfenadine and astemizole. FEBS Lett, 1996, 385: 77-80.

[33] Bousquet J, Bindslev-Jensen C, Canonia G W, Fokkens W, Kim H, Kowalski M, Maqnan A, Mullol J, Van Cauwenberge P. The ARIA/EAACI criteria for antihistamines: an assessment of the efficacy, safety and pharmacology of desloratadine. Allergy, 2004, 59 (suppl 77): 4-16.

[34] Kosoglou T, Salfi M, Lim J M, Batra V K, Cayen M N, Affrime M B. Evaluation of the pharmacokinetics and electrocardiographic pharmacodynamins of loratadine with concomitant administration of ketoconazole or cimetidine. Br J Clin Pharmacol, 2000, 50: 581-589.

[35] Hey J A, Affrime M, Cobert B, Kreutner W, Cuss F M. Cardiovascular profile of loratadine. Clin Exp Allergy, 1999, 29 (suppl 3): 197-199.

[36] Crumb W J. Loratadine blockade of K (+) channels in human heart: comparison with terfenadine under physiological conditions. J Pharmacol Exp Ther, 2000, 292: 261-264.

[37] Taglilatela M, Pannaccione A, Castaldo P, Giorgio G, Zhou Z, January C T, Genovese A, Marone G, Annunziato L. Molecular basis for the lack of HERG K^+ channel block-related cardiotoxicity by the H1 receptor blocker cetirizine compared with other second-generation antihistamines. Mol Pharmacol, 1998, 54: 113-121.

[38] Ficker E, Jarolimek W, Kiehn J, Baumann A, Brown A M. Molecular determinants of dofetilide block of HERG K^+ channels. Circ Res, 1998, 82: 386-395.

[39] Anthes J C, Gilchrest H, Richard C, Eckel S, West R E, Williams S M, Greenfeder S, Billah M, Kreutner W, Eqan R E. Biochemical characterization of desloratadine, a potent antagonist of the human histamine H1 receptor. Eur J Pharmacol, 2002, 449: 229-237.

[40] Genovese A, Patella V, De Crescenzo G, De Paulis A, Spadaro G, Marone G. Loratadine and

desethoxylcarbonyl-loratadine inhibit the immunological release of mediators from human FceRI$^+$ cells. Clin Exp Allergy, 1997, 27: 559-567.

[41] Lippert U, Kruger-Krasagakes S, Moller A, Kiessling U, Czarnetzki B M. Pharmacological modulation of IL-6 and IL-8 secretion by the H1-antagonist descarboethoxy-loratadine and dexamethasone by human mast and basophilic cell lines. Exp Dermatol, 1995, 4: 272-276.

[42] Murdoch D, Goa K L, Keam S J. Desloratadine: an update of its efficacy in the management of allergic disorders. Drugs, 2003, 63: 2051-2077.

[43] Gupta S, Banfield C, Affrime M, Marco A, Cayen M, Herron J, Padhi D. Desloratadine demonstrate dose proportionality in healthy adults. Clin Pharmacokinet, 2002, 41 (suppl 1): 1-6.

[44] Affrime M, Gupta S, Banfield C, Rosenberg M, Cohen A. A pharmacokinetic profile of desloratadine in healthy adults, including elderly subjects. Clin Pharmacokinet, 2002, 41 (Suppl 1): 13-19.

[45] Bloom M, Staudinger H, Herron J. Safety of desloratadine syrup in children. Curr Med Res, Opin. 2004, 20: 1959-1965.

[46] Salmun L M, Lorber R. 24-hour efficacy of once-daily desloratadine therapy in patients with seasonal allergic rhinitis [ISRCTN32042139]. BMC Fam Pract, 2002, 3: 14.

[47] 苏伟萍, 胡豪, 史录文, 王一涛. 制药行业的 me too 药的自主开发策略. 新药研发论坛, 2010, 19 (11): 926-929.

第24章

他莫西芬（Tamoxifen）

杨春皓

目　录

他莫昔芬研发大事记

1958 年	第一个非甾体抗雌激素 MER25 被发现
1962 年	ICI 申请了他莫昔芬几何异构体混合物的专利
1966 年	Dora Richardson 合成了他莫昔芬，化合物代号 ICI46474
1967 年	专利 GB1064629 中公布了他莫昔芬顺反异构体的制备方法
1971 年	在英国曼彻斯特进行针对乳腺癌的首次小规模临床研究
1973 年	在英国获准用于乳腺癌的治疗
1973 年	Jordan 等首次在大鼠实验证实他莫昔芬可以预防乳腺癌
1975 年	在英国批准用于治疗不育症
1977 年	美国 FDA 批准他莫昔芬用于乳腺癌的治疗
1984 年	他莫昔芬作为乳腺癌内分泌的辅助治疗获得成功
1985 年	美国巡回法院裁定他莫昔芬美国专利保护有效，并将优先权追溯至 1965 年
1985 年	FDA 批准他莫昔芬作为乳腺癌化疗的辅助治疗药物
1986 年	FDA 批准他莫昔芬作为绝经后妇女淋巴结阳性乳腺癌的单一辅助治疗药物
1987 年	他莫昔芬能有效防止卵巢切除小鼠的骨质流失，促使对雷洛昔芬重新评价
1990 年	FDA 批准他莫昔芬用于雌激素受体阳性而淋巴结为阴性的乳腺癌的治疗
1993 年	FDA 批准他莫昔芬用于男性乳腺癌的治疗

24.1 研究背景

雌激素对于女性的生育和维持正常的女性生理特征有着重要的作用。在 20 世纪 30 年代德国化学家史文克（Schwenk）和希尔德布兰德（Hildebrand）在先灵的实验室里开发了合成雌激素，这标志着现代激素疗法的开端。当时科学家普遍认为抗雌激素可以调节女性的生育，因此在避孕方面可能有发展前景。寻求有效的避孕药物成为当时的研究热点之一，原因在于美国和其他许多欧洲国家历经了 20 年代末的经济危机，以及随后的第二次世界大战，女性面对经济和家庭的沉重负担，对生育的控制非常迫切。加上战后的女性维权运动，60 年代的性解放运动，女性争取独立、自由和不被生育控制的热情，以及战后人口的急剧膨胀等诸多因素折射在科研领域，就是 20 世纪五十年代和六十年代对避孕药物的研发热情高涨，避孕药物意味着可以给女性提供一种全新的生活方式。因此毫不奇怪，对他莫昔芬开始时也是进行避孕方面的研究，直到雌激素受体被发现[1]，以及乳腺癌的生长与激素之间初步关系的阐明[2]，使得他莫昔芬有可能被发展为抗乳腺癌药物。

24.2 非甾体类抗雌激素药物

尽管 20 世纪 50 年代有机合成技术已经达到一定高度，炔诺酮也已被合成出来，但甾体类激素的合成依然充满挑战，而且成本高昂，因此合成技术相对简单，而且成本低廉的非甾体类激素更易引起药物化学家的兴趣。

24.2.1　非甾体类抗雌激素药物的研究

　　他莫昔芬并非第一个非甾体类抗雌激素化合物。第一个非甾体类抗雌激素是 MER25（化合物 **1**，Ethamoxytriphetol），由威廉·迈乐公司的莱纳等人于 1958 年发表在《内分泌学》杂志上[3]。MER25 这个化合物显示出令人惊奇的特性，就是在任何组织和种属中它都没有显示出雌激素样的作用，是一个抗雌激素。它的发现充满了偶然性和戏剧性：由于之前的研究表明 MER25 结构相关的化合物对血流有一定作用，因此 MER25 合成出来后首先测试其对心血管的作用。模型采用未成年小鼠给药 3 天，剂量 5mg。化合物经皮下单独给药，每天两次，连续 3 天；或者与 0.03μg 雌二醇苯甲酸酯联用，第 4 天处死动物，测定子宫重量。但实验结果让人充满了疑惑：无论是单独给药组还是联合用药组，小鼠的子宫重量没有明显的变化，这与雌激素能引起子宫重量增加这一科学常识相矛盾。由于对实验结果的怀疑，于是莱纳等人做了验证实验和其他系列实验，证实了 MER25 在各种属中均为抗雌激素，没有其他激素的作用。其发现过程再一次说明了一个道理：在科学研究中绝不能轻易放弃对可疑结果的分析和验证，创造性的发现往往就在其中。

　　MER25 的发现之所以在当时被认为非常重要，是因为在随后的动物实验中显示它能够让动物性交后避孕[4]，其作为事后避孕药的应用前景令人鼓舞。尽管 MER25 作为避孕药的临床研究结果不如人意，而且伴随有严重的中枢副作用，但 MER25 的发现大大促进了非甾体抗雌激素的研究。随后出现了克罗米芬（Clomifene，MRL41）、硝基米芬（化合物 **4**，Nitromifene，CI6128）、萘福昔定（化合物 **5**，Nafoxidine）、U-11555A（化合物 **6**）等一系列抗雌激素化合物。

MER25(**1**)　　　　　恩氯米芬(**2**)　　　　　珠氯米芬(**3**)

　　克罗米芬在动物实验中也显示了很好的抗生育作用，以及可以引起不孕妇女的排卵，这些特性都与 MER25 相似。克罗米芬作为事后避孕药的开发亦未能成功。该药物长期使用会引起强烈的毒副作用，包括脱氢胆固醇在血清中的升高等。因此克罗米芬仅被开发成诱导妇女排卵的短期使用药物。另外克罗米芬在晚期乳腺癌的治疗中也显示了一定的作用。克罗米芬是以两个几何异构体的混合物上市的，而这两种几何异构体有着相反的药理作用：一个是具有抗雌激素活性的 E 异构体恩氯米芬（化合物 **2**，Enclomifene），另一个是具有雌激素活性的 Z 异构体珠氯米芬（化合物 **3**，Zuclomifene）[5]。值得一提的是，在两个异构体的构型确定过程中也有一个小插曲，1967 年将两个异构体的结构定错了，直到 1976 年才被更正过来[6]。克罗米芬其混合物或者 E 型的单一异构体针对乳腺癌的研究都曾进入过临床研究，但后来由于他莫昔芬的发现，美国国立卫生研究院（NIH）终止了其进一步的临床研究。

| 硝基米芬(4) | 萘福昔定(5) | U-11555A(6) |

萘福昔定和 U-11555A 属于同系物，其合成采用了将三苯乙烯结构进行并环的策略[7]，即将三苯乙烯结构变换为二氢萘和茚的衍生物，从而消除了几何异构。萘福昔定在动物实验中同样显示出抗生育活性，但那时（即 20 世纪 60 年代后期）制药公司已经对避孕药物失去兴趣，转而投向肿瘤领域。随后的研究表明萘福昔定在肾癌、乳腺癌模型中非常有效，其针对乳腺癌的研究也曾进入临床实验，但遗憾的是由于在所有病人中出现了不能接受的副作用，包括光毒性。在光的存在下，萘福昔定可以进行光的环加成反应，并随后氧化为菲衍生物。

24.2.2　他莫昔芬（ICI46474）的发现及活性研究

24.2.2.1　ICI46474 的发现

他莫昔芬由英国帝国化学工业制药公司（Imperial Chemical Industries，ICI 即现在的阿斯利康 Astra Zeneca）的 Dora Richardson 于 1966 年首次合成，化合物代号 ICI46474。和其他制药公司一样，当时 ICI 的重点也是在寻找生育控制药物，由资深的生殖内分泌学家阿瑟·沃尔波尔（Arthur L. Walpole）领衔进行研究。沃尔波尔小组的研究集中在如何控制排卵这个问题上，正如鼎鼎大名的乔治·品克斯（Gregory Pincus，美国生理学家，口服避孕药丸的发明人之一）对口服避孕药作用机制宣传的那样：没有卵，就没有怀孕（No egg no pregnancy）。他们通过实验动物体内筛选的方式，来研究生殖过程的阻断来评价可能具有临床价值的新化合物。

他莫昔芬**(7)**　　　　　　　　ICI47699**(8)**

化合物 ICI46474（化合物 **7**，Tamoxifen）是在大鼠的抗生育实验筛选中发现的。当时围绕 ICI46474 做了许多实验，目的是为了弄清楚生殖过程的机理。ICI46474 在大鼠中显示抗雌激素作用，而在小鼠中则显示雌激素作用[8]。由于双键的存在，ICI46474 存在另一个几何异构体，即顺式的 ICI47699（化合物 **8**）。ICI47699 在大鼠和小鼠中均显示雌激素样作用。尽管当时雌激素受体发现已经近 10 年，ICI 的沃尔波尔团队之前却对雌激素受体与化合物相互作用没什么兴趣。直到沃尔波尔快退休的时候，他们才进行了他莫昔芬和克罗米芬及其异构体与 ³H-雌二醇对雌激素受体的体外竞争性抑制实验，采用的雌激素受体从大鼠/小鼠的子宫和垂体中分离而得。[9]研究结果发现所有的异构体都能竞争性抑制 ³H-雌二醇与雌激素受体的结合，但这个在分子水平的结论并不能回答前面 ICI46474 为什么在不同种属中显示相反活性的问题，随之而来的问题就是：ICI46474 在人体中是雌激素还是抗雌激素？

另外受克罗米芬能成功诱导不孕妇女排卵的影响，ICI46474 也被成功进行了相关实验，并于 1975 年在英国被批准用于治疗不育症，ICI46474 对消除月经过多的出血也有一定的治疗作用。

24.2.2.2　三苯乙烯类衍生物 ICI46474 的活性研究

说到 ICI46474 的抗肿瘤研究，则不得不提沃尔波尔。尽管其本人是内分泌学家，他在抗肿瘤研究方面却保持着长久不衰的兴趣。早在 20 世纪 40 年代末，沃尔波尔作为 ICI 染料部生物学实验室（ICI 制药部的前身）的雇员，就曾建立烷化剂动物评价模型来评价化合物对膀胱癌的致癌性，并评估染料工业对工人健康的潜在健康危害。沃尔波尔还发现了一个抗肿瘤化合物 M9500（2，4，6-三亚乙基亚胺-1，3，5-三嗪），并对其构效关系进行了广泛深入的研究。在 M9500 研究的基础上，发现了六甲蜜胺具有广泛的抗肿瘤活性，包括对烷化剂抵抗的卵巢癌（六甲蜜胺为二氢叶酸还原酶抑制剂，与烷化剂无交叉耐药）。沃尔波尔除了对烷化剂、致癌物的兴趣，对雌激素在肿瘤方面的潜在运用也有极大的兴趣。1944 年哈窦（Haddow）和佩特森（Paterson）等人研究了合成雌激素氯代三苯乙烯/甲基三苯乙烯在晚期乳腺癌和前列腺癌的治疗作用，奠定了随后二十年使用高剂量雌激素治疗乳腺癌和前列腺癌的基础[10]。1949 年沃尔波尔和佩特森研究了非甾体雌激素抗乳腺癌的治疗，试图找出为什么治疗时只有部分病人起效的原因，但研究并不成功。

由于沃尔波尔的早期研究背景，加上艾尔伍德·吉森（Elwood Jesen）等人在亚细胞水平关于雌激素受体的开创性工作的影响[1]，沃尔波尔坚持 ICI 应该将 ICI46474 在乳腺癌中进行研究，毫无疑问沃尔波尔个人的坚持对 ICI46474 的开发成功具有重要的影响。1971 年在曼彻斯特的克里斯蒂医院对 ICI46474 进行了首次小规模的临床研究，之所以选择这个医院也是因为沃尔波尔与这个医院有很好的合作关系。研究结果表明 46 名晚期乳腺癌病人经过 ICI46474 治疗，有 10 名病人治疗有效。但在 1972 年，ICI 差一点终止 ICI46474 的临床研究，原因在于 ICI 制药部对乳腺癌的药物研究项目没有兴趣，他们也不愿意开展全球的开发。在 20 世纪 70 年代初，这样的决定也并不奇怪：首先 ICI46474 没有美国的专利，内分泌治疗也只对 1/3 的乳腺癌病人有效，那意味着其市场只有每年不到五万英镑的销售，而且 ICI46474 的价格是雌激素或者雄激素的 10～20 倍。当时 ICI46474 显示的唯一优势可能就是副作用较小。

后来在伯明翰伊丽莎白女王医院的第二个临床研究对 ICI46474 提供了强有力的支持。病人采用 10mg 每天 2 次或者 20mg 每天 2 次都有比较好的治疗效果，治疗有效率分别是 33％（12 对 33）和 40％（14 对 35），也就是说在较高剂量下有比较好的结果。

由于沃尔波尔的坚持，他莫昔芬于 1973 年在英国获得批准，用于乳腺癌的治疗，并于 1977 年获得美国 FDA 的批准。他莫昔芬在英国获批的时候，ICI 的药学家们没有对 ICI46474 的抗肿瘤机制做任何系统的研究。作用机制的研究是在 ICI 以外的学院派研究者那里进行。真正第一次对 ICI46474 进行系统研究是在马萨诸塞州的伍斯特实验生物研究所（芳香酶抑制剂的研究也始于该研究所），进行此项研究的是一个叫维吉尔·乔丹（Virgil Craig Jordan）的年轻人。乔丹在英国利兹大学攻读博士学位时，其博士论文就是抗雌激素的构效关系研究，但进展不是很顺利。因此他的导师决定送他去伍斯特实验生物研究所，与迈克·哈伯（Mike Harper）一起工作。哈伯与沃尔波尔一样，都是他莫昔芬专利的持有人。当乔丹 1972 年 9 月到伍斯特实验生物研究所时，哈伯却离开了研究所去世界卫生组织（WHO）工作。乔丹在此开始了对他莫昔芬的研究，期间他去拜访了雌激素受体的发现者艾尔伍德·吉森（Elwood Jensen，2004 年拉斯克奖获得者）。此前吉森已经发现施行卵巢切除术治疗乳腺癌时只对那些卵巢中有雌激素受体的有效，因此吉森对测试他莫昔芬的动物模型提供了建议。1973 年的大鼠实验证实他莫昔芬可以预防乳腺癌[11]！癌症可以预防，这一概念当时至少领先那个时代 10 年！从 1974—1979 年，乔丹在利兹大学担任讲师，期间与 ICI 有一个联合项目，继续从事他莫昔芬的机制研究。他莫昔芬由于采用了合适的实验模型，其作用机制得到了阐明，因而获得了重生，为后续的理性临床研究奠定了基础，乔丹因此获得了 2003 年凯特琳（Kettering）奖，而该奖是专门针对在癌症的诊断和治疗中作出杰出贡献的人士而设立的（1979 年颁奖以来，获奖的中国人就是王振义）。

24.3　他莫西芬的专利

在商业社会，药物的专利是药物研发的核心。1962 年 9 月 13 日 ICI 制药公司在英国申请了一个涵盖他莫昔芬在内的关于三苯乙烯类化合物的专利，并于 1965 年获得授权，英国专利号为 GB1013907。随后在 1967 年公布的英国专利 GB1064629 中，披露了顺式和反式异构体的制备方法（图 24-1）。

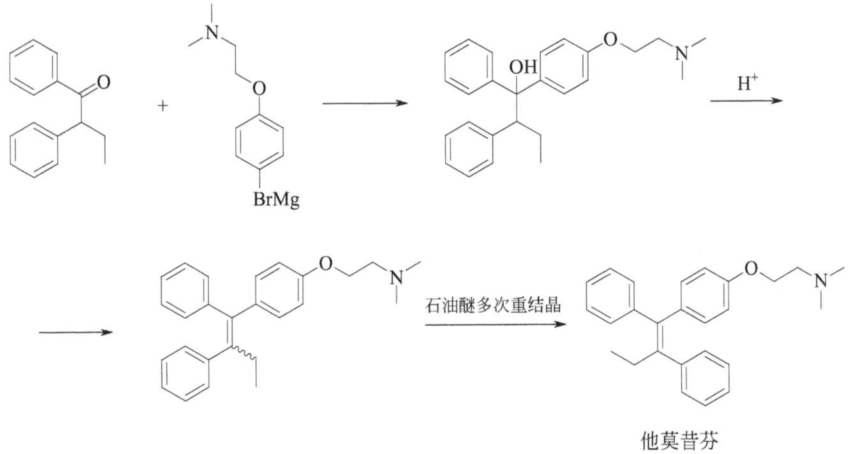

图 24-1　他莫昔芬的合成路线

1973 年，柠檬酸他莫昔芬在英国被批准用于治疗乳腺癌，商品名 Nolvadex。1977 年 12 月他莫昔芬在美国获批，用于治疗绝经后妇女的晚期乳腺癌。然而他莫昔芬在美国的专利情况一直比较含糊，因为 ICI 的专利申请一再被美国专利局驳回，原因主要有两个：一是威廉·迈乐（William Merrell）公司在 1959 年申请了一个三苯乙烯胺的专利（US2914561），二是专利局的审查员没有意识到他莫昔芬的优势，譬如说更安全，或更有效、更有针对性。由于 1984 年他莫昔芬在美国癌症研究所（NCI）作为乳腺癌内分泌的辅助治疗获得极大的成功，在 1985 年由美国巡回法院裁定阿斯利康（即原来的 ICI）其专利保护有效，并将专利的优先权追溯至 1965 年！因此当他莫昔芬在世界范围的专利即将到期的时候，他莫昔芬在美国却获得了为期 17 年的专利保护，直至 2002 年。从以上事实可以看出，实际上他莫昔芬在美国有近 10 年的临床应用是没有获得专利排他性保证的，因此理论上他莫昔芬可以作为通用名药由任何其他制药公司制造销售。即使后来巡回法院裁定其专利有效，一些通用名药物制造公司却不以为然，他们与阿斯利康的摩擦不断。

他莫昔芬给阿斯利康带来了巨大的效益，其全球的销售收入预计超过数百亿美元，其作为通用名药物在全球的销售则难以准确估计。

24.4 他莫西芬与乳腺癌

24.4.1 他莫昔芬作为雌激素受体阳性乳腺癌的辅助治疗

他莫昔芬在 1973 年就被批准上市，随后在全世界 110 多个国家用于乳腺癌的治疗。由于在临床取得的巨大成功，促使对他莫昔芬进行深入的研究。

其中一个重要的进展是他莫昔芬作用机理的研究。1975 年美国癌症研究所的李普曼第一次发现他莫昔芬能抑制雌激素受体阳性的乳腺癌细胞株 MCF-7 的生长，而且发现这种增殖抑制作用可以被加入的雌激素所逆转[12]。DMBA（二甲基苯并蒽）诱导的大鼠乳腺癌模型是第一个用于检验他莫昔芬是否有效，以及他莫昔芬到底是肿瘤增殖抑制药物还是杀肿瘤药物的动物模型[13]。李普曼等发现在大鼠 DMBA 模型上给予致癌物后，他莫昔芬连续给药一个月只能延迟乳腺癌的发生，而连续给药 6 个月则可以使 90％ 的大鼠免于肿瘤的发生。而在中间任何时候停药，肿瘤就会发生。利用其他动物模型如甲基亚硝基脲诱导的大鼠乳腺癌模型、无胸腺小鼠肿瘤细胞接种的乳腺癌模型等也观察到了同样的现象。因此他莫昔芬是肿瘤增殖抑制药物，实验室的研究结果表明长期使用他莫昔芬或者将他莫昔芬用于肿瘤的辅助治疗是比较好的选择。

20 世纪 70 年代后期开始了将他莫昔芬作为乳腺癌患者施行乳房切除术后的辅助治疗的临床研究。这些临床研究选择 1 年作为疗程，一方面是基于直觉——长时间治疗不一定好，还有以下几个原因：晚期乳腺癌病人通常在 1 年的时间内对他莫昔芬的治疗有效，在治疗中那些雌激素受体阴性的肿瘤在用药后会很快生长。发生这种情况需要医生使用更有效的药物对肿瘤加以控制；为期 2 年的周期性使用他莫昔芬并没有显示更好的治疗效果。相反地，短期内（如 6 个月）将他莫昔芬与强有效的细胞毒药物联用可以在肿瘤产生耐药性之前就杀死肿瘤细胞。

1977 年开始了对他莫昔芬的第一个就长期疗效和风险评价的临床研究，对象为淋巴结阳性乳腺癌病人，治疗方式为化疗和他莫昔芬的组合疗法。这项研究的目的就是想弄清楚病患能否经受 5 年他莫昔芬的辅助治疗，以及在长期治疗中的代谢耐受性。结果除了血栓、骨质疏松等副作用外，并未出现意料不到的严重副作用，病患血液中他莫昔芬其代谢物 N-去甲基他莫昔芬以及脱二甲氨基的代谢产物等代谢物的浓度比较稳定。尽管这不是一个随机实验，但病患取得了很好的疗效，部分病患甚至服药达到 14 年以上。他莫昔芬在 10 年的长期治疗中不会产生代谢耐受性，他莫昔芬及其代谢物的血浆水平也会保持稳定。

另一个重要的进展就是他莫昔芬代谢产物的研究（图 24-2）。

ICI 制药部的福罗姆森（Fromson）在 1973 年就研究了他莫昔芬在动物和人体中的代谢[14]。当时福罗姆森等认为代谢的主要途径为羟基化（实际上主要途径为 N-去甲基化），代谢产物为 4-羟基他莫昔芬（图 24-2，化合物 **11**）。4-羟基他莫昔芬后来被证明主要由 P450 酶的 CYP2D6，CYP2C9 和 CYP3A4 产生[15]，与雌激素受

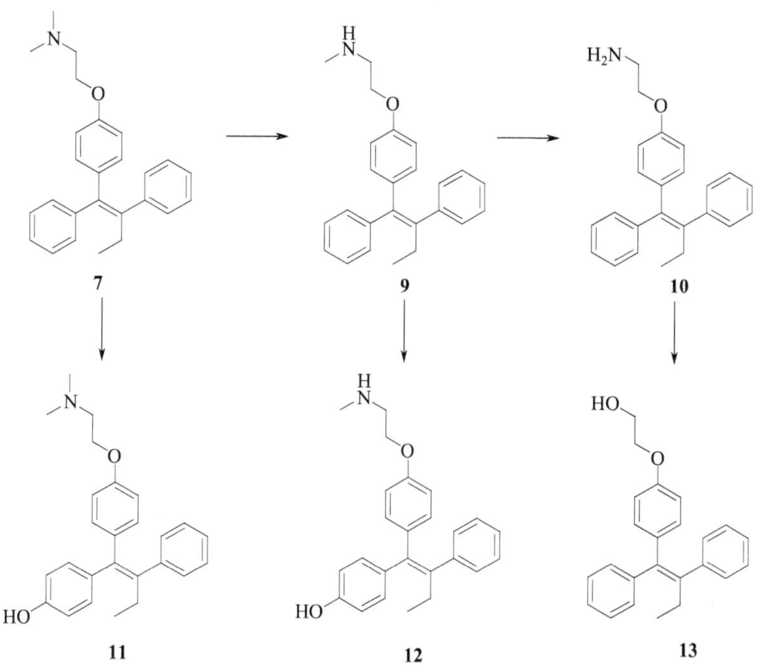

图 24-2 他莫昔芬的主要代谢途径

体有很高的亲和力，是一个强效的抗雌激素，在体外肿瘤细胞增殖试验中其活性为他莫昔芬的 30～100 倍，在 DMBA 模型上显示抗肿瘤作用。4-羟基他莫昔芬可以被进一步氧化成为亲电的亚甲基醌（quinone methide），并与 DNA 形成加成物。在大鼠中给予同位素标记的他莫昔芬后，发现代谢物 4-羟基他莫昔芬主要存在于靶组织中。4-羟基他莫昔芬虽然到目前为止依旧作为一个治疗药物在进行研究，但该化合物由于易于发生Ⅱ相生物转化，本身半衰期相对较短，约 6h。

ICI 的亚当等人则发现在病患中 N-去甲基他莫昔芬（图 24-2，化合物 **9**）为主要代谢产物[16]，该产物主要由人体内 CYP3A4 酶代谢产生。N-去甲基他莫昔芬在血浆中的半衰期是他莫昔芬的 2 倍（14 天：7 天），因此在病患中的血浆药物浓度 N-去甲基他莫昔芬要远高于他莫昔芬。而最近的研究则表明除了以上代谢产物，还有 4-羟基-N-去甲基他莫昔芬（化合物 **12**），N-去二甲基产物（化合物 **10**），以及氨基被代谢为羟基的产物（化合物 **13**），所有这些代谢产物均为抗雌激素，且均具有抗肿瘤作用。

这些前期的研究为后续的随机的较大规模的临床研究提供了依据，包括东方合作肿瘤组（Eastern Cooperative Oncology Group）编号为 EST 4181（1982～1986 年）和 EST 5181（1982～1987 年）的临床研究。其中 EST4181 的研究结果表明，化疗联合长期使用他莫昔芬这一组合疗法，其无病生存期明显优于化疗并短期使用他莫昔芬。该合作组对他莫昔芬还进行过第二轮的 5 年随机临床研究（E5188，1989～1994 年）。

Nolvadex 辅助治疗试验组织（Nolvadex Adjuvant Trials Organization）还进行了一次为期 2 年的他莫昔芬辅助治疗研究，该项研究第一次证实了病患单用他莫昔芬亦能延长生存期的优点。

在苏格兰亦开展了一项为期 5 年的研究，来确定使用他莫昔芬的生存优势。这项研究让人感兴趣的地方在于它提出了这样一个问题：是尽早使用他莫昔芬还是等到发病后再使用他莫昔芬。

鉴于早期试验证明他莫昔芬在雌激素受体阳性的绝经后妇女治疗乳腺癌的有效性，NSABP（National Surgical Adjuvant Breast and Bowel Project）开展了为期 2 年的化疗（L-苯丙酸氮芥，5-FU）联合他莫昔芬的组合治疗，以及随后单独用他莫昔芬 1 年的注册研究。观察结果表明 3 年期他莫昔芬的使用明显优于 2 年期的使用。

联合治疗的有效性和生存期的明显延长促使美国 FDA 在 1985 年批准了他莫昔芬作为化疗的辅助治疗药物，1986 年则批准了他莫昔芬在淋巴结阳性的绝经后病患作为单一的辅助治疗药物，1990 年则批准用于雌激素受体阳性而淋巴结为阴性的绝经前、绝经后妇女乳腺癌的治疗，1993 年则被批准用于男性乳腺癌的治疗。

一直到最近，雌激素受体阳性的乳腺癌辅助治疗均采用至少 5 年的治疗，该策略在美国临床医生的操作中已成为标准。因此他莫昔芬一度是早期雌激素受体阳性乳腺癌治疗的金标准药物，但近年来芳香酶抑制剂逐渐成为早期或晚期雌激素受体阳性的乳腺癌一线治疗药物，对他莫昔芬的地位提出了挑战。

24.4.2 他莫昔芬作为乳腺癌预防药物及其缺陷

既然他莫昔芬能抑制雌激素依赖的肿瘤细胞的生长，那么从理论上来讲，作为抗雌激素，就能够干扰上皮细胞演变为肿瘤细胞的进程，从而预防乳腺癌。

在1992 年 4 月，美国 NSABP 启动了乳腺癌预防的临床试验[17]，该项目主要有两个目的：一是确定他莫昔芬能否对高危乳腺癌妇女起到预防乳腺癌的作用；二是同时观察他莫昔芬能否降低和减少心脏病及骨折的发生率。美国和加拿大共超过 300 个中心参与项目，招募了 13388 名妇女参加该试验。这些妇女年龄都在 35 岁以上，而且基于盖尔算法被认为是乳腺癌高危人群。她们被随机分成两组：他莫昔芬组 6681 人，安慰剂组 6707 人，进行为期 5 年的临床试验。在试验过程中由于有强烈的证据表明他莫昔芬能降低乳腺癌的发病率，所以该临床试验没有进行到最后就停止了。结果证明了乳腺癌可以预防，对高危妇女雌激素受体阳性乳腺癌年发病率可以降低 69%，对雌激素受体阴性的乳腺癌发病率没有影响。

另外还进行了三个预防试验：一个在意大利，一个在英国，还有一个为国际多中心试验[18~20]。这三个试验对象各有侧重：英国的试验对象最少，为 2471 人，主要为有家族史并多数发生乳腺癌的病人；意大利的志愿者仅为进行过子宫切除的病人，其中 50% 的人还包括双侧卵巢切除，但家族因素较少。所有在英国和意大利进行的试验都允许同时接受激素替代疗法，在英国接受测试的对象中有 26％的人同时接受激素替代疗法（HRT），42％的人曾接受激素疗法（HT）。这些试验未能显示他莫昔芬能有效降低乳腺癌的发病率，尽管试验结果相同，但原因却各不相同。在意大利的试验只有 149 名妇女完成了为期 5 年的治疗，因此其样本数太少，无法显示出用药组与对照组的差别。英国的试验结果比较难于解释，据推测可能是受试对象相对年轻（62％的人小于 50 岁），对于癌症的发生激素可能只是其中的一个因素，而且也没有给药组和对照组肿瘤中雌激素受体的信息。国际多中心的临床试验主要在英国、澳大利亚、新西兰进行，也包括一些欧洲国家如西班牙、爱尔兰、瑞士、比利时等，7152 名乳腺癌高危妇女接受试验，根据计算和非典型的组织活检，对照组和给药组在家族因素、患病风险因素上没有显著差异。经过 4 年的治疗，与对照组相比发现他莫昔芬能降低 32％的乳腺癌发生率，而且这种预防作用与年龄，危险级别，是否接受 HRT 治疗无关。但该试验中发现给药组死亡率有明显增加（25 例对 11 例）。其中 4 例死于乳腺癌，其他的为肺栓塞和心血管疾病。

他莫昔芬虽对骨骼的有益作用，但可以导致子宫息肉、子宫内膜癌以及血栓等，深度的静脉血栓和肺栓塞在给药组是对照组的两倍，因此采用他莫昔芬作为乳腺癌预防药物，必须仔细权衡这种治疗的利益和成本。因此从总体上考虑，他莫昔芬不适合作为乳腺癌的预防药物，对他莫昔芬还需要进一步的研究，关键是降低风险，增加有效性，同时要寻找新型的更安全有效的预防和治疗药物。

24.5　他莫西芬的其他临床效应

24.5.1　他莫西芬与骨质疏松

在 20 世纪 60～70 年代，药学界对抗雌激素的认识主要与抗肿瘤存在关联。但是在实验过程中会发现一些无法回答的问题：譬如说抗雌激素的表达能增加雌激素的活性，如小鼠阴道角化、子宫增重等，为什么会出现种属的差异性？当然一种解释就是种属的特异代谢性质，使抗雌激素代谢为雌激素，但没有相关的文献和知识可以证明已知雌激素在不同种属中具有不同的代谢途径。但小鼠的模型让人们逐渐认识到抗雌激素的组织选择性，为抗雌激素在骨骼中可能作为雌激素作用起到了促进作用。

1987 年乔丹等人发现他莫昔芬能有效防止卵巢切除小鼠的骨质流失[21]，随后的部分临床实验发现他莫昔芬能有效保持绝经后妇女的骨密度，这一重要发现促使礼来公司将治疗乳腺癌失败的药物 Keoxifene 作为抗骨质疏松药物雷洛昔芬（Raloxifene）重新进入临床研究，并最终于 1997 年 12 月上市。由于他莫昔芬对骨作用的数据主要来源于乳腺癌病人的临床试验，因此所得结论经常相互矛盾。在前述提到的乳腺癌预防试验中（NSABP，1992 年 4 月），6681 人每天服用

20mg 他莫昔芬（安慰剂组 6707 人），总骨折率在两组没有差异，但给药组在臀、脊柱、桡骨远端骨折发生率较低。该试验结果有一点需要考虑：此试验包含了绝经前妇女和绝经后妇女，而且没有进行脊柱的 X 射线扫描成像来确定骨密度。

总之，已有的他莫昔芬对人骨骼作用的数据与动物试验数据基本一致。在绝经后妇女骨骼中他莫昔芬显示激动作用，能保持骨量，防止骨质流失，而在绝经前妇女中可能导致骨质流失，引起骨质疏松。

24.5.2 他莫西芬与心血管疾病

大量的流行病学、临床数据和实验研究资料表明雌激素与心血管疾病有关。雌激素对心血管的影响是一个重要的研究领域，因为这直接关系到临床使用雌激素作为避孕药或者作为激素替代疗法的评价。心血管疾病主要包括冠心病和中风，其发病过程中血栓的形成起到了非常重要的作用。经统计冠心病的发病率在不同性别中差异显著，女性在绝经前冠心病发病率明显低于同龄男性，绝经后冠心病发病率明显升高，因此通常认为雌激素对女性的心血管起到了一定的保护作用。基于此，原先认为激素替代疗法可以预防绝经后妇女的原发性/继发性冠心病，但 1998—2004 年间三个随机的临床实验发现激素替代疗法是"中性"的，或是有害的，这与先前的实验室结论相矛盾。但不管怎样，有一个结论是共同的：即雌激素是心血管疾病病理生理状态的重要调节因子。

血脂的改变与雌激素的作用密不可分，雌激素是低密度脂蛋白（LDL）氧化的调节因子。而氧化型低密度脂蛋白（oxidized LDL，oxLDL）是动脉粥样硬化斑块的重要组成部分，在动脉粥样硬化斑块形成的早期和后期均起重要作用。氧化型低密度脂蛋白在动脉中可被巨噬细胞吞噬内化，这种内化可以形成脂过氧化物，导致泡沫细胞的形成。另外氧化型 LDL 能促进血管收缩和增加血小板的活性。临床研究发现，停经后女性血浆 oxLDL 增多，补充雌激素后血 oxLDL 显著减少[22]。体外实验显示 17β-雌二醇（17β-estradiol，E_2）能抑制 LDL 的氧化修饰，并且能直接增强动脉内皮细胞对 oxLDL 的抵抗力[23]。

血管壁是雌激素的另一个靶标之一。在血管内皮细胞和血管平滑肌细胞中均存在雌激素受体。在血管内皮的雌激素一个重要作用就是防止动脉粥样硬化的产生和发展。细胞水平、动物水平以及临床的多普勒技术都证明了雌激素能促使血管舒张。一氧化氮和前列环素是雌激素产生血管平滑肌舒张作用的两个关键因子。

最近的研究表明雌激素可以减少 $F2\alpha$ 异前列烷的产生，而 $F2\alpha$ 异前列烷为花生四烯酸经自由基催化产生的过氧化合物，是一个稳定的体外氧化应力的生物标记物，而且被认为是动脉粥样硬化和冠心病的可靠的生物标记物[24]。

他莫昔芬是抗雌激素，其对血脂的影响与雌激素没有很大差异。雌激素能增加甘油三酯，他莫昔芬只有在少数病例上出现甘油三酯的急性升高。体外实验证实他莫昔芬对 LDL 的氧化有一定的保护作用。有趣的是雷洛昔芬的抗 LDL 氧化作用强于他莫昔芬和雌二醇，这种抗氧化的保护作用有可能与化合物和雌激素受体的作用无关，因为纯雌激素也有相同的保护作用。

在载脂蛋白 E 基因敲除的小鼠试验中，他莫昔芬能减少动脉粥样化的进展。在流动室模型（flow chamber model）实验中他莫昔芬对血小板的聚集没有影响。他莫昔芬对于冠心病的影响没有进行过相关的临床实验，但在 NSABP 项目乳腺癌预防的临床试验中对有冠心病和没有冠心病的病患进行过统计，没有明确的证据表明他莫昔芬有改变心血管疾病的倾向。也没有发现心血管疾病死亡病例的增加。当然该统计有其局限性，因为毕竟该临床实验的目的是为了评价他莫昔芬预防乳腺癌的作用，而不是对心血管疾病的影响[25]。

临床数据和临床经验表明他莫昔芬有增加深部静脉血栓和肺栓塞的危险，但这并不意味着在随机双盲的对照临床试验中死亡病例会有增加，每 5000 个病例中有一例死于肺栓塞没有显示出统计学上的显著差异。

24.5.3　他莫西芬与子宫内膜

经统计和回顾，在 55 个临床实验，涉及 37000 名妇女的他莫昔芬辅助治疗中，患有雌激素受体阳性乳腺癌的妇女经他莫昔芬治疗能显著增加长达 10 年的生存期。但有一个现象值得关注，就是使用他莫昔芬 1～2 年后子宫内膜癌的发生率会成倍增加，当使用他莫昔芬达到 5 年，子宫内膜癌的发病率几乎是对照组的四倍。

从分子水平作用机制来看，他莫昔芬与雌激素受体的结合方式不同于雌激素与受体的结合方式。当雌激素与其受体结合时，雌二醇 A 环上的羟基会与结合腔中 Glu353 的羧基，Arg394 的胍基以及一分子水形成氢键，D 环与 His524 形成氢键。当雌二醇与受体的配体结合区结合后，受体的螺旋 12 会盖上结合腔，从而暴露出三个特殊的氨基酸 540、543 及 547，这三个氨基酸与受体的活性功能区 AF2（activating function 2）与协同因子结合，从而引起雌激素的作用。

他莫昔芬与雌激素受体作用时，由于三苯乙烯的侧链较长，导致螺旋 12 不能覆盖结合腔。螺旋 12 重新定向，占据了 AF2 与协同因子作用的位置，因此是 AF2 的拮抗剂[26]，这种结合方式与雷洛昔芬相似。但是三苯乙烯类化合物在子宫中显示部分激动剂的性质，与雷洛昔芬相反。这可能是由于他莫昔芬-雌激素受体复合物在子宫内膜中采取的构象与雷洛昔芬-受体复合物的构象存在差别，如 AF2 功能区或者其他结合区的构象。有研究表明他莫昔芬在子宫内膜中可以通过 AF1 功能区调节其作用。

他莫昔芬能促进子宫内膜的增殖，他莫昔芬能模拟雌激素上调雌激素受体，*c-fos* 基因以及其他雌激素诱导的基因表达。如 Ki67，一个肿瘤细胞增殖的生物标记物，在子宫内膜中可由他莫昔芬诱导表达。随后的实验也证实了他莫昔芬能增加子宫内膜腺癌 Ishikawa 细胞株中 Ki67 的表达[27]。

由于他莫昔芬的部分激动剂性质，导致对子宫内膜病理状态以及子宫内膜癌的担心。其实发生子宫内膜癌的比例还是相对较低的，40 岁人群每十万人有 12 例，60 岁人群每十万人有 84 例。每天服用 20～40mg 他莫昔芬相对风险因子（relative risks，RRs）在 1.3～6.4 之间，随着使用他莫昔芬时间的延长风险因子逐渐增加。但子宫内膜癌与累积性他莫昔芬剂量密切相关，平均剂量（如 20～40mg/d）似乎影响不大。如前所述的 1992 年 NSABP 临床试验中，尽管乳腺癌的发生率大大下降，但侵入性子宫内膜癌的发生率有所上升（平均 RR 为 2.53，50 岁以上的 RR 为 4.01，50 岁以下的 RR 为 1.21）。

结合他莫昔芬其他的一些临床实验，使用他莫昔芬需要仔细衡量子宫内膜癌的风险。不管是开始治疗还是在中间治疗过程，当出现阴道出血的状况一定要咨询医生。无论是绝经前还是绝经后妇女，治疗结束后至少 5 年都要考虑这种风险的存在。

24.5.4 他莫西芬的其他作用及隐忧

他莫昔芬除了对子宫内膜有影响，对子宫肌瘤也有影响。Howe 等人 1995 年首次观察到这种现象是在大鼠模型上[28]，随后其他实验室的研究也证实了这一点。1998 年进行了他莫昔芬对子宫肌瘤的临床研究，研究对象为绝经后的乳腺癌患者。经过平均 1 年的他莫昔芬辅助治疗，患者子宫和肌瘤的体积都明显增大，证实了他莫昔芬对子宫的激动作用。

子宫内膜异位是雌激素相关的疾病，主要发生在育龄妇女，特征是子宫内膜长在子宫腔外，导致不育和骨盆疼痛。绝经后乳腺癌病患接受他莫昔芬治疗后子宫内膜异位的发生率要高于未用药组，而且他莫昔芬能刺激子宫内膜的快速增生。由于他莫昔芬作为乳腺癌预防药物广泛使用，对子宫内膜异位需要加以防范。

另外当病患接受他莫昔芬治疗后，性兴趣会明显下降。如果病患比较年轻，接受他莫昔芬 1～3 个月治疗后会出现潮热、阴道干涩。曾有 98 名 56 岁以下的乳腺癌患者进行随机研究[29]，接受他莫昔芬治疗后 47％ 的病人抱怨阴道干涩和性交困难，44％ 的人性欲下降，43％ 的人有肌肉和骨骼疼痛。他莫昔芬停用后这些症状有明显改善，但是绝经后妇女经他莫昔芬高剂量治疗后，即使停药，潮热、睡眠不好、阴道干涩等症状依然会存在。而在此项研究中，经常抱怨潮热的有 85％，睡眠不好的有 55％。

在针对乳腺癌的几项研究中发现他莫昔芬有可能导致妇女认知能力下降。因此在 2004 年 Eberling 等进行了雌激素、他莫昔芬对脑功能的研究[30]。研究者分别利用 PET（正电子断层扫描）研究葡萄糖的代谢，利用 MRI（磁共振成像）来研究海马区的萎缩。绝经后妇女被分为三组：一组用雌激素，乳腺癌组用他莫昔芬，一组不用药。所有参加的人员进行 PET 和 MRI 扫描，并进行认知测试。PET 显示他莫昔芬组相较其他两组在下额叶皮层（inferior frontal cortex）大脑背外侧前额叶（dorsal lateral frontal lobes）出现大面积代谢减退；未用药组与雌激素组相比，下额叶皮层和颞叶皮层（temporal cortex）代谢较慢。他莫昔芬组对语义记忆的评分远低于其他两组，其左右海马区体积明显小于雌激素对照组。这些病理学和解剖学的证据表明雌激素对神经组织的保护作用，也阐明了他莫昔芬在前额叶和海马区均起到雌激素受体拮抗剂的作用。

2000 年 Alvaro 等观察到胆管细胞对雌激素受体 α 和 β 两种亚型均有表达，而肝细胞只表达 ERα[31]。他莫昔芬能抑制胆管细胞的增生，并诱导 Fas 抗原的过表达和胆管细胞的凋亡。当胆管癌细胞经干扰素 γ 处理后给予他莫昔芬，可以诱导胆管癌细胞的凋亡，在移植瘤模型上可以看到肿瘤生长被显著抑制。因此他莫昔芬和干扰素 γ 联合用药可能用于胆管癌的治疗。也有人建议他莫昔芬用于原发性胆汁性肝硬化。但是对于肝癌他莫昔芬无效。

1989 年就有报道认为长期使用他莫昔芬可导致视力损害和白内障[32]。他莫昔芬及其衍生物是某些氯离子通道的阻滞剂，而氯离子通道对维持眼睛晶状体的水化和透明是必须的，这种阻断似乎与他莫昔芬与雌激素受体的作用无关。但是随后的几项临床研究得出的结论是矛盾的，因此长期使用他莫昔芬与白内障之间的关系还需要进一步的临床数据，但有一点建议是可以采取的：即拟采用他莫昔芬长期治疗的患者，应勤于常规的视力检查。

24.6　选择性雌激素受体调节剂

由于他莫昔芬在临床上证实不但可以治疗和预防乳腺癌，而且能防止绝经后妇女的骨质流失，这逐渐修正了人们传统的看法，即他莫昔芬仅仅是抗雌激素。随着对他莫昔芬及其类似物研究的深入和对雌激素受体在分子水平上认识的加深，发现许多抗雌激素具有组织和器官的选择性，即在某些组织（脑、乳腺）是拮抗剂，而在某些其他组织中（如骨、肝、心血管系统）是激动剂，因此选择性雌激素受体调节剂（SERMs）[33] 这个术语应运而生。尤其是雷洛昔芬的成功上市，使得人们对选择性雌激素受体调节剂有了较为深刻的认识。

托瑞米芬(**14**)　　　屈洛昔芬(**15**)　　　艾多昔芬(**16**)

他莫昔芬作为第一代选择性雌激素受体调节剂，其重要的缺陷就是在子宫显示激动作用。和其同类的其他三苯乙烯类化合物均具有子宫刺激作用，如曾进入临床研究的屈洛昔芬（化合物 15，Droloxifene）和艾多昔芬（化合物 16，Idoxifene）均有较强的子宫作用。通过构效关系的研究，发现三苯乙烯近平面结构是引起子宫刺激的主要原因。改造方法是在第三个苯环与母核反式二苯乙烯结构中间加入交连原子（如雷洛昔芬的羰基），或者将第三个苯环垂直于二苯乙烯平面（如 Lasofoxifene）。以下是一些选择性雌激素受体调节剂的概要：

雷洛昔芬（化合物 18，Raloxifene），于 1997 年 12 月被 FDA 批准上市，是第一个用于绝经后妇女骨质疏松治疗的选择性雌激素受体调节剂。雷洛昔芬对 ER 有很强的亲和力，对子宫基本没有刺激作用，主要副作用有潮热和深度静脉血栓。对预防乳腺癌有效，2007 年被 FDA 批准用于预防绝经后妇女浸润性乳腺癌。

拉索昔芬（化合物 17，Lasofoxifene）是第三代选择性雌激素受体调节剂，也是目前为止最强的 SERM 之一。它能有效防止去势小鼠的脊椎骨量流失，在动物模型上能抑制乳腺癌的发生，并能降低血清胆固醇，在子宫中是一个强拮抗剂。拉索昔芬（商品名 Fablyn）已于 2009 年 3 月获得批准在欧洲上市，用于治疗绝经后妇女骨质疏松症。

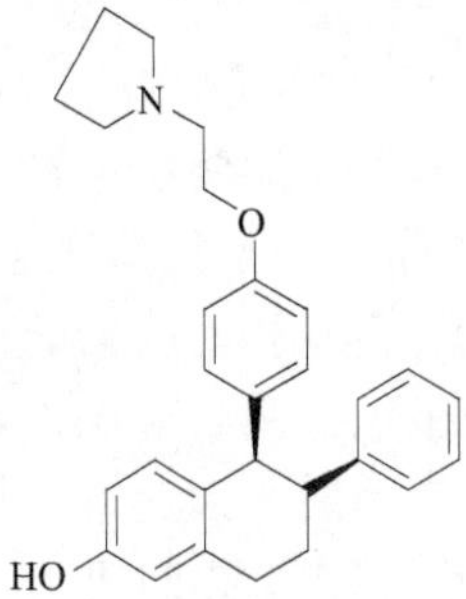

拉索昔芬(17) 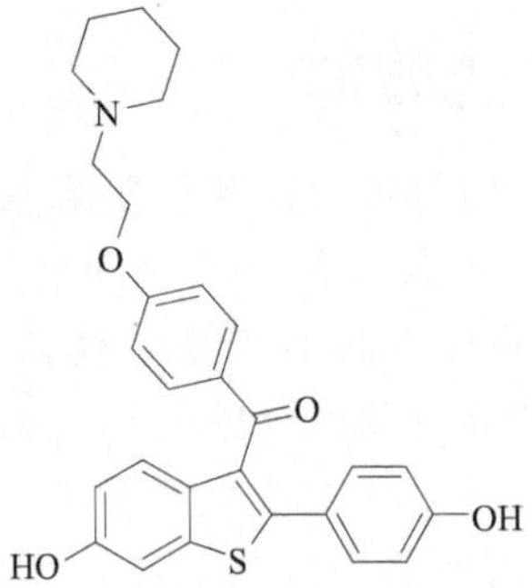   雷洛昔芬(18) 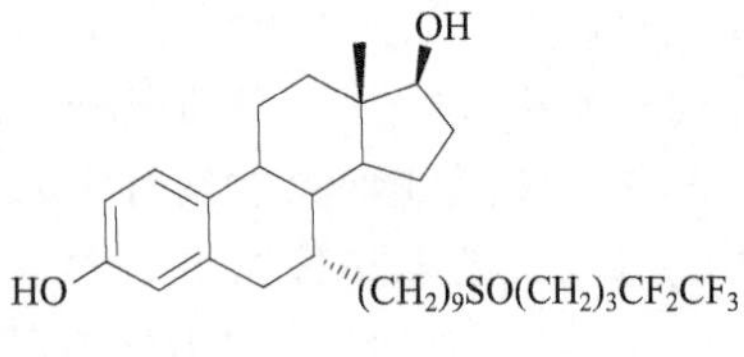   氟维雌醇(19)

选择性雌激素受体调节剂的成功对核受体的研究起了极大的推动作用，随后出现了选择性雄激素受体调节剂[34]、选择性孕激素受体调节剂[35]、选择性糖皮质激素受体调节剂[36]等诸多术语，寻找组织和器官选择性调节剂成为核受体研究领域的趋势，而且在众多的核受体领域取得了巨大的进展。

24.7 他莫西芬成功的启示

他莫昔芬从 1973 年上市用于治疗乳腺癌，至今已近 40 年。在 40 年中，他莫昔芬挽救了无数乳腺癌患者的生命，回顾这个药物的研发历程，里面有许多经验和教训，而这些经验和教训在人类以后的药物研发过程中是一笔巨大的财富。在这里笔者不揣浅陋，分析心得一二，希冀或有所用。

一是对于现代药物研究模式的反思。近年来由于新化学实体药物的产出与巨大的投入相比越来越受到制药界的质疑和诟病。诚然药物安全性门槛的提高是一个方面，但现有的从分子水平到细胞水平，再到整体动物的研究模式其实不尽合理。他莫昔芬在大鼠模型上可以导致肝癌，如果 40 年以前做了致癌实验，那么就没有他莫昔芬这个药物。事实上尽管有导致肝癌的隐忧，在临床上并没有发现使用他莫昔芬导致肝癌的增加。而且还有一个事实很重要：就是他莫昔芬与雌激素受体的实验是在他莫昔芬发现很久后才进行的，动物实验数据先于分子水平的结果。可喜的是已有药物公司意识到这一点，并在药物研发过程中调整其策略。

二是对申请专利的反思。他莫昔芬在美国专利权的获得可谓充满了曲折，现在回顾其专利案，还是有许多感慨，亦有许多值得深思的地方。ICI 当年申请专利还可以说是囿于时代的局限，今天我们申请专利一定要清楚地表述其优势所在：是生物利用度高了，还是毒性小了，还是疗效好了，一定要有数据支持，让专利审查员做到心中有数，尤其是已有类似物的情况下，不能过于草率，注意递交时间和专利有效性的结合，不能为了快而导致专利不能授权。

三是药物研究中合理临床方案的重要性。合理的临床研究方案对得出正确的结论至关重要：对于病人的选择，用药剂量的选择，用药时间的控制等，由于因素复杂，限于篇幅，在此不展开讨论。

他莫昔芬的成功在激素治疗领域产生了巨大的影响。

第一个重要影响是促使对芳香酶抑制剂进行重新审视和评价，即阻断从雄激素前体合成雌激素的途径来考察对乳腺癌的影响。第一代芳香酶抑制剂氨鲁米特由于选择性差，副作用多，已经被淘汰。第二代的福美斯坦是芳香酶的自杀性抑制剂，也是甾类的第一个芳香酶抑制剂[37]。现在芳香酶抑制剂已成为一类重要的治疗绝经后妇女乳腺癌的药物。

第二个重要影响是推动了纯抗雌激素（pure antiestrogen）氟维雌醇（化合物 **19**，Fulvestrant）的研究[38]。由于他莫昔芬是抗雌激素药物的先驱，本身并不完美，还有各种副作用，因此针对雌激素受体促使科学家寻找更为安全有效的抗乳腺癌药物。可以这样说，没有 ICI 的他莫昔芬，就没有阿斯利康的氟维雌醇。氟维雌醇是雌激素受体下调剂，于 2002 年 4 月获得美国 FDA 批准。氟维雌醇不但为临床提供了新的乳腺癌药物，而且使人们对肿瘤细胞的调节过程有了新的理解。

第三个重要影响是推动了托瑞米芬（化合物 **14**，Toremifene）的研发。他莫昔芬在大鼠中致癌可能是由于乙烯基团的烯丙位氧化导致 DNA 的烷基化和链的断裂。托瑞米芬用氯乙基代替他莫昔芬的乙基，由于氯原子存在，降低了烯丙基代谢产生阳离子的稳定性，减弱了烷基化能力。在啮齿科肝循环中未发现托瑞米芬-DNA 加成物，因此托瑞米芬无致癌性，但在临床上与他莫昔芬相比，在疗效和安全性上未显示任何优势[39]。托瑞米芬针对晚期前列腺癌的Ⅲ期临床试验尚在进行之中。

第四个重要影响是直接导致抗乳腺癌失败的药物 Keoxifene 被重新评价，并上市成为抗骨质疏松药物，从而开启激素设计的新时代。

第五个重要影响是打开了甾体类激素受体超家族的组织选择性研究的大门，

众多的组织选择性受体调节剂被发现和研究。

　　他莫昔芬除了对激素治疗领域的影响，对医疗、药物设计以及肿瘤生物学都产生了巨大的促进作用。他莫昔芬的研发历程是独特而曲折的，它的研发伴随着人类知识的不断更新，也揭示了在未知领域进行探索的艰难和药物研发的坎坷。同时应该感谢那些在他莫昔芬研究中做出巨大贡献的科学家，正是由于他们深刻的洞察力和对研究的锲而不舍，才成就了他莫昔芬的传奇。

参考文献

［1］Jensen E V, Jacobsen H I. Basic guides to the mechanism of estrogen action. Rec Prog Horm Res, 1962, 18: 387-414.

［2］McGuire W L, Carbone P P, Volmer E P. Oestrogen receptor in Human Breast Cancer. New York, Raven Press, 1975: 6-19.

［3］Lerner L J, Holthaus F J, Thompson C R. A non-steroidal estrogen antagonist 1- (p-2-diethylaminoethoxyphenyl) -1-phenyl-2-p-methoxyphenyl ethanol. Endocrinology, 1958, 63: 295-318.

［4］Segal J S, Nelson W O. An orally active compound with antifertility effects in rats. Proc Soc Exp Biol Med, 1958, 98: 431-436.

［5］Palopoli F P, Feil V J, Allen R F, Holtkamp D E, Richardson A J. Substituted aminoalkoxy triarylhaloethlenes. J Med Chem, 1967, 10: 84-86.

［6］Ernst S, Hite G, Cantrell J S, Richardson A J, Benson H D. Stereochemistry of geometric isomers of clomiphene: a correction of the literature and a reexamination of structure-activity relationships. J Pharm Sci, 1976, 65: 148-150.

［7］Lednicer D, Lyster S C, Aspergren B D, Duncan G W. Mammalian antifertility agents. Ⅲ. 1-Aryl-2-phenyl-1, 2, 3, 4-tetrahydro-1-naphthols, 1-aryl-2-phenyl-3, 4-dihydronaphthalenes, and their derivatives. J Med Chem, 1966, 9: 172-176

［8］Harper M J, Walpole A L. Contrasting endocrine activities of cis and trans isomers in a series of substituted triphenylethylenes. Nature, 1966, 212: 87.

［9］Skidmore J, Walpole A L, Woodburn J. Effect of some triphenylethylenes on oestradiol binding *in vitro* to macromolecules from uterus and anterior pituitary. J Endocrinol, 1972, 52: 289-298.

［10］Haddow A, Watkinson J M, Paterson E. Influence of synthetic oestrogens on advanced malignant disease. Br Med J, 1944, 2: 393-398.

［11］Jordan V C. Effect of tamoxifen (ICI46474) on initiation and growth of DMBA-induced rat mammary carcinomata. Eur J Cancer, 1976, 12: 419-424.

［12］Lippman M E, Bolan G. Oestrogen-responsive human breast cancer in long term tissue culture. Nature, 1975, 256: 592-593.

［13］Huggins C, Grand L C, Brillantes F P. Mammary cancer induced by a single feeding of polynuclear hydrocarbons, and its suppression. Nature, 1961, 189: 204-207.

［14］Fromson J M, Pearson S, Bramah S. The metabolism of tamoxifen (I. C. I. 46, 474). Ⅰ. In laboratory animals. Xenobiotica, 1973, 3: 693-709.

［15］Crewe H K, Ellis S W, Lennard M S, Tucker G T. Variable contribution of cytochromes P450 2D6 2C9 and 3A4 to the 4-hydroxylation of tamoxifen by human liver microsomes. Biochem Pharmacol, 1997, 53: 171- -178.

［16］Adam H K, Douglas E J, Kemp J V. The metabolism of tamoxifen in humans. Biochem Pharmacol,

1979，27：145-147.

[17] Fisher B，Costantino J P，Wickerham D L，Redmond C K，Kavanah M，Cronin W M，Vogel V，Robidoux A，Dimitrov N，Atkins J，Daly M，Wieand S，Tan-Chiu E，Ford L，Wolmark N. Tamoxifen for the prevention of breast cancer：report of the National Surgical Adjuvant Breast and Bowel Project P-1 study. J Nat. Cancer Inst，1998，90：1371-1388.

[18] Veronesi U，Maisonneuve P，Costa A. Prevention of breast cancer with tamoxifen：preliminary findings from the Italian randomised trial among hysterectomised women. Lancet，1998，352：93-97.

[19] Powles T，Eeles R，Ashley S. Interim analysis of the incidence of breast cancer in the Royal Marsden Hospital tamoxifen randomised chemoprevention trial. Lancet，1998，352：98-101.

[20] IBIS. First results from the international Breast Cancer Intervention Study（IBIS-1）：a randomized prevention trial. Lancet，2002，360：817-824.

[21] Jordan V C，Phelps E，Lindgren J U. Effects of anti-estrogens on bone in castrated and intact female rats. Breast Cancer Res Treat，1987，10：31-35

[22] Sack M N，Rader D J，Cannon R O. Oestrogen and inhibition of oxidation of low-density lipoproteins in postmenopausal women. Lancet，1994，343：269-270.

[23] Negre-Salvayre A，Pieraggi M T，Mebile L. Protective effect of 17β-estradiol against the cytotoxicity of minimally oxidized LDL to cultured bovine aortic endothelial cells. Atherosclerosis，1993，99：207-217.

[24] Pratico D. F（2）-isoprostanes：sensitive and specific non-invasive indices of lipid peroxidation *in vivo*. Atherosclerosis，1999，147：1-10.

[25] Reis S E，Costantino J P，Wickerham D L，Tan-Chiu E，Wang J，Kavanah M. Cardiovascular effects of tamoxifen in women with and without heart disease：breast cancer prevention trial. J Natl Cancer Inst，2001，93：16-21.

[26] Shiau A，Barstad D，Loria P M，Cheng L，Kushner P J，Agard D A，Greene G L. The structural basis of estrogen receptor/coactivator recognition and the antagonism of this interaction by tamoxifen. Cell，1998，95：927-937.

[27] Elkas J，Gray K，Howard L，Petit N，Pohl J，Armstrong A. The effects of tamoxifen on endometrial insulin-like growth factor-1 expression. Obstet. Gynecol，1998，91：45-50.

[28] Howe S R，Gottardis M M，Everitt J I，Walker C. Estrogen stimulation and tamoxifen inhibition of leiomyoma cell growth *in vitro* and *in vivo*. Endocrinology，1995，136：4996-5003.

[29] Mourits M J，Bockermann I，de Vries E G，van der Zee A G，ten Hoor K A，van der Graaf W T，Sluiter W J，Willemse P H. Tamoxifen effects on subjective and psychosexual well-being，in a randomised breast cancer study comparing high-dose and standard-dose chemotherapy. Br J Cancer，2002，86：1546-1550.

[30] Eberling J L，Wu C，Tong-Turnbeaugh R，Jagust W J. Estrogen- and tamoxifen-associated effects on brain structure and function. Neuroimage，2004，21：364-371.

[31] Alvaro D，Alpini G，Onori P，Perego L，Svegliata Baroni G，Franchitto A. Estrogens stimulate proliferation of intrahepatic biliary epithelium in rats. Gastroenterology，2000，119：1681-1691.

[32] Gerner E W. Ocular toxicity of tamoxifen. Ann Ophthalmol，1989，21：420-423.

[33] Katzenellenbogen B S，Katzenellenbogen J A. Defining the "S" in SERMs. Science，2002，295：2380-2381.

[34] Mohler M L，Bohl C E，Jones A，Coss C C，Narayanan R，He Y，Hwang D J，Dalton J T，Miller D D. Nonsteroidal selective androgen receptor modulators（SARMs）：dissociating the anabolic and androgenic activities of the androgen receptor for therapeutic benefit. J Med Chem，2009，52：3597-3617.

[35] Chwalisz K，Perez M C，Demanno D，Winkel C，Schubert G，Elger W. Selective progesterone

receptor modulator development and use in the treatment of leiomyomata and endometriosis. Endocr Rev, 2005, 26 (3): 423-438

[36] Schäcke H, Berger M, Rehwinkel H, Asadullah K. Selective glucocorticoid receptor agonists (SEGRAs): novel ligands with an improved therapeutic index. Molecular and cellular endocrinology, 2007, 275: 109-117.

[37] Pérez Carrión R, Alberola Candel V, Calabresi F. Comparison of the selective aromatase inhibitor formestane with tamoxifen as first-line hormonal therapy in postmenopausal women with advanced breast cancer. Ann Oncol, 1994, 5 (Suppl 7): S19-S24.

[38] Croxtall, J D, McKeage K. Fulvestrant. Drugs, 2011, 71 (3): 363-380.

[39] Buzdar A U, Hortobagyi G N. Tamoxifen and toremifene in breast cancer: comparison of safety and efficacy. J Clin Oncol, 1998, 26: 348-353.

第25章

奥司他韦（Oseltamivir）

王玉兰　杨卓　朱维良

目 录

奥司他韦研发大事记

1983 年	澳大利亚科学家首次公布了甲型和乙型流感病毒各亚型的 NA 保守序列
1992 年	美国吉利德科技公司开始奥司他韦研发工作
1996 年	吉利德公司发现了碳环类 NA 抑制剂奥司他韦
1996 年	罗氏制药公司获得了奥司他韦专利使用权，并开始临床研究
1998 年	奥司他韦在美国获得化合物专利
1999 年	奥司他韦首先在瑞士批准上市，通用名"奥司他韦"，商品名"达菲"，专利所有人是罗氏制药公司。同年在美国批准上市
2002 年	奥司他韦在中国批准上市
2005 年	罗氏制药授权中国上海医药集团自行生产奥司他韦
2009 年	奥司他韦口服混悬剂型在美国上市

25.1 背景

　　流行性感冒，通常称为流感，是由流感病毒引起的一种急性呼吸道传染性疾病，具有传染性强、流行面广、发病率高等特点，主要感染禽类和哺乳动物。禽类感染流感病毒大部分并不表现出任何症状，但人们在禽类体内发现了各种流感病毒，因此禽类被认为是天然的流感病毒储存库。哺乳动物感染流感病毒大部分会表现出一定的症状，其中人类感染流感病毒多数会出现寒战、发热、喉咙痛、鼻塞、肌肉酸痛、头痛、咳嗽及虚弱等症状，可伴有严重的心、肾等多种脏器衰竭并可导致死亡[1]。流感病毒的传播包括人与人之间的传播和人与禽类之间的传播，传播途径包括呼吸道、消化道、皮肤损伤和眼结膜等。流感在全球流行分为季节性流行和大流行。季节性流感是在每年冬季盛行，由于南北半球的冬季时间不一致，所以全球每年有两次季节性流感流行。据世界卫生组织统计，每年的两次季节性流感造成全球 $250000 \sim 500000$ 人死亡[2]。而每次流感大流行能够造成上百万人死亡[3]，其中最严重的是 1918 年爆发于西班牙的流感大流行。这次流感病毒的亚型是 H1N1，持续到 1919 年，造成的死亡人数据估计有两千万至一亿，被称为"人类历史上最致命的传染病"。其他的几次大流行虽然没有 1918 年西班牙流感那么严重，但每次的流感大流行还是造成全球数百万人的死亡，给全球的公共卫生、经济等诸多方面带来重大的影响（表 25-1）。

表 25-1　典型的流感大流行事件

流感名称	流行时间	死亡人数	致死率	毒株	大流行严重程度指数（PSI）
西班牙流感	1918～1920 年	$2 \times 10^7 \sim 10^8$	2%	H1N1	5
亚洲流感	1957～1958 年	$10^6 \sim 1.5 \times 10^6$	0.13%	H2N2	2
香港流感	1968～1969 年	$0.75 \times 10^6 \sim 10^6$	<0.1%	H3N2	2
A（H1N1）型流感	2009～2010 年	18000	0.03%	H1N1	—

　　注：大流行严重程度指数（PSI）指流感大流行规模的级别，针对不同级别的流感大流行应采取不同的应对措施[4]。

流感病毒易发生变异，即使在医疗技术飞速发展的今天，流感的预防、控制及治疗问题还是困扰着全社会。预防的主要方法包括使用抗流感疫苗、倡导个人卫生以及减少与流感病人的接触。治疗流感的药物主要有两类：一类是 M2 离子通道阻滞剂，如金刚烷胺和金刚烷乙胺，是最早的抗流感病毒药物。这类药物只对流感病毒 A 型有效，且副作用大、易产生耐药性。另一类是神经氨酸酶（NA）抑制剂，有扎那米韦（Zanamivir，1999 年上市）、奥司他韦（Oseltamivir，1999 年上市）和帕纳米韦（Peramivir，2009 年上市），是目前应用较广的抗流感病毒药物。其中扎那米韦是吸入式给药的药物，奥司他韦是口服给药的药物。由于患者对奥司他韦的顺从性较好，在临床应用较广泛，其市场份额胜过扎那米韦。特别是在 2005 年，当时禽流感在世界范围扩散，潜在威胁较大，奥司他韦便一跃成为"明星药物"。奥司他韦是人类抗流感病毒的有力武器，其研发历程也充满了闪光点，有很多地方是值得新药研究人员借鉴的，本章将简要地总结奥司他韦的研发历程。

25.2　流感病毒

流行性感冒的病原体是流行性感冒病毒，简称流感病毒，属于正黏液病毒科，是单链 RNA 病毒。流感病毒分为甲（A）、乙（B）、丙（C）三型[5]。其中甲型病毒变异能力强，致病率高，是流感流行的主要传染病毒，上述几次流感大流行均是由甲型流感病毒引起的；乙型病毒致病率较低，感染后只有轻微的症状，然而乙型病毒也有可能发生较大的突变引起流感流行，所以减少乙型流感病毒突变并尽量阻止种属间抗原转移应当引起人们的关注；丙型病毒能够感染人类，偶尔引起轻微的症状，且丙型流感病毒非常少见，对人类的影响不大。因此，抗流感病毒药物研发主要针对甲型流感病毒。

流感病毒甲、乙、丙三型的整体结构相似，都是由糖蛋白组成的衣壳包裹着病毒 RNA 基因核心。甲型流感病毒颗粒表面有三种蛋白：M2 离子通道蛋白、血液凝集素（Haemagglutinin，HA）和神经氨酸酶（Neuraminidase，NA）（图 25-1）。M2 离子通道蛋白是甲型流感病毒特有的包膜糖蛋白，由 97 个氨基酸组成，具有离子通道功能，介导病毒的吸附和侵入，最终帮助病毒 RNA 释放到宿主细胞质开始早期转录；HA 是由三个亚基组成的糖蛋白，其功能是调节病毒颗粒黏附到宿主细胞表面，并促进病毒基因融合到宿主基因中；NA 是由四个亚基组成的糖蛋白，其功能是作为水解酶催化唾液酸与复合糖之间的 α-糖苷键水解，从而帮助子代病毒从宿主细胞释放，同时帮助病毒运动。其中 HA 和 NA 两个糖蛋白都是病毒表面的抗原，甲型流感病毒根据 HA 和 NA 引发的抗体来进行亚型分类，已知的亚型主要有 16 个 H 和 9 个 N，其中只有 H1、H2、H3、N1 和 N2 亚型在人体内广泛存在。2003 年，人们又发现流感病毒 H5N1 感染人体。

当流感病毒通过 HA 识别宿主细胞表面糖复合物唾液酸残基而吸附到宿主细胞表面后，可与宿主细胞膜发生融合，病毒便被内吞到宿主细胞中。进入宿主细

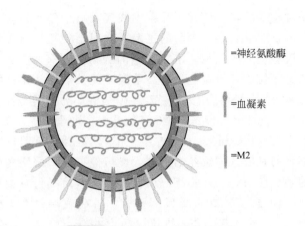

图 25-1　甲型流感病毒结构示意图

胞内的病毒，在核内酸性条件催化下发生了两个反应：一个是 HA 蛋白将病毒衣壳溶合到宿主细胞液中；另一个反应是 M2 离子通道允许离子通过病毒衣壳酸化病毒核心，从而促使病毒 RNA 和核心蛋白释放。释放出来的 RNA 和核心蛋白形成复合物，RNA 依赖 RNA 聚合酶帮助其与宿主细胞发生融合，并借助宿主细胞产生更多的子病毒，成熟的子病毒以出芽的形式转移到宿主细胞表面。这时 NA 通过剪切唾液酸残基而帮助子病毒从宿主细胞表面释放，最终成熟子病毒脱离宿主细胞表面开始感染新的细胞（图 25-2）[5]。由此可见，M2、HA 和 NA 这三个蛋白在病毒生命周期中发挥着重要的作用，因此成为研究抗流感病毒药物的重要

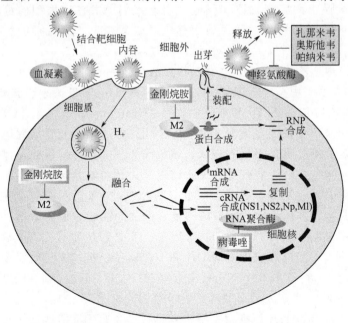

图 25-2　流感病毒感染周期及各药物靶点示意图

靶标。根据流感甲型和乙型病毒神经氨酸酶的晶体结构信息，充分应用计算机辅助药物设计，人们成功地于 1999 年开发出扎那米韦和奥司他韦两个 NA 抑制剂药物，开创了抗流感病毒药物研发的新纪元。

25.2.1 神经氨酸酶（NA）功能

神经氨酸酶（NA）又称唾液酸酶，是分布于甲、乙型流感病毒衣壳上的一种糖蛋白，它具有抗原性，可以催化唾液酸水解，协助成熟流感病毒脱离宿主细胞感染新的细胞，在流感病毒的复制周期中扮演了重要的角色。NA 外形酷似蘑菇云，由 453～466 个氨基酸组成，分为颈部和头部；颈部有一个疏水域使之易于插入双层脂质膜中；头部有酶和抗原活性，能够催化唾液酶（或 N-乙酰神经氨酸）与 D-半乳糖或半乳糖相连的 α-糖苷键水解，从而可以切割细胞表面 NA 受体上的唾液酸残基，对病毒的感染起到至关重要的作用（图 25-3）。装配成熟的病毒颗粒可以由自身表面的 NA 与细胞膜表面的 NA 受体结合而停留在细胞表面，NA 的切割使病毒出芽释放，新释放的病毒颗粒表面覆盖有细胞膜，膜表面同时具有 NA 和 NA 受体，NA 的切割可以防止新释放的病毒颗粒相互凝聚，增强病毒感染细胞的能力，同时 NA 还可以剪切消化呼吸道黏膜表面的唾液酸残基而利于病毒的扩散。

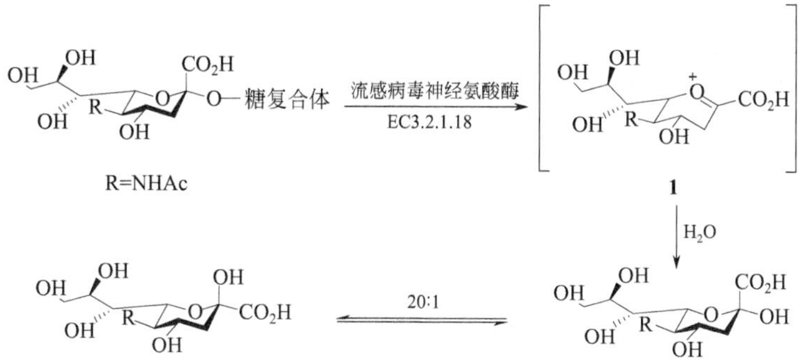

图 25-3 神经氨酸酶催化反应机制

在早期的神经氨酸酶催化机制研究中，科研人员应用动力学同位素效应测量以及分子建模方法，均发现在神经氨酸酶催化底物 α-糖苷键水解过程中应该存在离子中间体[6]。随后对反应水解产物分析也发现，底物在催化过程中有构型转变的现象，进一步证明神经氨酸酶催化反应过程中有离子中间体的生成。于是科研人员推测神经氨酸酶的反应机制（图 25-3）：底物在神经氨酸酶的作用下，发生 α-糖苷键水解，生成离子中间体（**1**），水分子进攻 **1** 生成产物分别为 α 构型的 Neu5Ac 和 β 构型的 Neu5Ac。

25.2.2 神经氨酸酶晶体结构

1983 年禽流感病毒神经氨酸酶（NA）第一个晶体结构被成功解析（图 25-4）[7]。到目前为止，人们共发表 NA 晶体结构约 359 个。甲型流感病毒的 NA 序列和乙型流感病毒的 NA 序列同源性约有 30%，甲型流感病毒亚型之间的同源性也不超过 50%，但是这些 NA 的活性位点残基却有非常保守的结构。甲型、乙型流感的神经氨酸酶中有几个非常明显的口袋，其中所有的残基都和底物有直接的作用。由于神经氨酸酶的底物是极性的，所以神经氨酸酶的活性位点结构特点主要是包含大量带电的或极性氨基酸残基。晶体结构显示，有 10 个极性氨基酸残基和 4 个非极性氨基酸残基在神经氨酸酶与唾液酸及其衍生物结合中发挥着重要作用[6]。图 25-5 所示为保守氨基酸残基与底物类似物 Neu5Ac2en（2）结合作用示意图，包括 NA 活性位点保守残基 Arg118、Arg371、Arg292 这三个精氨酸簇与底物 C2 羧基离子形成了很强

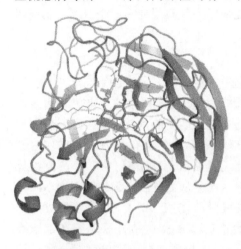

图 25-4   甲型流感病毒神经氨酸酶晶体结构（PDB ID：1F8B）

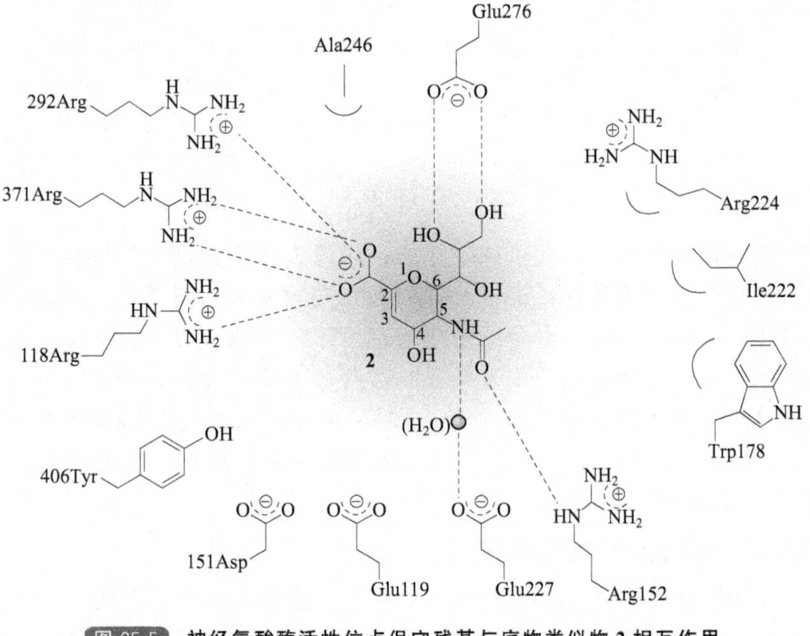

的盐桥作用——这个作用对于底物的活性有非常重要的影响；残基 Glu276 与底物 C6 丙三醇侧链形成氢键相互作用；残基 Arg152 和 Glu227 与底物 C5 乙酰氨基取代基之间存在氢键作用；残基 Ile222 和 Trp178 与底物 C5 乙酰氨基甲基部分发生疏水作用；及参与酶催化反应的 Tyr406 和 Asp151。此外，唾液酸类配体中的 C4 羟基、C5 乙酰氨基及丙三醇侧链与神经氨酸酶中存在一系列氢键、静电作用和

图 25-5   神经氨酸酶活性位点保守残基与底物类似物 2 相互作用

非极性相互作用，这些作用在两者结合能中同样发挥着重要的作用。**2** 是假定的过渡态类似物，研究证明它能够同时抑制病毒类和非病毒类神经氨酸酶[8]。正是因为神经氨酸酶活性位点结构的高度保守性，使得晶体结构揭示的这些关键结合作用机制对研发神经氨酸酶抑制剂具有重要意义，有力地推动了神经氨酸酶抑制剂的发现与结构优化。

25.3　神经氨酸酶抑制剂研究

神经氨酸酶抑制剂的设计原理是模拟唾液酸过渡态中间体 **1** 的离子构型（图 25-3）[9]。烯烃被认为在一定程度上能很好地模拟唾液酸中间体 **1** 构型。首个基于底物设计的流感病毒神经氨酸酶抑制剂是底物类似物 **2**，在体外表现出了神经氨酸酶抑制活性（$K_i = 10^{-5} \sim 10^{-6}$ mol/L）[10]，但是对流感病毒并没有特定选择性，且在流感病毒感染的动物模型上没有活性。

2 的体内活性不理想的原因可能是唾液酸衍生物在体内代谢过快，因此这类化合物不适合做流感病毒抑制剂的候选化合物。随后研究人员开始对 **2** 进行简单结构修饰，如三氟基衍生物，但体内活性还是没有改善，而且所有的唾液酸类似物对流感病毒神经氨酸酶的抑制活性都没有超过 **2**。

为了研发新型的流感病毒抑制剂，von Itzstein 研究小组充分利用神经氨酸酶晶体结构信息，进行了合理药物设计的研究[11]。他们应用计算化学方法研究了酶催化机制[12]、应用 GRID 程序计算配体基团与结合位点残基相互作用自由能[13]、应用模拟退火方法优化晶体结构[14]、分子建模研究配体与受体的催化机制[15] 等等，结果发现将 **2** 中的 C4 羟基替换为氨基可进一步加强新化合物与 Glu119 残基形成的盐桥强度，从而能够提高其活性[8,16]（图 25-5）。此外，检查配体 C4 基团催化位点发现，神经氨酸酶在此位点存在一个很大的保守口袋（图 25-5），这个口袋能够容纳比氨基取代基更大的官能团。进一步计算分析，C4 位置的取代基胍基末端氮与活性位点的 Glu119 和 Glu227 之间可产生强烈的相互作用，所以 C4 为胍基取代的 **2** 类似物 4-脱氧-4-胍基 Neu5Ac2en 配体对神经氨酸酶的亲和性将会进一步增强[6]。

基于以上的分析，研究人员分别合成了 4-脱氧-4-氨基-Neu5Ac2en（**3**）和 4-脱氧-4-胍基-Neu5Ac2en（**4**）两类化合物（图 25-6），并通过晶体结构研究这两类化合物与流感病毒神经氨酸酶的结合作用机制，结果证实了 C4 胍基端氮是与 Glu227 和 Glu119 的羧基形成了相互作用。这两类化合物对流感病毒 A 型和 B 型抑制活性测试结果表明，化合物 **4**（编号为 GG167）对流感病毒神经氨酸酶的抑制常数 $K_i \approx 10^{-11}$ mol/L[10]，最终在 1999 年由葛兰素史克公司推向市场，这就是首个抗流感神经氨酸酶抑制剂类药物，通用名"扎那米韦（Zanamivir）"，商品名为"乐感清"。受到扎拉米韦研究的启发，吉利德科技公司很快开发出另一个NA 抑制剂——奥司他韦。

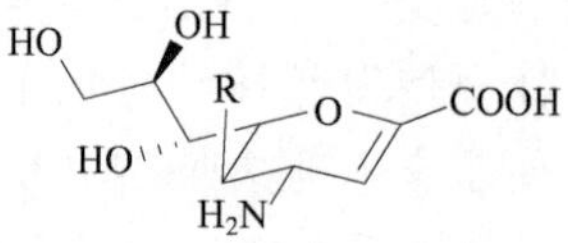

图 25-6　化合物 2 中 C-4 取代基结构修饰

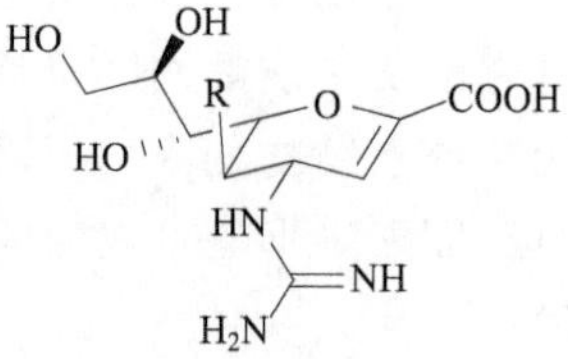

25.3.1　奥司他韦苗头化合物的发现

　　奥司他韦的研发灵感还得从一张会议海报说起[17]。1992 年 10 月 14 日，抗微生物制药和化疗跨学科会议（ICAAC）年会在洛杉矶召开。吉利德科技公司（Gilead Sciences）的诺波特·比朔夫贝格尔（Norbert Bischofberger）在会议空隙，来到海报展板前浏览，其中澳大利亚纳什大学科研人员的一篇海报吸引住了他。该研究发现，由澳大利亚生物科技公司 Biota 发明的一种化合物在小鼠体内可抑制流感病毒的复制。而这家公司已授权葛兰素史克制药将其开发上市，该物质的研究编号为 GG167，即扎那米韦（Zanamivir）。这张海报给比朔夫贝格尔留下了深刻的印象。仔细研究了海报的结果后，比朔夫贝格尔认为 GG167 将可能成为真正意义上的抗病毒药物，同时他注意到 GG167 的化学结构特点不适合开发成口服给药的药物。虽然当时 Biota 及葛兰素的科学家觉得吸入式可能更具优势，因为病毒主要影响患者的呼吸系统。但比朔夫贝格尔却认为流感患者往往存在呼吸困难症状，在面对口服和吸入两种给药方式，患者可能更喜欢口服给药。因此他决定投身于口服抗流感药物的开发。会后不久，在吉利德公司总部，一个由 10 人组成的科研小组便轰轰烈烈地投入了抗流感病毒药物项目的研发工作。

　　模拟酶催化底物过渡态结构是研发酶抑制剂的常用方法。酶与底物相互作用的强弱通常是由立体因素和电性因素共同决定的，理论上化合物与底物过渡态结构越相似，其与酶的亲和性会越好[18]。根据 NA 晶体结构信息（图 25-4），研究人员将中间体 1 作为抑制剂设计模拟的对象（图 25-3）。相对于二氢吡喃类化合物，碳环类化合物的稳定性更好且易于进行结构修饰，所以研究人员将 2 中的二氢吡喃环骨架替换为碳环。碳环类抑制剂早期的研究集中在苯环类结构，然而却没有发现任何活性化合物，研究人员意识到这可能是碳环周围取代基的构象会影响化合物对酶的抑制活性。由于中间体 1 是一个含有双键的锡盐，根据电子等排体原理，研究人员决定用环己烯来替换二氢吡喃环，得到化合物 5 和 6（图 25-7）。

　　研究人员通过 X 射线晶体结构分析方法分析碳环类化合物与神经氨酸酶复合物晶体结构发现，神经氨酸酶中 2 及其类似物 C6 丙三醇侧链上的羟基和酶的活

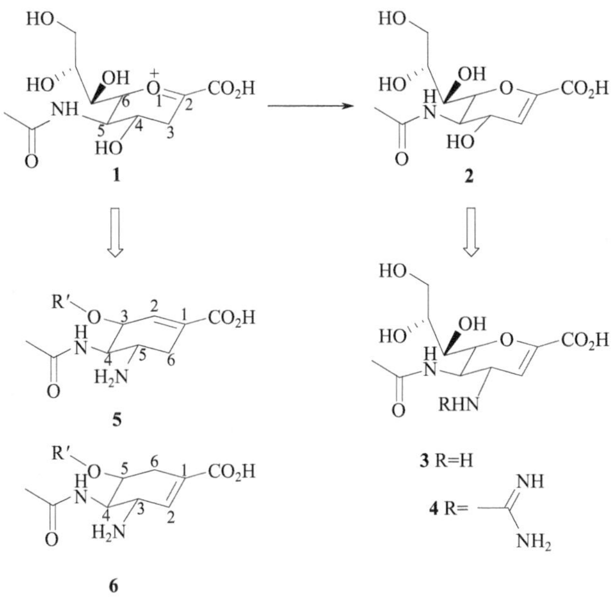

图 25-7　基于离子中间体 1 的结构改造

性位点并没有很强作用，其结合位点实际上存在一个很大的疏水口袋（图 25-5），能够结合大的脂溶性基团[18]。疏水口袋的发现为开发口服吸收利用度好的神经氨酸酶抑制剂提供了很好的指导，这意味着 2 中 C6 上丙三醇取代基的去留对配体活性并没有影响。又因为过渡态中间体 1 是一个锡盐离子，存在高极性缺电子氧鎓双键，因此吉利德研究人员用吸电子烷氧取代基替换化合物 5 中的 C3 上的丙三醇侧链，烷氧取代基上的氧原子通过 σ 诱导吸电作用能够减少碳环双键上的电子云密度。同时在扎那米韦的研发中发现，2 上取代基为氨基或是胍基时能增强配体与 NA 的亲和性。氨基取代物相对胍基取代物更容易合成，所以吉利德公司研究人员首先对 5、6 两类化合物进行构效关系研究。

化合物 5、6 的差别仅仅在于双键位置的差异，因无法决定这两类化合物的活性差异，研究人员合成了 7 和 8 两类化合物（图 25-8）。根据酶活性测试发现化合物 7 对神经氨酸酶的半数抑制浓度（IC_{50}）是 $6.3\mu mol/L$，化合物 8 在 $200\mu mol/L$ 时

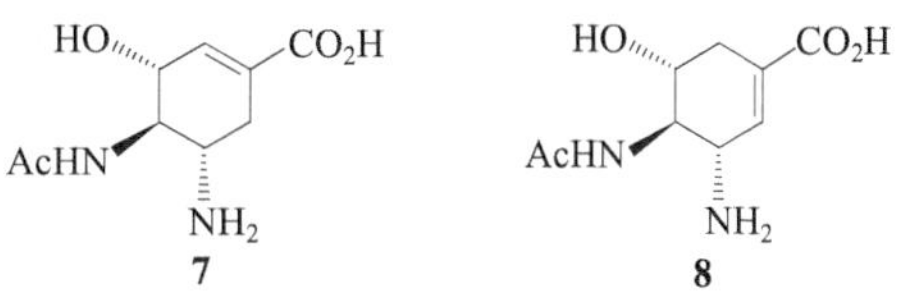

图 25-8　化合物 7、8 结构示意图

对神经氨酸酶没有抑制活性。这个酶活性测试证明了结构为 5 的化合物对酶存在一定的活性，也说明了碳环类化合物中双键所处位置的重要性，因此，确定化合物 5 为苗头化合物。

25.3.2　先导化合物的发现和结构优化

在前期对 2 及其类似物与 NA 复合物的 X 射线晶体结构的研究分析中，发现

取代基羧基与 Arg118、Arg292、Arg371 存在很强的离子作用，取代基酰胺部分与 Arg152 和 Glu227 存在相互作用，乙酰氨基上的甲基正好与 Trp178、Arg224 及 Ile222 形成的疏水口袋匹配（图 25-5）。C4 上的取代基为氨基或胍基时，配体活性较好。基于以上的研究结果，研究人员决定针对苗头化合物 **5** 中烷氧取代基的烷基部分进行进一步的修饰。暂时保留 C1 羧基、C4 乙酰氨基、C5 氨基，只对 C3 取代基进行进一步的结构修饰。

前期对 **2** 及其衍生物与 NA 复合物的 X 射线晶体结构分析发现丙三醇侧链的两个末端羟基与酶的 Glu276 存在具双齿作用，同时发现丙三醇上的碳原子与酶的 Arg224 存在疏水作用。研究人员希望通过提高配体的脂溶性来改善配体与酶之间的疏水作用，增强两者的亲和力。提高化合物的脂溶性除了增强与酶的亲和力外，更重要的是合适的脂溶性对口服药物的设计也非常重要。前期对碳环类抑制剂的研究发现 NA 在 **2** 的 C6 丙三醇侧链结合位点存在一个很大的疏水区域，所以决定用疏水性的烷基取代 R 基团。

研究人员合成了一系列 R 基团衍生物[19]（表 25-2）。酶活测试结果发现，逐渐增大 R 基团的烷基，配体的抑制活性逐渐增强，当 R 基团为正丙基时抑制活性突然增强十多倍；继续增强链长至 R 为正丁基，得到的化合物 **12** 活性下降。R 基团为正戊基时化合物 **13** 对甲型流感病毒抑制活性稍有增加，但对乙型流感病毒活性降低。将 R 基团用 2-乙基丙基取代得到化合物 **14**，对甲、乙型流感病毒抑制活性骤然增长，IC$_{50}$ 达到 nmol/L 级别。继续变换 R 基团，虽然能够得到活性较好的化合物，但这些化合物或是只对甲、乙型流感病毒中的一种有效，或是结构相比化合物 **14** 更加复杂，而活性相当[20]。因此，吉利德公司将 R 基团确定为 2-乙基丙基，将化合物 **14** 编号为 GS4071。

表 25-2 化合物 5 的 R 取代基构效关系研究

化合物	R	酶抑制活性 IC$_{50}$/(nmol/L)	
		甲型①	乙型②
7	H	6300	ND
9	CH$_3$	300	ND
10	CH$_3$CH$_2$	2000	185
11	CH$_3$(CH$_2$)$_2$	180	15
12	CH$_3$(CH$_2$)$_3$	300	215
13	CH$_3$(CH$_2$)$_5$	150	1450
14	(CH$_3$CH$_2$)$_2$CH	1	3

续表

化合物	R	酶抑制活性 IC$_{50}$/(nmol/L)	
		甲型①	乙型②
15	(S) 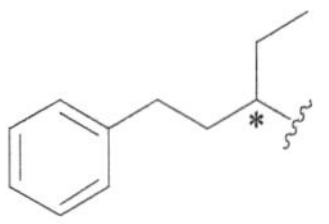	0.3	70
	(R)	12	35
16	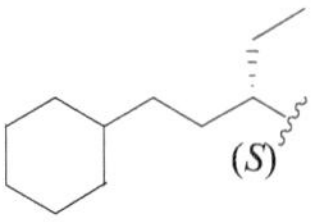 (S)	1	2150

① A/PR/8/34（H1N1）。
② B/lee/40；ND 表示无法确定。

化合物 GS4071 在体外对流感病毒甲型和乙型的 NA 都有抑制活性，但小鼠体内试验发现，化合物 GS4071 口服生物利用度很低，对流感病毒基本无效，不能开发成口服药物。原药酯化是设计前药的常用方法，通常选择乙酯化产物作为前药，此类前药吸收进入体内后容易被血液中或组织中各种酯化水解酶水解成原药，从而减少在吸收过程中的损耗，提高原药的生物利用度。吉利德公司希望通过酯化 GS4071 上的羧基，以提高药物的口服吸收。Von Itzstein 研究小组前期发现，**2** 及其类似物的 C4 上的羟基被氨基或是胍基取代后，该类化合物与 NA 的亲和性会增强。为了比较化合物 GS4071 中 C5 上取代基为氨基或胍基的酶抑制活性，研究人员同时研究了 GS4071、GS4116（即 GS4071 中 C5 取代基氨基被胍基替换）及两者的酯化物（GS4104、GS4109）的口服生物利用度（图 25-9）[21]。

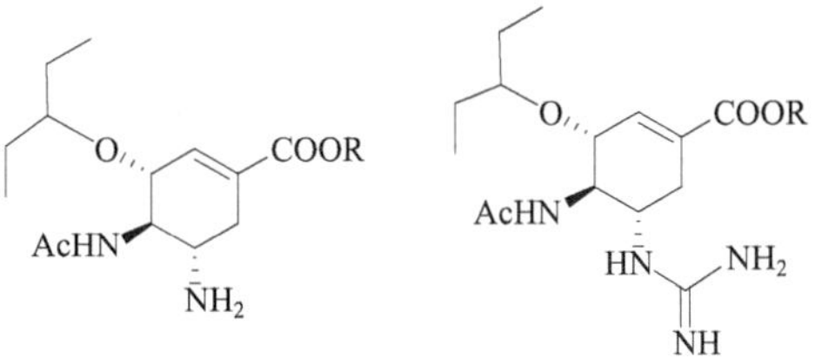

GS4071:R=H
GS4104:R=CH$_2$CH$_3$

GS4116:R=H
GS4109:R=CH$_2$CH$_3$

图 25-9 先导化合物羧基修饰研究

先导化合物 GS4071 及 GS4116 对神经氨酸酶的体外抑制活性 IC$_{90}$ 都在 10nmol/L 以内，而他们相应的乙酯化产物 GS4104 及 GS4109 在体外对神经氨酸酶基本无抑制活性。以扎那米韦为对照，研究人员研究了这 4 个化合物的口服生物利用度，各个化合物的动力学参数如表 25-3 所示，可见，GS4104 的口服吸收最好。

表 25-3 神经氨酸酶抑制剂在大鼠体内动力学参数

化合物	给药方式	AUC$_{0\sim24}$/(mg·h/L)	C$_{max}$/(μg/mL)	T$_{max}$/h	CL/[L/(h·kg)]	t$_{1/2}$/h①	原药转化率 F/%
GS4071	i. v.	8.4±1.4	0.03±0.00	4.0±1.6	1.5±0.3	1.6±0.4	100
	p. o.	0.3±0.1				10.6±5.5	4.3±1.6

续表

化合物	给药方式	$AUC_{0\sim24}$ /(mg·h/L)	C_{max} /(μg/mL)	T_{max}/h	CL /[L/(h·kg)]	$t_{1/2}$/h[①]	原药转化率 F/%
GS4104	i. v.	6.6±1.2	0.47±0.13	4.0±1.6	1.8±0.3	6.2±2.3	79±14
	p. o.	3.0±0.9				7.0±0.6	35±11
GS4116	i. v.	9.0±1.7	0.06±0.01	4.0±1.6	1.3±0.2	5.7±0.8	100
	p. o.	0.4±0.1				20.1±7.0	4.0±1.0
GS4109	i. v.	9.2±0.9	0.03±0.00	4.0±1.6	4.0±1.6	6.0±1.0	102±10
	p. o.	0.4±0.1				18.0±5.3	2.1±1.1
扎那米韦	i. v.	5.5±1.5	0.06±0.01	4.0±1.6	4.0±1.6	1.1±0.3	100
	p. o.	0.2±0.2				1.8±0.6	3.7±2.3

① 半衰期的测定，注射给药后 6h 和 12h 取样测定；口服给药后 12h 和 24h 取样测定（扎那米韦口服给药后 4h 和 12h 取样测定）。

注：所有数值均为均值，±表示偏差。

为了排除药物吸收的种属特异性，研究人员在小鼠、狗和雪貂体内同样做了血药溶度测试。其中小鼠、雪貂和大鼠一样都是啮齿类动物模型，狗为非啮齿类动物。实验结果如表 25-4 所示。实验动力学数据表明 GS4104 口服吸收很好，特别在狗和雪貂体内，GS4104 口服给药 AUC 和 GS4071 注射给药 AUC 差别并不是很大，说明 GS4104 能够通过口服吸收并可以在体内转化为活性代谢物 GS4071。

表 25-4　比较化合物 GS4071 和 GS4104 在动物体内药动学参数

种属	化合物	剂量 /(mg/kg)	给药方式	$AUC_{0\sim24}$ /(mg·h/L)	C_{max} /(μg/mL)	T_{max} /h	CL /[L/(h·kg)]	$t_{1/2}$ /h	V_{ss} /(L/kg)	F/%
小鼠 (n = 3)	GS4071	10	iv	13	12	1.0	0.77	ND	3.9	30
	GS4104	10	oral	3.9				ND		
大鼠 (n = 4)	GS4071	10	iv	8.4	0.47	1.6	1.5	1.6	1.3	35
	GS4104	10	oral	3.0				7.0		
雪貂 (n = 3)	GS4071	1	iv	2.2	0.20	2.0	0.33	0.6	0.28	11
	GS4104	5	oral	1.2				5.7		
狗 (n = 5)	GS4071	5	iv	18	1.2	3.8	0.32	1.8	0.56	73
	GS4104	5	oral	11				3.7		

注：所有数值均为平均值；ND 表示无法确定。

为了进一步验证 GS4104 抑制流感病毒的体内活性，吉利德公司研究人员用老鼠和雪貂建立了感染流感病毒的动物模型[22]。每天分别按口服 10mg/kg、1mg/kg、0.1mg/kg、0mg/kg GS4104 的剂量给药，发现给药量越大的小鼠存活率越大，10mg /kg 组的小鼠基本上都存活。同时研究人员做了另一个小鼠实验，在小鼠感染病毒前 4h 开始给小鼠口服 10mg/（kg·d）GS4104，连续服用 5 天，发现小鼠几乎不会被任何流感病毒感染；而没有给药的小鼠大多数都死亡。小鼠感染病毒后除了死亡，并不会明显表现出其他症状，而雪貂感染流感病毒后会表现出发热、流鼻涕、呆滞等易观察的症状。因此，研究人员又对雪貂做了GS4104 体内抗病毒实验，感染流感病毒 2h 后的雪貂口服给药一天两次，剂量为5mg/kg 和 25mg/kg。三天后，5mg/kg 剂量组有 58％的雪貂发热症状减轻，而25mg/kg 组有 93％雪貂症状减轻。GS4104 在治疗感染流感的小鼠和雪貂时，除了减少机体对炎症的应答反应外，没有出现其他毒副作用。大鼠体内耐受试验表明，每天口服 800mg/kg GS4104，连续给药 14 天，并没有发现任何药物相关的毒性反应。

　　1996 年，罗氏制药获得奥司他韦专利使用权后，又开展了系统的毒性研究[23]。分别用沙门菌、大肠杆菌和小鼠淋巴瘤细胞做了埃姆斯试验（Ames test）来测试 GS4104 诱导突变性；用小鼠微粒和人体淋巴细胞做了染色体突变试验；同时给大鼠每天 1500mg/kg 及给兔子 500mg/kg 的药量的毒性试验。这些试验都没有发现 GS4104 有任何致癌、致畸、致突变等毒性反应，说明了 GS4104 有很大的安全界限。由于流感虽然主要症状是出现在呼吸道，但经常会在耳和鼻内产生并发症，所以研究人员给感染了流感病毒的雪貂口服 5mg/kg 的[14]C 标记的GS4104，用自显迹法追踪了药物体内分布情况，分析显示药物在肺内分布是血液中的 5 倍，且药物能顺利地渗透到中耳和鼻黏膜中。大鼠放射线研究发现，药物的半衰期 $t_{1/2}$ 大约是 5h[23]。所有这些试验证明了化合物 GS4104 在动物体内安全有效，是理想的药物候选化合物。

25.3.3　先导化合物的合成

　　奥司他韦于 1996 年由吉利德科技公司首次合成，合成路线是以奎宁酸作原料，合成过程中涉及有毒的叠氮化物，原料奎宁酸供应不稳定，无法保证稳定的工业生产。罗氏公司通过以莽草酸代替奎宁酸改良了最初的合成路线[24]（图 25-10），使罗氏公司在葛兰素史克公司扎那米韦之前推出了奥司他韦。罗氏公司这个合成路线虽然能够适用一般的工业生产，但莽草酸是由中国生长的八角茴香中提取的，而八角茴香供应也是有限制的。在流感大流行时，由于莽草酸原料供应限制，使奥司他韦市场供应不足。2005 年，由于禽流感在世界范围的扩散，全球掀起一股抢购风潮，罗氏公司也因为不愿放开奥司他韦的专利权、限制销售等行为而遭到广泛的谴责，罗氏公司最终决定授予部分国家和地区自行生产权。此后，寻找奥司他韦更加简易的合成途径即成为科研界的热点，2006 年 Harvard 大学的 Corey[25]和东京大学的柴崎正胜（M. Shibasaki）[26]在同一期 JACS 上先后发表了他们的奥司他韦合成路线，其合成路线避免了以莽草酸为原料；之后新的合成路线更是不断涌现。

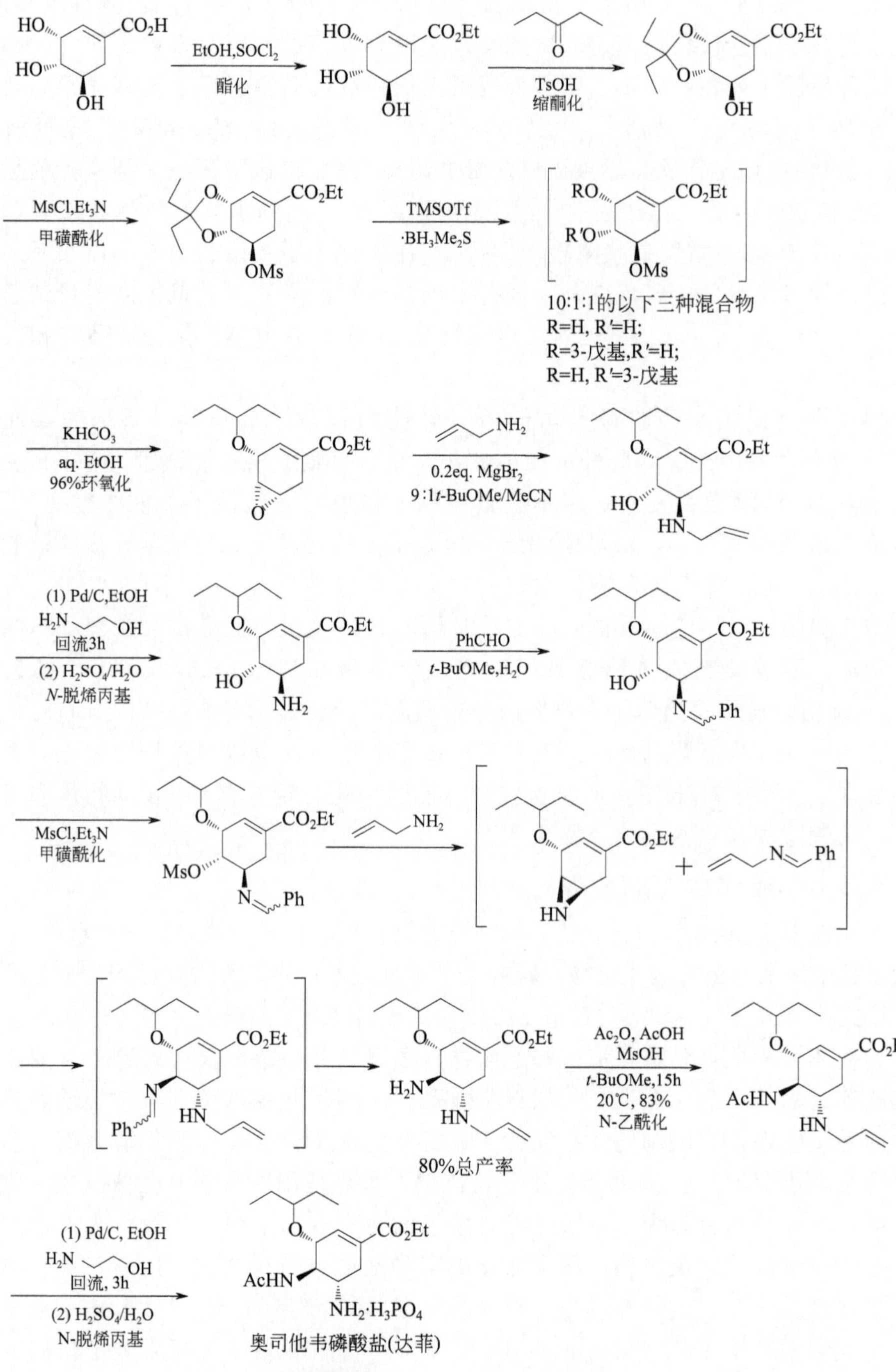

图 25-10   奥司他韦工业合成路线

25.4　奥司他韦与神经氨酸酶复合物晶体结构分析

奥司他韦在体内的活性形式是化合物 GS4071，研究人员通过 X 射线晶体衍射方法研究化合物 GS4071 和神经氨酸酶复合物晶体结构（图 25-11）[18]。化合物 GS4071 中的羧基盐离子与 NA 的三精氨酸离子簇（Arg292，Arg371，Arg118）存在极强的盐桥作用，此作用使配体 GS4071 在酶活性位点中的构象变化成扭船式；C3 取代基中的 3-戊基与 NA 中的 Glu276、Ser246、Arg224 及 Ile222 组成的较大的疏水口袋能够很好地匹配，产生较强的疏水作用；C4 位乙酰氨基团中的甲基部分与 NA 中 Trp178、Ile222、Arg152 组成的疏水区域存在一定的作用；C5 位上的氨基与 NA 中 Glu119、Asp151 之间存在较强的氢键作用。晶体研究结果表明，除了 C3 取代基中 3-戊基与 NA 中的强的疏水作用外，其他与酶之间的相互作用基本与 **1** 相同，且构象也基本相同。相比 **1**，化合物 GS4071 对 NA 体外抑制活性较好，很好地证实了 C3 位置中的 3-戊基与 NA 疏水口袋的相互作用增强了 GS4071 与酶之间的亲和力。

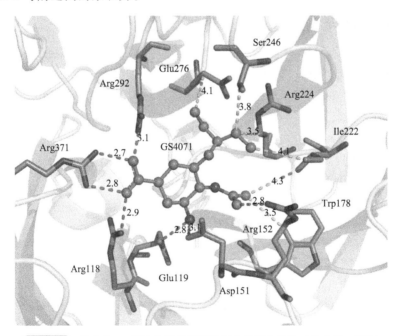

图 25-11　化合物 GS4071 与神经氨酸酶复合物晶体结构（PDB ID：3TI6）
球棍模型—化合物 G4071；深灰色虚线—氢键作用；浅灰色虚线—疏水作用；
数字—原子间距离；单位为 Å

25.5　奥司他韦临床研究

1996 年初，在确定化合物 GS4104 体内抗流感病毒有效后，罗氏制药公司获得了 GS4104 的生产和销售授权。1996 年底，罗氏公司在英国韦林开始临床研究的前期准备工作。1997 年 3 月正式开始临床 I 期试验并顺利完成，但接下来的临床 II、III 期试验却遭遇了招募不到受试者且分布零散等困境，最终罗氏公司克服了种种困难，终于在 1998 年 6 月完成了临床试验，完全满足了美国 FDA 的新药申请要求。

在临床研究当中，奥司他韦显示了良好的预防流感作用，在健康的受试者之中，被流感病毒感染之前就预先服用奥司他韦的受试者，感染流感病毒后的症状持续时间显著缩短，症状严重性大大改善。在已经感染流感病毒的受试者之中，口服奥司他韦同样显示出了较好的抗病毒活性。在病人明显出现了病毒感染症状之后，进行持续五天给药，患者出现并发症的概率及症状的严重程度都大幅度地降低。受试者每日口服奥司他韦 75mg，每日服药一次或者两次，持续服药 6 星期后，显示出了 67%～84% 的预防成功率。所有研究结果表明，奥司他韦作为口服药物，生物利用度高，在体内能较快转化为活性代谢物，没有明显的毒性及药物相互作用。临床指导用药是每天两次、每次 75mg，能有效地保持血药浓度[23]。最终，奥司他韦顺利地通过临床试验并成功上市。

25.6　奥司他韦成功上市及市场效益

流感病毒神经氨酸酶作为重要的抗流感病毒药物靶标而被广泛研究，并成功开发了扎那米韦和奥司他韦两个重要药物。1999 年，奥司他韦在瑞典首先上市，用于治疗无并发症的甲型和乙型流感病毒感染，是首个口服抑制神经氨酸酶的抗流感病毒药物。2005 年，FDA 同意其作为儿童预防流感用药，现已成为流感预防储备库的重要品种。2005 年，奥司他韦的全球销售额达到 15.58 亿瑞士法郎，同比上一年增长 370%；2006 年其总产量达到 3 亿剂，销售额为 26.27 亿瑞士法郎，比上一年增长了 68.61%。

25.7　奥司他韦研发启示

奥司他韦从 1992 年美国吉利德公司成立研发小组到 1999 年成功批准上市，其研发历程仅仅用了短短 7 年的时间，这在近代新药研发历史上是非常罕见的，成为合理药物设计的经典案例。审视其研发全过程，不管是先导化合物的选择还是研发手段，都有值得新药研发工作者的借鉴之处。首先是研究药物项目选择方面，在找到一个突破口后，应果断开展研究，并高效合理地使用科研经费。特别是在我国创新药物研究经费投入相对不足的情况下，奥司他韦的例子告诉我们，me-too、me-better 药物是研发新药的有效途径之一。其次是在科技迅速发展的今天，药物研发人员应该学会利用各种资源，特别是结构生物学和计算机辅助药物设计技术，这样既可以很好地节约科研成本，又能够提高研发效率。最后是在药物设计过程中，不仅要考虑化合物的活性，也应该注意药物顺从性，从患者的角度去考虑问题，这将决定药物的市场竞争力。具体到流感病毒的酶类抑制剂时，以其天然底物为模板设计新化合物，将可以保证药物具有良好的药代动力学性质，且不易产生耐药性。

奥司他韦是基于结构的合理药物设计的成功案例，在其前期研发过程中大量应用了计算机辅助药物设计的手段，根据神经氨酸酶的三维结构针对性地设计了高效低毒、专一性强的神经氨酸酶抑制剂。该案例表明，将计算机辅助药物设计与结构生物学及药物化学紧密结合起来可显著地提高新药研发效率，这样的研究策略已经并将继续广泛应用于创新药物研究。

参考文献

［1］ Influenza：Viral Infections：Merck Manual Home Edition. Merck ［2012-08-1］. http：//www. merckmanuals. com/home/infections/viral _ infections/influenza. html? qt＝&sc＝&alt＝.

［2］ Influenza（Seasonal）. World Health Organization，April 2009 ［2012-08-13］. http：//www. who. int/mediacentre/factsheets/fs211/en/.

［3］ Hsieh Y C，Wu T Z，Liu D P，Shao P L，Chang L Y，Lu C Y，Lee C Y，Huang F Y，Huang L M. Influenza pandemics：past，present and future. Journal of the Formosan Medical Association，2006，105：1-6.

［4］ Hilleman M R. Realities and enigmas of human viral influenza：pathogenesis，epidemiology and control. Vacine，2002，20：3068-3087.

［5］ Von Itzstein M. The war against influenza：discovery and development of sialidase inhibitors. Nature Reviews Drug Discovery，2007，6：967-974.

［6］ Itzstein M，Thomson R. Anti-influenza drugs：the development of sialidase inhibitors. Antiviral Strategies，2009：111-154.

［7］ Varghese J，Laver W，Colman P. Structure of the influenza virus glycoprotein antigen neuraminidase at 2. 9 Å resolution. Nature，1983，303：35-40.

［8］ Holzer C T，Itzstein M，Jin B，Pegg M S，Stewart W P，Wu W Y. Inhibition of sialidases from viral，bacterial and mammalian sources by analogues of 2-deoxy-2，3-didehydro-N-acetylneuraminic acid modified at the C-4 position. Glycoconj J，1993，10：40-44.

［9］ Varghese J N，Smith P W，Sollis S L，Blick T J，Sahasrabudhe A，McKimm-Breschkin J L Colman P M. Drug design against a shifting target：a structural basis for resistance to inhibitors in a variant of influenza virus neuraminidase. Structure，1998，6：735-746.

［10］ Kiefel M J，Von Itzstein M. 1 Influenza Virus Sialidase：A Target for Drug Discovery. Prog Med Chem，1999，36：1-28.

［11］ Von Itzstein M，Wu W Y，Kok G B，Pegg M S，Dyason J C，Jin B，Van Phan T，Smythe M L，White H F，Oliver S W. Rational design of potent sialidase-based inhibitors of influenza virus replication. Nature，1993，363：418-423.

［12］ Tintelnot M，Andrews P. Geometries of functional group interactions in enzyme-ligand complexes：Guides for receptor modelling. J Comput Aided Mol Des，1989，3：67-84.

［13］ Goodford P J. A computational procedure for determining energetically favorable binding sites on biologically important macromolecules. J Med Chem，1985，28：849-857.

［14］ Brünger A T. Crystallographic refinement by simulated annealing：Application to a 2. 8Å resolution structure of aspartate aminotransferase. Journal of Molecular Biology，1988，203：803-816.

［15］ Taylor N R，von Itzstein M. Molecular modeling studies on ligand binding to sialidase from influenza virus and the mechanism of catalysis. J Med Chem，1994，37：616-624.

［16］ Von Itzstein M，Dyason J C，Oliver S W，White H F，Wu W Y，Kok G B，Pegg M S. A study of the active site of influenza virus sialidase: an approach to the rational design of novel anti-influenza drugs. J Med Chem, 1996, 39: 388-391.

[17] 安明榜. "达菲" 的前世今生. 药学与临床研究, 2010, 18 (1): 6-10.

[18] Kim C U, Lew W, Williams M A, Liu H, Zhang L, Swaminathan S, Bischofberger N, Chen M S, Mendel D B, Tai C Y. Influenza neuraminidase inhibitors possessing a novel hydrophobic interaction in the enzyme active site: design, synthesis, and structural analysis of carbocyclic sialic acid analogues with potent anti-influenza activity. Journal of the American Chemical Society, 1997, 119: 681-690.

[19] Lew W, Chen X, Kim C U. Discovery and development of GS 4104 (oseltamivir) an orally active influenza neuraminidase inhibitor. Curr Med Chem, 2000, 7: 663-672.

[20] Kim C. U, Lew W, Williams M A, Wu H, Zhang L, Chen X, Escarpe P A, Mendel D B, Laver W G, Stevens R C. Structure-activity relationship studies of novel carbocyclic influenza neuraminidase inhibitors. J Med Chem, 1998, 41: 2451-2460.

[21] Li W, Escarpe P A, Eisenberg E J, Cundy K C, Sweet C, Jakeman K J, Merson J, Lew W, Williams M, Zhang L. Identification of GS 4104 as an orally bioavailable prodrug of the influenza virus neuraminidase inhibitor GS 4071. Antimicrob Agents Chemother, 1998, 42: 647-653.

[22] Mendel D B, Tai C Y, Escarpe P A, Li W, Sidwell R W, Huffman J H, Sweet C, Jakeman K J, Merson J, Lacy S A. Oral administration of a prodrug of the influenza virus neuraminidase inhibitor GS 4071 protects mice and ferrets against influenza infection. Antimicrob Agents Chemother, 1998, 42: 640-646.

[23] He G, Massarella J, Ward P. Clinical pharmacokinetics of the prodrug oseltamivir and its active metabolite Ro 64-0802. Clin Pharmacokinet, 1999, 37: 471-484.

[24] Karpf M, Trussardi R. New, azide-free transformation of epoxides into 1, 2-diamino compounds: synthesis of the anti-influenza neuraminidase inhibitor oseltamivir phosphate (Tamiflu). J Org Chem, 2001, 66: 2044-2051.

[25] Yeung Y Y, Hong S, Corey E J. A short enantioselective pathway for the synthesis of the anti-influenza neuramidase inhibitor oseltamivir from 1, 3-butadiene and acrylic acid. Journal of the American Chemical Society, 2006, 128: 6310-6311.

[26] Fukuta Y, Mita T, Fukuda N, Kanai M, Shibasaki M. De novo synthesis of Tamiflu via a catalytic asymmetric ring-opening of meso-aziridines with TMSN3. Journal of the American Chemical Society, 2006, 128: 6312-6313.

第26章

雷特格韦（Raltegravir）

许忠良　龙亚秋

目录

雷特格韦研发大事记

2003 年	默克公司公布了 HIV-1 整合酶抑制剂雷特格韦的 PCT 专利（WO 2003035077）
2006 年	默克公司公布了雷特格韦钾盐的 PCT 专利（WO 2006060712）
2007 年	美国 FDA 抗病毒药物顾问委员会支持抗 HIV 新药雷特格韦（商品名为 Isentress）进入快速审批通道，用于治疗对其他抗艾滋病药物无效的艾滋病患者
2007 年	雷特格韦在美国上市，用于治疗对其他抗 HIV 药物无效的艾滋病患者
2007 年	加拿大卫生部批准雷特格韦片剂与其他抗逆转录病毒药物联用，治疗接受过治疗但存在病毒复制及多药耐药病毒株的 HIV-1 感染者
2007 年	欧洲药品评价局（EMEA）专卖医药产品委员会（CHMP）批准雷特格韦用于接受过治疗但仍存在病毒复制和多药耐药病毒株的 HIV-1 感染者
2008 年	雷特格韦在英国、德国、法国、西班牙上市，用于接受过治疗但仍存在病毒复制和多药耐药病毒株的 HIV-1 感染者
2008 年	雷特格韦在日本上市，用于接受过治疗但仍存在病毒复制和多药耐药病毒株的 HIV-1 感染者
2009 年	美国 FDA 批准雷特格韦用于未曾接受过抗逆转录病毒治疗的 HIV-1 感染者
2009 年	雷特格韦先后在欧洲、日本、加拿大、中国批准用于未曾接受过抗逆转录病毒治疗的 HIV-1 感染者
2011 年	FDA 批准雷特格韦用于治疗 2～18 周岁的儿童或青少年
2011 年	咀嚼片式雷特格韦在美国上市，用于治疗 2～11 周岁的儿童；同年，颗粒状的雷特格韦在美国上市，用于治疗 6 个月到 2 周岁的婴幼儿
2012 年	默克宣布雷特格韦在美国的专利于 2023 年到期

26.1 逆转录病毒的生命周期和药物干预靶标

逆转录病毒（Retrovirus）是一组 RNA 病毒，由于它们在复制过程中必须经过由 RNA 到 DNA 这一逆转录的过程而得名。逆转录病毒具有以下共同特性：①病毒呈球形，有包膜，表面有刺突，其大小 100nm 左右；②病毒基因组为两条相同的单正链 RNA，在 5′端通过部分碱基互补配对形成二聚体；③病毒基因组组成相似，均含有序列及功能相似的 gag、pol 和 env 等 3 个结构基因及多个调节基因；④病毒核心含有逆转录酶（RNA 依赖的 DNA 聚合酶）、核酸内切酶、整合酶及 RNA 酶 H；⑤病毒复制时，能形成 DNA 中间体，且能整合于宿主细胞的染色体上。人类免疫缺陷病毒（human immunodeficiency virus，HIV）是最具代表性的逆转录病毒。

HIV 属于慢病毒属，是一种潜伏期极长的逆转录病毒。HIV 分为两型：HIV-1 与 HIV-2[1]。多数国家的 HIV 感染是由 HIV-1 造成的，并且感染 HIV-1 后超过 90％的患者会在 10～12 年内发病成为艾滋病（AIDS）；HIV-2 主要分布在西部非洲，其感染往往没有相关的病症。根据世界卫生组织和联合国艾滋病规划署公布的最新统计数据[2]，截至 2011 年底，全球大约有 3400 万艾滋病感染者，在非洲地区每 20 人中就有一个 HIV 感染者，占全球患者的 69％，而在亚洲，每 100 人中就有一个艾滋病患者；在 2011 年，有 170 万患者死亡，新增 250 万感染者，并且感染者更趋向于年轻化。

抗艾滋病药物的作用机制是阻断 HIV 病毒生命周期的某一个或几个关键步

骤，从而抑制病毒的复制和感染。HIV-1 病毒感染宿主细胞时，病毒粒子首先通过病毒外壳的包膜糖蛋白与人类 T 细胞膜上的 CD4 受体（CD4 receptors）结合附着到宿主细胞上，然后与宿主细胞膜的辅受体 CCR5 或 CXCR4 相互作用[3]，通过构象变化来活化病毒糖蛋白 gp41（glycoprotein gp41）的融合肽，从而介导病毒包膜与细胞膜发生融合[4]。在细胞质中，病毒衣壳蛋白脱去蛋白质外壳释放出基因物质 RNA 以及三种关键的病毒酶：逆转录酶（reverse transcriptase，简称 RT）、整合酶（integrase，简称 IN）和蛋白酶（protease，简称 PR）[5]。在逆转录酶的催化作用下，病毒 RNA 逆转录成互补的负链 DNA，构成 RNA：DNA 中间体，随后 RNA 被 RNase H 水解，而负链 DNA 再复制成双链 DNA。此时病毒基因组 DNA 的两端形成长末端重复序列（long terminal repeat，LTR），并从细胞质移位到细胞核[6]。在整合酶的协助下[7]，病毒 DNA 整合入细胞染色体中。这种被整合的病毒双链 DNA 即前病毒（provirus）。当前病毒活化而进行自身转录时，LTR 有启动和增强病毒转录的作用。在宿主细胞的 RNA 聚合酶作用下，病毒 DNA 转录形成 RNA[8]。有些 RNA 经拼接而成为病毒 mRNA；另一些 RNA 经加帽加尾修饰可作为病毒的子代 RNA。mRNA 在细胞核糖体上先翻译成大分子多肽，在蛋白酶的作用下，多肽被裂解并适当折叠成各种结构蛋白和调节蛋白。病毒子代 RNA 与一些结构蛋白装配成核衣壳，并从宿主细胞膜获得包膜组成完整的有传染性的子代病毒，最后以出芽方式释放到细胞外[9]。

根据如上所述的 HIV-1 的生命周期，目前已应用或正在研制的抗艾滋病药物主要针对病毒复制过程的八个重要环节，即 HIV 对宿主细胞的依附（viral attachment，进入抑制剂）、辅受体相互作用（coreceptor interaction，进入抑制剂）、HIV 与细胞的融合（fusion，进入抑制剂）、病毒 RNA 的逆转录（reverse transcription，逆转录酶抑制剂）、前病毒 DNA 的整合（integration，整合酶抑制剂）、DNA 的转录（transcription）、病毒蛋白质的表达（translation）、病毒的组装（viral assembly）以及病毒粒子的发芽和成熟（budding and maturation of HIV virion，蛋白酶抑制剂）[10]。这些环节中所涉及的酶或受体就成为抗艾药物设计的靶标，例如病毒的逆转录酶、蛋白酶、整合酶、多聚酶（polymerase）、糖蛋白 gp41 和糖蛋白 gp120、病毒蛋白 Gag（antiviral protein Gag），以及宿主细胞的 CD4 受体和辅受体 CCR5（Coreceptor CCR5）和辅受体 CXCR4 等，通过设计这些酶或受体的抑制剂就可以阻断其介导的病毒感染或复制的重要环节，从而抑制病毒的复制和感染。

26.2 HIV-1 整合酶的结构和功能

HIV-1 整合酶（HIV-1 IN）是病毒复制所必须的酶，由病毒的 3′ 端 *pol* 基因编码，含有 288 个氨基酸[11]。整合酶的结构主要有三个功能域：N 端区由第 1～50 位氨基酸残基构成，包含了一个保守的 HHCC 序列，与锌离子 1：1 结合形成类似锌指的结构，并且与一个疏水表面形成二聚体，具有促进 IN 四聚化的功能[12]。催化核心区由 51～212 位氨基酸残基构成，其中 D64、D116、E152 属于高度保守的酸性氨基酸残基，这个基序组成整合酶催化活性中心，并与二价金属离子（Mn^{2+}/Mg^{2+}）结合构成活性位点[13]。作为辅助因子，两价金属离子对整合酶的催化作用是不可或缺的[14]，这些金属离子也存在于自然界其他 DNA 合成催化酶中。C 端区由 213～288 位氨基酸残基构成，是 HIV-1 整合酶与 DNA 底物的结合平台，主要由 β 链构成，是逆转录病毒整合酶中最不保守的结构域，它与 DNA 非特异性地结合，参与整合过程的 3' 端加工（3'-processing）和链转移（strand transfer，ST），有稳定 IN-DNA 复合物的作用[15]。

HIV-1 整合酶主要催化两个反应[16]：病毒 DNA 的 3' 端切除反应及链转移反应。病毒 RNA 在宿主细胞内被逆转录为 cDNA 后，整合酶先特异性地在病毒的 LTR 序列 3' 末端各切掉两个碱基，暴露出高度保守的 CA 二核苷酸序列以及两个可反应的 3' 羟基，然后整合酶与病毒 DNA 以及许多病毒和细胞蛋白结合形成整合前复合物（preintegration complex，PIC），一起移位进入细胞核。在细胞核内，整合酶对宿主细胞的基因组 DNA 进行非特异性交错切割，在两侧各形成长度为 5 个核苷酸的 5' 突出端，病毒 DNA 凹陷的 3' 羟基端与宿主 DNA 突出的 5' 磷酸基团形成磷酸二酯键而共价结合，这个过程就是链转移反应。整合酶主要通过以上两个步骤完成病毒 DNA 的整合。

由于整合酶只存在于病毒中，哺乳动物无类似酶[17]，所以 HIV-1 整合酶抑制剂具有选择性的抗病毒活性，细胞毒性低。而且，HIV-1 整合酶是一个可检测的靶点，通过 DNA 重组技术可以获得足量用于研究的整合酶，能快速而敏感地测定其抑制剂的活性；X 单晶衍射和 NMR 测定的整合酶的三维结构可用来进行合理的药物设计[18]。因此，HIV-1 整合酶是一个非常理想的抗艾滋病药物设计靶标[19,20]。

26.3　芳基二酮酸类整合酶抑制剂的发现和机理研究

二酮酸类化合物是第一个机理确证的特异性 HIV-1 整合酶抑制剂，选择性地抑制整合酶的链转移反应，并且具有强效的细胞内抗病毒活性，也是第一个进入临床试验的 HIV-1 整合酶抑制剂结构类型。

2000 年，Merck 公司通过高通量筛选组合化合物库的方法，从 25 万个化合物中获得 2 个二酮酸类化合物具有最强的整合酶抑制活性，而且高选择性地抑制整合酶的链转移过程（图 26-1，L-731988 和 L-708906），如 L-731 988 对 3' 切断和链转移的抑制活性分别是 $6\mu mol/L$ 和 $80nmol/L$。而且，这 2 个化合物在细胞水平抑制 HIV 感染的活性也很高，EC_{50} 为 $1～2\mu mol/L$[21]。同一时期，日本盐野义制药（Shionogi）公司[22]也发现和发展了强效的二酮酸化合物，获得了第一个抑制剂与整合酶催化核心域的共结晶（图 26-1，5-CITEP）和第一个进入临床研究的 HIV-1 整合酶链转移抑制剂（图 26-1，S-1360）。特别的，5-CITEP 含有吲哚杂环并以四唑基团取代二酮酸类化合物共同的羧酸片断。它对整合酶 3'-切断和链转移的抑制活性分别是 $35\mu mol/L$ 和 $0.65\mu mol/L$；在与整合酶复合物的晶体结构中，它结合在整合酶活性位点残基 D64、D116 和 E152 的附近。芳基二酮酸类整合酶抑制剂普遍具有两个药效团：一个是芳香环区域，被认为是与整合酶疏水性口袋结合，芳环一般为双芳环结构或者两个相连的单芳环结构；其中卤素取代的芳环活性明显高于甲氧基或者吸电子基团取代的芳环。另一个药效团是二酮酸结构，能够结合整合酶活性位点内的二价金属离子[21]。而且，芳环与二酮酸链保持共平面性是实现高活性的构象要求。

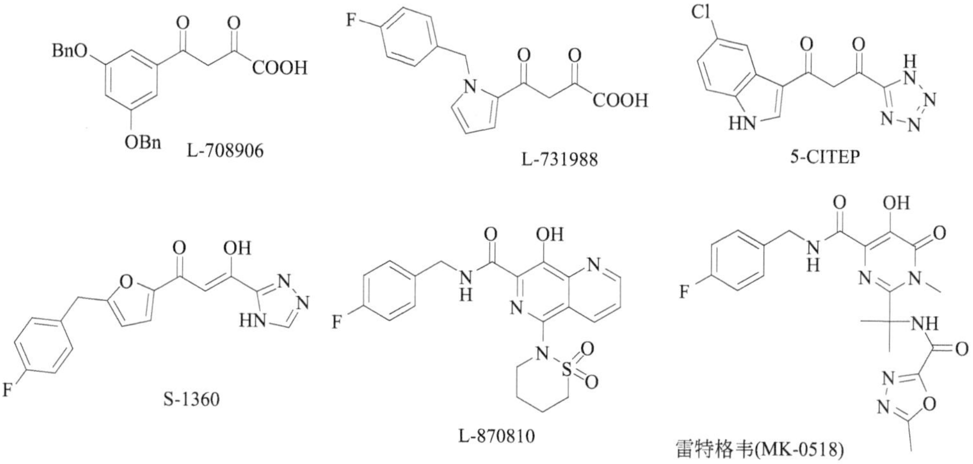

图 26-1 基于二酮酸结构的代表性 HIV-1 整合酶抑制剂

日本盐野义和葛兰素史克（GlaxoSmithKline）制药公司基于 5-CITEP 的进一步结构修饰，发展了多重含氮和氧的杂环衍生物取代吲哚基团，保持了化合物原有的较高的生物活性，其中最有前景的化合物 S-1360 成为第一个临床试验的整合酶抑制剂[23]。S-1360 的体外整合酶抑制活性 IC_{50} 为 20nmol/L；在 MTT 测定中（MT-4 细胞被 HIV-ⅢB 感染），抑制 HIV-1 复制的活性 EC_{50} 和 EC_{90} 分别为 200nmol/L、740nmol/L，细胞毒性 CC_{50} 为 12μmol/L。S-1360 顺利通过 I 期临床试验，但由于在体内通过非细胞色素 P450 途径的葡萄糖醛酸化代谢而被快速清除，所以临床试验被终止[24]。

二酮酸类整合酶抑制剂本身虽然没有获得成功，但是它明确地揭示了链转移抑制剂的药效团模型，为后续开发的很多整合酶抑制剂提供了很好的结构参考。可以说，二酮酸类整合酶抑制剂的出现掀起了整合酶抑制剂研究的高潮。

26.4　雷特格韦的选定和成药性优化

由于二酮酸结构的生物不稳定性，Merck 公司将二酮酸药效团构建在 1，6-二氮杂萘-7-甲酰胺母核结构上，获得了类似的抗病毒活性和链转移选择性，并且在 1，6-二氮杂萘的 5 位引入取代基，进一步改善了这类化合物的抗病毒活性和药代动力学（pharmacokinetic）特征，包括好的口服生物利用度（bioavailability，BA）[25]。该类结构的代表化合物 L-870810 成为第二个进入临床试验的整合酶抑制剂[26]，具有 nmol/L 级别的强效链转移抑制活性，在 50% 正常人类血清（normal human serum，简称 NHS）中抗病毒活性 EC_{95} 值为 100nmol/L[27]。研究表明在口服用药的情况下，L-870810 有适宜的生物利用度（49%）和较长的半衰期，每日给药 2 次即可；与已有的抗艾滋病药有协同作用；没有交叉抗药性，尤其对多重耐药性病毒株有效，能阻碍抗药性产生。但是后期研究发现该药物对实验狗的肝和肾有长期毒性[28]，因而停止了临床试验。

正是对包括 L-870812 在内的芳基二酮酸类先导化合物的一系列结构衍生[29]，Merck 公司成功开发了一类 N-烷基羟基嘧啶酮甲酰胺类整合酶抑制剂，同样通过螯合酶活性位点内的 Mg^{2+} 离子来抑制整合酶的催化功能，表现出 nmol/L 级别的链转移抑制活性和非常好的大鼠体内药代动力学性质（中等口服生物利用度，低的血浆消除率，好的半衰期)[30]。该系列中最具前景的化合物雷特格韦（MK-0518）成为第一个进入临床Ⅲ期试验的整合酶抑制剂[31]，在 NHS 存在下的 EC_{95} 为 31nmol/L，在治疗对三类抗逆转录病毒疗法产生耐药性的艾滋病患者时不仅快速降低病毒载量而且毒性也比较小，2007 年 10 月 12 日被美国 FDA 批准用于有治疗经验但是效果不佳或有多重耐药性的 HIV-1 感染者的临床治疗[32]。进一步研究发现，雷特格韦与蛋白酶抑制剂和逆转录酶抑制剂联合使用时具有很好的协同作用[33]，而且它既不是细胞色素 CYP450 的底物也不是抑制剂，因而避免了常见的代谢性药-药物相互作用，为高效抗逆转录病毒治疗（HAART）组合疗法增加了新的成员。

26.4.1 雷特格韦的发现和构效关系研究[29,30]

基于整合酶链转移抑制剂的螯合作用机理，Merck 公司通过高通量筛选（high throug hput screening，HTS）组合化合物库的方法，从衍生于二酮酸的丙型肝炎病毒（HCV）多聚酶抑制剂中发现了二羟基嘧啶酰胺结构的整合酶抑制剂（图 26-2），因为这两种酶拥有类似的氨基酸排列的催化活性位点，并且都需要二价金属离子作为酶催化功能的金属辅因子。从芳基二酮酸衍生的二羟基嘧啶-4-甲酸对 HCV 多聚酶有抑制活性，但 4-位游离羧酸被苄基酰胺取代后就完全丧失了对 HCV 的活性，却显示出对 HIV-1 整合酶的强效抑制活性（图 26-2，化合物 1）。不过，由于与人血清蛋白高度的结合力，该化合物在细胞水平上的抗病毒活性很差。

为了解决这个问题，Merck 公司做了大量的工作，发现二羟基嘧啶的 1 位 N-甲基化后可以大大降低化合物与血清蛋白的结合，于是产生了 N-甲基化嘧啶酮骨架（图 26-2，化合物 3）。同时，他们在嘧啶酮 2 位引入不同的取代基，对化合物的活性和药代动力学性质进行修饰，最终发现偕二甲基是二羟基嘧啶母核 2-位最佳的取代基（图 26-2，化合物 2）。化合物 2 和 3 都表现出非常好的细胞水平抗病毒活性，临床前研究也显示了非常好的口服生物利用度。但直接将上述 2-位和 N1-位优势结构片断组合却没有产生活性的协同作用，所获得的化合物 4 不论是酶活性还是细胞活性都非常差。

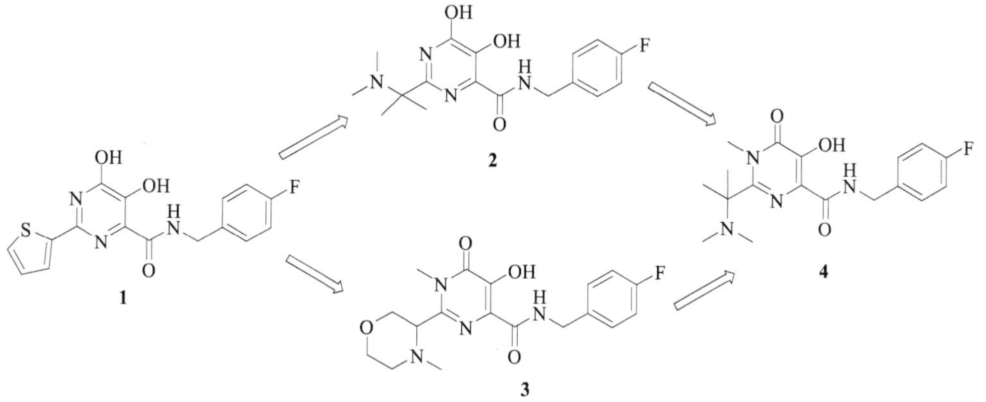

图 26-2 二羟基嘧啶和 N-甲基嘧啶酮酰胺类 HIV 整合酶抑制剂的结构优化

为此，Merck 公司针对 N-甲基嘧啶酮甲酰胺骨架，展开了系统的构效关系和结构优化研究。他们首先保留 4 位对氟苄胺结构，对嘧啶酮 2 位进行结构改造，得到吗啡啉和四氢呋喃取代的化合物（表 26-1，化合物 **5**、**6**）表现出 nmol/L 级别的体外酶抑制活性，但是由于和人血清蛋白结合力强，所以细胞水平抗病毒活性降低了 3 个数量级。随后，研究人员在 2 位保留偕二甲基氨基优势结构，在氨基上继续进行衍生化，尝试了酰胺 **7**、磺胺 **8**、脲 **9** 及磺酰胺 **10** 等结构，这些化合物都表现出非常好的体外酶抑制活性，但在 50% NHS 存在下其抗病毒活性仍然大幅度降低。不过，令人高兴的是，增加一个酰胺键，即在 2-位的偕二甲基氨基上引入草酰基可以保留细胞水平的强效抗病毒活性，在 10% 的胎牛血清（FBS）或者 50% 人血清（NHS）中抗病毒活性分别为 $0.045\mu mol/L$ 和 $0.074\mu mol/L$（表 26-1，化合物 **11**）。

表 26-1 N-甲基嘧啶酮 2-位取代基的优化及 HIV IN 抑制活性和抗病毒活性

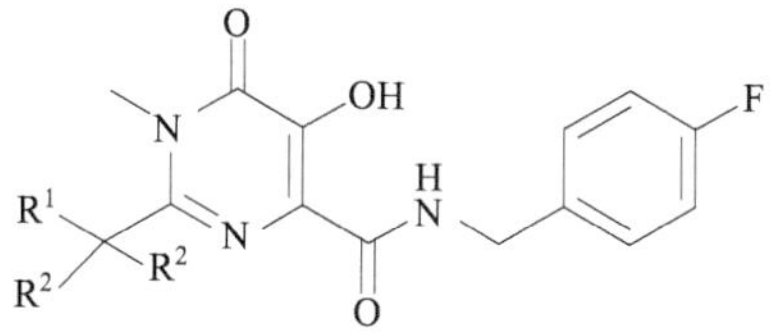

化合物	R^1	R^2	链转移抑制活性 IC_{50} / ($\mu mol/L$)[①]	10% FBS 抗病毒活性 CIC_{95} / ($\mu mol/L$)[②]	50% NHS 抗病毒活性 CIC_{95} / ($\mu mol/L$)[②]
4	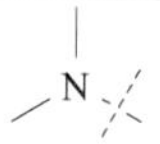	Me	0.230	1.00	>1.00
5	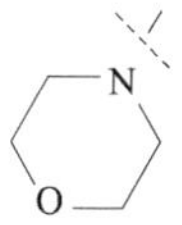	Me	0.003	0.065	0.50

续表

化合物	R^1	R^2	链转移抑制活性 IC_{50} / (μmol/L)[①]	10% FBS抗病毒活性 CIC_{95} / (μmol/L)[②]	50% NHS抗病毒活性 CIC_{95} / (μmol/L)[②]
6	(二甲氨基)	(四氢吡喃环,O)	0.002	0.250	1.00
7	(乙酰氨基)	Me	0.007	0.310	0.40
8	(甲磺酰氨基)	Me	0.008	0.062	1.00
9	(脲基)	Me	0.018	1.00	>1.00
10	(脲基)	Me	0.012	0.125	0.50
11	(草酰胺基)	Me	0.010	0.045	0.074

① IC_{50}：抑制整合酶50%活性的浓度，实验至少独立测试3次。

② 使用HIV-1Ⅲb和MT-4 T-淋巴细胞，在含有10%热灭活的胎牛血清或50%的人正常血清的介质中，CIC_{95}：在细胞培养液中95%抑制HIV-1病毒对细胞感染时抑制剂的浓度，实验至少独立测试3次。

　　于是，Merck科学家在化合物 **11** 的结构基础上，对草酰胺的氨基部分进行结构探索，发现二甲氨基被羟基、甲氧基或大位阻的环状脂肪氨基所取代后，化合物的酶活性差别不大，但细胞水平抗病毒活性迅速降低（表 26-2，化合物 **12**，**13**，**15**，**16**）；偕二甲基氨基上的氢被甲基取代后，细胞活性也有所下降（**14**）。

表 26-2　N-甲基嘧啶酮 2-位草酰胺结构衍生及其生物活性

化合物	R^1	R^2	链转移抑制活性 IC_{50} / (μmol/L)[①]	10% FBS抗病毒活性 CIC_{95} / (μmol/L)[②]	50% NHS抗病毒活性 CIC_{95} / (μmol/L)[②]
11	(二甲氨基)	H	0.010	0.045	0.074
12	(甲氧基)	H	0.015	1.00	>1.00

续表

化合物	R^1	R^2	链转移抑制活性 IC_{50} / (μmol/L)[①]	10% FBS 抗病毒活性 CIC_{95} / (μmol/L)[②]	50% NHS 抗病毒活性 CIC_{95} / (μmol/L)[②]
13	(H-O-N(CH₃) 结构)	H	0.004	0.250	1.00
14	(二甲氨基结构)	Me	0.015	0.062	0.125
15	(吗啉结构)	H	0.020	0.125	0.125
16	(哌嗪结构)	H	0.026	0.125	0.250

① IC_{50}：抑制整合酶 50% 活性的浓度，实验至少独立测试 3 次。

② 使用 HIV-1Ⅲb 和 MT-4 T-淋巴细胞，在含有 10% 热灭活的胎牛血清或 50% 的人正常血清的介质中，CIC_{95}：在细胞培养液中 95% 抑制 HIV-1 病毒对细胞感染时抑制剂的浓度，实验至少独立测试 3 次。

为此，Merck 公司选定化合物 **11** 为先导结构，进一步对 4 位对氟苄胺片段进行构效关系研究，利用前期工作得到的优势片段进行探索，旨在改善化合物的理化性质和细胞活性。当 4-位的对氟苄胺变成甲酰胺时（表 26-3，**17**），化合物基本丧失了对整合酶的抑制活性和细胞水平抗病毒活性，证实了 4-芳基苄胺是整合酶链转移抑制剂的必需药效团。于是，在固定 4-位苄胺优势结构的前提下，芳环的取代基进行了结构扫描。亲脂性的二甲氧基不但降低了酶活性，更导致细胞活性丧失；在 4-氟苯环的 2-位引入极性的 2-甲基磺基可提高化合物的酶抑制活性，并且其细胞活性也没有随着血清浓度的升高而变化；但在 4-氟苯环的 3-位引入氯原子，化合物的酶活性保持，但在 50% 的人血清中抗病毒活性比在 10% 胎牛血清中降低了 4 倍多（表 26-3，**20**，IC_{50} = 0.009 μmol/L；CIC_{95} = 0.031 μmol/L 10% FBS；CIC_{95} = 0.130 μmol/L 50% NHS）。可以看出，芳香环上的取代基对活性及血清蛋白结合能力影响非常大，对氟苄胺是 N-甲基嘧啶酮骨架 4-位的优势结构。

表 26-3　N-甲基嘧啶酮 4-位结构修饰及其 HIV 整合酶抑制活性和抗病毒活性

化合物	R^1	链转移抑制活性 IC_{50} / (μmol/L)[①]	10% FBS 抗病毒活性 CIC_{95} / (μmol/L)[②]	50% NHS 抗病毒活性 CIC_{95} / (μmol/L)[②]
11	(4-氟苄基结构)	0.010	0.045	0.074

续表

化合物	R^1	链转移抑制活性 IC$_{50}$/（μmol/L）[①]	10% FBS 抗病毒活性 CIC$_{95}$/（μmol/L）[②]	50% NHS 抗病毒活性 CIC$_{95}$/（μmol/L）[②]
17	Me	>5.000	>10.0	>10.0
18	（2,3-二甲氧基苄基结构）	0.021	1.0	>1.00
19	（4-氟-2-甲砜基苄基结构）	0.004	0.125	0.125
20	（4-氟-3-氯苄基结构）	0.009	0.031	0.130

① IC$_{50}$：抑制整合酶 50% 活性的浓度，实验至少独立测试 3 次。

② 使用 HIV-1Ⅲb 和 MT-4 T-淋巴细胞，在含有 10% 热灭活的胎牛血清或 50% 的人正常血清的介质中，CIC$_{95}$：在细胞培养液中 95% 抑制 HIV-1 病毒对细胞感染时抑制剂的浓度，实验至少独立测试 3 次。

Merck 公司在确定了 4 位对氟苄基为最优取代基以后，由于考虑到 2-位草酰胺的生物不稳定性和毒性，所以针对先导化合物 **11**，进一步采用生物电子等排体（bioisostere）策略，用芳香胺或芳香杂环胺来代替草酰胺的酰胺键，以提高化合物的细胞活性和生物利用度。研究发现，芳香胺体系表现出中等强度的抗病毒活性，而杂芳香胺给出了令人振奋的结果（表 26-4）。起初，Merck 研究小组设计用碱性生物电子等排体（杂芳环）来代替草酰胺的末端甲酰胺片断，所以 2-吡啶取代物被合成出来（**21**），该衍生物显示较好的酶活性，但在低浓度的胎牛血清中抗病毒活性降低了 6 倍，高浓度人血清中活性仅为 1μmol/L（IC$_{50}$ = 0.02μmol/L；CIC$_{95}$ = 0.125μmol/L 10% FBS；CIC$_{95}$ = 1.00μmol/L 50% NHS）。于是，他们在吡啶环上又引进一个 N 原子得到极性更大的哒嗪化合物 **22**，果然降低了化合物与血清蛋白的结合力，使其在不同浓度血清中的抗病毒活性得到了提高（CIC$_{95}$ = 0.062μmol/L 10% FBS；CIC$_{95}$ = 0.50μmol/L 50% NHS）。哒嗪的同分异构体化合物嘧啶衍生物 **23** 更是表现不凡，不论在酶水平还是不同浓度血清存在下的细胞水平都具有非常好的活性（IC$_{50}$ = 0.007μmol/L；CIC$_{95}$ = 0.02μmol/L 10% FBS；CIC$_{95}$ = 0.050μmol/L 50% NHS）。五元杂环同样被深入地研究，其中含有两个杂原子的五元芳香体系如噁唑 **24**，噻唑 **25**，咪唑 **26** 都表现出纳摩尔的整合酶抑制活性，但在细胞水平上它们的抗病毒活性均降低两个数量级。令人惊喜的是，在含有三个杂原子的五元芳香杂环中，1，3，4-噁二唑 **27** 不论在酶水平还是细胞水平上都表现出优异的抑制活性（IC$_{50}$ = 0.015μmol/L；CIC$_{95}$ = 0.019μmol/L 10% FBS；CIC$_{95}$ = 0.031μmol/L 50% NHS），因此被选定为候选药物，进行进一步的药效评价和临床试验，并最终成为后来的上市药物雷特格韦。其他的杂环化合物，包括三氮唑化合物 **28**，仍表现出较低的细胞水平抗病毒活性。

表 26-4　*N*-甲基嘧啶酮 2-位杂环酰胺结构衍生化及其抗 HIV 酶活性和细胞活性

化合物	R^1	链转移抑制活性 IC_{50} /（μmol/L）[①]	10% FBS 抗病毒活性 CIC_{95} /（μmol/L）[②]	50% NHS 抗病毒活性 CIC_{95} /（μmol/L）[②]
21		0.020	0.125	1.00
22		0.015	0.062	0.50
23		0.007	0.020	0.050
24		0.007	0.500	0.500
25		0.008	<0.078	0.312
26		0.006	0.250	0.250
27		0.015	0.019	0.031
28		0.004	0.250	1.00

① IC_{50}：抑制整合酶 50%活性的浓度，实验至少独立测试 3 次。

② 使用 HIV-1Ⅲb 和 MT-4 T-淋巴细胞，在含有 10%热灭活的胎牛血清或 50%的人正常血清的介质中，CIC_{95}：在细胞培养液中 95%抑制 HIV-1 病毒对细胞感染时抑制剂的浓度，实验至少独立测试 3 次。

26.4.2　雷特格韦的合成

2006 年，Merck 在 PCT 专利 WO 2006060730 中公布了雷特格韦的一条合成路线[34]（图 26-3），以氰醇 **29** 为原料，经施特雷克法（Strecker）氨化成 **30**，氨基与 Cbz-Cl 在碳酸钠溶液中反应得到苄氧羰基（Cbz）保护的胺，后加入羟胺水溶液于 60℃下搅拌反应 4h，得到泥浆状化合物，冷却后加入正己烷在 0~5℃下搅

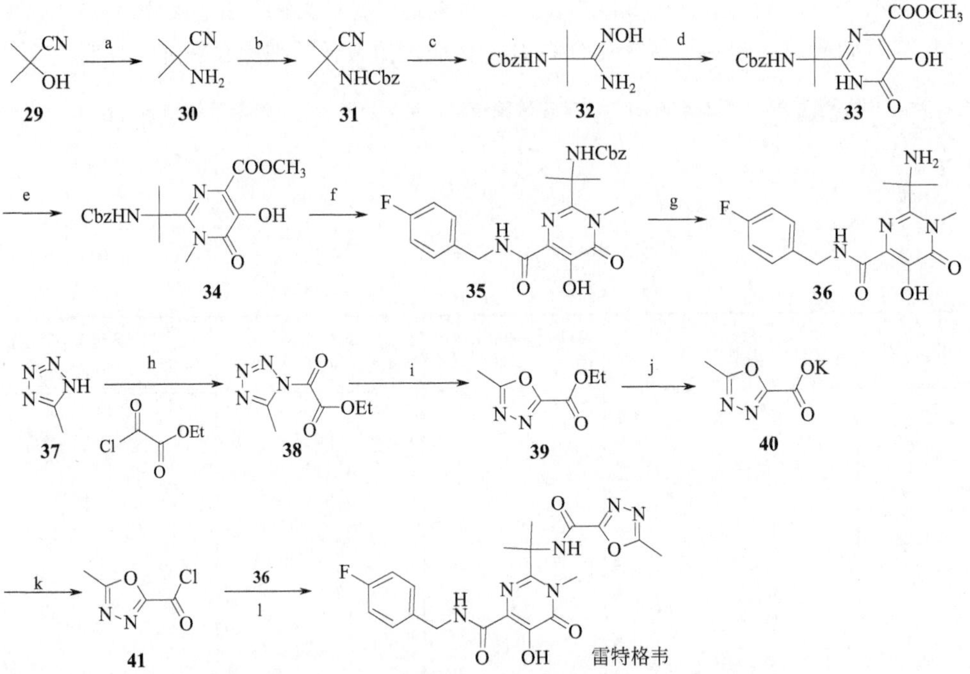

图 26-3　Merck 公司在专利 WO 2006060730 中合成路线

反应条件及试剂：a. 氨水，10℃；b. MTBE，CbzCl，16h，25℃；c. 羟胺，异丙醇，60℃，4h；d. 甲醇，
r.t.，DMAD，1.5h；二甲苯，135℃，13h；e. 甲醇，Mg（OMe）$_2$，碘甲烷，60℃，7h；2mol/L HCl，1h；
f. 对氟苯胺，乙醇，72℃，4h；g. 甲醇，5% Pd/C，MSA，50℃，4h；h. 甲苯，草酰氯乙酯，
三乙胺，0℃，1h；i. 甲苯，60℃，2h；j. 1mol/L KOH，乙醇，rt，4h；k. 乙腈，DMF，
草酰氯，5℃，1h；l. 四氢呋喃，NMM（N-甲基吗啉），0℃，1.5h

拌 2h，过滤得到苄氧羰基保护的羟肟化合物 **32**，将得到的化合物 **32** 悬浮于甲醇溶液中，慢慢加入丁炔二酸二甲酯及二甲苯，90℃搅拌反应 2h，后升温到 135℃搅拌反应 13h，冷却后加入甲醇，过滤得到芳香化的环合产物 **33**。化合物 **33** 在碘甲烷存在下，用甲氧基镁做催化剂进行 N-甲基化，反应先在 20～25℃搅拌反应 2h，后升温到 60℃搅拌反应 5h，冷却后加入甲醇，后加入稀盐酸，除去过量的碘，过滤，洗涤滤饼得到 N-甲基化的化合物 **34**。化合物 **34** 悬浮于乙醇中，加入对氟苯胺，胺解大约 18h 后加入醋酸和水终止反应，过滤，再经钯碳脱保护后得到关键片断 **36**。化合物 **37** 草酰化后重排得到 **39**，**39** 在碱性条件下水解，经过酰氯化后与 **36** 偶联得到雷特格韦。总产率为 20.9%。其钾盐形式可以与氢氧化钾溶液反应制得。

2008 年 Merck 公司公布了另一条改进路线[29]（图 26-4），苄基保护的腈 **31** 经过羟铵化后得到 **32**，**32** 与丁炔二酸二甲酯（DMAD）经加成反应得到化合物 **42**，在二甲苯回流下环合芳香化得到重要中间体 **43**。再经 N-甲基化，脱苄得到化合物 **45**，后与酰氯 **41** 反应得到单酰胺化合物 **46**，最后与对氟苄胺经胺解得到目标化合物雷特格韦。总产率为 14.0%。这个路线中关键步为中间体 **43**，回流环

合产率只有 41%，大大降低了化合物合成的总产率，其合成路线还需要进一步优化。

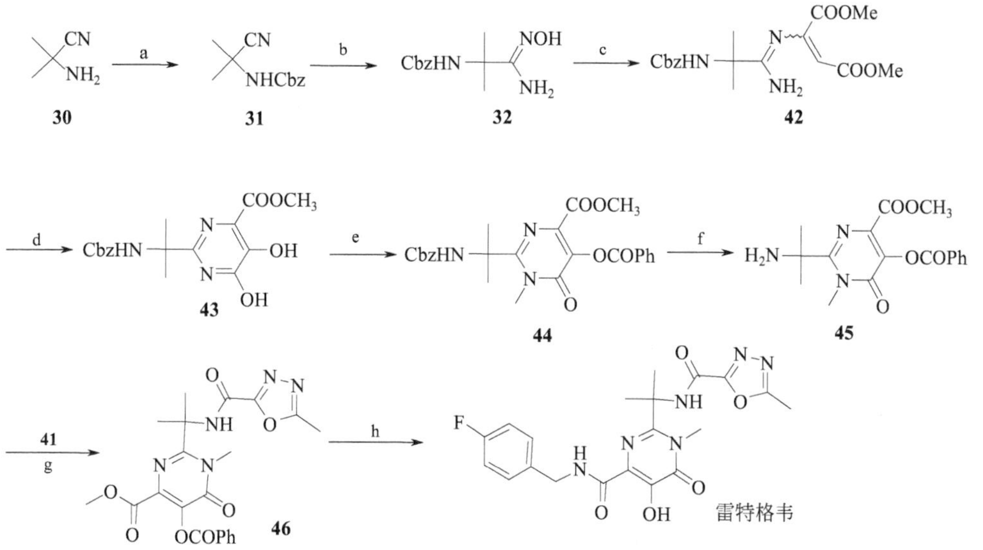

图 26-4　Merck 公司另一条合成路线[29]

反应条件及试剂：a. CbzCl，24h，25℃；b. NH₂OH · HCl，KOH，甲醇；c. DMAD，氯仿，60℃；d. 二甲苯，150℃；e. （1）Bz₂O，吡啶，rt；（2）Me₂SO₄，LiH，二氧六环，60℃；f. H₂，Pd/C，甲醇；g. 三乙胺，二氯甲烷；h. ArCH₂NH₂，甲醇，回流

26.5　雷特格韦的临床前药理研究[29]

在经过上述的合成和初步的体外酶活性及细胞活性试验后，Merck 研究小组挑选了化合物 **11** 和化合物 **27** 为候选药物进入下一步的临床前系统研究。

26. 5. 1　雷特格韦对各种酶的活性

首先，他们选择了以 Mg^{2+} 为催化辅因子的系列酶进行测试，包括丙型肝炎病毒（HCV）聚合酶、HIV 逆转录酶（HIV RT）、HIV-1 逆转录酶 RNase H，以及人 α、ß、γ 聚合酶，两个化合物均显示出非常好的选择性。进一步的，他们又高通量地筛选了 150 种不同机理的靶标，包括各种酶、通道和受体，发现在＜10mmol/L 浓度下，两个化合物都没表现出明显的活性。这两个化合物对细胞色素 P450 及其亚型 1A2，2C9，2D6 和 3A4 都没有明显的抑制活性（IC_{50}＞50μmol/L）。

26. 5. 2　临床前药代动力学及抗药性研究

Merck 研究小组对化合物 **11** 和 **27** 的药代动力学性质在 SD 大鼠、狗和恒河猴模型上进行了深入的研究，采用静脉注射和口服两种给药方式，结果显示两个化合物没有明显的差异（表 26-5、表 26-6）。不同形式的盐和输送介质显示，化合物以钠盐或钾盐形式时表现出更好的药代动力学性质和溶解性，在狗体内的半衰期达到 10h 以上（表 26-6）。在与血浆蛋白结合能力上，化合物 **27**（表 26-6，大鼠 26.6%，狗 29.1%，恒河猴 15.4%，人 17.2% 游离蛋白）略好于化合物 **11**（大鼠 35%，狗 38%，恒河猴 18%，人 28% 游离蛋白）。

表 26-5 化合物 11 和 27 对 SD 大鼠，狗及恒河猴的药代动力学参数（静脉注射给药）

化合物	物种	Cl_p[3]/[mL/(min·kg)]	$\alpha T_{1/2}$[4]/h	$\beta T_{1/2}$[5]/h	V_d[6]/(L/kg)	剂量/(mg/kg)
11	大鼠[1]	20	0.4	6	1.3	3
11	狗[1]	11	1.2	16	1.1	5
11	恒河猴[2]	14	0.9	3	2.9	1
27	大鼠[1]	39	ND	2	2.0	3
27	狗[1]	6	ND	11	0.9	1
27	恒河猴[2]	18	ND	4	1.2	1

① 静脉注射赋形剂 DMSO/生理盐水 20%/80%。
② 静脉注射赋形剂 DMSO。
③ 血浆清除率。
④ 静脉注射给药后的初生相血浆半衰期。
⑤ 静脉注射给药后的终端相血浆半衰期。
⑥ 分布容积。

表 26-6 化合物 11 和 27 对 SD 大鼠、狗及恒河猴的药代动力学参数（口服给药）

化合物	F[1]/%（大鼠/狗/恒河猴）	C_{max}[2]/(μmol/L)（大鼠/狗/恒河猴）	$t_{1/2}$[3]/h（大鼠/狗/恒河猴）	AUC[4]/(μmol/L·h)(mg/kg)（大鼠/狗/恒河猴）	PPB[5]/%（大鼠/狗/恒河猴/人）
11 Na^+	36/93/ND	$4.1_{(3)}/32_{(10)}$/ND	2.3/11.9/ND	$2.2_{(3)}/47_{(10)}$/ND	35/38/18/28
11 OH	ND/ND/24	$0.6_{(3)}/11_{(10)}/4.5_{(10)}$	0.9/4.9/1.9	$0.7_{(3)}/23_{(10)}/5.2_{(10)}$	
27 Na^+	ND/ND/ND	1.0/ND/ND	ND/ND/ND	$1.4_{(3)}$/ND/ND	26/29/15/17
27 K^+	45/69~85/ND	$1.6/4.6_{(2)}\sim24_{(10)}$/ND	7.5/13/ND	$1.3_{(3)}/11_{(2)}\sim45_{(10)}$/ND	
27 OH	37/45/8	$1.2_{(3)}/3_{(2)}\sim8_{(10)}/0.3$	ND/ND/7	$1.0_{(3)}/7_{(2)}\sim21_{(10)}/1.8_{(10)}$	

① 口服生物利用度。
② 口服给药后的最大血药浓度。
③ 口服给药后的终端相血浆半衰期。
④ 口服给药后血药浓度-时间曲线下面积
⑤ 血浆蛋白结合（游离部分）。

基于化合物 **11** 和 **27** 在药代动力学性质上的相似性，以及化合物 **27** 在高浓度血浆中较弱的蛋白结合力，Merck 公司进一步测试了这两个候选药物对于抗药性变异的整合酶突变体的抑制活性（表 26-7）。研究人员选择了一系列在临床使用中发现的以及在实验室观察到的抗药性 HIV-1 整合酶变异体，结果显示，化合物 **27** 对于多种抗药性变异的整合酶仍然保持很强的抑制活性，与 1，6-二氮杂萘结

构抑制剂 L-870810 相似，好于化合物 **11**；而 Merck 公司发展的整合酶抑制剂都
明显优于日本盐野义制药公司的二酮酸结构抑制剂 S-1360。至此，化合物雷特格
韦（**27**）被选择进入下一步的临床试验研究。

表 26-7　候选药物对于含有定点变异整合酶的 HIV-1 病毒的抗药性谱①

突变位点	T661	V1511	F121Y	T125K	T661② M1541	T661② S153Y	N155S②	T125K② F121Y	T661/L74M② V1511
L-870810	1	1	3	0.5	3	1.3	10	12	9
11	3	1	12	1	5	8	40	19	35
27	1	1	3	1	1	1	10	8	6
S-1360	12	4	14	2	20	50	>50	50	100

① 在单次循环感染性测试中，药物对抗药性变异整合酶的抑制活性相对于野生型整合酶抑制活性 IC_{50}
的倍数。

② 表现出特殊感染性降低 >50% 的病毒。

26.6　雷特格韦的临床应用及前景[35]

目前，雷特格韦商品名为 Isentress，是其单钾盐形式，全英文名为 N-［（4-fluorophenyl）methyl］-1, 6-dihydro5-hydroxy-1-methyl-2-［1-methyl-1-［［（5- methyl-1, 3, 4-oxadiazol-2-yl）carbonyl］amino］ethyl］-6-oxo-4pyrimidinecarboxamide monopotassium salt，分子式为 $C_{20}H_{20}FKN_6O_5$，分子量为 482. 51，白色粉末，可溶于水，微溶于甲醇，极微溶于乙醇、乙腈，难溶于异丙醇。其药品分为三种形式：400mg 糖衣包裹药片，100mg 咀嚼式药片及 25mg 咀嚼式药片。其分类是按照酚羟基形式的雷特格韦含量计量的，而不是按照其钾盐的重量[36]。

26. 6. 1　临床药代动力学研究

雷特格韦药代动力学不受性别或种族的影响。对中度肝功能不全或严重肾功能损害的患者也不需要调整剂量[37]。体外肝微粒（包括老鼠，狗和人）降解试验表明，雷特格韦主要的代谢产物为 UGT1A1 葡萄糖苷酸转移酶介导的葡萄糖苷酸结合物，还有少数量的葡萄糖衍生物及乙酰肼衍生物。而 UGT1A3 和 UGT1A9 起较少的作用。研究还表明，雷特格韦不参与细胞色素 P450 系统的代谢。体内 ^{14}C 标记研究表明，化合物在经静脉注射后，在胆汁中可以检测到大部分注射的化合物与葡萄糖苷酸形成的复合物，而在另一组平行试验中，动物排泄物中只有在母体化合物中检测到放射元素，说明化合物进入动物体后首先经过肝脏在 UGT1A1 葡萄糖苷酸转移酶介导下大部分转化为葡萄糖苷酸结合物，后经肠道后，在水解酶作用下水解又变成母体化合物[38]。

动物体内外药动学研究显示，口服给药最佳时间为每 12h 1 次。健康志愿者每天 1600mg、连服 10d 能被很好耐受。健康志愿者单剂量口服 200mg 后，^{14}C 示

踪显示大部分药物 24h 内被排出，其中 51.2% 经粪便排泄，31.8% 经尿排泄。尿中主要有原型（9%）和其葡萄糖苷酸结合物形式（23%），粪便中原型量少（可能大部分被胆汁水解）。血浆中约 70% 以原型存在，30% 以葡萄糖苷酸结合物形式存在，主要经 UDP-葡萄糖苷酸转移酶代谢，与其他抗病毒药物无明显相互作用。10 名受试者同时服用雷特格韦与咪达唑仑（Midazolam）后发现，雷特格韦对咪达唑仑的最大血药浓度和浓度曲线下面积影响甚微，因咪达唑仑主要经细胞色素 P450 CYP3A4 代谢，进一步表明雷特格韦不参与细胞色素 P450 系统的代谢。

临床研究显示，对健康的男性或者女性患者，每天 1600mg、连服用 10d，一天服用一次的要明显好于一天服用两次的志愿者[39]。

26.6.2　雷特格韦临床试验疗效

雷特格韦对经过和未经高效抗病毒疗法（highly active antiretroviral therapy，HAART）治疗的患者均疗效显著。临床试验表明，雷特格韦对接受过和从未接受过高效抗逆转录病毒治疗的患者均疗效显著。在 II 期临床试验中[40]，第一阶段对未经治疗的 35 例患者（包含美国，澳大利亚和加拿大患者）按照随机、双盲原则分别给予雷特格韦（100mg，200mg，400mg，600mg，bid）或安慰剂，经 10 天治疗后分别有 57%（100mg），57%（200mg），50%（400mg），50%（600mg）患者血液中的 HIV-1 RNA 由大于或等于 5000copies/mL 降至 400copies/mL，服用安慰剂组无一人达到此水平。在第二阶段 48 周临床试验中，选用雷特格韦与依法韦仑（Efavirenz）做对比试验，同时选用替诺福韦（Tenofovir）和拉米夫定（Lamivudine）配伍成的鸡尾酒疗法对 171 例 HIV 感染者及上期的 30 名患者进行治疗，病人被随机分别给予雷特格韦（100mg，200mg，400mg，600mg，bid）或依法韦仑（600mg/d），所有的组同时服用替诺福韦（300mg/d）和拉米夫定（300mg/d），而在第一阶段服用雷特格韦的继续服用同计量的雷特格韦，第一阶段服用安慰剂的服用依法韦仑，这些患者中血浆 HIV-1 RNA 含量 55% 的大于 50000copies/mL，34% 的患者大于 100000copies/mL，CD4＋T 细胞数目在 271～338cells/mL，实验结果显示服用任何计量的雷特格韦加替诺福韦和拉米夫定配伍成的鸡尾酒疗法组其病毒含量快速持续地降低，到第四周时病毒含量已小于 400copies/mL，且服用雷特格韦组患者病毒含量低于 50copies/mL 的数目明显要多于服用依法韦仑组。服用 24 周后，85%～98% 的病人血浆 HIV-1 RNA 含量降到 400copies/mL 以下，服药 48 周后，85%～98% 的病人血浆 HIV-1 RNA 含量还维持在 400copies/mL 以下。服用任何计量的雷特格韦 HIV-1 RNA 含量降到 50copies/mL 以下明显要快于服用依法韦仑组。

在一项 III 期临床研究中[41]，将所选的患者分为 BENCHMRK-1 和 BENCHMRK-2 两组，来评价雷特格韦（400mg，bid）的病毒学和免疫反应能力及药物的安全性和耐药性，并用恩夫韦地（Enfuvirtide）作优化背景治疗（optimized background therapy，OBT）。对照组只做优化背景治疗，所选患者年龄都大于 16 周岁，并且对上市的常规三种（NNRTIs，NRTIs 及 PIs）抗病毒药物中至少一种产生耐药性，且这些患者中血浆 HIV-1 RNA 含量大于 1000copies/mL。BENCHMRK-1 随机组合患者 350 名，包含欧洲、亚洲及太平洋地区人，BENCHMRK-2 随机组合患者 349 名，包含北美洲、中美洲及南美洲人。在这两组中男性占主导地位（BENCHMRK-1 和 BENCHMRK-2 分别含有 84% 和 91%），对个体来讲 BENCHMRK-1 组含有大约 75%～81% 的高加索人，而 BENCHMRK-2 仅含有 55%～65% 的高加索人，所有的患者中其 CD4＋ T 细胞数为 146～163cells/microl。服药 16 周后 77% 的服用雷特格韦患者其血浆 HIV-1 RNA 含量小于 400copies/mL，而对照组中 BENCHMRK-1 只有 41%，BENCHMRK-2 有 43%，血浆 HIV-1 RNA 含量小于 50copies/mL 的患者 BENCHMRK-1 有 61%，BENCHMRK-2 有 62%，对应的对照组中 BENCHMRK-1 只有 33%，BENCHMRK-2 有 36%，患者 CD4＋ T 细胞数 BENCHMRK-1 提升了 83cells/microl，BENCHMRK-2 为 86cells/microl，对应的对照组中 BENCHMRK-1 只有 31cells/microl，BENCHMRK-2 为 40cells/microl。很明显，雷特格韦在优化背景治疗基础上提高了 HIV 的治疗效果。

26.6.3　雷特格韦的毒性

临床 II 期的不良反应主要为便秘、胀气、胃部不适、畏寒、乏力、全身不适、食欲不振、头晕、头痛、定向力障碍和多汗症，均较为温和，易于控制，且没有发现计量依赖性。亦有报道肌酸激酶升高的病例，并出现肌病和横纹肌溶解，但是否与该药有关尚不清楚，雷特格韦对应其他抗逆转录病毒药物对代谢平衡的影响也比较微小，服用雷特格韦 48 周后患者甘油三酸酯降低了 22.1%，总胆固醇降低了 11.2%，低密度脂蛋白降低了 6.5%[42]。

26.6.4　雷特格韦药物相互作用[35, 43]

雷特格韦与其他抗 HIV 药物具有较好的协同作用，没有交叉耐药性的产生。但不能与强诱导性 UGT1A1 型药物连用［例如利福平（Rifampicin）］，因为可以降低雷特格韦在血浆中的浓度。雷特格韦药物主要经 UDP-葡萄糖苷酸转移酶代谢，因不参与体内的细胞色素 CYP 系统酶的代谢，所以不能抑制 CYP3A4，CYP1A2，CYP2B6，CYP2C8，CYP2C9，CYP2C19，CYP2D6 或 P-糖蛋白介导的转移酶，所以雷特格韦不影响由这些酶代谢的药物的药代动力学，包括蛋白酶抑制剂、NNRTI 类药物、美沙酮类、阿片类镇痛药、他汀类药物、唑类抗真菌药物、质子泵抑制剂、口服避孕药和抗勃起功能障碍的药物，也不会影响 P-糖蛋白。

临床研究也证实了这一结论（表 26-8）。雷特格韦与拉米夫定、阿扎那韦（Atazanavir）、利托那韦（Ritonavir）、依法韦仑、替拉那韦（Tipraravir）和依曲韦林（Etravirine）等药物一同用药，它们的药代动力学没有表现出任何差异。即使是 UGT1A1 抑制剂药物阿扎那韦联合用药，都起到了很好的协调作用，使雷特格韦在血浆中的浓度提高（30%～70% AUC），与依法韦仑、替拉那韦、利托那韦、依曲韦林一同用药显示了雷特格韦的 C_{12h} 值降低，与替诺福韦连用，雷特格韦在血液中浓度 AUC 升高大约 $40\%\sim50\%$，这些变化对临床没有表现出明显的影响。

表 26-8 其他药物对雷特格韦药物动力学的影响

共同给药	共同给药时间及剂量	雷特格韦给药时间及剂量	雷特格韦/共同给药后药代动力学参数比值[①] （90% CI）			
			n	C_{max}	AUC	C_{min}
阿扎那韦	400mg/d	100mg 单剂量	10	1.53 (1.11~2.12)	1.72 (1.47~2.02)	1.95 (1.30~2.92)
阿扎那韦/ 利托那韦	300/100mg/d	400mg/bid	10	1.24 (0.87~1.77)	1.41 (1.12~1.78)	1.77 (1.39~2.25)
依法韦仑	600mg/d	400mg 单剂量	9	0.64 (0.41~0.98)	0.64 (0.52~0.80)	0.79 (0.49~1.28)
利福平	600mg/d	400mg 单剂量	9	0.62 (0.37~1.04)	0.60 (0.39~0.91)	0.39 (0.30~0.51)
利托那韦	100mg/bid	400mg 单剂量	10	0.76 (0.55~1.04)	0.84 (0.70~1.01)	0.99 (0.70~1.40)
替诺福韦	300mg/d	400mg/bid	9	1.64 (1.16~2.32)	1.49 (1.15~1.94)	1.03 (0.73~1.45)
替拉那韦/ 利托那韦	500/200mg/bid	400mg/bid	15 (14, 对 C_{min})	0.82 (0.46~1.46)	0.76 (0.49~1.19)	0.45 (0.31~0.66)

① 无影响：1.00。CI 表示置信区间（confidence interval）。

26.6.5 雷特格韦耐药性突变[35, 41, 44]

在一项临床研究中，将所选患者分为 BENCHMRK-1 和 BENCHMRK-2 两组，研究发现有 76 名（占所选患者的 16%）患者抗病毒治疗失败。对失败的 41 名患者进行基因分析发现，9 名患者整合酶基因没有发生变化，而其他 32 名患者整合酶发生基因突变，主要在 N155H 和 Q148K/R/H 这两个片段，另外在这两个通路上基因突变为：N155H，E92Q，V151I，T97A，G163R，L74M 及 Q148K/R/H 和 G140S/A，E138K。第三个通路 Y143C/H/R 突变得比较少。Q148 是整合酶最重要的活性位点，能够与病毒 DNA 的活性基团发生相互作用。Q148K/R/H 在降低整合酶抑制剂敏感性的同时也降低了整合酶的功能。研究表明，Q148K/R/H 和 G140S/A 同时发生突变时，能够发生很高的耐药性。N155H 在整合酶催化活性的中心附近，能够与 E152 形成一个氢键，直接干扰整合酶与金属离子的结合。N155H 单一位点突变对于病毒复制能力的影响相较于 Q148 位点略小。N155H 常与 E92Q 突变同时出现，从而进一步降低药效。

26.7 雷特格韦：从 HCV 多聚酶抑制剂到 HIV 整合酶抑制剂的启示

从 1999 年，Merck 公司通过高通量筛选得到第一个真正意义上的特异性

HIV-1 整合酶抑制剂，到 2007 年 FDA 批准第一个整合酶抑制剂雷特格韦上市，Merck 公司 HIV 团队仅仅用了 8 年的研发时间，其间充满了从高通量筛选组合化合物库到合理的药物设计以及基于机理和优势结构碎片的结构优化、多参数的成药性优化等药物发现手段的穿插、反复和进化。这是现代新药研发的一个很好案例，审视其全过程和每一阶段的工作，可以得到如下借鉴和启示：

① 新型的和传统的药物发现策略各具优势、相得益彰、协同创新。在靶标蛋白的准确结构信息欠缺的情况下，高通量筛选组合化合物库获得苗子化合物是新药研发的一个非常好的开端。随后经典药物化学构效关系研究获得的药效团模式，以及结构生物学对抑制剂与整合酶复合物晶体结构的及时解析，揭示了整合酶抑制剂的结合模式，为基于结构的合理药物设计提供了结构基础。而病毒分子生物学对于整合酶结构和功能的解析，为从 HCV 多聚酶抑制剂发现 HIV-1 整合酶抑制剂提供了理论和机理保障。生物电子等排体策略以及多参数的成药性优化又为先导化合物快速转化为临床试验药物提供了效率保证。

② 他山之石，可以攻玉。活性化合物的结构多样性是实现先导化合物成药性优化、获得新化学实体（new chemical entity，NCE）药物的结构保障。Merck 团队打破成规，跳出基于配体的结构衍生思维，将目光调整到对靶蛋白的同源性筛选，类似于当前很盛行的旧药新用策略。于是，从具有相似活性位点结构和相同金属离子配位的催化作用机理出发，Merck 团队巧妙地从 HCV NS5 多聚酶抑制剂的化合物库进行整合酶抑制剂的高通量筛选，获得了全新结构的二羟基嘧啶-4-甲酰胺活性骨架，为整合酶抑制剂的研究带来了突破性的进展。

③ 抓住关键，突破桎梏。对于二羟基嘧啶-4-甲酰胺类整合酶抑制剂，最关键的问题是细胞活性与酶活性的不一致，药物与血浆蛋白的高亲和性降低了药物的透膜性，从而大大降低药效。这个问题一直以来都是药物开发的难题，Merck 团队聚焦该难点，开展了系统深入的构效关系研究并考虑生物利用度等成药性质，通过 N-甲基化以及 2-位取代基的反复结构改造，完全解决了药物与血浆蛋白高结合的缺点，同时实现了多参数的成药性优化，大大缩短了药物研发周期。另一方面，强大的研究基础也为最终药物的开发节约了大量的时间，例如，在局部片段优化时，直接选用公司前期研究得到的优势片段加以组合利用，减少了研究的盲目性，保证了药物开发一直向着一个正确的方向前进。

④ 经验指导，战略得当。此项目研发周期较短，各期工作安排得当，其中一个重要原因是 Merck 公司多年的药物开发经验及战略。Merck 公司为节省资金和加速研发步伐，他们向中小制药公司、大学和研究所通过各种技术转让手段取得新型而结构多样的化合物库、临床前和临床中的新药，从而变相地扩大了自己的研发团队，更好地利用其他团队的人力资源和信息资源，大大缩短了研发经费和时间。我国自主研发的新药要走出国门，除了知识产权、统筹分工等，另一个就是要寻找合适的合作伙伴特别是和国际上具有强大医药开发背景的大公司合作，为药物的顺利开发提供完善的技术支撑和丰富成熟的研发和销售资源。

参考文献

[1] (a) Gao F, Bailes E, Robertson D L, Chen Y, Rodenburg C M, Michael S F, Cummins L B, Arthur L O, Peeters M, Shaw G M, Sharp P M, Hahn B H. Origin of HIV1 in the chimpanzee Pan troglodytes troglodytes. Nature, 1999, 397: 436-441; (b) Korber B, Muldoon M, Theiler J, Gao F, Gupta R, Lapedes A, Hahn B H, Wolinsky S, Bhattacharya T. Timing the ancestor of the HIV1 pandemic strains. Science, 2000, 288: 1789-1796; (c) Lemey P, Pybus O G, Wang B, Saksena N K, Salemi M, Vandamme A M. Tracing the origin and history of the HIV2 epidemic. Proc Natl Acad Sci USA, 2003, 100: 6588-6592.

[2] 2012 UNAIDS Report on the Global AIDS Epidemic 2012-11-20 [2013-03-06]. http: //www. unaids. org/en/resources/documents/2012/.

[3] (a) McDougal J S, Nicholson J K, Cross G D, Cort S P, Kennedy M S, Mawle A C. Binding of the human retrovirus HTLV-Ⅲ/LAV/ARV/HIV to the CD4 (T4) molecule: conformation dependence epitope mapping antibody inhibition and potential for idiotypic mimicry. J Immunol, 1986, 137: 2937-2944; (b) Clapham P R, McKnight A. Cell surface receptors virus entry and tropism of primate lentiviruses. J Gen Virol, 2002, 83: 1809-1829; (c) Moore J P, Kitchen S G, Pugach P, Zack J A. The CCR5 and CXCR4 coreceptors - central to understanding the transmission and pathogenesis of human immunodeficiency virus type 1 infection. AIDS Res Hum Retroviruses, 2004, 20: 111-126.

[4] Pan C, Liu S, Jiang S. HIV-1 gp41 fusion intermediate: a target for HIV therapeutics. J Formos Med Assoc, 2010, 109: 94-105.

[5] Arhel N. Revisiting HIV-1 uncoating. Retrovirology, 2010, 7: 96.

[6] Kohlstaedt S L A, Wang J, Friedman J M, Rice P A, Steitz T A. Crystal structure at 3. 5 A resolution of HIV-1 reverse transcriptase complexed with an inhibitor. Science, 1992, 256: 1783-1790.

[7] (a) LeRouzic E, Benichou S. The Vpr protein from HIV-1: distinct roles along the viral life cycle. Retrovirology, 2005, 2: 11-14; (b) Haffar O, Bukrinsky M. Nuclear translocation as a novel target for anti-HIV drugs. Expert Rev Anti Infect Ther, 2005, 3: 41-50.

[8] Pollard V W, Malim M H. The HIV-1 Rev protein. Annu Rev Microbiol, 1998, 52: 491-532.

[9] Freed E O. HIV-1 Gag proteins: diverse functions in the virus life cycle. Virology, 1998, 251: 1-15.

[10] Saleta S A, Hauke W. Targets for Inhibition of HIV Replication: Entry Enzyme Action. Intervirology, 2012, 55: 84-97.

[11] Asante-Appiah E, Skalka A M. HIV-1 integrase: structural organization, conformational changes and catalysis. Adv Virus Res, 1999, 52: 351-369.

[12] Chiu T K, Davies D R. Structure and function of HIV-1 integrase. Curr Top Med Chem, 2004, 4 (9): 965-977.

[13] Gao K, Wong S, Bushman F. Metal Binding by the D DX$_{35}$ E Motif of Human Immunodeficiency Virus Type 1 Integrase: Selective Rescue of Cys Substitutions by Mn^{2+} In Vitro. J Virol, 2004, 78: 6715-6722.

[14] (a). Engelman A, Craigie R. Identification of conserved amino acid residues critical for human immunodeficiency virus type 1 integrase function in vitro. J Virol, 1992, 66: 6361-6369; (b) Gordon C P, Griffith R, Keller P A. Control of HIV through the inhibition of HIV-1 integrase: a medicinal chemistry perspective. Med Chem, 2007, 3 (2): 199-220.

[15] Vink C, Plasterek R H. The human immunodeficiency virus integrase protein (Abstract). Trends Genetics, 1993, 9: 443-448.

[16] (a) Pommier Y, Johnson A A, Marchand C. Integrase inhibitors to treat HIV/AIDS. Nat Rev Drug

Discov, 2005, 4（3）: 236-248; （b）Dolan J, Chen A P, Weber I T, Harrison R W, Leis J. Defining the DNA substrate binding sites on HIV-1 integrase. J Mol Bio, 2009, 385（2）: 568-579.

［17］（a）Pommer Y, Marchand C, Neamati N. Retroviral integrase inhibitors year 2000: update and perspectives. Antiviral Res, 2000, 47: 139-148; （b）Pommier Y, Johnson A A, Marchand C. Integrase inhibitors to treat HIV/AIDS. Nat Rev Drug Discovery, 2005, 4: 236-248.

［18］Mohan V, Gibbs A C, Cummings M D, Jaeger E P, DesJarlais R L. Docking: Successes and Challenges, Curr Pharm Design, 2005, 11: 323-333.

［19］LaFemina R L, Schneider C L, Robbins H L, Callahan P L, LeGrow K, Roth E, Schleif W A, Emini E A. Requirement of active human immunodeficiency virus type 1 integrase enzyme for productive infection of human T-lymphoid cells. J Virol, 1992, 66（12）: 7414-7419.

［20］（a）Esposito D, Craigie R. HIV integrase structure and function. Adv Virus Res, 1999, 52: 319-333; （b）Young S D. Inhibition of HIV-1 integrase by small molecules: the potential for a new class of AIDS chemotherapeutics. Curr Opin Drug Discovery Dev, 2001, 4（3）: 314-318.

［21］Hazuda D J, Felock P, Witmer M, Wolfe A, Stillmock K, Grobler J A, Espeseth A, Gabryelski L, Schleif W, Blau C, Mille M D. Inhibitors of strand transfer that prevent integration and inhibit HIV-1 replication in cells. Science, 2000, 287: 646-650.

［22］Goldgur Y, Craigie R, Cohen G H, Fujiwara T, Yo-shinaga T, Fujishita T, Sugimoto H, Endo T, Murai H, Davies D R. Structure of the HIV-1 integrase catalytic domain complexed with an inhibitor: A platform for antiviral drug design. Proc Natl Acad Sci U S A, 1999, 96: 13040-13043.

［23］Billich A. S-1360 Shionogi-GlaxoSmithKline. Curr Opin Investig Drugs, 2003, 4（2）: 206-209.

［24］Rosemond M J, John-Williams L S, Yamaguchi T, Fujishita T, Walsh J S. Enzymology of a carbonyl reduction clearance pathway for the HIV integrase inhibitor S-1360: role of human liver cytosolic aldo-keto reductases. Chem Biol Interact, 2004, 147（2）: 129-139.

［25］Zhuang L C, Wai J S, Embrey M W, et al. Design and synthesis of 8-hydroxy-［1, 6］naphthyridines as novel inhibitors of HIV-1 integrase *in vitro* and in infected cells. J Med Chem, 2003, 46: 453-456.

［26］Hazuda D, Merck HIV-1 Integrase Inhibitor Discovery Team. A novel HIV-1 integrase inhibitor mediates sustained suppression of viral replication and CD4 depletion in a SHIV rhesus macaque model of infection. Antivir Ther, 2002, 7: S3.

［27］Hazuda D J, Anthony N J, Gomez R P, et al. A naphthyridine carboxamide provides evidence for discordant resistance between mechanistically identical inhibitors of HIV-1 integrase. Proc Natl Acad Sci U S A, 2004, 101: 11233-11238.

［28］Littele S, Drusano G, Schooley R. Antiviral effect of L-000870810 a novel HIV-1 integrase inhibitor in HIV-1 infected patients. In 12th Conference on Retroviral and Opportunistic Infections. Boston MA, 2005: p Abstract 161.

［29］Summa V, Petrocchi A, Bonelli F, et al. Discovery of Raltegravir a Potent, Selective Orally Bioavailable HIV-Integrase Inhibitor for the Treatment of HIV-AIDS Infection. J Med Chem, 2008, 51: 5843-5855.

［30］（a）Gardelli C, Nizi E, Muraglia E, Crescenzi B, Ferrara M, Orvieto F, Pace P, Pescatore G, Poma M, Ferreira M R, Scarpelli R, Homnick C F, Ikemoto N, Alfieri A, Verdirame M, Bonelli F, Paz O G, Taliani M, Monteagudo E, Pesci S, Laufer R, Felock P, Stillmock K A, Hazuda D, Rowley M, Summa V. Discovery and synthesis of HIV integrase inhibitors: Development of potent and orally bioavailable N-methyl Pyrimidones. J Med Chem, 2007, 50: 4953-4975; （b）Pace P, Di Francesco M E, Gardelli C, Harper S, Muraglia E, Nizi E, Orvieto F, Petrocchi A, Poma M, Rowley M, Scarpelli R, Laufer R, Gonzalez P O,

Monteagudo E，Bonelli F，Hazuda D，Stillmock K A，Summa V. Dihydroxypyrimidine-4-carboxamides as novel potent and selective HIV integrase inhibitors. J Med Chem，2007，50：2225-2239；（c）Summa V，Petrocchi A，Matassa V G，Gardelli C，Muraglia E，Rowley M，Paz O G，Laufer R，Monteagudo E，Pace P. 4，5-dihydroxypyrimidine carboxamides and N-alkyl-5-hydroxypyrimidinone carboxamides are potent，selective HIV integrase inhibitors with good pharmacokinetic profiles in preclinical species. J Med Chem，2006，49：6646-6649.

[31] Summa V，Petrocchi A，Bonelli F，Crescenzi B，Donghi M，Ferrara M，Fiore F，Gardelli C，Gonzalez P O，Hazuda D J，Jones P，Kinzel O，Laufer R，Monteagudo E，Muraglia E，Nizi E，Orvieto F，Pace P，Pescatore G，Scarpelli R，Stillmock K，Witmer M V，Rowley M. Discovery of Raltegravir a potent selective orally bioavailable HIV-integrase inhibitor for the treatment of HIV-AIDS infection. J Med Chem，2008，51：5843-5855.

[32] （a）Deeks S G，Kar S，Gubernick S I，Kirkpatrick P. Raltegravir. Nat Rev Drug Discovery，2008，7：117-118；（b）FDA notifications. FDA approves raltegravir for HIV-1 treatment-naive patients. AIDS Alert，2009，24：106-107.

[33] Serrao E，Odde S，Ramkumar K，Neamati N. Raltegravir elvitegravir and metoogravir：the birth of "me-too" HIV-1 integrase inhibitors. Retrovirology，2009，6：25-38.

[34] Belyk K M，Morrison H G，Jones P，Summa V. WO 2006060730，2007.

[35] （a）Burger D M. Raltegravir：a review of its pharmacokinetics pharmacology and clinical studies，Expert Opin Drug Metab Toxicol，2010，6（9）：1151-1160；（b）Jennifer C，Betty J D. Raltegravir：The First HIV Integrase Inhibitor. Clin Therapeutics，2008，30（10）：1747-1765；（c）Hughes C A，Robinson L，Tseng A，MacArthur R D. New antiretroviral drugs：a review of the efficacy safety pharmacokinetics and resistance profile of tipranavir darunavir etravirine rilpivirine maraviroc and raltegravir. Expert Opin Pharm，2009，10（15）：2445-2466.

[36] Sayana S，Khanlou H. Raltegravir：the first in a new class of integrase inhibitors for the treatment of HIV. Expert Rev Anti Infect Ther，2008，6（4）：419-426.

[37] Brainard D M，Kassahun K，Wenning L A，et al. Lack of a clinically meaningful pharmacokinetic effect of rifabutin on raltegravir：in vitro/in vivo correlation. J Clin Pharm，2011，51：943-950.

[38] （a）Kassahun K，McIntosh I，Cui D，Hreniuk D，Merschman S，Lasseter K，Azrolan N，Iwamoto M，Wagner J A，Wenning L A. Metabolism and disposition in humans of raltegravir（MK-0518）an anti-AIDS drug targeting the HIV-1 integrase enzyme. Drug Metab Dispos，2007，35：1657-63；（b）Wenning L A，Petry A S，Kost J T，Jin B，Breidinger S A，DeLepeleire I，Carlini E J，Young S，Rushmore T，Wagner F，Lunde N M，Bieberdorf F，Greenberg H，Stone J A，Wagner J A，Iwamoto M. Pharmacokinetics of raltegravir in individuals with UGT1A1 polymorphisms. Clin Pharm Ther，2009，85：623-627；（c）Sugimoto H，Ogura H，Arai Y，Iimura Y，Yamanishi Y. Research and development of donepezil hydrochloride a new type of acetylcholinesterase inhibitor. Jpn J Pharmacol，2002，89：7-20.

[39] Rokas K E，Bookstaver P B，Shamroe C L，Sutton S S，Millisor V E，Bryant J E，Weissman S B. Role of raltegravir in HIV-1 management. Ann Pharm，2012，46（4）：578-589.

[40] （a）Markowitz M，Nguyen B Y，Gotuzzo E，et al. For the Protocol 004 Part Ⅱ Study Team. Rapid and durable antiretroviral effect of the HIV-1 integrase inhibitor raltegravir as part of combination therapy in treatmentnaive patients with HIV-1 infection：Results of a 48-week controlled study. J Acquir Immune Defic Syndr，2007，46：125-133；（b）Grinsztejn B，Nguyen B Y，Katlama C，et al. For the Protocol 005 Team. Safety and efficacy of the HIV-1 integrase inhibitor raltegravir（MK-0518）in treatment-experienced patients with multidrug-resistant virus：A phase Ⅱ randomised controlled trial. Lancet，2007，369：1261-1269；（c）Grinsztejn B，Nguyen B，Katlama C，et al. 48 Week efficacy and safety of K-0518，a novel HIV-1 integrase

inhibitor in patients with tripleclass resistant virus. Presented at: 47th Interscience Conference on Antimicrobial Agents and Chemotherapy. Chicago, 2007: 17-20.

[41] (a) Steigbigel R, Kumar P, Eron J, et al. Results of BENCHMRK-2, a Phase Ⅲ study evaluating the efficacy and safety of MK-0518, a novel HIV-1 integrase inhibitor, in patients with triple-class resistant virus. Presented at: 14th Conference on Retroviruses and Opportunistic Infections. Los Angeles, CA, USA, 2007 (Abstract 105b LB); (b) Cooper D, Gatell J, Rockstroh J, et al. 48-week results from BENCHMRK-1, a Phase Ⅲ study of raltegravir in patients failing ART with triple-class resistant HIV-1. Presented at: 15th Conference on Retroviruses and Opportunistic Infections. Boston, MA, USA, 2008 (Abstract 788); (c) Cooper D, Gatell J M, Rockstroh J, et al. Results of BENCHMRK-1, a Phase Ⅲ study evaluating the efficacy and safety of MK-0518, a novel HIV-1 integrase inhibitor in patients with triple-class resistant virus. Presented at: 14th Conference on Retroviruses and Opportunistic Infections (CROI). Los Angeles, CA, USA, 2007 (Abstract 105a LB).

[42] Teppler H, Azrolan N, Chen J, Nguyen B Y. Differential Effects of MK-0518 and Efavirenz on Serum Lipids and Lipoproteins in Antiretroviral Therapy (ART) -naïve Patients. 46th Annual ICAAC. San Francisco, CA, 2006

[43] Package insert ISENTRESS™ (raltegravir), Merk & Co Inc, 2007.

[44] (a) DeJesus E, Cohen C, Elion R, et al. First report of raltegravir (RAL, MK-0518) use after virologic rebound on elvitegravir (EVT, GS 9137). Presented at: 4th IAS Conference on HIV Pathogenesis, Treatment and Prevention. Sydney, Australia 22-25 July 2007 (Abstract TUPEB032); (b) McColl D J, Fransen S, Gupta S, et al. Resistance and cross-resistance to first generation integrase inhibitors: insights from a Phase Ⅱ study of elvitegravir (GS-9137). Presented at: ⅩⅥ International HIV Drug Resistance Workshop. Barbados, 2007 (Abstract 9).

第27章

克唑替尼（Crizotinib）

崔景荣

目 录

克唑替尼研发大事记

1981 年	ROS1 原癌基因的发现
1984 年	MET 受体酪氨酸激酶的发现
1994 年	NPM-ALK 融合蛋白在间变性大细胞淋巴瘤细胞系中发现
2001 年	高细胞活性 MET 受体酪氨酸激酶抑制剂 PHA-665752 的发现
2002 年	MET/PHA-665752 复合晶体结构揭示了 MET 受体激酶独特的三维结构
2002 年	全新 3-苄氧基-5-芳香基-2-吡啶胺化学系列的成功设计
2004 年	首次合成具有高细胞活性的 MET 抑制剂克唑替尼（PF-02341066）
2004 年	首次发现克唑替尼对 ALK 和 ROS 激酶具有高细胞活性
2006 年	克唑替尼进入人体临床 I 期研究
2007 年	EML4-ALK 融合基因在日本非小细胞肺癌中发现
2007 年	EML4-ALK 及 CD74-ROS 融合蛋白在非小细胞肺癌及细胞系中发现
2008 年	开始克唑替尼对 EML4-ALK 阳性晚期非小细胞肺癌患者的临床试验
2011 年	克唑替尼在美国快速通道批准上市用于 EML4-ALK 阳性晚期非小细胞肺癌
2012 年	首次报道克唑替尼对 ROS 阳性晚期非小细胞肺癌的显著临床效果
2013 年	克唑替尼在中国获批上市

27.1 癌症的个体化治疗

人体是由数万亿个细胞构成。正常细胞的生长、分裂和死亡有着严格的信号调控程序。癌症是由控制细胞分裂增殖机制失常而引起的疾病。癌细胞不同于正常细胞的另一个特点是它局部侵入周边正常组织，继而通过体内循环系统或淋巴系统转移到身体的其他部位。癌症是继心脏疾病之后人类的第二大疾病死亡原因。目前癌症的治疗手段包括手术切除，放射疗法及化学疗法。无论是手术切除还是放射疗法都不能完全消除癌细胞。化学治疗癌症的理念起始于 20 世纪初期，而 20 世纪 40 年代氮芥（Nitrogen Mustard）用于治疗淋巴瘤则开启了现代肿瘤化学治疗的时代[1]。20 世纪 60 年代复合式化疗治愈儿童霍奇金式血癌（Hodgkin's disease）是化学治疗的一个重要里程碑。直至今日化疗仍然是癌症治疗的重要方法，是用于多种不同类型癌症的标准治疗。化疗药物多以 DNA 的复制过程为靶点，它可有效地杀死快速分裂增殖的肿瘤细胞，同时也对代谢快的正常细胞有一定的杀伤作用，进而引起严重的毒副作用和降低人的免疫能力。随着对肿瘤细胞生物学的深入研究，正常细胞与肿瘤细胞复杂信号通路的差异正在逐渐地被了解和揭示。阻断肿瘤细胞特异的信号通路从而达到攻击肿瘤细胞的高选择性、低毒性的分子靶向治疗（molecular target therapy）正在受到越来越多的关注。1997 年选择性作用于人类表皮生长因子受体 2（Her2）的曲妥珠单抗（Trastuzumab）获批用于 Her2+ 乳腺癌病人，以及 2001 年 ABL 蛋白激酶抑制剂伊马替尼获批用于 BCR-ABL+ 的慢性粒细胞白血病人，揭开了癌症个体化分子靶向治疗的新篇章。2004 年表皮生长因子受体酪氨酸激酶（EGFR）抑制剂吉非替尼成功用于非小细胞肺癌治疗的再次成功进一步论证了癌症分子靶向治疗的理念。

27.2 受体酪氨酸激酶（RTK）作为癌症靶点

人体的正常生理功能是由细胞内讯息传递来完成的。蛋白激酶通过调控底物蛋白磷酸化达到控制细胞的信息传递。人体大约有518种蛋白激酶，主要包括丝氨酸/苏氨酸激酶、酪氨酸激酶及组氨酸激酶。其中酪氨酸激酶又分为受体酪氨酸激酶（Receptor Tyrosine Kinase，RTK）、胞质酪氨酸激酶和核内酪氨酸激酶。人体含有大约54种RTK，可进一步分为20个亚家族[2]。RTK有着相似的分子结构，包括胞外配体结构域、单次跨膜螺旋结构、胞内酪氨酸激酶催化结构域和C端蛋白结构域。RTK在胞外结构域与配体生长因子相互作用后发生二聚化，从而使胞内激酶催化区酪氨酸残基自身磷酸化及C端蛋白结构域酪氨酸残基磷酸化，进而成为活性RTK。活性RTK通过在C端酪氨酸蛋白结构域与底物的级联反应向细胞内进行信号传导，继而调节细胞的增殖、迁移、代谢、分化和凋亡等各种功能。在正常细胞中RTK的活性受到配体的严格调制。RTK活性失调导致细胞信号转导通路的失控是细胞癌变的一个主要原因。由于基因突变、扩增、重排及自分泌或旁分泌所致的RTK活性增强与多种类型癌症的发生与发展有着密切的关联[3]。因而，抑制RTK可以有效控制下游信号的磷酸化，从而抑制肿瘤细胞的生长。目前，多种RTK抑制剂已成功应用于临床。比如，EGFR抑制剂厄洛替尼和吉非替尼应用于有EGFR突变的非小细胞肺癌（NSCLC），VEGFR/PDGFR/RET/c-KIT多靶点抑制剂舒尼替尼应用于有VHL依赖的肾细胞癌，以及MET/ALK/ROS抑制剂克唑替尼应用于 EML4-ALK 阳性的非小细胞肺癌。

27.2.1 MET RTK在肿瘤生物学中的作用

MET，又称为肝细胞生长因子受体（HGFR），与RON同属于独特的含有 α-β 异二聚体的受体酪氨酸激酶亚家族[4]。MET正常表达于上皮和内皮细胞。肝细胞生长因子（HGF），也被称为散射因子（SF），是MET的高亲和性天然配体，主要由间充质细胞产生[5]。HGF是纤溶酶原相关生长因子家族（PRGF-1）的成员，以无活性单链前体（pro-HGF）形式生成，随后通过蛋白水解转化为二硫键连接的活化 α-β 异二聚体HGF[5]。HGF/MET信号通路对胚胎发育和出生后器官再生期间的侵袭性生长起着重要的作用[6]。而在成年人中，HGF/MET信号通路处于休眠状态，仅在创伤愈合和组织再生过程中被激活利用。但是，HGF/MET信号通路常被肿瘤细胞所劫持，用于肿瘤的发生、侵袭性生长和转移[7]。HGF和/或MET的高水平异常表达在几乎所有的实体瘤中观察到，其中包括肝癌、乳腺癌、胰腺癌、肺癌、肾癌、膀胱癌、卵巢癌、脑肿瘤、前列腺癌、胆囊癌、骨髓瘤和多种其他肿瘤[8]。MET和/或HGF的过度表达与肿瘤的远端转移和预后不良效果有着直接的关联[9]。MET突变已在多种肿瘤中检测出，包括遗传性和散发性人类肾乳头状癌、卵巢癌、儿童肝细胞癌、胃癌和肺癌[10]。研究证实，不仅在肿瘤生长及其转移过程中需要 MET，在肿瘤的维持中同样需要 MET[11]。这为 MET 成为晚期肿瘤的治疗靶点提供了依据。HGF/MET 信号通路在 EGFR和 BRAF 激酶抑制剂的耐药过程中也起着重要作用。在存在 EGFR 突变且对吉非替尼或厄洛替尼治疗获得耐药的 NSCLC 患者中，有高达 20％的患者产生 MET基因扩增。由 MET 诱导的耐药机制与 ERBB3/PI3K/AKT 信号激活相关[12]。同时，配体 HGF 的表达在耐药病人的癌症标本中程度较高，说明 HGF 在 EGFRTKI 的耐药过程中发挥着作用。HGF 通过 MET 与信号接头蛋白 GAB1 作用，由PI3K/AKT 和 ERK 信号转导来介导 EGFR TKI 的耐药。此外，在细胞与动物实验中，HGF 在抑制 EGFR 的情况下可加速在 HCC827 细胞中的 MET 基因扩增[13]。肿瘤微环境中的配体生长因子可能是抗肿瘤激酶抑制剂的另一种耐药机制[14]。HGF 在黑色素瘤患者的间质细胞中的表达与患者对 BRAF 抑制剂威罗菲尼 Vemurafenib 治疗反应不佳相关。在存在 BRAF 突变的黑色素瘤细胞中，间质HGF 上调导致对 BRAF 抑制剂威罗菲尼的耐药[15]。鉴于 HGF/MET 信号通路异常在肿瘤生成、侵袭/转移和耐药过程中所起的作用，MET 抑制剂将在肿瘤治疗中具有极大潜力[16]。

27.2.2　ALK RTK 在肿瘤生物学中的作用

间变性淋巴瘤激酶（Anaplastic Lymphoma Kinase，ALK）是一种受体酪氨酸激酶，与白细胞酪氨酸激酶（Leukocyte Tyrosine Kinase，LTK）属于同一亚家族，均为胰岛素受体（IR）超家族成员。ALK 主要表达于发育中的中枢和外周神经系统，而在成人中的表达比较低，说明 ALK 对神经系统的正常发育和功能具有作用。目前认为，在哺乳动物中多效生长因子（Pleiotrophin，PTN）和中期因子（Midkine，MK）是 ALK 的配体。但是，在多个细胞系中，ALK 即使与PTN 无直接相互作用也可磷酸化，说明 PTN 和 MK 可能不是唯一的 ALK 配体。同时 ALK 可能是一种依赖性受体（dependence receptor）[17]。虽然 ALK 的正常生理功能尚未完全阐明，但因其与血液、间质和实体三大类型肿瘤相关，ALK 在肿瘤学方面的作用受到了广泛关注。1994 年 ALK 首次以融合蛋白 NPM（核磷蛋白）-ALK 的形式在间变性大细胞淋巴瘤（ALCL）细胞系中被发现。NPM-ALK由 t（2；5）（p23；q35）染色体易位造成[18]。目前已有超过 20 种不同的 ALK 易位在多种癌症中发现，包括 ALCL（发生率 60％～90％）、炎性肌纤维母细胞性肿瘤（IMT，50％～60％）、非小细胞肺癌（NSCLC，3％～7％）、结直肠癌（CRC，0～2.4％）、乳腺癌（BC，0～2.4％）和其他发生率很低的癌症[19]。融合ALK 蛋白激酶与野生受体 ALK 不同，它分布在细胞质中，并通过融合伴侣的卷曲螺旋相互作用，成为结构性激活的（constitutively activated）蛋白激酶[20]。EML4-ALK 融合基因由棘皮动物微管结合蛋白 4（EML4）基因与 ALK 基因形成，于 2007 年在非小细胞肺癌的临床存档标本[21]和细胞系[22]中同时发现。

EML4-ALK 融合变异体具有高度的致癌性，可导致转基因小鼠产生肺腺癌[23]。有报告称 ALK 在乳腺癌中表达高[24]。ALK 高活性突变已在家族性[25]和散发性[26]神经母细胞瘤及甲状腺未分化癌[27]中检测到。综上所述，ALK 是一个极具吸引力的癌症治疗靶点，ALK 抑制剂将在由 ALK 驱动的癌症中有着重要的应用。

27.2.3　ROS RTK 在肿瘤生物学中的作用

原癌基因酪氨酸蛋白激酶（ROS）是最后剩余的 2 个尚无明确配体的孤儿受体酪氨酸激酶之一。ROS 发现于 1981 年，是禽肉瘤病毒 UR2 的原癌蛋白[28]，与 ALK/LTK 一样属于胰岛素受体酪氨酸蛋白激酶超家族。有关 ROS 在人体中的表达数据报道非常有限。ROS 存在于人类附睾中，但在不同附睾区域的表达水平不同，在近附睾头部不表达[29]。而在成年人中，ROS 在肺组织中表达最高[30]。虽然 ROS 的正常生理功能尚未完全阐明，ROS 的异常表达和不同形式的突变已在多种癌症中报道[31~33]。FIG-ROS 是于 2003 年在人类多形性胶质母细胞瘤中被发现的第一个 ROS 融合蛋白[34]。FIG-ROS 基因座由染色体 6q21 内的 240 个碱基纯合子缺失形成，而融合基因转录本由 7 个 FIG 外显子和 9 个 ROS 衍生的外显子编码。大多数 RTK 融合蛋白通过融合蛋白的卷曲螺旋域相互作用或亮氨酸拉链作用形成二聚体或低聚体，从而成为结构性激活的激酶。与此不同，FIG-ROS 融合蛋白在体内以单体形式存在，它的致癌潜能是通过与高尔基体相互作用并集中于高尔基体内实现的[35]。在小鼠中，FIG-ROS 通过激活 SH2 结构域的磷酸酶 2(SHP2)/磷脂酰肌醇-3 激酶（PI3K）/哺乳动物雷帕霉素靶（mTOR）的信号通路形成胶质母细胞瘤[36]。ROS 激酶表达失调可能是人类肺癌的重要发病机制之一。在 20%～30% 的 NSCLC 患者中观察到 ROS 表达水平升高[37]。在人类肺癌中已检测出多个 ROS 融合蛋白，包括 TPM3、SDC4、SLC34A2、CD74、EZR 和 LRIG3，这也显示了 ROS 激酶或对部分肺癌有着重要的驱动作用[22,38]。融合 ROS 激酶的致癌转化能力已在 3T3 细胞和转基因小鼠中得到证实[38]。ROS 在 33%～56% 的胶质母细胞肿瘤[32]和高达 55% 的脑膜肿瘤[33]中表达异常。在对 23 名胆管上皮癌患者进行活化酪氨酸激酶信号研究中证实有 8.7% 的胆管上皮癌患者带有 FIG-ROS 融合激酶[39]。总之，ROS 受体酪氨酸激酶是对存在 ROS 激酶活化异常的癌症的可能治疗靶点，ROS 抑制剂的开发或将使这一部分癌症病人获益。

27.3　克唑替尼的研发[40]

克唑替尼（Crizotinib），3-[(1R)-1-(2,6-二氯-3-氟苯基)乙氧基]-5-[1-(4-哌啶)-1H-吡唑-4-基]-2-吡啶胺，是 ATP 竞争性的多靶点蛋白激酶抑制剂。它可有效地抑制 MET/ALK/ROS 的细胞生物活性，并分别在 ALK、ROS 或 MET 激酶活性异常的肿瘤患者中显示出较高的临床疗效。2011 年 8 月 26 日，美国食品与药品管理局根据临床Ⅰ期 A8081001 和临床Ⅱ期 A8081005 的显著疗效结果用快速通道的方式批准了 Xalkori® （赛可瑞）（Crizotinib，克唑替尼）用于治疗存在间变性淋巴瘤激酶（ALK）基因表达异常的晚期（局部晚期或转移性）非小细胞肺癌（NSCLC）患者。同时批准的还有与克唑替尼匹配的诊断检查方法，即 Vysis ALK 分离 FISH 探针试剂盒。该试剂盒可协助确定患者是否存在异常的 ALK 基因。克唑替尼的其他临床研究仍在进行中，包括 ALK 作用异常的各种癌症、ROS 阳性的非小细胞肺癌及其他癌症、HGF/MET 信号通路异常的各种癌症及与其他抗癌药的联合应用。

27.3.1　2-氧代吲哚类激酶抑制剂

克唑替尼是以抑制 MET 受体酪氨酸激酶（RTK）为首要目的的药物研发产物。由于 HGF/MET 信号传导异常在人体肿瘤的生成、侵袭/转移中起着重要的作用，早在 1996 年美国的 SUGEN 公司便开始了对 MET RTK 可能成为治疗某些癌症的分子靶点的实验论证及抑制 MET 苗头化合物的寻找[41]。吲哚类激酶抑制剂（图 27-1）是由 SUGEN 开发的一类多靶点激酶抑制剂。SU-5402/FGFR1 共晶结构是激酶抑制剂研发史第一个激酶与抑制剂的复合晶体结构[42]。它在早期激酶抑制剂的研发过程中起着重要的作用。从共晶结构中可以看到，SU-5402 结合在 FGFR1 的 ATP 结构域，因此它是 ATP 竞争性抑制剂。由吡咯与 2-氧代吲哚通过分子内氢键形成的大共轭平面结构占据了 ATP 中腺嘌呤的位置（图 27-1，SU-5402 与 ATP 重叠），并利用 2-氧代吲哚中的 CONH 与激酶铰链形成类似于腺嘌呤中的两个氢键。吡咯与 2-氧代吲哚形成的大共轭平面占据了从激酶看门人 VAL-561 部位直至溶剂区之前的 GLY-567 部位，也即整个铰链区域。它是比腺嘌呤更强效的激酶铰链结合基团。通过引入不同的取代基在 2-氧代吲哚与吡咯环上可获得对不同激酶的选择性抑制作用。舒尼替尼是从 2-氧代吲哚化学系列中优化而得的多靶点抑制剂，可以有效地抑制 VEGFR 家族、PDGFR 家族、c-KIT、FLT-3 及 RET 在细胞中的活性，已获批用于治疗对标准疗法没有响应或不能耐受的胃肠道基质肿瘤和转移性肾细胞癌。PHA-665752 在 2-氧代吲哚的 5-位上引入庞大的（2，6-二氯苯甲基）磺酰基从而使 2-氧代吲哚类化合物成为具有高细胞活性的 MET 激酶抑制剂[43]。在 GTL-16 细胞系中，PHA-665752 可有效地抑制 MET 自身磷酸化（$IC_{50}=9nmol/L$）。在多种肿瘤细胞系中，PHA-665752 可强效抑制由 HGF 刺激的和结构性激活的 MET 磷酸化、MET 下游信号传导和由 HGF/MET 驱动的表型如细胞生长、细胞游动性、侵袭和形态。在小鼠体内，PHA-665752 以剂量依赖性方式抑制肿瘤异种移植物（Xenografts）中 MET 的磷酸化和肿瘤生长[44]。尽管 PHA-665752 是一个高活性 MET 激酶抑制剂，并广泛用于对 MET 的生物作用及肿瘤作用的研究，它的非成药性质限制了更进一步的开发。PHA-665752 的分子量（MW=641.61）及油溶性（$c\lg p=5.21$）远远高于成药化合物的平均值（MW=344，$c\lg p=2.3$）[45]，由此而导致了 PHA-665752

的水溶性低、代谢消除率高和渗透性低的非成药性质，终止了对 PHA-665752 的临床前研究。

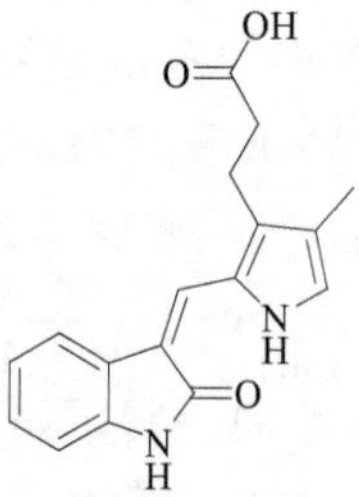

1(SU-5402) 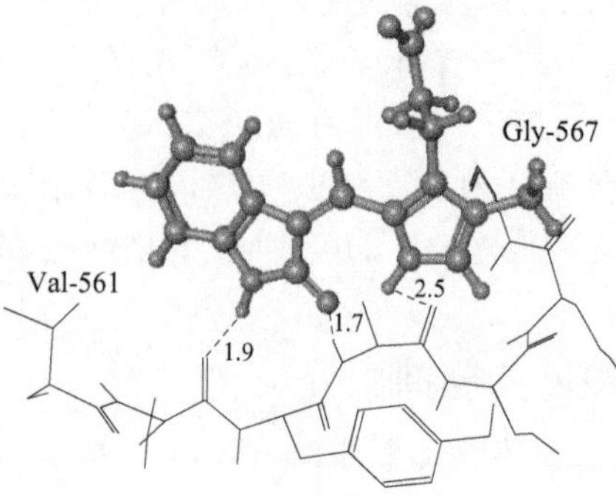 SU-5402在FGFR1 ATP结构域 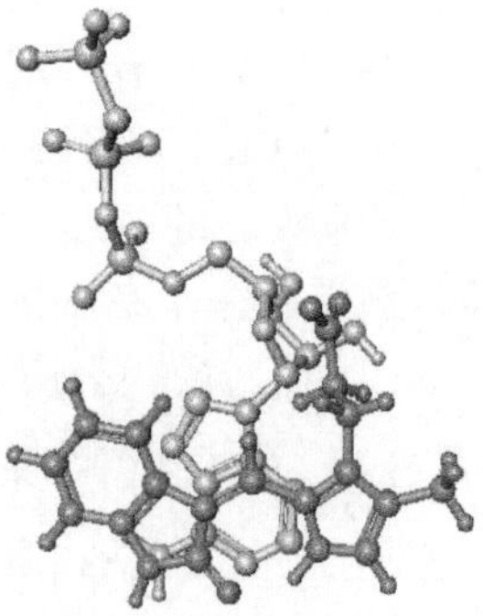 SU-5402与ATP的重叠

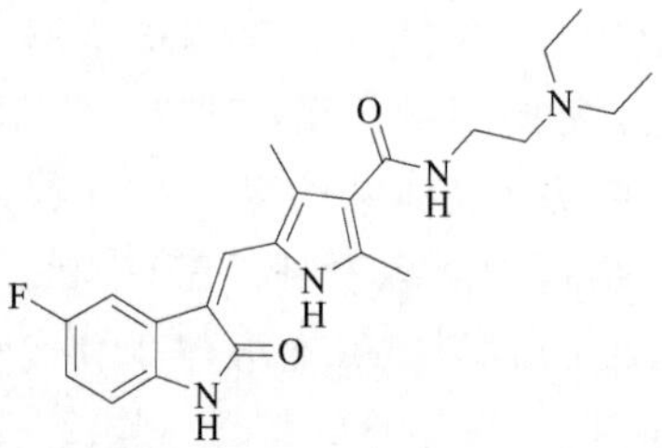

2(舒尼替尼) 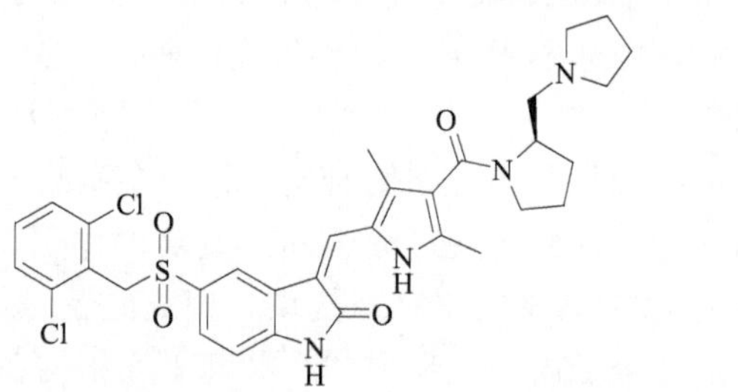   3(PHA-665752)

图 27-1 2-氧代吲哚类激酶抑制剂

27.3.2 PHA-665752/MET 复合物共晶结构

PHA-665752 是 ATP 竞争性的激酶抑制剂。ATP 在细胞内的高浓度（1～10mmol/L）通常将导致 ATP 竞争性激酶抑制剂的细胞活性显著下降[$IC_{50} = K_i$ $(1+[ATP]/K_{M,ATP})$]。但是，PHA-665752 抑制细胞中 MET 自体磷酸化的活性（$IC_{50} = 9$nmol/L）与酶法测定的抑制活性激酶 MET 底物磷酸化的活性接近（$K_i = 5$nmol/L）。它的细胞活性并未受到细胞内高 ATP 浓度的影响这一现象揭示了 PHA-665752 与非活性激酶及活性激酶有着类似的亲和力。PHA-665752 应该是将 MET 激酶稳定在非活性构象中从而避免在细胞中与高浓度 ATP 的竞争。PHA-665752 是如何与非磷酸化 MET 激酶相结合的呢？伊马替尼与 ABL 的复合晶体结构（图 27-2）首次揭示了激酶抑制剂不仅可以利用 ATP 结构域，还可以穿过守门人进入背部疏水域。同时，ABL 采取了非活性的"DFG-out"构象即 F382 指向 ATP 结构域，D381 指向疏水域来与伊马替尼对接[46]。伊马替尼与非活性 ABL 有着更高的亲和性，因而它的细胞活性比活化酶抑制底物磷酸化的活性高。PHA-665752 或许像伊马替尼一样用苄基进入疏水域从而达到与非活性 MET 的高效结合。

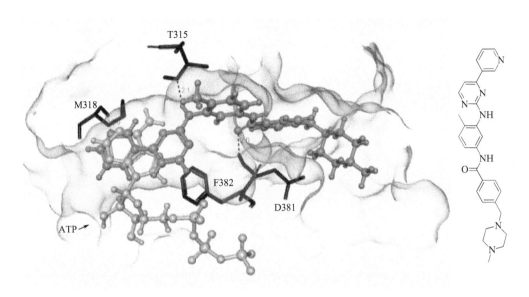

图 27-2　伊马替尼/ABL 复合物共晶结构及与 ATP 的叠加

PHA-665752 与非磷酸化激酶域 MET 的复合物共晶结构并没有证实最初的对接假设。它首次显示了 MET 拥有不同于 ABL 及其他已知蛋白激酶的独特空间结构（图 27-3）。尽管像所有蛋白激酶一样，MET 具有保守的由铰链相连的双叶激酶三维构象，但它的活化环有着独特的构象（图 27-3 灰色段）。在活化环的起始端，残基 1222～1227 形成一个突起的转折，之后活化环继续穿过 ATP 三磷酸酯域，由此阻碍了 ATP 的结合而形成一个独特的自抑制构象（autoinhibitory conformation）。由于活化环起端转折的阻断，PHA-665752 分子并没有像伊马替尼一样穿过守门人进入疏水域，而是苄基折回到 ATP 域。正如所料，PHA-665752

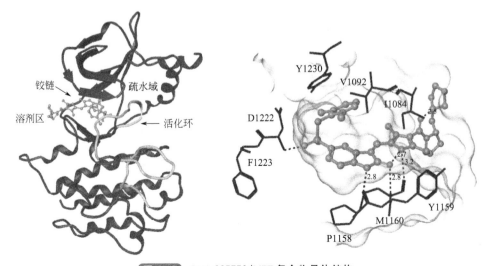

图 27-3　PHA-665752/MET 复合物晶体结构

利用 2-氧代吲哚与激酶铰链通过氢键结合，由吡咯进入溶剂区。意料之外的是折回的苄基中的苯环与活化环上的 Y1230 形成完美的 π-π 相互作用。究竟是 PHA-665752 通过 π-π 相互作用诱导了活化环的特殊构象，还是活化环的特殊构象强迫了 PHA-665752 的空间取向？随后的脱辅基 MET 晶体结构和与星形孢菌素类似物 K252a 的复合物晶体结构进一步证实了 MET 所特有的活化环的自抑制构象[47]。而这一独特的活化环构象构成了非活性 MET 独一无二的抑制剂结合口袋，为设计高选择性 MET 抑制剂提供了结构依据。

27.3.3　MET 抑制剂化学骨架的重新设计

　　PHA-665752 由于分子量和亲油性高而导致的成药性差终止了它的潜在临床应用。从对 PHA-665752 与 MET 复合物共晶结构的分析中可以看到 PHA-665752 分子体积相对于非活性 MET 的 ATP 结构域过于庞大。ATP 中腺嘌呤芳香环平面的相对位置是由与铰链的氢键，与 A1108，I1084 及 M1211 的夹层亲油性相互作用来综合决定的。如果将 MET 共晶结构中的 PHA-665752 与 ATP 重叠就会发现吡咯与 2-氧代吲哚形成的共轭大平面为了使苄基能够折回与 Y1230 形成 π-π 相互作用不得不压迫 M1211 而倾斜，与腺嘌呤平面形成一定的二面角（图 27-4），从而使复合物蛋白结构承受一定的构象应变能。为了提高抑制剂与非活性 MET 相互作用的有效性，释放蛋白结构所承受的应变能，有必要重新设计 MET 抑制剂的化学骨架。

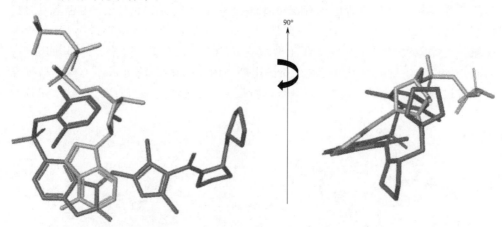

图 27-4　PHA-665752/ATP（浅色）在 MET 共晶结构中重叠

　　新的化学骨架的设计展现在图 27-5 中。单芳香环 2-吡啶胺将作为与铰链作用的中心基团（相当于 ATP 中的嘧啶基团），在 3-吡啶位置上引入苄氧基以便实现直接与活化环上的 Y1230 形成 π-π 相互作用，从而避免像 PHA-665752 一样需要苄基折回而浪费不必要的分子量，消除由此而引起的蛋白应变能。5-吡啶位置上的芳香环等同于 PHA-665752 中的吡咯环，将穿过 ATP 域的最后选择性疏水通道进入溶剂区。化合物 **4～6** 具有中等程度的抑制 MET 的生物活性，从而初步验证了设计理念，开始了对新的 3-苄氧基-5-芳香基-2-吡啶胺化学骨架的药效团优化。

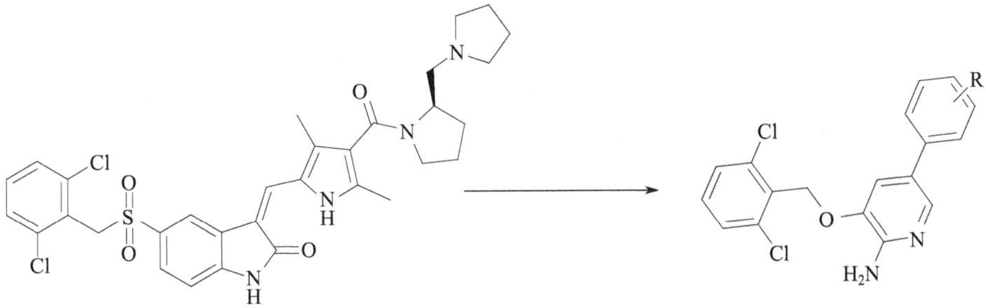

3(PHA-665752)

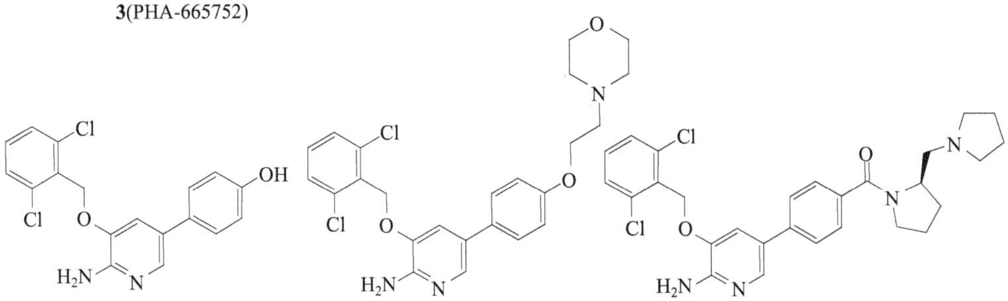

4
METK_i3.83μmol/L

5
METK_i2.45μmol/L

6
METK_i0.46μmol/L

图 27-5　MET 抑制剂化学骨架的重新设计与验证

27.3.4　PF-02341066（克唑替尼）的诞生

在 3-苄氧基-5-芳香基-2-吡啶胺化学骨架的优化过程中，首先以 **6** 为参照物，开始了对 3-苄氧基部位的结构优化（图 27-6）。各种不同的溴化苄在碱性条件下

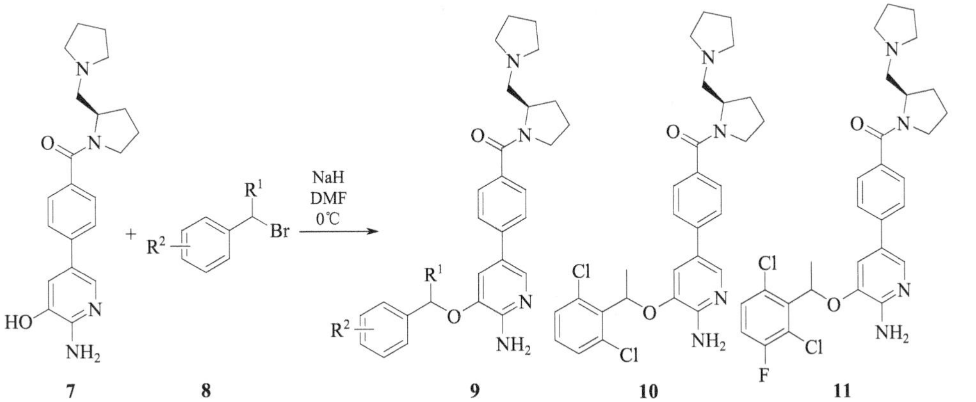

7　　**8**　　**9**　　**10**　　**11**

METK_i0.068μmol/L　　METK_i0.012μmol/L
MET细胞IC$_{50}$0.140μmol/L　MET细胞IC$_{50}$0.020μmol/L

图 27-6　3-苄氧基部位的结构优化

通过烷化反应被引入到 **7** 的 3-羟基上。经过酶法及细胞法筛选发现 α-Me 和 3-F 基团对 MET 活性起着至关重要的作用。**10** 相对于 **6** 在亚甲基上引入甲基使 MET 活性提高了将近十倍，而 **11** 相对于 **10** 在苯环上又引入了 3-F 基团使 MET 活性进一步提高了将近五倍（**11**，酶活性 $K_i = 0.012\mu mol/L$，细胞活性 $IC_{50} = 0.020\mu mol/L$）。到此，**11** 的 MET 活性已接近起始点 PHA-665752，而 1-（2，6-二氯-3-氟苯基）乙氧基则是具有高 MET 活性的 3-苄氧基。

在确定了高 MET 活性的 3-苄氧基之后，开始了对 5-芳香基的优化。各种不同的苯芳香基和杂环芳香基通过钯络合物催化反应经芳香硼酸化合物引入到 **12** 的 5-Br 位置上，从而得到通用结构 **13**，其中 R 为芳香基。**14** 是 **11** 与 MET 蛋白激酶相互作用的主体部分，但 MET 活性并不理想，细胞活性仅为 $1.24\mu mol/L$。从而可见 **11** 中在蛋白溶剂区的酰胺基团对活性提高了将近五十倍。以 **14** 作为参照物，许多五元芳香杂环化合物 **13** 的 MET 活性有显著提高，其中 **15** 相对于 **14** MET 活性提高了将近四十倍。更为可喜的是吡唑芳香杂环使 **15** 的亲油性较之于 **14** 降低了 1.85，为此类化合物的成药性打下了好的基础（图 27-7）。

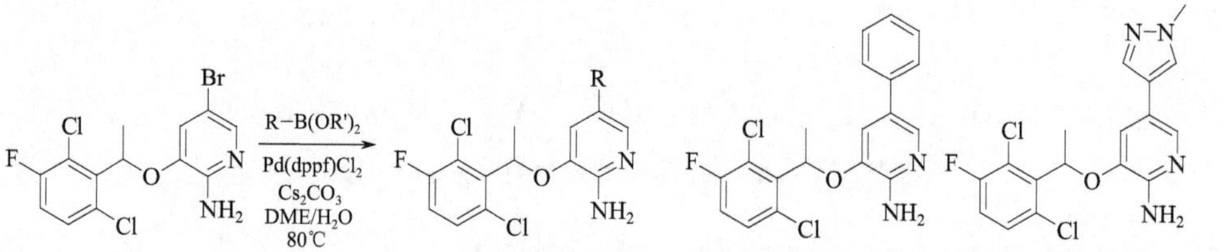

METK_i1.00μmol/L
MET细胞IC$_{50}$1.24μmol/L
MW377.24;clg$D$6,38

MW381.24;clg$D$4.53
METK_i0.046μmol/L
MET细胞IC$_{50}$0.046μmol/L

图 27-7 5-芳香基的结构优化

由于在溶剂区的极性基团可进一步提高化合物的生物活性和药学性质，加之 **15** 的优良性质，针对 **17** 吡唑氮上取代基 R 进行了全面优化。总体来讲大部分 **17** 具有高的抗 MET 生物活性。但是，很多化合物的代谢消除率高，同时具有对 CYP3A4 酶的抑制作用。全面衡量各方面性能，3-[1-（2,6-二氯-3-氟苯基）乙氧基]-5-[1-（4-哌啶）-1H-吡唑-4-基]-2-吡啶胺给出较好的综合结果。将外消旋化合物进行手性分离发现，两个对映体的生物活性相差甚远。PF-02341066，即克唑替尼（Crizotinib），是活性高的对映异构体（MET K_i 0.002μmol/L，细胞 IC$_{50}$0.008μmol/L）（图 27-8）。它的另一个对映异构体抑制 MET 的酶活性下降了大约 100 倍（K_i0.161μmol/L）。PF-02341066 的绝对构型首先是由从手性 1-（2,6-二氯-3-氟苯基）乙醇开始的全合成来确定的，最终由与 MET 的复合物共晶结构得以证实。

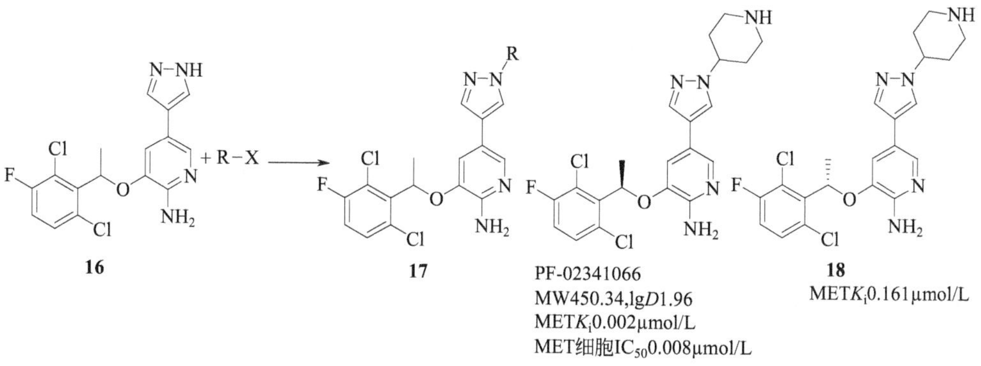

图 27-8 吡唑氮上取代基的结构优化

27.3.5 克唑替尼的全合成

虽然克唑替尼的工业全合成路线与研发时的路线接近，但是在工艺上做了很大的优化完善（图 27-9）[48]。S-构型苯乙醇 **19** 是一个关键原料。在研发阶段，它是由相对应的苯乙酮用硼酸氢钠还原得到外消旋 1-(2，6-二氯-3-氟苯基）乙醇，经由乙酰化，生物酶法水解，最后得到手性 **19**[49]。而直接将 2，6-二氯-3-氟苯基-乙酮用生物酶法手性还原成 **19**（>99％ee 值，>99％的原料转化）则大大提高了原料利用率并降低了成本[50]。在甲苯溶剂中的 Mitsunobu 反应将 **19** 连接到 **20** 上并获得了绝对手性转化从而得到手性产物 **21**。甲苯溶剂的使用使大部分副产物沉淀过滤除去，经过在乙醇中重结晶，生产 **21** 的产率达到 80％～85％。由海绵状镍在甲醇中催化氢化选择性还原硝基，再经过在甲醇中重结晶，以 95％的产率获得 **22**。溴化反应在低温二氯甲烷中进行。1.04 等量的溴代丁二酰亚胺在乙腈溶剂中加入到反应器中。经由焦亚硫酸钠/氢氧化钾终止反应，三乙胺后处理，及在

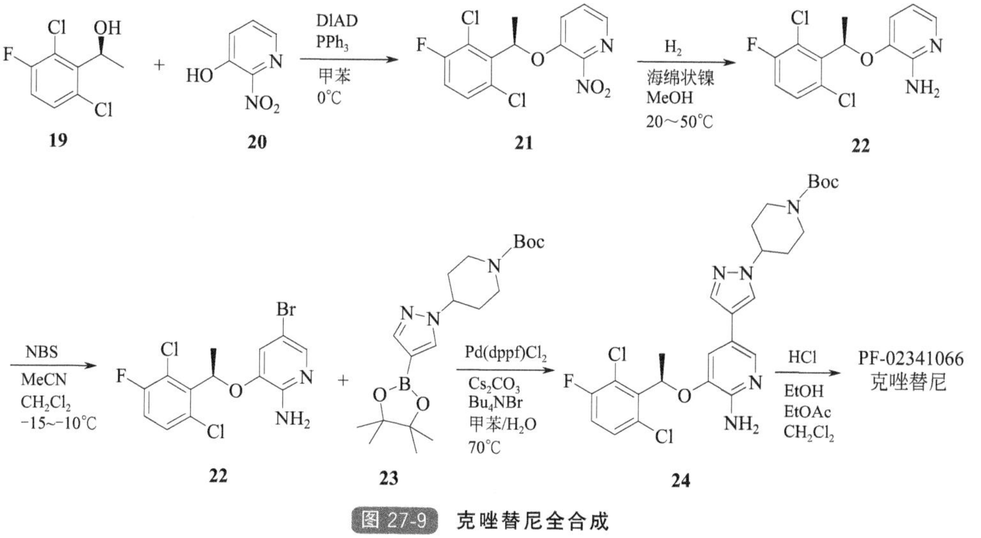

图 27-9 克唑替尼全合成

甲醇中重结晶，**22** 以 80％～85％的产率获得，同时化学及光学纯度均＞99％。**22** 和 **23** 经由 Suzuki-Miyaura 反应产生 **24**。为了便于工业化纯化，反应是在甲苯溶剂中进行，并使用了相转移催化剂以促进水相中无机碱与反应体系的混合。经过去钯处理，最后加入庚烷以 76％～80％的产率结晶出 **24**。去保护基团是用盐酸在混合溶剂中进行，经过氢氧化钠中和，在乙腈/水中重结晶，PF-02341066 以晶型 A 及 75％～85％的产率获得。综上所述，从 S-构型苯乙醇 **19** 到晶型 A PF-02341066 总产率为 40％。所有纯化都是由重结晶来完成。这是一个非常有效的工业合成路线。

27.4 克唑替尼的临床前药理研究

鉴于克唑替尼具有较高的抑制 MET 的细胞活性，较好的代谢稳定性、渗透性及大鼠体内药代动力学，克唑替尼被选为临床候选化合物进行深入系统的临床前各方面研究。

27.4.1 激酶选择性[51]

在研发激酶抑制剂的过程中，激酶选择性自始至终都是一个重要的因素来决定药物化学的优化方向。临床候选化合物的激酶选择性关系到潜在的毒副作用，同时，或对开拓新的应用有所启示。克唑替尼激酶选择性是利用 Upstate 公司的超过 120 种激酶进行评估的。发现克唑替尼对 13 种激酶的酶法抑制活性相对于 MET 小于 100 倍。Upstate 的酶法抑制激酶活性测试使用的是活性激酶来检测抑制剂在 ATP 浓度接近 $K_{M,ATP}$ 的条件下阻断底物磷酸化的能力。ATP 竞争性抑制剂的生物活性是与 ATP 的浓度密切相关的 $[IC_{50} = K_i(1+[ATP]/K_{M,ATP})]$。在细胞中 ATP 的浓度为 1～10mmol/L，高于活性激酶的 $K_{M,ATP}$ 100～1000 倍。因此，激酶抑制剂的细胞活性较酶法测定的活性一般要低很多。对于多数蛋白激酶，它的非磷酸化构象，也即非活性激酶构象，与 ATP 的亲和力要远远小于活性激酶。如果激酶抑制剂与激酶的非活性构象有着高的亲和力，从而将激酶稳定在非活性状态下避免与 ATP 的强力竞争，便可获得抑制细胞的激酶高活性。因而，激酶抑制剂的激酶选择性应由抑制激酶的细胞活性来决定。为了更准确地评估克唑替尼在完整细胞环境中的激酶选择性，将克唑替尼在细胞系中对 13 种激酶的自磷酸化抑制作用进行了测试。表 27-1 列出了克唑替尼的细胞活性小于 10μmol/L 的激酶靶点。从表中可以看到，克唑替尼对致癌性 ALK 激酶具有强效抑制作用，细胞活性为 20nmol/L，并可在 HCC78 细胞系中抑制 ROS 的自磷酸化作用 ($IC_{50} = 31nmol/L$)。总之，在细胞水平上，克唑替尼是选择性的 MET/ALK/ROS 强效抑制剂。

表 27-1 克唑替尼的激酶选择性

激酶	MET	ALK	ROS	RON	AXL	TIE2	TRKA	TRKB	ABL	IR	LCK
抑制 (1μmol/L)/%	97	99	100	97	93	97	99	99	91	68	96

续表

激酶	MET	ALK	ROS	RON	AXL	TIE2	TRKA	TRKB	ABL	IR	LCK
酶法 IC_{50}/(nmol/L)	<1	<1	<1	NA	<1	5	<1	2	24	102	<1
细胞 IC_{50}/(nmol/L)	8	20	31	80	294	448	580	399	1159	2887	2741

　　RON 是 MET RTK 家族的亚家族成员，其激酶域（KD）和 ATP 结构域分别与 MET 有 63.7% 和 88.9% 的相似性。但克唑替尼抑制 RON 的细胞活性低于 MET 10 倍。可见序列同源性并不是激酶细胞活性的决定因素。虽然蛋白激酶的构象在磷酸化的活性状态下相似度高，但非活性构象则相差很大。克唑替尼是根据 MET 独特的自抑制非活性构象设计而得，它与活化环上 Y1230 残基发生稳定的相互作用。克唑替尼可同时抑制活性与非活性 MET，因此它的细胞活性与酶法测定的活性接近。虽然 RON 和 MET 具有高度序列相似性，但在 MET Y1230 的相应位点上，RON 含有异亮氨酸残基，无法与克唑替尼形成强效的 π-π 相互作用。因此，克唑替尼具有较低的 RON 细胞活性。由于 MET 独特的自抑制非活性构象，克唑替尼具有较高的细胞激酶选择性。

27.4.2　药学性质[52]

　　克唑替尼是一种游离碱无水结晶化合物，它的起始熔点为 195℃，实验测得的 pK_a 为 8.9 和 5.4。克唑替尼的溶解度呈 pH 依赖性：在纯水中为 0.034mg/mL，在模拟胃液中为 41mg/mL，而在模拟肠液中为 0.19mg/mL。在人肝细胞中，克唑替尼显示出中等代谢稳定性；在人类和不同种属中，克唑替尼具有中等至高度血浆蛋白结合率（92%～97%）；在 caco-2 细胞中，克唑替尼具有低至中度渗透性。CYP3A4 介导的生物转化可能是对克唑替尼的主要清除机制。在人肝微粒体中，克唑替尼对 CYP1A2、2C8、2C9、2C19 和 2D6 没有抑制作用（IC_{50}＞30μmol/L），但以时间依赖性方式抑制 CYP3A 同功酶（在人肝微粒体中 K_i＝3.7μmol/L，$k_{非活性}$＝6.9h^{-1}；而在肝细胞中 K_i＝0.89μmol/L，$k_{非活性}$＝0.78h^{-1}）[53]。克唑替尼在不同动物中的药代动力学参数汇总于表 27-2[52]。

表 27-2　克唑替尼动物药代动力学参数①

种属	途径	剂量 /(mg/kg)	$CL_{血浆}$ /[mL/(min·kg)]	V_{ss} /(L/kg)	C_{max} /(g/mL)	t_{max} /h	$AUC_{0\sim\infty}$ /(g·h/mL)	$t_{1/2}$ /h	$F_{口服}$ /%
大鼠	i.v.	5	29±8	13±4	—②		3.0±0.9	7.7±1.8	
	p.o.	25	—	—	0.53±0.10	4.7±1.2	5.6±0.8	7.0±0.4	63
犬	i.v.	5	9.0±0.8	13±2	—		9.3±0.8	17±4	
	p.o.	25	—	—	0.62±0.37	4.0±2.0	12±8	12±3	65
猴	i.v.	5	34±4	13±1	—		2.5±0.3	5.5±0.2	
	p.o.	25	—	—	0.24±0.11	6±0	4.1±1.7	12±3	42

① 数据以平均值±S.D. 表示（n＝每组 3 只动物）。
② 不适用。

27.4.3 临床前抑制肿瘤生长的研究[51,54]

根据克唑替尼强效抑制 MET 细胞活性的特征，对它将在临床上抗肿瘤的应用进行了临床前的深入研究。在体外具有 MET 基因扩增的 GTL-16 肿瘤细胞系中，克唑替尼可有效地抑制 MET 磷酸化和依赖于 MET 的细胞增殖、迁移或侵袭（IC_{50} 值为 5~20nmol/L）[51]。此外，克唑替尼在体外可有效地抑制 HGF 刺激的内皮细胞存活或侵袭和血清刺激的血管生成作用，揭示药物具有抗血管生成机制。在耐受良好的剂量水平，克唑替尼在 MET 介导的肿瘤模型中显示出显著疗效，包括 GTL-16 胃癌、NCI-H441 非小细胞肺癌、CAKi-1 肾癌和 PC-3 前列腺癌的异种移植模型。在体内，克唑替尼的抗肿瘤疗效呈剂量依赖性，并与对 MET 磷酸化的抑制呈强相关性。从小鼠肿瘤模型的药代动力学与药效学的关系来看，为获得最大抑制肿瘤生长效果，有必要对 MET 活性达到接近最大程度的全程抑制。而克唑替尼在体内的抗肿瘤机制与抑制 MET 的信号转导、肿瘤细胞增殖（Ki67）、诱导凋亡（Caspase-3）和减少微血管密度（CD31）相关[51]。

ALK 首先以 NPM-ALK 融合蛋白的形式在间变性大细胞淋巴瘤（ALCL）中发现，并与细胞生长和存活的信号通路异常有着密切的关系。鉴于克唑替尼具有抑制 ALK 细胞活性的作用，它对治疗 ALK 阳性 ALCL 患者具有潜在的临床应用前景。因而，对克唑替尼在 NPM-ALK 阳性的 ALCL 细胞系和相关肿瘤模型中的抗肿瘤效果进行了评价[54]。在 Karpas299 或 SU-DHL-1 ALCL 细胞中，克唑替尼可有效地抑制 NPM-ALK 的磷酸化作用（平均 IC_{50} 为 24nmol/L），进而抑制依赖于 NPM-ALK 的细胞增殖（IC_{50} 值接近 30nmol/L），并诱导细胞凋亡（IC_{50} 值为 25~50nmol/L）。克唑替尼显示出剂量依赖性的抗肿瘤功效。在荷载 Karpas299 ALCL 移植瘤并具有严重免疫缺陷的 Beige 小鼠中，以 100mg/（kg·d）口服剂量给药时，所有肿瘤均在 15 天内完全消退。克唑替尼的抗肿瘤功效与抑制 NPM-ALK 磷酸化和在肿瘤组织中诱导细胞凋亡之间有着很强的联系。此外，在有效剂量下通过抑制 NPM-ALK 磷酸化及功能，克唑替尼可有效地抑制 NPM-ALK 下游关键的信号传导介质，包括磷脂酶 C-γ（PLC-γ）、信号转导和转录激活因子 3（STAT3）、细胞外信号调节激酶（ERKs）和 AKT。体外和体内的临床前研究表明，NPM-ALK 是 ALCL 的潜在致癌驱动因子，克唑替尼可有效地抑制与 NPM-ALK 相关的肿瘤生长。

27.5 克唑替尼的临床研究

克唑替尼于 2006 年初在美国进入人体 I 期临床研究。Soda 等于 2007 年 8 月在《自然》杂志上首次发表了在肺癌病人肿瘤样本中发现一种全新的 EML4-ALK 融合基因，并且这种 ALK 融合基因在小鼠中有致癌作用[21]。同年 12 月在《细胞》杂志中 Rikova 等发表了对非小细胞肺癌的酪氨酸激酶磷酸化水平的系统研究，发现了包括 EML4-ALK 及 CD74-ROS 高磷酸化的非正常表达。EML4-ALK 的发现促使了在克唑替尼Ⅰb临床的研究中筛选 EML4-ALK 阳性肺癌患者。克唑替尼在Ⅰb临床中对 EML4-ALK 阳性患者的显著疗效很快促发了Ⅱ期临床的试验，并于 2009 年 9 月开始了针对 EML4-ALK 阳性的一线含铂化疗进展的肺癌患者的Ⅲ期临床试验。根据Ⅰ期与Ⅱ期临床的卓越疗效，美国食品与药品管理局于 2011 年 8 月 26 日以快速通道的方式批准了克唑替尼用于治疗晚期 EML4-ALK 阳性的肺癌患者。

27.5.1 临床药代动力学研究

克唑替尼的人体Ⅰ期临床试验是在晚期癌症患者中进行的，用来确定最大耐受剂量（MTD）和推荐Ⅱ期剂量（RP2D）。克唑替尼从 50mg 每日一次（qd）口服剂量逐步递增，最终升高至 300mg 每日两次（bid）口服。在这一剂量水平，两名患者发生了 3 级疲劳事件。因此，MTD 和推荐临床剂量均为 250mg bid [55]。在克唑替尼以 250mg 剂量单次给药后，达到最高血浆浓度 C_{max} 的时间 T_{max} 中位数为 4.0h，而平均表观终末半衰期为 42h [56]。以 250mg bid 剂量重复给药后，克唑替尼的血浆浓度在 15 天内达到稳态，平均稳态波谷血浆浓度为 256ng/mL 或 45nmol/L（以游离药物计），高于根据临床前小鼠模型预计的可抑制 MET 和 ALK 的靶点活性的有效浓度[57]。在克唑替尼多次给药后，观察到 CL/F 降低（在单日给药后为 100L/h，在给药 15 天和 28 天后分别为 64.5L/h 和 60.1L/h），这可能与克唑替尼对 CYP3A 同工酶的自身抑制作用相关。在克唑替尼以 250mg bid 剂量给药 28 天后，观察到咪达唑仑单次口服给药后的 AUC 升高 3.6 倍，说明克唑替尼是中等强度的 CYP3A4 抑制剂。在所研究的治疗剂量范围内，克唑替尼的 AUC 通常与剂量成比例升高，而在多次给药后 AUC 可蓄积 4.0~5.9 倍，终末半衰期为 43~51h。高脂肪餐对克唑替尼的药代动力学没有显著影响。对 1 名接受克唑替尼 250mg 口服 bid 治疗的患者检测了脑脊液（CSF）中克唑替尼的暴露水平，总血浆波谷浓度的中位数为 256ng/mL，而 CSF 浓度仅为 0.616ng/mL [58]。

27.5.2 临床试验

迄今为止，克唑替尼在临床研究中已显示了对含有融合 ALK 基因或融合 ROS 基因或有 MET 基因扩增的非小细胞肺癌、炎性肌纤维母细胞性肿瘤、间变性大细胞淋巴瘤和神经母细胞瘤患者有着显著的疗效。EML4-ALK 融合基因在非小细胞肺癌中的发现加快了克唑替尼的临床研究。克唑替尼临床Ib（A8081001）的研究在 2008 年中开始接收具有 EML4-ALK 融合基因的 NSCLC 患者，并很快显示了令人意想不到的疗效。因此，在 2009 年中开始了单臂临床Ⅱ期的研究（A8081005）。两项临床试验的疗效结果总结于表 27-3。

表 27-3　克唑替尼在 I 期 A8081001[59] 试验和 II 期 A8081005[60] 试验的临床效果总结

临床试验	患者人数	ORR（95% CI）	中位 PFS（95% CI）	中位 OS（95% CI）	中位缓解时间（95% CI）
A8081001	143	60.8（52.3~68.9）	9.7 个月（7.7~12.8）	12 月时为 74.8（66.4~81.5）	49.1 周（39.3~75.4）
A8081005	255	53（47~60）	8.5 个月（6.2~9.9）	尚无结果	43 周（36~50）

注：ORR—总体缓解率；CI—置信区间；PFS—无进展生存期；OS—总生存期。

　　总体而言，大多数与治疗相关的不良事件为 1 级或 2 级。最常见的 1 级或 2 级不良事件为视觉异常、恶心、腹泻、便秘、呕吐和外周水肿。最常见的与治疗相关的 3 级或 4 级不良事件为中性粒细胞减少、丙氨酸氨基转移酶升高、低磷血症和淋巴细胞减少[59,60]。从 2009 年 9 月开始的针对 EML4-ALK 阳性一线含铂化疗进展的肺癌病人的临床 III 期试验仍在继续中。从 2012 年 9 月 ESMO 会议报道的结果可以看到有 347 名 EML4-ALK 阳性一线含铂化疗进展的肺癌患者被随机分至多西他赛或培美曲赛化疗组，以与单药克唑替尼组对比。克唑替尼组的中位无进展生存期（PFS）为 7.7 个月，远高于化疗组的 3.0 个月[61]。根据临床 I 期与 II 期的显著疗效，美国 FDA 于 2011 年 8 月 26 日以快速通道的方式批准了克唑替尼用于治疗晚期 EML4-ALK 阳性的肺癌患者。同时批准的还有检测 EML4-ALK 阳性的测试方法和试剂盒。

　　间变性大细胞淋巴瘤（ALCL）是一种罕见类型的非霍奇金淋巴瘤（NHL），在成年患者中约占全部 NHL 的 3%，在儿童患者中约占全部 NHL 的 10%~30%。而 50%~60% 的 ALCL 为 ALK 阳性。在临床前小鼠模型中，克唑替尼可有效地抑制由 NPM-ALK 诱导的肿瘤生长[54]。因此，在临床上开展了克唑替尼对 ALK 阳性 ALCL 患者疗效的评估。研究报告显示克唑替尼对化疗耐药、ALK 阳性的晚期 ALCL 患者具有较高的缓解率。4 名对至少 3 种化疗耐药的 ALK 阳性 ALCL 患者（年龄 20~26 岁）接受了克唑替尼 250mg bid 治疗，其中 3 名患者达到了完全缓解（CR），1 名患者达到了部分缓解（PR）[62]。在美国儿童肿瘤学协作组（COG）进行的克唑替尼 I 期研究中，7/8 名（88%）ALK 阳性儿童 ALCL 患者达到了完全缓解（CR）[63]。神经母细胞瘤是另一种罕见的儿童期癌症，并且是婴儿期最常见的癌症，在美国每年约有 650 例。近期，在大多数家族性神经母细胞瘤和 10% 散发性神经母细胞瘤患者中检测到致结构性活化的 ALK 突变[25,26]。对克唑替尼用于神经母细胞瘤的治疗进行了临床试验。在 COG 的 I 期研究中，2 名神经母细胞瘤患者达到了 CR，其中 1 名患者证实存在 ALK 突变[63]。炎性肌纤维母细胞性肿瘤（IMT）是一种独特的间质肿瘤，在约 50% 的 IMT 中发现了 ALK 易位。克唑替尼给 1 名 ALK 易位的 IMT 患者带来持续的部分缓解[64]。1 名接受克唑替尼治疗的儿童 IMT 患者也达到了部分缓解[63]。总体而言，在具有异常 ALK 激酶活性的成年和儿童患者中，克唑替尼对 ALK 的抑制作用与客观抗肿瘤活性相关，且毒性小。

克唑替尼是 MET/ALK/ROS 的多靶点蛋白激酶抑制剂。约 0.88%～2% 的 NSCLC 患者存在 *ROS1* 重排[65]。克唑替尼对存在 *ROS1* 重排的晚期 NSCLC 患者显示出显著的抗肿瘤活性。13 名 ROS 阳性患者按标准口服剂量 250mg bid 接受了克唑替尼治疗。总客观缓解率为 54%（7/13），其中 6 人达到了 PR，1 人达到了 CR。8 周时疾病控制率为 85%（11/13），中位治疗持续时间为 20 周（范围 4＋～59＋）[66]。

MET 抑制剂在癌症患者中的应用和有效性仍然在探索和研究中。据报道，在存在 MET 扩增的肺癌细胞中，克唑替尼或由 RNA 干扰介导的 MET 耗竭可抑制 MET 信号传导，进而诱导凋亡，并同时抑制 AKT 和细胞信号调节激酶的磷酸化作用，但在存在 MET 突变的细胞或不存在 MET 扩增或突变的细胞中则无上述作用[67]。在存在 MET 扩增的胃癌细胞中，也证实克唑替尼对信号传导和细胞存活具有抑制作用[68]。因此，MET 基因扩增或许可用来筛选对 MET 抑制剂敏感的癌症患者群。1 名具有 MET 基因高度扩增的 NSCLC 患者在接受克唑替尼治疗后达到了经证实的部分缓解[69]。在对 489 名食管腺癌患者的调查中，发现有 10 人（2%）存在 MET 扩增，而 4 名存在 MET 扩增的肿瘤患者在接受克唑替尼治疗后有 2 人的肿瘤缩小（-30% 和-16%），并在治疗 3.7 个月和 3.5 个月后出现进展[70]。在克唑替尼Ⅰ期试验 A8081001 中，1 名存在 MET 扩增的 62 岁女性胶质母细胞瘤患者在经过 2 个月疗程的克唑替尼治疗后，MRI 影像检查显示病灶减少了 40%[71]。该患者在接受克唑替尼治疗 4.5 个月后用神经检查和影像学评估确定病情稳定。

虽然克唑替尼已经在许多国家获批用于晚期 EML4-ALK 阳性的肺癌患者的治疗，根据不同靶点在其他癌症中的应用，以及与其他化疗或靶向药物的联合应用仍在临床试验中。

27.5.3 克唑替尼的耐药机制

克唑替尼与其他 TKI 药物（如伊马替尼和吉非替尼）相似，虽然最初疗效显著，但最终在平均 1 年内产生耐药。在对 EML4-ALK 阳性的肺癌治疗中，激酶域的二次突变（22%～36%）是克唑替尼获得耐药的机制之一[72~74]。在治疗具有 EGFR 突变的 NSCLC 过程中，EGFR TKI 的耐药机制主要为看门人 T790M 突变。克唑替尼的二次突变耐药机制与伊马替尼更为接近，具有耐药二次突变的多样性，包括看门人 L1196M 突变，C1156Y、G1202R、S1206Y、G1269A 突变和插入突变 1151Tins。同时，在克唑替尼耐药患者中发现了 *EML4-ALK* 融合基因扩增[73,74]。从目前有限的耐药患者中还发现了克唑替尼的其他耐药机制，包括其他激酶（c-KIT，EGFR）异常激活和 KRAS 突变[73,74]。同时发生的多重耐药机制在一些耐药患者中发现[74]。虽然已经确定克唑替尼存在多重耐药机制，但部分患者的耐药机制仍不清楚。了解耐药的生物学原理将有助于在临床上选择正确的 TKI 耐药后的治疗策略。可同时抑制野生型和突变型 ALK 的第二代抑制剂已处于临床研究阶段[75]，这将为克唑替尼耐药患者带来新的希望。

27.6 克唑替尼与靶标的相互作用

27.6.1 与 MET 的共晶结构及对接研究

克唑替尼与非磷酸化 MET 激酶域蛋白的共晶结构证实了开始时的设计理念，既用单芳香杂环模拟 ATP 中腺嘌呤与铰链的作用以缓解由 PHA-665752 引起的蛋白结构应变能，同时将一个芳香环直接传递到与活化环上 Y1230 相互作用的口袋。将克唑替尼（深色）和 PHA-665752（浅色）分别与 MET 形成的共晶结构相互重叠（图 27-10）可以看出，MET 激酶的蛋白结构在两个共晶结构中十分相似，都采取了自抑制非活化激酶构象，其中激酶活化环上的 Y1230 与抑制剂芳香环直接发生 π-π 相互作用。2-吡啶胺作为腺嘌呤的模拟集团与铰链相作用，同时受到来自 A1108 与 M1211 侧链的夹层亲油相互作用。2-吡啶胺平面与 2-氧代吲哚平面重叠时形成了一定的角度，但与 ATP 腺嘌呤平面相重叠（图 27-10）。因此，证实了最初释放蛋白结构应变能的设计理念。同时，2,6-二氯-3-氟苯基

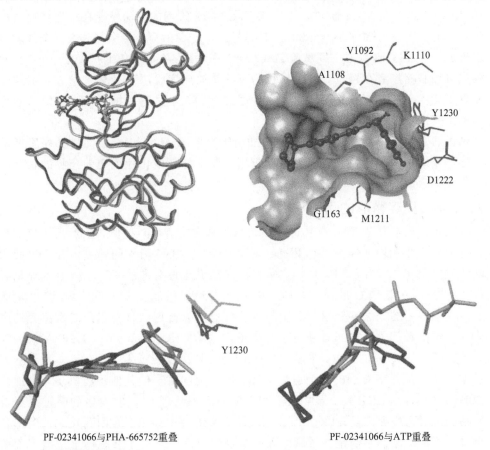

PF-02341066与PHA-665752重叠　　　　　　　PF-02341066与ATP重叠

图 27-10　克唑替尼（深色）/PHA-665752（浅色）与非磷酸化 MET 的共晶结构

通过甲氧基连接通过不同的角度直接到达了 PHA-665752 中 2,6-二氯苯基与
Y1230 作用的位置。虽然两个苯基并没有完全重叠，但是活化环通过调整相对
位置在 Y1230 处与苯基形成完美的 π-π 相互作用。PHA-665752 的磺酰基与
D1222 的 N—H 形成氢键，与此相对，克唑替尼中的 2-Cl—3-F 基团与 D1222
的 N—H 相互作用。从前面的构效关系中得知甲氧基上的 R-甲基可提高 MET 细
胞活性 10 倍。这一突出的效果可从共晶结构中得到很好的解释。R-甲基与由
V1092、L1157、K1110 和 A1108 的侧链形成的疏水口袋形成紧密的范德华相互作用
（图 27-10，L1157 在疏水口袋底部无法显示）。正如最初设计的，克唑替尼的吡唑环
与 PHA-665752 的吡咯环重合，与 G1163 形成 CH-π 相互作用进入溶剂区，而哌啶
环则在溶剂区。综上所述，克唑替尼在 MET 激酶域与蛋白的相互作用非常有效，
从而使细胞活性的配体效能 LE（LE＝$-RT$lgIC$_{50}$/非氢原子总和）和亲脂效能 LipE
（LipE＝$-$lgIC$_{50}$$-lgD$）较 PHA-665752 有着大幅度提高（克唑替尼的 MET 细胞活
性 IC$_{50}$ 8nmol/L，LE 0.379，LipE 6.14；PHA-665752 的 MET 细胞活性 IC$_{50}$ 9nmol/
L，LE 0.264，LipE 4.81）。这为克唑替尼的成药性打下了一个很好的结构基础。

27.6.2 克唑替尼与 ALK 的共晶结构和对接研究

非磷酸化的脱辅基 ALK 晶体结构显示出独特的自抑制构象[76]。ALK 和克唑替
尼的共晶体结构（图 27-11，PDB ID 2xp2）与 apo-ALK 晶体结构几乎完全重叠，说
明克唑替尼可有效地稳定 ALK 在这一非活化自抑制构象中，从而能够在细胞中取
得对 ALK 的强抑制作用。通过对克唑替尼/MET 与克唑替尼/ALK 共晶结构的比较
发现克唑替尼在 MET 和 ALK 的 ATP 结构域有着极其相似的构象及与蛋白的相互
作用。最大的不同在于两个激酶的活化环有着完全不同的走向。MET 的活化环穿
过 ATP 结构域与克唑替尼有着直接而重要的相互作用。而 ALK 的活化环的 N 端形
成螺旋指向 αC 螺旋并在底部与其相互作用。ALK 的活化环的 C 端占据了底物肽的
结构域。克唑替尼通过将 ALK 稳定在这一非活化自抑制构象中而获得高细胞活性。

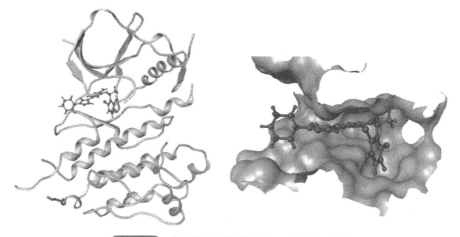

图 27-11 克唑替尼与非磷酸化 ALK 的共晶结构

27.7　克唑替尼成功上市的启示

克唑替尼是 MET/ALK/ROS 的多靶点酪氨酸激酶抑制剂。它是根据 PHA-665752 与非磷酸化 MET 的共晶结构设计而成的。3-苄氧基-2-吡啶胺系列化合物可与非活性 MET 蛋白发生更有效的相互作用，并稳定其在非活化自抑制构象中，从而取得高细胞活性。通过对先导化合物系列进行优化，得到临床候选药物克唑替尼（PF-02341066）。各种试验显示克唑替尼在体内和体外均对 MET 和 ALK 有着强抑制作用，并能有效地抑制肿瘤生长，且具有良好的药学和安全性特性。在人体 I 期研究中，克唑替尼耐受良好，治疗相关不良事件通常为胃肠道反应（1/2 级）和视觉障碍（1 级）。非小细胞肺癌驱动基因 *EML4-ALK* 的发现（2007 年 8 月）加快了克唑替尼在 EML4-ALK 阳性患者中进行的临床开发。基于克唑替尼在 I 期和 II 期试验中对 EML4-ALK 阳性晚期 NSCLC 患者的明显功效及良好的安全性，美国食品与药品管理局在 2011 年 8 月 26 日快速通道批准了克唑替尼在 EML4-ALK 阳性晚期肺癌患者中的使用。同时，克唑替尼在临床试验中显示了多种与其靶点紧密相关的抗肿瘤活性，包括 ALK 阳性的间变性大细胞淋巴瘤；炎性肌纤维母细胞性肿瘤；神经母细胞瘤；ROS 阳性的非小细胞肺癌；以及存在 *MET* 基因扩增的非小细胞肺癌、食管腺癌和胶质母细胞瘤。这表明了解肿瘤的生物学特性从而选择适当的患者人群进行靶向治疗是肿瘤治疗的一个重要方向。从 EML4-ALK 靶点的发现到克唑替尼的成功上市，仅仅用了四年时间。因此，早期使用生物靶标选出富集的患者人群即可提高靶向药物临床评估的成功率，又可减少评估人数和缩短临床时间，从而使药物在分子靶向筛选患者人群中获得加速批准成为可能。

随着人类基因组计划的完成，人们对许多遗传病的发病机理有了深刻的了解，从而对这些疾病的治疗有了明确的方向。与人类基因组计划一脉相承的国际癌症基因组计划将揭示各种癌症的基因图谱，为了解癌症的发生及演变提供基因线索，从而为攻克癌症找到有效的方法。癌症正逐渐成为人类疾病死亡的首要原因。目前，已经发现有 100 多种不同的癌症，其中肺癌是死亡率最高的的癌症。癌症是长期基因突变累积的结果。仅在 NCI-H209 吸烟小细胞肺癌细胞系中就发现含有 22910 个基因突变[77]，其中大多数是不会导致癌变的"被动"突变，只有小部分是导致癌变发生的"驱动"基因。建立每一种癌症的"驱动"基因图谱仍然是一项艰巨的、需要不断论证的研究。肺癌传统上按照组织形态分为小细胞肺癌和非小细胞肺癌，其中大约 80% 为非小细胞肺癌。而非小细胞肺癌又进一步分为肺腺癌、肺鳞癌、及大细胞肺癌（图 27-12）。每一种肺癌有着不同的致癌驱动基因图谱。比如，目前确定的肺腺癌驱动基因包括 *KRAS*（22%），*EGFR*（17%），*EML4-ALK*（5%～7%），*ROS*（1%～2%）等（图 27-12）[78]。依然有 46% 肺腺癌驱动基因有待进一步研究确定。不同种类的癌症可以拥有相同的致癌驱动基因。比如，*ALK* 基因异常表达同时在血液、间质和实体三大类型肿瘤中发现并起着驱动作用，而克唑替尼的应用将不会局限在非小细胞肺癌中。吉非替尼和厄洛替尼是 EGFR 抑制剂，在临床上对具有 *EGFR* 基因突变的肺癌病人有着极高的治疗效果；而 MET/ALK/ROS 抑制剂克唑替尼则为 EML4-ALK 或 ROS 阳性肺癌病人带来了有效治疗方法。因此，准确地确定每一种癌症的驱动基因，由此进行药物研发，根据每一个癌症病人的驱动基因图谱对症下药，将是癌症个体化治疗的新方向。

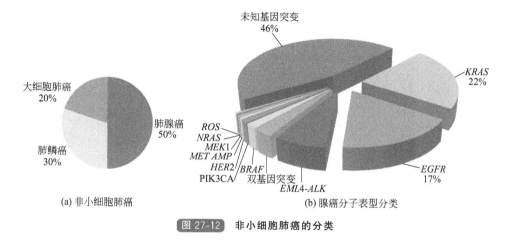

(a) 非小细胞肺癌　　　　　　　　　(b) 腺癌分子表型分类

图 27-12　非小细胞肺癌的分类

参考文献

［1］DeVita Jr V T, Chu E. A history of cancer chemotherapy. Cancer Res, 2008, 68: 8643-8653.

［2］Lemmon M A, Schlessinger J. Cell signaling by receptor tyrosine kinases. Cell, 2010, 141: 1117-1134.

［3］Gschwind A Fischer O M, Ullrich A. The discovery of receptor tyrosine kinases: targets for cancer therapy. Nat Rev Cancer, 2004, 4: 361-370.

［4］Park M, Dean M, Cooper C S, Schmidt M, O'Brien S J, Blair D G, Vande Woude G F. Mechanism of met oncogene activation. Cell, 1986, 45: 895-904.

［5］Naldini L, Vigna E, Bardelli A, Follenzi A, Galimi F, Comoglio P M. Biological activation of pro-HGF (Hepatocyte Growth Factor) by urokinase is controlled by a stoichiometric reaction. J Biol Chem, 1995, 270: 603-611.

［6］Maulik G, Shrikhande A, Kijima T, Ma P C, Morrison P T, Salgia R. Role of the hepatocyte growth factor receptor, c-Met, in oncogenesis and potential for therapeutic inhibition. Cytokine Growth Factor Rev, 2002: 13, 41-59.

［7］Boccaccio C, Comoglio P M. Invasive growth: a Met-driven generic programme for cancer and stem cells. Nat Rev Cancer, 2006, 6: 637-645.

［8］Knudsen B S, Vande Woude G. Showering c-MET-dependent cancers with drugs. Curr Opin Genet Dev, 2008, 18: 87-96.

［9］Kankuri E, Cholujova D, Comajova M, Vaheri A, Bizik J. Induction of hepatocyte growth factor/scatter factor by fibroblast clustering directly promotes tumor cell invasiveness. Cancer Res, 2005, 65: 9914-9922.

［10］ Ma P C, Tretiakova M S, MacKinnon A C, Ramnath N, Johnson C, Dietrich S, Seiwert T, Christensen J G, Jagadeeswaran R, Krausz T, Vokes E E, Husain A N, Salgia R. Expression and mutational analysis of MET in human solid cancers. Genes, Chromosomes Cancer, 2008, 47: 1025-1037.

［11］ Corso S, Migliore C, Ghiso E, De Rosa G, Comoglio P M, Giordano S. Silencing the MET oncogene leads to regression of experimental tumors and metastases. Oncogene, 2008, 27: 684-693.

［12］ Engelman J A, Zejnullahu K, Mitsudomi T, Song Y, Hyland C, Park J O, Lindeman N, Gale C M, Zhao X, Christensen J, Kosaka T, Holmes A J, Rogers A M, Cappuzzo F, Mok T, Lee C, Johnson B E, Cantley L C, Jänne P A. MET amplication leads to Gefitinib resistance in lung cancer by activating ERBB signaling. Science, 2007, 316: 1039-1043.

［13］ Turke A B, Zejnullahu K, Wu Y L, Song Y, Dias-Santagata D, Lifshits E, Toschi L, Rogers A, Mok T, Sequist L, Lindeman N I, Murphy C, Akhavanfard S, Yeap B Y, Xiao Y, Capelletti M, Iafrate A J, Lee C, Christensen J G, Engelman J A, Jänne P A. Preexistence and clonal selection of MET amplification in EGFR mutant NSCLC. Cancer Cell, 2010, 17: 77-88.

［14］ Wilson T R, Fridlyand J, Yan Y, Penuel E, Burton L, Chan E, Peng J, Lin E, Wang Y, Sosman J, Ribas A, Li J, Moffat J, Sutherlin D P, Koeppen H, Merchant M, Neve R, Settleman J. Widespread potential for growth-factor-driven resistance to anticancer kinase inhibitors. Nature, 2012, 487: 505-509.

［15］ Straussman R, Morikawa T, Shee K, Barzily-Rokni M, Qian Z R, Du J, Davis A, Mongare M M, Gould J, Frederick D T, Cooper Z A, Chapman P B, Solit D B, Ribas A, Lo R S, Flaherty K T, Ogino S, Wargo J A, Golub T R. Tumour micro-environment elicits innate resistance to RAF inhibitors through HGF secretion. Nature, 2012, 487: 500-504.

［16］ Yap T A, Sandhu S K, Alam S M, de Bono J S. HGF/c-MET targeted therapeutics: novel strategies for cancer medicine. Curr Drug Targets, 2011, 12: 2045-2058.

［17］ Pulford K, Lamant L, Espinos E, Jiang Q, Xue L, Turturro F, Delsol G, Morris S W. The emerging normal and disease-related roles of anaplastic lymphoma kinase. Cell Mol Life Sci, 2004, 61: 2939-2953.

［18］ Morris S W, Kirstein M N, Valentine M B, Dittmer K G, Shapiro D N, Saltman D L, Look A T. Fusion of a kinase gene, ALK, to a nucleolar protein gene, NPM, in non-Hodgkin's lymphoma. Science, 1994, 263: 1281-1284.

［19］ Grande E, Bolós M-V, Arriola E. Targeting oncogenic ALK: a promising strategy for cancer treatment. Mol Cancer Ther, 2011, 10: 569-579.

［20］ Bischof D, Pulford K, Mason D Y, Morris S W. Role of the nucleophosmin (NPM) portion of the non-Hodgkin's lymphoma-associated NPM-anaplastic lymphoma kinase fusion protein in oncogenesis. Mol Cell Biol, 1997, 17: 2312-2325.

［21］ Soda M, Choi Y L, Enomoto M, Takada S, Yamashita Y, Ishikawa S, Fujiwara S, Watanabe H, Kurashina K, Hatanaka H, Bando M, Ohno S, Ishikawa Y, Aburatani H, Niki T, Sohara Y, Sugiyama Y, Mano H. Identification of the transforming EML4-ALK fusion gene in non-small cell lung cancer. Nature, 2007, 448: 561-566.

［22］ Rikova K, Guo A, Zeng Q, Possemato A, Yu J, Haack H, Nardone J, Lee K, Reeves C, Li Y, Hu Y, Tan Z, Stokes M, Sullivan L, Mitchell J, Wetzel R, MacNeill J, Ren J M, Yuan J, Bakalarski C E, Villen J, Kornhauser J M, Smith B, Li D, Zhou X, Gygi S P, Gu T-L, Polakiewicz, R D, Rush J, Comb M J. Global survey of phosphotyrosine signaling identifies oncogenic kinases in lung cancer. Cell, 2007, 131: 1190-1203.

［23］ Soda M, Takada S, Takeuchi K, Choi Y L, Enomoto M, Ueno T, Haruta H, Hamada T, Yamashita Y, Ishikawa Y, Sugiyama Y, Mano H. A mouse model for EML4-ALK-positive lung cancer. Proc

Natl Acad Sci USA，2008，105：19893-19897.

［24］ Perez-Pinera P，Chang Y，Astudillo A，Mortimer J，Deuel T F. Anaplastic lymphoma kinase is expressed in different subtypes of human breast cancer. Biochem Biophys Res Commun，2007，358：399-403.

［25］ Mossé Y P，Laudenslager M，Longo L，Cole K A，Wood A，Attiyeh E F，Laquaglia M J，Sennett R，Lynch J E，Perri P，Laureys G，Speleman F，Kim C，Hou C，Hakonarson H，Torkamani A，Schork N J，Brodeur G M，Tonini G P，Rappaport E，Devoto M，Maris J M. Identification of *ALK* as a major familial neuroblastoma predisposition gene. Nature，2008，455：930-935.

［26］ Caren H，Abel F，Kogner P，Martinsson I. High incidence of DNA mutations and gene amplifications of the *ALK* gene in advanced sporadic neuroblastoma tumors. Biochem，J，2008，416：153-159.

［27］ Murugan A K，Xing M M. Anaplastic thyroid cancers harbor novel oncogenic mutations of the *ALK* gene. Cancer Res，2011，71：4403-4411.

［28］ Balduzzi P C，Notter M F，Morgan H R，Shibuya M. Some biological properties of two new avian sarcoma viruses. J Virol，1981，40：268-275.

［29］ Legare C，Sullivan R. Expression and localization of c-ros oncogene along the human excurrent duct. Mol Hum Reprod，2004，10：697-703.

［30］ Shyamsundar R，Kim Y H，Higgins J P，Montgomery K，Jorden M，Sethuraman A，van de Rijn M，Botstein D，Brown P O，Pollack J R. A DNA microarray survey of gene expression in normal human tissues. Genome Biol，2005，6：R22.

［31］ Acquaviva J，Wong R，Charest A. The multifaceted roles of the receptor tyrosine kinase ROS in development and cancer. Biochim Biophys Acta，2009，1795：37-52.

［32］ Birchmeier C，Sharma S，Wigler M. Expression and rearrangement of the ROS1 gene in human glioblastoma cells. Proc Natl Acad Sci USA，1987，84：9270-9274.

［33］ Zhao J F，Sharma S. Expression of the ROS1 oncogene for tyrosine receptor kinase in adult human meningiomas. Cancer Genet Cytogenet，1995，83：148-154.

［34］ Charest A，Lane K，McMahon K，Park J，Preisinger E，Conroy H，Housman D. Fusion of FIG to the receptor tyrosine kinase ROS in a glioblastoma with an interstitial del（6）（q21q21）. Genes Chromosomes Cancer，2003，37：58-71.

［35］ Charest A，Kheifets V，Park J，Lane K，McMahon K，Nutt C L，Housman D. Oncogenic targeting of an activated tyrosine kinase to the Golgi apparatus in a glioblastoma. Proc Natl Acad Sci USA，2003，100：916-921.

［36］ Charest A，Wilker E W，McLaughlin M E，Lane K，Gowda R，Coven S，McMahon K，Kovach S，Feng Y，Yaffe M B，Jacks T，Housman D. ROS fusion tyrosine kinase activates a SH_2 domain-containing phosphatase-2/phosphatidylinositol 3-kinase/mammalian target of rapamycin signaling axis to form glioblastoma in mice. Cancer Res，2006，66：7473-7481.

［37］ Bhattacharjee A，Richards W G，Staunton J，Li C，Monti S，Vasa P，Ladd C，Beheshti J，Bueno R，Gillette M，Loda M，Weber G，Mark E J，Lander E S，Wong W，Johnson B E，Golub T R，Sugarbaker D J，Meyerson M. Classification of human lung carcinomas by mRNA expression profiling reveals distinct adenocarcinoma subclasses. Proc Natl Acad Sci USA，2001，98：13790-13795.

［38］ Takeuchi K，Soda M，Togashi Y，Suzuki R，Sakata S，Hatano S，Asaka R，Hamanaka W，Ninomiya H，Uehara H，Choi Y L，Satoh Y，Okumura S，Nakagawa K，Mano H，Ishikawa Y. RET ROS1 and ALK fusions in lung cancer. Nat Med，2012，18：378-381.

［39］ Gu T L，Deng X，Huang F，Tucker M，Crosby K，Rimkunas V，Wang Y，Deng G，Zhu L，Tan Z，Hu Y，Wu C，Nardone J，MacNeill J，Ren J，Reeves C，Innocenti G，Norris B，Yuan J，Yu J，Haack H，Shen B，Peng C，Li H，Zhou X，Liu X，Rush J，Comb M J. Survey of tyrosine kinase signaling reveals ROS kinase fusions in human cholangiocarcinoma. PLoS One, 2011, 6: e15640.

[40] Cui J J, Tran-Dubé M, Shen H, Nambu M, Kung P P, Pairish M, Jia L, Meng J, Funk L, Botrous I, McTigue M, Grodsky N, Ryan K, Padrique E, Alton G, Timofeevski S, Yamazaki S, Li Q, Zou H, Christensen J, Mroczkowski B, Bender S, Kania R S, Edwards M P. Structure based drug design of crizotinib (PF-02341066) a potent and selective dual inhibitor of mesenchymal-epithelial transition factor (c-MET) kinase and anaplastic lymphoma kinase (ALK). J Med Chem, 2011 54: 6342-6363.

[41] Wang X, McMahon G, Lipson K E. Development of the first generation c-met kinase inhibitors: beginning of a path to a new treatment for cancer. Mol Cancer Ther, 2011, 10: 2022-2023.

[42] Mohammadi M, McMahon G, Sun Li, Tang C, Hirth P, Yeh B K, Hubbard S R, Schlessinger J. Structures of the tyrosine kinase domain of fibroblast growth factor receptor in complex with inhibitors. Science, 1997, 276: 955-960.

[43] Cui J, Ramphal Y, Liang C, Sun L, Wei C C, Tang P C. Preparation of 5-aralkylsulfonyl-3-(pyrrol-2-ylmethylidene) -2-indolinone derivatives as kinase inhibitors. PCT Int Appl, WO2002096361, 2002.

[44] Christensen J G, Schreck R, Burrows J, Kuruganti P, Chan E, Le P, Chen J, Wang X, Ruslim L, Blake R, Lipson K E, Ramphal J, Do S, Cui J J, Cherrington J M, Mendel D B. A selective small molecule inhibitor of c-MET kinase inhibits c-MET-dependent phenotypes in vitro and exhibits cytoreductive antimutor activity in vivo. Cancer Res, 2003, 63: 7345-7355.

[45] Vieth M, Siegel M G, Higgs R E, Watson I A, Robertson D H, Savin K A, Durst G L, Hipskind P A. Characteristic physical properties and structural fragments of marketed oral drugs. J Med Chem, 2004, 47: 224-232.

[46] Schindler T, Bornmann W, Pellicena P, Miller W T, Clarkson B, Kuriyan J. Structural mechanism for STI-571 inhibition of abelson tyrosine kinase. Science, 2000, 289: 1938-1942.

[47] Schiering N, Knapp S, Marconi M, Flocco M M, Cui J, Perego Rita, Rusconi L, Cristiani C. Crystal structure of the tyrosine kinase domain of the hepatocyte growth factor receptor c-MET and its complex with the microbial alkaloid K-252a. Proc Natl Acad Sci USA, 2003, 100: 12654-12659.

[48] de Koning P D, McAndrew D, Moore R, Moses I B, Boyles D C, Kissick K, Stanchina C L, Cuthbertson T, Kamatani A, Rahman L, Rodriguez R, Urbina A, Alison Sandoval A (née Accacia), Rose P R. Fit-for-Purpose Development of the Enabling Route to Crizotinib (PF-02341066). Org Process Res Dev, 2011, 15: 1018-1026.

[49] Martinez C A, Keller E, Meijer R, Metselaar G, Kruithof G, Moore C, Kung P-P. Biotransformation-mediated synthesis of (1S) -1- (2, 6-dichloro-3-fluorophenyl) ethanol in enantiomerically pure form. Tetrahedron: Asymmetry, 2010, 21: 2408-2412.

[50] Liang J, Jenne S J, Mundorff E, Ching C, Gruber J M, Kreber A, Huisman G W. Ketoreductase polypeptides for the reduction of acetophenones. Pat Appl, WO 2009/036404, 2009.

[51] Zou H Y, Li Q, Lee J H, Arango M E, McDonnell S R, Yamazaki S, Koudriakova T B, Alton G, Cui J J, Kung P-P, Nambu M D, Los G, Bender B L, Mroczkowski B, Christensen J G. An orally available small-molecule inhibitor of c-MET PF-2341066 exhibits cytoreductive antitumor efficacy through antiproliferative and antiangiogenic mechanisms. Cancer Res, 2007, 67: 4408-4417.

[52] Yamazaki S, Skaptason J, Romero D, Vekich S, Jones H M, Tan W, Wilner K, Koudriakova T. Prediction of oral pharmacokinetics of cMet kinase inhibitors in humans: physiologically-based pharmacokinetic modeling versus traditional one-compartment model. Drug Metab Dispos, 2011, 39: 383-393.

[53] Mao J, Johnson T R, Shen Z, Yamazaki S. Prediction of Crizotinib-Midazolam Interaction using the Simcyp Population-based Simulator: Comparison of CYP3A Time-Dependent Inhibition between Human Liver Microsomes versus Hepatocytes. Drug Metab Dispos, 2013, 41: 343-352.

[54] Christensen J G, Zou H Y, Arango M E, Li Q, Lee J H, McDonnell S R, Yamazaki S, Alton G, Mroczkowski B, Los G. Cytoreductive antitumor activity of PF-2341066, a novel inhibitor of anaplastic lymphoma kinase and c-MET, in experimental models of anaplastic large-cell lymphoma. Mol Cancer Ther, 2007, 6: 3314-3322.

[55] Kwak E L, Camidge D R, Clark J, Shapiro G I, Maki R G, Ratain M J, Solomon B, Bang Y, Ou S, Salgia R. Clinical activity observed in a phase I dose escalation trial of an oral c-Met and ALK inhibitor, PF-02341066. J Clin Oncol, 2009, 27 (15s) (suppl, abstr 3509).

[56] Li C, Alvey C, Bello A, Wilner K D, Tan W. Pharmacokinetics (PK) of crizotinib (PF-02341066) in patients with advanced non-small cell lung cancer (NSCLC) and other solid tumors. J Clin Oncol, 2011: 29 (15s) (suppl abstr 13065).

[57] Tan W, Wilner K D, Bang Y E, Kwak L, Maki R G, Camidge D R, Solomon B J, Ou S I, Salgia R, Clark J W. Pharmacokinetics (PK) of PF-02341066 a dual ALK/MET inhibitor after multiple oral doses to advanced cancer patients. J Clin Oncol, 2010, 28 (15s) (suppl abstr 2596).

[58] Costa D B, Kobayashi S, Pandya S S, Yeo W L, Shen Z, Tan W, Wilner K D. CSF concentration of the anaplastic lymphoma kinase inhibitor crizotinib. J Clin Oncol, 2011, 29: 443-445.

[59] Camidge D R, Bang Y, Kwak E L, Iafrate A J, Varella-Garcia M, Fox S B, Riely G J, Solomon B, Ou S I, Kim D, Salgia R, Fidias P, Engelman J A, Gandhi L, Jänne P A, Costa D B, Shapiro G I, Lorusso P, Ruffner K, Stephenson P, Tang Y, Wilner K, Clark J W, Shaw A T. Efficacy and safety of crizotinib in patients with ALK-positive non-small-cell lung cancer: updated results from a phase I study. Lancet Oncol, 2012, 13: 1011-1019.

[60] Kim D-W, Ahn M-J, Shi Y, Martino De Pas T, Yang P-C, Riely G J, Crinò L, Evans T L, Liu X, Han J-Y, Salgia R, Moro-Sibilot D, Ou S-H I, Gettinger S N, Wu Y L, Lanzalone S, Polli A, Iyer S, Shaw A T. Results of a global phase Ⅱ study with crizotinib in advanced ALK positive non-small cell lung cancer (NSCLC). J Clin Oncol, 2012, 30 (15s) (suppl, abstr 7533).

[61] Shaw A T, Kim D W, Nakagawa K, et al: Phase Ⅲ study of crizotinib versus pemetrexed or docetaxel chemotherapy in patients with advanced ALK-positive non-small cell lung cancer (PROFILE 1007). 2012 ESMO Congress 2012: Abstract LBA1.

[62] Pogliani E M, Dilda I, Villa F, Farina F, Giudici G, Guerra L, Di Lelio A, Borin L, Casaroli I, Verga L, Gambacorti-Passerini C. High response rate to crizotinib in advanced chemoresistant ALK + lymphoma patients. J Clin Oncol, 2011, 29 (15s) (suppl abstr 18507).

[63] Mosse Y P, Balis F M, Lim M S, Laliberte J, Voss S D, Fox E, Bagatell R, Weigel B, Adamson P C, Ingle A M, Ahern C H, Blaney S. Efficacy of crizotinib in children with relapsed/refractory ALK-driven tumors including anaplastic large cell lymphoma and neuroblastoma: A Children's Oncology Group phase I consortium study. J Clin Oncol 2012, 30 (15s) (suppl abstr 9500).

[64] Butrynski J E, D'Adamo D R, Hornick J L, Dal Cin P, Antonescu C R, Jhanwar S C, Ladanyi M, Capelletti M, Rodig S J, Ramaiya N, Kwak E L, Clark J W, Wilner K D, Christensen J G, Jänne P A, Maki R G, Demetri G D, Shapiro G I. Crizotinib in ALK-rearranged inflammatory myofibroblastic tumor. N Engl J Med, 2010, 363: 1727-1733.

[65] Takeuchi K, Soda M, Togashi Y, Suzuki R, Sakata S, Hatano S, Asaka R, Hamanaka W, Ninomiya H, Uehara H, Choi Y L, Satoh Y, Okumura S, Nakagawa K, Mano H, Ishikawa Y. RET ROS1 and ALK fusions in lung cancer. Nat Med, 2012, 18: 378-381.

[66] Shaw A T, Camidge D R, Engelman J A, Solomon B J, Kwak E L, Clark J W, Salgia R, Shapiro G, Bang Y-J, Tan W, Tye L, Wilner K D, Stephenson P, Varella-Garcia M, Bergethon K, Iafrate A J, Ou S-H I. Clinical activity of crizotinib in advanced non-small cell lung cancer (NSCLC) harboring ROS1 gene

rearrangement. J Clin Oncol, 2012, 30 (suppl: abstr 7508).

[67] Tanizaki J, Okamoto I, Okamoto K, Takezawa K, Kuwata K, Yamaguchi H, Nakagawa K. MET tyrosine kinase inhibitor crizotinib (PF-02341066) shows differential antitumor effects in non-small cell lung cancer according to MET alterations. J Thorac Oncol, 2011, 6: 1624-1631.

[68] Okamoto W, Okamoto I, Arao T, Kuwata K, Hatashita E, Yamaguchi H, Sakai K, Yanagihara K, Nishio K, Nakagawa K. Antitumor action of the MET tyrosine kinase inhibitor crizotinib (PF-02341066) in gastric cancer positive for MET amplification. Mol Cancer Ther, 2012, 11: 1-8.

[69] Ou S-H I, Kwak E L, Siwak-Tapp C, Dy J, Bergethon K, Clark J W, Camidge D R, Solomon B J, Maki R G, Bang Y-J, Kim D-W, Christensen J, Tan W, Wilner K D, Salgia R, Iafrate A J. Activity of crizotinib (PF02341066) a dual mesenchymal-epithelial transition (MET) and anaplastic lymphoma kinase (ALK) inhibitor, in a non-small cell lung cancer patient with *de novo* MET amplification. J Thorac Oncol, 2011, 6: 942-946.

[70] Lennerz J K, Kwak E L, Ackerman A, Michael M, Fox S B, Bergethon K, Lauwers G Y, Christensen J G, Wilner K D, Haber D A, Salgia R, Bang Y-J, Clark J W, Solomon B J, Iafrate A J. MET amplification identifies a small and aggressive subgroup of esophagogastric adenocarcinoma with evidence of responsiveness to crizotinib. J Clin Oncol, 2011, 29: 4803-4810.

[71] Chi A S, Kwak E L, Clark J W, Wang D L, Louis D N, Iafrate A J, Batchelor T. Clinical improvement and rapid radiographic regression induced by a MET inhibitor in a patient with MET-amplified glioblastoma. J Clin Oncol, 2011, 29 (15s) (suppl abstr 2072).

[72] Choi Y L, Soda M, Yamashita Y, Ueno T, Takashima J, Nakajima T, Yatabe Y, Takeuchi K, Hamada T, Haruta H, Ishikawa Y, Kimura H, Mitsudomi T, Tanio Y, Mano H. EML4-ALK mutations in Lung Cancer that confer resistance to ALK inhibitors. N Engl J Med, 2010, 363: 1734-1739.

[73] Katayama R, Shaw A T, Khan T M, Mino-Kenudson M, Solomon B J, Halmos B, Jessop N A, Wain, J C, Yeo A T, Benes C, Drew L, Saeh J C, Crosby K, Sequist L V, Iafrate A J, Engelman J A. Mechanisms of acquired crizotinib resistance in ALK-rearranged lung Cancers. Sci Transl Med, 2012, 4: 120ra17.

[74] Doebele1 R C, Pilling A B, Aisner D, Kutateladze T G, Le A T, Weickhardt A J, Kondo K L, Linderman D J, Heasley L E, Franklin W A, Varella-Garcia M, Camidge D R. Mechanisms of resistance to crizotinib in patients with ALK gene rearranged non-small cell lung cancer. Clin Cancer Res, 2012, 18: 1472-1482.

[75] Mehra R, Camidge D R, Sharma S, Felip E, Tan D S-W, Vansteenkiste J F, Martino De Pas T, Kim D-W, Santoro A, Liu G, Goldwasser M, Dai D, Radona M, Boral A, Shaw A T. First-in-human phase I study of the ALK inhibitor LDK378 in advanced solid tumors. J Clin Oncol, 2012, 30 (suppl: abstr 3007).

[76] Lee C C, Jia Y, Li N, Sun X, Ng K, Ambing E, Gao M Y, Hua S, Chen C, Kim S, Michellys P Y, Lesley S A, Harris J L, Spraggon G. Crystal structure of the ALK (anaplastic lymphoma kinase) catalytic domain. Biochem J 2010, 430: 425-437.

[77] Pleasance E D, Stephens P J, O'Meara S, McBride DJ, Meynert A, Jones D, Lin M L, Beare D, Lau K W, Greenman C, Varela I, Nik-Zainal S, Davies H R, Ordoñez G R, Mudie L J, Latimer C, Edkins S, Stebbings L, Chen L, Jia M, Leroy C, Marshall J, Menzies A, Butler A, Teague J W, Mangion J, Sun Y A, McLaughlin S F, Peckham H E, Tsung E F, Costa G L, Lee C C, Minna J D, Gazdar A, Birney E, Rhodes M D, McKernan K J, Stratton M R, Futreal P A, Campbell P J. A small-cell lung cancer genome with complex signatures of tobacco exposure. Nature, 2010, 463: 184-190.

[78] Pao W, Hutchinson K E. Chipping away at the lung cancer genome. Nat Med, 2012, 18: 349-351.

中文索引

英文索引